A. Hoeft

H. Metzler

T. Pasch

(Hrsg.)

Monitoring in Anästhesie und Intensivmedizin

19.11.08

Für meine alte
langjährige „Weg-
gefährte" Wolfgang
All Ahe best

A. Hoeft

H. Metzler

T. Pasch

(Hrsg.)

Monitoring in Anästhesie und Intensivmedizin

Unter Mitarbeit von N. Kiefer

Mit 233 Abbildungen

Springer

Prof. Dr. Andreas Hoeft
Klinik und Poliklinik für Anästhesiologie
und Operative Intensivmedizin
Universitätsklinikum Bonn
Sigmund-Freud-Str. 25
53105 Bonn

Univ.-Prof. Dr. Helfried Metzler
Klinik für Anästhesiologie und Intensivmedizin
Medizinische Universität Graz
Auenbrugger Platz 29
A-8036 Graz

Prof. Dr. Thomas Pasch
Institut für Anästhesiologie
Universitätsspital Zürich
Rämistr. 100
CH-8091 Zürich

Dr. Nicholas Kiefer
Klinik und Poliklinik für Anästhesiologie
und Operative Intensivmedizin
Universitätsklinikum Bonn
Sigmund-Freud-Str. 25
53105 Bonn

ISBN-13 978-3-540-33735-5 Springer Medizin Verlag Heidelberg

Bibliografische Information der Deutschen Nationalbibliothek
Die Deutsche Nationalbibliothek verzeichnet diese Publikation in der Deutschen Nationalbibliografie; detaillierte bibliografische Daten sind im Internet über http://dnb.d-nb.de abrufbar.

Springer Medizin Verlag
springer.de
© Springer Medizin Verlag Heidelberg 2008

Planung: Ulrike Hartmann und Dr. Anna Krätz, Heidelberg
Projektmanagement: Gisela Schmitt, Heidelberg
Copy-Editing: Dr. med. Elke Wolf, Garbsen
Layout und Umschlaggestaltung: deblik Berlin
Satz: TypoStudio Tobias Schaedla, Heidelberg

SPIN: 11306139

Gedruckt auf säurefreiem Papier   2122 – 5 4 3 2 1 0

Vorwort

Apparatives Patientenmonitoring ist ein essentieller Bestandteil der modernen Anästhesie und Intensivmedizin. Ohne dass die Rolle einer wachsamen klinischen Beurteilung vernachlässigbar geworden ist, haben moderne Messverfahren und Überwachungsgeräte unter Einschluss »intelligenter« Datenverarbeitung die Voraussetzungen geschaffen, um die durch die Anästhesie, den chirurgischen Eingriff oder sonstige Pathologien ausgelösten Normabweichungen physiologischer Funktionen frühzeitig, weitgehend lückenlos, genau und zuverlässig zu erfassen, so dass sie schneller und gezielter korrigiert werden können, als wenn zur Überwachung und Diagnostik nur Auge, Ohr, Nase und Tastsinn zur Verfügung ständen.

Das heute verfügbare Monitoring ist nicht aus einer Vision heraus entstanden, sondern hat sich großenteils parallel zur technologischen Entwicklung herausgebildet. Bekannte Messprinzipien sind markant verbessert oder überhaupt erst anwendungsreif gemacht worden, neue Methoden sind hinzugekommen. Heute selbstverständliche Verfahren wie die oszillometrische Blutdruckmessung oder die Kapnometrie waren seit langer Zeit bekannt; erst durch die technische Entwicklung im Bereich der Mikroelektronik sind sie jedoch für den Routineeinsatz geeignet, anwenderfreundlich und erschwinglich geworden. Auch wenn nur zu einem kleinen Teil mit harten wissenschaftlichen Daten belegbar, besteht Konsens darüber, dass apparatives Monitoring die Sicherheit der Anästhesie verbessert, das Wissen um pathophysiologische Zusammenhänge enorm erweitert, einen rationalen Einsatz therapeutischer Maßnahmen auf der Basis quantitativer Messwerte ermöglicht und früher nicht durchführbare Eingriffe hat machbar werden lassen. Modernes Monitoring hat in ausschlaggebendem Ausmaß dazu beigetragen, die Grenzen der operativen Medizin immer mehr auszuweiten.

Dass Anästhesisten und Intensivmedizinern eine so umfangreiche Palette an Monitoringmethoden und -geräten zur Verfügung steht, erschwert in der täglichen klinischen Arbeit nicht selten die Auswahl der geeigneten Geräte und Überwachungsprogramme für den einzelnen Patienten. Nicht immer sind die Anwender mit den physikalisch-technischen und physiologischen Grundlagen der vorhandenen Mess- und Registrierverfahren so vertraut, dass sie begründet die notwendigen und nützlichen Methoden auswählen und auf solche verzichten können, deren Aussagewert oder inhärentes Risiko in keinem Verhältnis zum finanziellen oder personellen Aufwand stehen. Nur wenn die Prinzipien der Messverfahren, ihre Möglichkeiten und Grenzen bekannt sind, kann daraus Nutzen gezogen werden; apparative Überwachung ist nur so gut wie der Mensch, der ihre Daten bewertet.

Die vorstehenden Überlegungen haben Herausgeber und Verlag veranlasst, das hier vorliegende Buch *Monitoring in Anästhesie und Intensivmedizin* erscheinen zu lassen. Inhaltlich ist das Buch so gegliedert, dass im ersten, allgemeinen Teil die physikalischen, technischen und rechtlichen Grundlagen, in den Teilen 2–4 die Methoden zur Überwachung der wichtigen Organ- und Funktionssysteme und im letzten das Monitoring in speziellen Situationen behandelt werden. Soweit sinnvoll, werden in den einzelnen Kapiteln zunächst die technischen Grundlagen der Methoden, dann der praktische Einsatz, die Indikationen und die Bewertung beschrieben. Wichtige Aussagen sind drucktechnisch hervorgehoben, und am Schluss werden die Hauptaussagen im Sinne einer »Take home message« zusammengefasst.

Die Herausgeber danken allen, die sich an der Entstehung des Buches aktiv beteiligt haben. An erster Stelle sind die Autoren zu nennen, die mit hoher Sachkenntnis den aktuellen Stand des Wissens auf ihrem Gebiet zusammengefasst haben. Sie waren gehalten, ihre Manuskripte nach einem vorgegebenen Grundraster zu verfassen. Zur Unterstützung dieser Anliegen und um ein visuell einheitliches Gesamtbild zu schaffen, hat es der Verlag dankenswerterweise auf sich genommen, alle Abbildungen neu zeichnen lassen. Besonders hervorzuheben ist die Mitwirkung von Dr. Nicholas Kiefer, der alle Manuskripte gelesen, diese, wenn nötig, an die Vorgaben der Herausgeber und des Verlags adaptiert und auch das Stichwortverzeichnis erstellt hat. Sein Einsatz im Hintergrund hat wesentlich zur Entstehung des Buches beigetragen. Frau Ulrike Hartmann und Dr. Anna Krätz vom Springer Medizin Verlag haben das Werk angeregt und auf den Weg gebracht. In allen Entstehungsphasen haben sie mit Enthusiasmus und Zielstrebigkeit, aber auch geduldigem Verständnis die Autoren begleitet und mit den Herausgebern hervorragend zusammengearbeitet. Auch sie haben wesentlichen Anteil daran, dass das Projekt erfolgreich abgeschlossen werden konnte.

Wir wünschen, dass unser »Monitoringbuch« Anklang bei allen in der Anästhesie und Intensivmedizin, aber auch anderen Fachdisziplinen tätigen Ärztinnen, Ärzten, Pflegefachleuten, Studierenden und Medizintechnikern finden und sie bei ihrer Sorge für die Patienten unterstützen wird.

Bonn/Graz/Zürich, im Mai 2008

A. Hoeft
H. Metzler
T. Pasch

Inhaltsverzeichnis

Teil III   Respiratorisches System

Teil IV   Neurologisches System

Autorenverzeichnis

Baenziger, Oskar, Prof. Dr.
Abteilung Intensivmedizin und
Neonatologie
Universitätskinderklinik
Steinwiesstr. 75
8032 Zürich
Schweiz

Bloos, Frank, Dr.
Klinik für Anästhesiologie und
Intensivtherapie
Klinikum der Friedrich-Schiller-
Universität Jena
Erlanger Allee 101
07747 Jena

Bruhn, Jörgen, Priv.-Doz. Dr.
Afdeling Anesthesiologie
UMCN St. Radboud Nijmegen
Postbus 9101
6500 HB Nijmegen
Niederlande

Frankenberger, Horst, Prof. Dr.
Forum für Medizintechnik e. V.
Maria-Goeppert-Str. 1
23562 Lübeck

Fuchs, Gottfried, Ao. Univ.-Prof. Dr.
Klinik für Anästhesiologie und
Intensivmedizin
Medizinische Universität Graz
Auenbrugger Platz 29
8036 Graz
Österreich

Fuchs-Buder, Thomas, Prof. Dr.
Département d'Anesthésie et de
Réanimation
Centre Hospitalier Universitaire
Nancy/Brabois
4, Rue du Morvan
54511 Vandoeuvres-Les-Nancy
Frankreich

Gehring, Hartmut, Prof. Dr.
Klinik für Anästhesiologie
Universitätsklinikum Schleswig-Holstein
Ratzeburger Allee 160
23538 Lübeck

Goetz, Alwin E., Prof. Dr.
Zentrum für Anästhesiologie und
Intensivmedizin
Universitätsklinikum Hamburg-
Eppendorf
Martinistr. 52
20251 Hamburg

Gogarten, Wiebke, Priv.-Doz. Dr.
Klinik und Poliklinik für Anästhesiologie
und Operative Intensivmedizin
Universitätsklinikum Münster
Albert-Schweitzer-Str. 33
48149 Münster

Hoeft, Andreas, Prof. Dr.
Klinik und Poliklinik für Anästhesiologie
und Operative Intensivmedizin
Universitätsklinikum Bonn
Sigmund-Freud-Str. 25
53105 Bonn

Hofer, Christoph K., Priv.-Doz. Dr.
Institut für Anästhesiologie und
Intensivmedizin
Stadtspital Triemli
Birmensdorferstr. 497
8063 Zürich
Schweiz

Kleen, Martin, Priv.-Doz. Dr.
Klinik für Anästhesiologie
Ludwig-Maximilians-Universität
München
Marchioninistr. 15
81377 München

Kurz, Andrea, Prof. Dr.
Outcomes Research Department
Cleveland Clinic Foundation
9500 Euclid Ave P77
Cleveland, Ohio 44195
USA

Lang, Werner, Dr.
Universität Mainz
Institut für Physiologie und
Pathophysiologie
Saarstr. 21
55099 Mainz

**Litscher, Gerhard,
Ao. Univ.-Prof. Dipl.-Ing. Dr. Dr.**
Klinik für Anästhesiologie und
Intensivmedizin
Medizinische Universität Graz
Auenbrugger Platz 29
8036 Graz
Österreich

**Meier-Hellmann, Andreas,
Prof. Dr.**
Klinik für Anästhesiologie, Intensiv-
medizin und Schmerztherapie
Helios Klinikum Erfurt
Nordhäuser Str. 74
99089 Erfurt

Metzler, Helfried, Univ.-Prof. Dr.
Klinik für Anästhesiologie und Intensiv-
medizin
Medizinische Universität Graz
Auenbrugger Platz 29
8036 Graz
Österreich

Noppens, Rüdiger, Dr.
Klinik für Anästhesiologie
Johannes Gutenberg-Universität Mainz
Langenbeckstr. 1
55131 Mainz

Pasch, Thomas, Prof. Dr.
Institut für Anästhesiologie
Universitätsspital Zürich
Rämistr. 100
8091 Zürich
Schweiz

Pessenhofer, Herfried,
Univ.-Prof. Dipl.-Ing. Dr.
Institut für Systemphysiologie
Medizinische Universität Graz
Harrachgasse 21/5
8010 Graz
Österreich

Putensen, Christian, Prof. Dr.
Klinik und Poliklinik für Anästhesiologie
und Operative Intensivmedizin
Universitätsklinikum Bonn
Sigmund-Freud-Str. 25
53105 Bonn

Reinhart, Konrad, Univ.-Prof. Dr.
Klinik für Anästhesiologie und
Intensivtherapie
Klinikum der Friedrich-Schiller-
Universität Jena
Erlanger Allee 101
07747 Jena

Reither, Achim, Dr.
Klinik für Anästhesiologie
Ludwig-Maximilians-Universität
München
Marchioninistr. 15
81377 München

Reuter, Daniel A., Dr.
Zentrum für Anästhesiologie und
Intensivmedizin
Universitätsklinikum Hamburg-
Eppendorf
Martinistr. 52
20251 Hamburg

Sakka, Samir G., Priv.-Doz. Dr.
Klinik für Anästhesiologie
Krankenhaus Köln-Merheim
Ostmerheimer Str. 200
50996 Köln

Schmidt, Christoph, Priv.-Doz. Dr.
Klinik und Poliklinik für Anästhesiologie
und Operative Intensivmedizin
Universitätsklinikum Münster
Albert-Schweitzer-Str. 33
48149 Münster

Schwarz, Gerhard, Univ.-Prof. Dr.
Klinik für Anästhesiologie und
Intensivmedizin
Medizinische Universität Graz
Auenbrugger Platz 29
8036 Graz
Österreich

Thull, Bernhard, Prof. Dr.
Campus Dieburg
Fachhochschule Darmstadt
Max-Planck-Str. 2
64807 Dieburg

Van Aken, Hugo, Univ.-Prof. Dr. Dr.
Klinik und Poliklinik für Anästhesiologie
und Operative Intensivmedizin
Universitätsklinikum Münster
Albert-Schweitzer-Str. 33
48149 Münster

Waldvogel, Katharina, Dr.
Abteilung Intensivmedizin und
Neonatologie
Universitätskinderklinik
Steinwiesstr. 75
8032 Zürich
Schweiz

Weiss, Markus, Priv.-Doz. Dr.
Abteilung Anästhesie
Universitäts-Kinderkliniken
Steinwiesstr. 75
8032 Zürich
Schweiz

Werner, Christian, Prof. Dr.
Klinik für Anästhesiologie
Johannes Gutenberg-Universität Mainz
Langenbeckstr. 1
55131 Mainz

Wrigge, Hermann, Dr.
Klinik und Poliklinik für Anästhesiologie
und Operative Intensivmedizin
Universitätsklinikum Bonn
Sigmund-Freud-Str. 25
53105 Bonn

Zimmermann, Roland, Prof. Dr.
Klinik für Geburtshilfe
Universitätsspital Zürich
Frauenklinikstr. 10
8091 Zürich
Schweiz

Zollinger, Andreas, Prof. Dr.
Institut für Anästhesiologie und
Intensivmedizin
Stadtspital Triemli
Birmensdorferstr. 497
8063 Zürich
Schweiz

Zwißler, Bernhard, Prof. Dr.
Klinik für Anästhesiologie
Ludwig-Maximilians-Universität
München
Marchioninistr. 15
81377 München

Abkürzungsverzeichnis

$\alpha O2$	Sauerstofflöslichkeit
β	Dämpfungskoeffizient; Pufferkapazität
ε	Dehnung
η	(dynamische) Viskosität
ν	kinematische Viskosität
ϱ	Dichte; spezifischer Widerstand
σ	Wandstress; Anregungsenergie
τ	Zeitkonstante
ω	Kreisfrequenz
a	»augmented« (Elektrokardiographie)
A	Leiterquerschnitt; Fläche; Anion
$AaDO_2$	alveoloarterielle Differenz des Sauerstoff-partialdrucks
ACC	American College of Cardiology
ADC	»analog-to-digital-converter«, Analog-digital-Konverter
AEHP	akustisch evozierte Hirnstammpotenziale
AEP	akustisch evozierte Potenziale
AF	Atemfrequenz
AG	»anion gap«, Anionenlücke
AHA	American Heart Association
ALAT	Alaninaminotransferase
AP	»arterial pressure«, »arterieller Druck«; alkalische Phosphatase
A_{rms}	»accuracy of the root mean square«
ASA	American Society of Anesthesiologists
ASAT	Aspartataminotranferase
ASE	American Society of Echocardiography
ASTM	American Society for Testing and Materials
ATPS	»ambient temperature pressure saturated«
AUC	»area under the curve«, Fläche unter der Kurve
$avDO_2$	arterio-gemischtvenöse Sauerstoffkonzentrationsdifferenz
ajDL	arteriojugular-venöse Laktatdifferenz
$ajDO_2$	arteriojugular-venöse Sauerstoffdifferenz
AWMF	Arbeitsgemeinschaft Wissenschaftlicher Medizinischer Fachgesellschaften
BAEP	»brainstem auditory evoked potentials«
BAND	Bundesvereinigung der Arbeitsgemeinschaften der Notärzte Deutschlands
BB	Gesamtpufferbasenkonzentration
BDA	Berufsverband Deutscher Anästhesisten
BE	»base excess«, Basenexzess
BIS	Bispektralindex
BTPS	»body temperature pressure saturated«
C	kapazitiver Widerstand; Kapazität; Compliance
c	Gehalt; Konzentration
c_aO_2	Sauerstoffgehalt des arteriellen Blutes
CBF	»cerebral blood flow«, zerebraler Blutfluss
C_cO_2	Sauerstoffgehalt des endkapillären Blutes
cCO_2	Kohlendioxidgehalt des Blutes
cCOHb	Carboxyhämoglobinkonzentration
CCT	»central conduction time«, zentrale Leitungszeit
C_{dyn}	dynamische Compliance
C_{eff}	effektive Compliance
CEN	Europäisches Komitee für Normung
CENEC	Europäisches Komitee für Elektrotechnische Normung
cHb	Hämoglobinkonzentration
CHEMFET	chemisch empfindliche Feldeffekttransistoren
cMetHb	Konzentration von Mehämoglobin
$CMRO_2$	zerebrale Sauerstoff-Metabolisierungsrate; zerebraler Sauerstoffverbrauch
cO_2	Sauerstoffgehalt des Blutes
Compl	Atemwegs-Compliance
CPAP	»continuous positive airway pressure«
c_pCO_2	Kohlendioxidgehalt des Plasmas
CPP	»cerebral perfusion pressure«, zerebraler Perfusionsdruck
C_{st}	statische Compliance
CTG	»cardiotokography«, Kardiotokographie
c_vO_2	Sauerstoffgehalt im gemischtvenösen Blut
D	Diffusionskoeffizient
d	Durchmesser (auch D); Wanddicke
DGAI	Deutsche Gesellschaft für Anästhesiologie und Intensivmedizin
DGTHG	Deutsche Gesellschaft für Thorax-, Herz- und Gefäßchirurgie
DIVI	Deutsche Interdisziplinäre Vereinigung für Intensiv- und Notfallmedizin
DO_2	Sauerstoffangebot, Sauerstofftransportkapazität
dst	»exponential downslopetime«, exponentielle Verschwindezeit
DT	Dezelerationszeit
E	Elastizitätsmodul; Elastance; Energie; (Elektroden-)Potential; Extinktion
EDA	»enddiastolic area«, enddiastolische Querschnittsfläche

EDV	enddiastolisches Volumen
EEG	Elektroenzephalogramm
EELV	endexspiratorisches Lungenvolumen
EF	Ejektionsfraktion
EKG	Elektrokardiogramm, Elektrokardiographie
EMG	Elektromyogramm
ERC	European Resuscitation Council
ESA	»endsystolic area«, endsystolische Querschnittsfläche
ESC	European Society of Cardiology
ESD	endsystolischer Durchmesser
ESICM	European Society of Intensive Care Medicine
ESWT	endsystolische Dicke der posterioren Wand des linken Ventrikels
ET	»ejection time«, Ejektionszeit
ETT	endotrachealer Tubus
EVLW	extravaskuläres Lungenwasser
EVLWI	extravaskulärer Lungenwasserindex
ExMV	endexspiratorisches Minutenvolumen
F	Fraktion; Kraft; Fläche; Fehler; Faraday-Konstante; Hüfner-Zahl
f	Frequenz
FAC	»fractional area change«, Flächenejektionsfraktion
FDA	Food and Drug Administration
F_eCO_2	exspirierte Kohlendioxidfraktion
F_eO_2	exspirierte Sauerstofffraktion
FEV_1	forciertes Exspirationsvolumen
F_iCO_2	inspirierte Sauerstofffraktion
F_iO_2	inspiratorische Sauerstofffraktion; fraktionelle inspiratorische Sauerstoffkonzentration
FO_2Hb	O_2Hb-Fraktion
FRC	»functional residual capacity«, funktionelle Residualkapazität
g	Erdbeschleunigung
GCS	Glasgow Coma Scale
GEDV	globales enddiastolisches Ventrikelvolumen
GLDH	Glutamatdehydrogenase
GOT	Glutamat-Oxalazetat-Tansaminase
GPT	Glutamat-Pyruvat-Tansaminase
γ-GT	γ-Glutamyltranspeptidase
h	Höhe; myokardiale Wanddicke
Hb	Hämoglobingehalt des Blutes; Hämoglobin
HbO_2	Hämoglobin-O_2-Sättigung; Oxyhämoglobin
HF	Herzfrequenz, Hochfrequenz
$HHbCO_2$	desoxygeniertes und mit CO_2 beladenes Hämoglobin
HMG	Heilmittelgesetz
HRU	»hybrid reference unit«
HRV	Herzratenvariabilität
HZV	Herzzeitvolumen
I	Stromstärke; Inertance; Intensität des Lichts
ICG	Indocyaningrün
ICP	»intracranial pressure«, intrakranieller Druck
ICT	»isovolumetric contraction time«, isovolumetrische Kontraktionszeit
IEC	Internationale Elektrotechnische Kommission
IR	Infrarot
IRT	»isovolumetric relaxation time«, isovolumetrische Relaxationszeit
ISFET	ionensensitive Feldeffekttransistoren
ISO	Internationale Organisation für Normung
ITBV	intrathorakales Blutvolumen
ITTV	intrathorakales Thermovolumen
KG	Körpergewicht
KOF	Körperoberfläche
L	Länge; Strecke; Schichtdicke; induktiver Widerstand
LA	linkes Atrium, linker Vorhof
LAX	»long axis view«
LDF	Laser-Doppler-Flowmetrie
LED	lichtemittierende Diode
LLAEP	»late latency acustically evoked potentials«
LOI	Laktat-Sauerstoff-Index
LV	linker Ventrikel
LVEDA	»left ventricular end-diastolic area«, linksventrikuläre enddiastolische Fläche
LVET	»left ventricular ejection time«
LVOT	»left ventricular outflow tract«, linksventrikulärer Ausflusstrakt
M	Molekül(menge); Drehmoment
m	Molekülmasse; Menge
MAC	»minimal alveolar concentration«, minimale Alveolarkonzentration
MAK	maximale Arbeitsplatzkonzentration
MAP	»mean arterial pressure«, mittlerer arterieller Druck
MCHC	»mean corpuscular hemoglobin concentration«, mittlere intraerythrozytäre Hämoglobinkonzentration
ME	»mid esophageal«
MedGV	Medizingeräteverordnung
MEGX	Monethylglyzinxylidid
MepV	Medizinprodukteverordnung
MetHb	Methämoglobin
MLAEP	»middle latency acustically evoked potentials«
MLM	»medical logical module«

Abkürzung	Bedeutung
MPAP	»mean pulmonary arterial pressure«, pulmonalarterieller Mitteldruck
MP-BetreibV	Medizinprodukte-Betreiberverordnung
MPG	Medizinproduktegesetz
MPI	myokardialer Performance-Index
MPSV	Medizinprodukte-Sicherheitsplanverordnung
mtt	»mean transit time«, mittlere Transitzeit
n	Molzahl
NBB	Normalpufferbasenkonzentration
NIRS	Nahinfrarotspektroskopie
NTC	»negative thermal coefficient«
NYHA	New York Heart Association
O_2ER	Sauerstoffextraktion, Sauerstoffextraktionsrate
O_2Hb	an Hämoglobin gebundener Sauerstoff
ÖGARI	Österreichische Gesellschaft für Anästhesiologie, Reanimation und Intensivtherapie
P	elektrische Leistung; Druck; Partialdruck
$P_{50}O_2$	PO_2-Halbsättigungsdruck (s. PO_2)
P_aCO_2	arterieller Kohlendioxidpartialdruck
P_ACO_2	alveolärer Kohlendioxidpartialdruck
PAK	Pulmonalarterienkatheter
P_B	Barometerdruck
P_aO_2	arterieller Sauerstoffpartialdruck
P_AO_2	alveolärer Sauerstoffpartialdruck
PAOP	pulmonalarterieller Okklusionsdruck
PAP	»pulmonary artery pressure«, Pulmonal-arteriendruck
PAS	pulmonalarterieller systolischer Druck
PAT	»processing and averaging time«
P_{aw}	Atemwegsdruck
PBV	pulmonales Blutvolumen
P_cO_2	endkapillärer Sauerstoffpartialdruck
PCO_2	Kohlendioxidpartialdruck
PCWP	»pulmonary capillary wedge pressure«, pulmonalkapillärer Verschlussdruck
PDR	»plasma disappearance rate«
P_eCO_2	gemischter exspiratorischer Kohlendioxid-partialdruck
PEEP	»positive endexpiratory pressure«, positiver endexspiratorischer Druck
PEP	Präejektionsphase
$P_{et}CO_2$	endtidaler (endexspiratorischer) Kohlendioxid-partialdruck
pH_i	intestinaler pH-Wert
PH_2O	Wasserdampfpartialdruck
PI	Perfusionsindex
P_iCO_2	inspiratorischer Kohlendioxidpartialdruck
PO_2	Sauerstoffpartialdruck
$P_{ös}$	Ösophagusdruck
PP	»pulse pressure«, Druckamplitude
P_{pl}	Pleuradruck
PPV	»pulse pressure variation«, Druckamplituden-variation
$PrCO_2$	regionaler Kohlendioxidpartialdruck
P_{tc}	gemessener Partialdruck transkutan
PTC	»post-tetanic count«; »positive temperature coefficient«, positiver Temperaturkoeffizient
P_tCO_2	transkutan registrierter Kohlendioxidpartial-druck
PTP	»pressure time product«, Druck-Zeit-Produkt
P_{tr}	Trachealdruck
P_{tub}	Tubusdruck
PTV	pulmonales Thermovolumen
P_vO_2	gemischtvenöser Sauerstoffpartialdruck
PVR	»pulmonary vascular resistance«, pulmonaler vaskulärer Widerstand
PW	»pulsed wave«
$\dot{Q}$	Perfusion
Q_T	Herzminutenvolumen
Q_{VA}	venöse Beimischung
R	Ohmscher Widerstand; Resistance; Gaskonstante
r	Radius
Re	Reynolds-Zahl
RF	Residualfraktion
RQ	respiratorischer Quotient
rSO_2	regionale Sauerstoffsättigung
RV	rechter Ventrikel
RVEDV	rechtsventrikuläres enddiastolisches Volumen
RV_{syst}	rechtsventrikulärer systolischer Druck
RWMA	»regional wall motion abnormalities«, regionale Wandbewegungsstörungen
S	Stromdichte; Strouhal-Zahl
S_aO_2	Sättigungsgrad des Hämoglobins mit Sauerstoff, arterielle Sauerstoffsättigung
SAX	»short axis view«, Kurzachsenblick
SBE	Standard-»Base excess«
SCCM	Society of Critical Care Medicine
sCO_2	Kohlendioxidlöslichkeitsfaktor
S_cO_2	endkapilläre Sauerstoffsättigung
$S_{cv}O_2$	zentralvenöse Sauerstoffsättigung
SDR	»standard deviation of the residuals«
SEF	spektrale Eckfrequenz
SEP	somatosensorisch evozierte Potenziale
SGAR	Schweizerische Gesellschaft für Anästhesiologie und Reanimation

SGI	Schweizerische Gesellschaft für Intensivmedizin
SID	»strong ion difference«, Differenz der starken Ionen
SIG	»strong ion gap«
S_jO_2	Sauerstoffsättigung im Bulbus der V. jugularis
SO_2	Sauerstoffsättigung
S_pO_2	pulsoxymetrisch bestimmte Sauerstoffsättigung
SPV	»systolic pressure variation«, systolische Druckvariation
STPD	»standard temperature pressure dry«
SV	Schlagvolumen
S_vO_2	gemischtvenöse Sauerstoffsättigung
SVR	»systemic vascular resistance«, systemischer vaskulärer Widerstand
SVV	Schlagvolumenvariation
T	Zeit; Wandspannung; Temperatur
t	Zeit
TBV	totales Blutvolumen
TCD	transkranielle Dopplersonographie
TDI	»tissue Doppler imaging«, Gewebedopplerechokardiographie
TEE	»transesophageal echocardiography«, transösophageale Echokardiographie
TG	transgastrisch
THI	»tissue hemoglobin index«
TOF	»train of four«
TOI	»tissue oxygen index«
TPR	»total peripheral resistance«, totaler peripherer Widerstand
TT	totale Systolendauer
TVI	»time velocity integral«, Zeit-Geschwindigkeits-Integral
U	elektrische Potenzialdifferenz; Spannung
V	Volt; »voltage« (Elektrokardiographie); Volumen
v	Geschwindigkeit; Strömungsgeschwindigkeit
$\dot{V}$	»flow«, Fluss; Volumenstrom; Volumen pro Zeiteinheit; Ventilation
$\dot{V}_A$	alveoläre Ventilation
$\dot{V}CO_2$	Kohlendioxidproduktion; Kohlendioxidabgabe
V_D	physiologischer Totraum
V_{Dalv}	alveolärer Totraum
V_{Danat}	anatomischer Totraum
V_{Dser}	serieller Totraum
V_e	exspirierte Gasmenge
V_i	inspirierte Gasmenge
V_G	Gasmenge
VK	Vitalkapazität
$\dot{V}O_2$	Sauerstoffverbrauch
V_T	Atemhubvolumen
VTex	endexspiratorisches Tidalvolumen
W	elektrische Arbeit
WPW	Wolff-Parkinson-White
z	Ionenladung
Z	Impedanz
ZVD	zentraler Venendruck, zentralvenöser Druck
ZVK	zentraler Venenkatheter

Teil I   Grundlagen

Erfassung biologischer Signale

H. Pessenhofer

Monitoring ist die Messung und Beobachtung von Signalen, Zustandsgrößen oder Funktionen über einen längeren Zeitraum. Monitoring ist als methodenunterstützte Beobachtung in den diagnostisch-therapeutischen Prozess eingebunden [27]. Ziel ist unmittelbar die Erhebung relevanter Daten des Biosystems (z. B. Blutdruck), mittelbar die Extraktion von Informationen über den Systemzustand (z. B. Herz-Kreislauf-System) bzw. dessen Veränderungen über die Zeit.

Die Basis jedes Monitoringprozesses bildet die Erfassung von Biosignalen.

Der Ablauf des monitoringbasierten Diagnoseprozesses beginnt mit der Erfassung von Biosignalen. Über Methoden der Signalanalyse werden aus Signalen **Daten** extrahiert. Durch die Einbeziehung des Kontexts lassen sich aus den Daten **Informationen** ableiten, die wiederum den Systemzustand abbilden. Aus diesen Informationen über den Systemzustand können aufgrund der ärztlichen Erfahrung über den Prozess der **Inferenz** Diagnosen abgeleitet werden (◻ Abb. 1.1).

Beim Monitoring hat sich in den vergangenen Jahren ein deutlicher Trendwandel etabliert: Zum einen ist die Effizienz durch den Einsatz integrierter Rechnersysteme erheblich gestiegen, zum anderen hat sich das Monitoring aus dem Bereich der Klinik auch in das häusliche und private Umfeld verlagert – die Teildisziplinen »home-monitoring« und »tele-monitoring« sind bereits etabliert. Weitere Innovationen können im Bereich von mit Sensoren ausgerüsteter Bekleidung (»smart clothing«) erwartet werden.

Im Bereich des Monitorings finden in zunehmendem Maße auch **system- bzw. modellbasierende Ansätze** Eingang (▶ Kap. 4) [19]. Unter dem Systemaspekt wird die Funktion biologischer Systeme in ihrer Gesamtheit gesehen und nicht nach Zergliederung in Einzelelemente. Mit dieser Betrachtungsweise setzen sich die »systems biology« und die »systems physiology« auseinander, die problemorientierte Gesichtspunkte den überwiegend methodenorientierten molekularbiologischen Forschungsrichtungen entgegenstellen.

Im Allgemeinen versteht man unter »System« eine Menge von Elementen, die miteinander verbunden angeordnet sind. Die Funktion des Gesamtsystems erbringt einen Mehrwert gegenüber der Funktion der Einzelelemente (»Das Ganze ist mehr als die Summe seiner Teile«, Aristoteles).

Biologische Systeme sind sog. offene Systeme, d. h. sie tauschen Energie, Stoffe und Information mit ihrer Umwelt aus.

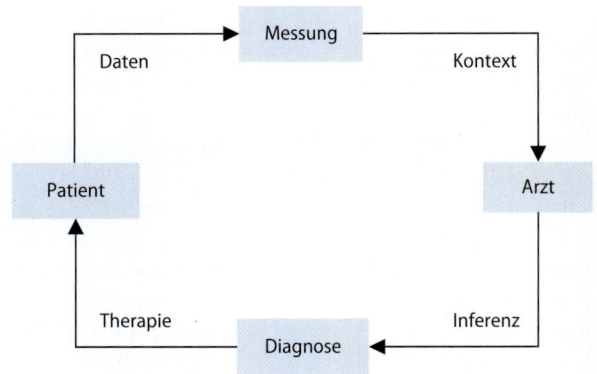

◻ **Abb. 1.1.** Schematische Darstellung des diagnostisch-therapeutischen Prozesses

Offene Systeme reagieren
- nichtlinear,
- adaptiv,
- dynamisch und
- komplex.

Mit dem Systembegriff eng verbunden ist jener des **Modells** [19]. Modelle dienen der Vereinfachung und Komplexitätsreduktion von realen Systemen und sind deshalb gerade bei der Betrachtung biologischer Systeme äußerst hilfreich. Grundsätzlich sind Modelle **Abbildungen** von Gegenständen bzw. Vorgängen, die sich durch »**Verkürzungen**« gegenüber dem Original auszeichnen, d. h. einige Elemente des Originals sind nicht durch das Modell repräsentiert. Modelle besitzen darüber hinaus ein **pragmatisches Merkmal**. Das bedeutet, dass das Modell in Abhängigkeit vom Anwendungszweck eine unterschiedliche Gestalt aufweisen kann. Modelle lassen sich aus realen Systemen über Prozesse der **Abstraktion, Aggregation** und **Idealisierung** ableiten.

Für die Modellbildung in der Praxis werden häufig **Analogien** herangezogen. Werden dabei Struktur und Funktion des Originals abgebildet, spricht man von einer **homomorphen Abbildung,** wird nur die Funktion übernommen, bezeichnet man dies als **isomorphe Abbildung.** Im Bereich der Biologie und der Medizin werden überwiegend isomorphe, funktionsanaloge Modelle eingesetzt (◻ Abb. 1.2).

Je nach Vorgehensweise bei der Modellbildung unterscheidet man zwischen **empirischen** und **theoretischen Modellen.** Bei empirischen Modellen liegt ein induktiver

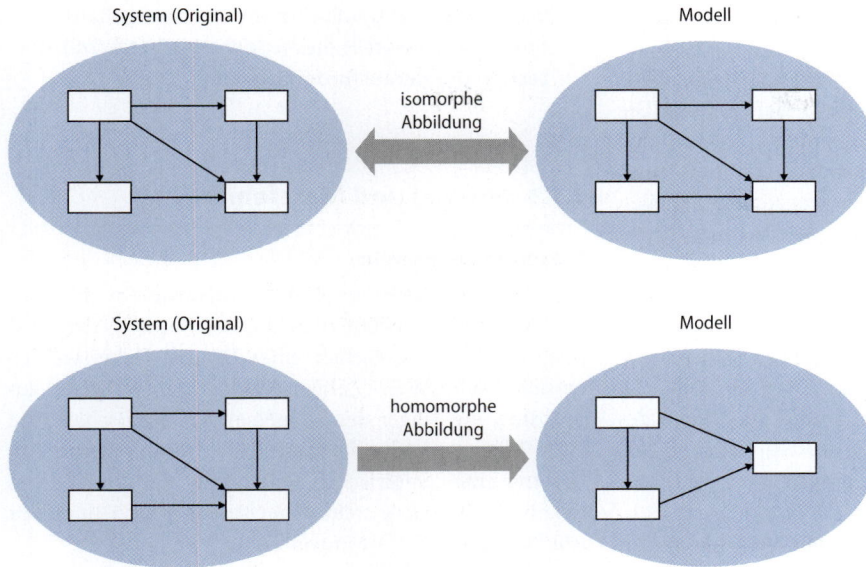

Abb. 1.2. Arten der System-Modell-Abbildungen

Prozess zur Modellbildung vor, d. h. man entwickelt aus bestehenden Daten – meist über statistische Verfahren – Modellrelationen (z. B. Regressionsgeraden). Aufgrund ihrer Ableitung aus den Daten wird diese Art der Modellbildung häufig als »data modeling« oder »correlative modeling« bezeichnet. Bei der theoretischen Modellbildung stehen A-priori-Wissen und physikalisch-physiologische Gesetzmäßigkeiten des Originalsystems im Vordergrund. Daraus werden auf deduktivem Weg die Modellrelationen abgeleitet. Diese Art des Modells wird auch als »explanatory model« bezeichnet.

Empirische Modelle erlauben streng genommen ausschließlich prädiktive Aussagen im Bereich der Gültigkeit der korrelativen Beziehungen und besitzen nur eine bedingte Rückinterpretationsfähigkeit. Theoretische Modelle erlauben auch interpretierende kausale Aussagen und sichern eine unbedingte Rückinterpretierbarkeit der Parameter.

Systeme bzw. Modelle sind »Hilfsmittel« zum Funktionsverständnis in der täglichen Arbeit. Dies können einfache gedankliche Modelle sein (z. B. Einflussgrößen auf den arteriellen Blutdruck auf Basis eines Widerstandsmodells) oder komplexe mathematische Formulierungen als effiziente Werkzeuge zur computerunterstützten Analyse komplexer biologischer Systeme [2, 19].

Durch die Zunahme der Rechnerleistung werden in naher Zukunft therapeutische Aktionen in die klinische Routine Eingang finden, die auf Biosignalerfassung und modellgestützter Interpretation beruhen (»closed loop control«).

1.1 Grundlagen des Messens und der Biosignalerfassung

Biologische Größen sind physikalische Größen (»Messgrößen«), die aus einem biologischen System extrahiert werden. Signale wiederum sind physikalische Realisierungen von Informationen, die als Funktion der Zeit, des Raums oder unabhängiger Parameter repräsentiert werden, wobei biologische Signale meist Zeitfunktionen darstellen [17, 28].

1.1.1 Arten von Signalen

Biosignale können in die Kategorien »deterministisch« und »stochastisch« unterteilt werden. Deterministische Signale können periodische, quasiperiodische oder transiente Signalcharakteristika aufweisen. Bei stochastischen

Signalen werden stationäre und nichtstationäre Signale unterschieden [2, 18].

Beispiele für periodische Signale sind Sinusschwingungen (periodisch wiederkehrende Wellenformen). Die Kurvenform eines Elektrokardiogramms zählt zu den quasiperiodischen Signalen – einzelne Aktionspotenziale von erregbaren Zellen sind den transienten Signalen zuzuordnen, da der Wellenzug nach Reizung nur einmal auftritt.

Bei stationären stochastischen Signalen ändern sich die statistischen Eigenschaften des Signals im zeitlichen Mittel nicht. Bei nichtstationären Signalen ändern sich die signalstatistischen Eigenschaften über die Zeit. Ein Beispiel für ein stationäres Signal sind die α-Wellen des Elektroenzephalogramms. Ein nichtstationäres Signal entspräche dem Elektroenzephalogramm eines Patienten im Wachzustand.

Bezüglich der Amplitude kann man **analoge und digitale Signale** kategorisieren. Analoge Signale repräsentieren die Information durch Variation ihrer Amplitude, und digitale Signale besitzen eine einheitliche Amplitude. Die Information ist üblicherweise im statischen Zustand in einer Gruppe von Pulsen (Bits) oder in der Anzahl der Zustandsänderungen enthalten.

1.1.2 Variabilität biologischer Signale

Biologische Signale weisen im Vergleich zu »technischen Signalen« ein hohes **Maß an Variabilität** auf, d. h. das eigentliche »**Nutzsignal**«, das die zustandsrelevante Information enthält, ist mehr oder weniger mit einem »**Störsignal**« verfälscht. Dieses Störsignal kann durch Umwelteinflüsse auf das biologische System oder durch nichtstationäre konkurrierende Biosignale entstehen. Aufgrund des hohen Vernetzungsgrades der biologischen Subsysteme im Organismus können Variablen eines Subsystems je nach »Kopplungsgrad« oder »Vernetzungsgrad« stärker oder schwächer auf Zustandsvariablen eines anderen Systems einwirken.

Ein bekanntes Beispiel einer derartigen Beeinflussung stellt die respiratorische Sinusarrhythmie dar, bei der die Atemtätigkeit die Herzfrequenz moduliert.

> ❶ Die störsignalbedingte Variabilität biologischer Signale kann über Methoden der Signalverarbeitung reduziert werden (Filterung etc.). Bei ähn-

licher Zeitstruktur (ähnlichem Frequenzgehalt) beider Signale stellt dies jedoch eine beträchtliche technische Herausforderung dar.

1.1.3 Messen und Messfehler

Messung allgemein

Jede Messung stellt ein **Zuordnungsproblem** dar. Unter »Messung« versteht man die Bestimmung der Ausprägung einer Eigenschaft eines Dinges. Dabei werden numerische Größen (Zahlen, Vektoren etc.) Dingen zugeordnet, die Träger der zu messenden Eigenschaft sind [17]. Messung stellt demnach eine **homomorphe Abbildung** eines empirischen Relativs auf ein numerisches Relativ da. Messung steht daher in enger Beziehung zur Abbildungs- und zur Modelltheorie.

Arten von Messungen

Grundsätzlich unterscheidet man zwischen **fundamental messbaren Eigenschaften,** bei denen eine direkte Repräsentation gegeben ist, und **abgeleitet messbaren Eigenschaften,** bei denen fundamental messbare Eigenschaften durch ein numerisches Naturgesetz miteinander verknüpft werden. So stellt beispielsweise die Länge eines rechteckigen Objekts eine fundamental messbare Eigenschaft dar; die Fläche ist jedoch nur abgeleitet messbar, da man Länge und Breite fundamental bestimmt und danach die Fläche berechnet wird.

Abgeleitete, nichtinvasive Messungen

Abgeleitete Messungen spielen in der Medizin eine große Rolle [16, 20]. Die Problematik dieser Verfahren liegt weniger in der Messung der fundamental erfassbaren Größen (Primärgrößen), sondern vielmehr in der weiteren Verarbeitung. Diese kann im Idealfall, wie beispielsweise bei der Bestimmung der Herzfrequenz (Herzrate) aus dem Elektrokardiogramm, durch eine einfache mathematische Beziehung realisiert werden, welche die Herzfrequenz HF aus dem R-R-Intervall T nach der Beziehung HF = 1/T berechnet.

Häufig werden jedoch **korrelative Modellrelationen,** die empirisch ermittelt werden (z. B. über lineare Regressionsverfahren etc.), als »verknüpfende Gesetzmäßigkeiten« herangezogen.

❗ **Die Modellrelation besitzt jedoch einen beträchtlichen Einfluss auf Validität und Reliabilität und kann den Gültigkeitsbereich der Messung beschränken bzw. zu erheblichen Messfehlern beitragen. Ein typisches Beispiel für derartige Vorgehensweisen stellt die Bestimmung des Herzzeitvolumens über Thermo- oder Farbstoffdilutionsmethoden dar.**

Auch sog. **nichtinvasive Messgrößen** entstehen durch Abbildung einer Primärgröße über eine Modellrelation auf eine nichtinvasiv erfassbare (sekundäre) Messgröße. Auch in diesem Fall spielt die Abbildungsrelation – neben der Methodik zur Erfassung der sekundären Größe – eine wesentliche Rolle in Bezug auf die »Qualität« der Messung. Ein bekanntes Beispiel ist die nichtinvasive Messung des Blutdrucks.

Modellorientierte Biomesstechnik

Auch die sog. modellorientierte Biomesstechnik [19] bzw. deren klinisch-diagnostische Anwendung, die **modellorientierte Funktionsdiagnostik,** beruht auf dem Prinzip der abgeleiteten Messung. Sie erweitert diesen Grundgedanken jedoch durch den umfangreichen Einsatz von mathematisch-physiologischen Modellen und mathematischen Methoden zu deren Analyse. Basis ist ein **Funktionsmodell des Systems,** das in mathematischer Formulierung vorliegen muss und dessen Formulierung den Kernpunkt der Methodik bildet.

Messfehler

Die Genauigkeit eines Messsystems oder eines Messverfahrens wird durch Angabe des Fehlers charakterisiert [11, 18]. Der **absolute Fehler** F_a ist definiert als Abweichung des Messwertes a_x vom Sollwert a_n nach folgender Beziehung:

$$F_a = a_x - a_n$$

Der **relative Fehler** F_{rel} ergibt sich als Quotient von absolutem Fehler und Sollwert nach folgender Beziehung:

$$F_{rel} = \frac{F_a}{a_n} = \frac{a_x - a_n}{a_n}$$

Der relative Fehler wird häufig als Prozentzahl angegeben, die sich durch Multiplikation des relativen Fehlers nach obiger Definition mit 100 ergibt.

Messfehler werden in systematische und zufällige Fehler unterteilt. **Systematische Fehler** entstehen durch Unvollkommenheiten der Geräte, der Messverfahren und des Messgegenstandes sowie durch bekannte Einflüsse der Umwelt. Systematische Fehler machen das Messergebnis unrichtig und können durch Korrekturen ausgeschaltet werden. **Zufällige Messfehler** entstehen durch nicht direkt erfassbare bzw. beeinflussbare Änderungen der Messgeräte, des Messgegenstandes, der Umwelt und des Beobachters. Sie machen das Messergebnis unsicher und sind im Einzelnen nicht erfassbar, können aber bei Vorliegen von Messserien mittels Statistik und Fehlerrechnung erfasst und ausgeglichen werden.

Bei Messverfahren finden häufig zur Charakterisierung der Genauigkeit die Begriffe **»Präzision«** (»precision«) und **»Richtigkeit«** (»accuracy«) Verwendung. Dabei wird unter der Präzision das Ausmaß der Übereinstimmung eines Messergebnisses bei mehrfacher Anwendung desselben Messverfahrens bezeichnet. Zur Charakterisierung der Präzision eines Messverfahrens findet die Standardabweichung der Messergebnisse oder der Variationskoeffizient (Standardabweichung/Mittelwert) Verwendung. Unter der Richtigkeit versteht man das Ausmaß der Annäherung des Messwertes an den tatsächlichen Wert, was etwa der Fehlerdefinition, wie sie oben angeführt wurde, entspricht.

Statische Eigenschaften von Messsystemen

Statische Eigenschaften von Messsystemen werden durch **Kalibrierung** [11, 18] bestimmt. Dabei wird ein Zyklus durchfahren, der von der unteren Messbereichgrenze an die obere Messbereichgrenze und wieder zurück zur unteren führt. Es erfolgt eine Gegenüberstellung von bekanntem Eingangswert und Messsystemausgangswert, deren grafische Darstellung als Kalibrierkurve bezeichnet wird. Diese Kalibrierkurve ist die Basis zur Bestimmung von Empfindlichkeit, Nichtlinearität und Hysterese (▫ Abb. 1.3.)

Unter der **Empfindlichkeit** (»sensitivity«) eines Sensors oder einer Messkette versteht man den Quotienten aus Änderung der Ausgangsgröße und Änderung der Eingangsgröße. Unter der **Auflösung** (»resolution«), die absolut oder relativ angegeben wird, versteht man das kleinste Messquant bzw. die kleinste unterscheidbare Messwertstufe. Die absolute Auflösung wird in der Einheit der Messgröße angegeben. Die relative Auflösung, die auf den Messbereichsendwert eines Geräts bezogen wird, gibt man

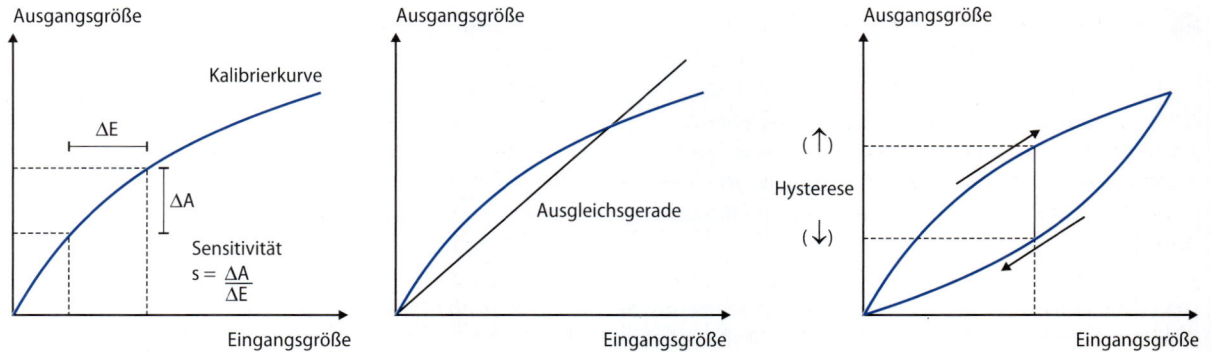

Abb. 1.3. Kalibrierkurve, Empfindlichkeit, Linearisierung und Hysterese

als Fraktion oder als Prozentzahl an. Mit **Nichtlinearität** wird die Abweichung der Empfindlichkeitskennlinie von einer Geraden beschrieben. Bei einer nichtlinearen Kennlinie muss über die Kalibrierkurve ausgewertet werden oder man nähert in einem gewissen Bereich der Messwerte die Kalibrierkurve durch eine Gerade (Sollkennlinie) an. Die Abweichung der gemessenen von der linearen Kennlinie bewirkt den sog. **Linearitätsfehler** (»linearity error«), der in Firmenunterlagen häufig ausgewiesen wird. Unter der **Hysterese** versteht man die prozentuelle Abweichung des Systemausgangswertes beim aufsteigenden Durchlaufen der Kalibrierkurve zu jenem beim absteigenden Durchlaufen bei jeweils derselben Eingangsgröße.

Temperatureinfluss auf die Kalibrierkurve

In realen Messsystemen existiert häufig ein deutlicher Temperatureinfluss auf die Kalibrierkurve [11, 18]. Dieser Einfluss kann entweder die Kalibrierkurve um den Nullpunkt drehen, d. h. die Steigung der Kalibrierkurve und damit die Messempfindlichkeit ändern, oder er kann sich durch Parallelverschiebung der Kalibrierkurve auswirken. Die Steigungsänderung der Kennlinie in Abhängigkeit von der Temperatur wird als **»Empfindlichkeitsfehler«** (»gain error«) und die Parallelverschiebung der Kennlinie als **»Nullpunktfehler«** (»offset error«) oder **»thermische Nullpunktdrift«** bezeichnet.

Dynamische Eigenschaften von Messsystemen

Bei einer schnellen zeitlichen Änderung des Eingangssignals kann das Ausgangssignal nicht fehlerfrei folgen [11,

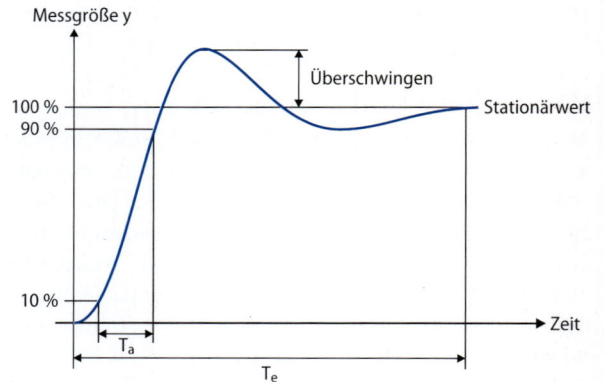

Abb. 1.4. Charakterisierung des dynamischen Verhaltens eines Messsystems über die Sprungantwort. T_a Anstiegszeit; T_e Einstellzeit

18]. Zur Quantifizierung des Zeitverhaltens der Messgeräte wird der zeitliche Verlauf der Ausgangsgröße bei einem vorgegebenen sprung- oder stoßförmigen Eingangssignal herangezogen. Das Übergangsverhalten eines Messsystems auf eine sprungförmige Eingangsgröße wird als **Sprungantwort** bezeichnet (Abb. 1.4).

Zur Charakterisierung einer derartigen Sprungantwort werden die Kenngrößen **»Anstiegszeit«** (T_a; »rise time«) und **Einstellzeit** (T_e; »settling time«) herangezogen. Die Anstiegszeit ist definiert als jene Zeit, in der sich das Ausgangssignal von 10 % auf 90 % des stationären Endwertes ändert. Die Einstellzeit ergibt sich als jene Zeitdauer, die nach einer sprungförmigen Anregung notwendig ist, um ein stationäres Ausgangssignal zu erreichen.

1.1.4 Messsignalaufnahme über Sensoren

Zahlreiche physikalische Größen bzw. biologische Signale sind nichtelektrischer Natur, beispielsweise Drücke und Konzentrationen. Um diese mit modernen Methoden der Datenerfassung bzw. Informationstechnologie verarbeiten zu können, ist eine Umsetzung in elektrische Größen erforderlich.

Diese Umwandlung einer physikalischen in eine elektrische Größe erfolgt über sog. Sensoren (alte Bezeichnungen: Messwandler, »transducer«). Ein Sensor ist demnach ein technisches System, das aus einem physikalischen nichtelektrischen Messsignal ein elektrisches Signal erzeugt [2, 9, 22–24].

Sensoren bestehen aus verschiedenen Bauelementen. Die nichtelektrische Größe wird von einem Umsetzelement aufgenommen (z. B. eine elastische Membran bei Drucksensoren); ein elektrisches Sensorelement (z. B. ein piezoresistives Element an der Membran) wandelt die mechanische Größe (Deformation der Membran) in ein elektrisch verarbeitbares Signal (Änderung des elektrischen Widerstandes) um. Diese elektrische Größe wird über Signalaufbereitungs- und -anpassungsschaltungen in ein standardisiertes Ausgangssignal umgeformt.

In der modernen Messtechnik werden häufig Sensorbaugruppen eingesetzt, die zur Vorverarbeitung der Messinformation mit einem Mikro-Controller ausgerüstet sind, wobei die Verbindung zum Verarbeitungs- und Anzeigesystem über digitale Schnittstellen erfolgt. Derartige Sensorsysteme werden »intelligente Sensoren« oder »smart sensors« genannt.

Die Zusammenschaltung eines Sensors mit Steuer- und Auswerteelektronik wird als »Messkette« bezeichnet. Bei digitalen Messketten sind meist auch noch die Analog-digital-Konversion und eine Steuerung des Systems enthalten. Sind die Stromversorgung und eine digitale Funkübertragung integriert, handelt es sich um autonome Messwerterfassungssysteme, die mit zentralen Datenverarbeitungssystemen auf dem Funkweg kommunizieren.

1.1.5 Digitale Signalerfassung

Digitalisierung von analogen Signalen

Um Signale entsprechend dem derzeitigen Standard der Messtechnik computerunterstützt verarbeiten zu können, ist eine Umsetzung der meist in Form von analogen Repräsentationen vorliegenden Signale in digitale Signale notwendig [18]. Es ergibt sich daher in der messtechnischen Praxis meist ein Aufbau, bei dem sowohl die Erfassung mehrerer Sensorsignale (über einen Multiplexer) als auch mögliche Steuereinflüsse vonseiten des kontrollierenden Computers auf den biologischen Prozess integriert sind.

Will man einen in analoger Form vorliegenden Messwert, beispielsweise eine elektrische Spannung, in einen digitalen Wert umwandeln, ist ein Wandelglied notwendig, das als »Analog-digital-Konverter« (»analog-to-digital-converter«, ADC) bezeichnet wird. Dieser Wandler setzt ein über einen Verstärker angebotenes analoges Eingangssignal in einen digitalen Ausgangscode um. Das Grundprinzip einer Analog-digital-Konversion kann ◘ Abb. 1.5 entnommen werden, die ein Sinussignal

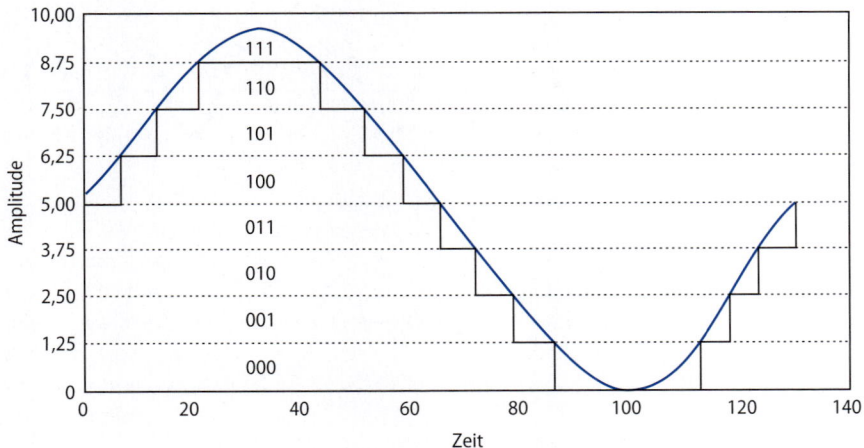

◘ **Abb. 1.5.** Grundprinzip einer Analog-digital-Konversion eines Sinussignals

und das korrespondierende digitale Ausgangssignal eines 3-Bit-ADC darstellt.

Ein 3-Bit-ADC (in der Praxis nicht verwendet) unterteilt den analogen Eingangsbereich in 2^3 bzw. 8 Intervalle. Jedes Intervall ist durch einen Binär-Code zwischen 000 und 111 repräsentiert. Es ist deutlich ersichtlich, dass das digitale Abbild nur eine Näherung (Treppenkurve) des originalen analogen Signals darstellt, da bei der Konversion Information verloren geht. Durch Erhöhung der Auflösung des ADC auf 16 Bit kann jedoch die Zahl der Amplitudenstufen von 8 (im Fall des 3-Bit-Konverters) beispielsweise auf 2^{16}, entsprechend 65.536, erhöht und auf diese Weise eine sehr genaue digitale Repräsentation des analogen Signals erhalten werden.

Abtastrate bei der Digitalisierung

Da ADC nur zu einem bestimmten **Messzeitpunkt (Abtastzeitpunkt)** den analogen Signalwert in einen entsprechenden digitalen Wert konvertieren, ist für die adäquate Umsetzung eines zeitlich veränderbaren analogen Signals eine entsprechend häufige Abtastung notwendig.

Diese Abtastrate muss mindestens doppelt so hoch sein wie die höchste im Signal vorkommende Frequenzkomponente. Für eine optimale Konversion der Kurvenform sind Abtastraten vom 5- bis 10fachen der maximalen Signalfrequenz wünschenswert.

Wird dieses als »Abtast«- oder »Nyquist-Theorem« bezeichnete Prinzip der Signaltheorie verletzt, so ergibt sich ein Fehler, der als »Aliasing-Effekt« bezeichnet wird (Abb. 1.6).

Wird ein relativ hochfrequentes Signal zu langsam abgetastet, so werden sowohl Zeitverlauf als auch Amplitude falsch erfasst. Bei unbekannter Eingangsfrequenz sollte daher mit einer möglichst hohen Abtastrate gearbeitet oder es müssen hohe Frequenzen durch Verwendung von Tiefpassfiltern (sog. Anti-Aliasing-Filter) unterdrückt werden [2, 11, 18, 28].

Computereinsatz in der Biomesstechnik

Computer sind aus der Biomesstechnik und dem Monitoring nicht mehr wegzudenken. Während in den frühen 1990er Jahren biomedizinische Messsysteme fallweise über Datenleitungen mit einem peripheren Computer, welcher Datensammlung, statistische Auswertung und Archivierung vornahm, kommunizieren konnten, sind in der aktuellen zweiten Generation Computer und Biomesssystem zu einer Einheit verschmolzen und treten für den Anwender nicht mehr in Erscheinung. Man spricht von »embedded systems« (eingebettete Systeme), die eine ausgeprägte Flexibilität der Software mit einer leistungsfähigen Hardware verbinden, wobei die Speicherkomponenten meist durch Halbleiterspeicher realisiert werden. Die Software auf derartigen Systemen wird gelegentlich als »firmware« bezeichnet. Diese Software ist relativ einfach adaptierbar (»software update«, »firmware update«), sodass Systeme an neue Messaufgaben und neue Verarbeitungsmethoden angepasst sowie u. U. sogar anwenderspezifisch modifiziert werden können.

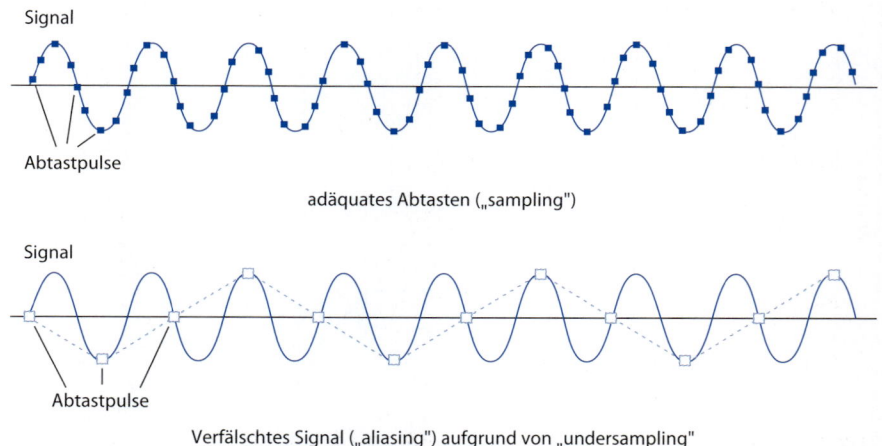

Abb. 1.6. »Aliasing-Effekt« bei der inkorrekten Abtastung (»undersampling«) eines Analogsignals

1.2 Sensoren und Messprinzipien

1.2.1 Biologische Größen – Messprinzipien

Sensoren lassen sich nach 2 Prinzipien gliedern: nach Messgrößen oder nach Messprinzipien. Im Folgenden wird größtenteils der Gliederung nach Messgrößen der Vorzug gegeben, da sich Medizin und Biowissenschaften vorwiegend an Messgrößen bzw. Signalen orientieren. Die jeweiligen Messprinzipien werden anhand der Messgrößen exemplarisch diskutiert. Die Darstellung der prinzipiellen Basis zur Erfassung der wichtigsten Biosignale wurde auf das Wesentlichste beschränkt und soll Hinweise für die Abschätzung bzw. Eingrenzung von Messproblemen bieten. Zum Teil ergeben sich Überschneidungen mit den jeweiligen Spezialkapiteln, auf welche an dieser Stelle verwiesen sei.

In der in ◻ Abb. 1.7 wiedergegebenen Matrixdarstellung wird eine Übersicht über die Zuordnung von Mess-

	Resistive Sensoren	Piezoresistive Sensoren	Induktive Sensoren	Kapazitive Sensoren	Piezoelektrische Sensoren	Thermopaar/-element	Halbleitersensoren	Optoelektrische/faseroptische Sensoren	Elektrochemische Sensoren	Spektrometer	Bioanalytische Sensoren	Ultraschallsensoren	Bildsensoren
Länge/Weg	●		●	●				●				●	●
Kraft	●	●	●	●	●								
Druck	●	●	●	●	●								
Beschleunigung Vibration		●		●	●			●					
Temperatur	●					●	●						
Temperatur-verteilung							●						●
Strömung Blut			●									●	
Strömung Gase		●										●	
pH-Wert								●	●				
Blutgas-konzentration							●	●	●	●			
Atemgas-konzentration							●	●	●	●			
Substrat-konzentration									●		●		
O$_2$-Sättigung								●		●			

◻ **Abb. 1.7.** Matrixschema zur Gegenüberstellung von biologischen Signalen und Sensorprinzipien

prinzipien zu den jeweiligen biologisch relevanten Messgrößen präsentiert.

1.2.2 Physikalische Messgrößen

Zeitmessung

Für die elektronische Zeitmessung werden **Frequenznormale** in Form von Quarz- oder Atomuhren eingesetzt. Das Messprinzip besteht darin, dass die Frequenz eines derartigen Normals durch entsprechende Teilung herabgesetzt und über eine Treiberstufe eine Anzeige angesteuert wird.

> ❗ **Die Genauigkeit der Zeitmessung ist dabei umso größer, je höher die Frequenz des eingesetzten Normals ist.**

Zeitintervalle (Periodendauern, Impulslängen, Impulsabstände etc.) können ebenfalls nach einem ähnlichen Prinzip bestimmt werden, indem die Frequenz eines Normals über einen von dem zu messenden Intervall gesteuerten Schalter einem Zähler zugeführt wird. Die Messzeit lässt sich dann als Verhältnis vom Zählerstand zur Normalfrequenz ermitteln.

Wegmessung

Wegaufnehmer (»displacement transducer«) messen Verschiebungen eines Messpunktes gegenüber einem Festpunkt. **Analoge Wegaufnehmer** werden häufig als potenziometrische bzw. Widerstandsmessfühler oder als induktive Messfühler, in neuerer Zeit auch als Lasermessfühler aufgebaut [18, 22–24]. **Inkrementale Wegaufnehmer** können nach dem fotoelektrischen, induktiven, elektrodynamischen oder Widerstandsprinzip gebaut werden und liefern eine dem Messweg proportionale Impulszahl. **Digitale Wegaufnehmer** verwenden Code-Lineale mit Absolutmaßstab.

Bei **potenziometrischen Wegsensoren** werden meist leitfähige Kunststoffe als Widerstandsbahn eingesetzt, auf der der wegbestimmende Schleifkontakt gleitet. So lässt sich der vom Schleifer zurückgelegte Weg über das Verhältnis des abgegriffenen Widerstandes zum Gesamtwiderstand bestimmen. Wichtig ist v. a. die Linearität, die bei guten Aufnehmern bei etwa 0,1 % liegt.

Bei **induktiven Wegsensoren** findet ein Differenzialtransformator Anwendung. Dieses System besteht aus einer Primärwicklung und 2 Sekundärwicklungen, die

über einen verschiebbaren ferromagnetischen Kern gekoppelt sind. Bei Erregung des Transformatorsystems mit Wechselspannungen im kHz-Bereich und phasenselektiver Gleichrichtung der in die Sekundärspulen induzierten Spannung ergibt sich ein Signal, das der Verschiebung des Kerns in der Anordnung über eine Kennlinie zugeordnet werden kann.

Moderne Wegmesssysteme verwenden auch Laser als Messmittel. Für die Messung größerer Wege findet dabei das Prinzip der **Lasertriangulationsmessung** Verwendung. Ein auf die Objektoberfläche projizierter Lichtpunkt wird von dieser reflektiert und das Reflexionsbild über einen Positionsdetektor verarbeitet. Nach den Gesetzen der Trigonometrie kann aus dem Abstand von Sende- und Empfangsort die Entfernung zum Objekt berechnet werden.

Für die Messung sehr kurzer Wege kann mit Vorteil die **Laserinterferenzlängenmessung** [5, 22] eingesetzt werden. Bei diesem Verfahren wird ein Laserstrahl durch einen halbdurchlässigen Spiegel in 2 Teilstrahlen aufgespalten. Nach Reflexion des einen Strahls am Objektspiegel wird dieser mit dem anderen Teilstrahl, der an einem feststehenden Referenzspiegel reflektiert wird, vereinigt. Aufgrund der Kohärenz des Laserlichts kommt es je nach Phasenlage beider Strahlen zur Auslöschung oder Verstärkung, welche die Bestimmung des Weges des Objektspiegels ermöglicht. Die Interferenzanordnung ist häufig in einem integrierten Messkopf untergebracht; die Ankopplung an den Laser sowie an die optische Empfangs- und Auswerteeinheit wird über Lichtleiter bewerkstelligt. Varianten dieses Messprinzips (Laser-Doppler-Interferometer) finden auch in der Ophtalmometrie Einsatz, beispielsweise zur Bestimmung der Bulbuslänge.

Kraftmessung

Die Messung von Kräften und Massen wird auf die Bestimmung der **Dehnung eines elastischen Elements** zurückgeführt [18, 22, 24, 28]. Belastet man beispielsweise einen elastischen Stab der Länge l_0 mit einer Zugkraft F, so wird sich dieser um den Betrag dl verlängern. Das Verhältnis von Längenänderung dl zur Basislänge l_0 wird als Dehnung ε bezeichnet:

$$\varepsilon = \frac{dl}{l_0}$$

Die Kraft F errechnet sich dann wie folgt:

$$F = E \cdot \varepsilon \cdot A$$

Dabei ist A die Querschnittsfläche des Stabes und E ein Werkstoffkennwert, der als »Elastizitätsmodul« bezeichnet wird und die Steifigkeit des Werkstoffs charakterisiert.

> ❗ **Nach dieser Beziehung kann die Messung von Kräften, Drehmomenten oder auch Massen auf eine Dehnungsmessung zurückgeführt werden.**

Zur Dehnungsmessung werden üblicherweise sog. **Dehnmessstreifen** eingesetzt, die das physikalische Grundprinzip nutzen, dass elektrische Leiter bei mechanischer Beanspruchung ihren Widerstand ändern.

Für den Widerstand R eines elektrischen Leiters der Länge l gilt folgende Beziehung:

$$R = \frac{\rho \cdot l}{A}$$

Dabei ist ρ der spezifische Widerstand des Materials und A der Leiterquerschnitt. Dehnt man diesen Leiter um einen Betrag dl, so wird sich der Querschnitt entsprechend verringern und der Widerstand dementsprechend um einen Betrag dR erhöhen. Es lässt sich nun zeigen, dass die Relativänderung des Widerstandes der Dehnung ε des Leiters mit einem Proportionalitätsfaktor k proportional ist:

$$\frac{dR}{R} = k \cdot \varepsilon$$

Da die Widerstandsänderung eines einzelnen metallischen Leiters relativ gering ist, versucht man in der technischen Ausformung derartiger Dehnmessstreifen durch Serienschaltung mehrerer Drähte oder durch Aufdampfen von dünnen Metall- oder Halbleiterschichten den Effekt der Widerstandsänderung bei Dehnung und damit den Proportionalitätsfaktor k zu vergrößern (❏ Abb. 1.8; z. B. k bei Konstantan = 2; k bei Silizium ~ 200).

Die bei der Anwendung von Dehnmessstreifen für verschiedene Messaufgaben auftretenden Widerstandsänderungen sind relativ gering, sodass für deren Messung fast ausnahmslos sog. **Brückenschaltungen** eingesetzt werden.

Dabei werden meist Paare von Dehnmessstreifen eingesetzt, von denen einer gedehnt, der andere gestaucht wird. Diese werden in den Zweigen einer **Wheatstone-Brücke** benachbart angeordnet, sodass man eine maximale Empfindlichkeit erreicht.

Druckmessung

Wird eine **elastische Membran** einseitig durch einen Druck beansprucht, so verformt sie sich druckproportional. Diese Verformung kann über geeignete Sensoren in elektrische Signale (Widerstandsänderungen, Änderungen der Induktivität oder der Kapazität) umgesetzt werden [18, 22, 23, 28].

Moderne Systeme verwenden direkt auf die Membran aufgebrachte **piezoresistive Messelemente,** die ebenfalls nach dem Prinzip des Dehnmessstreifen funktionieren (❏ Abb. 1.9).

Da Halbleiterwiderstände gegenüber Metalldehnmessstreifen eine höhere Temperaturabhängigkeit der Messempfindlichkeit aufweisen, muss der Empfindlichkeitsfehler durch elektronische Maßnahmen der **Temperaturkompensation** korrigiert werden.

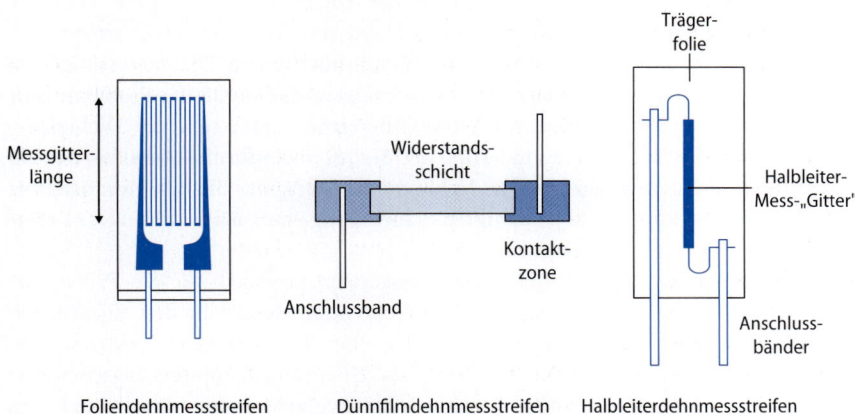

❏ **Abb. 1.8.** Beispiele für technische Realisierungen von Dehnmessstreifen

Messgitterlänge

Widerstandsschicht

Kontaktzone

Anschlussband

Trägerfolie

Halbleiter-Mess-„Gitter"

Anschlussbänder

Foliendehnmessstreifen   Dünnfilmdehnmessstreifen   Halbleiterdehnmessstreifen

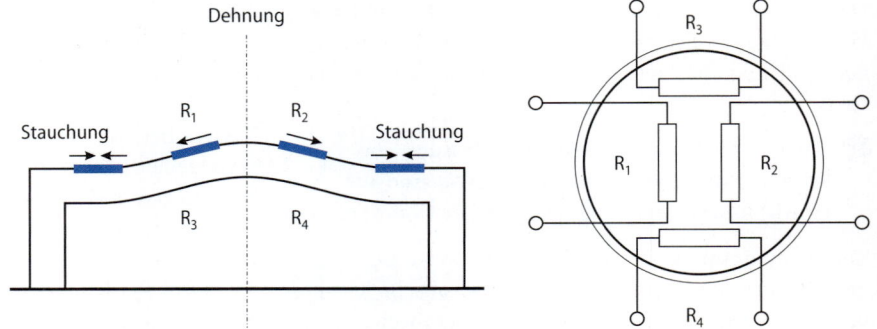

Abb. 1.9. Prinzip der Erfassung von Membranauslenkungen über piezoresistive Sensoren. *R* Widerstand

Beschleunigungsmessung

Beschleunigungs- oder Vibrationssensoren beruhen in überwiegendem Maße auf dem Newton-Grundgesetz für den Einmassenschwinger, d. h. die Beschleunigungsmessung wird auf eine Kraft- bzw. Verformungsmessung zurückgeführt.

❗ **Das Kernbauelement aller derartigen Sensoren ist die sog. seismische Masse, die bei Einwirkung einer Beschleunigung aufgrund der Massenträgheit eine Kraft auf die Unterlage ausübt [22, 24]. Diese Kraft kann mittels verschiedener Verfahren erfasst werden, wobei das piezoelektrische Prinzip am häufigsten zum Einsatz kommt.**

Bei Beschleunigungsaufnehmern nach dem **piezoelektrischen Prinzip** wird die Eigenschaft von Quarz- oder Keramikkristallen genutzt, bei Kraftwirkung unterschiedliche Ladungsträgerkonzentrationen an ihren Oberflächen auszubilden. Je nach Anbringung der seismischen Masse auf dem piezoelektrischen Sensorelement unterscheidet man Kompressionsmode-Aufnehmer (»compression-mode«), Schermode-Aufnehmer (»shear-mode«) und Biegebalkenaufnehmer (»flexural-« oder »beam-mode«). Piezoelektrische Beschleunigungssensoren erlauben Beschleunigungsmessungen bis zu Frequenzen von 0,1 Hz, sind jedoch nicht für die Messung statischer Beschleunigungen (Erdbeschleunigung etc.) geeignet. Für diese Anwendungsfälle werden **kapazitive Sensoren** eingesetzt.

Durch die Entwicklung der Mikromechanik in der Fertigung von Halbleitersensoren ist auch die Herstellung von **mikromechanischen Beschleunigungssensoren** möglich [24]. Derartige Sensoren verwenden ein aus einem Siliziumsubstrat herausgeätztes, schwingfähiges

»Paddel« als seismische Masse, das in den Randzonen über Piezobiegewiderstände an der Grundstruktur befestigt ist. Häufig werden auch Sensorelemente für Beschleunigungen in mehreren Raumachsen (z. B. **triaxiale Sensoren** für alle 3 Raumrichtungen) in einem Aufnehmer kombiniert.

In neuerer Zeit werden für die Messungen von Beschleunigungen und Vibrationen auch zunehmend **optische Systeme** eingesetzt, bei denen über Lichtwellenleiter eingekoppeltes Laserlicht an einem Sensorkopf in Abhängigkeit von der auf diesen wirkenden Beschleunigung mehr oder weniger reflektiert wird. Für die Auswertung des reflektierten Lichts können Laser-Doppler-Verfahren, holografisch-interferometrische Verfahren oder sog. Speckle-Verfahren eingesetzt werden.

Dichtemessung

Unter Dichte versteht man die volumenbezogene Masse von Festkörpern, Flüssigkeiten, Lösungen, Dämpfen und Gasen. Während die Dichte bei Festkörpern über die Bestimmung von Masse und Volumen leicht erfasst werden kann, bereiten v. a. hochgenaue Dichtemessungen in flüssigen und gasförmigen Medien häufig Probleme. Für diese Anwendungsbereiche eignet sich die Dichtemessung mit Hilfe der **Biegeschwingermethode,** bei der ein definiertes Volumen des Messgutes die Eigenfrequenz der ungedämpften Schwingung eines Biegeschwingers beeinflusst [24].

Bei Dichtemessgeräten, die nach diesem Prinzip arbeiten, stellt ein Glas- oder Metallrohr den eigentlichen Schwinger dar, der über eine geregelte elektromagnetische Anregung zu einer ungedämpften Eigenschwingung angeregt wird. Die Eigenfrequenz eines derartigen

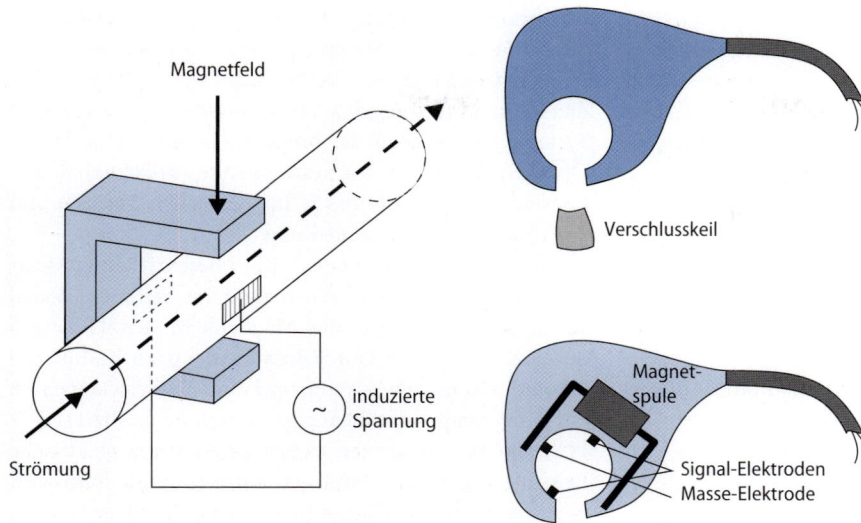

Magnetfeld

Verschlusskeil

induzierte
Spannung

~

Strömung

Magnet-
spule

Signal-Elektroden
Masse-Elektrode

◻ Abb. 1.10. Magnetisch-induktive Durchflussmessmethode, Prinzip und technische Realisierung

Schwingers ist proportional zur Quadratwurzel aus dem Quotienten von Federkonstante und Masse des Schwingsystems. Bei bekanntem Messvolumen setzt sich die Masse des Schwingers aus der Leermasse und der Masse des Messmediums zusammen, sodass aus der Schwingungsfrequenz des Systems die Dichte des Mediums errechnet werden kann. Dieses Verfahren erlaubt Dichtemessungen höchster Präzision und wird im medizinisch-biologischen Bereich häufig eingesetzt.

Strömungsmessung
Messung von Blutströmungen

Zur genauen Messung zeitlich veränderbarer Blutströmungen am freiliegenden Gefäß wird primär die **elektromagnetische Strömungsmessmethode,** auch »magnetisch-induktive Durchflussmessmethode« genannt, eingesetzt [13, 16, 28]. Die physikalische Grundlage für dieses Verfahren bildet das Induktionsgesetz. Dieses besagt, dass, wenn sich ein elektrischer Leiter mit der Geschwindigkeit v in einem Magnetfeld der Stärke B bewegt, in diesem eine Lorentz-Feldstärke induziert wird, die sich als vektorielles Kreuzprodukt von Geschwindigkeit und magnetischer Feldstärke ergibt. Bei der elektromagnetischen Durchflussmessung ist der elektrische Leiter das im Gefäß fließende Blut. Die induzierte elektrische Feldstärke führt zu einer an gegenüberliegenden Stellen des Gefäßes senkrecht zum Magnetfeld messbaren induzier-

ten elektrischen Spannung U, die sich folgendermaßen errechnet:

$$U = K \cdot B \cdot d \cdot v$$

Dabei ist K die Aufnehmerkonstante, B die magnetische Flussdichte, d der Elektrodenabstand und v die mittlere Blutflussgeschwindigkeit. Da der Querschnitt des Blutgefäßes durch die Form des Messkopfes konstant gehalten wird, lässt sich aus der mittleren Blutflussgeschwindigkeit und dem Querschnitt die Blutströmung bestimmen (◻ Abb. 1.10).

Für die Erzeugung des Magnetfeldes wird meist pulsierender Gleich- oder Wechselstrom verwendet, um Polarisationserscheinungen an den Messelektroden zu vermeiden. Die Aufnehmerkonstante K berücksichtigt die Leitfähigkeit des Blutes und deren Abhängigkeit vom Hämatokrit.

Für nichtinvasive Blutflussgeschwindigkeitsmessungen an oberflächlich liegenden Gefäßen kann das **Ultraschall-Doppler-Verfahren** eingesetzt werden [13, 16, 28]. Hier sei auf ▶ Kap. 18–20 verwiesen.

Es muss grundsätzlich betont werden, dass diese Messsysteme ausschließlich für qualitative bzw. semiquantitative Strömungsgeschwindigkeitsmessungen geeignet sind, da eine exakte Kalibrierung wegen der schwer definierbaren geometrischen Verhältnisse nicht möglich ist.

Die Messanordnung mit kontinuierlich ausgesandten Ultraschallsignalen wird häufig als »**Continuous-**

wave'-Doppler-Methode« bezeichnet und gestattet die Bestimmung der mittleren Strömungsgeschwindigkeit im beschallten Gefäßquerschnitt unter der Voraussetzung laminarer Strömungsverhältnisse. Die Methode liefert bei turbulenten Strömungen widersprüchliche Messergebnisse. Durch Verwendung von gepulsten Ultraschallsignalen als Sendesignal kann zusätzlich zur Geschwindigkeitsinformation auch eine Ortsinformation erhalten und auf diese Weise das Strömungsprofil dargestellt werden bzw. durch die Wahl von »sample-volumes« die Geschwindigkeitsinformation bestimmten Gefäßabschnitten zugeordnet werden.

Ein dem Ultraschall-Doppler-Verfahren ähnliches Verfahren ist das **Laser-Doppler-Verfahren** [21], das ebenfalls in ► Kap. 20 ausführlich beschrieben ist.

Messung von Gasströmungen

Für die Messung von Gasströmungen ist die induktive Durchflussmessung – wie sie oben beschrieben wurde – nicht geeignet. Die Dopplermessverfahren können mit einigen Einschränkungen eingesetzt werden, wobei in der Gasströmung enthaltene Teilchen als reflektierende Elemente vorhanden sein müssen. Bei der Messung von Atemluftströmungen kann der in der Atemluft enthaltene Wasserdampf für die Erzeugung eines reflektierenden Signals herangezogen werden.

Die für die Messung von Gasströmungen am häufigsten herangezogene Methode ist das sog. **Differenzdruck-** oder **Messblendenverfahren** (► Kap. 12) [18, 24].

Dabei wird in die Gasströmung eine Messblende eingebracht, die den Querschnitt des Strömungskanals definiert verändert. Die Druckdifferenz, die vor und nach der Messblende gemessen werden kann, ist eine Funktion der Strömung. Durch geeignete Ausformungen der Messblende wird versucht, eine lineare Beziehung zwischen Druckdifferenz und Gasströmung zu erreichen. Häufige Bauformen der Messblende sind ein System paralleler Röhrenbündel, wie sie durch Aufrollen eines Wellblechs erzielt werden können (sog. Staurohr nach Fleisch), sowie Gitterblenden (Staurohr des Mesh-Typs).

Die Strömungsmessung nach dem Differenzdruckverfahren besitzt den Vorteil einer recht einfachen und wartungsfreien Anordnung. Nachteile sind der durch diese Strömungsmesselemente bewirkte Widerstand im Strömungskanal und der aus Gründen der Laminarität der Strömung notwendige eingeschränkte Messbereich.

Ein weiteres sehr häufig für die Messung von Gasströmungen eingesetztes System ist der **Flügelrad-** oder **Tur-**binendurchflussmesser. Bei diesem System versetzt die Strömung ein im Strömungskanal drehbar gelagertes Flügelrad in Rotation. Die Drehzahl des Turbinenrades, die meist berührungslos über induktive oder optische Systeme erfasst wird, ist proportional zum Durchfluss. Die für jedes System zu bestimmende Proportionalitätskonstante berücksichtigt die hydraulischen Verluste und die Viskosität des Messmediums [24].

Will man den bei beiden bisher beschriebenen Messsystemen verursachten Widerstand im Strömungskanal vermeiden, so besteht die Möglichkeit, den Gasstrom mittels **thermischer Durchflussmessung** zu bestimmen [18, 24]. Bei diesem System wird einem Messwiderstand, der eine temperaturabhängige Kennlinie besitzt (PTC-Widerstand), über einen eingeprägten Strom elektrische Leistung zugeführt. Durch das strömende Medium wird diese in Form von Wärme freiwerdende elektrische Leistung abgeführt, wobei der Wärmeabtransport in Form von Konvektion, Wärmeleitung und Strahlung erfolgt. Der konvektive Anteil des Wärmeabtransports ist eine Funktion der Gasströmung. Übliche Messanordnungen verwenden einen von der Strömung nicht beaufschlagten Referenzwiderstand zusätzlich zum Sensorwiderstand, der den Einfluss der Temperatur des strömenden Mediums und der Umgebung kompensiert. Durch geeignete Auswerteschaltungen kann dann die Messung der Gasströmung auf die Messung der beiden Widerstände zurückgeführt werden.

Zur Messung von Gasströmungen werden auch **Ultraschalllaufzeitverfahren (Ultraschall-Transit-time-Verfahren)** eingesetzt. Bei diesem System werden 2 schräg zur Strömungsachse angeordnete Ultraschallsignalwandler verwendet, die wechselweise kurze Ultraschallimpulse aussenden und empfangen.

Die Laufzeit des Signals in Strömungsrichtung ist größer als jene gegen die Strömungsrichtung. Bei bekannter Geometrie der Anordnung kann so der Gasvolumenstrom bestimmt werden. Der primäre Einsatzbereich dieser Methode ist die **Ultraschallspirometrie.**

Messung thermischer Größen
Temperaturmessung

Zur Temperaturmessung im medizinisch-biologischen Bereich (Hauttemperatur, Körperkerntemperatur etc.) werden meist sog. **Kontaktthermometer** verwendet, bei denen das Messelement wärmeleitend mit der Hautoberfläche verbunden wird. Nach einer Einstellzeit erreichen beide eine gemeinsame Mischtemperatur. Derartige Kontaktsensoren müssen eine gute Wärmeleitung zwischen Sensor und Messstelle gewährleisten und eine geringe thermische Masse aufweisen, damit die Temperatur der Messstelle nur geringfügig verändert wird. Gleichzeitig darf das thermische Gleichgewicht der Messstelle (z. B. Wärmetransportmechanismen der Haut) durch den Sensor nicht beeinträchtigt werden.

Für die Erfassung der Temperatur können folgende physikalische Effekte herangezogen werden [10, 18]:

- Veränderung des Volumens oder des Drucks von festen, flüssigen oder gasförmigen Körpern (Quecksilberthermometer, Bimetallthermometer etc.)
- Entstehung einer thermoelektrischen Kontaktspannung in 2 verschiedenen, miteinander verbundenen Metallen aufgrund des Seebeck-Effekts (Thermoelement)
- Veränderung des elektrischen Widerstandes von Metallen oder Halbleitern (Widerstandsthermometer)
- Veränderung der Resonanzfrequenz eines Quarzkristalls

Im Rahmen der Biomesstechnik werden zurzeit hauptsächlich **Widerstandsthermometer** eingesetzt. Die temperaturabhängige Veränderung der Resonanzfrequenz eines Quarzkristalls bietet zwar die genaueste zurzeit zur Verfügung stehende Methode, die Anordnungen besitzen jedoch eine große thermische Masse, sodass ihr Einsatzfeld stark begrenzt ist.

Die in der Medizin eingesetzten **thermoresistiven Sensoren** basieren auf der Temperaturabhängigkeit des elektrischen Widerstandes von Metallen bzw. Halbleitern [10, 18, 22, 24]. Allgemein gilt für den elektrischen Widerstand R eines Metalls bei der Temperatur T folgende Beziehung:

$$R = R_0 \cdot [1 + A \cdot (T - T_0) + B \cdot (T - T_0)^2]$$

Dabei sind A und B Temperaturkoeffizienten und R_0 der Widerstand des Materials bei der Bezugstemperatur T_0 (meist 0°C). Für genaue Messungen wird häufig Platin als Messwiderstandsmaterial verwendet, für das der Temperaturkoeffizient A $3{,}9 \times 10^{-3}$/K und der Temperaturkoeffizient B $-0{,}8 \times 10^{-6}$/K^2 beträgt. Ebenfalls häufig verwendete Widerstandsmaterialien sind Nickel und Molybdän. Die Ausführungsformen derartiger Sensoren sind entweder Drahtelemente oder in Dünnfilmtechnik ausgeführte Metallschichtwiderstandselemente.

Die Umwandlung der temperaturbedingten Widerstandsänderung in ein elektrisches Signal erfolgt entweder durch Einbau in eine Wheatstone-Brücke oder durch Speisung über eine Konstantstromquelle.

> ❶ In beiden Fällen muss darauf geachtet werden, dass der durch das Sensorelement fließende Messstrom zu einer Eigenerwärmung des Elements führt und auf diese Weise Messfehler entstehen können

Da die Temperaturkoeffizienten von Metallen relativ gering sind, werden für kleinere Messbereiche häufig **Halbleiterwiderstände** eingesetzt. Für Messzwecke werden dabei vorwiegend Halbleiterwiderstände verwendet, deren Widerstand mit steigender Temperatur abnimmt. Derartige Widerstände werden als **»NTC-Widerstände«** oder »Heißleiter« bezeichnet. Ihre negativen Temperaturkoeffizienten (»negative thermal coefficient«, NTC) sind etwa 10-mal größer als jene der Metalle.

Die Abhängigkeit des Widerstandes R von der Temperatur T wird durch folgende Beziehung beschrieben:

$$R = R_0 \cdot \exp\left[B \cdot \left(\frac{1}{T} - \frac{1}{T_0} \right) \right]$$

Dabei ist B der Temperaturkoeffizient des Materials und R_0 der Referenzwiderstand des Materials bei der Temperatur T_0. Aus dieser Beziehung ist deutlich ersichtlich, dass die Widerstandsänderung mit der Temperatur nichtlinear zusammenhängt. Um daher in einem eingeschränkten Messbereich eine lineare Beziehung zwischen Temperatur und Widerstandsänderung zu erreichen, müssen derartige NTC-Widerstände mit **Linearisierungsschaltungen** betrieben werden.

Es können auch Halbleiterwiderstände mit einem **positiven Temperaturkoeffizienten** (»Positive-temperature-coefficient«- bzw. PTC-Widerstände) zur Temperaturmessung eingesetzt werden. Derartige Widerstände bestehen aus halbleitenden, polykristallinen, ferroelektrischen Keramiken und besitzen in einem sehr schmalen Temperaturbereich (charakterisiert durch die Nennansprechtemperatur) einen extrem hohen Temperaturkoeffizienten.

Messung von Temperaturverteilungen

Bei vielen biomedizinischen Fragestellungen ist nicht nur eine Temperaturbestimmung an einzelnen Messpunkten erforderlich, sondern es müssen Temperaturverteilungen über bestimmte Flächen erfasst werden. Als Flächendetektoren im Rahmen der Kontakt-Thermometrie wurden früher mit Flüssigkristallen beschichtete **Kunststofffolien** verwendet [10]. Diese Flüssigkristalle reflektieren Licht temperaturabhängig in der Reihenfolge des Spektrums. Solche Folien beeinträchtigen jedoch das thermische Gleichgewicht der Messstelle durch Verhinderung der Wärmeabgabe und werden daher nur noch für qualitative Anwendungen herangezogen.

Zur berührungslosen Messung der Temperaturverteilung an der Hautoberfläche wird mit Vorteil die Methode der **Infrarotthermografie** eingesetzt.

> ❗ **Die Infrarotthermografie beruht auf dem Prinzip, dass die von der Haut emittierte Temperaturstrahlung im Wellenlängenbereich von 2–20 μm gemäß dem Stefan-Boltzmann-Gesetz ein direktes Maß für die Temperatur der Hautoberfläche ist.**

Zur Darstellung der Temperaturverteilung wird die Hautoberfläche über eine Spezialoptik, die für den infraroten Bereich durchlässig sein muss (Linsen aus Germanium oder Zinkselenit), abgetastet und die Infrarotstrahlung des jeweiligen Messpunkts einem gekühlten Detektor (InSb- oder HgCdTe-Detektor) zugeführt [10]. Moderne in der Medizin eingesetzte Systeme verwenden **Halbleiter-Dioden-Array-Detektoren** (»**Focal-plane-array**«-De-**tektoren**), die ohne Mechanik arbeiten und im Vergleich zu Scanner-Systemen sehr schnell sind.

1.2.3 Messung bioelektrischer Signale

Grundlagen der Potenzialableitungen

Der Ursprung aller bioelektrischen Signale sind fortgeleitete elektrische Erregungen von Zellen. Diese entstehen durch das allen lebenden Zellen eigene **Membranpotenzial** und dessen zeitliche Änderungen. Da der menschliche Körper einen elektrischen Volumenleiter darstellt, entsteht durch die elektrische Aktivität der Zellen ein **Strömungsfeld,** das sich im Körper ausbreitet. Körpereigene elektrische Inhomogenitäten beeinflussen die Verteilung dieses Biofeldes und damit auch Amplitude und Form der an der Körperoberfläche abgreifbaren Biosignale [2, 6, 13, 28].

Diese Biosignale werden als **Potenziale** oder **Potenzialdifferenzen** abgeleitet, wobei zu beachten ist, dass das erzeugende Strömungsfeld durch die Abnahme nicht deformiert und das Biosignal in der aufnehmenden Messkette nicht verzerrt wird.

Bei der Erfassung von biologischen Signalen mittels Elektroden und Messketten überlagern häufig **Störspannungen** unterschiedlicher Herkunft das Nutzsignal, und zwar:

- elektromagnetische Felder
- Kontaktspannung an den Elektroden
- Bewegungsartefakte
- Rauschen des Verstärkers

Die häufigsten Störquellen sind mechanische Störungen, Störungen durch das elektromagnetische Feld und Störungen durch Temperatureinflüsse. Mechanische Einflüsse können durch die Änderungen von Kontaktübergangswiderständen, Kapazitäten bzw. Induktivitäten zusätzlich stören. Das überall gegenwärtige elektromagnetische Feld der Netzversorgung kann sowohl auf kapazitivem als auch auf induktivem Wege zur Überlagerung von netzfrequenten Störungen auf das Nutzsignal führen. Auf diese Weise können auch »Schaltimpulse«, die im Netz auftreten, auf Messketten übertragen werden [13, 28]. Elektromagnetische Einflüsse müssen durch schaltungstechnische Maßnahmen bzw. Maßnahmen bei der Verlegung von Leitungen minimiert werden.

Üblicherweise werden zur Ableitung von bioelektrischen Signalen sog. **Differenzverstärker** eingesetzt, die je nach Anforderung aus unterschiedlichen elektronischen Komponenten aufgebaut sind [15, 28]. Das Grundprinzip eines derartigen Differenzverstärkers ist in ◘ Abb. 1.11 dargestellt.

Diese Verstärker besitzen 2 Signaleingänge – einen direkten, nichtinvertierenden (mit + bezeichnet) und einen

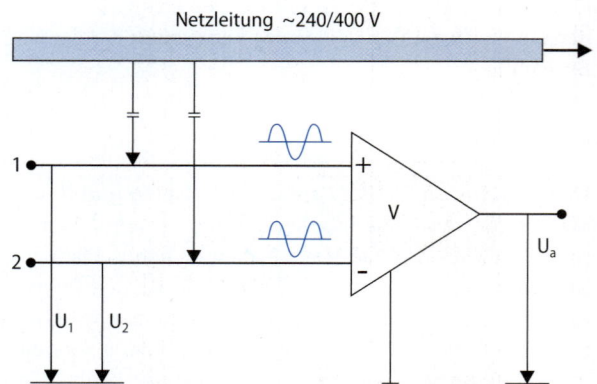

◘ **Abb. 1.11.** Prinzip der Elimination von Gleichtaktstörspannungen (Netzstörspannungen) über Differenzverstärker. U_1, U_2 Eingangsspannungen; U_a Ausgangsspannung; v Verstärkung

invertierenden (mit – bezeichnet) – und einen Referenz-eingang. Diese Verstärker bilden die Differenz der an den Signaleingängen anliegenden Eingangsspannungen U_1 und U_2, wodurch Gleichtaktstörspannungen eliminiert werden, da durch die Differenzbildung gleichtaktige (gleichphasige) Signale ausgelöscht werden (◘ Abb. 1.11). Störungen durch die Netzversorgung lassen sich somit größtenteils eliminieren.

Die gesamte Aufnahmekette besteht meist aus einem Vorverstärker, einem Hochpassfilter, einer Trennstufe zur galvanischen Trennung des Aufnahmekreises von der Netzversorgung und einem Tiefpassfilter. Die Aufgabe der beiden Filter besteht darin, unerwünschte Signalkomponenten zu unterdrücken.

Bioelektrische Potenzialableitungen

Die häufigsten abgeleiteten Biosignale mit ihren durchschnittlichen Signalamplituden und ihrem Frequenzumfang sind in ◘ Abb. 1.12 dargestellt [7].

Die Ableitung des elektrischen Feldes des Herzens ist ausführlich in ► Kap. 5 dargestellt. Zusätzlich zum Oberflächenelektrokardiogramm kann das Elektrokardiogramm auch invasiv abgeleitet werden. So sind His-Bündel-Ableitungen und endo- bzw. epikardiale Ableitungen in Verwendung [6, 13, 28].

Die elektrische Aktivität der Skelettmuskeln kann in Form des **Elektromyogramms** von der Körperoberfläche abgeleitet werden. Dafür finden meist Oberflächenelektroden oder in den Muskel eingebrachte konzentrische Nadelelektroden Verwendung. Mit derartigen Ableitungen wird die zeitlich und räumlich summierte Aktivität einer Vielzahl von im Skelettmuskel vorhandenen motorischen Einheiten erfasst; das aufgezeichnete Elektromyogramm wird daher häufig »**Interferenzbild**« genannt [13, 28].

Wird der motorische Nerv durch einen elektrischen Impuls gereizt, so führt dieser Reiz zu einer synchronen Aktivierung aller motorischen Einheiten. Das dabei aufgezeichnete summierte Aktionspotenzial einer Vielzahl

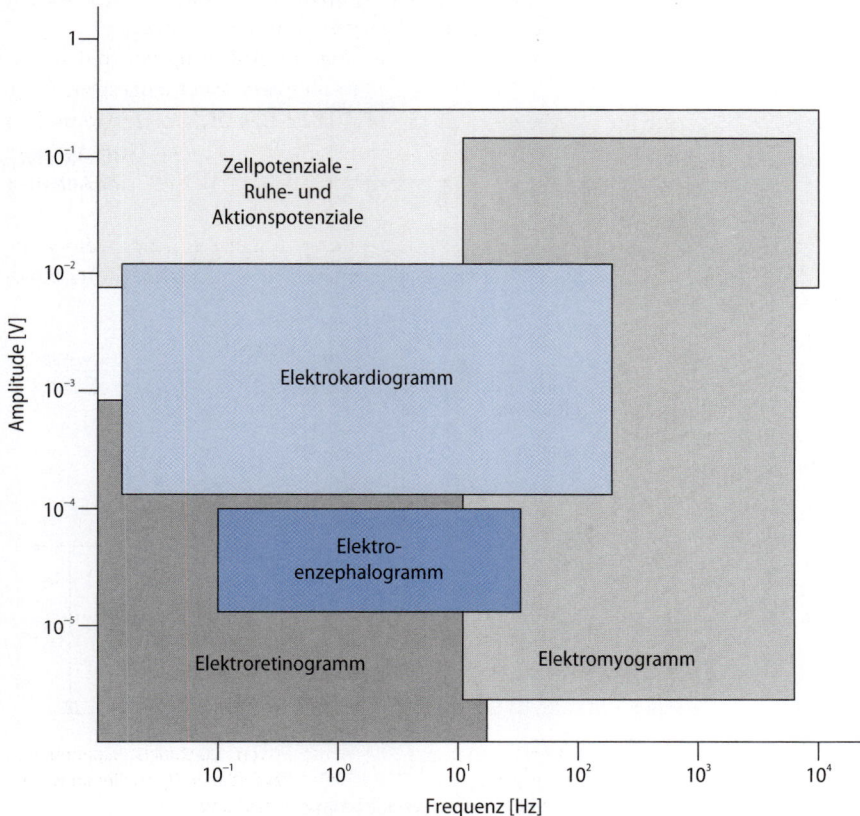

◘ Abb. 1.12. Frequenzgehalt und Amplitudenbereiche einiger wichtiger Biosignale

von Muskelfasern wird gelegentlich als »Elektroneuro-gramm« bezeichnet. Die Elektroneurographie wird zur Bestimmung der Nervenleitungsgeschwindigkeit einge-setzt.

Vom Auge können 2 unterschiedliche Biosignale ab-geleitet werden, die ihren Ursprung in elektrischen Ak-tivitäten der Retinazellen haben. Einerseits bauen diese eine Gleichspannung auf, welche die Kornea positiv ge-gen die Retina polarisiert, anderseits führt eine Licht-reizung der Retina zu zeitlichen Potenzialänderungen in den Rezeptorzellen, die als Elektroretinogramm erfasst werden können. Durch die elektrische Polarisierung der Kornea gegenüber der Retina entsteht ein Dipol, des-sen Winkeländerung in der horizontalen Ebene mit der Blickrichtung des Auges von periorbitalen Elektroden als Potenzialänderung erfasst werden kann (Elektrookulo-graphie).

Als elektrischen Quellen des Elektroenzephalo-gramms werden Erregungsvorgänge in den kortikalen Dendriten sowie an den präsynaptischen Fasern ange-sehen. Die Methode wird ausfühlich in ▶ Kap. 17–19 be-schrieben.

Problematik der Ableiteelektroden

Für die Übertragung der bioelektrischen Signale von der Ableitestelle am biologischen Objekt zum Eingang der Messkette (Vorverstärker) werden Ableiteelektroden eingesetzt. Aus Gründen der guten Leitfähigkeit finden als Elektrodenmaterial meist Metalle Verwendung, bei denen der Ladungstransport über Elektronenleitung er-folgt. Biologische Gewebe stellen jedoch Elektrolyte dar, die Ionenleiter sind [13, 28].

Es kommt daher an der Grenzfläche zwischen Metall und Elektrolyt zu einem Ionen-Elektronen-Austausch, wobei Metallionen des Elektrodenmaterials in Lösung gehen und Ionen der Lösung mit Elektronen im Metall rekombinieren. Dies führt zur Ausbildung einer räum-lichen Ladungsverteilung am Elektroden-Elektrolyt-Übergang und zur Entstehung einer sog. elektrischen Doppelschicht (◘ Abb. 1.13).

Je nach Elektrodenmaterial können Ladungsträger unbehindert von einer Phase in die andere übergehen – in diesem Fall spricht man von nichtpolarisierbaren Elektroden – oder der sie können nicht frei übergehen und werden in der Grenzschicht angehäuft; hier spricht

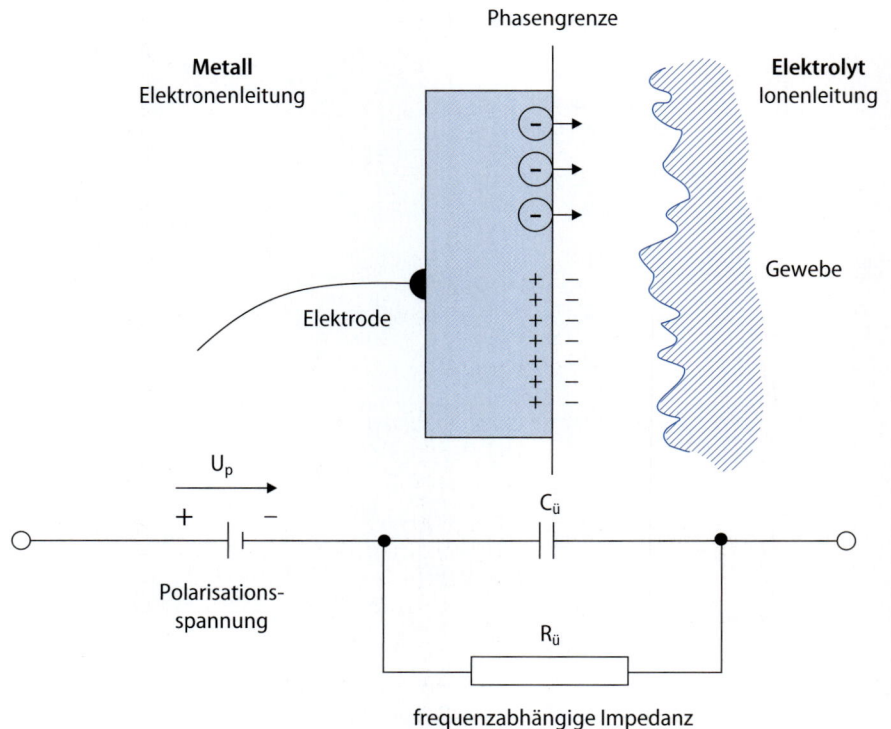

◘ **Abb. 1.13.** Elektrische Dop-pelschicht am Metall-Elektrolyt-Übergang von Ableiteelektroden und Ersatzschaltbild. $C_{ü}$ Übergangs-kapazität; $R_{ü}$ Übergangswiderstand; U_p Polarisationsspannung

man von **ideal polarisierbaren Elektroden.** Der Metall-Elektrolyt-Übergang kann durch ein Ersatzschaltbild, bestehend aus dem Polarisationspotenzial und einer Parallelschaltung von Übergangskapazität und Übergangswiderstand, beschrieben werden. Die Polarisationsspannung ist vom Elektrodenmaterial abhängig.

Der gesamte Signalweg von der bioelektrischen Quelle zur Elektrode ist im Ersatzschaltbild in ◘ Abb. 1.14 dargestellt.

Kapazität und Widerstand der Kontaktstelle hängen in erster Linie von der aktiven Elektrodenfläche ab; die Kapazität ist proportional, der Widerstand indirekt porportional zu dieser. **Nichtpolarisierbare Elektroden** weisen ein niedriges Polarisationspotenzial, einen niedrigen Übergangswiderstand und eine hohe Übergangskapazität auf.

> ❗ **Polarisierbare Elektroden hingegen besitzen hohe Polarisationspotenziale und Übergangswiderstände. Die Übergangskapazität ist hingegen niedrig, sodass dieser Elektrodentyp wie ein Hochpassfilter im Signalweg wirkt.**

Für die Ableitung von bioelektrischen Signalen werden nichtpolarisierbare Elektroden bevorzugt. Als Elektro-denmaterial werden Ag-AgCl-Kombinationen eingesetzt, wobei entweder Ag-Elektroden elektrolytisch mit einer AgCl-Schicht überzogen werden oder Press- bzw. Sinterkörper aus Ag-AgCl-Granulaten Anwendung finden.

1.2.4 Messung chemischer Größen

Atemgaskonzentrationen

Die Konzentrationsbestimmung von Atemgasen ist ein Einsatzgebiet der **Massenspektrometer** [13]. Dieses Instrument in der klassischen Form basiert auf dem Prinzip, dass auf ein bewegtes Gasion, das sich in einem magnetischen Feld bewegt, eine Kraft wirkt, die neben der magnetischen Feldstärke von dem Verhältnis der Ladung zur Masse (q/m-Verhältnis) des jeweiligen Ions abhängt. Neue Bauformen verwenden ausschließlich elektrische Felder zur Massentrennung [18, 22]. Der Messkopf derartiger Spektrometer besteht aus einer parallelen Anordnung von 4 zylindrischen Elementen, die innerhalb eines Quadrats montiert sind (sog. **Quadrupolmassenspektrometer;** ► Kap. 16).

Für die Messung der **Kohlendioxidkonzentration** findet neben der massenspektrometischen Bestimmung

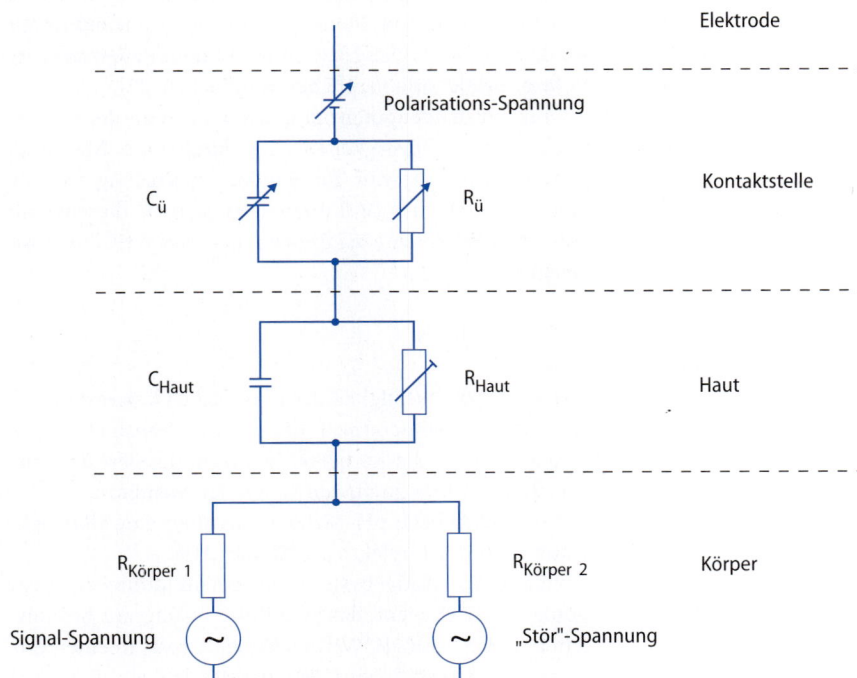

◘ **Abb. 1.14.** Elektrisches Ersatzschaltbild des Signalweges von der bioelektrischen Quelle zur Ableiteelektrode. C_{Haut} Kapazität des Hautbereichs unter der Elektrode; $C_{ü}$ Übergangskapazität der Kontaktstelle; R_{Haut} Widerstand des Hautbereichs unter der Elektrode; $R_{Körper}$ »Innenwiderstand« des Körpers; $R_{ü}$ Übergangswiderstand der Kontaktstelle

1

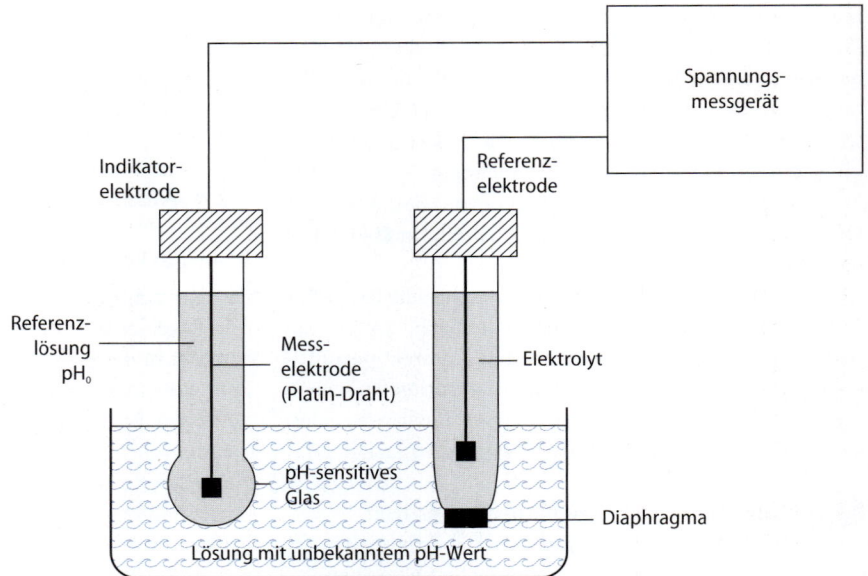

■ **Abb. 1.15.** Prinzip der pH-Messung mittels Glas- und Referenzelektrode

primär das **Infrarotabsorptionsverfahren** (nichtdispersives Infrarotabsorptionsverfahren) Verwendung, das bei technischen Anwendungen auch zur Erfassung anderer mehratomiger Gase eingesetzt wird. Die Messanordnung besteht im Prinzip aus einem 2-strahligen Fotometer, bei dem die Infrarotstrahlungsquelle – periodisch unterbrochen – sowohl eine Mess- als auch eine Vergleichsküvette durchdringt. In der Vergleichsküvette ist ein Referenzgas eingeschlossen, und die Messküvette wird vom Messgas durchströmt. Die Differenzen der Infrarot-Rot-Absorptionen zwischen den Küvetten werden durch geeignete Detektorsysteme erfasst und sind den jeweiligen Gaskonzentrationen proportional [16, 28].

Blutgasanalyse

Die Messung der **Wasserstoffionenkonzentration** einer Lösung wird heute beinahe ausschließlich mittels elektrometrischer Methoden durchgeführt. Diese basieren auf dem Prinzip des Elektrodenpotenzials, das an der Grenzfläche zwischen 2 Phasen entsteht. Die am häufigsten verwendete Grenzfläche ist jene zwischen einem Metall und einer Lösung.

🛈 **Das Elektrodenpotenzial entsteht durch die Passage von Metallionen in die Lösung und durch Rekombination der gelösten Metallionen mit Elektroden im Metall, was im Gleichgewichtszustand zu einer geladenen Schicht in der Nähe der Metallelektrode führt.**

Dieses Elektrodenpotenzial, das durch verschiedene Kombinationen von Metallen und Lösungen aufgebaut wird, muss zu Vergleichszwecken mit dem Potenzial einer **Referenzelektrode** verglichen werden [15, 22].

Ein Elektrodenpotenzial entsteht auch an der Grenzfläche zweier Flüssigkeiten, die durch eine Membran getrennt sind, die nur für ein Ion durchlässig ist. Für eine ideal selektive Membran lässt sich in diesem Fall das Elektrodenpotenzial E nach der **Nernst-Gleichung** errechnen:

$$E = -\frac{R \cdot T}{n \cdot F} \cdot \ln\frac{c_1}{c_2}$$

Dabei ist n die Wertigkeit des Ions, R die Gaskonstante, T die absolute Temperatur, F die Faraday-Konstante sowie c_1 und bzw. c_2 die jeweiligen Konzentrationen des entsprechenden Ions zu beiden Seiten der Membran.

Handelsübliche pH-Meter verwenden eine **Glaselektrode** als Indikatorelektrode (■ Abb. 1.15).

Diese Elektrode besteht aus einem dünnwandigen, porösen Glaselement, das eine Pufferlösung mit bekanntem pH-Wert enthält. Wenn diese Elektrode in eine Testlösung eingetaucht wird, entwickelt sich ein Potenzial

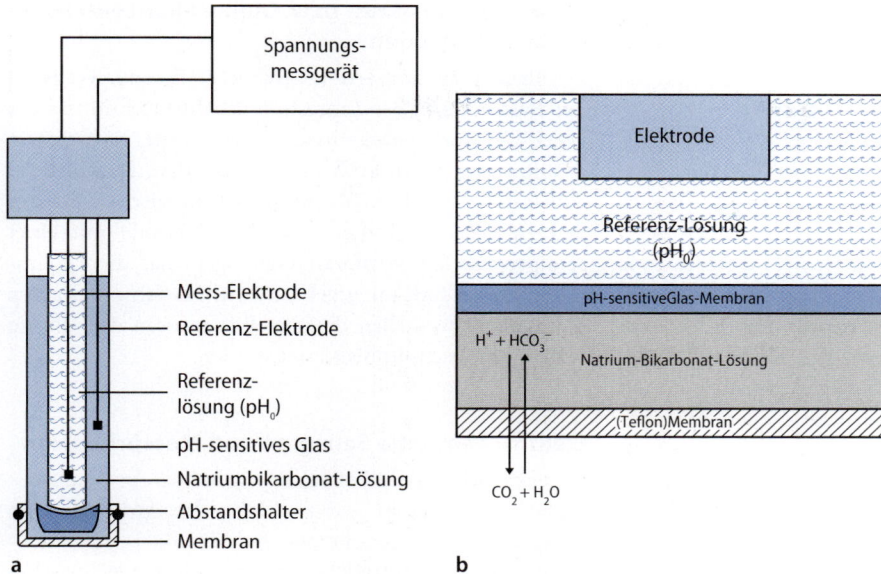

Abb. 1.16a,b. a Messelektrode zur Messung des Kohlendioxidpartialdrucks der Bauform »Severinghaus«. **b** Prinzip der Umsetzung des Kohlendioxidpartialdrucks in einen äquivalenten pH-Wert im Bikarbonatpuffersystem

zwischen Innen- und Außenseite der Glasmembran, das – unter der Voraussetzung, dass die Glasmembran spezifisch selektiv für Wasserstoffionen ist – entsprechend der Nernst-Gleichung berechnet werden kann.

Um das Elektrodenpotenzial mit einem Spannungsmessgerät hohen Innenwiderstandes bestimmen zu können, muss eine **Referenzelektrode** in Verbindung mit der Glaselektrode eingesetzt werden. In manchen Bauformen von Glaselektroden ist diese Referenzelektrode in der Glaselektrode bereits eingeschlossen. Als Referenzelektroden werden **Hg-Kalomel-** oder **Ag-AgCl-Elektroden** verwendet.

Für die direkte Messung des **Kohlendioxidpartialdrucks** wird die pH-sensitive Glaselektrode nach Severinghaus verwendet (◻ Abb. 1.16), die den pH-Wert in einem dünnen Film einer wässrigen Natriumbikarbonatlösung misst. Diese Lösung wird durch eine selektiv für CO_2 permeable Membran von der zu messenden Lösung getrennt. CO_2 diffundiert von der zu messenden Lösung über die Membran in die Bikarbonatlösung und ändert deren pH-Wert nach der Henderson-Hasselbalch-Gleichung:

$$pH = pK + \log \frac{cHCO_3^-}{\alpha \cdot PCO_2}$$

Dabei ist pK der Logarithmus der scheinbaren Dissoziationskonstante der Kohlensäure (typischer Zahlenwert bei 37°C: 6,1), $cHCO_3^-$ die Bikarbonatkonzentration (in mmol/l), α der Bunsen-Löslichkeitskoeffizient von CO_2

(typischer Zahlenwert bei 37°C: 0,03 mmol/l/mmHg) und PCO_2 der CO_2-Partialdruck (in mmHg).

Der **Partialdruck des Sauerstoffs** wird mittels des polarographischen Prinzips gemessen [12, 13, 26]. Die dafür eingesetzte, ursprünglich von Clark entwickelte Elektrode (◻ Abb. 1.17) kann auch für Messungen des Sauerstoffpar-

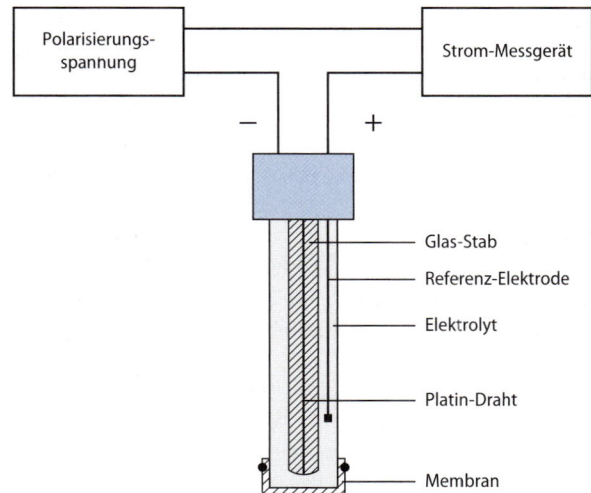

Abb. 1.17. Messung des Sauerstoffpartialdrucks mittels des polarographischen Prinzips (Elektrodenbauform nach Clark)

tialdrucks im Atemgas eingesetzt werden. Die Technik der Polarographie verwendet eine polarisierbare Messelektrode und eine nichtpolarisierbare Referenzelektrode in einer Pufferlösung.

Eine Polarisierspannung zwischen 0,2 und 0,7 V (Messelektrode negativ in Bezug auf die Referenzelektrode) wird zwischen beiden Elektroden angelegt. O_2 wird an der Elektrode reduziert. Der resultierende Strom ist proportional zur Sauerstoffmenge, welche die Elektrode pro Zeiteinheit erreicht.

Da Sauerstoff und Kohlendioxid aus dem Blut durch Körpergewebe und Haut zur Körperoberfläche diffundieren, besteht prinzipiell die Möglichkeit zur **transkutanen Messung** der jeweiligen Partialdrücke. Neuere Messsysteme erlauben eine transkutane Messung von Sauerstoff- und Kohlendioxidpartialdruck bei gleichzeitiger Arterialisierung des Messgebiets über Wärmezufuhr mittels eines kombinierten Elektrodensystems. Die Hyperämisierung des Gewebes, in dem gemessen werden soll, erfolgt durch eine temperaturgeregelte elektrische Heizung des Elektrodengrundkörpers.

Messung von Ionenkonzentrationen mittels ionenselektiver Elektroden

Analog zur pH-Elektrode kann man kationensensitive Elektroden konstruieren (sensitiv für Natrium, Kalium etc.).

> ❗ **Die Spezifität der verfügbaren Glassorten für Kationen ist relativ gering, sodass andere in der Lösung vorhandene Ionenarten die Messung beeinflussen.**

Zur Charakterisierung der Spezifität der Elektroden wird der **Selektivitätskoeffizient k** verwendet, der den Einfluss des Störions auf das gemessene Elektrodenpotenzial angibt. Zur Verbesserung der Selektivität von kationensensitiven Elektroden werden bei neueren Typen häufig sog. **Ionenaustauscherelektroden** eingesetzt, bei denen die sensitive Glasmembran durch eine mit flüssigem Ionenaustauscher beschichtete Matrix aus verschmolzenem Glaspulver (»Glasfritte«) ersetzt wird. Ionenaustauscherelektroden nach ähnlichen Prinzipien werden für Na^+, K^+, Ca^{2+}, NH_4^+ und andere Ionen gebaut.

Messungen von Ionenkonzentrationen sind auch mit Feldeffekttransistoren möglich [9, 22, 23].

Messung der Laktat- bzw. Glukosekonzentration mittels Elektroden

Das Prinzip der **amperometrischen Elektrode,** wie es bei der Bestimmung des Sauerstoffpartialdrucks mittels der Clark-Elektrode bereits beschrieben wurde, lässt sich in modifizierter Form auch dazu verwenden, verschiedene Substratkonzentrationen mit elektrochemischen Methoden zu erfassen. Dabei wird die Elektrode mit einer semipermeablen Membran überzogen, auf die ein immobilisiertes Enzym aufgebracht ist. Moderne Varianten dieses Prinzips stellen die sog. Biosensoren dar, die im folgenden Abschnitt diskutiert werden.

Elektrochemische Sensoren und Messprinzipien

Da elektrochemische Sensoren ein breites Anwendungsspektrum aufweisen, werden deren Messprinzipien im Folgenden kurz gegenübergestellt [22, 23].

Um die Konzentration von Stoffen in ein elektrisches Signal umzusetzen, werden Sensoreffekte verwendet, die im Sensormaterial direkt einen Strom oder eine Widerstands- bzw. Kapazitätsänderung liefern. Die Moleküle des nachzuweisenden Stoffes können auch an Halbleiteroberflächen direkt zu einer Potenzialentstehung führen (Feldeffekttransistoranordnungen).

Zu den häufig verwendeten Sensoren zählen:
- Metalloxid-(Leitfähigkeits-)Sensoren
- Festelektrolytsensoren
- chemisch empfindliche Feldeffekttransistoren
- Biosensoren
- optochemische Sensoren

Metalloxid-(Leitfähigkeits-)Sensoren

Der elektrische Widerstand von Metalloxiden weist bei höheren Temperaturen eine ausgeprägte Abhängigkeit von Stoffart bzw. -konzentration oxidierbarer bzw. reduzierbarer Gase auf. Derartige Sensoren werden demnach häufig zur Gasanalyse eingesetzt, wobei sich die Gaskonzentration in der Änderung der Leitfähigkeit des Sensors abbildet: n-leitende Metalloxide (SnO_2) können für die Detektion von Kohlenmonoxid, Wasserstoff und Methan herangezogen werden, p-leitende Metalloxide (CuO) für die Erfassung von Sauerstoff, Stickstoffdioxid und Chlor.

Festelektrolytsensoren

Festelektrolyte, beispielsweise ZrO_2, weisen bei höherer Temperatur eine ausgeprägte Leitung von Sauerstoffionen auf. Bei Anlegen einer Spannung fließt in der Folge ein

Ionenstrom, der proportional zur externen Sauerstoffkonzentration ist (◘ Abb. 1.18).

Chemisch empfindliche und ionensensitive Feldeffekttransistoren (CHEMFET und ISFET)

ISFET beruhen auf einem ähnlichen Prinzip wie ionensensitive Elektroden (s. oben), bei denen an der Grenzfläche zwischen einer ionenselektiven Elektrode und einem Elektrolyt eine Potenzialdifferenz entsteht, die durch die Nernst-Gleichung beschrieben wird und mit der Konzentration des betreffenden Ions verknüpft ist. ISFET (◘ Abb. 1.19) sind Feldeffekttransistoren, deren Gate-Elek-

trode durch eine Isolierschicht ersetzt wird, die in Kontakt mit der Lösung steht, deren Ionenkonzentration bestimmt werden soll. Derartige Anordnungen werden beispielsweise zur Messung der Konzentration verschiedener Kleinionen und auch zur pH-Wert-Messung eingesetzt.

Ähnliche Anordnungen mit katalytisch wirkendem Metall als Gate-Elektrode (z. B. Palladium) werden zum Nachweis von Wasserstoff verwendet.

Biosensoren

Biosensoren stellen eine Untergruppe der chemischen Sensoren dar, bei denen enzymatische Reaktionen zur selektiven Detektion von Substanzen eingesetzt werden.

Nach enzymatischer Umwandlung des Analyten erfolgt eine Umsetzung der Stoffkomponente in einen Elektronen- bzw. Ionenstrom und somit in ein elektrisches Messsignal [9, 12, 22, 23]. Mit diesem Verfahren können einen Reihe von Analyten erfasst werden; eine Auswahl der gängigen Analyten ist in ◘ Tab. 1.1 aufgelistet.

Manche Entwicklungen [26] vereinigen mehrere Enzymsensoren für unterschiedliche Substrate in einem integrierten Mikrosystem. Diese Sensorsysteme werden als Durchflusssysteme für Monitoringanwendungen eingesetzt.

Mittels mikromechanisch bearbeiteter CMOS-(»Complementary-metal-oxide-semiconductor«-)Schaltungen und sensitiver Polymerschichten können chemisch-biologische Sensoren aufgebaut werden, bei denen spezifische Analyten Änderungen der Masse, der Temperatur oder sonstiger elektrischer Eigenschaften in der Polymerschicht hervorrufen. Mittels mikromechanischer Techniken werden **freitragende Mikrobauteile (Cantilever-**

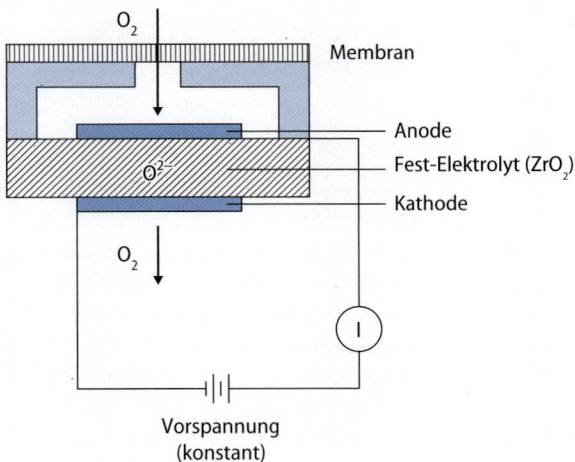

◘ **Abb. 1.18.** Prinzip der Messung der Sauerstoffkonzentration mittels Festelektrolytsensoren

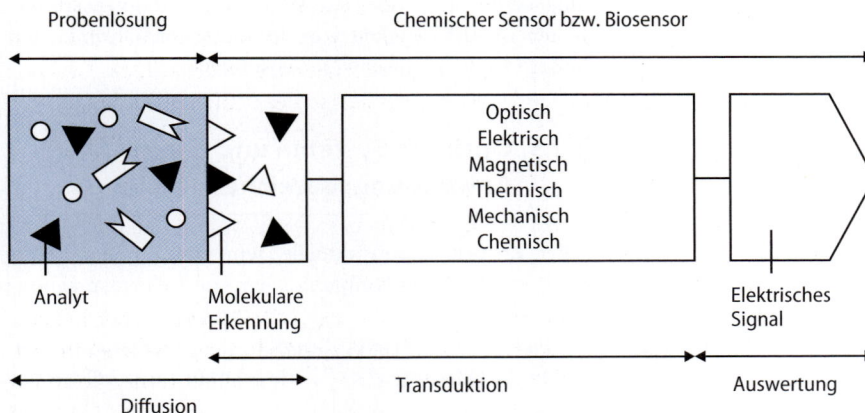

◘ **Abb. 1.19.** Technischer Aufbau eines ISFET-Chemosensors

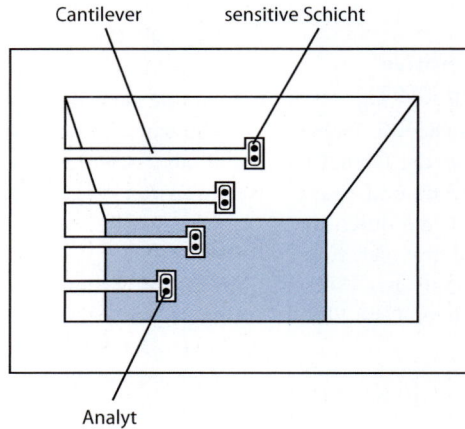

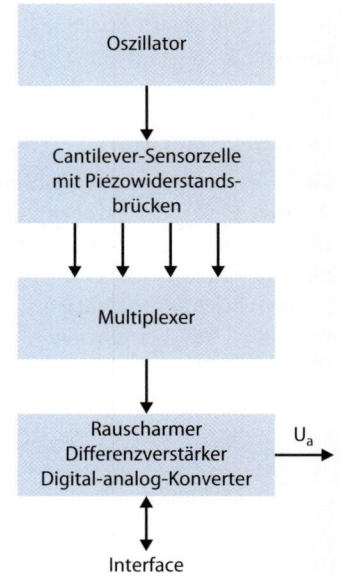

Abb. 1.20. Mikromechanischer Cantilever-Adsorptionssensor. U_a Ausgangsspannung

Tab. 1.1. Analyte, die mit Biosensoren erfasst werden können

Analyt	Transduktion
D-Glukose	D-Glukose-Oxidase
L-Glutamat	L-Glutamat-Oxidase
Harnstoff	Urease
Analyten diverser Immunreaktionen	Diverse Antikörper
L-Laktat	L-Laktat-Oxidase
Galaktose	Galaktoseoxidase
Antibiotika	–
Vitamine	–
Proteine	Diverse Methoden (meist Antikörper)
Hypoxanthin	Xanthinoxidase

Balken) mit einer zusätzlichen Masse am Ende, die mit dem Polymer beschichtet ist, aufgebaut (**Abb. 1.20**).

Diese Anordnungen besitzen Resonanzfrequenzen, die von der Masse abhängig sind. Bei Adsorption des Analyten an das Polymer ändert sich dessen Masse und somit die Resonanzfrequenz [22]. Derartige Sensoren können für unterschiedlichste Gase und Dämpfe aufgebaut werden. Man bezeichnet sie gelegentlich als »elektronische Nasen«.

Optochemische Sensoren

Optochemische Sensoren beruhen auf der direkten Messung der **Änderung einer optischen Eigenschaft** (Farbe, Fluoreszenz, Trübung etc.) des zu untersuchenden Materials [20, 22]. Zur Messung können Durchflusszellen, Lichtleiteranordnungen oder sondenförmige Vorrichtungen verwendet werden. Der Messparameter wird indirekt über **chemisch sensitive Materialien** bestimmt (z. B. Farbstoffe), die bei Änderung eines physikalischen Parameters (z. B. Wasserstoffionenkonzentration) ihre optischen Eigenschaften (Farbe, Fluoreszenz etc.) ändern. Typische Anwendungsbeispiele sind pH-empfindliche Farbstoffe – so können optochemische pH-Wert-Sensoren aufgebaut werden oder Farbstoffe, die ihr Fluoreszenzverhalten in Abhängigkeit von der Sauerstoffkonzentration ändern (optochemische O_2-Sensoren).

1.2.5 Optische Systeme und deren Anwendungsbereiche

Jeder Körper, dessen aktuelle Temperatur höher ist als jene des absoluten Nullpunkts, emittiert elektromagnetische Strahlung.

Der sog. **optische Bereich des elektromagnetischen Spektrums** vom Ultravioletten zum Infraroten umfasst etwa den Wellenlängenbereich von 10 nm bis

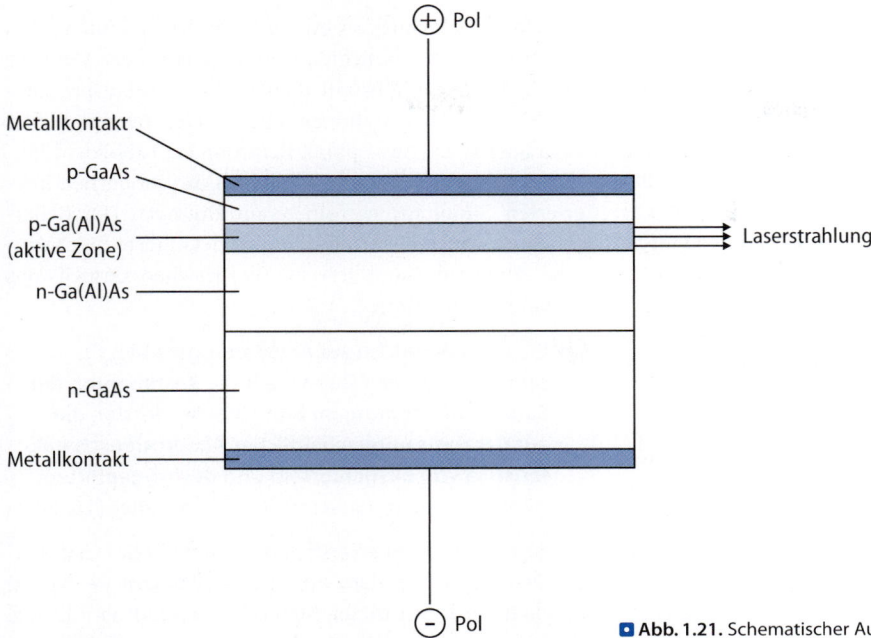

● **Abb. 1.21.** Schematischer Aufbau eines Halbleiter-(Dioden-)Lasers

1 mm. Optische Messverfahren werden in Medizin und Biologie meist in Form indirekter Messverfahren eingesetzt, d. h. Emission, Reflexion, Streuung oder selektive Absorption.

Optische Messverfahren gewinnen zunehmend an Bedeutung, da sich die Optoelektronik stürmisch entwickelt und eine Vielzahl von Lichtquellen auf Halbleiterbasis kostengünstig zur Verfügung stehen. Auch als Strahlungsempfänger lösen Halbleitersensoren für bestimmte Aufgaben die bislang eingesetzten Fotomultiplier ab, was zu einer Verringerung des Volumens der Messeinrichtungen und zu störungsunempfindlicheren Systemen führt.

Die als Sendeelemente bzw. Strahlungsquellen verwendeten **Luminiszenzdioden** sind Halbleiterelemente, die aus einem sog. pn-Übergang eines Halbleitermaterials bestehen. Durch Anlegen einer Spannung in Flussrichtung des pn-Übergangs und den daraus resultierenden Strom werden Elektronen in dem Halbleiter auf ein höheres Energieniveau gehoben. Beim umgekehrten Prozess wird die freiwerdende Energie in Form eines Lichtquants ausgesandt. Je nach Halbleitermaterial liegt diese Wellenlänge im Bereich des nahen Infrarots oder des sichtbaren Lichts.

Dasselbe Prinzip wird bei **Halbleiterlasern** angewandt (● Abb. 1.21).

Durch den Effekt der sog. **induzierten Emission,** der sich dadurch auszeichnet, dass der Rekombinationseffekt durch den äußeren Einfluss von Licht der passenden Frequenz angestoßen wird, werden alle Emissionsvorgänge kohärent. Um diesen Prozess aufrechtzuerhalten, muss für eine Rückkopplung gesorgt werden, die über einen optischen Resonator, der durch die planparallelen und verspiegelten Stirnflächen des Halbleiterkristalls erreichbar ist, bewerkstelligt wird.

❗ **Im Gegensatz zu lichtemittierenden Dioden ist das Spektrum von Halbleiterlasern relativ schmal und umfasst praktisch eine einzige Linie. Laserdioden emittieren daher kohärentes Licht in einem engen Spektralbereich.**

Als Empfangselemente werden häufig **Fotodioden** eingesetzt, bei denen die Umwandlung der auf diese auftreffenden Photonenenergie in einen elektrischen Strom durch den umgekehrten Prozess wie bei der bei den lichtemittierenden Dioden bestehenden Rekombination von Ladungsträgern stattfindet.

Sowohl zur Überbrückung von räumlichen Distanzen zwischen optischen Sendern und Empfängern als auch als eigenständige Sensoren finden **Lichtleiter** (Lichtwellenleiter) Anwendung. Derartige Lichtleiter bestehen aus

1

einem Kern und einem Mantel aus Glas oder Kunststoff. Das Kernmaterial weist gegenüber dem Mantelmaterial einen größeren Brechungsindex auf, sodass an der Grenzfläche eine Totalreflexion auftritt. Auf diese Weise wird einmal in den Leiter eingetretenes Licht durch die permanente interne Totalreflexion in der Faser weitergeleitet. Man unterscheidet 3 Fasertypen [5]:

- Die **Multimode-Stufenfaser** hat einen großen Durchmesser und einen harten Brechungsindexübergang vom Kern zum Mantel. Auf diese Weise entstehen viele mögliche Lichtwege (Modi) in der Faser, was merkliche Lichtverluste und eine starke Dispersion bewirkt. Fasern dieser Bauform sind jedoch sehr kostengünstig.
- Die **Multimode-Gradientenfaser** hat ebenfalls einen großen Durchmesser, jedoch einen gleitenden Übergang der Brechungsindizes vom Kern zum Mantel (Gradientenübergang). Die Lichtausbreitung erfolgt über viele Modi, jedoch sind die Lichtverluste geringer, und die Dispersion ist besser als bei der Stufenfaser.
- Die **Monomode-Stufenfaser** weist nur einen kleinen Durchmesser auf und verfügt lediglich über einen Lichtweg (Monomode). Die Lichtverluste und die Dispersion sind gering.

Der Einsatz von Lasern zur Messung von Wegen wurde im Abschnitt »Wegmessung« bereits angesprochen, ebenso die Messung der Konzentration mehratomiger Gase.

Lichtleiter in Verbindung mit entsprechenden Strahlungsquellen werden in neuester Zeit auch häufig als **Biosensoren** eingesetzt. Dabei werden entweder die End-

flächen eines Lichtleiters oder es wird dessen Umfang mit einem Reagenz beschichtet, das als Sensor oder Detektor für biochemische Substrate dient und das die entsprechenden Substratkonzentrationen durch Änderungen optischer Charakteristika (Absorption, Reflexion etc.) abbildet [26].

Derartige Sensoren werden auch mit modernen integrierten Simultanspektrometeranordnungen (Diodenarray-Spektrometer) verbunden, um detaillierte biochemische Analysen »vor Ort« im biologischen Organismus vornehmen zu können.

> **!** Ein weiteres wichtiges Anwendungsgebiet für optische Messverfahren stellt die Bestimmung der Sauerstoffsättigung im Blut (Oxymetrie) dar, die auf der Basis unterschiedlicher Absorptionscharakteristika von oxygeniertem und desoxygeniertem Hämoglobin im optischen Bereich arbeitet [16, 20]

Moderne Verfahren erreichen dabei eine hohe Analysengeschwindigkeit, sodass eine **Pulsoxymetrie** (▶ Kap. 14) möglich wird. Mit dieser Methode verwandt ist die sog. **Nahinfrarotspektroskopie** (◻ Abb. 1.22; ▶ Kap. 18, 19 und 24), mit deren Hilfe die Konzentration von Hämoglobin bzw. Oxyhämoglobin und mit Einschränkungen auch der Blutfluss bestimmt werden können.

1.2.6 Messverfahren auf Basis von Bilddaten

Bildsensoren ermöglichen die **digitale Auswertung** von Bildern mit Hilfe von Computern zu relativ geringen Kosten. Dadurch ergibt sich eine Ausweitung von Metho-

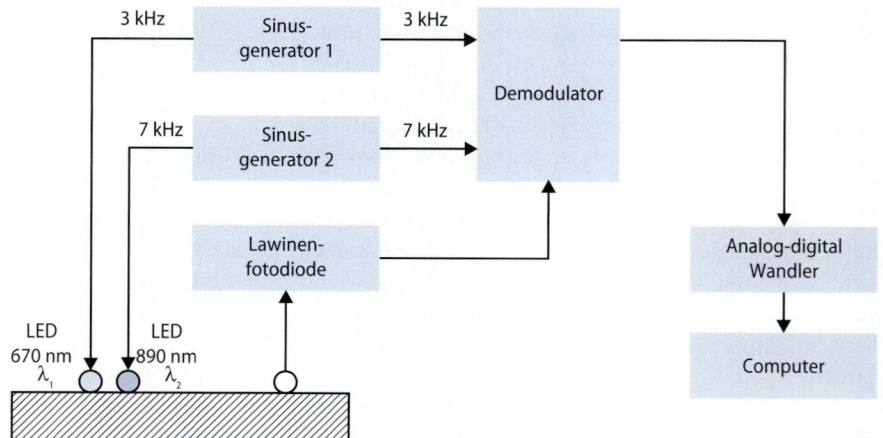

◻ **Abb. 1.22.** Prinzipielle Anordnung zur Nahinfrarotspektroskopie mit 2 diskreten Wellenlängen: *LED* lichtemittierende Diode

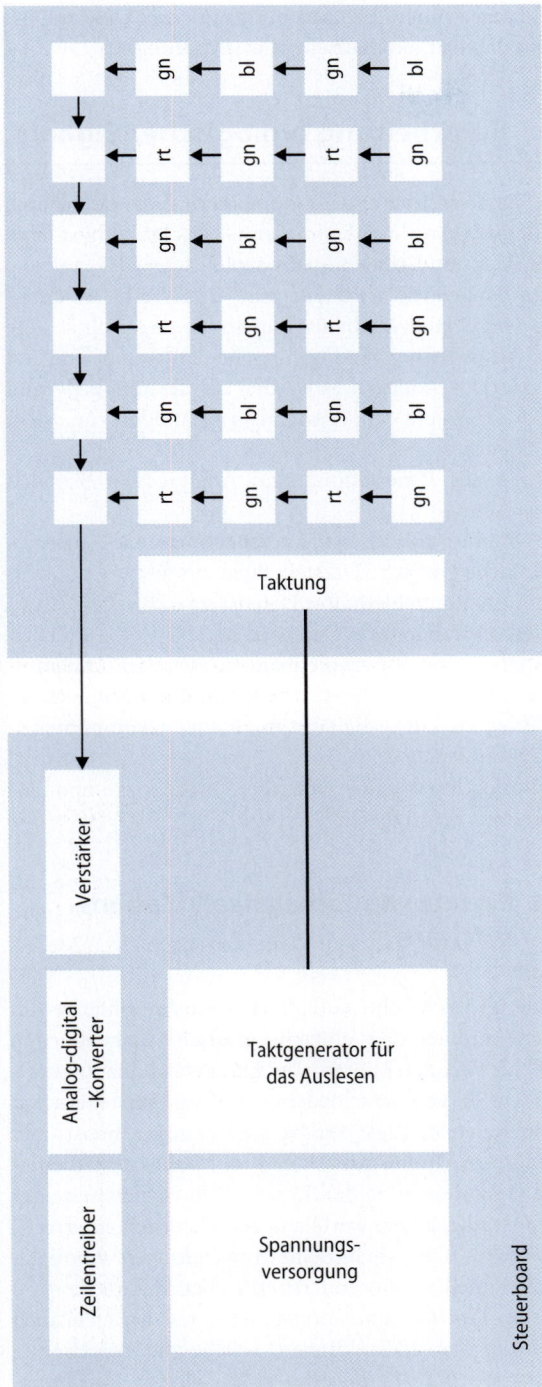

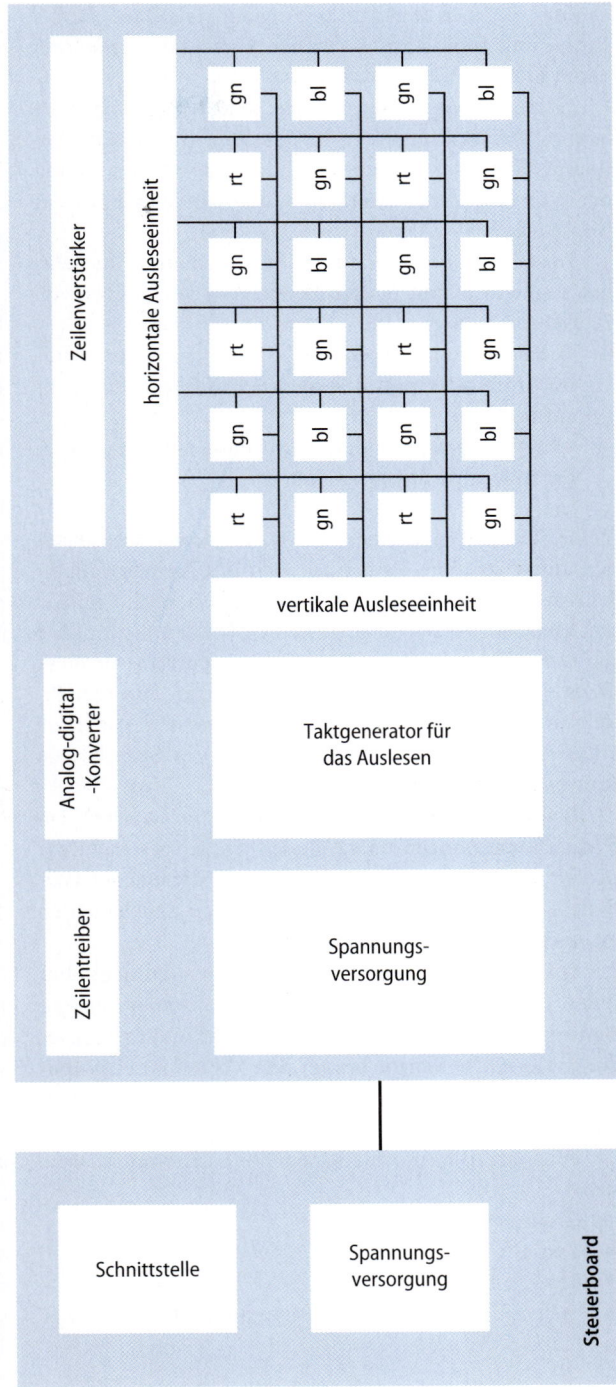

Abb. 1.23a,b. Aufbau von CCD- (**a**) und CMOS-Sensoren (**b**)

den der digitalen Bildverarbeitung auf viele Bereiche der natur- und biowissenschaftlichen Forschung, außerdem deren Einbeziehung in die Messtechnik.

Nach Aufnahme durch den Sensor und Vorverarbeitung des Bildsignals (z. B. Filterung oder Kantenbetonung) folgt die eigentliche Bildanalyse zur Extraktion der interessierenden Merkmale aus dem Bild bzw. der Bildsequenz.

Als technische Lösung für die Bildaufnahme im sichtbaren und im nahinfraroten Bereich werden 2 Typen von Bildsensoren eingesetzt:

- »Charge-coupled-device«-(CCD-)Bildsensoren (monochrom oder mit integrierten Farbfiltern für Farbaufnahmen)
- CMOS-Sensoren (monochrom oder mit integrierten Farbfiltern für Farbaufnahmen)

Beide Sensortypen können als Matrix- oder Zeilensensoren aufgebaut sein. Es handelt sich um Metalloxidhalbleitersysteme, deren lichtempfindlicher Bereich in Pixel unterteilt ist. Proportional zur auftreffenden Lichtmenge auf diese Pixel werden Elektronen (Ladungen) erzeugt. Beim CCD-Sensor werden diese Ladungen von den Pixeln wegtransportiert (»full frame transfer«, »interline transfer«) und außerhalb des Bausteins in Spannungen konvertiert(■ Abb. 1.23).

Beim CMOS-Sensor werden die Ladungen bereits im Pixel in Spannungen umgewandelt. Daher geschieht ein großer Teil der Signalvorverarbeitung, der beim CCD-Sensor in nachgeschalteten elektronischen Bauelementen erfolgen muss, bereits auf Sensorebene.

Die Empfindlichkeit von CMOS-Sensoren liegt über jener der CCD-Sensoren; aufgrund ihrer kompakten Bauweise eignen sie sich besonders für die Miniaturisierung. Der CCD-Sensor besitzt den Vorteil eines größeren Dynamikumfangs, da er ein geringeres Rauschen aufweist.

Folgende Bildinformationen können erhalten werden:

- Grauwerte
- Textur
- Bewegung
- Tiefeninformationen (bei Verwendung mehrerer Kameras)

Typische Anwendungsbereiche derartiger Systeme sind die Vermessung von Objekten, die Bewegungsanalyse, die Analyse von Oberflächen bzw. Strukturen sowie Entscheidungen über die Zugehörigkeit von Objekten zu Objektklassen (automatische Klassifizierung).

1.3   Verarbeitung biologischer Signale

Die Signalverarbeitung – elementare Vorverarbeitung auf Sensorebene ausgenommen – erfolgt zurzeit ausschließlich mit digitalen Methoden.

Im Folgenden wird auf eine detaillierte Beschreibung von Signalverarbeitungsmethoden verzichtet – je nach Anforderung sind zahlreiche Softwarepakete auf dem Markt –, sondern es werden die Terminologie und die Basiskonzepte einiger wichtiger Methoden vorgestellt und diskutiert.

Ziele der Verarbeitung und Analyse von Signalen können sein:

- Extraktion spezifischer Informationen
- einfache grafische Darstellungen
- Elimination fehlerhafter Datensätze
- Verknüpfungen von Datensätzen
- Analyse von Zusammenhängen zwischen Datenreihen
- Zerlegung des Signals in Frequenzkomponenten (Spektralanalyse)
- Elimination von unerwünschten Frequenzkomponenten bzw. Störsignalen

1.3.1 Einsatz von Tabellenkalkulationssoftware

Für die übersichtliche Auflistung sowie für einfache Rechenoperationen und einfache grafische Darstellungen empfiehlt sich der Einsatz von Tabellenkalkulationssoftware, wie sie von verschiedenen Softwareherstellern zur Verfügung steht. Diese Programme verfügen meist über umfangreiche Importfunktionen und können mathematische Operationen an den Datensätzen vornehmen oder es können Signalkennwerte aus den Datenreihen errechnet werden. Für wiederholte Anwendungen empfiehlt sich die Erstellung anwenderspezifischer Makros.

Viele Tabellenkalkulationsprogramme besitzen auch eingebaute Statistikfunktionen, welche die Berechnung basisstatistischer Kennwerte (Mittelwerte, Varianzen, Standardabweichungen etc.) sowie die Erstellung einfacher Regressionsgleichungen und Korrelationsmaße erlauben.

Anzahl der Datenpunkte	Gewichtungsfaktoren											Nenner
2_{k+1}	y_{-5}	y_{-4}	y_{-3}	y_{-2}	y_{-1}	y_0	y_1	y_2	y_3	y_4	y_5	F
5				-3	12	17	12	-3				35
7			-2	3	6	7	6	3	-2			21
9		-21	14	39	54	59	54	39	14	-21		231
11	-36	9	44	69	84	89	84	69	44	9	-36	429

Abb. 1.24. Glättung von Datenreihen durch Ausgleichspolynome: Polynomkoeffizienten für 5, 7, 9 und 11 Datenpunkte. Die Gewichtungsfaktoren stellen die Multiplikatoren im Zähler der Definitionsgleichung dar, der Faktor F bildet deren Nenner.

1.3.2 Glätten, Differenzieren und Integrieren von Datenreihen

Häufig sind aufgezeichnete Daten infolge des Rauschens der Messgrößen und zufälliger Messfehler mit Streuungen behaftet, deren Elimination vor einer Weiterverarbeitung erwünscht ist. Dies kann über die Operation des sog. **numerischen Glättens** erreicht werden [14, 25].

Die einfachste Glättungsoperation ist jene durch Anwendung des sog. **gleitenden Mittelwertes** (»moving average«). Dabei wird bei einer Gruppe von jeweils 3 Werten dem mittleren der lineare Mittelwert des Tripels zugeordnet, und zwar nach folgender Beziehung:

$$y_n^* = \frac{y_{n-1} + y_n + y_{n+1}}{3}$$

Dabei ist y_n^* der geglättete Ersatzwert für y_n. Dieser Vorgang wird vom Anfang der Datenreihe beginnend fortlaufend bis zu deren Ende wiederholt. Eine weitere Glättungsmöglichkeit besteht durch die Anwendung von **Ausgleichspolynomen,** wobei jeweils durch eine ungerade Anzahl von Datenpunkten kubische Ausgleichspolynome gelegt werden [27, 30]. Für den Fall eines Ausgleichspolynoms durch 5 Datenpunkte ergibt sich folgende Beziehung:

$$y_n^* = \frac{-3y_{n-2} + 12y_{n-1} + 17y_n + 12y_{n+1} - 3y_{n+2}}{35}$$

Die Koeffizienten für mehrere Datenpunkte können ◘ Abb. 1.24 entnommen werden. Den geglätteten Wert des jeweils mittleren Datenpunktes kann man analog zur oben angeführten Beziehung ermitteln.

In bestimmten Fällen ist die **Steigung der gemessenen Wertereihen** zu ermitteln, beispielsweise wenn aus einer Geschwindigkeit die Beschleunigung ermittelt werden soll:

$$y_n' = \frac{y_{n+1} - y_{n-1}}{2h}$$

Dabei ist y_n' der Differenzenquotient an der Stelle n und h der Abstand zweier benachbarter Datenpunkte ($h = x_{n+1} - x_n$).

Ebenso lässt sich die Differenzierung durch Berechnung der **Steigung eines Ausgleichspolynoms** erreichen.

Zur Ermittlung **von Flächen unter gemessenen Kurven,** die in diskreter Form als Zahlenreihen vorliegen, wird das Verfahren der **Integration** benötigt.

Bei der sog. **Trapezregel** werden je 2 benachbarte Stützwerte durch eine Gerade verbunden. Dabei entstehen Trapeze mit den Teilflächen A_n. Für diese Teilflächen gilt folgende Beziehung:

$$A_n = h \cdot \frac{y_{n-1} + y_n}{2}$$

Die Fläche unter der gesamten Kurve entsteht durch Aufaddition der einzelnen Teilflächen.

1.3.3 Korrelationsfunktionen

Korrelationsfunktionen werden verwendet, um Zusammenhänge innerhalb eines Datensatzes oder zwischen zwei oder mehreren Datensätzen zu erfassen [3, 4, 25]. Dazu nimmt man beispielsweise an, dass 2 Datensätze

1

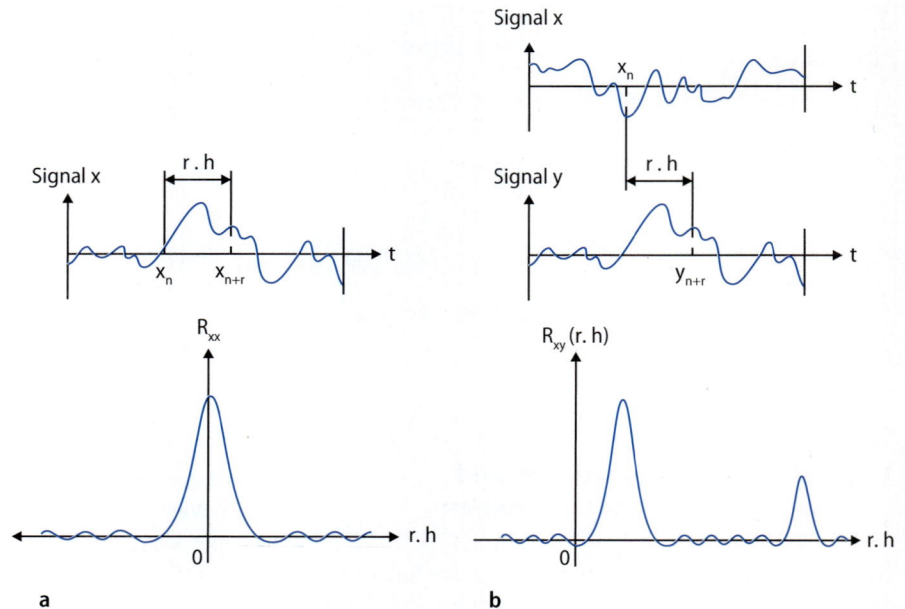

Abb. 1.25a,b. Prinzip der Ermittlung der Autokorrelationsfunktion (a) und der Kreuzkorrelationsfunktion (b)

x_n bzw. y_n von zeitabhängigen Funktionen äquidistant abgetastet mit dem Abtastintervall h vorliegen. Die **Autokorrelationsfunktion** R_{xx} (rh), die eine Funktion der Verschiebung r.h darstellt, errechnet sich nach folgender Beziehung:

$$R_{xx}(rh) = \frac{1}{N-r} \sum_{1}^{N-r} x_n x_{n+r} \qquad r = 0,1,2,...,m$$

Die **Kreuzkorrelationsfunktion** R_{xy} (rh), welche die Ähnlichkeit zweier Funktionen x_n und y_n beschreibt, ergibt sich nach einer analogen Beziehung zu:

$$R_{xy}(rh) = \frac{1}{N-r} \sum_{1}^{N-r} x_n y_{n+r} \qquad r = 0,1,2,...,m$$

Die Autokorrelationsfunktion, die eine ursprungssymmetrische Funktion darstellt, wird zur Untersuchung von Signalen auf eingebettete periodische Komponenten bzw. zur Trennung von stochastischen und periodischen Signalen eingesetzt.

Die Kreuzkorrelationsfunktion (**Abb. 1.25**) dient als Werkzeug zur Analyse von Zeitverschiebungen zwischen 2 Signalen. Sie wird häufig für die Bestimmung von Laufzeiten zwischen 2 Messpunkten oder zur Geschwindigkeitsmessung mit 2 Detektoren herangezogen.

1.3.4 Spektralanalyse (Fourier-Analyse)

Methoden der Frequenz- oder Spektralanalyse werden eingesetzt, um ein mehr oder weniger regelloses Signal, das als Zeitfunktion vorliegt, im Hinblick auf die in ihm enthaltenen Frequenzkomponenten zu analysieren [1, 3, 4, 25]. Eine detaillierte Darstellung findet sich in ▶ Kap. 17, weshalb hier nur auf die Grundzüge eingegangen wird.

In einem Sinussignal ist eine einzige Frequenz enthalten. Diese ist im Diagramm in **Abb. 1.26** als diskrete Linie dargestellt, deren Lage durch die Frequenz der Schwingung und deren Länge durch den Amplitudenwert bestimmt ist. Eine derartige Darstellung wird als »Darstellung des Zeitsignals (des Sinussignals) im **Frequenzbereich** (Spektralbereich)« bezeichnet. Analysiert man eine Überlagerung mehrerer Sinusschwingungen, so erhält man mehrere, den jeweiligen Grundfrequenzen der Einzelschwingungen entsprechende **diskrete Spektrallinien.**

Bei **regellosen (stochastischen) Signalen** ist die rechnerische Operation zur Bestimmung des Spektrums aus der Zeitfunktion schwieriger. Es wurden daher Transformationsalgorithmen (Fourier-Transformationsalgorithmen) entwickelt, um Signale aus dem Zeit- in den Frequenzbereich überzuführen, meist als »Fast-Fourier-

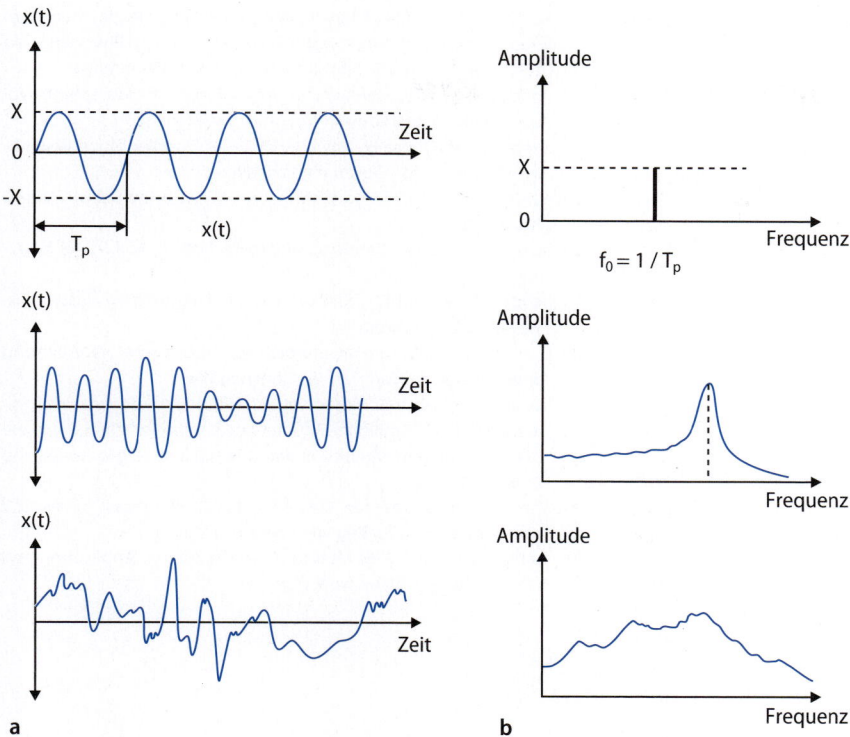

■ Abb. 1.26a,b. Darstellung von Signalen im Zeitbereich (a) und entsprechende Spektren im Frequenzbereich (b). Reine Sinusschwingung mit Linienspektrum (*oben*), Signal mit vorherrschender Frequenzkomponente (*Mitte*) und regelloses (stochastisches) Signal (*unten*)

Transformation« (FFT-Algorithmen) oder »diskrete Fourier-Transformation« (DFT-Algorithmen) bezeichnet. Stochastische Signale besitzen, da eine Vielzahl von Frequenzen in ihnen enthalten sind, im Gegensatz zum reinen Sinussignal ein **kontinuierliches Spektrum.**

Als Ordinatenkennwert werden neben Kennwerten der Signalamplitude – in diesem Fall spricht man vom **Amplitudenspektrum** – auch häufig Kennwerte für die Signalleistung (entsprechend dem Quadrat der Amplituden) dargestellt, wobei man vom **Leistungsspektrum** spricht.

Die Spektralanalyse zählt zu den wichtigsten Analysemethoden für stochastische biologische Signale, wie sie beispielsweise das Elektroenzephalogramm oder auch das Elektromyogramm darstellen.

1.3.5 Filterung

Die Methode der Filterung – überwiegend digital realisiert – wird angewandt, um unerwünschte Frequenzkomponenten aus einem Signal zu entfernen.

Man unterscheidet primär 2 unterschiedliche Typen von (linearen) Filtern:

- Tiefpassfilter (»low-pass filter«)
- Hochpassfilter (»high-pass filter«)

Ein weiterer Filtertyp, der sog. **Bandpassfilter** (»bandpass filter«), entsteht durch Kombination der beiden ersten Filtertypen. Mittels analoger Vorgehensweise kann auch ein **Bandsperrfilter** (»band-stop filter«) realisiert werden. Ein Tiefpassfilter überträgt tiefe Frequenzen unverändert und bewirkt bei hohen Frequenzen eine Abschwächung. Jene Frequenz, bei der der Übergang vom Übertragungs- auf den Dämpfungsbereich erfolgt, wird als »Grenzfrequenz« (»cut-off frequency«) bezeichnet. Bandpass- und Bandsperrfilter besitzen jeweils 2 Grenzfrequenzen (eine untere und eine obere). Der Bandpassfilter lässt den Frequenzbereich zwischen den beiden Grenzfrequenzen passieren, der Bandsperrfilter dämpft den Bereich dazwischen.

Bandpassfilter werden häufig verwendet, um Störsignale von bioelektrischen Ableitungen abzutrennen. So besitzen z. B. beim Elektrokardiogramm Basislinienschwankungen einen sehr niedrigen Frequenzanteil (<0,15 Hz). Störungen durch Muskelzittern liegen im Bereich von 150–300 Hz. Durch die Anwendung eines Bandpassfilters mit einem Durchlassbereich von 0,15–150 Hz kann die Qualität des Elektrokardiogramms für eine nachfolgende automatische QRS-Detektion verbessert werden.

Bandsperrfilter mit sehr eng aneinander liegenden Grenzfrequenzen werden meist als **»Kerbfilter«** (»notch filter«) bezeichnet und zur Elimination von Störsignalen, die aufgrund von Einkopplungen des Stromnetztes entstehen (»Netzbrummen«), verwendet.

Literatur

1. Achilles D (1985) Die Fourier-Transformation in der Signalverarbeitung. Kontinuierliche und diskrete Verfahren der Praxis. Springer, Berlin Heidelberg New York Tokyo
2. Baura GD (2002) System theory and practical applications of biomedical signals. Wiley, New York
3. Bendat JS, Piersol AG (1971) Random data: Analysis and measurement procedures. Wiley, New York
4. Bendat JS, Piersol AG (1980) Engineering applications of correlation and spectral analysis. Wiley, New York
5. Bludau W (1998) Lichtwellenleiter in Sensorik und optischer Nachrichtentechnik. Springer, Berlin Heidelberg
6. Bolz A, Urbaszek (2002) Technik in der Kardiologie. Springer, Berlin Heidelberg
7. Bronzino JD (ed) (2000) The biomedical handbook, 2nd edn. Vol I, II. CRC Press, Boca Raton
8. Buess CH, Burger R, Guggenbühl W (1991) Ultrasonic respiration analysis. Annual international Conference of the IEEE. Eng Med Biol Soc 13 (4): 1597–1598
9. Elbel T (1996) Mikrosensorik. Vieweg, Braunschweig Wiesbaden
10. Engel JM, Flesch U, Stüttgen G (1985) Thermological Methods. VCH, Weinheim
11. Felderhoff R (1990) Elektrische und elektronische Messtechnik. Carl Hanser, München Wien
12. Fraser DM (ed) (1997) Biosensors in the body. Continuous in vivo monitoring. Wiley, New York
13. Hutten H (Hrsg) (1992) Biomedizinische Technik. Band 1–4. Springer, Berlin Heidelberg New York, TÜV Rheinland, Berlin Köln
14. Ingram D, Bloch RF (eds) (1984) Mathematical methods in medicine. Part 1 and 2. Wiley, New York
15. Neher E (1974) Elektronische Messtechnik in der Physiologie. Springer, Berlin Heidelberg New York
16. Northrop RB (2002) Noninvasive instrumentation and measurement in medical diagnosis. CRC Press, Boca Raton
17. Orth B (1974) Einführung in die Theorie des Messens. Kohlhammer, Stuttgart
18. Parthier R (2004) Messtechnik. Grundlagen für alle technischen Fachrichtungen und Wirtschaftsingenieure, 2. Aufl. Vieweg, Wiesbaden
19. Pessenhofer H (2000) Modelle komplexer Systeme: Basis und Anwendungsbereiche. In: Hinghofer-Szalkay H (Hrsg) Physiologie an der Schwelle zum 21. Jahrhundert. Blackwell, Berlin Wien
20. Rolfe P (ed) (1979) Non-invasive physiological measurements. Vol 1. Academic Press, London New York San Francisco
21. Shepherd AP, Öberg PA (eds) (1990) Laser-Doppler blood flowmetry. Kluwer, Boston Dordrecht London
22. Schiessle E (1992) Sensortechnik und Messwertaufnahme. Vogel, Würzburg
23. Schmidt WD (2002) Sensorschaltungstechnik, 2. Aufl. Vogel, Würzburg
24. Schnell G (Hrsg) (1991) Sensoren in der Automatisierungstechnik. Vieweg, Braunschweig
25. Schrüfer E (1992) Signalverarbeitung: numerische Verarbeitung digitaler Signale. Carl Hanser, München Wien
26. Vaharam M, Jobst G, Moser I et al. (1995) Entwicklung eines miniaturisierten Durchfluss-Systems zur kontinuierlichen Glukose-Laktatmessung im Vollblut. Biomed Technik 40 (Ergänzungsband 2): 99–101
27. Van Bemmel JH, Musen MA (eds) (1997) Handbook of medical informatics. Bohn Stafleu Van Loghum, Houten
28. Webster JG (ed) (1998) Medical instrumentation: Application and design, 3rd edn. Wiley, New York

Gesetzliche Vorschriften, Normen und Leitlinien

T. Pasch

2

Gesetzliche Vorschriften, technische Normen sowie fachliche Standards oder Empfehlungen für das Monitoring dienen der Qualitätssicherung bei der Herstellung, Beschaffung und Anwendung von Geräten für die Patientenüberwachung. Ihr Ziel besteht darin, Fehler und Gefahren beim Einsatz medizinisch-technischer Überwachungsmethoden zu vermeiden, alle Hersteller solcher Geräte auf allgemein geltende Normen zu verpflichten und den Anwendern Leitlinien für die Indikation zur Verfügung zu stellen.

2.1   Gesetzliche Vorschriften

Gesetzliche Regelungen über das Betreiben und Anwenden medizinisch-technischer Geräte sind in Deutschland durch das Medizinproduktegesetz (MPG) von 1995, in Österreich ebenfalls durch ein Medizinproduktegesetz (MPG) von 1997 und in der Schweiz durch eine Medizinprodukteverordnung (MepV) von 2002, basierend auf dem Heilmittelgesetz (HMG), gegeben. Alle diese Vorschriften setzen die Europäische Medizinprodukterichtlinie 93/42/EWG von 1993 in nationales Recht um und sind seit ihrer Verkündigung mehrfach ergänzt und geändert worden. In Deutschland sind zusätzlich zum MPG eine Medizinprodukte-Betreiberverordnung (MPBetreibV) und eine Medizinprodukte-Sicherheitsplanverordnung (MPSV) erlassen worden.

Diese genannten Bestimmungen regeln im Wesentlichen die folgenden Tatbestände [6, 13]:
- **grundlegende Anforderungen** an ein Medizinprodukt, damit es in Verkehr gebracht werden darf
- **Betreiben** von Medizinprodukten
  - Der Betreiber ist i. d. R. der Krankenhausträger oder der von diesem durch Delegation beauftragte Dienstvorgesetzte.
- **Anwendung** von Medizinprodukten
  - Der Anwender ist diejenige Person, die das Medizinprodukt an Patienten einsetzt (Arzt oder Pflegeperson).
- fachgerechte **Instandhaltung** von Medizinprodukten

Für die Betreibung und Anwendung von Monitoringgeräten sind insbesondere die Vorschriften über sicherheits- und messtechnische Kontrollen, das Führen von Medizinproduktebüchern und Bestandsverzeichnissen sowie das Vorhandensein von Kenntnissen über die **sachgerechte Handhabung** von Bedeutung, was durch eine Einweisung der Anwender zu erfolgen hat.

❶ Verstöße gegen diese Vorschriften werden mit Freiheits- oder Geldstrafen belegt. Deshalb müssen Betreiber und Anwender von Monitoringgeräten mit diesen Vorschriften vertraut sein und diese im praktischen Betrieb befolgen (▶ Kap. 3).

2.2   Technische Normen

Die Hersteller von medizinisch-technischen Geräten, also auch von Monitoringgeräten und -systemen, sind angehalten, sich an die Normen des Europäischen Komitees für Normung (CEN) zu halten. Dadurch erfüllen sie die im vorigen Abschnitt erwähnten grundlegenden Anforderungen an Medizinprodukte, was Voraussetzung für deren Inverkehrbringen ist. Zusätzlich sind eine Reihe von Normen des Europäischen Komitees für Elektrotechnische Normung (CENEC) zu berücksichtigen; diese betreffen v. a. die Anforderungen an die Sicherheit medizinisch-elektrischer Geräte. Auch für die Betreiber und Anwender von Monitoringgeräten enthalten die entsprechenden Normen wichtige Informationen.

Da sich die Mitgliedsländer der Europäischen Union und auch die Schweiz verpflichtet haben, die europäischen Normen zu übernehmen, wird der Anteil nationaler Normen zunehmend kleiner; die deutschen (DIN), österreichischen (ÖNORM) und Schweizer (SN) Normen werden durch europäische Normen (EN) ersetzt. Außer dem CEN und dem CENEC gibt es die Internationale Organisation für Normung (ISO) und die Internationale Elektrotechnische Kommission (IEC) als globale Normungsgremien. Deren Normen habe zwar nur empfehlenden Charakter, werden aber oft vom CEN bzw. CENEC übernommen oder mit diesen Komitees gemeinsamen erarbeitet. Wenn solche Normen nationale Gültigkeit erhalten, werden sie beispielsweise in Deutschland als DIN EN ISO bezeichnet bzw. als DIN EN, wenn sie ohne Beteiligung der ISO entstanden sind.

Wichtigste Norm für die Anästhesie ist seit 1998 die vom Technischen Komitee 215 des CEN erarbeitete EN 740 über den **Anästhesie-Arbeitsplatz und dessen Module,** die in den deutschsprachigen Ländern als DIN EN 740, ÖNORM EN 740 und SN EN 740 in Kraft ist bzw. war. Die wichtigsten darin enthaltenen Bestimmungen über die Bestückung mit Monitoringsystemen sind in ◗ Tab. 2.1 zusammengefasst. Darüber hinaus wird in einem einleitenden allgemeinen Teil eigens auf die Empfehlungen zur Patientenüberwachung hingewiesen, die

Tab. 2.1. In der Norm EN 740 für den Anästhesiearbeitsplatz vorgeschriebene Monitore

Parameter	Anästhesie-beatmungsmodul	Anästhesieatemsystem	Oberer Grenzalarm	Unterer Grenzalarm
Inspiratorische O_2-Konzentration	+	+	+	–
Anästhesiegas	+	+	+	+
Atemwegsdruck	+	(+)	(+)	+
Ausatemvolumen	+	(+)	(+)	–
Diskonnektionsalarm	+	(+)	Entfällt	Entfällt
CO_2-Monitoring	+	+	+	+

+ muss vorhanden sein bzw. gemessen werden; (+) sollte vorhanden sein bzw. gemessen werden

von vielen nationalen klinischen und Zulassungsgremien herausgegeben werden und z. B. die Überwachung des EKG, des Blutdrucks, der Körpertemperatur, der Pulsoxymetrie und der neurologischen Funktionen des Patienten umfassen.

Es ist vorgesehen, die EN 740 durch mehrere EN-ISO-Normen, die hier aufgeführt sind, zu ersetzen:
- EN 60601-2-13 – medizinische elektrische Geräte, Teile 2–13: besondere Festlegungen für die Sicherheit von Anästhesiesystemen
- EN ISO 8835: Systeme für die Inhalationsanästhesie; diese Normenreihe besteht aus folgenden Teilen:
  - Teil 2: Anästhesieatemsysteme (soll im 2. Halbjahr 2007 herausgegeben werden)
  - Teil 3: Weiterleitungs- und Aufnahmesysteme von aktiven Anästhesiegasfortleitungssystemen (soll im 2. Halbjahr 2007 herausgegeben werden)
  - Teil 4: Anästhesiemittelverdampfer
  - Teil 5: Anästhesiebeatmungsgeräte

Da diese für den Ersatz der EN 740 vorgesehenen Normen nicht gleichzeitig fertiggestellt werden, hat das CEN festgelegt, dass die EN 740 erst 66 Monate nach Veröffentlichung der EN 60601-2-13 zurückgezogen werden muss; als spätestes Datum ist der 01.05.2009 bestimmt worden. Solange gilt die EN 740 parallel zu den bereits veröffentlichten Normen der Reihe EN ISO 8835 weiter. Bezüglich der Patientenüberwachung enthält die EN 60601-2-13 keine grundlegenden Änderungen gegenüber der EN 740. Sie macht Angaben zum Monitoring folgender Parameter:

- Gasdruck von pneumatischem Antrieb sowie O_2-, Luft- und Lachgaszufuhr
- CO_2-Konzentration (Kapnometer)
- O_2-Konzentration
- Exspirationsvolumen
- Anästhesiegaskonzentration
- entsprechende Alarme

Einige weitere Normen, die für Überwachungsgeräte existieren, sind hier mit ihrem Kurztitel in Auswahl aufgeführt:
- EN 864: Kapnometer
- EN 1060: Nichtinvasive Blutdruckmessgeräte
- EN ISO 4135: Anästhesie- und Beatmungsgeräte – Begriffe
- EN ISO 9703-3: Alarmsignale
- EN ISO 9919: Pulsoxymetriegeräte
- EN ISO 12740: Medizinische Thermometer
- EN ISO 18778: Beatmungsgeräte – Überwachungsgeräte für Kleinkinder
- EN ISO 21647: Überwachungsgeräte für Atemgase
- EN 60601-2-23: Transkutane Partialdrucküberwachung
- EN 60601-2-27: Elektrokardiographie-Überwachungsgeräte
- EN 60601-2-30: Automatische nichtinvasive Blutdrucküberwachungsgeräte
- EN 60601-2-34: Invasive Blutdruck-Überwachungsgeräte
- EN 60601-2-49: Multifunktionale Patientenüberwachungsgeräte

2

Alle diese Normen können über die Websites der nationalen Normenvereinigungen – gegen Bezahlung – bezogen werden [12]. Auch hier sei für weitergehende Informationen, welche die elektrische Sicherheit betreffen, auf ▶ Kap. 3 (»Elektrische Sicherheit«) verwiesen.

2.3   Leitlinien

2.3.1 Begriffsbestimmungen und Verbindlichkeit

Nahezu alle nationalen Anästhesiegesellschaften haben Leitlinien zur Verfügbarkeit und zum Einsatz von Überwachungsverfahren erarbeitet und publiziert, womit das Ziel verfolgt wird, durch Standardisierung der Vorgehensweisen in der Praxis die Sicherheit, die Effektivität und die Effizienz der anästhesiologischen und intensivmedizinischen Patientenversorgung zu verbessern. Die inzwischen zahlreichen Regelungen über das Monitoring firmieren unter sehr verschiedenen Bezeichnungen, mit denen unterschiedliche Grade des Verpflichtungscharakters suggeriert werden sollen.

Ob die verschiedenen Benennungen, die für Leitlinien (»practice policies«) im Umlauf sind, tatsächlich verschiedene Grade einer rechtlichen Bindung implizieren, ist umstritten. Viele Fachgremien und -gesellschaften gehen davon aus, dass es eine Hierarchie der Verpflichtung zur Befolgung in dem Sinne gibt, dass Standards verpflichtender sind als Richtlinien, diese verpflichtender als Leitlinien und diese wiederum verpflichtender als Stellungnahmen und Empfehlungen [9]. Den aktuellen Stand spiegeln die Definitionen der Arbeitsgemeinschaft Wissenschaftlicher Medizinischer Fachgesellschaften (AWMF) wider [18].

Definitionen
Standard impliziert in vielen Ländern die strikte Anwendung und nahezu ausnahmslose Befolgung in einer genau festgelegten medizinischen Situation. Weitere, anstelle von »Standard« gebrauchte Begriffe sind »Vorschriften«, »strikte Indikationen«, »strikte Kontraindikationen«, »strikte Kriterien«, »Protokolle« sowie »angemessene« bzw. »unangemessene Vorgehensweisen«. Es handelt sich um einen vielfältig verwendeten Begriff mit verschiedenen Inhalten.
▼

Richtlinien sind Handlungsregeln einer gesetzlich, berufsrechtlich, standesrechtlich oder satzungsrechtlich legitimierten Institution, die für den Rechtsraum dieser Institution verbindlich sind und deren Nichtbeachtung definierte Sanktionen nach sich ziehen kann. Richtlinien unterscheiden sich im Hinblick auf die Verbindlichkeit deutlich von Leitlinien.

Leitlinien sind systematisch entwickelte, wissenschaftlich begründete und praxisorientierte Entscheidungshilfen für die angemessene ärztliche Vorgehensweise bei speziellen gesundheitlichen Problemen. Leitlinien stellen den nach einem definierten, transparent gemachten Vorgehen erzielten Konsens mehrerer Experten aus unterschiedlichen Fachbereichen und Arbeitsgruppen (möglichst unter Einbeziehung von Patienten) zu bestimmten ärztlichen Vorgehensweisen dar.

Eine **Empfehlung** bezeichnet die Beschreibung einer Möglichkeit des Handelns oder Unterlassens. Eine bereits in Fachkreisen konsentierte Empfehlung stellt häufig die Vorstufe einer Leitlinie bzw. Richtlinie dar. Obwohl Empfehlungen einen wesentlich geringeren normativen Charakter haben als Leit- oder Richtlinien, kann das Nichteinhalten u. U. forensische Konsequenzen haben.

Obwohl diese Umschreibungen gut begründet und in hohem Maße konsensfähig sind, entsprechen sie keinen überall akzeptierten, eindeutig abgrenzenden Definitionen, denn sie überlappen sich sowohl im gängigen Sprachgebrauch als auch in der wissenschaftlichen Literatur erheblich. So hängt die Verbindlichkeit einer Leitlinie weniger von ihrem Titel ab als davon, welches Gremium (Gesetzgeber, Behörde, Fachgesellschaft, Expertengruppe und deren Autorisierung) sie mit welcher Methodik entwickelt hat und wann sie zuletzt aktualisiert worden ist. Die AWMF trägt dem insofern Rechnung, als sie in ihren Empfehlungen zur Erstellung von Leitlinien und ihren Zusammenstellungen existierender Leitlinien nur diesen Begriff verwendet, aber sinnvollerweise die Leitlinien ihrer Mitgliedsgesellschaften in 3 auf die Entwicklungsmethodik bezogene Klassen einteilt [18]. Die von der AWMF erarbeitete Vorgehensweise hat die DGAI in ihrer Anleitung zum Erstellen von Leitlinien übernommen [7a].

> **Definitionen: Leitlinien**
>
> **S1:** von einer Expertengruppe im informellen Konsens erarbeitet (Ergebnis: Empfehlungen)
>
> **S2:** vorausgegangene formale Konsensfindung und/oder formale »Evidenz«-Recherche
>
> **S3:** Leitlinie mit allen Elementen einer systematischen Entwicklung (Logik-, Entscheidungs- und »Outcome«-Analyse)
>
> Nationale Versorgungsleitlinien entsprechen methodisch der Klasse S3.

Darüber hinaus fordert die AWMF, dass Leitlinien in vorab zu definierenden regelmäßigen Intervallen, spätestens aber nach 5 Jahren zu überarbeiten oder fortzuschreiben sind. Erwähnenswert ist auch, dass die hier wiedergegebenen Definitionen v. a. im deutschsprachigen Raum üblich sind. In der EU-Amtssprache steht »directive« für Richtlinie und »guideline« für Leitlinie. Im angelsächsischen Sprachraum überschneiden sich die Bezeichnungen erheblich; so versteht die American Society of Anesthesiologists (ASA) »practice parameter« als Oberbegriff für »standards«, »guidelines« und weitere Begriffe (◘ Tab. 2.2).

!️ **Über die juristische Bindungswirkung der verschiedenen »Grade« von Leitlinien herrscht keine Einigkeit.**

Viele Autoren sind der Meinung, dass es im oben beschriebenen Sinne eine Rangfolge gibt, die aber nur allgemein gilt und im konkreten Fall nach den tatsächlichen Umständen zu beurteilen ist. Auch Weißauer [9] hat diese Auffassung vertreten, betont aber, dass eine präzise Abgrenzung weder möglich noch nötig (!) ist. Ulsenheimer [8] hat keinen Zweifel daran, dass Leit- und Richtlinien keine unmittelbare rechtliche Wirksamkeit haben, keine Rechtsnormen sind und daher weder dem Arzt die konkret einzuschlagende Therapie zwingend vorschreiben noch den Richter im Arzthaftungsprozess oder Strafverfahren binden. Für ihn bedeuten die Begriffe Empfehlungen, Standard, Leitlinien und Richtlinien

> »unter dem Blickwinkel der Arzthaftung inhaltlich und funktionell dasselbe: Sie sind auf eine »typisierte Problemlage« ausgerichtet, sind Orientierungshilfen für den Regelfall und bilden im konkreten Schadensersatzprozess oder Strafverfahren … nur einen … Mosaikstein zur Bestimmung der Generalklausel »berufsspezifische Sorgfalt«. Leit- und Richtlinien haben keine unmittelbare rechtliche Wirksamkeit, sind keine Rechtsnorm …«.

Besonders wichtig ist es unter diesem Aspekt, die kurzfristige Anpassung von Leitlinien sicherzustellen [8a]. Sinngemäß treffen diese Erwägungen auch für Österreich und die Schweiz zu.

Zum Verständnis vieler Regelungen ist es zweckmäßig, zwischen dem Minimal- oder Basismonitoring, dem erweiterten oder Zusatzmonitoring und dem spezialisierten Monitoring zu unterscheiden.

> **Definitionen: Monitoring**
>
> Zum **Minimalmonitoring,** das auch als **Basismonitoring** bezeichnet wird, gehören die Verfahren zur Überwachung des Patienten und/oder die hierfür erforderliche Ausrüstung während der Anästhesie für Routineoperationen bei gesunden Patienten.
> **Zusatzmonitoring** bzw. **erweitertes Monitoring** bezeichnet diejenigen Verfahren, die zusätzlich zum Minimalmonitoring oder anstelle desselben eingesetzt werden, wenn der Zustand des Patienten, der operative Eingriff oder spezielle Maßnahmen des Anästhesisten dies erfordern.
> Davon kann zusätzlich das **spezialisierte Monitoring** abgegrenzt werden. Hierzu zählen Methoden, die durch Besonderheiten eines operativen Eingriffs notwendig werden. Ein einfaches Beispiel ist die präkordiale Dopplersonographie zur Erfassung von Luftembolien bei Operationen in sitzender Position.

◘ **Tab. 2.2.** Begriffsbestimmungen der American Society of Anesthesiologists (ASA) [19]

Bezeichnung	Definition bzw. Umschreibung
»Practice parameters«	Developed to provide guidance or direction, may refer to standards, guidelines, advisories or alerts
»Practice standards«	Rules or minimum requirements for clinical practice
»Practice guidelines«	Systematically developed recommendations
»Practice advisories«	Systematically developed reports intended to assist decision-making in areas of patient care where scientific evidence is insufficient

2

2.3.2 Inhalte wichtiger Leitlinien

Regelungen über das Monitoring sind von verschiedenen Institutionen verabschiedet worden. Die wichtigsten sind die Leitlinien internationaler und nationaler Fachgesellschaften, aber auch Empfehlungen von Expertengremien sowie Vorschriften oder Weisungen in einzelnen Krankenhäusern oder Abteilungen. Die folgende Darstellung beschränkt sich auf die deutschen, europäischen und US-amerikanischen Regelungen.

Grundsätzlich kann festgelegt werden, was zur Überwachung an einem operativen oder intensivmedizinischen Arbeitsplatz an Ausstattung vorhanden sein muss, oder es werden Angaben zu den physiologischen Funktionen, die überwacht werden sollen, gemacht. Die Deutsche Gesellschaft für Anästhesiologie und Intensivmedizin (DGAI) und der Berufsverband Deutscher Anästhesisten (BDA) machen in ihren Richtlinien zur Qualitätssicherung von 1995 [13] detaillierte Angaben zur Ausstattung des anästhesiologischen Arbeitsplatzes. Für die Intensivmedizin gibt es fast nur Richtlinien über die Geräteausrüstung (s. unten, 2.3.4).

Den anderen Weg sind ab 1986 verschiedene nationale Fachgesellschaften für Anästhesiologie gegangen, zuerst die Schweizerische Gesellschaft für Anästhesiologie und Reanimation (SGAR) und wenige Monate danach die ASA. Sie haben Richtlinien bzw. Standards darüber verabschiedet, welche Parameter bei jeder Anästhesie zu überwachen bzw. welche Überwachungsverfahren einzusetzen sind. Ähnlich sind die Empfehlungen der Österreichischen Gesellschaft für Anästhesiologie, Reanimation und Intensivtherapie (ÖGARI) von 1993 konzipiert [7]. SGAR [16] und ASA [10] haben ihre Leitlinien im Jahre 2002 bzw. 2005 zuletzt überarbeitet, wobei die SGAR in ihren »Standards und Empfehlungen 2002« Empfehlungen sowohl zum Einsatz der Monitoringverfahren als auch zur Mindestausstattung des Anästhesiearbeitsplatzes gibt.

2.3.3 Intra- und postoperatives Basismonitoring

Die ersten Vorschriften über das Basismonitoring sind im Jahre 1985 an den 9 Lehrkrankenhäusern der Harvard Medical School eingeführt worden [4]. Sie sind nach einem Schema aufgebaut, das beispielgebend war. Grundlegend ist die ständige Anwesenheit eines Anästhesisten beim Patienten.

> **❶** Zum apparativen Basismonitoring gehören neben Blutdruck- und Herzfrequenzmessung sowie Elektrokardiographie eine kontinuierliche Überwachung von Ventilation und Zirkulation, eine O_2-Analyse, eine Diskonnektionsüberwachung und die Möglichkeit der Temperaturmessung.

Die im Oktober 1986 von der ASA verabschiedeten und 2005 letztmalig aktualisierten **Standards for Basic Anesthetic Monitoring** sind unmittelbar aus den Harvard-Standards entstanden. Demnach soll die Pulsoxymetrie benutzt werden; der Gebrauch der Kapnometrie wird grundsätzlich, bei endotrachealem Tubus oder der Larynxmaske sogar eindringlich nahegelegt. Zur Verifikation der Tubuslage muss CO_2 im Exspirationsgas nachgewiesen werden, und es werden Angaben zur Überwachung von Kreislauf und Temperatur gemacht [10].

Bereits 2 Monate vor der ASA waren in der Schweiz erstmalig in einem deutschsprachigen Land von der SGAR **Richtlinien für minimales apparatives Monitoring** verabschiedet worden. Im Jahre 2002 wurden diese einer grundlegenden Revision unterzogen sowie in umfassende **Standards und Empfehlungen** eingearbeitet [16]. Inhaltlich gleichen sie wie die 1992 verabschiedeten und 1993 publizierten Empfehlungen der ÖGARI zur Überwachung des Patienten in Narkose [7] stark den ASA-Standards. Sowohl die schweizerischen als auch die österreichischen Regelungen enthalten Angaben zur apparativen Überwachung der Oxygenierung, der Ventilation und der Zirkulation und fordern die Verfügbarkeit einer Temperatur- und Relaxationsmessung.

In Deutschland bestehen keine Vorschriften oder Empfehlungen zum Basismonitoring, sondern die zuletzt im Jahre 1995 fortgeschriebenen Richtlinien von DGAI und BDA zur **Ausstattung des anästhesiologischen Arbeitsplatzes** [13]. Dabei wird zwischen einem Standard- und einem erweiterten Arbeitsplatz unterschieden. Die Leitlinien von DGAI/BDA und SGAR zur postoperativen Patientenbetreuung enthalten auch Angaben zum erforderlichen minimalen Monitoring [13, 16].

2.3.4 Ausstattung von Intensivstationen

Richtlinien oder Empfehlungen intensivmedizinischer Fachgesellschaften enthalten in erster Linie Aussagen zur Ausstattung von Intensivbehandlungsstationen mit Monitoren, i. d. R. ohne zu differenzieren, was beim individuellen Patienten zu überwachen ist – dies bleibt dem verantwortlichen Arzt überlassen. Für den deutschsprachigen Raum sind die entsprechenden Leitlinien folgender Gesellschaften von vorrangiger Bedeutung: DGAI/BDA [13], Deutsche Interdisziplinäre Vereinigung für Intensiv- und Notfallmedizin (DIVI), Schweizerische Gesellschaft für Intensivmedizin (SGI) und European Society of Intensive Care Medicine (ESICM). Diese übernehmen in vielen Fällen ihre Leitlinien und Empfehlungen gegenseitig, was auch für diejenigen der Society of Critical Care Medicine (SCCM) zutrifft. Die Erfordernisse an die Ausstattung hängen davon ab, für welche Schweregrade an Erkrankungen die jeweilige Intensivstation kategorisiert ist [1, 5, 13, 15, 17].

An dieser Stelle seien neuere Leitlinien der DIVI und der SCCM erwähnt, die für die Ausstattung mit und den Einsatz von Monitoringverfahren Bedeutung haben [14, 15]:

- Guidelines on critical care services and personnel: recommendations based on a system of categorization of three levels of care (2003)
- Capnography/capnometry during mechanical ventilation: 2003 revision and update
- Guidelines and levels of care for pediatric intensive care units (2004)
- Guidelines for the inter- and intrahospital transport of critically ill patients (2004)
- Empfehlungen der DIVI zum innerklinischen Transport kritisch kranker, erwachsener Patienten (2004)
- Stellungnahme der BAND (Bundesvereinigung der Arbeitsgemeinschaften der Notärzte Deutschlands) und der DIVI zur Konstruktion und Ausstattung von Intensivtransportwagen (2004)

2.3.5 Erweitertes hämodynamisches Monitoring

Der **Pulmonalarterienkatheter** (Pulmonaliskatheter, Swan-Ganz-Katheter) hat sich für die hämodynamische Überwachung und Therapiesteuerung bei kardiovaskulär instabilen oder massiv gefährdeten Patienten bewährt. Über seine Indikation, den therapeutischen Nutzen und die Effektivität besteht jedoch keine Einigkeit, insbesondere seit im September 1996 in der sog. Connors-Studie über eine erhöhte Mortalität bei Intensivpatienten, die einen Rechtsherzkatheter hatten,

berichtet wurde. Das Präsidium der DGAI hatte daraufhin festgehalten, dass dieses Verfahren bei gegebener Indikation weiterhin eingesetzt werden kann, falls die kritische Anwendung durch einen erfahrenen Untersucher gewährleistet ist [13]. In der Folge durchgeführte Studien haben dieser Diskussion keine prinzipiell neuen Aspekte hinzugefügt; der Evidenzgrad für Empfehlungen zum Einsatz des Pulmonalarterienkatheters ist niedrig (Stufe C), und seit mehr als 5 Jahren sind keine Leitlinien zu dieser Frage mehr publiziert worden. Es gibt jedoch wichtige Leitlinien zum hämodynamischen Monitoring bei ausgewählten Gruppen von Intensivpatienten. Für das American College of Critical Care Medicine haben Expertengruppen Leitlinien für die hämodynamische Therapie septischer Patienten erarbeitet, in denen auch zum notwendigen Monitoring Stellung genommen wird [15]:

- Clinical practice parameters for hemodynamic support of pediatric and neonatal patients in septic shock (2002)
- Practice parameters for hemodynamic support of sepsis in adult patients: 2004 update

Anfang 2007 haben die DGAI und die Deutsche Gesellschaft für Thorax-, Herz- und Gefäßchirurgie gemeinsam eine S3-Leitlinie namens **Die Intensivmedizinische Versorgung herzchirurgischer Patienten: Hämodynamisches Monitoring und Herz-Kreislauf-Therapie** publiziert [2]. Diese ist nach den in der Literatur und durch die AWMF vorgegebenen Regeln entwickelt und von den Präsidien beider Fachgesellschaften verabschiedet worden. Diese Leitlinie, von der es eine Kurz- und eine Langversion gibt, enthält evidenzbasierte Empfehlungen zum Basismonitoring und zum erweiterten hämodynamischen Monitoring; die dazugehörigen Algorithmen sind in ◻ Abb. 2.1 und ◻ Abb. 2.2 wiedergegeben. Die Einzelverfahren des Basismonitorings werden nur in der Langfassung, Echokardiographie, transpulmonale Thermodilution und Pulskonturanalyse sowie die Pulmonalarterienkatheterisierung auch in der Kurzversion abgehandelt.

2.3.6 Transösophageale Echokardiographie

Die transösophageale Echokardiographie (»transesophageal echocardiography«, TEE) ist ein potentes Überwachungsverfahren, dessen Einsatz während der Anäs-

2

thesie und in der Intensivmedizin ständig zugenommen hat. Mit der technischen Perfektionierung gehen eine zunehmende Komplexität und eine steigende Schwierigkeit der Interpretation einher. Für einen sach- und mittelgerechten Einsatz sind deshalb eine ausgedehnte

Erfahrung sowie umfangreiche technische, anatomische, hämodynamische und pathophysiologische Kenntnisse erforderlich. Die American Society of Echocardiography und die Society of Cardiovascular Anesthesiologists haben deshalb Mindestanforderungen für die Weiter-

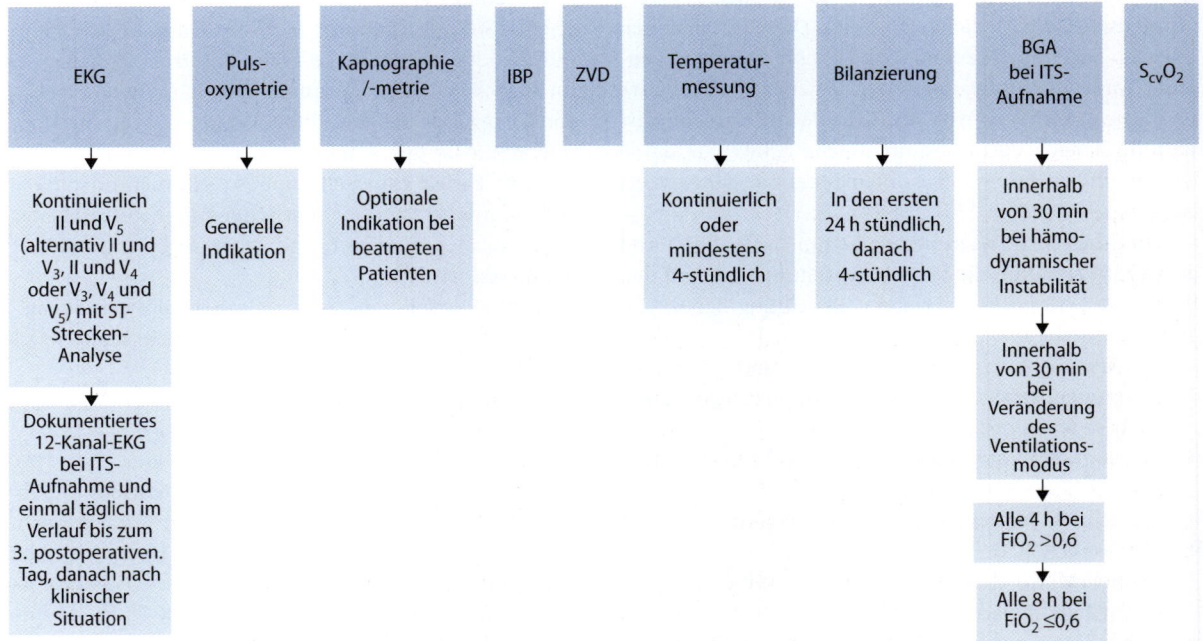

□ **Abb. 2.1.** Algorithmus Basismonitoring. *BGA* Blutgasanalyse; *IBP* intraaortale Ballonpumpe; *EKG* Elektrokardiographie; *FiO_2* fraktionelle inspiratorische Sauerstoffkonzentration; *ITS* Intensivstation; *S_{cv}O_2* zentralvenöse Sauerstoffsättigung; *ZVD* zentraler Venendruck. Aus [2]

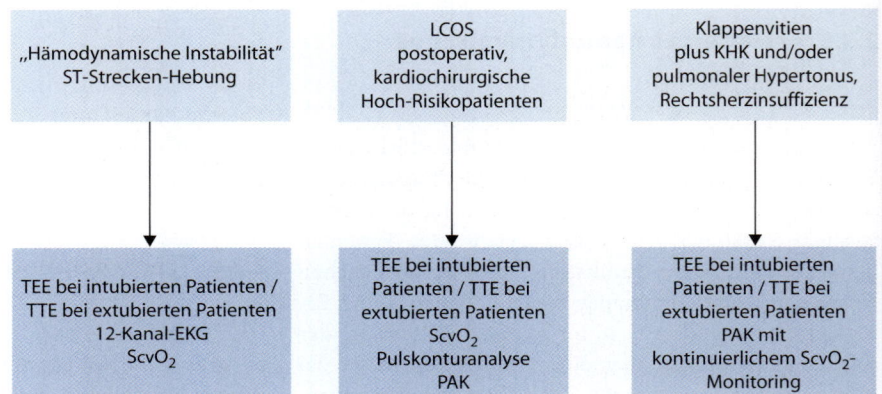

□ **Abb. 2.2.** Algorithmus Indikationen erweitertes hämodynamisches Monitoring. *EKG* Elektrokardiographie; *KHK* koronare Herzkrankheit; *LCOS* »low cardiac output syndrome«, linksventrikuläres Vorwärtsversagen; *PAK* Pulmonalarterienkatheter; *S_{cv}O_2* zentralvenöse Sauerstoffsättigung; *TEE* »transesophageal echocardiography«, transösophageale Echokardiographie; *TTE* »transthoracic echocardiography«, transthorakale Echokardiographie. Aus [2]

und Fortbildung sowie das Qualitätsmanagement in der perioperativen Echokardiographie entwickelt [11], an die sich auch die betroffenen europäischen und nationalen Gesellschaften wie beispielsweise die DGAI [5a] anlehnen:

- American Society of Echocardiography and Society of Cardiovascular Anesthesiologists Task Force guidelines for training in perioperative echocardiography (2002)
- American Society of Echocardiography/Society of Cardiovascular Anesthesiologists recommendations and guidelines for continuous quality improvement in perioperative echocardiography (2006)

Zur Indikation und Anwendung der intraoperativen Echokardiographie existieren eine Stellungnahme der ASA [10] und eine Leitlinie der amerikanischen Kardiologiegesellschaften [3]:

- ASA Statement on transesophageal echocardiography (2001, amended 2006)
- ACC/AHA/ASE (American College of Cardiology/American Heart Association/American Society of Echocardiography) 2003 Guideline update for the clinical application of echocardiography

❗ Bezüglich all dieser Fragen hat sich im Laufe der vergangenen 20 Jahre ein internationaler Konsens herausgebildet. Dass eine Verbesserung der Sicherheit und des Outcome durch apparatives Monitoring mit strengen wissenschaftlichen Methoden praktisch nicht nachweisbar ist, widerlegt nicht, dass der gezielte Einsatz von Überwachungsverfahren die Qualität der anästhesiologischen und intensivmedizinischen Versorgung unmittelbar beeinflusst hat.

Fazit

Gesetzliche Vorschriften und technische Normen, die für Monitoringgeräte und -systeme gelten, dienen der Sicherheit beim Betreiben und Anwenden. Für die Indikation und den Einsatz von Überwachungsverfahren gibt es von Fachgesellschaften und Expertengruppen entwickelte Leitlinien mit unterschiedlichem Verpflichtungsgrad. Dabei ist unbestritten und sogar ausdrücklicher Bestandteil der meisten Regelungen, dass apparatives Monitoring eine kompetente klinische Überwachung und Beurteilung niemals ersetzen kann.

Literatur und Links

1. Burchardi H (1998) Empfehlungen zur patientenorientierten apparativen Ausstattung von Intensivbehandlungseinheiten. Deutsche Interdisziplinäre Vereinigung für Intensiv- und Notfallmedizin, Beschluß vom 3. April 1998. Intensivmedizin 35: 436–439
2. Carl M et al. (2007) Die intensivmedizinische Versorgung herzchirurgischer Patienten: Hämodynamisches Monitoring und Herz-Kreislauf-Therapie. S3-Leitlinie der Deutschen Gesellschaft für Anästhesiologie und Intensivmedizin (DGAI) und der Deutschen Gesellschaft für Thorax-, Herz- und Gefäßchirurgie (DGTHG). Anästh Intensivmed 48 (Suppl 1): S1–S24; Langversion: www.ak-kardio.de
3. Cheitlin MD, Armstrong WF, Aurigemma GP et al. (2003) ACC/AHA/ASE 2003 guideline update for the clinical application of echocardiography: summary article. A report of the American College of Cardiology/American Heart Association Task Force on Practice Guidelines (ACC/AHA/ASE Committee to Update the 1997 Guidelines for the Clinical Application of Echocardiography). Circulation 108: 1146–1162; Langversion: www.acc.org/qualityandscience/clinical/guidelines/echo/index.pdf
4. Eichhorn JH, Cooper JB, Cullen DJ et al. (1986) Standards for patient monitoring during anesthesia at Harvard Medical School. J Am Med Assoc 256: 1017–1020
5. Ferdinande P, Members of the Task Force of the European Society of Intensive Care Medicine (1997) Recommendations on minimal requirements for intensive care departments. Intensive Care Med 23: 226–232
5a. Greim CA (2008) TEE-Zertifizierung nach den Richtlinien der DGAI: Aktueller Stand und zukünftige Regelung. Anästh Intensivmed 49: 97-104
6. Kaiser R, Ininger G, Stößlein E (2003) Was sollte der Anästhesist über das aktuelle Medizinprodukterecht wissen? Anaesthesist 52: 363–374
7. Österreichische Gesellschaft für Anästhesiologie, Reanimation und Intensivtherapie (1993) Empfehlungen zur Überwachung des Patienten während der Narkose. Österreich Ärztezeitung 3: 46
7a. Spies C (2008) Vorgehen bei der Erstellung von DGAI-Leitlinien. Anästh Intensivmed 49: 107-115
8. Ulsenheimer K (2003) Leit- und Richtlinien im Spiegel der haftungsrechtlichen Judikatur. Anaesthesist 52: 360–362
8a. Ulsenheimer K, Biermann E (2008) Leitlinien – medico-legale Aspekte. Anästh Intensivmed 49: 105-106
9. Weißauer W (1998) Leitlinien, Richtlinien, Standards. Vorteile und Gefahren – juristische Begriffsbestimmung. Anästh Intensivmed 39: 197–200
10. www.asahq.org/publicationsAndServices/standards/02.pdf
11. www.asecho.org; www.scahq.org
12. www.beuth.de; www.on-norm.at; www.snv.ch
13. www.dgai.de/06_1_00tabelle.htm; www.bda.de/06_1_00tabelle.htm
14. www.divi-org.de; www.divi.mednetwork.org
15. www.sccm.org/SCCM/Professional+Development/Guidelines/Guidelines.htm
16. www.sgar-ssar.ch/Standards-und-Empfehlungen.90..html
17. www.swiss-icu.ch/USI_IPS_2004.pdf
18. www.versorgungsleitlinien.de/glossar
19. www.asahq.org/publicationsAndServices/standards/01.pdf

Elektrische Sicherheit

H. Frankenberger

3

Arbeitsabläufe im Operationsraum, auf einer Intensivstation oder in einer »intermediate care unit« sind durch den Einsatz einer Vielzahl von Medizinprodukten gekennzeichnet. Geräte zur Herz-Kreislauf-Diagnostik und zur Überwachung der Herz-Kreislauf-Funktionen – wie z. B. EKG-Geräte, invasive Blutdruckmessgeräte, Temperaturmessgeräte, Pulsoxymeter und Pulmonalarterienkatheter – sind hier ebenso zu nennen wie die Ausstattung von Anästhesiearbeitsplätzen und Geräte zur Stabilisierung von Organfunktionen (z. B. Infusionspumpen, Beatmungs- und Dialysegeräte) wie auch vom Operateur eingesetzte Geräte wie Elektrokauter, Endoskope oder Dissektoren.

Gemeinsam ist diesen Medizinprodukten, fast ausschließlich elektrisch betrieben zu werden. Unter das Medizinproduktegesetz (MPG) fallen Geräte, die in direktem, häufig elektrischem Kontakt mit dem Patienten stehen, wobei Energie zum oder vom Patienten übertragen wird. Im MPG [1–3] werden derartige Medizinprodukte als »aktive Medizinprodukte« bezeichnet.

> ❗ **Patienten im Operationssaal, auf Intensivstationen oder auf »intermediate care units« sind oft nicht in der Lage, mögliche Gefährdungen durch elektrischen Strom zu erkennen und auch zu signalisieren. Viele dieser Patienten werden beatmet, sind bewusstlos und auch temporär immobilisiert.**

Bei einer Vielzahl dieser Medizinprodukte werden leitfähige Verbindungen zum Inneren des Patienten, z. T. direkt zum Herz hergestellt. Die Schutzwirkung der Haut mit ihrem relativ hohen elektrischen Widerstand ist somit ausgeschaltet. Das Herz kann schon von sehr geringen elektrischen Strömen in seiner Funktion gestört werden, weshalb hier besondere Sicherheitsvorkehrungen zu treffen sind.

> ❗ **Sicherheitsvorkehrungen dürfen sich nicht nur auf die aktiven Medizinprodukte beziehen, sondern auch auf die elektrische Installation und die Anwendung dieser Geräte am Patienten. Unachtsamkeiten in Notfallsituationen und Unwissen des Anwenders stellen Hauptrisiken bei der Handhabung von Medizinprodukten dar.**
> **Nur das aufeinander abgestimmte Zusammenwirken von sicheren Medizinprodukten, sicherer Installation und sicherer Anwendung [4] bietet einen Gefahrenschutz für Patient, Anwender und Dritte.**

Eine sachgerechte Handhabung und eine ebensolche Anwendung von aktiven, elektrisch betriebenen Medizinprodukten werden erleichtert, wenn einige Begriffe und Grundlagen zum Verständnis der elektrischen Sicherheit und der Wirkung des elektrischen Stroms auf den Menschen berücksichtigt werden. Mit Schaltungen, Diagrammen und Formeln wird sehr zurückhaltend umgegangen, sie werden nur angeführt, soweit dies zum Verständnis des Anwenders erforderlich ist.

3.1 Physikalische Grundlagen

Eine Gefährdung von Patienten und/oder Anwendern durch elektrischen Strom kann nur dann eintreten, wenn der Körper von Patienten und/oder Anwendern Teil eines geschlossenen elektrischen Stromkreises wird. Der Strom muss an einem Punkt in den Körper eintreten, an einem zweiten wieder austreten. Eine Gefährdung des Patienten und/oder Anwenders durch elektrischen Strom hängt nicht von der Höhe der elektrischen Spannung ab sondern von der Stromstärke.

> ❗ **Die Stromstärke bestimmt die Höhe der Gefährdung. Auch bei geringer Spannung kann sich ein Unfall ereignen, wenn große Stromstärken fließen. Schließt man beispielsweise mit einem am Finger getragenen Ring die Pole einer 12-Volt-Autobatterie kurz, so hat die Wirkung des sehr hohen Entladestroms trotz der niedrigen Spannung eine Verbrennung des Ringfingers zur Folge.**

Zum Verständnis werden im Folgenden einige Grundlagen angesprochen.

3.1.1 Ohm-Gesetz

Elektrischer Strom kann nur fließen, wenn elektrische Ladungsträger in einem Stromkreis vorhanden sind und der Stromkreis geschlossen ist. Um einen Strom I – gemessen in Ampere (A) – in dem Stromkreis aufrecht zu erhalten, ist Energie in Form einer elektrischen Potenzialdifferenz U – gemessen in Volt (V) – erforderlich. Das Ohm-Gesetz sagt aus, dass der Strom I in dem Stromkreis proportional der Potenzialdifferenz (Spannung, U) ist:

$$U \approx I \tag{1}$$

Die Spannung als »treibende Kraft« für den Strom kann entweder statisch (Gleichspannung) oder dynamisch (Wechselspannung) sein. Zur eindeutigen Beschreibung von Gleichspannungen wird nur der Parameter »Spannung« benötigt (z. B. 24 V). Für die eindeutige Festlegung von Wechselspannungen sind 2 Parameter erforderlich: Spannung (z. B. 220 V) und Frequenz (z. B. 50 Hz).

Da zwischen Spannung U und Strom I die in Gleichung (1) angegebene Proportionalität besteht, ist zur eindeutigen Festlegung des Gleichstroms nur die Angabe der Stromstärke erforderlich (z. B. 0,2 mA). Für die eindeutige Festlegung von Wechselströmen benötigt man 2 Parameter: Stromstärke (z. B. 0,1 mA) und Frequenz (z. B. 50 Hz).

Wenn zwischen Gleichspannung U und Gleichstrom I ein linearer Zusammenhang besteht, entspricht der Proportionalitätsfaktor dem Ohm-Widerstand R, gemessen in Ohm:

$$U = R \cdot I \tag{2}$$

❶ **Diese grundlegende Gesetzmäßigkeit wird als Ohm-Gesetz bezeichnet.**

Besteht zwischen Wechselspannung U und Wechselstrom I die in Gleichung (1) angegebene Proportionalität, so entspricht der Proportionalitätsfaktor der Impedanz Z, gemessen in Ohm. Da U und I sowohl einen von der Frequenz unabhängigen Anteil (Frequenz 0 Hz) als auch einen von der Frequenz abhängigen Anteil haben, hat auch die Impedanz Z sowohl einen von der Frequenz unabhängigen Anteil (Ohm-Widerstand R) als auch von der Frequenz abhängige Anteile (induktiver Widerstand L und kapazitiver Widerstand C). Diese Gesetzmäßigkeit wird ebenfalls als Ohm-Gesetz bezeichnet:

$$U = Z \cdot I \tag{3}$$

Der induktive Widerstand ist dadurch gekennzeichnet, dass er mit steigender Frequenz zunimmt; für Gleichstrom stellt er keinen Widerstand dar.

❶ **Der kapazitive Widerstand stellt für Gleichstrom einen unendlich großen Widerstand dar. Mit steigender Frequenz nimmt der kapazitive Widerstand ab.**

Dieses Verhalten des kapazitiven Widerstandes ist bei der Anwendung von elektrisch betriebenen Medizinprodukten von großer Bedeutung.

> **Beispiel**
>
> Als Beispiel sei ein parallel zum Bein verlaufendes Leitungskabel zur Neutralelektrode genannt. Ein solches isoliertes Kabel stellt an den Kontaktstellen zum Patienten einen kapazitiven Widerstand dar. Fließt durch das Leitungskabel ein Hochfrequenz-(HF-)Wechselstrom – wie zur HF-Chirurgie erforderlich –, so ist der kapazitive Widerstand so gering, dass der über diesen Widerstand in den Patienten fließende Strom in der Regel nicht mehr vernachlässigbar ist. Es kann HF-Strom an der Kontaktstelle kapazitiv in den Körper eingeleitet werden – ein Gefahrenmoment, das zu Verbrennungen an der Kontaktstelle führen kann.

3.1.2 Arbeit und Leistung

Wenn elektrischer Strom I durch einen geschlossenen Stromkreis fließt, ist Energie in Form einer elektrischen Potenzialdifferenz U erforderlich. Die während der Zeit t verrichtete elektrische Arbeit W (entspricht der verbrauchten Energie) stellt sich dar als:

$$W = U \cdot I \cdot t \quad \text{[Wattsekunde]} \tag{4}$$

Die elektrische Leistung P als Arbeit pro Zeit ergibt sich aus Gleichung (4) unter Berücksichtigung von Gleichung (2):

$$P = U \cdot I = R \cdot I^2 \quad \text{[Watt]} \tag{5}$$

Fließt ein Strom I in einem Stromkreis mit dem Ohm-Widerstand R, so wird die in der Zeit t verbrauchte Energie W vollständig in Wärme – die Joule-Wärme – umgewandelt.

Der Widerstand R lässt sich über den spezifischen Widerstand σ (Ohm-Meter), die »Leiterlänge« l (m) und den »Leiterquerschnitt« A (m²) darstellen als:

$$R = \sigma \cdot \frac{l}{A} \quad \text{[Ohm]} \tag{6}$$

3.1.3 Stromdichte

Biologisches Gewebe hat einen wesentlich höheren spezifischen Widerstand σ als ein metallischer Leiter. Aus den Gleichungen (5) und (6) ergibt sich die in der Zeit t in Wärme umgesetzte elektrische Leistung P zu:

$$P = \sigma \cdot l \cdot \frac{I^2}{A} = \sigma \cdot l \cdot I \cdot J \quad \text{[Watt]} \tag{7}$$

3

Dabei entspricht J (Joule) der Stromdichte I/A in Ampere/m^2.

Zum Verständnis sicherheitstechnischer Anforderungen beim Einsatz von elektrisch betriebenen Medizinprodukten an Patienten ist der Begriff der Stromdichte von großer Bedeutung. Die Stromdichte J ist gleich dem Strom I, der durch die Fläche A fließt.

! **Die in der Zeit t in Joule-Wärme umgewandelte Energie ist umso größer, je höher die Stromdichte ist.**

So besteht ein großer Unterschied, ob ein Strom von 100 µA durch eine Fläche von 100 mm^2 oder eine Fläche von 1 mm^2 fließt. Im ersten Fall besteht eine Stromdichte von 1 µA/mm^2, im zweiten Fall eine Stromdichte von 100 µA/mm^2. Im zweiten Fall entsteht eine um den Faktor 100 größere Joule-Wärme. Hohe Stromdichten können nach Gleichung (7) an kleinflächigen Kontaktstellen eine Ursache für Verbrennungen sein (z. B. Nadelelektroden zur EKG-Abteilung und fehlerhafter HF-Strom). Bei der Anwendung eines HF-Chirurgiegerätes am Patienten ist dieser Sachverhalt u. U. von großer Bedeutung.

! **Wenn sicherheitstechnische Anforderungen wie z. B. eine ausreichende Verbindung der Neutralelektrode mit dem Patienten außer Acht gelassen werden, so kann dies zu Verbrennungen führen. Die verkleinerte Kontaktfläche hat eine höhere Stromdichte zur Folge.**

3.1.4 Mögliche Schädigung durch Strom

Fließt elektrischer Strom durch den menschlichen Körper, so sind 2 prinzipiell unterschiedliche Wirkungen zu unterscheiden:
- Wirkung über Joule-Wärmeentwicklung
- Reizwirkung

Außerdem besteht eine Elektrolyse bei Gleichstrom, die jedoch zu vernachlässigen ist.

Jede dieser Wirkungen führt zu unterschiedlichen Risiken.

Wirkung über Joule-Wärmeentwicklung

Der Stromdurchgang durch den menschlichen Körper führt zu einem thermischen Effekt: Die elektrische Energie wird in Wärme umgesetzt. Wird biologisches Gewebe

von Strom durchflossen, so kann sich die Stromstärke von Ort zu Ort ändern. Treten in biologischem Gewebe hohe Stromdichten auf, so führt dies in aller Regel zu dessen Erwärmung.

Da biologisches Gewebe einen wesentlich höheren spezifischen Widerstand σ hat als ein metallischer Leiter, stellt sich somit ein entsprechend größerer Widerstand dar, wenn elektrischer Strom – wie bei der Anwendung in der HF-Chirurgie beabsichtigt – durch dieses Gewebe fließt. In Abhängigkeit von der Stromdichte J ergibt sich die nach Gleichung (7) in der Zeit t in Wärme umgesetzte elektrische Leistung. Die Gewebeerwärmung hängt hiernach primär von der Stromdichte ab. Die in Wärme umgesetzte elektrische Energie ist umso größer, je höher die Stromdichte ist.

Dieser Sachverhalt ist beispielsweise bei der Anwendung von HF-Chirurgiegeräten in der monopolaren Technik von besonderer Bedeutung. Da die stromführende Aktivelektrode sehr kleinflächig ist, entsteht aufgrund der hohen Stromdichte und des hohen Widerstandes des biologischen Gewebes in den Zellen in unmittelbarer Nähe der Aktivelektrode eine hohe Temperatur, wie sie zur Anwendung in der HF-Chirurgie – z. B. zum HF-Schnitt – benötigt wird. Da der HF-Strom auch wieder aus dem Patienten herausgeleitet werden muss – z. B. über die Neutralelektrode –, ist darauf zu achten, dass der HF-Strom an seiner Austrittsstelle eine entsprechend niedrige Stromdichte aufweist. Dies ist wie oben beschrieben nur dann gewährleistet, wenn die gesamte Fläche der Neutralelektrode für den Stromfluss zur Verfügung steht, d. h. es muss darauf geachtet werden, dass die gesamte Fläche der Neutralelektrode am Patienten anliegt.

! **Zu Verbrennungen kann es ebenfalls kommen, wenn die HF-Ströme nicht nur über die Neutralelektrode abfließen, sondern z. B. über metallische Gegenstände, mit denen der Patient »unfreiwillig« in Berührung gebracht wird. Auch über Kontaktstellen des Patienten mit elektrisch leitfähigen Flüssigkeiten können HF-Ströme abfließen und an den Kontaktstellen zu Verbrennungen führen.**

Reizwirkung bei elektrischem Makroschlag

Der elektrische Strom kann Reizwirkungen auf erregbare Strukturen im menschlichen Körper ausüben. Betroffen sind hiervon Nerven- und Muskelzellen. Im Normalzustand liegt über den Membranen dieser Zellen eine

Potenzialdifferenz (Ruhepotenzial) von bis zu –100 mV. Zur Wahrnehmung ihrer Funktion verändern die Zellen kurzzeitig die über den Membranen dieser Zellen liegenden Potenzialdifferenzen (Aktionspotenzial).

Wirkt über die intakte Körperoberfläche elektrischer Strom auf den menschlichen Körper, so kann die Funktion der Nerven- und Muskelzellen in Abhängigkeit von der Stromart – Gleichstrom, Wechselstrom (50 Hz), HF-Strom (500 kHz bis 2 MHz) – empfindlich gestört werden. Diese Art der Gefährdung wird als »elektrischer Makroschlag« [4] bezeichnet.

Die Reizwirkung einer Stromstärke ist von der Frequenz des Stromes abhängig: Würde ein Gleichstrom (Frequenz 0 Hz) durch den menschlichen Körper fließen, so nähme man diesen Strom erst bei einer Stromstärke von etwa 2–10 mA wahr. Ersetzt man den Gleichstrom durch einen 50-Hz-Wechselstrom, so liegt die Wahrnehmungsgrenze bei einer Stromstärke von etwa 1 mA [14]. Verändert man die Bedingungen dahingehend, dass der Hautübergangswiderstand herabgesetzt wird, z. B. durch EKG-Elektrodengel, so liegt die Wahrnehmungsgrenze bei etwa 0,1 mA [15]. Umfasst eine Person einen metallischen Gegenstand, durch den ein 50-Hz-Wechselstrom von etwa 10 mA fließt, so ist diese Reizwirkung so stark, dass die betreffende Person nicht mehr in der Lage ist, die stromführende Leitung loszulassen (Loslassgrenze). 50-Hz-Wechselströme in einer Größenordnung von 50 mA führen zu unfreiwilligen Kontraktionen der Atemmuskulatur, 50-Hz-Wechselströme in einer Größenordnung von 100 mA zu ventrikulären Fibrillationen.

Ersetzt man den 50-Hz-Wechselstrom durch einen HF-Wechselstrom (1 MHz), wie er z. B. bei HF-Chirurgiegeräten zum Einsatz kommt, so wird dieser Strom – fehlende thermische Wirkung vorausgesetzt – auch bei hohen Stromstärken nicht mehr wahrgenommen. Nach Leonard und Gold [16] wird ein Strom von bis zu 3 A (3000 mA) bei einer Frequenz von 1 MHz als sicher angesehen; er verursacht keine Reizwirkung im Gewebe und damit auch keine kardialen Arrhythmien.

> ❗ **Die Reizwirkung des elektrischen Stromes ist also von dem Übergangswiderstand, der Stromstärke und der Frequenz abhängig.**

Reizwirkung bei elektrischem Mikroschlag

Im vorigen Abschnitt wurde davon ausgegangen, dass der Strom über die intakte Körperoberfläche auf den Patienten wirkt (Ausnahme: HF-Strom bei der HF-Chirurgieanwendung). Bei Patienten beispielsweise mit einem Herzkatheter wird eine leitfähige Verbindung zum Körperinneren hergestellt – unter Umgehung des hohen elektrischen Hautwiderstandes.

> ❗ **Stromstärken, die eine elektrische Reizwirkung direkt unter Umgehung des Hautwiderstandes an Nerven- und Muskelzellen auslösen können, liegen um bis zu 3 Zehnerpotenzen niedriger als oben angegeben.**

Aus Tierexperimenten ist bekannt, dass bei Hunden Kammerflimmern ausgelöst werden kann, wenn 50-Hz-Wechselstrom mit einer Stärke von 20 µA direkt an das Herz herangeführt wird [17]. Diese Stromstärke liegt weit unterhalb der Wahrnehmungsgrenze für einen Strom, der über die intakte Körperoberfläche an einen Patienten herangeführt wird.

Elektrische Reizwirkungen, die zu Patientengefährdungen mit sehr niedrigen Strömen führen können, werden als elektrischer Mikroschlag bezeichnet.

Für den Anwender ist es wichtig zu erkennen, unter welchen Bedingungen ein Patient einem elektrischen Mikroschlag ausgesetzt sein kann. Zwei Voraussetzungen müssen hierzu mindestens erfüllt sein:

- Eine elektrisch leitfähige Verbindung in das Körperinnere. Diese kann beispielsweise gegeben sein, wenn intravasale, Blasen- oder Absaugkatheter zum Einsatz kommen. Auch Infusionssysteme stellen eine leitfähige Verbindung zum Körperinneren und damit zum Herz her.
- Notwendig ist ein geschlossener Stromkreis. Dieser kann beispielsweise durch Erdung des Patienten zustande kommen.

Es sind also mindestens 2 den Stromkreis schließende Verbindungen zum Körper erforderlich, um einen Patienten den Gefährdungen eines elektrischen Mikroschlags auszusetzen. Zwischen den beiden Verbindungen muss eine Potenzialdifferenz bestehen.

Da eine Erdverbindung Teil eines elektrischen Stromkreises ist, die zur Auslösung eines elektrischen Schlags bzw. Mikroschlags führen kann, muss mit Erdverbindungen zu einem Patienten sehr vorsichtig umgegangen werden.

> ❗ **Aus Gründen der Patientensicherheit sollte ein Patient daher nicht geerdet werden.**

3

3.2 Gesetzliche Bestimmungen

Medizinprodukte – wie sie täglich auch von Anästhesisten im Operationssaal, auf einer Intensivstation oder im Rettungsdienst eingesetzt werden – unterliegen in der Bundesrepublik Deutschland besonderen Sicherheitsanforderungen, um Gefahren bei der Anwendung so weit zu reduzieren, dass der erforderliche Gesundheitsschutz für Patienten, Anwender und Dritte gewährleistet ist. Die von einem Hersteller, Betreiber und Anwender von Medizinprodukten zu erfüllenden Sicherheitsanforderungen sind im Medizinproduktegesetz (MPG) [3] und den daraus resultierenden Verordnungen [2] niedergeschrieben:

- Medizinprodukte-Betreiberverordnung
- Medizinprodukte-Sicherheitsplanverordnung
- Medizinprodukte-Verordnung

Zum 01.01.1995 ist in der Bundesrepublik Deutschland das MPG in Kraft getreten. Mit dem Medizinproduktegesetz wird ein Rechtsbereich vollkommen neu geregelt, der zuvor auf sehr viele unterschiedliche Gesetze verteilt war. Das Gerätesicherheitsgesetz mit Medizingeräteverordnung (MedGV) ist für Medizinprodukte nicht mehr gültig. Alle Anforderungen an Medizinprodukte werden in *einem* Gesetz, dem MPG, zusammengefasst. Die Bundesregierung kommt dabei der Verpflichtung aus den Römischen Verträgen nach, EG-Richtlinien in nationales Recht umzusetzen sowie diesen EG-Richtlinien entgegenstehende Gesetze und Verordnungen außer Kraft zu setzen.

Mit dem MPG werden derzeit folgende Richtlinien in nationales Recht umgesetzt [1], die das freie Inverkehrbringen dieser Produkte in Europa regeln:

- 90/385/EWG über »Aktive implantierbare medizinische Geräte«
- 93/42/EWG über »Medizinprodukte«
- 98/79/EG über »In-vitro-Diagnostika«

Das Anwenden von Medizinprodukten wird explizit im Anwendungsbereich des Gesetzes genannt. Hierbei handelt es sich um eine rein national gültige Regelung. In § 2 MPG heißt es u. a. hierzu:

»(1) Dieses Gesetz gilt für Medizinprodukte und deren Zubehör. Zubehör wird als eigenständiges Medizinprodukt behandelt.
(2) Dieses Gesetz gilt auch für das Anwenden, Betreiben und Instandhalten von Produkten, die nicht als

Medizinprodukte in Verkehr gebracht wurden, aber mit der Zweckbestimmung eines Medizinproduktes im Sinne der Anlagen 1 und 2 der Medizinprodukte-Betreiberverordnung eingesetzt werden. Sie gelten als Medizinprodukte dieses Gesetzes.«

Das Medizinproduktegesetz erlässt zur Gewährleistung der Sicherheit von Patienten Vorschriften für das Anwenden von Medizinprodukten, deren Missachtung mit Strafvorschriften und Ordnungswidrigkeiten belegt ist.

❗ **Die Verantwortung zur Einhaltung dieser Vorschriften wird auf den Anwender der Medizinprodukte übertragen. Der Anwender darf keine Medizinprodukte am Patienten anwenden, wenn diese Mängel aufweisen, durch die beispielsweise Patienten gefährdet werden können.**

Im MPG ist die Ermächtigung enthalten, dass der Gesetzgeber in einer Verordnung weitere Anforderungen an das Betreiben und Anwenden von Medizinprodukten festlegen kann. In der Medizinprodukte-Betreiberverordnung werden u. a. Regelungen getroffen über:

- Einweisung der Anwender
- sicherheitstechnische Kontrollen
- Funktionsprüfungen
- Kontrolluntersuchungen und Vergleichsmessungen in klinischen Laboratorien
- Aufbereitung
- Bestandsverzeichnis
- Medizinproduktebuch

3.3 Begriffsbestimmungen und Klassifikationen

3.3.1 Sicherheit

Definition

Sicherheit lässt sich definieren als »Freiheit von unvertretbaren Risiken« [5]. Diese Definition berücksichtigt, dass es eine 100%ige Sicherheit nicht gibt.

Die Sicherheit eines Medizinprodukts hat der Hersteller nachzuweisen, bevor er das Medizinprodukt in Verkehr bringt. Er muss hierbei den Nachweis führen, dass die sog. Grundlegenden Anforderungen des Medizinproduktegesetzes erfüllt sind. Eine dieser Grundlegenden Anforderungen lautet [1, 2]:

»Die Produkte müssen so ausgelegt und hergestellt sein, dass ihre Anwendung weder den klinischen Zustand und die Sicherheit der Patienten noch die Sicherheit und die Gesundheit der Anwender oder gegebenenfalls Dritter gefährdet, wenn sie unter den vorgesehenen Bedingungen und zu den vorgesehenen Zwecken eingesetzt werden, wobei etwaige Risiken verglichen mit der nützlichen Wirkung für den Patienten vertretbar und mit einem hohen Maß des Schutzes von Gesundheit und Sicherheit vereinbar sein müssen.«

Zum Nachweis der Erfüllung der Grundlegenden Anforderungen kann der Hersteller auf harmonisierte Normen zurückgreifen. Für elektrisch betriebene Medizinprodukte ist die Norm »DIN EN ISO 60601-1 Medizinische elektrische Geräte – Teil 1: Allgemeine Festlegungen für die Sicherheit« (März 1996) [6] zu berücksichtigen. Diese Norm bezieht sich immer auf ein einzelnes elektrisch betriebenes Medizinprodukt. Diese Norm ist bis 2009 gültig und wird im Prinzip durch die harmonisierte Norm »EN IEC 60601-1 – Ed. 3.0 Medical electrical equipment – Part 1: General requirements for basic safety and essential performance« [7] abgelöst.

Diese Norm umfasst in der aktuellen Ausgabe (2006) in einer neuen Sicherheitsphilosophie:

- Erstfehlersicherheit, also dass kein einzelner und erster Fehler dazu führen kann, dass die Anwendung eines Gerätes im Laufe seiner Lebensdauer gefährlich werden kann (zum »ersten Fehler« s. unten, 3.3.9)
- Bewertung und Akzeptanz von Risiken, die u. a. durch Fehlfunktion und vorhersehbaren Missbrauch zu einer Beeinträchtigung oder Schädigung von Patienten oder Anwendern führen können
- Risikomanagementprozess nach ISO 14971 [8] (wird verpflichtend eingeführt)
- vernünftigerweise vorhersehbaren Missbrauch unter Normalbedingungen und im Fall des ersten Fehlers

Die Norm setzt den vom Hersteller vorgegebenen bestimmungsgemäßen Gebrauch voraus.

Die allgemeinen Anforderungen an die Sicherheit einschließlich der wesentlichen Leistungsmerkmale elektrisch betriebener Medizinprodukte bilden somit die Grundlage für die Sicherheitsanforderungen. Des Weiteren werden unterschiedliche Anforderungen an die elektrische Sicherheit für Anwender und Patienten gestellt.

3.3.2 Gefährdung und Gefahr

Definition

Gemäß der Norm »Sicherheit von Maschinen – Risikobeurteilung« [9] wird der Begriff »**Gefährdung**« als »potenzielle Schadensquelle« definiert.

Das **Gefährdungspotenzial** kann als Umfang der Schädigung an Personen (oder Sachgütern) in der Umgebung der potenziellen Schadensquelle angesehen werden, wie es unter definierten Bedingungen zu erwarten ist.

Der Begriff »**Gefahr**« kann als »eine durch eine Exponierung konkretisierte Gefährdung definiert werden« [5].

Gefährdung, Gefährdungspotenzial und Gefahr stehen in einer kausalen Beziehung zueinander.

Der elektrische Strom stellt eine Gefährdung – eine potenzielle Schadensquelle – dar. Kommt ein Patient während einer Behandlung mit elektrischem Strom in Berührung, beispielsweise mit HF-Strömen beim Einsatz eines HF-Chirurgiegerätes, so wird die Gefährdung dann zu einer Gefahr, wenn sicherheitstechnische Anforderungen außer Acht gelassen werden (beispielsweise keine oder ungenügende Verbindung der Neutralelektrode mit dem Patienten). Das mit dieser Gefährdung verbundene Risiko kann z. B. zu Verbrennungen führen.

3.3.3 Klassifikation von elektrisch betriebenen Medizinprodukten

Medizinprodukte der Anlage 1 der Medizinprodukte-Betreiberverordnung

Für aktive, nichtimplantierbare Medizinprodukte, die der Anlage 1 der Medizinprodukte-Betreiberverordnung zuzuordnen sind, wurden spezielle Vorschriften festgelegt. Zu diesen Medizinprodukten zählen u. a. folgende:

- Beatmungsgeräte
- Infusions- und Infusionsspritzenpumpen
- Defibrillatoren
- invasive Blutdruckmessgeräte
- Röntgengeräte
- Magnetresonanztomographen
- HF- und Laserchirurgiegeräte
- elektrische/pneumatische Bohrer und Sägen
- Geräte mit extrakorporaler Zirkulation (Hämodialysegeräte, Herz-Lungen-Maschinen)
- Säuglingsinkubatoren

3

Die Anlage 1 enhält Vorschriften z. B. über die Funktionsprüfung am Betriebsort vor Erstinbetriebnahme und insbesondere über die Einweisung der Anwender durch vom Betreiber »Beauftragte Person(en)« unter Berücksichtigung der Gebrauchsanweisung und sicherheitsbezogener Informationen sowie Instandhaltungshinweise und die zulässige Verbindung mit anderen Medizinprodukten (Gerätekombinationen).

> **❶ Alle aktiven, nichtimplantierbaren Medizinprodukte, die der Anlage 1 zuzuordnen sind, dürfen ausschließlich von Personen angewendet werden, die in der Medizinprodukte-Betreiberverordnung festgelegte Voraussetzungen erfüllen *und* die vom Hersteller oder von einer vom Betreiber »Beauftragten Person« unter Berücksichtigung der Gebrauchsanweisung in die sachgerechte Handhabung des jeweiligen Medizinprodukts der Anlage 1 eingewiesen worden sind.**

Wer Medizinprodukte entgegen diesen gesetzlichen Festlegungen vorsätzlich oder fahrlässig anwendet, kann mit einer Ordnungswidrigkeit belegt werden.

Schutzklassen

Zum Ausschluss einer Gefahr für Patient, Anwender und Umgebung bei bestimmungsgemäßem Gebrauch von elektrisch betriebenen Medizinprodukten werden die Geräte nach der Art des Schutzes gegen elektrischen Schlag klassifiziert [6]. Medizinprodukte, die von einer äußeren elektrischen Stromquelle versorgt werden, sind je nach Art des Schutzes gegen elektrischen Schlag in 2 Schutzklassen eingeteilt.

Schutzklasse I

Von Medizinprodukten der Schutzklasse I spricht man, wenn alle berührbaren leitfähigen Teile, die im Fall eines ersten Fehlers eine gefährliche Spannung annehmen können, mit einer Schutzleiterverbindung ausgestattet sind.

Die Sicherheit von Medizinprodukten der Schutzklasse I wird durch eine Basisisolierung im Gerät und einen Schutzleiteranschluss gewährleistet. Kommt es z. B. durch einen Fehler der Basisisolierung im Netzteil des Geräts dazu, dass die Netzspannung am Gehäuse anliegt, so führt dies bei intaktem Schutzleiter zu einem Kurzschluss und über das Ansprechen des Fehler-

stromschutzschalters (FI-Schalter – F für Fehler und I als Formelzeichen für Strom; eine Schutzeinrichtung in Stromnetzen) zum Abschalten der Netzspannung. ❏ Abbildung 3.1 zeigt das Symbol für ein Gerät der Schutzklasse I.

Schutzklasse II

Der Schutz gegen elektrischen Schlag hängt nicht allein von der Basisisolierung ab, sondern von zusätzlichen Schutzmaßnahmen wie doppelte oder verstärkte Isolierung. Die Sicherheit von Medizinprodukten der Schutzklasse II wird also durch eine doppelte Isolierung aller elektrisch leitenden Oberflächen gewährleistet. Diese zusätzliche Isolierung übernimmt bei Versagen der Basisisolierung den Berührschutz. Bei beweglichen Medizinprodukten der Schutzklasse II besteht keine Möglichkeit eines Schutzleiteranschlusses und damit auch keine Abhängigkeit von Installationsmaßnahmen. ❏ Abbildung 3.2 zeigt das Symbol der Schutzklasse II.

Gerätetypen

Darüber hinaus wird eine Klassifikation der elektrisch betriebenen Medizinprodukte nach dem Grad des Schutzes gegen elektrischen Schlag vorgenommen [6]. Dies entspricht einer Einstufung der Geräte nach den maximal zulässigen Ableitströmen. Unterschieden wird nach Geräten der Typen B, BF und CF; bei Geräten der Typen BF und CF erfolgt eine zusätzliche Kennzeichnung, wenn eine Defibrillatorfestigkeit gewährleistet ist (❏ Abb. 3.3).

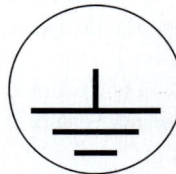

❏ **Abb. 3.1.**
Symbol für Geräte der Schutzklasse I

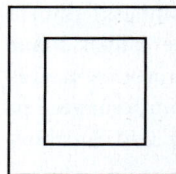

❏ **Abb. 3.2.**
Symbol für Geräte der Schutzklasse II

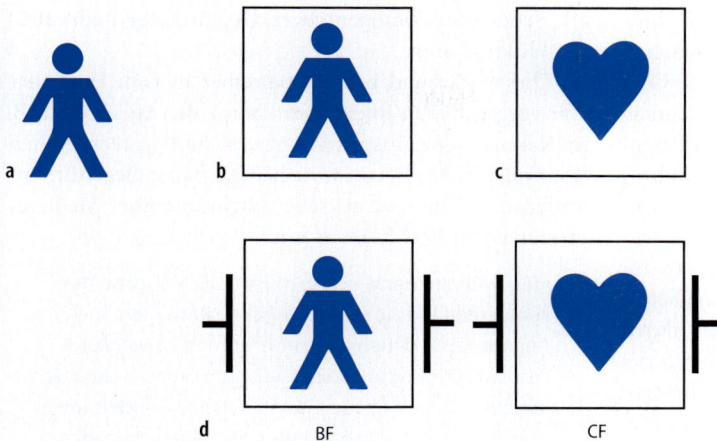

☐ Abb. 3.3a–d. a Symbol für Geräte des Typs B,
b Symbole für Geräte des Typs BF, **c** Symbol für
Geräte dex Typs CF, **d** Symbole für Geräte des Typs
BF und CF mit Defibrillationsfestigkeit

Geräte des Typs B

Geräte des Typs B sind in der Regel solche ohne Anwendungsteil, d. h. Geräte, die bei der bestimmungsgemäßen Anwendung nicht mit dem Patienten in Berührung kommen. Das Symbol, mit dem diese Geräte gekennzeichnet werden, ist in ☐ Abb. 3.3a dargestellt.

Beispiel		
Laborgeräte sind Typ-B-Geräte.		

Geräte des Typs BF

Geräte des Typs BF sind solche des Typs B, jedoch mit einem Anwendungsteil des Typs F. Dieses Anwendungsteil ist von allen anderen Teilen des Gerätes derart getrennt, dass der zulässige Patientenableitstrom bei Vorliegen des »Ersten Fehlers« nicht überschritten wird, wenn man eine festgelegte Spannung zwischen Anwendungsteil und Erde anlegt [6]. Geräte des Typs BF sind mit einer stilisierten Figur in einem Quadrat gekennzeichnet (☐ Abb. 3.3b). Ist das Gerät des Typs BF defibrillatorfest, so wird es mit einem zusätzlichen Symbol gekennzeichnet, das in ☐ Abb. 3.3d dargestellt ist.

Beispiel		
Patientenmonitorgeräte (z. B. Pulsoxymeter und Kapnographiegeräte) und Defibrillatoren sind Geräte des Typs BF. Geräte des Typs BF dürfen *nicht* am offenen Herz eingesetzt werden.		

Geräte des Typs CF

Geräte des Typs CF sind solche, die einen höheren Schutz gegen elektrischen Schlag – insbesondere in Bezug auf zulässige Ableitströme – bieten als Geräte des Typs BF. Sie haben ein Anwendungsteil des Typs F. Geräte des Typs CF sind mit einem Herz in einem Quadrat gekennzeichnet (☐ Abb. 3.3c). Ist das Gerät des Typs CF defibrillatorfest, so wird es mit einem zusätzlichen Symbol gekennzeichnet, das in ☐ Abb. 3.3d dargestellt ist.

Beispiel		
Beispiele für Geräte des Typs CF sind Patientenmonitorgeräte (EKG-Ableitung, Blutdruckmessung) mit intrakardialer Ableitung.		

Geräte der Typen BF und CF – defibrillatorfest

Findet man links und rechts neben dem Klassifikationszeichen für Geräte der Typen BF und CF jeweils einen Strich (☐ Abb. 3.3d), so bedeutet dies, dass die Geräte während einer mittels Defibrillator durchgeführten Reanimation am Patienten angeschlossen bleiben dürfen.

3.3.4 Sicherheit der Installation

Die Bedeutung der sicheren Installation wird in erster Linie dadurch erkennbar, dass die Funktion der zusätzlichen Schutzmaßnahmen von Geräten der Schutzklasse I entscheidend von der Bereitstellung eines ordnungsgemäß

3

funktionierenden Schutzleiteranschlusses und eines ordnungsgemäß funktionierenden Fehlerstromschutzschal-
ters in der Installation abhängt [19]. Außerdem fordern
die für die Installation in medizinisch genutzten Räumen
geltenden Bestimmungen die Durchführung eines Poten-
zialausgleichs [20–22]. In Räumen für die Anwendung
intrakardialer Verfahren empfiehlt es sich, den Potenzialausgleich so sorgfältig durchzuführen, dass die Potenzialdifferenzen zwischen den einzelnen Anschlüssen für
Schutzleiter und Potenzialausgleich bei allen möglichen
Netzbelastungen unter 10 mV bleiben, was nur durch
entsprechende Prüfungen nachweisbar ist [19]. Nach der
BGV A3 (BGV: Berufsgenossenschaftliche Vorschriften/
Unfallverhütungsvorschriften) [18], die nach § 2 der Medizinprodukte-Betreiberverordnung zu den einzuhalten-
den Unfallverhütungsvorschriften gehört, ist es für den
sicheren Betrieb elektrischer Anlagen erforderlich, diese
beispielsweise nach einer Instandhaltungsmaßnahme und
in bestimmten Zeitabständen zu überprüfen.

3.3.5 Anwendungsteil

Definition

Als Anwendungsteil eines elektrisch betriebenen Medizinprodukts ist ein Teil des Medizinprodukts zu verstehen,
das bei bestimmungsgemäßem Gebrauch in körperlichen
Kontakt mit dem Patienten kommt oder mit dem Patienten in Kontakt gebracht werden kann oder vom Patienten
berührt werden muss, damit das Medizinprodukt seine
Funktion erfüllen kann [6].

> **Beispiel**
>
> Die Neutralelektrode eines HF-Dissektors oder ein Ult-
> raschall-Transducer stehen in körperlichem Kontakt mit
> dem Patienten, und die Aktivelektrode eines HF-Dissek-
> tors kann mit dem Patienten in Kontakt gebracht wer-
> den. Ein Ergometer muss von einem Patienten berührt
> werden. Bei einem elektrisch betriebenen Narkosegerät
> steht beispielsweise das Anwendungsteil »Respirator«
> mit der Atemluft des Patienten in Berührung.

3.3.6 Normalbedingung

Definition

Die Normalbedingung definiert die DIN EN 60601-1 [6]
als denjenigen Zustand eines Medizinprodukts, in dem

alle Schutzvorrichtungen gegen Gefährdungen einwandfrei funktionieren.

Diesen Zustand hat der Betreiber in vom Hersteller
klar vorgegebenen Intervallen überprüfen zu lassen, z. B.
im Rahmen einer Inspektion bzw. sicherheitstechnischen
Kontrolle. In Abs. 13.6 des Anhangs I (Grundlegende Anforderungen) der europäischen Richtlinie über Medizinprodukte von 1993 heißt es u. a.:

> »Die Gebrauchsanweisung muss nach Maßgabe des
> konkreten Falles folgende Angaben enthalten: […] Alle
> Angaben, mit denen überprüft werden kann, ob ein
> Produkt ordnungsgemäß installiert worden ist und sich
> in sicherem, betriebsbereitem Zustand befindet, sowie
> Angaben zu Art und Häufigkeit der Instandhaltungs-
> maßnahmen und der Kalibrierungen, die erforderlich
> sind, um den sicheren und ordnungsgemäßen Betrieb
> der Produkte fortwährend zu gewährleisten …«.

3.3.7 Bestimmungsgemäßer Gebrauch und Zweckbestimmung

Der bestimmungsgemäße Gebrauch eines Medizinprodukts wird gemäß DIN EN 60601-1 vom Hersteller in
der Gebrauchsanweisung festgelegt. Er beschreibt den
Betrieb des Medizinprodukts einschließlich der Rou-
tineprüfungen (s. unten) und Einstellungen durch den
Anwender. Zum bestimmungsgemäßen Gebrauch zählt
auch die Beachtung der Zweckbestimmung eines Medizinprodukts und der vor einer Anwendung am Patienten
vorgeschriebenen Gerätechecks. Die Zweckbestimmung
eines Medizinprodukts ist gemäß Medizinproduktegesetz
vom Hersteller festzulegen. Nach § 3 Nr. 10 MPG ist die
Zweckbestimmung wie folgt definiert:

> »Zweckbestimmung ist die Verwendung, für die
> das Medizinprodukt in der Kennzeichnung, der
> Gebrauchsanweisung oder den Werbematerialien
> … bestimmt ist.«

Für den Anwender hat die vom Hersteller festgelegte
Zweckbestimmung eine besondere Bedeutung. § 2 Abs. 1
der Medizinprodukte-Betreiberverordnung legt u. a. Folgendes fest:

> »Medizinprodukte dürfen nur ihrer Zweckbestim-
> mung entsprechend und nach den Vorschriften die-

ser Verordnung, den allgemein anerkannten Regeln der Technik sowie den Arbeitsschutz- und Unfallverhütungsvorschriften errichtet, betrieben, angewendet und in Stand gehalten werden.«

❗ **Wird ein Medizinprodukt entgegen der Zweckbestimmung des Herstellers am Patienten angewandt, so liegt die Verantwortung beim Anwender. Von Bedeutung ist dies speziell dann, wenn ein Patient bei der Anwendung entgegen der Zweckbestimmung zu Schaden kommt.**

3.3.8 Anwendungsverbot eines Medizinprodukts

Von besonderer Bedeutung ist zudem die Forderung laut § 4 MPG. Hiernach ist es verboten, Medizinprodukte zu betreiben oder anzuwenden,

> »wenn der begründete Verdacht besteht, dass sie die Sicherheit und die Gesundheit der Patienten, der Anwender oder Dritter bei sachgemäßer Anwendung, Instandhaltung und ihrer Zweckbestimmung entsprechender Verwendung über ein nach den Erkenntnissen der medizinischen Wissenschaften vertretbares Maß hinausgehend unmittelbar oder mittelbar gefährden oder wenn das Datum abgelaufen ist, bis zu dem eine gefahrlose Anwendung nachweislich möglich ist.«

❗ **Da Medizinprodukte nicht betrieben und angewendet werden dürfen, wenn sie Mängel aufweisen, durch die Patienten, Beschäftigte oder Dritte gefährdet werden können, ergibt sich für den Anwender die Verpflichtung, vor der Anwendung zu entscheiden, ob von dem Medizinprodukt eine Gefährdung ausgeht. Eine Gefährdung besteht auch, wenn das Datum, bis zu dem eine gefahrlose Anwendung möglich ist, abgelaufen ist. Ein Zuwiderhandeln gegen diese Forderung ist strafbewehrt.**

3.3.9 Erster Fehler

Definition

Unter dem Ersten Fehler versteht man den Zustand, der dann vorliegt, wenn im Gerät eine einzelne Schutzmaßnahme gegen eine Gefährdung versagt hat.

> **Beispiel**
>
> Der Zustand eines Ersten Fehlers liegt dann vor, wenn der Schutzleiter oder ein Leiter der Stromversorgung unterbrochen ist.

Allgemein wird gefordert [6], dass Geräte unter Normalbedingungen und bei Auftreten eines Ersten Fehlers während des bestimmungsgemäßen Gebrauchs keine Gefährdungen hervorrufen.

3.3.10 Ableitstrom

Ableitströme sind definiert als nicht betriebsnotwendige Ströme. Es sind Ströme, die aufgrund von Potenzialdifferenzen auftreten, wie sie beispielsweise zwischen dem Netzteil und dem Gehäuse des Medizinprodukts bestehen.

Auch bei intakter Isolierung fließen aufgrund der Ohm- bzw. der kapazitiven Kopplung Ableitströme. Diese Ableitströme sind nicht vermeidbar. Sie können durch konstruktive, sicherheitstechnische Maßnahmen [6] jedoch derart begrenzt werden, dass Gefährdungen bei bestimmungsgemäßem Gebrauch mit großer Wahrscheinlichkeit ausgeschlossen sind. Die Anforderungen sind so festgelegt, dass die zulässigen Werte des Ableitstroms – auch im Fall des Ersten Fehlers – als sicher angesehen werden können.

Unterschieden wird zwischen (◻ Tab. 3.1):
- Erdableitstrom
- Gehäuseableitstrom
- Patientenableitstrom

Erdableitstrom
Definition

Der Erdableitstrom ist der nicht betriebsnotwendige Strom, der vom Netzteil über die Isolierung zum Schutzleiter fließt. Unter einem Schutzleiter versteht man die Verbindung zwischen dem Schutzleiteranschluss (Anschluss, der mit leitfähigen Teilen von Geräten der Schutzklasse I verbunden ist; s. oben) und einem äußeren, fest installierten Schutzleitersystem.

Die in ◻ Tab. 3.1 angegebenen Grenzwerte des Erdableitstroms sind nach DIN EN 60601-1 so gewählt worden, dass ein nennenswerter Anstieg derjenigen Ströme, die durch das Schutzleitersystem der festen Installation fließen, vermieden wird.

3

Gehäuseableitstrom
Definition

Der Gehäuseableitstrom ist u. a. der nicht betriebsnotwendige Strom, der vom Gehäuse durch eine äußere leitfähige Verbindung – ausgenommen ist der Schutzleiter – zur Erde oder zu einem anderen Teil des Gehäuses fließt.

Die in ◘ Tab. 3.1 genannten Grenzwerte beruhen auf folgenden Überlegungen: Der Gehäuseableitstrom von Medizinprodukten mit Anwendungsteilen des Typs CF (unter Normalbedingungen) hat die gleichen Werte wie der von Medizinprodukten mit Anwendungsteilen des Typs BF, weil solche Medizinprodukte gleichzeitig an einem Patienten angewendet werden können.

> ❗ **Ein Gefährdungspotenzial besteht bei sorgloser Handhabung intrakardialer Leiter oder flüssigkeitsgefüllter Katheter. Solche Teile sollten immer mit großer Vorsicht und mit trockenen Gummihandschuhen gehandhabt werden.**

Patientenableitstrom
Definition

Unter dem Patientenableitstrom versteht man den nicht betriebsnotwendigen Strom, der vom Anwendungsteil über den Patienten zur Erde fließt.

In ◘ Tab. 3.1 sind Grenzwerte für den Patientenableitstrom angegeben. Der Grenzwert für Anwendungsteile des Typs CF beträgt unter Normalbedingungen 0,01 mA. Hier kann eine Wahrscheinlichkeit von 0,2 % für das Auslösen von Kammerflimmern oder Aussetzen der Pumpfunktion angenommen werden, wenn der Patientenableitstrom über kleine Flächen an der Herzinnenseite zur Wirkung kommt. Der zulässige Höchstwert von 50 μA bei einem Ersten Fehler bei Anwendungsteilen des Typs CF beruht auf Untersuchungen, die bei Ka-

thetern mit einem Durchmesser von 1,25–2 mm eine Wahrscheinlichkeit von 1 % für das Auftreten von Kammerflimmern nachgewiesen haben [11, 12].

3.3.11 Potenzialausgleich

Definition

Der Potenzialausgleich ist definiert als eine elektrische Verbindung, welche die Körper elektrischer Betriebsmittel (z. B. elektrisch betriebene Medizinprodukte) und fremde, leitfähige Teile auf ein gleiches oder annähernd gleiches Potenzial bringt.

Um die zwischen mehreren, an einem Patienten angeschlossenen, elektrisch betriebenen Medizinprodukten existierenden Potenzialdifferenzen auszugleichen, sind Potenzialausgleichsleiter erforderlich. Dies sind leitende Verbindungen zwischen den Medizinprodukten und der Potenzialausgleichsammelschiene der elektrischen Installation. Der Anschlusspunkt für den Potenzialausgleichsleiter ist an den elektrisch betriebenen Medizinprodukten gemäß DIN EN 60601-1 mit einem Bildzeichen (◘ Abb. 3.4) gekennzeichnet. Erforderlich ist der Anschluss von Erdungskabeln zum Potenzialausgleich bei intrakranialen und intrakardialen Operationen auch an die Narkosegeräte.

Während der Anwendung elektrisch betriebener Medizinprodukte mit direktem Kontakt zum Patienten muss

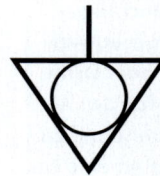

◘ **Abb. 3.4.** Symbol für den Anschlusspunkt für den Potenzialausgleich an elektrisch betriebenen Medizinprodukten

◘ **Tab. 3.1.** Zulässige Werte [mA] langzeitig fließender Ableitströme. Nach [6]

Ableitströme	Gerätetyp B		Gerätetyp BF		Gerätetyp CF	
	Normal-bedingung	Erster Fehler	Normal-bedingung	Erster Fehler	Normal-bedingung	Erster Fehler
Erdableitstrom	0,5	1[1]	0,5	1[1]	0,5	1[1]
Gehäuseableitstrom	0,1	0,5	0,1	0,5	0,1	0,5
Patientenableitstrom	0,1	0,5	0,1	0,5	0,01	0,05

[1] Als einziger Erster Fehler für den Erdableitstrom gilt die Unterbrechung von jeweils einem Stromversorgungsleiter.

um den Patienten ein Bereich mit Potenzialausgleich über einen patientennahen zentralen Potenzialausgleichspunkt geschaffen werden. An diesen Potenzialausgleichspunkt müssen die Potenzialausgleichsleiter der elektrisch betriebenen Medizinprodukte angeschlossen werden. Berührbare, leitfähige Teile und Flächen, die sich in Reichweite des Patienten befinden, sollten ebenfalls an den Potenzialausgleich angeschlossen werden [13]. Potenzialausgleichsleitungen sind gelb-grün gekennzeichnet.

Literatur

1. Böckmann R-D, Frankenberger H, Will H-G (2007) Durchführungshilfen zum Medizinproduktegesetz – Schwerpunkt Medizintechnik und In-vitro-Diagnostika. Praxisnahe Hinweise, Erläuterungen, Textsammlung, 26. Ergänzung. TÜV-Verlag, Köln
2. Böckmann R-D, Frankenberger H, Will, H-G (2007) »MPG & Co«, 4. Aufl. TÜV-Verlag, Köln
3. Medizinproduktegesetz in der Fassung der Bekanntmachung vom 7. August 2002 (BGBl I, S. 3146), zuletzt geändert durch Artikel 1 des Gesetzes vom 14. Juni 2007 (BGBl I, S. 1066)
4. Bruner JMR, Leonard PF (1989) Electricity, safety and the patient. Year Book, Chicago
5. ISO/IEC Leitfaden 51 (1999) Leitfaden für die Aufnahme von Sicherheitsaspekten in Normen. ISO Zentralsekretariat, Genf
6. DIN EN ISO 60601-1 (1996) Medizinische elektrische Geräte – Teil 1: Allgemeine Festlegungen für die Sicherheit. Beuth, Berlin
7. EN IEC 60601-1 (2006) Ed. 3.0: Medizinische elektrische Geräte Teil 1: Allgemeine Festlegungen für die Sicherheit einschließlich der wesentlichen Leistungsmerkmale. Beuth, Berlin
8. DIN EN ISO 14971 (2007) Medizinprodukte – Anwendung des Risikomanagements auf Medizinprodukte. Beuth, Berlin
9. DIN EN ISO 14121-1 (2005) Sicherheit von Maschinen – Risikobeurteilung – Teil 1: Leitsätze. Beuth, Berlin
10. Frankenberger H (1995) Medizinproduktegesetz und Instandhaltung. MPJ-Medizinprodukte Journal 3: 3
11. Starmer CF, Whalen RE (1973) Current density and electrically induced ventricular fibrillation in man. Med Instrum 7: 3–6
12. Watson AB, Wright JS (1973) Electrical thresholds for ventricular fibrillation in man. Med J Austr 1: 1179–1182
13. Frankenberger H, Frankenberger R-T (2001) Aspekte der elektrischen Sicherheit in der Anästhesie. In: Kochs E, Krier C, Buzello W, Adams HA (Hrsg) Anästhesiologie. Thieme, Stuttgart New York, S 1520–1526
14. Olson WH (1992) Electrical safety. In: Webster JG (ed) Medical instrumentation. Houghton Mifflin, Boston, p 751
15. Tan KS, Johnson DL (1990) Threshold for sensation for 60 Hz leakage current: results of a survey. Biomed Instrum Technol 24: 207–211
16. Leonard PF, Gold AB (1965) Dynamics of electrical hazards of particular concern to operating room personnel. Surg Clin North Am 45: 975–982
17. Starmer CF, Whalen RE, McIntosh HD (1964) Hazards of electric shock in cardiology. Am J Cardiol 14: 537–546
18. BGV A3 (2005) Unfallverhütungsvorschrift Elektrische Anlagen und Betriebsmittel. Berufsgenossenschaft für Fahrzeughaltungen, Hamburg
19. Kresse H (Hrsg) (1978) Kompendium Elektromedizin. Siemens, Berlin München
20. Sudkamp N (1992) Elektrische Anlagen im Krankenhaus, 2. Aufl. TÜV Rheinland, Köln
21. Gärtner A (2004) Medizinproduktesicherheit, 3. Aufl. TÜV-Verlag, Köln
22. Kramme R (Hrsg) (2002) Medizintechnik: Verfahren, Systeme und Informationsverarbeitung, 2. Aufl. Springer, Berlin Heidelberg New York

Displaygestaltung und Alarme

B. Thull

4

4.1 Monitoring als kognitive Aufgabe

Die Kontrolle der Narkose, die Überwachung der Vitalfunktionen während der Operation sowie die Applikation
von Medikamenten und die Überwachung ihrer Wirkung
sind Kernaufgaben im Bereich der Anästhesie. Apparativ gemessene und vermittelte Daten müssen permanent
beobachtet und auf Validität geprüft sowie die Funktion
und die Betriebssicherheit der dabei eingesetzten Geräte kontrolliert werden. Ein umfassenderes Verständnis
physiologischer Zusammenhänge und Fortschritte in der
Entwicklung neuer Sensoren haben dazu geführt, dass
die Anzahl der Anzeigen, Alarme und Kurven auf einem
Monitor von 4 im Jahre 1970 auf 23 im Jahre 2000 zugenommen hat [2].

❶ **Der Patientenzustand wird in zunehmendem
Maße apparativ vermittelt.**

Die Überwachung von Patienten kann als Entscheidungs-
situation in einem komplexen System aufgefasst werden.
Solche Entscheidungssituationen sind auch für Erfahrene
z. T. äußerst anspruchsvoll. Sie sind charakterisiert durch:
- Zeitdruck
- hohe Risiken bei Fehleinschätzungen
- fehlende, mehrdeutige oder fehlerhafte Information
- unklare oder widersprüchliche Ziele und Prozeduren
- dynamische Entwicklungen
- Teamarbeit

Im Gegensatz zu bis dahin üblichen, künstlich hergestell-
ten Laborsituationen zur Untersuchung menschlichen
Entscheidungsverhaltens werden in der neueren Literatur
derartige Situationen als natürliche Entscheidungssituationen bezeichnet [20]. Erfahrene Entscheider erkennen
Situationen mit Hilfe von Hinweisen oder Mustern, die
der Situation eigen sind (»cues«), und reagieren intuitiv
(»recognition primed decision model«). Dabei hat In-
tuition nichts mit in diesem Zusammenhang vielleicht
negativ besetzter »Gefühlsmäßigkeit« oder »Zufälligkeit«
von Entscheidungen zu tun, sondern ist das Ergebnis
komplexer Lernprozesse und mentaler Simulationen, die
es Experten ermöglichen, die Entwicklung einer Situation
sehr schnell zu antizipieren.

Dabei sehen Experten im Gegensatz zu Anfängern
u. a. Muster, die diese nicht sehen können, Anomalien
– d. h. Ereignisse, die nicht eingetreten sind – oder andere Brüche der Erwartungen sowie Unterschiede, die für
Anfänger zu gering sind, um von diesen wahrgenommen

werden zu können. Die Wahrnehmung einer Situation
mit Hilfe von Mustern und die intuitive Antizipation
ihrer weiteren Entwicklung führen zu einem Gesamtbild
(»situation awareness«), aufgrund dessen Entscheidungen
gefällt werden. Nur in eher seltenen Fällen werden in natürlichen Situationen sog. rationale Entscheidungen auf
der Basis von bewusst gesammelten Informationen, statistischen Betrachtungen und Schlussfolgerungen im Sinne
eines logischen Kalküls sowie unter Abwägung von Vor-
und Nachteilen gefällt (»rational choice model«) [20].

❶ **Entscheiden in komplexen, dynamischen Systemen – und damit auch die Patientenüberwachung
– ist in erster Linie eine Frage der Mustererkennung [22].**

Untersuchungen zum Entscheidungsverhalten von Anästhesisten bestätigen diese Sicht [12–15, 36]. Insbesondere
konnte Gaba zeigen, dass sich erfahrene Anästhesisten
im Vergleich zu Anfängern dadurch auszeichnen, dass sie
mehr relevante Hinweise (»cues«) für die Bewertung der
intraoperativen Situation bereits aus der präoperativen
Bewertung des Patientenzustandes ableiten [12, 14].

4.2 Anforderungen an die Displaygestaltung

Das skizzierte menschliche Verhalten in natürlichen Entscheidungssituationen führt zu einer Reihe von Anforderungen an die Gestaltung von Anzeigen, die zur Überwachung und Entscheidungsunterstützung eingesetzt
werden sollen:
- Um die dargestellte Situation möglichst gut als Ganzes erfassen und damit einen Kontext herstellen zu
  können, sollte sich der Betrachter zunächst einen
  Überblick über alle vorhandenen Daten verschaffen
  können (»overview«). Dabei spielen Details keine
  Rolle.
- Zur Beobachtung von Hinweisen auf möglicherweise
  problematische Entwicklungen oder zur Erkennung
  von Mustern muss der Betrachter seine Aufmerksamkeit auf Teile der gezeigten Daten richten (»zoom
  in«) und gleichzeitig irrelevante Daten ausblenden
  können (»filter«). Der Detaillierungsgrad muss gerade so hoch sein, dass relevante Veränderungen der
  gezeigten Situation noch darstellbar sind. Zu viele
  Details können dagegen die Erkennung von Mustern
  beeinträchtigen.

— Für den Fall, dass keine intuitive, auf Mustererkennung basierende Strategie zur Bewältigung der Situation anwendbar ist, muss der Betrachter auf eine rationale Entscheidungsstrategie zurückgreifen können. Dazu muss es möglich sein, jedes einzelne Fakt oder Detail einer gezeigten Situation aus der Anzeige ablesen zu können (»details«).

Die Anforderung einer optimalen Unterstützung dieses Vorgehens mündet in das Grundprinzip »overview first – zoom in and filter – details on demand« für die Gestaltung von Anzeigen zur Entscheidungsunterstützung [26]. Darüber hinaus unterliegen menschliche Beobachter bestimmten Defiziten wie mangelnde Vigilanz oder geringer Erfahrung oder sie sind, wie z. B. auf einer Intensivstation, zeitweise vom Patientenbett abwesend. Zur Kompensation solcher Defizite ist es wichtig, dass Aspekte, die besondere Aufmerksamkeit erfordern, in Form einer konfigurierbaren Aufmerksamkeitssteuerung berücksichtigt werden können. Zur Bewertung der Qualität einer Anzeige zur Patientenüberwachung erscheinen die Kriterien »Zeit, die benötigt wird, um kritische Situationen zu erkennen«, und »Fehler in der Erkennung solcher Situationen« angemessen.

4.3 Stand der Technik

Aktuell verfügbare Patientenmonitore zeigen jeden gemessenen Parameter einzeln an, oft in Form einer Zeitreihe (Trendkurve; »Single-sensor-single-indicator«-Prinzip) [17]. Darüber hinaus werden die zuletzt gemessenen oder bestimmte abgeleitete Werte symbolisch dargestellt. ◻ Abbildung 4.1 zeigt eine typische Anzeige eines Monitors nach dem Stand der Technik. Die Steuerung der Aufmerksamkeit erfolgt mit Hilfe von konfigurierbaren Schwellwertalarmen und Alarmhierarchien, die Abweichungen einzelner Parameter unter bzw. über bestimmte Grenzen in der Regel auditiv und z. T. auch visuell anzeigen, z. B. durch farbige Hervorhebung oder Blinken.

Das visuelle Format der aktuellen Patientenmonitore zeichnet sich durch eine Reihe von Vorteilen aus:
— Das »Single-sensor-single-indicator«-Prinzip erzeugt eine funktional transparente Darstellung. Die von den Sensoren gemessenen bzw. die daraus abgeleiteten Parameter werden unmittelbar und unabhängig von anderen gemessenen Parametern auf dem Bildschirm dargestellt.
— Die Zeit wird explizit dargestellt. Zeitliche Entwicklungen eines Messwertes lassen sich unmittelbar

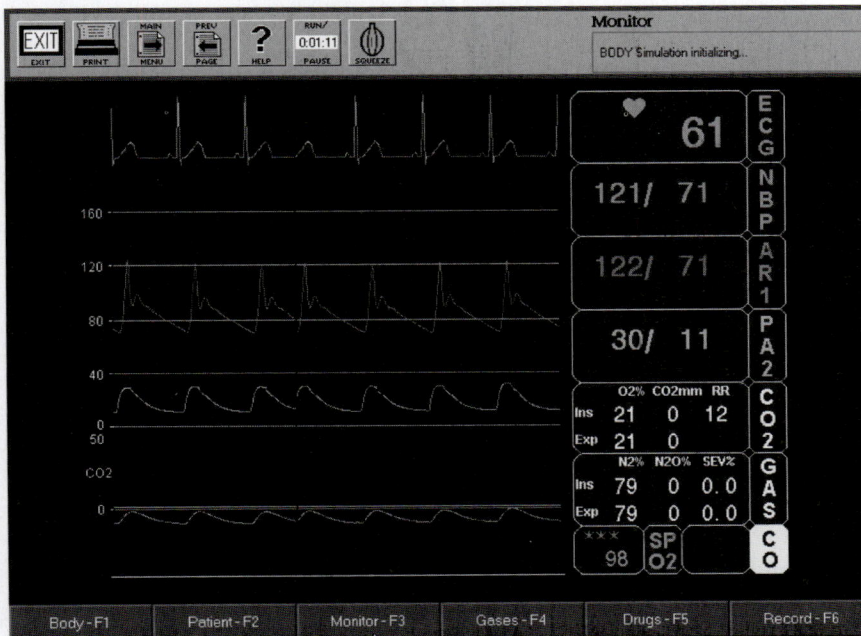

◻ Abb. 4.1. Typische Anzeige eines Monitors nach dem Stand der Technik. Diese Darstellung ist dem Anästhesiesimulator BODY Simulation 4.0 (Advanced Simulation Corporation, Oakland, USA) entnommen.

ablesen. Dies ist zwingende Voraussetzung für die sinnvolle Interpretation zahlreicher Messwerte – z. B. die EKG-Kurve, da sich die dahinter liegenden, physiologischen Entwicklungen im Kurvenverlauf widerspiegeln.

– Das visuelle Format ist robust und leicht zu konfigurieren. Solange genügend Platz auf dem Bildschirm vorhanden ist, können weitere Parameter bzw. Trendkurven hinzugefügt werden, ohne das Grundprinzip der Darstellung zu verändern.

– Das Format ist verbreitet und eingeübt. Es ist ein De-facto-Standard und stellt sicher, dass das Wissen um die Interpretation von Überwachungsanzeigen leicht an jeden intensivmedizinischen Arbeitsplatz transferiert werden kann.

Nachteile konventioneller Trendanzeigen und Schwellwertalarme

Zahlreiche Studien zur Gestaltung intensivmedizinischer Arbeitsplätze zeigen immer wieder Mängel der konventionellen Trendanzeigen und der damit verbundenen Schwellwertalarmierung auf [5, 6, 9, 13, 35, 36]. Als besonders problematisch stellen sich dabei aus Sicht der Informationsvisualisierung immer wieder die beschränkte Bildschirmfläche, suboptimale Darstellungsformate sowie die unzulängliche Steuerung der Aufmerksamkeit heraus.

Beschränkte Bildschirmfläche

Die weiter zunehmende Zahl messbarer Parameter lässt sich immer schwieriger auf dem Bildschirm eines konventionellen Patientenmonitors unterbringen. Daher erlauben viele aktuell verfügbare Monitore die Konfiguration verschiedener Auswahlen von Trendkurven (Sichten). Nachteilig ist allerdings, dass in der Folge eine Navigation zwischen den verschiedenen Sichten eingeführt werden musste. Dies kostet Platz auf dem Bildschirm, und die Strukturierung, wo welche Kurvenauswahl angelegt ist und wie sie erreicht wird (sog. Informationsarchitektur), muss gelernt werden. Die z. T. aufwändige Navigation kostet Zeit und lenkt von der eigentlichen Aufgabe ab.

Mit Blick auf die Komplexität und die Dynamik von Patientenzuständen erscheint darüber hinaus eine Vorauswahl von Parametern problematisch. Je nachdem, in welche Richtung ein Patientenzustand »driftet«, könnte zu seiner angemessenen Wahrnehmung die Beobachtung von Parametern nötig werden, die in der Voraus-

wahl nicht berücksichtigt wurden. Damit würde gerade in kritischen und nicht vorhergesehenen Situationen ein erhöhter und nicht akzeptabler Navigationsaufwand notwendig. Das Problem der beschränkten Bildschirmfläche dürfte sich mit der Verfügbarkeit größerer und höher auflösender Bildschirme verbessern, aber nicht gänzlich lösen lassen.

Suboptimales Darstellungsformat

Die Patientenüberwachung ist eine Frage der Mustererkennung. Allerdings können Trendanzeigen konventioneller Patientenmonitore den Mustererkennungsprozess erschweren. Unterschiedliche Zeitkonstanten der beobachteten Prozesse führen bei gleich gewählten Zeitachsen dazu, dass bestimmte Entwicklungen nicht optimal beobachtet werden können, weil das dargestellte Zeitfenster nicht adäquat eingestellt ist und solche Entwicklungen dann in »Zeitlupe« oder im »Zeitraffer« (z. B. Blutdruck- vs. Temperaturverlauf) erscheinen. Prozessangepasste Zeitachsen können dazu führen, dass verschiedene Kurven nicht mehr unmittelbar miteinander vergleichbar sind und die zeitliche Korrelation beobachteter Ereignisse im Kopf erfolgen muss.

Die Erkennung von Mustern (sog. Gestalten) bezieht sich normalerweise nur auf eine einzelne Kurve, z.B. die EKG-Kurve. Über verschiedene Kurven hinweg gelingt die intuitive Gestaltwahrnehmung nur dann, wenn sich die Kurven in irgendeiner Weise gleichförmig bewegen (»Gestaltgesetz des gemeinsamen Schicksals«). Dies ist jedoch in einem komplexen, nichtlinearen System wie dem Patientenzustand normalerweise nicht der Fall. Daher ist die intuitive Wahrnehmung von Zusammenhängen über verschiedene Kurven hinweg schwierig. Die Beobachtungen müssen im Kopf bewusst korreliert werden, was viel Aufmerksamkeit und einen hohen kognitiven Aufwand erfordert.

In vielen Situationen werden die Daten üblicherweise auf dem höchsten Detaillierungsgrad angezeigt. Nach dem Gestaltungsprinzip des »overview first – zoom in and filter – details on demand« werden aber in vielen Situationen zunächst höher abstrahierte, d. h. weniger detaillierte Daten benötigt.

Unzulängliche Steuerung der Aufmerksamkeit

Auch die Steuerung der Aufmerksamkeit ist mit hinlänglich bekannten Schwierigkeiten behaftet. Entscheidende

Hinweise (»cues«) aus der präoperativen Phase, auf was während einer Operation geachtet werden muss, können auf einem Patientenmonitor nur sehr eingeschränkt explizit, z. B. mit Hilfe von Alarmschwellen, dargestellt werden. Präoperativ gewonnene Informationen stehen daher im späteren Verlauf der Patientenbetreuung nicht mehr unmittelbar und im Monitoring integriert zur Verfügung (mittelbar z. B. über die Dokumentation der Anamnese). Diese Mängel in der Anzeigengestaltung müssen durch mentalen Aufwand kompensiert werden.

Die Bewertung einzelner Parameter mit Hilfe von Schwellwerten führt prinzipiell zu einem gewissen Anteil an Fehlalarmen. Aus Sicherheitsgründen ist dieser Anteil tendenziell eher hoch. Darüber hinaus führen pathologische Entwicklungen häufig dazu, dass mehrere Parameter gleichzeitig ihren Normbereich verlassen. Dies führt zu Alarmkaskaden, welche die eigentliche Ursache eines ausgelösten Alarms verbergen können, zumal die Diskriminierung auditiver Alarme schwierig ist.

4.4   Aktuelle Entwicklungen

Aktuelle Entwicklungen zielen darauf ab, bestimmte, oben aufgezeigte Nachteile konventioneller Trendanzeigen und Schwellwertalarme zu kompensieren. Dazu gehören modellbasierte Anzeigen, regelbasierte Systeme zur Erzeugung sog. intelligenter Alarme, integrierte Anzeigen sowie die Einbettung der Patientenüberwachung in computerunterstützte Behandlungspfade.

4.4.1 Modellbasierte Anzeigen

Mit Hilfe von modellbasierten Anzeigen versucht man, relevante, aber nicht oder noch nicht messbare Systemvariablen zu ermitteln und anzuzeigen. Dazu werden physiologische Teilsysteme simuliert und dabei interne, d. h. nicht messbare Systemparameter berechnet und in geeigneter Form angezeigt.

Syroid et al. [30] beispielsweise beschreiben die Entwicklung und Evaluierung einer graphischen Anzeige zur Kontrolle der i. v. Gabe von Narkosemitteln. Mit Hilfe eines zugrunde gelegten Rechenmodells werden bei i. v. verabreichten Narkosemedikamenten wie z. B. Propofol oder Remifentanil die aktuellen Medikamentkonzentrationen am Wirkungsort, ihre berechnete zukünftige Entwicklung sowie die Wirkungen in Bezug auf Sedierung, Schmerzfreiheit und Muskelrelaxation berechnet. Die Anzeige stellt den zeitlichen Verlauf der berechneten Konzentrationen sowie die zu erwartenden Wirkungen dar (Abb. 4.2).

In Simulationsexperimenten konnten Syroid et al. [30] nachweisen, dass der Einsatz dieser Anzeige die klinische Praxis verändert. Der Gabe von Propofol und Remifentanil erfolgte mit einer signifikant geringeren Variabilität der Konzentrationen am Wirkungsort und näher an den festgelegten Zielkonzentrationen. Gleichzeitig waren die Remifentanilkonzentrationen im Durchschnitt höher und die Propofolkonzentrationen im Durchschnitt geringer. Die wahrgenommene Leistung der Teilnehmer war höher, bei gleichzeitig geringerer mentaler Belastung und niedrigerem mentalen Aufwand.

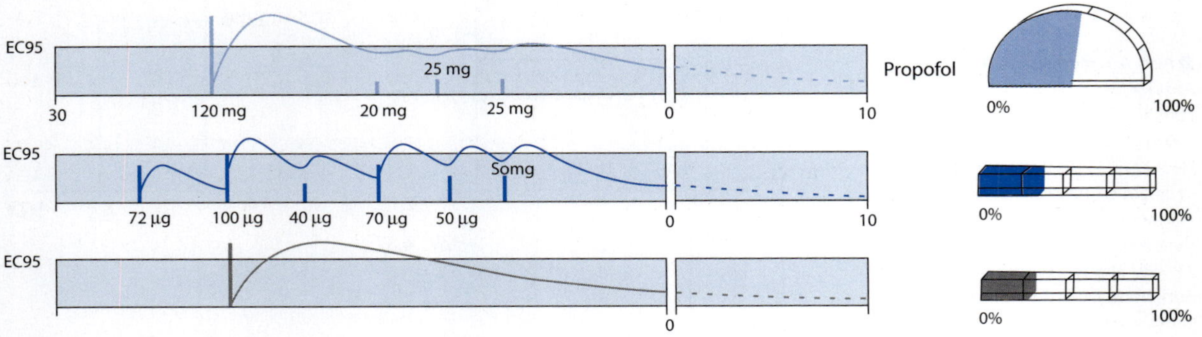

Abb. 4.2. Beispiel einer modellbasierten Anzeige zur Kontrolle der i. v. Gabe von Narkosemitteln nach [30]. Die Trendkurven zeigen von oben nach unten die injizierten Boli sowie die berechneten Konzentrationen der verabreichten Sedativa, Analgetika und Muskelrelaxanzien. Angezeigt sind die Berechnungen für die vergangenen 30 min sowie als gestrichelte Linien Vorhersagen für die folgenden 10 min. Die Graphiken rechts zeigen die kombinierte Wirkung der einzelnen Medikamente prozentual an.

4

Als weiteres Beispiel zeigt ◘ Abb. 4.3 eine modellbasierte Anzeige zur Visualisierung der kardiovaskulären Funktion [19]. Mit Hilfe eines einfachen 2-Kompartimenten-Modells des Herz-Kreislauf-Systems werden in einem schematischen Arbeitsdiagramm des Herzens die gemessenen Vitalparameter »enddiastolischer Pulmonalarteriendruck« (»diastolic pulmonary artery pressure«, PAP_{diast}), »arterieller (systolischer) Druck« (»arterial pressure«, AP), »Herzzeitvolumen« (HZV) und »Herzfrequenz« (HF) zueinander in Beziehung gesetzt sowie weitere Größen wie z. B. der totale periphere Widerstand (»total peripheral resistance«, TPR) abgeleitet und angezeigt. Der TPR wird im rechten Bereich der Anzeige auf der y-Achse und das HZV auf der x-Achse dargestellt. Daraus ergibt sich die Differenz zwischen dem mittleren arteriellen Druck (»mean arterial pressure«, MAP) und dem zentralen Venendruck (ZVD) als Fläche. Ein Trendindikator neben jedem der wichtigsten Parameter AP, PAP_{diast} und HZV zeigt die Bewertung des 90-Sekunden-Trends an. Darüber hinaus kennzeichnen für jeden Patienten konfigurierbare grüne Linien die Normalbereiche der dargestellten Werte. Diese Anzeige integriert in einer Visualisierung die gemessenen Parameter in ihrem physiologischen Zusammenhang und

in einem patientenspezifischen Kontext. Die Bewertung dieser Anzeige erfolgte im Rahmen der Evaluierung einer umfassenderen integrierten Anzeige (s. unten, 4.4.3 und ◘ Abb. 4.5).

Der Ansatz der modellbasierten Anzeigen bleibt auf relativ kleine Teilsysteme beschränkt. Für größere Systeme ist der Ansatz problematisch, da zu viele interne Parameter geschätzt werden müssen und die inverse Berechnung, d. h. der Rückschluss von gemessenen Parametern auf Systemvariablen der Simulation, rechnerisch zu aufwändig wird.

4.4.2 Regelbasierte Systeme zur Generierung intelligenter Alarme

Deklaratives und prozedurales Wissen kann oft mit Hilfe sog. Produktionsregeln (»wenn Bedingungen, dann Konsequenz« bzw. »wenn Situation, dann Aktion«) dargestellt werden. Mit Hilfe solcher Produktionsregeln aufgebaute, regelbasierte Systeme eröffnen eine Möglichkeit, Schlussfolgerungsprozesse zu automatisieren und Informationen auf höheren Abstraktionsebenen zu erzeugen, z. B. eine Diagnose. Regelbasierte Systeme scheinen insbesondere

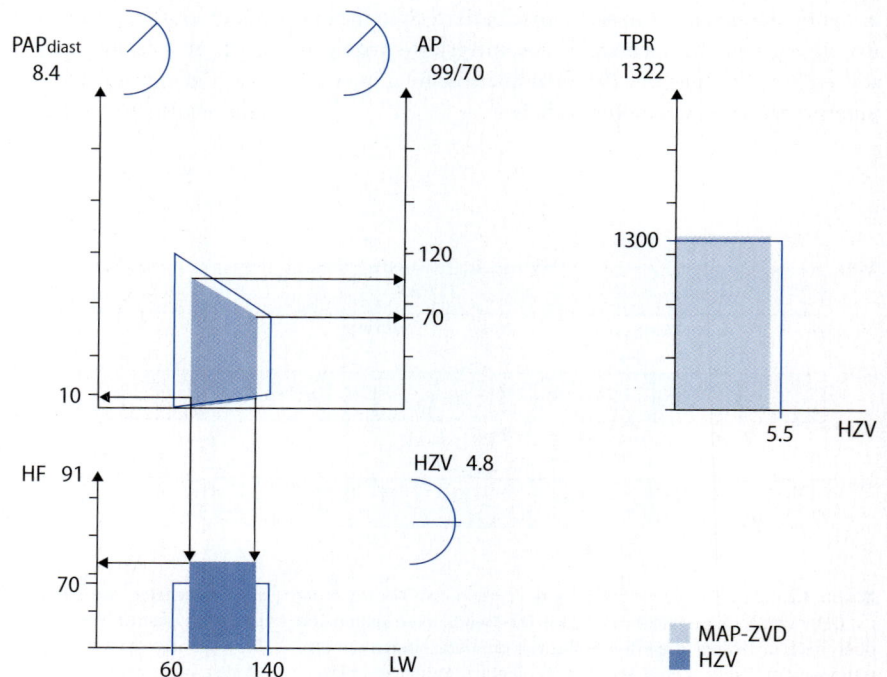

◘ **Abb. 4.3.** Modellbasierte Anzeige der kardiovaskulären Funktion [19]. Mit Hilfe eines 2-Kompartimenten-Modells des Herz-Kreislauf-Systems werden in einem schematischen Arbeitsdiagramm des Herzens die gemessenen Vitalparameter PAP_{diast}, AP, HZV und HF zueinander in Beziehung gesetzt sowie weitere Größen wie z. B. der TPR abgeleitet und angezeigt (Abkürzungen: s. Text). Linien kennzeichnen die Normalbereiche für die gezeigten Flächen. *LVV* linksventrikuläres Volumen gut geeignet, die mangelhafte Aufmerksamkeitssteuerung durch Schwellwertalarme zu verbessern, indem im Gegensatz zu einzelnen Parametern umfassendere Parameterkonstellationen ausgewertet werden.

In den vergangenen 25 Jahren wurden Dutzende von Systemen entwickelt und evaluiert [31]. Für einige dieser Systeme konnte nachgewiesen werden, dass sie in bestimmten Situationen eine hohe Diagnose- oder Alarmqualität haben [3, 21, 37]. Allerdings konnten diese Ergebnisse bisher nicht auf allgemeine Überwachungssituationen übertragen werden, und die zwar mangelhafte, aber eben doch universellere Funktionalität von Schwellwertalarmen ließ sich nicht ersetzen. Während anfangs die Herleitung von Diagnosen und damit tatsächlich die Automatisierung ärztlicher Expertise im Vordergrund stand, beschränken sich die aktuellen Systementwicklungen zunehmend auf die Funktion des Erinnerns (»reminder«). Es lassen sich bisher 2 wesentliche Erkenntnisse ableiten:

- Regelbasierte Systeme sollen in entsprechenden Situationen auf relevante und vorher antizipierte Entwicklungen oder durchzuführende Maßnahmen hinweisen. Dadurch werden jene unterstützt, die intuitiv entscheiden, dazu aber auf bestimmte Hinweise (»cues«) achten müssen [16].
- Reminder-Funktionen können nicht universell angelegt werden, sondern beziehen sich immer nur auf bestimmte, lokal behandelte Fälle.

Einige Hersteller von Monitoringgeräten oder klinischen Informationssystemen bieten inzwischen Software-Werkzeuge an, mit denen Anwender auf lokale Bedürfnisse zugeschnittene, regelbasierte Systeme erstellen können, z. B. zur Definition von Erinnerungsfunktionen. Die Spannweite reicht dabei von der Möglichkeit, eigene Scores zu definieren, bis hin zur Definition von Regeln, die überwachte Parameter verknüpfen und daraus abgeleitete Hinweise anzeigen können.

Ein schwerwiegender Nachteil solcher Werkzeuge besteht darin, dass validierte und erprobte Regelbasen i. A. nicht beliebig zwischen Kliniken ausgetauscht werden können. Daher ist in diesem Zusammenhang der HL7-Standard ARDEN zur Definition von »medical logical modules« (MLM) besonders hervorzuheben [18]. Jedes MLM repräsentiert eine Schlussfolgerungsregel (◻ Abb. 4.4). Schlussfolgerungen werden mit Hilfe von Textmeldungen auf dem Bildschirm angezeigt. Aufgrund der Standardisierung können MLM zwischen verschiedenen Kliniken ausgetauscht werden. Insbesondere könnten spezialisierte Kliniken oder Fachgesellschaften MLM für ihre Fachdisziplin definieren und an andere Kliniken verteilen. Beispielsweise könnte ein Herzzentrum MLM zur postoperativen Überwachung von Patienten nach kardiochirurgischen Eingriffen bereitstellen.

ARDEN erfährt eine zunehmende Akzeptanz. ARDEN-Interpreter sind beispielsweise für die kommerziell verfügbaren Informationssysteme einiger großer Hersteller erhältlich. Problematisch ist allerdings, dass die Schnittstellen zur Erfassung von Daten – im Gegensatz zum frei zugänglichen ARDEN Standard – proprietär sind (»Curly-brackets«-Problem, weil dieser Teil der Spezifikation in der Formulierung des Standards mit Hilfe geschweifter Klammern ausgespart wurde). Daher müssen MLM, die eine Klinik von extern übernimmt, noch an das lokale System angepasst werden. Darüber hinaus werden die Meldungen bislang nur als Text und nicht integriert in die graphische Oberfläche des Monitors dargestellt.

4.4.3 Integrierte Anzeigen

Integrierte Anzeigen fassen alle Parameter, die ein bestimmtes Teilsystem oder eine bestimmte Situation beschreiben, derart in einer einzigen Anzeige zusammen, dass Systemzustände oder Situationen »auf einen Blick« erfasst werden können. Insbesondere wird gefordert, dass kritische Systementwicklungen leicht erkennbar sind, indem Fehlentwicklungen hervorgehoben und leicht wahrnehmbar visualisiert werden.

Ein typisches Leitbild für die Entwicklung integrierter Anzeigen ist die Gestaltung von Flugzeugcockpits [8].

Die Anforderungen an die Gestaltung integrierter Anzeigen sind hoch. Zur Unterstützung einer schnellen Situationswahrnehmung (»overview«) sollen Parameterkonstellationen, welche die darzustellenden Situationen beschreiben, in Form von Mustern dargestellt werden. Bei Bedarf soll es möglich sein, detaillierte Informationen aus der Anzeige abzulesen (»details on demand«). Um darüber hinaus möglichst wenig interagieren zu müssen, sollten diese beiden, perzeptiv sehr unterschiedlichen Arten der Interpretation einer Anzeige von einer einzigen Darstellung simultan unterstützt werden [28].

Die höhere Verdichtung von Informationen in integrierten Anzeigen führt zu dem positiven Nebeneffekt,

4

```
maintenance:
      title: Fractional excretion of sodium;;
      mlmname: fractional_na;;
      arden: Version 2;;
      version: 1.00;;
      institution: Columbia-Presbyterian Medical Center;;
      author: George Hripcsak, M.D., hripcsak@cucis.cis.columbia.edu;;
      specialist: ;;
      date: 1991-03-13;;
      validation: testing;;
library:
      purpose:
            Calculate the fractional excretion of sodium whenever urine electrolytes are stored.
            (This MLM demonstrates data interpretation across independent laboratory results.);;
      explanation:
            The fractional excretion of sodium is calculated from the urine sodium and creatinine
            and the most recent serum sodium and creatinine (where they occurred within the past
            24 hours). A value less than 1.0 is considered low.;;
      keywords: fractional excretion; serum sodium; azotemia;;
      citations:
            1. Steiner RW. Interpreting the fractional excretion of sodium.
               Am J Med 1984;77:699-702.;;
knowledge:
      type: data-driven;;
      data:
            let (urine_na, urine_creat) be read last ({urine electrolytes where evoking}
                  where they occurred within the past 24 hours) ;
            let (serum_na, serum_creat) be read last ({serum electrolytes where they are not null}
                  where they occurred within the past 24 hours) ;
            let urine_electrolyte_storage be event {storage of urine electrolytes}
            ;;
evoke:
            urine_electrolyte_storage;;
logic:
            /* calculate fractional excretion of sodium */
            let fractional_na be 100 * (urine_na / urine_creat)/
                                          (serum_na / serum_creat) ;
            /* if the frational Na is invalid (e.g., if the */
            /* urine or serum sample is QNS) then stop here */
            if fractional_na is null then conclude false ;
            endif ;
            /* check whether the fractional Na is low */
            let low_fractional_na be  fractional_na < 1.0 ;
            /* send the message */
            conclude true ;
            ;;
action:
            if low_fractional_na then
                  write  "The calculated fractional excretion of sodium is low ("
                         || fractional_na || "). If the patient is azotemic, " ||
                         "this number may indicate: volume depletion, " ||
                         "hepatic failure, congestive heart failure, acute " ||
                         "glomerulonephritis, oliguric myoglobinuric or " ||
                         "hemoglobinuric renal failure, oliguric contrast " ||
                         "nephrotoxicity, polyuric renal failure with severe " ||
                         "burns, renal transplant rejection, 10 % of cases " ||
                         "with non-oliguric acute tubular necrosis, and " ||
                         "several other forms of renal injury.";
            else
                  write  "The calculated fractional excretion of sodium is not low " ||
                         "(" || fractional_na || "). If the patient is azotemic, " ||
                         "this may indicate: acute renal parenchymal injury, " ||
                         "volume depletion coexisting with diurectic use or " ||
                         "pre-existing chronic renal disease, and up to 10 % " ||
                         " of cases of uncomplicated volume depletion.";
            endif;
            ;;
end:
```

⬛ **Abb. 4.4.** Beispiel eines ARDEN-MLM (»medical logical module«) zur Interpretation von Labordaten und zur Generierung eines Hinweises bei niedrigem Natriumanteil. Die Abschnitte »maintenance« und »library« dokumentieren die Regel. Im Abschnitt »knowledge« wird festgelegt, welche Daten aus dem übergeordneten klinischen Informationssystem benötigt werden. In diesem Beispiel werden die letzten Laborwerte der vergangenen 24 Stunden abgefragt. Aufgerufen wird die Regel, sobald neue Elektrolytwerte des Urins in das übergeordnete Informationssystem eingegeben sind (»evoke«). Der Abschnitt »logic« beschreibt, wie der Natriumanteil ermittelt und unter welchen Bedingungen er als niedrig eingestuft wird. Der Abschnitt »action« beschreibt die Konsequenz der Regel, in diesem Fall die Ausgabe eines entsprechenden Hinweises über die Anzeige des übergeordneten klinischen Informationssystems. Aus [18] dass der Platz auf dem Bildschirm besser genutzt ist und damit sowohl die Anzahl der notwendigen Bildschirmseiten als auch der Navigationsaufwand verringert werden können.

Es lassen sich verschiedene Integrationsgrade unterscheiden. Von einem niedrigen Integrationsgrad kann man sprechen, wenn Daten so wie sie gewonnen werden und dort wo sie entstehen angezeigt werden. Die Folge sind räumlich verteilte Anzeigen mit sehr unterschiedlichen Darstellungsformaten, wie man sie an älteren intensivmedizinischen Arbeitsplätzen beobachten konnte. Die Daten mussten im Operationsraum oder am Intensivbett zusammengesucht werden. Unter Stress kann dieser Abtastvorgang beeinträchtigt sein und zu Fehlern führen [5, 9]. Der inzwischen an vielen intensivmedizinischen Arbeitsplätzen erreichte mittlere Integrationsgrad bedeutet, dass die Daten zwar räumlich integriert sind, aber immer noch mit Hilfe der alten, bildschirmfüllenden Formate dargestellt werden; sie sind nicht inhaltlich integriert. Umherschauen im Raum wird ersetzt durch Navigation auf dem Bildschirm. Gegenüber der früheren und häufig bemängelten Verteilung von Anzeigen im Raum könnte diese Form der Datenintegration sogar einen Rückschritt bedeuten, weil die frühere, vergleichsweise mühelose visuelle Suche nach Informationsquellen im Raum durch die notwendige Kenntnis der Informationsarchitektur und durch aktive Navigation auf dem Bildschirm ersetzt wird. Stresssituationen können dazu führen, dass Intensivmediziner keine Zeit für Interaktion haben oder schlicht Bildschirmseiten vergessen. Wünschenswert ist daher ein hoher Integrationsgrad, der Daten nicht nur räumlich, sondern v. a. auch inhaltlich integriert. ◻ Abbildung 4.5 zeigt das Beispiel einer Anzeige, in der 35 gemessene und für die Überwachung kardiochirurgischer Operationen relevante Vitalparameter integriert sind [19]:

- Oben links werden die funktionalen Zusammenhänge der Atemmechanik visualisiert. Das endexspiratorische Minutenvolumen ExMV wird als Fläche zusammen mit der Atemfrequenz AF (x-Achse) und dem endexspiratorische Tidalvolumen VTex (y-Achse) dargestellt. Die durch die Einstellungen des Respirators vorgegebenen Normgrößen sind in Form eines blauen Rechtecks visualisiert. Zudem werden der numerische Wert und der 90-Sekunden-Trend angegeben. Links daneben sind VTex als Fläche mit Normbereich und der Atemwegsdruck P_{aw} bzw. die Atemwegs-Compliance Compl mit einem 90-Sekunden-Trend für VTex visualisiert.

- Unten links wird die Zusammensetzung der Atemgase angezeigt. Die Gasfraktionen werden zusammen mit ihren numerischen Werten in entsprechenden Balkendiagrammen dargestellt. Ein grüner Balken auf der endexspiratorischen Seite gibt zudem den Normbereich für die CO_2-Fraktion an, die als numerischer Wert entsprechend der klinischen Beurteilung in die Einheit mmHg umgerechnet wurde.
- Oben rechts wird der Zustand des kardiovaskulären Systems dargestellt (zur Beschreibung s. oben, 4.4.1 und Abb. 4.3).
- Darunter wird die Sauerstoffversorgung SpO2 als Fläche, die sich aus dem Sauerstoffgehalt des arteriellen Blutes (c_aO_2) und der Transportleistung des Herzens (HZV) ergibt, dargestellt. Dabei wird farblich zwischen dem Anteil an physikalisch gelöstem und an Hämoglobin gebundenem Sauerstoff (O_2 diss. und O_2 Hb) unterschieden.
- Im ganz rechten unteren Teil der Anzeige werden die beiden Zustandsgrößen »Relaxationslevel« (oben) und »Narkosetiefe« (unten) über ihre Kenngrößen »train of four« (TOF) und »minimal alveolar concentration« (MAC) als Balkendiagramme mit ihren Normbereichen (grüner bzw. grauer Balken) sowie explizit als Zahlenwert dargestellt.

Zusätzlich zur Integration von Daten kommen Konzepte der modellbasierten Anzeigen (in Abb. 4.5 oben rechts Herz-Kreislauf-Funktion und unten rechts Berechnung der MAC) und der intelligenten Alarme zum Tragen. Farbige Balken zeigen in den dazugehörigen Anzeigenkompartimenten einen Alarmzustand an, der aus den dort dargestellten Parametern mit Hilfe eines regelbasierten Systems hergeleitet wird. Sie vergrößern sich von der mittleren Position der Anzeige beginnend nach außen und wechseln dabei die Farbe von grün (kein Alarm) über gelb (mittlere Alarmstufe) nach rot (höchste Alarmstufe).

In Simulationsstudien konnte gezeigt werden, dass Anästhesisten die simulierten kritischen Szenarien »Blutverlust« und »Maskenleckage« mit Hilfe der integrierten Anzeige signifikant schneller erkennen konnten als mit konventionellen Anzeigen [19]. Mit Hilfe von Blickrichtungsmessungen ließ sich darüber hinaus nachweisen, dass die Suche nach problemrelevanter Information wesentlich durch die Alarmanzeige eingeleitet und dann durch die Anzeigenformate unterstützt wurde. Damit konnte insbesondere gezeigt werden, dass regelbasierte

4

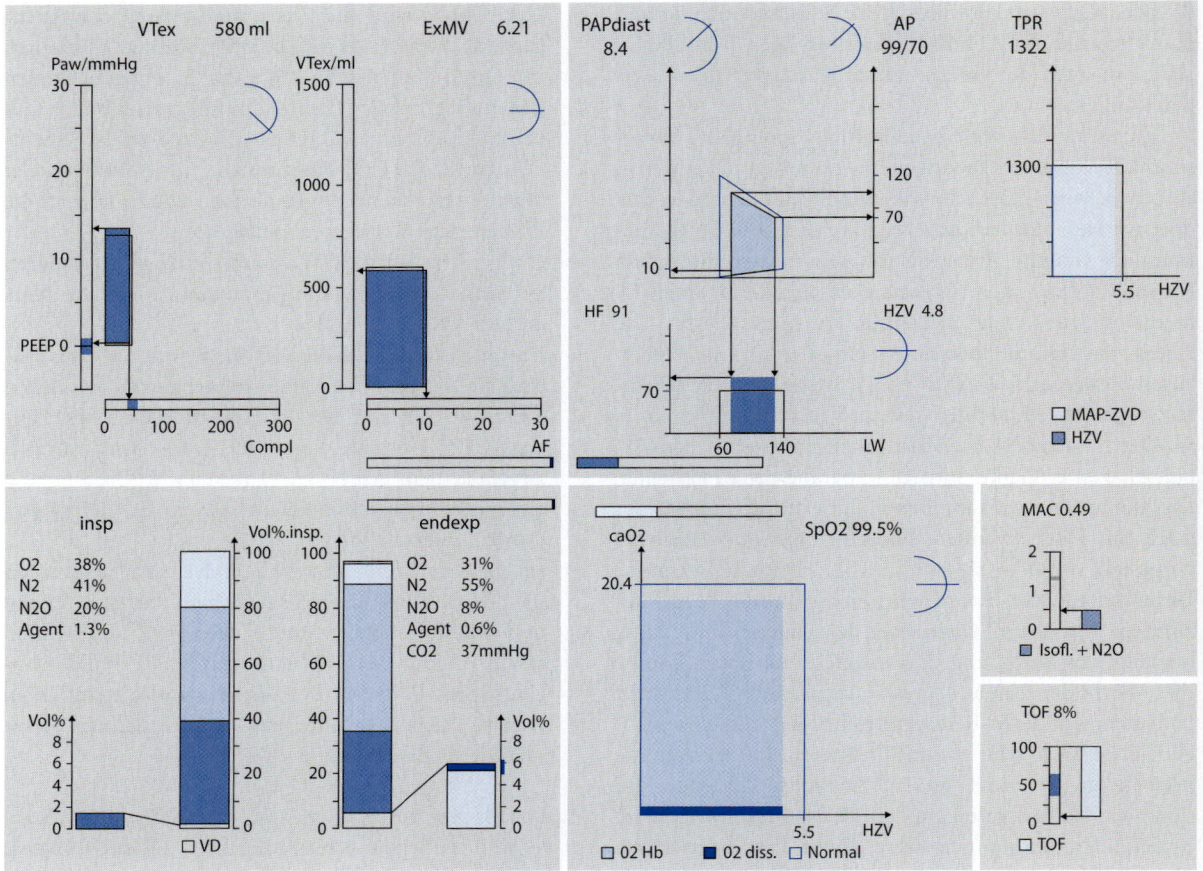

□ **Abb. 4.5.** Beispiel einer integrierten Anzeige für die Kardiochirurgie [19]. Zusätzlich zur Integration von Daten kommen Konzepte der modellbasierten Anzeigen (Herz-Kreislauf-Funktion *oben rechts*, Berechnung der MAC *unten rechts*) und der intelligenten Alarme (Balkenanzeigen) zum Tragen. Zur Erläuterung s. Text. *LVV* linksventrikuläres Volumen; *PEEP* »positive endexpiratory pressure«, positiver endexspiratorischer Druck

Alarmkomponenten die Aufmerksamkeit in geeigneter Weise zu steuern vermögen.

In Studien weisen bisherige Ansätze für integrierte Anzeigen ähnliche Ergebnisse auf wie regelbasierte Systeme. In bestimmten, kontrollierten Situationen sind sie konventionellen Anzeigen überlegen, allgemein jedoch (noch) nicht [4, 11, 19, 24]. Dies könnte darauf hindeuten, dass auch integrierte Anzeigen nicht universell, sondern nur für bestimmte Überwachungssituationen gestaltbar sind.

Als problematisch hat sich im Rahmen von Erprobungen herausgestellt, dass sich integrierte Anzeigen insbesondere in relativ seltenen, aber kritischen Situationen bewähren sollen. Simulationsstudien scheinen daher, ähnlich wie in der Luftfahrt, auch für intensivmedizinische Arbeitsplätze eine adäquate Methode zu sein, integrierte Anzeigen zu evaluieren [32].

4.4.4 Einbettung der Patientenüberwachung in Behandlungspfade

Bisher ist es sehr aufwändig, den Behandlungskontext eines Patienten in seiner Überwachung explizit zu berücksichtigen. Dazu muss ein Monitor speziell für einen bestimmten Patienten konfiguriert und diese Konfiguration während der Behandlung für jede Überwachungssituationen angepasst werden. Dies betrifft beispielsweise die Auswahl der richtigen Parameter, die Zusammenstellung von Bildschirmseiten und die Einstellung der Alarmgrenzen.

Die Einbettung der Patientenüberwachung in computerunterstützte Leitlinien oder Behandlungspfade würde es erlauben, den Behandlungskontext eines Patienten automatisch zu berücksichtigen und explizit darzustellen. Während einer computerunterstützten Abarbeitung eines bestimmten Behandlungspfades können Daten aus der Anamnese, zu bisher erfolgten Maßnahmen, zum Behandlungsverlauf oder über besondere Ereignisse und Beobachtungen gewonnen werden. Sie könnten dazu benutzt werden, zu überwachende Parameter, Beobachtungshäufigkeiten oder beispielsweise Schwellwerte für Alarme im Kontext des gewählten Behandlungspfades patientenbezogen abzuleiten und so in jeder Behandlungsphase eine angemessene Überwachung sicherzustellen. Diese Entwicklung steht allerdings noch ganz am Anfang [1, 27, 29].

4.5   Diskussion

Die Gestaltung der Anzeigen zur Patientenüberwachung spiegelt sowohl die Abstammung der Überwachungsgeräte von Oszilloskopen als auch die historische Entwicklung des Verständnisses der Überwachungsaufgabe selbst wider. Früher bestand die Überwachung aus vielen, eher »marginalen« Teilaufgaben innerhalb größerer Aufgabenkomplexe wie z. B. Narkotisieren oder Stabilisieren des Kreislaufs. Aufgrund der gestiegenen Komplexität der Überwachungsaufgaben wird sie inzwischen jedoch als ein eigenständiger Tätigkeitsbereich aufgefasst [23]. Die Gestaltung der Anzeigen hat die Entstehung dieses neuen, eigenständigen Tätigkeitsbereichs noch nicht oder nur teilweise nachvollzogen.

Es ist eine herausragende menschliche Eigenschaft, mangelhafte Systemgestaltung über lange Zeit kompensieren und die Leistung des Gesamtsystems aufrechterhalten zu können. Die überwiegende Zahl von Operationen verläuft daher ohne anästhesiologische Zwischenfälle [10]. Darüber hinaus reicht zur adäquaten Überwachung eines Patienten häufig ein relativ kleiner Satz von etwa 4 oder 5 Parametern aus [33]. Daher werden viele erfahrene Anästhesisten möglicherweise die oben aufgezeigten Mängel nicht sehen oder mit Verweis

auf eine notwendige Verbesserung der Ausbildung von Medizinern als wenig relevant einstufen. Trotzdem gibt es gute Gründe, die Gestaltung von Anzeigen zu überdenken:

- Bessere Anzeigen verringern die kognitive Belastung.
- Gerade in kritischen und ungewohnten Situationen können selbst Experten Gestaltungsmängel u. U. nicht mehr kompensieren [12, 38].
- Modellbasierte Anzeigen, regelbasierte Alarme und Behandlungspfade erzeugen neue Daten, die eine Neuentwicklung von Anzeigen rechtfertigen.
- Der Kostendruck im Gesundheitswesen führt möglicherweise zu einer Vergrößerung der Gruppe von Personen, die mit Aufgaben der Patientenüberwachung befasst sind. Sie sind kostengünstiger, aber auch spezieller ausgebildet, haben also insbesondere nicht mehr die heute übliche, umfassende Expertise. Dazu zählen ärztliche Assistenten und Sanitäter (»paramedics«) und Pflegepersonen, aber auch Laien im »Home-care«-Bereich. Für diese Personengruppe müssten aufgabenangepasste und leichter interpretierbare Anzeigen entwickelt werden.
- Zur Sicherung der Qualität der Patientenüberwachung würde mit einer solchen Entwicklung auch eine neue, übergeordnete und von umfassend ausgebildeten Medizinern wahrgenommene Überwachungsaufgabe notwendig (»supervisory control«). Für diese Aufgabe würde der Aspekt der apparativ vermittelten Situationswahrnehmung deutlich stärker im Vordergrund stehen als bisher (Telemonitoring).

Aus verschiedenen Gründen hat sich bisher allerdings keine der hier vorgestellten neuen Ansätze etablieren können:

- Die konventionelle Trendanzeige kann zwar die zunehmend komplexen Anforderungen an die Patientenüberwachung nicht mehr optimal bedienen; aufgrund der oben genannten spezifischen Vorteile wird sie aber sicherlich nicht ersetzt, sondern muss um neue Displayformate ergänzt werden.
- Insbesondere die weite Verbreitung der konventionellen Trendanzeigen (De-facto-Standard) stellt eine schwer zu überwindende Hürde dar. Hat man sich erst einmal auf eine bestimmte Konvention geeinigt, liegt es in der Natur des Menschen, dass eine derartige Konvention nur noch sehr schwer zu ändern ist, auch wenn sie suboptimal ist [34]. Neue Formate müssen daher aufwändig missioniert werden. In der

4

Verkehrsluftfahrt beispielsweise ist jedoch die »Konvertierung« von »Single-sensor-single-indicator«-Anzeigen der älteren Cockpits (im Jargon »Uhrenladen« genannt) in Richtung integrierter Anzeigen gelungen.

- Die systematische Entwicklung neuer Anzeigenformate ist sehr aufwändig, weil viele mögliche Entwicklungsoptionen ausgestaltet sowie neue Anzeigenformate eine Gewöhnungszeit von wenigstens 6 Monaten erfordern, bis sie valide gegen konventionelle Anzeigen verglichen werden können, und darüber hinaus in sehr vielen unterschiedlichen und insbesondere kritischen Situationen evaluiert werden müssen.
- Bisher entwickelte Formate sind oft noch nicht ausgereift. Fehlende Parameter beispielsweise stellen für das konventionelle »Single-sensor-single-indicator«-Format kein Problem dar, wohl aber für viele untersuchte integrierte Anzeigen. Diese gehen davon aus, dass alle vorausgesetzten Parameter auch tatsächlich gemessen werden.
- Anzeigen sind das letzte Element in der Messkette Sensor–Vorverarbeitung–Artefakterkennung–Anzeige. Investitionen in die Entwicklung von Überwachungsgeräten sind entlang dieser Kette von vorn nach hinten priorisiert. Darüber hinaus werden Monitore vorwiegend über ihre verfügbare Sensorik verkauft, weniger über die Qualität der Anzeige.
- Monitoring und die dazugehörigen Geräte werden isoliert betrachtet und nicht als Teil eines Gesamtsystems. Die Entwicklung integrierter Anzeigen für eine ganzheitliche Patientenüberwachung erfordert aber die Abstimmung vieler industrieller Partner, von denen manche auf dem Markt konkurrieren.

Fazit

Mit Blick auf das Gestaltungsprinzip des »overview first – zoom in and filter – details on demand« erfordert die richtige Interpretation heutiger Anzeigen neben der Konzentration auf den eigentlichen Patientenzustand einen hohen kognitiven Aufwand

- zur Wahl der richtigen Ansicht in komplexen Informationsarchitekturen sowie zum mentalen Zusammenfügen zu Gesamtbildern,
- zur mentalen Korrelation verschiedener Trends, um Zusammenhänge zwischen den Entwicklungen unterschiedlicher Parameter erkennen zu können, sowie
- zur mentalen Filterung von unnötigen Details und
▼ Fehlalarmen.

Aktuell eingesetzte Anzeigen induzieren eine hohe zusätzliche Belastung. Coiera [7] stellte in diesem Zusammenhang fest, dass das ergonomische Problem an intensivmedizinischen Arbeitsplätzen nicht Informationsüberlastung (»information overload«) ist, sondern eine kombinatorische Überlastung (»process overload«). Die gleichen, im Vergleich zu anderen komplexen Systemen wie z. B. Flugzeugcockpits eher überschaubaren etwa 50 Parameter müssen mental immer wieder neu kombiniert und bewertet werden. Zusammen mit menschlichen Faktoren wie unterschiedliche Expertise oder mangelnde Vigilanz führt dies immer wieder zu Fehlern.

Eine Weiterentwicklung der verfügbaren Überwachungsanzeigen ist notwendig. Den größten Erfolg für die Entwicklung der nächsten Anzeigengeneration verspricht eine vorsichtige, evolutionäre Weiterentwicklung der etablierten Formate. Dabei sollten Kombinationen der oben aufgezeigten Ansätze zum Tragen kommen sowie im klinischen Einsatz eingewöhnt und dann z. B. in Simulationsstudien systematisch evaluiert werden. Die zu erwartenden Vorteile neuer Anzeigen liegen weniger in einer unmittelbaren Verbesserung der Patientenversorgung; vielmehr werden neue Anzeigen zu einer Verbesserung der Situationswahrnehmung, einer schnelleren Erkennung kritischer Entwicklungen, einer besseren Handhabung kritischer Situationen, einer verminderten Arbeitsbelastung und damit zu einer insgesamt sichereren Patientenbehandlung führen [25].

Literatur

1. Aigner W, Miksch S (2004) Communicating the logic of a treatment plan formulated in Asbru to domain experts. In: Kaiser K, Miksch S, Tu S (eds) Computer-based support for clinical guide-lines and protocols. Proceedings of the Symposium on Computerized Guidelines and Protocols (CGP 2004). Studies in Health Technology and Informatics 101: 1–15
2. Beatty P (2000) Advances in patient monitoring. Horizons in Medicine 12: 395–407
3. Becker K, Thull B, Käsmacher-Leidinger H et al. (1997) Design and validation of an intelligent patient monitoring and alarm system based on a fuzzy logic process model. Artificial Intelligence in Medicine 11: 33–53
4. Blike GT, Surgenor SD, Whalen K (1999) A graphical object display improves anaesthesiologists' performance on a simulated diagnostic task. J Clin Monit Comput 15: 37–44

5. Chopra V, Bovill JG, Spierdijk J, Koorneef F (1992) Reported significant observations during anesthesia: A prospective analysis over a 18-month period. Brit J Anaesth 68: 13–17
6. Coiera E (1993) Intelligent monitoring and control of dynamic physiological systems. Artificial Intelligence in Medicine 5: 1–8
7. Coiera E (1994) Question the assumptions. In: Barahona P, Christensen JP (eds) Knowledge and Decisions in Health Telematics. IOS Press, Amsterdam, pp 61–66
8. Colgan L, Spence R, Rankin PR (1995) The cockpit metaphor. Behaviour and Information Technology 14: 251–263
9. Cooper JB, Newbower RS, Kitz RJ (1984) An analysis of major errors and equipment failures in anaesthesia management: Considerations for prevention and detection. Anesthesiology 60: 34–42
10. Eagle CC, Davis NJ (1997) Report of the anaesthetic mortality committee of Western Australia 1990–1995. Anesth Intensive Care 25: 51–59
11. Effken JA, Kim NG, Shaw RE (1997) Making the constraints visible: Testing the ecological approach to interface design. Ergonomics 40: 1–27
12. Gaba DM (1989) Human error in anesthetic mishaps. Int Anesthesiol Clin 27 (3): 137–147
13. Gaba DM (1991) Human performance issues in anesthesia patient safety. Probl Anesth 5: 329–350
14. Gaba DM (1994) Human error in dynamic medical domains. In: Bogner MS (ed) Human error in medicine. Lawrence Erlbaum, Hillsdale/New Jersey, pp 197–224
15. Gaba DM, Howard SK, Small SD (1995) Situation awareness in anesthesiology. Human Factors 37: 20–31
16. Garg AX, Adhikari NK, McDonald H et al. (2005) Effects of computerized clinical decision support systems on practitioner performance and patient outcomes: a systematic review. JAMA 293: 1223–1238
17. Goodstein LP (1981) Discriminative display support for process operators: human detection and diagnosis of system failure. Plenum, New York
18. Health Level Seven (2002) Arden syntax for medical logic systems. www.hl7.org (Abruf am 10.03.2004)
19. Jungk A, Thull B, Hoeft A, Rau G (2000) Evaluation of two new ecological interface approaches for the anaesthesia workplace. J Clin Monit Comput 16: 243–258
20. Klein G (1998) Sources of power – How people make decisions. MIT Press, Cambridge/Massachusetts
21. Larsson JE, Hayes-Roth B (1998) Guardian: An autonomous intelligent agent for medical monitoring and diagnosis. IEEE Intelligent Systems & Their Applications 13: 58–64
22. McIntosh N (2002) Intensive care monitoring: past, present and future. Clin Med 2: 349–355
23. Metzler H (1998) Klinische vs. apparative Überwachung. In: List WF, Metzler H, Pasch T (Hrsg) Monitoring in Anästhesie und Intensivmedizin, 2. Aufl. Springer, Berlin Heidelberg, New York, S 3–12
24. Michels P, Gravenstein D, Westenskow DR (1997) An integrated graphic data display improves detection and identification of critical events during anesthesia. J Clin Monit 13: 249–259
25. Sanderson PM, Watson MO, Russell WJ (2005) Advanced patient monitoring displays: tools for continuous informing. Anesth Analg 101: 161–168
26. Shneiderman B (1998) Designing the user interface – Strategies for effective human-computer interaction. Addison-Wesley, Reading/Massachusetts
27. Sintchenko V, Coiera E, Iredell JR, Gilbert GL (2004) Comparative impact of guidelines, clinical data, and decision support on prescribing decisions: An interactive web experiment with simulated cases. J Am Med Inf Ass 11: 71–77
28. Spence R (2001) Information visualization. Addison-Wesley, Harlow/England
29. Stefanelli M (2004) Knowledge management in health care organizations. In: Hutter M (ed) Year-book of medical informatics. Schattauer, Stuttgart New York, S 144–155
30. Syroid ND, Agutter J, Arch M et al. (2002) Development and evaluation of a graphical anesthesia drug display. Anesthesiology 96: 565–574
31. Uckun S (1994) Intelligent systems in patient monitoring and therapy management: a survey of research projects. Int J Clin Monit Comput 11: 241–253
32. Walsh T, Beatty PCW (2002) Human factors error and patient monitoring. Physiol Meas 23: R111–R132
33. Webb RK, Vanderwalt JH, Runciman WB et al. (1993) Which monitor? An analysis of 2000 incident reports. Anaesth Intensive Care 21: 529–542
34. Ware C (2004) Information visualization. Morgan Kaufmann, San Francisco
35. Webb RK, Currie M, Morgan CA et al. (1993) The Australian incident monitoring study: An analysis of 2000 incident reports. Anaesth Intens Care 21: 506–519
36. Weinger MB, Herndon OW, Zornow MH, Paulus MP, Gaba DM, Dallen LT (1994) An objective methodology for task analysis and workload assessment in anesthesia providers. Anesthesiology 80: 77–92
37. Westenskow DR, Orr JA, Simon FH, Bender H-J, Frankenberger H (1992) Intelligent alarms reduce anesthesiologists' response time to critical faults. Anesthesiology 77: 10
38. Cook RI, Block FE, McDonald IS (1988) Cascade of monitor detection of anesthetic disaster. Anesthesiology 69 (3A): A277

Teil II   Herz-Kreislauf-System

Elektrokardiogramm (EKG)

H. Metzler

5.1 Physikalisch-technische Grundlagen

Beim konventionellen EKG werden elektrische Ströme des Herzens an der Körperoberfläche über definierte Ableitungen erfasst sowie das erfasste Signal verstärkt, verarbeitet und im Display dargestellt.

5.1.1 EKG-Elektroden

Die heute gebräuchlichsten Elektroden zeichnen sich durch stabile Eigenschaften aus. Sie bestehen aus einem Metall, auf dem ein schwer lösliches Salz dieses Metalls aufgebracht ist, und einem Elektrolyt. Bevorzugtes Metall und bevorzugtes schwer lösliches Salz sind Silber (Argentum, Ag) und AgCl. Als Elektrolyt findet immer KCl Verwendung.

Störfaktoren einer einwandfreien Ableitung:
— feuchte Haut
— verbrannte Haut
— Desinfektionsmittel
— Haare
— ausgetrocknetes Elektrodengel

5.1.2 EKG-Kabel

Zur Übermittlung des EKG-Signals von der Elektrode zum Monitor werden heute spezielle Kabel verwendet, die vor Verbrennungen beim Kauterisieren schützen und gleichzeitig elektrische Störaussendungen reduzieren. Die schwarze Elektrode ist die Neutralelektrode. Bei 3-poligem EKG wird die jeweils nicht für die Messung aktive Elektrode als Neutralelektrode verwendet.

5.1.3 EKG-Monitor

Bei der EKG-Darstellung für diagnostische Zwecke gilt als Standardverstärkung, dass 10 mm einem Millivolt entsprechen, wahlweise mit der Geschwindigkeit 25 oder 50 mm/s.

Die Genauigkeit des abgebildeten Signals im Vergleich zum Original hängt in hohem Maße von der Grenzfrequenz der Übertragungskette und der Auflösung des Monitors ab. In einem EKG-Zyklus unterscheidet man Abschnitte mit hoher Frequenz, z. B. den QRS-Komplex, von solchen mit niedriger Frequenz, z. B. das ST-Segment.

> ❗ Die American Heart Association (AHA) verlangt für eine diagnostische 12-Kanal-Darstellung eine Bandbreite von 0,05–100 Hz, entsprechend der Notwendigkeit der Arrhythmieanalyse von 0,05–60 Hz und der ST-Segment-Analyse bei etwa 0,05 Hz.

Der Vorteil einer großen Bandbreite ist mit dem Nachteil verbunden, eher Störsignale zu erhalten.

5.1.4 ST-Filter

Da das ST-Segment einen Niederfrequenzbereich repräsentiert, werden zur speziellen ST-Segment-Analyse Filter herangezogen, die eine exakte Analyse im Bereich zwischen 0,05 und 30 Hz zulassen, aber hochfrequente Artefakte und Störsignale eliminieren.

5.1.5 Monitoring-Mode

Dieser hat typischerweise einen schmalen Frequenzbereich von 0,5–50 Hz und eliminiert Artefakte durch »baseline drift«, Bewegung etc.

5.1.6 Diagnostischer Mode

Dieser weist typischerweise einen breiten Frequenzbereich von 0,05 bis mindestens 60 Hz auf und eignet sich besonders für die ST-Segment-Analyse.

5.1.7 Artefaktvermeidung bzw. -elimination

Unter Artefakten versteht man in der Biomesstechnik Störungen, die dem Nutzsignal überlagert sind und dieses meist verfälschen. Ursachen hierfür können sein:
— Netzbrummen (50 Hz)
— Muskelzittern
— wandernde Nulllinie
— Wackelkontakt
— Elektrokauterisierung

5.2 Physiologische Grundlagen

Soll die elektrische Aktivität des Herzens als momentaner Summenvektor an der Körperoberfläche dargestellt werden, wird die Amplitude des Oberflächen-EKG durch die Projektion des elektrischen Vektors auf eine gegebene Achse bestimmt. Wenngleich in der täglichen Routine bei Ableitung des EKG-Signals über ein 3- oder 5-poliges Kabel nicht immer exakt definierte Ableitungen gewählt werden können, empfiehlt es sich trotzdem, sich an diesen zu orientieren.

5.2.1 Die 12 Standardableitungen

Die 12 Standardableitungen umfassen:
- 6 Extremitätenableitungen (Ableitungen in der Frontalebene):
  - bipolare Extremitätenableitungen nach Einthoven: I, II und III
  - unipolare Extremitätenableitungen nach Goldberger: aVR, aVL und aVF (»a« steht für »augmented«)
- 6 Brustwandableitungen (Ableitungen in der Horizontalebene): unipolare Brustwandableitungen nach Wilson: V_1 bis V_6 (»V« steht für »voltage«)

Einfache Grundlage für die Interpretation ist das Einthoven-Dreieck. Es repräsentiert die Projektion der elektrischen Achse des Herzens mit definierten Ableitungen in der Frontalebene (◙ Abb. 5.1).

> ❗ Entsprechend der häufigsten Lage der elektrischen Herzachse (Indifferenztyp, 30–60° in der Horizontalen) zeigt die Ableitung II die größten Ausschläge von Vorhof und Kammer

Bei Abweichung der Herzachse von dieser »Mittellage« ändern sich die Ausschläge zugunsten der Ableitung I oder III (◙ Abb. 5.2).

Die standardisierten 6 Brustwandableitungen nach Wilson repräsentieren die Projektion der elektrischen Achse des Herzens in der Horizontalebene (◙ Abb. 5.3).

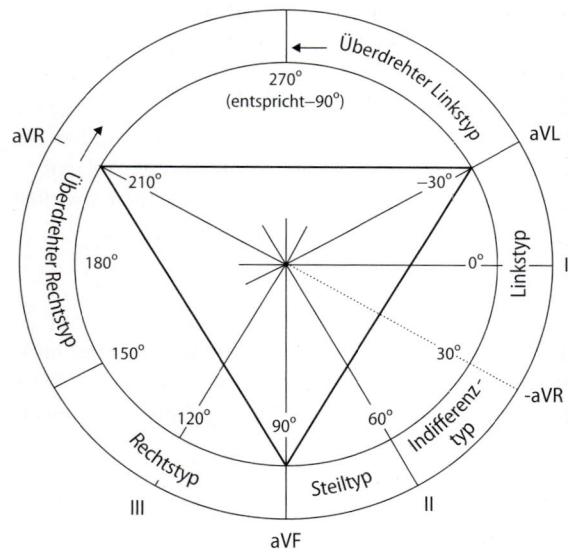

◙ **Abb. 5.2.** Elektrische Herzachse als bestimmender Faktor für die Projektion in der Frontalebene

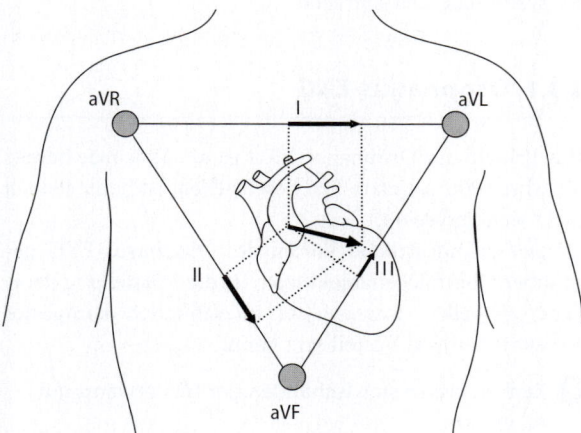

◙ **Abb. 5.1.** Einthoven-Dreieck als einfache Grundlage für die Projektion der elektrischen Herzachsen in den Extremitätenableitungen

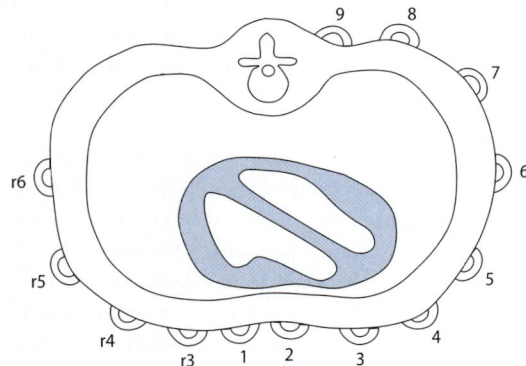

◙ **Abb. 5.3.** Projektion der elektrischen Herzachse in der Horizontalebene (Wilson-Ableitungen). *r* rechts

Die Mason-Likar-Modifikation des Standard-EKG mit 12 Ableitungen ist die häufigste Modifikation, die gewöhnlich auch im Operationssaal und auf der Intensivstation zur Anwendung kommt. Die Elektroden werden dabei nicht an den Extremitäten (Hand- und Sprunggelenk), sondern in Schulternähe und am Unterbauch positioniert. Daraus ergeben sich dann wieder 3 bipolare und 3 augmentierte unipolare »Extremitätenableitungen« sowie die unipolaren Brustwandableitungen.

5.2.2 Weitere unipolare Brustwandableitungen

V_7 bis V_9

Die zusätzlichen Ableitungspunkte V_7 bis V_9 liegen in gleicher Höhe wie V_4 bis V_6 auf der hinteren Axillarlinie, der Skapularlinie und der Paravertebrallinie. Sie wurden für die Aufdeckung von Hinterwandinfarkten entwickelt.

Vr_3 bis Vr_9

Die zusätzlichen Ableitungspunkte Vr_3 bis Vr_9 auf der entsprechenden Stelle der rechten Brustwand sind durch den Zusatz »r« gekennzeichnet und wurden zur Erfassung von Infarkten im Versorgungsgebiet der rechten Koronararterie entwickelt.

Weitere Varianten

Siehe hierzu ▫ Tab. 5.1.

Ursachen zu geringer EKG-Ausschläge

- Grundsätzlich setzt die Erfassung eines EKG-Signals über eine Ableitung mit 2 Messpunkten eine ausreichend große Potenzialdifferenz voraus. Liegen die Ableitungspunkte zu nahe beisammen, wird das Signal kleiner.
- Die elektrische Herzachse kann so horizontal liegen, dass sie in keiner Ableitung der Frontalebene befriedigend erfasst wird.
- Als »Niedervoltage« im engeren Sinne versteht man niedrige Ausschläge als Folge bestimmter pathologischer Zustandsbilder wie beispielsweise bei einem extrakardialen Potenzialverlust, z. B. bei generalisierten Ödemen, Perikarderguss, diffuser Schädigung des Myokards oder Adipositas.

▫ Tab. 5.1. Varianten der unipolaren Ableitungen

Varianten	Elektrodenpositionen
MCL	– Rechte Schulter – Unter linker Klavikula – Linke Beinelektrode in Position V_1
CS_5 (Central Subclavicular)	– Rechte Klavikula – V5 – Linke Flanke
CM_5 (Central Manubrium)	– Manubrium sterni – V5 – Linke Flanke
CB_5 (Central Back)	– Mitte der rechten Skapula – V5 – Linke Flanke
CC_5 (Chest Chest)	– Rechte vordere Axillarlinie im 5. Interkostalraum – V5 – Linke Flanke

5.3 Methoden und abgeleitete Größen

Zusätzlich zum konventionellen Oberflächen-EKG sind zu nennen:
- Ösophagus-EKG
- Herzratenvariabilität
- Langzeit-EKG
- systolische Zeitintervalle

5.3.1 Ösophagus-EKG

Das Prinzip des Ösophagus-EKG ist alt. Es wurde bereits im Jahre 1906 das erste Mal beschrieben, ist heute jedoch nicht weit verbreitet.

Der grundsätzliche Vorteil des Ösophagus-EKG gegenüber Oberflächenableitungen ist die Darstellung deutlicher P-Wellen, was bei der Identifikation komplexer Arrhythmien von Vorteil sein kann.

❗ **Zudem lassen sich Ischämien der Hinterwand gut erkennen.**

Sichtbar gemacht werden kann das Ösophaguselektrokardiogramm über unipolare oder bipolare Ableitungen.

5.3.2 Herzratenvariabilität (HRV)

Die Herzratenvariabilität (HRV) ist ein Maß für die Qualität der unmittelbaren Anpassungsfähigkeit des Herzens an ständig wechselnde exogene und endogene Einflussfaktoren. Sie beschreibt das Ausmaß der Schwankungen (Fluktuation bzw. Oszillation) der Herzschlagfolge. Aus der Terminologie des EKG definiert sich die HRV aus der zeitlichen Variabilität aufeinander folgender R-Zacken (RR-Intervall).

Methodik

Prinzipiell rekrutiert sich die HRV aus rhythmischen, aber auch stochastischen (zufallsverteilten) Komponenten. Die Darstellung der rhythmischen Anteile wird derzeit mehrheitlich zeit- bzw. frequenzbezogen analysiert (☐ Abb. 5.4).

In Ergänzung zu diesen konventionellen Verfahren wurden auch nichtlineare Methoden zur quantitativen und qualitativen Analyse der vegetativen, vorwiegend parasympathisch vermittelten Balance der Herzschlagfolge entwickelt.

Zeitbezogene HRV-Darstellung (»time-domaine measurement«)

Die einfachste Methode der HRV-Darstellung ist die Analyse im Zeitbereich. Häufig bewertete zeitbezogene Variablen sind:
- Mittelwert aller RR-Intervalle
- Differenzierung des längsten und kürzesten RR-Intervalls

Eine weitgehend unkomplizierte graphische Darstellungsform der HRV im Zeitbereich ist das sog. Tachogramm.

Dabei wird die Intervalldauer in Millisekunden der gemessenen RR-Intervallzahl graphisch gegenübergestellt. Aus dem Kurvenverlauf lassen sich im Idealfall periodische Schwankungen herauslesen.

Die einfachste qualifizierende numerische Darstellungsform für das Schwankungsausmaß der Herzschlagfolge über den Zeitbereich ergibt sich aus der Ermittlung der Standardabweichung in Gegenüberstellung zur mittleren Intervalldauer der erfassten RR-Intervalle. Dieser Parameter liefert als Zahlenwert eine globale Übersichtsvalidierung des RR-Variabilitätsausmaßes, z. B. in HRV %.

Frequenzbezogene HRV-Darstellung (»frequency-domaine measurement«)

Bei diesem Verfahren werden aus der Abfolge des RR-Intervalls die darin eingebetteten Rhythmen extrahiert und die Amplitude als Funktion der Frequenz dargestellt. Die Überführung des Signals aus dem Zeitbereich (Tachogramm) ergibt über das Verfahren der Fast-Fourier-Transformation die Darstellung eines Leistungsspektrums im Frequenzbereich.

❗ Generell lassen sich für die klinische Anwendung 3 Gipfel (»peaks«) innerhalb spezifischer Frequenzbereiche zuordnen, denen jeweils ein unterschiedliches physiologisches Korrelat zugrunde liegt.

Einflussfaktoren der Spektralanalyse sind aperiodische Oszillationen, die bei stärkerer Ausprägung das Spektrum als sog. Rauschen stark verwischen können. Umgekehrt unterliegt dieses Verfahren deutlich geringer dem Einfluss der Herzfrequenz als zeitbezogene Analysetechniken.

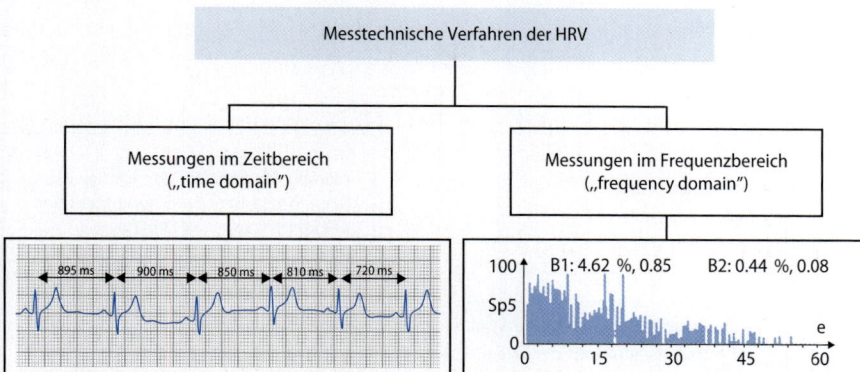

☐ Abb. 5.4. Die beiden häufigsten Darstellungen der Herzratenvariabilität (HRV)

Interpretationsschemata

Aus der komplexen Vernetzung des physiologischen HRV-Regelkreissystems lassen sich, schematisch vereinfacht, HRV-Veränderungen, welche durch pathologische oder pharmakologische Effekte bedingt sind, kausal verschiedenen Ebenen (funktionell und topographisch) zuordnen (◘ Abb. 5.5).

5.3.3 Langzeit-EKG (Holter-Monitoring)

Im Jahre 1962 wurden von N. Holter in den USA erstmals Systeme zur kontinuierlichen EKG-Aufzeichnung eingesetzt und später auch nach ihm benannt. In den letzten Jahren fanden diese Systeme immer häufiger auch in der perioperativen Medizin Anwendung. Bezüglich der Aufzeichnungsdauer hat sich als Standard die 24-Stunden-Aufzeichnung etabliert. Die Systeme bestehen aus einer Aufnahmeeinheit, einem Speichermedium und einer Analyseeinheit.

Speichermedien:
- Tonbandkassetten: Ihr Vorteil besteht im geringeren Preis und der Möglichkeit, nach Beendigung der Aufnahme den Rekorder dem nächsten Patienten zur Verfügung stellen zu können. Ihr Nachteil liegt in der höheren Störanfälligkeit. Gewöhnlich werden die EKG-Signale auf 2–3 Spuren aufgezeichnet – auf einer Spur Schrittmacher-Spikes, eine weitere Spur dient als Zeitspur.
- Festwertspeicher: Ihr Vorteil besteht in der geringeren Artefaktanfälligkeit, ihr Nachteil im höheren Preis.

Als Analyseeinheit stehen computerassistierte Langzeit-EKG-Systeme zur Auswahl.

Indikationen

Arrhythmiediagnostik:
- Symptome, die auf Rhythmusstörungen als Ursache verdächtig sind, z. B. Synkopen
- Erkrankungen, die bekanntermaßen zu signifikanten Arrhythmien führen können, z. B. Wolff-Parkinson-White-(WPW-)Syndrom und langes QT-Intervall
- Quantitative und qualitative Erfassung bekannter Arrhytmien
- Kontrolle einer antiarrhythmischen Therapie
- Schrittmacherkontrolle

Diagnostik koronarer Ischämien:
- Verdacht auf Prinzmetal-Angina
- Keine Ergometrie möglich
- Symptomatische Ischämien zur Erfassung von Dauer und Schwere (»total ischemic burden«; ◘ Abb. 5.6)
- Verdacht auf stumme Myokardischämie

Beurteilung der ischämischen Gesamtbelastung (»total ischemic burden«)

Bei manchen automatischen ST-Segment-Analysesystemen ist es möglich, nicht nur die Tiefe der ST-Senkung zu einem bestimmten Zeitpunkt festzustellen, sondern auch die Dauer entsprechend festgelegten Schwellenwerten zu dokumentieren (◘ Abb. 5.6).

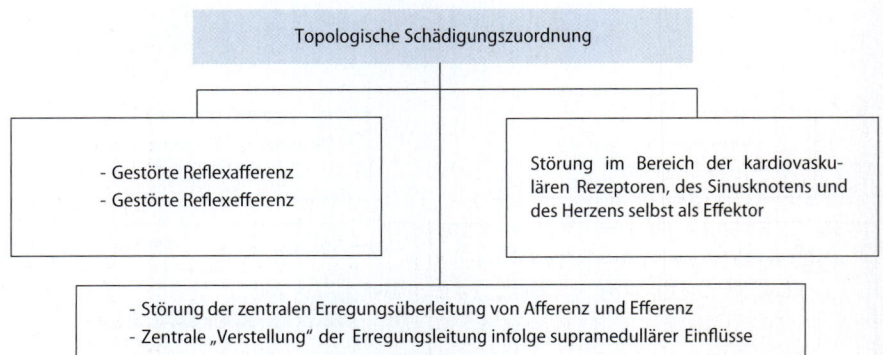

◘ **Abb. 5.5.** Schematische Darstellung der Schädigungszuordnung

Topologische Schädigungszuordnung

- Gestörte Reflexafferenz
- Gestörte Reflexefferenz

Störung im Bereich der kardiovaskulären Rezeptoren, des Sinusknotens und des Herzens selbst als Effektor

- Störung der zentralen Erregungsüberleitung von Afferenz und Efferenz
- Zentrale „Verstellung" der Erregungsleitung infolge supramedullärer Einflüsse

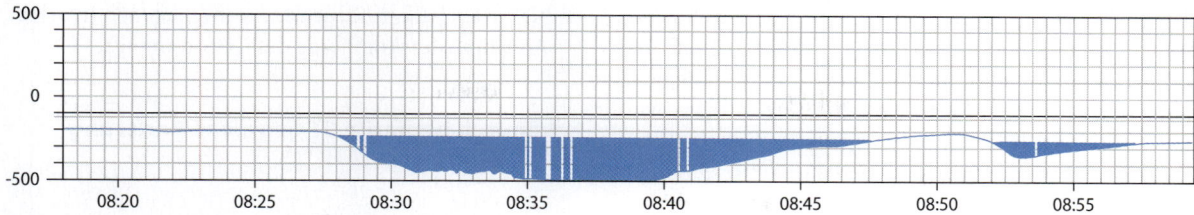

◻ Abb. 5.6. Beispiel der ischämischen Gesamtbelastung

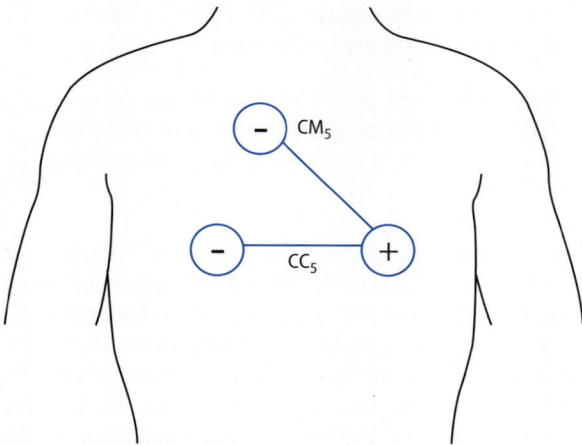

◻ Abb. 5.7. Häufigste Ableitungskombination beim Langzeit-EKG (◻ Tab. 5.1)

Ableitungswahl

Als Ableitungsorte haben sich die Elektrodenlagen CM_5 und CC_5 (◻ Tab. 5.1) bewährt (◻ Abb. 5.7).

Bei allen Nachteilen der Beschränkung auf gewöhnlich 2 Ableitungen darf man jedoch nicht übersehen, dass der große Vorteil des Holter-Monitorings in der Verfügbarkeit einer riesigen Datenmenge von mehr als 100.000 (!) Herzzyklen liegt.

❗ Auswertung und Bewertung der ST-Strecke unterscheiden sich nicht grundsätzlich vom Vorgehen bei stationären Systemen. Zur Beurteilung der ST-Strecken-Veränderung bei der Langzeit-EKG zieht man gerne die 1×1×1-Regel heran, d. h. eine ST-Episode ist dann ischämietypisch, wenn eine ST-Strecken-Senkung von mindestens 1 mV über mindestens eine Minute andauert und die nachfolgende Episode einen Mindestabstand von einer Minute hat.

Die Genauigkeit der Auswertung gestaltet sich bei der Holter-EKG insgesamt etwas schwieriger, da der von der AHA zur korrekten ST-Strecken-Analyse geforderte Frequenzgang von 0,05–100 Hz von den Komponenten des Langzeit-EKG insgesamt nur annähernd erreicht wird.

5.3.4 Systolische Zeitintervalle

Die systolischen Zeitintervalle sind ein Zeitmaß in Millisekunden für die beiden Phasen der Systole: isovolumetrische Kontraktion und Auswurfphase. Zur Auswertung benötigt man ein Oberflächenelektrokardiogramm, ein Phonokardiogramm und eine äußere Karotispulskurve.

Von der Gesamtdauer der elektromechanischen Systole wird die Auswurffraktion (»left ventricular ejection time«, LVET) abgezogen, um die Präejektionsphase (PEP) zu erhalten. Der Quotient PEP/LVET ist frequenz- und geschlechtsunabhängig und eine ausgezeichnete Größe zur nichtinvasiven Beurteilung der Myokardfunktion.

5.4 Praktische Anwendung

5.4.1 Monitoring kardialer Arrhythmien

Sowohl im operativen als auch im intensivmedizinischen Bereich erwartet man von einem Monitoringsystem, kardiale Arrhythmien rasch und eindeutig zu erkennen sowie signifikante, d. h. klinisch bedeutsame bzw. lebensbedrohliche Arrhythmien von nichtsignifikanten zu unterscheiden.

Beim Standard-EKG wird wegen der Größe der P-Welle v. a. die Ableitung II empfohlen. Die Analyse von 2 Ableitungen ist aus Gründen der Gegenkontrolle anzustreben.

Computerisiertes Arrhythmiemonitoring. Derartigen Systemen liegt ein ausgereifter intelligenter Algorithmus zugrunde. Die einzelnen von der Industrie angebotenen Systeme weisen einige gemeinsame Merkmale auf. Erster Schritt ist die notwendige Filterung des EKG-Signals. Das registrierte Elektrokardiogramm des Patienten wird gewöhnlich mit 500 Samples/s abgetastet. Dabei müssen zunächst Schrittmacherimpulse erkannt und eliminiert werden, ebenso wie Grundlinienschwankungen und Muskelartefakte. Außerdem erfolgen die Identifikation und die Elimination von P- und T-Zacken. Die Höhe der P-Welle soll dabei weniger als ein Fünftel der R-Zacke und die Höhe der T-Welle weniger als ein Drittel der R-Zacke betragen. Alle diese Maßnahmen dienen der sauberen Identifikation des QRS-Komplexes und der Zuordnung einer idealen R-Zacke als »Kandidat«, die dann nach bestimmten Kriterien vermessen und klassifiziert wird. Der ausgewählte QRS-Komplex aus einer Ableitung soll hoch und schmal sein (Amplitude von >0,5 mV). Im Folgenden werden identifizierte QRS-Komplexe mit entsprechenden Schablonen (»template families«) abgeglichen, wobei meist folgende Klassifizierung der Schläge erfolgt:

- Normalschlag
- ventrikuläre Extrasystole
- supraventrikuläre Extrasystole
- schrittmacherinduzierter Schlag
- nicht zuzuordnen

Meist unabhängig von der Schlagklassifizierung wird das Elektrokardiogramm zur Erkennung von Kammerflimmern auf mögliche sinusförmige Schwingungen hin abgetastet.

! Trotz aller ausgereiften Algorithmen durch eine weit entwickelte Technologie muss man sich dennoch immer darüber im Klaren sein, dass jede automatische Arrhythmieanalyse mit Verarbeitung »biologischer Signale« letztlich an eine Grenze stößt, was niemals eine 100%ig sichere Arrhythmieidentifikation zulässt.

5.4.2 Monitoring kardialer Ischämien

Vier morphologische Phänomene kennzeichnen akut auftretende oder abgelaufene ischämische Veränderungen:

- ST-Segment-Änderungen als häufigste Manifestation der Ischämie
- T-Wellen-Änderung, ebenfalls als Ausdruck der Ischämie
- Nekrose-Q als Ausdruck eines abgelaufenen Infarktes
- Abnahme der Amplitude des QRS-Komplexes

Ischämisch bedingte ST-Segment-Änderung

Definition

- Jede transiente horizontale oder deszendierende ST-Segment-Senkung von mindestens 0,1 mV (entsprechend 1 mm), 60 ms nach dem J-Punkt gemessen
- Oder jede ST-Segment-Hebung von ≥2 mV (entsprechend 2 mm) am J-Punkt

Auch aszendierende ST-Strecken-Senkungen sind als pathologisch zu beurteilen, wenn sie 80 ms nach dem J-Punkt noch 0,2 mV unter dem Nullpunktniveau liegen.

Der J-Punkt kennzeichnet das Ende der S-Zacke und den Beginn der ST-Strecke (Abb. 5.8). Unter Belastung beginnt sich der J-Punkt gewöhnlich abzusenken; die ST-Strecke aszendiert, kehrt normalerweise aber nach 40–60 ms wieder zur isoelektrischen Linie zurück. Bei Tachykardie reicht der J-Punkt plus 60 ms meist in die T-Welle hinein, weshalb definitionsgemäß dann bereits 40 ms nach dem J-Punkt gemessen wird. Eine ausgeprägt deszendierende ST-Strecke symbolisiert zumeist eine transmurale Ischämie.

Neben myokardischämischen Veränderungen unterliegt das ST-Segment vielen anderen kardialen und nichtkardialen Einflüssen (Tab. 5.2).

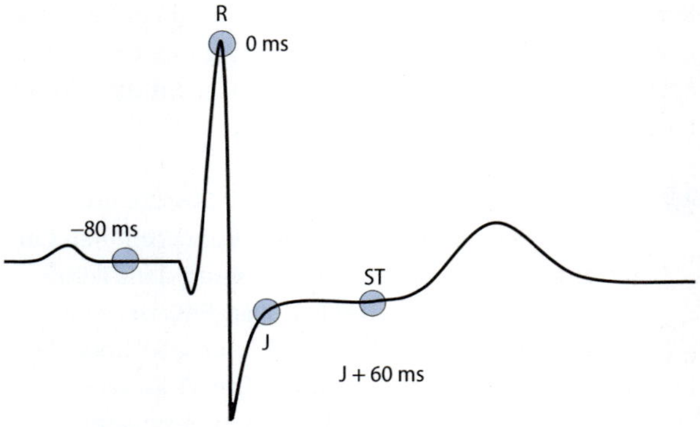

Abb. 5.8. Ausmessung einer ischämisch bedingten ST-Segment-Änderung über fixe Punkte

Tab. 5.2. Nichtischämisch bedingte Änderungen des ST-Segments	
Kardiale Ursachen	**Nichtkardiale Ursachen**
– Linksventrikuläre Hypertrophie – Schenkelblock – Körperliche Belastung	– Pharmaka: Glykoside, Antiarrhythmika, Psychopharmaka – Lagerungseinflüsse – Störungen des Elektrolythaushalts (Kalium, Kalzium) – Atmungs- und Beatmungseinflüsse

T-Welle. Ischämische Einflüsse auf die T-Welle sind von einer morphologischen Vielfalt geprägt. Normalerweise führt der vom Epikard zum Endokard fortschreitende Repolarisationsvorgang zu einer positiven T-Welle. In Abhängigkeit von der Lokalisation können eine Reihe von Formveränderungen beobachtet werden (**Abb. 5.9**).

Andere Ischämiezeichen
Q-Zacke

Große pathologische Q-Zacken symbolisieren die nekrotische Zone eines Myokardinfarkts in Ableitungen, die direkt über dem Infarkt liegen. Als Ischämieindikator kommen Q-Zacken nicht infrage, da sie erst mit Beginn des Zwischenstadiums auftreten.

Hinterwandischämie

In den üblichen zur perioperativen Überwachung eingesetzten Ableitungen (II, V_5) misslingt gewöhnlich die Darstellung von Ischämien der Hinterwand. Sie sind z. B. mittels Ösophagusableitungen besser erfassbar (s. oben, 5.3.1).

Rechtsherzischämie

Lokalisation und Geometrie des rechten Ventrikels erschweren eine elektrokardiographische Diagnostik. Die gängigste Elektrodenkombination (II und V_5) lässt praktisch keine Rückschlüsse auf den rechten Ventrikel zu. Als sensitive Ableitungen bieten sich an:
- Vr_4 (s. oben, 5.2.2)
- Ösophagusableitungen (s. oben, 5.3.1)
- V_1

Wahl und Sensitivität der einzelnen Ableitungen und Ableitungspunkte

Seit der oft zitierten Arbeit von Blackburn et al. aus dem Jahre 1964, die nachweisen konnten, dass sich 85 % der ST-Segment-Änderungen in den Ableitungen II und V_5 dokumentieren, wurden große Anstrengungen unternommen, durch Wahl entsprechender Ableitungen bzw. Ableitungskombinationen die Sensitivität des konventionellen EKG zu erhöhen. Im Jahre 1988 untersuchten London et al. diese Frage in einer großen Studie unter operativen Bedingungen. Die dabei erhobenen Daten werden gerne als Referenz zitiert (**Tab. 5.3**).

Im Konsensusdokument der European Society of Cardiology (ESC) und des American College of Cardio-

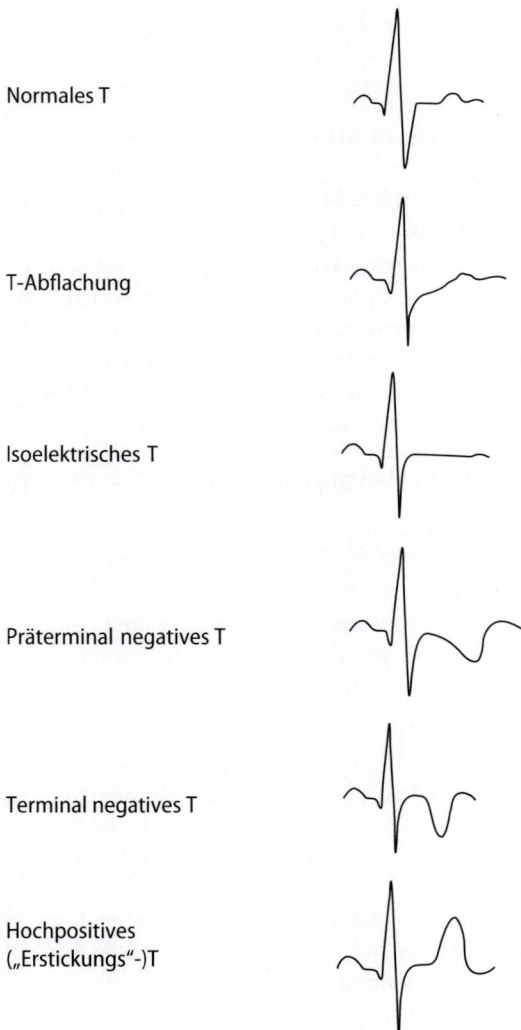

Normales T

T-Abflachung

Isoelektrisches T

Präterminal negatives T

Terminal negatives T

Hochpositives („Erstickungs"-)T

Abb. 5.9. Varianten pathologischer Änderungen der T-Welle

5

◻ **Tab. 5.3.** Sensitivität von Einzelableitungen und Ableitungskombinationen zur Erfassung myokardialer Ischämien			
Einzelableitungen		**Ableitungskombinationen**	
Ableitungen	**Sensitivität [%]**	**Kombinationen**	**Sensitivität [%]**
V_5	75	$V_4 + V_5$	90
V_4	61	$V_4 + V_5 + II$	96
V_6	37	$V_2 + V_3 + V_4 + V_5 + II$	100
V_3	33		
V_2	24		
Alle anderen	<14		

logy (ACC) über die Re-Definition des Myokardinfarkts wurden auch die EKG-Veränderungen bei drohendem und definitivem Infarkt aufgelistet.

> **EKG-Hinweise auf Myokardischämien, die zu einem Infarkt fortschreiten können**
> - ST-Segment-Hebung: neu aufgetretene ST-Segment-Hebung im J-Punkt in 2 oder mehr benachbarten Ableitungen mit einem »Cut-off«-Wert bei $\geq 0{,}2$ mV in der Ableitung V_1, V_2 oder V_3 und einem »Cutt-off«-Wert von $\geq 0{,}1$ mV in anderen Ableitungen
> - ST-Segment-Senkung
> - Ausschließliche T-Wellen-Änderung
>
> Es muss aber ausdrücklich betont werden, dass Myokardischämien auch ohne ST-Segment-Änderungen bestehen können!

EKG-Änderungen bei definitivem Infarkt

Hier sind zu nennen:
- jede Q-Zacke in den Ableitungen V_1 bis V_3
- Q-Zacke über ≥ 30 ms in Ableitung I, II, III, aVF, V_4, V_5 oder V_6 (die Q-Zacke muss in zumindest 2 benachbarten Ableitungen auftreten und mindestens 1 mm tief sein)

5.4.3 Besondere klinische Situationen

EKG-Monitoring bei Magnetresonanzuntersuchungen

Die durch das elektromagnetische Feld verursachten Artefakte müssen durch entsprechende Hardware-Filter herausgenommen werden. Weil sich normale metallische EKG-Kabel im Magnetfeld erwärmen, bestehen geeignete EKG-Kabel aus anderen Materialien, z. B. aus Kohlefasern.

EKG-Monitoring bei großflächigen Verbrennungen

❗ Bei großflächigen Verbrennungen kann die Ableitung von EKG-Signalen über Klebeelektroden schwierig sein. In diesen Fällen kann man entweder Nadelelektroden verwenden oder über Klammern ableiten, wie sie für den Wundverschluss verwendet werden.

> **Fazit**
> Bei allen Anwendungen der EKG in Anästhesie und Intensivmedizin soll festgelegt werden, ob man die Information zur globalen Überwachung oder zu diagnostischen Zwecken heranzieht. Danach richtet sich die Filterung.
> Eine automatisierte computerunterstützte Arryhthmie- und Ischämieanalyse wird heute dem Anwender durch intelligente Systeme angeboten, man muss jedoch die Möglichkeiten und Grenzen derartiger Systeme kennen.

Literatur

1. ACC/AHA (2001) Clinical competence statement on electrocardiography and ambulatory electrocardiography. A Report of the ACC/AHA/ACP-ASIM Task Force on clinical competence (ACC/AHA Committee to develop a clinical competence statement on electrocardiography and ambulatory electrocardiography). Circulation 104: 3169–3178

2. ACC/AHA (1999) Guidelines for ambulatory electrocardiography. A report of the American College of Cardiology/American Heart Association Task Force on Practice Guidelines. JACC 34: 912–945

3. Atlee JA (1996) Arrhythmias and pacemakers. Saunders, Philadelphia

4. Block M, Borggrefe M, Goedel-Meinen L (1999) Richtlinien für die Durchführung der nichtinvasiven Diagnostik von Rhythmusstörungen. Z Kardiol 88: 51–60; http://leitlinien.dgk.org/images/pdf/leitlinien_volltext/1999-01_diagnostik_rhythmusstoerungen.pdf

5. Heinecker R (1999) EKG in Praxis und Klinik, 14. Aufl. Thieme, Stuttgart New York

6. Lindner U (2004) Schnellinterpretation des EKG, 8. Aufl. Springer, Berlin Heidelberg New York Tokio

7. London MJ, Hollenberg M, Wong MG et al. (1988) Intraoperative myocardial ischemia: localization by continuous 12-head electrocardiography. Anesthesiology 69: 232–241

8. Mächler H, Lueger A, Huber S, Bergmann P, Rehak P, Stark G (1999) Das Ösophagus-EKG: Neue Einsatzmöglichkeiten durch eine neue Technik. Z Kardiol 6: 303–307

9. So CS (2004) Praktische EKG-Deutung. Einführung in die Elektrokardiographie, 3. Aufl. Thieme, Stuttgart New York

10. Task Force of the European Society of Cardiology and the North American Society of Pacing and Electrophysiology (1996) Heart rate variablity. Standards of measurement, physiological interpretation, and clinical use. Eur Heart J 17: 354–381

11. The Joint European Society of Cardiology/American College of Cardiology Committee (2000) Myocardial infarction redefined – A consensus document ot the Joint European Society of Cardiology/American College of Cardiology Committee for the Redefinition of Myocardial Infarction. JACC 3: 959–969

12. Blackburn H, Katigbak R, Mitchell B, Imbimbo B (1964) What electrocardiographic leads to take after exercise? Am Heart J 67: 184–189

Blutdruckmonitoring

A. Reither, M. Kleen, B. Zwißler

Die Drücke im Gefäßsystem sind die treibenden Kräfte des konvektiven Transports im Organismus. Daher sind Druckmessungen für die Erkennung und Behandlung von Störungen im Bereich des Herz-Kreislauf-Systems notwendig.

Messungen im Bereich des Hoch- und Niederdrucksystems können nur dann sinnvoll interpretiert werden, wenn die physikalisch-physiologisch-medizinischen Zusammenhänge sowie die Fehlermöglichkeiten der Messmethoden bekannt sind. Nach einem kurzen historischen Überblick und einer Einführung in die physikalischen Grundgesetze der Fluidmechanik werden daher nachfolgend die technischen und klinischen Grundlagen für die Durchführung der Blutdruckmessung sowie die Interpretation der erhobenen Messwerte erörtert.

6.1   Historischer Überblick

Im Jahre 1733 gelang es Stephen Hales (1677–1771) [9] erstmals, eine arterielle Blutdruckmessung durchzuführen. Eine vertikale Röhre wurde in die Halsschlagader eines Pferdes eingebracht; die Höhe der darin steigenden Blutsäule entsprach der Druckdifferenz zwischen Luftdruck und arteriellem Blutdruck. Erst mehr als 120 Jahre später, im Jahre 1856, gelang Faivre [9] eine prinzipiell gleichartige, invasive Blutdruckmessung am Menschen. Eine weitere Generation später, zwischen 1889 und 1900, wurden durch Fontain systematische Messungen des systolischen arteriellen Drucks an liegenden Probanden durchgeführt. Zur gleichen Zeit, im Jahre 1890, entwickelte Riva-Rocci eine unblutige Druckmessung durch Palpation der A. radialis während der Kompression der A. brachialis mit einer aufblasbaren Gummimanschette. Auch hier war nur der systolische Blutdruck messbar, bevor Korotkow im Jahre 1905 die Methode verfeinerte, indem er durch Auskultation der Strömungsgeräusche über der A. brachialis den diastolischen Blutdruck erhob.

Lambert und Wood entwickelten 1947 den mechanoelektrischen Wandler (»transducer«), dessen Prinzip auch heute noch gilt [13]. Peterson et al. beschrieben im Jahre 1949 als logische Fortentwicklung die kontinuierliche Messung und Messwertdarstellung, also das erste »Online-Monitoring« [15].

Herausragende Schritte in der Entwicklung der modernen Kathetersysteme waren die Entwicklung der nach ihm benannten Katheterisierungstechnik durch Seldinger im Jahre 1953 [17] und die Messung des arteriellen Drucks über die Radialarterie (»Katheter-über-Nadel«-Kanülierungstechnik) durch Barr und Kollegen (1961) [2]. Eine analoge Entwicklung nahmen die Techniken zur Messung des zentralvenösen Drucks; ◘ Tab. 6.1 zeigt eine Übersicht wichtiger Meilensteine.

Moderne Entwicklungen der Messtechnik betreffen weniger spektakuläre, aber dennoch häufig entscheidende Details. So sind die Kathetermaterialien heute gewebeverträglicher und weniger thrombogen. Moderne Transducer sind meist robuste und zuverlässige Massen- und Einwegprodukte.

6.2   Physikalische Eigenschaften des Blutes und Grundlagen der Messtechniken

Sowohl Gase als auch Flüssigkeiten sind aus physikalischer Sicht Fluida. Flüssigkeiten werden in Newtonsche und Nicht-Newtonsche unterteilt.

◘ **Tab. 6.1.** Entwicklung der Messung des zentralvenösen Drucks

Jahr	Literaturstelle	Entwicklungsschritt
1905	Bleichroder [3]	Erste Punktion der V. cava zur Untersuchung von Patienten mit Leberzirrhose
1929	Forßmann	Erste Rechtsherzkatheterisierung (im Selbstversuch)
1952	Aubaniac [1]	Erstbeschreibung einer Punktion der V. subclavia beim Menschen
1953	Seldinger [17]	Einbringen eines Katheters über einen Führungsdraht
1959	Hughes und Magovern [8]	Zentralvenöse Druckmessung nach Thorakotomie
1962	Wilson et al. [19]	Perkutane infraklavikuläre Punktion der V. subclavia zum Monitoring des zentralvenösen Drucks

Die Viskosität Newtonscher Flüssigkeiten ist von der Fließgeschwindigkeit unabhängig. Ihre Eigenschaften und Bewegungen lassen sich durch die Gesetze der Strömungsmechanik beschreiben, während sich die Rheologie mit dem Verformungs- und Fließverhalten Nicht-Newtonscher Flüssigkeiten beschäftigt.

❗ **Die Beschreibung der Dynamik des Fluids »Blut« wird durch die Tatsache kompliziert, dass es als heterogenes Substanzgemisch keine Newtonsche Flüssigkeit ist. Seine Fließeigenschaften unterliegen somit sowohl strömungsmechanischen als auch rheologischen Gesetzmäßigkeiten.**

So hat Blut aufgrund seiner korpuskulären Anteile eine höhere Viskosität als Plasma. Dabei ist die Viskosität umso höher, je höher der Hämatokrit und je geringer die Strömungsgeschwindigkeit ist.

Zusätzlich entmischen sich Zellen und Plasma des Blutes in kleineren Gefäßen und bei niedrigen Fließgeschwindigkeiten. Es liegt also je nach Gefäßregion ein Fluid mit jeweils anderen Eigenschaften vor. Blut verhält sich außerdem aufgrund der Verformbarkeit der Erythrozyten bei steigender Fließgeschwindigkeit nicht mehr wie eine Zellsuspension, sondern wie eine Emulsion. Es verbinden sich nun die Eigenschaften von festen Körpern (Elastizität) und Flüssigkeiten (Viskosität) zur Viskoelastizität. Im Fall des Fluids »Blut« hat dies beispielsweise zur Folge, dass bei Zunahme der Scherkräfte die Viskosität wegen der Verformung der korpuskulären Anteile abnimmt.

6.2.1 Fluidmechanik

Ein tieferes Verständnis für physikalische Phänomene in strömenden Flüssigkeiten ist erst durch die Kenntnis der mechanischen Eigenschaften und des Fließverhaltens, d. h. der Fluidmechanik, möglich.

❗ **Es werden ruhende (Hydrostatik) von strömenden Flüssigkeiten (Hydrodynamik) unterschieden.**

An den Grenzflächen zwischen Flüssigkeit und Gefäßwand treten von Druck und Strömungsgeschwindigkeit abhängige Kräfte auf.

Die Flüssigkeit (Blut) übt dabei einen gerichteten Druck auf das Behältnis (Gefäßwand) aus. Der Druck p ist eine skalare (d. h. ungerichtete) Größe, definiert durch den Quotienten aus der Kraft F und der Fläche A.

Der Druck in einem System wird von folgenden Faktoren beeinflusst:
- Strömungsgeschwindigkeit v [m/s]
- Stromstärke: Volumenfluss pro Zeit [m³/s oder l/min]
- Strömungswiderstand (Reibung):
  – Analog dem Ohm-Gesetz ist der Strömungswiderstand der Quotient aus Druckdifferenz und Stromstärke. Der Strömungswiderstand ist der physikalische Grund für den »Druckverlust« (genauer: Energieumwandlung in Wärme bzw. Gefäßwandbewegung) in einer strömenden Flüssigkeit [mmHg/l/min oder N × s/m⁵].
- Art der Strömung (laminar vs. turbulent)

6.2.2 Formen von Druck

Die allgemeinen Gesetze über die Druckverteilung in einer Flüssigkeit lassen sich weitgehend auf das im Kreislaufsystem des Menschen fließende Blut übertragen. In der Fluidmechanik unterscheidet man dabei 3 verschiedene Druckformen:
- statischer Druck (»Ruhedruck«)
- hydrostatischer Druck (»Schweredruck«)
- dynamischer Druck (»Staudruck«)

Der statische Druck in einem ruhenden Medium entsteht aufgrund der Wandspannung des umschließenden Gefäßes. Herrscht auf den beiden Seiten eines Flächensystems der gleiche Druck, so liegt ein statisches Gleichgewicht vor. Existiert aber ein Druckunterschied, so entsteht eine Kraft, die zum Massetransport führt. Unterliegt das System zusätzlich dem Einfluss der Schwerkraft, so übt die über dem Messort befindliche Flüssigkeitssäule aufgrund ihres Gewichts eine zusätzliche Kraft aus, die »hydrostatischer Druck« (»Schweredruck«) genannt wird. Dieser Anteil des Drucks errechnet sich aus der Dichte ρ der Flüssigkeit, der Gravitationskonstanten g (9,81 m/s²) und der Höhe der Flüssigkeitssäule h. In einer Flüssigkeit ist der hydrostatische Druck an allen Punkten einer horizontalen Ebene gleich groß und nach allen Seiten gerichtet. Der Schweredruck einer Flüssigkeit ist von der Art der Flüssigkeitssäule und der Form des Gefäßes unabhängig. Sind verschieden gestaltete Gefäße unten über ein Rohr miteinander verbunden, stellt sich bei der Befüllung in allen Gefäßen der gleiche Flüssigkeitspegel ein (hydrostatisches Paradoxon).

Bewegt sich eine Flüssigkeit, so übt sie eine weitere Kraft auf die Flächen des Systems aus. Der hierdurch entstehende Druck wird als »(hydro-)dynamischer Druck« (Synonym: Staudruck) bezeichnet und ist wie der statische Druck von der Dichte der Flüssigkeit abhängig.

> ❗ Bei Erhöhung der Strömungsgeschwindigkeit steigt der dynamische Druck, während der statische Druck absinkt, da die Summe beider Drücke – der Gesamtdruck des Systems – konstant bleibt.

6.2.3 Strömungsmechanik und Hydrodynamik

Energieerhaltungssatz

> ❗ Der Energieerhaltungssatz besagt, dass Energie in einem geschlossenen System ohne Reibung erhalten bleibt, dass also die Summe von thermodynamischer, potenzieller und kinetischer Energie konstant ist.

Für flüssige Medien bedeutet dies, dass der statische Druck in der Flüssigkeit und damit auch der Druck auf die Wände eines Rohres in Gebieten größerer Strömungsgeschwindigkeit kleiner ist als in Gebieten kleinerer Strömungsgeschwindigkeit.

Der Energieerhaltungssatz gilt unter folgenden Voraussetzungen:
- Die Strömung ist ideal (reibungsfrei, Viskosität = 0).
- Die Strömung ist stationär (d. h. ändert ihre Stärke nicht).
- Die Flüssigkeit ist inkompressibel (Dichte ρ des Fluids konstant).
- Es wird keine Energie zu- oder abgeführt.

In einem realen System wie dem Blutkreislauf ist keine dieser Bedingungen vollständig erfüllt. Dennoch hilft der Energieerhaltungssatz beim Verständnis der Grundlagen der Kreislaufdynamik (s. Gesetz von Bernoulli).

So entwickelten – basierend auf dem Energieerhaltungssatz – der italienische Physiker Giovanni Battista Venturi (1746–1822) und der Schweizer Physiker Daniel Bernoulli (1700–1782) im 18. Jahrhundert Theorien über die Strömungsmechanik, die bis heute die Grundlage für hydrodynamische Berechnungen darstellen.

Gesetz von Venturi

Zunächst entdeckte Venturi, dass die punktuelle Geschwindigkeit eines Fluids, welches durch ein Rohr strömt, umgekehrt proportional zum Rohrquerschnitt ist. Das bedeutet: Die Geschwindigkeit des Fluids ist dort am größten, wo der Querschnitt des Rohres am geringsten ist. Dies ist plausibel, da die Flüssigkeit eine Engstelle im Rohr mit dem gleichen Fluss (Menge pro Zeit) passieren muss, wie dies an allen anderen Stellen des Rohres der Fall ist. Wenn also die Menge konstant ist, muss sich die Geschwindigkeit des Fluids bei Verengung des Rohres erhöhen. Umgekehrt bedeutet dies, dass sich durch Erhöhung der Flussgeschwindigkeit bei unverändertem Rohrquerschnitt der Druck im System steigern lässt. Es gilt:

$$A_1 \cdot v_1 = A_2 \cdot v_2 \quad \text{(Kontinuitätsgleichung)}$$

Dabei ist A_1 die Querschnittsfläche des Rohres 1, A_2 die Querschnittsfläche des Rohres 2, v_1 die Geschwindigkeit 1 und v_2 die Geschwindigkeit 2.

> ❗ Dies erklärt, warum zur Steigerung des Blutdrucks klinisch sowohl Vasokonstriktoren (zur Erhöhung des Gefäßtonus) als auch Inotropika (zur Erhöhung des Herzzeitvolumens) eingesetzt werden können.

Gesetz von Bernoulli

Daniel Bernoulli beschrieb (wahrscheinlich aufbauend auf den Erkenntnissen von Venturi) erstmals die Beziehung zwischen der Fließgeschwindigkeit einer Flüssigkeit und deren Druck. Basierend auf dem Energieerhaltungssatz fand er heraus, dass ein Geschwindigkeitsanstieg im strömenden Fluid mit einem Druckabfall einhergeht. Dabei kann der Druckabfall als Differenz von statischem und dynamischem Druck aufgefasst werden (s. oben).

Diese Erkenntnis ist in der Bernoulli-Gleichung formalisiert. Sie besagt, dass die Summe aus statischem, hydrostatischem und dynamischem Druck konstant ist:

$$P_{stat} + \rho gh + \tfrac{1}{2}\rho v^2 = \text{const}$$

Dabei ist P der statische Druck, ρ die Dichte des Mediums, g die Erdbeschleunigung, h die Höhendifferenz und v die mittlere Strömungsgeschwindigkeit.

Auch die Bernoulli-Gleichung gilt streng genommen nur unter Voraussetzungen, die im realen Kreislaufsystem nicht gegeben sind (s. Energieerhaltungssatz). Dennoch ist sie klinisch nützlich.

Physikalische Beschaffenheit von Flüssigkeiten
Viskosität

Tritt in einem Fluid eine Druckdifferenz auf, so wirkt auf die Teilchen eine Kraft, und eine Strömung entsteht. Durch eine solche Kraft interagieren jedoch auch die Teilchen untereinander, wodurch die Strömung »behindert« wird. Dieser Effekt wird als »innere Reibung« (»Schubspannung«) bezeichnet. Die Viskosität ist ein Maß für das Ausmaß der Interaktion der Fluidteilchen und damit ein Maß für die innere Reibung. Je höher die Viskosität ist, desto dickflüssiger und somit weniger fließfähig ist ein Fluid [5, 7].

Hydrodynamik
Laminare und turbulente Strömung

Die Hydrodynamik betrachtet zunächst ideale Flüssigkeiten und stellt Gesetzmäßigkeiten auf, damit diese auf reale Flüssigkeiten übertragen werden können.

In realen Flüssigkeiten (z. B. Blut) wirken anders als in idealen Flüssigkeiten zwischen den Flüssigkeitsmolekülen Kohäsionskräfte und an den Wänden Adhäsionskräfte.

Fließt bei stationärer Strömung das Fluid in Schichten, die sich nicht vermischen und keine Turbulenzen bilden, so spricht man von laminarer Strömung. Trifft eine laminare Strömung auf ein Hindernis, kommt es zu Verwirbelungen – die Strömung wird turbulent. Der Physiker Osborne Reynolds unternahm im Jahre 1883 Färbeversuche an Wasserströmungen in Rohrleitungen und stellte dabei fest, dass sich erst ab einer bestimmten, kritischen Strömungsgeschwindigkeit Verwirbelungen einstellen.

❗ Der Umschlag von einer laminaren in eine turbulente Strömung wird von einer plötzlichen, kräftigen Erhöhung des Strömungswiderstandes begleitet.

Die kritische Geschwindigkeit, bei deren Überschreitung laminare in turbulente Strömung umschlägt, wird mit Hilfe einer dimensionslosen Konstanten (Reynolds-Zahl, Re) abgeschätzt. Die Berechnung der Reynolds-Zahl setzt Trägheitskräfte (Strömungsgeschwindigkeit und Rohrlänge im Zähler) in Beziehung zu den Zähigkeitskräften (Viskosität im Nenner). Überschreitet die Reynolds-Zahl einen kritischen Wert, wird eine bis dahin laminare Strömung anfällig gegenüber kleinsten Störungen. Es kann nun zu einem Umschlag von laminarer zu turbulenter Strömung kommen.

Turbulente Strömungen und die dabei erzeugten Wirbel treten im Organismus v. a. an unphysiologischen Einengungen einer Arterie auf. Solche Wirbel in einer (durch eine Blutdruckmanschette) künstlich erzeugten Stenose sind auch als sog. Korotkow-Geräusche hörbar und stellen die Basis der nichtinvasiven Blutdruckmessung dar.

Fluss

Das Volumen V, welches pro Zeit bei laminarer Strömung einer viskösen Flüssigkeit durch ein Rohr (z.B. Gefäß) mit dem Radius r und der Länge l fließt, lässt sich nach dem Gesetz von Hagen-Poiseuille (nach Gotthilf Heinrich Ludwig Hagen, 1797–1884, und Jean Louis Marie Poiseuille, 1797–1869) berechnen:

$$\frac{dV}{dt} = \frac{\pi \cdot r^4 \cdot \Delta P}{8\eta \cdot l}$$

Dabei ist dV die Volumenänderung, dt das Zeitintervall, π die Kreiszahl (~ 3,14), r der Rohrradius, ΔP die Druckdifferenz, η die Viskosität und l die Rohrlänge.

Das Gesetz von Hagen-Poiseuille verdeutlicht die klinische Relevanz von Stenosen: Da der Radius eines Gefäßes in der Gleichung mit der 4. Potenz berücksichtigt wird, bewirkt bereits eine geringe Reduktion des Gefäßdurchmessers einen starken Abfall des Blutflusses. So führt die Verengung einer Arterie um nur 10 % zu einem Rückgang des Blutflusses um $1 - (0{,}9^4) = 34\%$.

Physikalische Beschreibung von Blutdruck und Blutfluss

Blutdruck und Blutfluss werden als Größen einer mechanischen Welle aufgefasst. Diese Welle wird durch das Herz ausgelöst und als »Puls« bezeichnet.

Dabei wird zwischen der Strömungsgeschwindigkeit des Blutes und der Ausbreitungsgeschwindigkeit der Druckwelle differenziert. Einen Aufschluss über den Zustand der arteriellen Gefäßwand erhält man durch die Messung der Pulswellengeschwindigkeit.

❗ Die Pulswellengeschwindigkeit steigt bei abnehmender Dehnbarkeit (Compliance) der Gefäße an.

Eine niedrige Compliance findet sich z. B. bei erhöhtem Blutdruck durch die abnehmende Dehnbarkeit bei größerer Vordehnung, aber auch im höheren Lebensalter durch eine diffuse Wandverhärtung.

Die Pulswellengeschwindigkeit wird aus der Zeitdifferenz der gleichzeitig registrierten Pulskurven (Sphygmogramme) [10] einer herznahen und einer herzfernen Arterie sowie der räumlichen Entfernung der Messstellen ermittelt.

Die Pulskurven in peripheren Arterien unterscheiden sich von der Pulskurve der zentralen Arterien: Während des Laufweges der Pulswelle tritt eine Dämpfung auf, und in der Peripherie reflektierte Druckwellen überlagern sich in unterschiedlichem Ausmaß.

Aus dem Zeitverlauf von Blutdruck- und Blutflusspulskurven kann durch Mittelwertbildung über eine oder mehrere Herzaktionen der mittlere Blutdruck bzw. der mittlere Blutfluss bestimmt werden. Gemessen wird im Regelfall der Blutfluss in der A. pulmonalis bzw. in der Aorta. Dies wird (mit geringem Fehler) als das gesamte vom Herzen geförderte Blutvolumen angesehen.

Strömung im elastischen Gefäß: Druck, Gefäßweite, Wandspannung, Elastizität

Anders als starre Rohre verfügen die Gefäße des Organismus über eine erhebliche Dehnbarkeit (Compliance). Ansteigender Druck dehnt die Gefäße, sodass der Strömungswiderstand sinkt.

❗ **Anders als in starren Rohren nimmt daher das Stromvolumen in elastischen Gefäßen nicht linear, sondern exponentiell mit dem Flüssigkeitsdruck zu.**

In elastischen herznahen Gefäßen sowie im Herzmuskel bauen die gespannten Gefäßwände eine zusätzliche Kraft auf die Flüssigkeit auf. Dieses Gleichgewicht zwischen Druck aus elastischer Kraft und Druck in der Flüssigkeit beschreibt das Laplace-Gesetz:

$$K = \frac{P \cdot r}{2d}$$

Dabei ist K die Wandspannung, P der transmurale Druck, r der Gefäßradius und d die Wanddicke.

Der Blutdruck in den Herzhöhlen wird durch muskuläre Erhöhung der Wandspannung in der Systole erzeugt. Die Beziehung zwischen Wandspannung und Innendruck im Herz ist komplexer, als das Laplace-Gesetz zunächst suggeriert. Das Gesetz gilt für die Form einer Kugel – eine Voraussetzung, die insbesondere im rechten Ventrikel nicht gegeben ist. Dennoch sagt das Laplace-Gesetz einige klinisch wichtige Zusammenhänge richtig voraus.

So wird aus dem Gesetz klar, dass kleine Herzen mit dicker Wand besser geeignet sind, einen hohen Druck zu entwickeln, als große Herzen mit relativ dünner Wand.

6.3   Der Blutkreislauf

Die Hauptaufgabe des Kreislaufs ist die gleichzeitige, bedarfsgerechte Durchblutung aller Organe. Die Durchblutung eines Organs wird durch die arteriovenöse Druckdifferenz über das Organ und den Strömungswiderstand des Organgefäßbettes bestimmt. Da alle Organe mit Ausnahme der Lungen und des Pfortaderkreislaufs parallel geschaltet sind, wirkt auf sie die gleiche Pulswelle ein.

❗ **Widerstandsänderungen einzelner Organe haben deswegen Einfluss auf den Gesamtwiderstand und somit auf den Druck im arteriellen System.**

6.3.1   Anatomie und Physiologie des Gefäßsystems: Nomenklatur und Normwerte

»Blutdruck« bezeichnet allgemein den Druck, mit dem eine Pulswelle im Blut auf die Innenwände der Blutgefäße trifft. Die Angabe des arteriellen Blutdrucks erfolgt klassisch als Verhältnis zwischen systolischem und diastolischem Druck (gemessen auf Herzhöhe, d. h. meistens am Oberarm). Darüber hinaus werden für die Beurteilung der Kreislaufsituation gelegentlich auch der mittlere Blutdruck und die Pulsamplitude (Differenz zwischen systolischem und diastolischem Blutdruck) herangezogen.

Der mittlere arterielle Druck (»mean arterial pressure«, MAP) kann näherungsweise mit folgender Formel ermittelt werden:

$$MAP = P_{dias} + \frac{P_{sys} - P_{dias}}{3}$$

Dabei ist P_{dias} der diastolische und P_{sys} der systolische Blutdruck.

Neuere Monitoringsysteme bestimmen während der invasiven Blutdruckmessung den Mitteldruck durch Integration des Drucksignals über die Zeit und können so fehlerhafte Ergebnisse reduzieren.

Der Transport des Blutes erfolgt nicht kontinuierlich, sondern pulsatil (schubweise Strömung). Ein Zyklus des linken Herzens wird dabei in 4 Phasen unterteilt:

- **Anspannungsphase:** Der Herzmuskel kontrahiert ohne Volumenänderung (isovolumetrische Kontraktion von 2–11 mmHg auf 80 mmHg).
- **Auswurfphase:** Blut wird unter weiterem Druckanstieg aus dem Ventrikel in den Aortenbogen ausgeworfen. Da nun Ventrikel und Aorta miteinander verbunden sind, resultieren annähernd gleiche Druckkurven.
- **Entspannungsphase:** Die Taschenklappen schließen. Die Massenträgheit des Blutes sorgt für die Inzisur in der Druck-Zeit-Kurve. Der Aortendruck nimmt langsam ab (Windkesselfunktion).
- **Füllungsphase:** Die Segelklappen schließen, und Blut fließt aus dem Vorhof in den Ventrikel. Während der Füllungsphase sinkt der Aortendruck auf ein Minimum von etwa 80 mmHg.

Im rechten Herzen gelten analoge Verhältnisse

Im Verlauf des Gefäßbettes ändern sich die Gefäßquerschitte und damit die Fließgeschwindigkeiten dramatisch. Diese Zusammenhänge gibt ◻ Tab. 6.2 wieder.

Dem arteriellen Hochdrucksystem nachgeschaltet ist das Niederdrucksystem. Es umfasst die Venen, das rechte Herz, die Lungengefäße sowie linken Vorhof und linken Ventrikel während der Diastole. Es enthält etwa 85 % des gesamten Blutvolumens. Der Druck im Venensystem nimmt von den Venolen (5–20 mmHg) bis zu den große herznahen Venen bzw. dem rechten Vorhof (3–5 mmHg beim Liegenden) stetig ab.

❗ Definition: Als zentraler Venendruck (ZVD) wird der Mitteldruck in den großen herznahen Körpervenen bezeichnet.

Der ZVD ist mit guter Annäherung dem Druck im rechten Vorhof gleichzusetzen. Maßgeblich für den ZVD sind einerseits Füllung und Elastizität des Venensystems sowie andererseits die Herzaktion. Die im Rhythmus der Herzaktion auftretenden Schwankungen des Drucks und des Durchmessers herznaher Venen werden als »Venenpuls« bezeichnet (◻ Abb. 6.1). Dieser spiegelt im Wesentlichen den Druckverlauf im rechten Vorhof wider.

Die Pulskurven zeigen charakteristische Merkmale:
- Die a-Welle (a: atrial) wird durch die Vorhofkontraktion hervorgerufen.
- Die kurz darauf folgende c-Welle (c: »contraction«) entsteht hauptsächlich durch die Vorwölbung der Trikuspidalklappe in den rechten Vorhof während der Anspannungsphase des Ventrikels.
- Die anschließend starke Senkung bis zu einem Minimum (x-Welle) wird durch eine Verschiebung der Ventilebene des Herzens während der Austreibungszeit ausgelöst.
- Während der Entspannung des Ventrikels steigt wegen der anfangs noch geschlossenen Atrioventrikularklappe der Druck im Vorhof zunächst relativ steil an, fällt aber nach Öffnung der Klappe infolge des

◻ **Tab. 6.2.** Mittlere Strömungsgeschwindigkeiten und Drücke im Gefäßsystem des Menschen [14]

Strömungsgebiet	Gefäßdurchmesser [mm]		Mittlere Blutströmungsgeschwindigkeit [cm/s]	Mittlerer Blutdruck [mmHg]
Aorta	20–25		20	100
Mittlere Arterien	5–0,5		10–5	95
Sehr kleine Arterien	0,5–0,05		2	80–70
Arteriolen	0,05–0,02		0,3–0,2	70–35
Kapillaren	arterieller Schenkel	0,006	0,03	35–30
	mitte			25–20
	venöser Schenkel			20–15
Venolen	0,05-0,5		0,5–1,0	15–10
Kleine bis mittlere Venen	0,5-5		1–5	10
Große Venen	5–15		5–10	≤10
V. cava	30–35		10–16	≤10

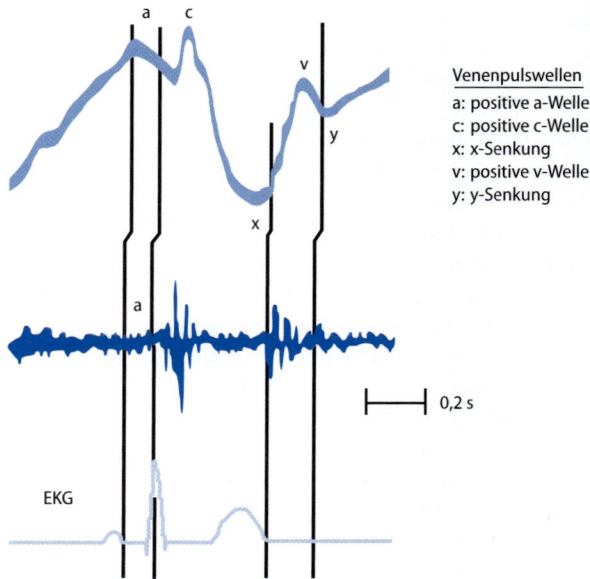

Venenpulswellen
a: positive a-Welle
c: positive c-Welle
x: x-Senkung
v: positive v-Welle
y: y-Senkung

0,2 s

EKG

☐ **Abb. 6.1.** Venenpuls mit zeitlicher Zuordnung zu Herztönen und Elektrokardiogramm

☐ **Tab. 6.3.** Umrechnung der Maßeinheiten des Drucks

Einheit	Umrechnung
1 Torr	1/760 von 1 Atmosphäre oder 1 mm Quecksilbersäule (mmHg)
1 mmHg	1,33 mbar
1 cmH$_2$O	0,75 mmHg
1 mbar	0,75 mmHg oder 100 Newton/m^2 (N/m^2)
1 Pascal (Pa)	1 N/m^2

Torr nach Evangelista Torricelli, 1608–1647 (italienischer Physiker und Mathematiker, Schüler Galileo Galileis). Die Gleichheit 1 Torr = 1 mmHg gilt an sich nur bei einer Temperatur von 0°C, da die Dichte von Quecksilber temperaturabhängig ist. Die Erdbeschleunigung ist zudem von der geographischen Position abhängig.

Bluteinstroms in den Ventrikel vorübergehend wieder ab, sodass eine positive Welle (v-Welle) mit nachfolgender Senkung (y-Welle) entsteht.
— Während der weiteren Ventrikelfüllung steigt der Druck allmählich bis zur nächsten a-Welle wieder an.

Mit zunehmender Entfernung vom Herz nehmen wegen der steigenden Compliance der Gefäße die phasischen Schwankungen des Blutflusses ab. In den Arteriolen und Kapillaren verläuft der Fluss fast kontinuierlich, und es kommt zu einer Reduktion des dynamischen Drucks mit zunehmender Entfernung vom Herz. Der systolische Blutdruck steigt an, da der Gesamtdruck gemäß der Bernoulli-Gleichung konstant ist (s. oben). Zusätzlich wird die Pulswelle in der Peripherie reflektiert und addiert sich zur Druckkurve in peripheren Gefäßen.

6.4 Klinische Messung des Blutdrucks

Für die Beurteilung der Kreislauffunktion sind Blutdruck und Blutfluss entscheidend. Obwohl der Blutfluss aus physiologischer Sicht die wichtigere Größe darstellt, da er den Sauerstofftransport bestimmt, besitzt die Messung

des Blutdrucks derzeit klinisch (noch) den höheren Stellenwert. Dies ist wohl zum einen durch die einfachere Messtechnik bedingt und zum anderen durch die größere Erfahrung, die mit der Erfassung des Blutdrucks vorliegt.

Im 1960 eingeführten SI-System ist nur »Pascal« [Pa] eine zulässige abgeleitete (1 Pa = 1 N/m^2) Einheit für den Druck. In der Medizin werden jedoch historisch bedingt verschiedene weitere Einheiten verwendet (☐ Tab. 6.3).

6.4.1 Techniken zur Messung des Drucks

Mechanische Verfahren

Die klassische Messung des Drucks geht auf Torricelli (1643) zurück, der hierzu eine Quecksilbersäule in einem U-Rohr (☐ Abb. 6.2) verwendete [12]. Beim U-Rohr wirken der zu messende Druck in einem abgeschlossenen System (Absolutdruck) und der Atmosphärendruck gegeneinander. Sind diese gleich, so steht die Flüssigkeit (in der Regel Quecksilber oder Wasser) in beiden Rohrteilen gleich hoch. Steigt der Druck im System, so verschiebt sich die Flüssigkeitssäule. Die gemessene Druckdifferenz entspricht dann dem Druck, der durch die Gewichtskraft der »Flüssigkeitsdifferenz« erzeugt wird. Definitionsgemäß wird der Blutdruck nicht als Absolutwert angegeben, sondern als Differenz von Absolutwert und Atmosphärendruck. Auf diese Weise ist man von Schwankungen des Luftdrucks unabhängig. Wegen der Giftigkeit seiner Dämpfe ist die Anwendung von Quecksilber (Hg) problematisch und heute obsolet.

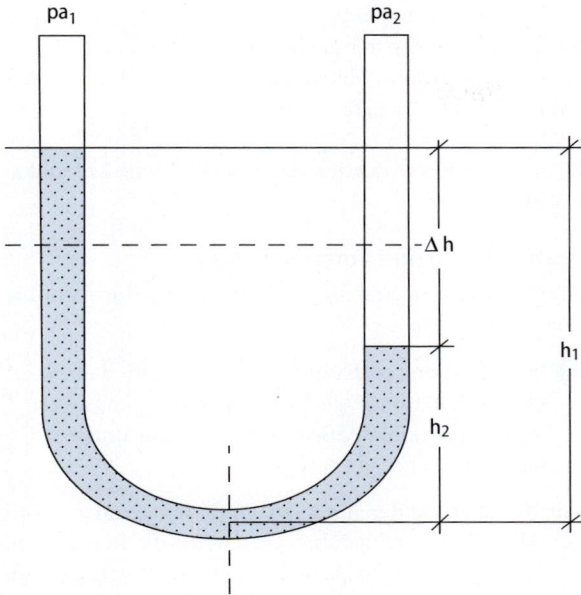

Abb. 6.2. U-Rohr-Flüssigkeitsmanometer. Nach [22]. h Höhe der Quecksilbersäule; ρ Dichte des Quecksilbers. Es gilt: $\rho_1 = pa_1 + h_1 pg$ (Druck im linken Rohrteil) und $\rho_2 = pa_2 + h_2 pg$ (Druck im rechten Rohrteil). Dabei ist g die Gravitationskonstante. Es gilt: $p_1 = p_2$

Die Messung mit dem U-Rohr-Manometer ist abhängig von der Dichte ρ (und damit der Temperatur) und der Gravitationskonstanten g.

Die Messmethode mittels U-Rohr wird klinisch noch gelegentlich bei der Bestimmung des ZVD angewendet. Hierbei wird Kochsalzlösung als Flüssigkeit verwendet, was einen nur irrelevant zu gering gemessen ZVD ergibt, da Kochsalzlösung eine etwas höhere Dichte hat als Wasser. Eine gängige Alternative unter den mechanischen Sensoren ist das Federmanometer, dessen Funktionsweise in ▶ Kap. 12 ausführlicher erläutert wird.

Elektromechanische Verfahren

Moderne Verfahren erfordern einen Drucksensor, der die mechanische Verformung eines Sensorelements – meist eine Membran – in ein elektrisches Signal umwandelt. Es werden induktive, kapazitive und potenziometrische Systeme unterschieden:

- Induktive Sensoren nutzen die mechanische Verformung der Membran zur Verschiebung eines leitfähigen Werkstoffs in einer Spule, wodurch sich deren Induktivität ändert, was in ein elektronisches Signal umgewandelt wird.
- Kapazitive Sensoren bestimmen die Kapazität zwischen der Druckmembran und einer Referenzelektrode. Da die Kapazität vom Abstand der Platten abhängt, ergibt sich ein druckabhängiges Signal.
- Potenziometrische Sensoren beruhen auf der Widerstandsänderung eines Werkstoffs, die zum einen durch geometrische Verformung und zum anderen durch mikroskopische Änderungen in der Kristallstruktur verursacht wird.

Durchgesetzt haben sich v. a. potenziometrische Sensoren. Diese werden aber in der Regel nicht trägerlos eingesetzt, sondern auf einer Membran aufgebracht, deren mechanische Eigenschaften zusammen mit denen des Sensors die Empfindlichkeit und Dynamik des Systems bestimmen.

Um herstellungsbedingte Toleranzen zu kompensieren, werden Brückenschaltungen eingesetzt (Wheatstone-Messbrücke), mit denen Widerstände hochpräzise (Einsatzbereich von 0,1 Ohm bis 1 Mega-Ohm) ermittelbar sind [18].

Die elektrophysikalischen Grundlagen dieser Messsysteme sind ausführlich in ▶ Kap. 1 dargelegt.

6.4.2 Invasive Blutdruckmessung

Prinzipiell werden für die invasive Druckmessung Druckpulsationen der Blutsäule und der Gefäßwand über einen intravasalen Katheter und ein flüssigkeitsgefülltes Schlauchsystem auf einen elektromechanischen Druckwandler übertragen. Dieser transformiert das mechanische Signal in normierte elektrische Impulse, die sich als Kurven bzw. Druckwerte auf einem Monitor darstellen lassen. Der Vorteil dieser Technik gegenüber nichtinvasiven Verfahren besteht darin, dass fortlaufend registriert werden kann und so Veränderungen des Kreislaufzustandes unmittelbar erkennbar sind. Zudem lassen sich durch die Analyse der Druckkurve selbst weitere Informationen ermitteln. So sind die Berechnung des Herzzeitvolumens mit Pulskonturanalyse sowie Abschätzungen des Volumenstatus durch atemabhängige Schwankungen und Abschätzung der Pulskurvenform möglich. Invasive Messungen bieten den weiteren Vorteil, dass sie auch die wiederholte Entnahme von Blutproben (Routinelabordiagnostik, arterielle Blutgasanalyse, Bestimmung der gemischtvenösen Sättigung etc.) ermöglichen.

Die invasive Druckmessung wird klinisch hauptsächlich verwendet zur Ermittlung
- des systemarteriellen Blutdrucks (peripher und zentral)
- des zentralvenösen Drucks
- des pulmonalarteriellen Drucks

Arterielle Kanülierung

> **Die arterielle Katheteranlage ist intraoperativ indiziert bei kardiopulmonalen (Hoch-)Risikopatienten, bei kardiopulmonal instabilen Patienten sowie bei Operationen mit hohem eingriffsbedingten Risiko für Blutungen bzw. kardiopulmonale Komplikationen (z. B. Herz-, Thorax- und Gefäßoperationen oder hirnstammnahe Eingriffe). In der Intensivmedizin ist die invasive Blutdruckmessung bei allen kardiovaskulär und pulmonal instabilen Patienten indiziert.**

Zugangswege
Je herznäher im Gefäßsystem die Spitze des arteriellen Katheters platziert wird, desto unverfälschter ist die Form der arteriellen Druckkurve und desto höher die Qualität der arteriellen Druckmessung. Am häufigsten wird die A. radialis der nichtdominanten Hand kanüliert. Diese bildet mit der A. ulnaris einen Gefäßbogen im Palmarbereich, sodass im Fall eines Verschlusses der kanülierten Arterie eine Kollateraldurchblutung möglich ist und keine Gewebeischämie resultiert.

Die A. femoralis stellt wegen der fehlenden Kollateralisierung des Beines und v. a. wegen des höheren Infektionsrisikos normalerweise nur einen Zugangsweg zweiter Wahl dar. Bei der Kanülierung herznaher Gefäße (beispielsweise A. axillaris, A. temporalis superficialis) ist darauf zu achten, dass hier eine akzidentelle Injektion von Luft zu retrograden Koronar- bzw. Hirnembolien führen kann. Tabelle 6.4 fasst die anatomischen Zugangswege für die arterielle Kanülierung zusammen.

Komplikationen
Die perkutane arterielle Kanülierung ist ein verhältnismäßig sicheres Verfahren. Allgemeine Komplikationen sind:
- Schmerzen und Schwellungen an der Einstichstelle
- Thrombosen/Embolien
- Hämatome
- Extremitätenischämie
- katheterassozierte Infektionen
- »diagnostischer« Blutverlust
- Pseudoaneurysmata

Tabelle 6.5 listet wichtige zugangsspezifische Komplikationen auf.

Vorbereitung und Vorgehensweise
Als Punktionsmaterial dienen überwiegend Kunststoffkanülen bzw. -katheter.

> **Vor Punktion sollte überprüft werden, ob das distal der Punktionsstelle liegende Versorgungsareal durch Kollateralgefäße ausreichend perfundiert wird.**

Zur Kanülierung der A. radialis oder der A. ulnaris wird der Allen-Test durchgeführt. Dazu wird die Reperfusion der Hand getrennt für A. radialis und A. ulnaris geprüft. Im Zusammenhang mit der Kanülierung der A. dorsalis pedis kann ein vergleichbares Verfahren angewendet wer-

Tab. 6.4. Arterielle Punktionsmöglichkeiten

Regionen	Punktionsmöglichkeiten
Obere Extremität	– A. radialis – A. ulnaris – A. brachialis – A. axillaris
Untere Extremität	– A. femoralis – A. dorsalis pedis
Kopf	A. temporalis superficialis

Tab. 6.5. Komplikationen spezieller Zugangswege

Punktionsort	Komplikationen
A. radialis	– Periphere Neuropathien
A. axillaris	– Zerebrale Embolien – Verletzung des plexus brachialis
A. brachialis	– Verletzung des N. medianus – Zerebrale Embolien
A. femoralis	– Retroperitoneales Hämatom – Darmperforation – Arteriovenöse Fistel

den, indem man die Kollateralisierung über die A. tibialis posterior überprüft.

❗ **Der Allen-Test wird mittlerweile wegen seiner relativ geringen Sensitivität in der Vorhersage von punktionsbedingten Gefäßkomplikationen vor einer arteriellen Kanülierung nicht mehr als zwingend indiziert angesehen.**

Bei der Anlage eines arteriellen Verweilkatheters werden 3 Techniken unterschieden, wobei der Punktionserfolg in jedem Fall durch eine sorgfältige Vorbereitung der Extremität gesteigert werden kann (z. B. Überstrecken, Unterpolstern und Fixieren der Hand).

Die Arterie kann mit einer konventionellen Venenverweilkanüle (typischerweise 20 G ohne Zuspritzkonnektor) in einem Winkel von etwa 30° komplett durchstochen werden. Anschließend werden Kanüle und Katheter langsam zurückgezogen, bis durch Blutaustritt die korrekte Position der Nadel in der Arterie bewiesen ist. Anschließend wird der Katheter über die Nadel in der Arterie vorgeschoben. Der Nachteil dieser Technik besteht darin, dass sie 2 Perforationsstellen in der Arterie hinterlässt. Ein Hämatom wird so wahrscheinlicher, und die doppelte Verletzung der Tunica muscularis der Arterie verdoppelt theoretisch die Wahrscheinlichkeit für die Entwicklung eines Gefäßaneurysmas.

Eine weitere Methode ist die Direktpunktion. Die Kanüle wird hier nach Punktion der Haut im 30°-Winkel langsam vorgeschoben. Sobald der Rückfluss von Blut die Punktion der Arterie anzeigt, wird der Punktionswinkel abgeflacht (etwa 15°) und der Katheter über die Nadel in die Arterie eingeführt.

❗ **Wichtig hierbei ist, dass die Kanüle nach dem ersten Rückfluss von Blut noch 1–2 mm weiter in das Gefäß vorgeschoben wird. Andernfalls besteht die Gefahr, dass zwar die Metallkanüle selbst, nicht jedoch der Plastikkatheter intravasal zu liegen kommt, wodurch das Vorschieben des Katheters über die Gefäßwand behindert oder unmöglich wird.**

Eine dritte Methode ist die Punktionstechnik nach Seldinger. Hierbei wird nach perkutaner Punktion der Arterie mit einer Metallkanüle und Rückfluss von Blut zunächst über deren Lumen ein Führungsdraht in das Gefäß vorgeschoben. Nach Entfernen der Kanüle wird über den Draht ein flexibler Katheter in die Arterie eingeführt und der Draht entfernt.

Extrakorporale Druckmessung

Nach Platzierung des Katheters wird der intravasale Druck durch die im Katheter befindliche Flüssigkeitssäule über Konnektionsschläuche (s. oben) auf den Drucksensor übertragen. Druckänderungen am Messort verursachen über die Verschiebung der Flüssigkeitssäule eine Auslenkung der Sensormembran.

◻ Abbildung 6.3 zeigt einen möglichen Aufbau eines externen Druckwandlers (Transducer). Zur Messung wird die mit dem Katheter direkt verbundene Druckkammer auf die eigentliche Messeinheit (Rezeptor) aufgesetzt. Der in der Kammer entstehende Flüssigkeitsdruck wird über eine Elastomermembran (Silikon) auf eine Metallmembran der Messeinheit übertragen. Die dadurch hervorgerufene Dehnung eines Biegeelements ändert dessen Widerstand. Mit Hilfe einer Widerstandsmessbrücke wird anschließend eine dem Druckverlauf proportionale elektrische Spannung erzeugt, die verstärkt und weiterverarbeitet werden kann. Die Kraft, die im unbelasteten Zustand auf die Membran eines zur Atmosphäre geöffneten Wandlers wirkt, wird als Nullpunkt festgelegt (»Nullabgleich«).

Ein über flüssigkeitsgefüllte intravasale Katheter gemessener Druck kann zunächst als statisch aufgefasst werden, da er sich an jeder Stelle des Gefäßes und des Kathetersystems einstellt. Der tatsachlich gemessene Blutdruck wird jedoch durch zwei weitere Faktoren beeinflusst. Zum einen wirkt die kinetische Energie des bewegten Blutes als zusätzliche Kraft auf das Manometersystem ein, wenn die Katheteröffnung dem Blutfluss entgegensteht (»dynamischer Druck«, s. oben). Zum anderen muss der hydrostatische Druck berücksichtigt werden, der sich unabhängig vom intravasalen Druck durch das Gewicht der Flüssigkeit einstellt, wenn der Druckwandler nicht in der Ebene des physiologischen Referenzpunktes liegt. Als Referenzpunkt einer arteriellen Druckmessung dient

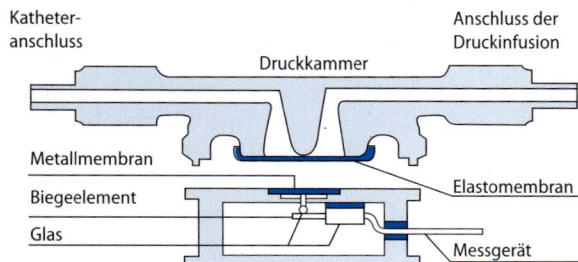

◻ **Abb. 6.3.** Aufbau eines externen Druckwandlers

dabei zumeist das mittlere Herzniveau (beim liegenden Patienten auf 2/3 der Höhe des senkrechten Thoraxdurchmessers).

Bei jeder Änderung der Körperposition sollte die Position des Druckwandlers dem Referenzpunkt folgen, um Fehler durch die hydrostatische Druckkomponente zu vermeiden.

❗ **Bei lang andauernden Messungen (Tage) sollte in regelmäßigen Abständen (mindestens alle 8 Stunden) ein Nullpunktabgleich vorgenommen werden, um eine elektrische Drift des Transducers und hierdurch bedingte Fehlmessungen erkennen zu können.**

Vom Hersteller werden die Druckwandler kalibriert, sodass im Regelfall außer dem Nullabgleich klinisch keine weitere Kalibrierung erfolgen muss.

Übertragungsverhalten handelsüblicher Katheter und Störmöglichkeiten

❗ **Invasive Messmethoden sind nicht zwangsläufig genauer als nichtinvasive, da auch technisch ausgereifte Geräte beträchtliche Fehlerquellen aufweisen können. Insbesondere dürfen invasiv gewonnenen Messwerte niemals isoliert betrachtet werden. Vielmehr muss die Beurteilung stets unter Berücksichtigung des Druckkurvenverlaufs erfolgen.**

Hierdurch lassen sich artifizielle Kurvenveränderungen erkennen, die zu fehlerhaften Werten führen.

Statische Genauigkeit

Unter statischer Genauigkeit versteht man die Exaktheit, mit der das Messsystem einen statischen (d. h. nicht pulsatilen) Druck über die Zeit bestimmt. Dies wird geprüft, indem der Druckaufnehmer während einer längeren Zeit einem definierten Druck ausgesetzt wird. Hierbei darf weder die Nulllinie (bezogen auf den Atmosphärendruck) noch das Drucksignal wesentliche Schwankungen zeigen. Eine Messungenauigkeit von 1–2 % ist tolerabel. Besonders Temperaturschwankungen können die Messgenauigkeit des Transducers über das tolerable Maß hinaus beeinflussen. Daher muss geprüft werden, wie stark Temperaturveränderungen (Raumtemperatur gegen Körpertemperatur) die statische Genauigkeit des Messsystems verändern. Sind die temperaturbedingten

Veränderungen zu groß, muss entschieden werden, ob ein anderes Transducer-System zu wählen ist oder die Temperatur konstant gehalten werden muss.

Dynamische Genauigkeit

Jedes flüssigkeitsgefüllte extrakorporale Messsystem beginnt bei Anlegen einer äußeren Kraft zu schwingen. Die dynamische Genauigkeit eines Messsystems wird dabei durch zwei physikalische Phänomene beeinflusst, die durch die rhythmischen, herzschlagsynchronen Änderungen des Blutdrucks hervorgerufen werden: Resonanz und Dämpfung.

❗ **Ein einfacher klinischer Test auf gute Resonanz- und Dämpfungseigenschaften eines Druckmesssystems besteht in einer plötzlichen Drucksteigerung und der anschließenden Beobachtung der Druckkurve. Heutige Transducer besitzen ein rückwärtiges Ventil zur Spülung des Kathetersystems. Öffnet man dieses kurz und schließt es abrupt, kann man die Nachschwingungen an der Druckkurve beobachten. Schwingt die Kurve gar nicht oder nur stark gedämpft einmal nach, ist das System überdämpft. Treten mehr als drei hochamplitudige Nachschwingungen auf, ist die Eigenfrequenz des Systems vermutlich zu niedrig, und es ist mit Resonanz zu rechnen**

Resonanz

Das System aus Druckwandler und Katheter besitzt grundsätzlich eine Eigenschwingungsfrequenz und vermag zu oszillieren. Die Eigenschwingungsfrequenz liegt normalerweise deutlich höher als die Frequenz des übertragenen Signals. Erreicht die Frequenz des übertragenen Signals jedoch die systemeigene Frequenz, kommt es zu einer Überlagerung beider Signale. Folge ist eine Signalverstärkung (Resonanz) und damit eine fehlerhafte (falschhohe) Messung des Drucks. Um Beeinträchtigungen der Druckmessung durch Oszillationen zu vermeiden, muss das Entstehen von Resonanz weitestgehend vermieden werden. Die Eigenfrequenz der meisten physiologischen Systeme liegt unter 24 Hz (24 Oszillation pro Sekunde).

❗ **Zunächst scheint dieser Wert weit entfernt von typischen Frequenzen im Kreislaufsystem zu sein. Eine Druckkurve wie die Pulskurve besteht jedoch, wie eine Fourier-Analyse (▶ Kap. 17.1.3) zeigt, stets aus einer Vielzahl überlagerter Schwingungen,** deren Frequenzen weitaus höher oder niedriger sein können als z. B. die Herzfrequenz.

Daher sollten die Hersteller darauf achten, dass die Eigenfrequenz von Katheter und Messleitung so hoch wie möglich ist. Ein wichtiger Faktor für die Eigenfrequenz des Messsystems sind die Eigenschaften der Konnektionsschläuche. Diese sollten für eine gute Druckmessung sehr steif sein, d. h. eine niedrige Compliance aufweisen, denn niedrige Compliance bedeutet im Regelfall sehr hohe Eigenfrequenz. Überlange (>1 m) oder zu starre Konnektionsschläuche können ebenfalls durch Resonanzeffekte Schleuderzacken hervorrufen und führen zur Überschätzung des systolischen sowie zur Unterschätzung des diastolischen Blutdrucks. Einen ähnlichen Effekt rufen erhebliche arteriosklerotische Veränderungen im kanülierten Gefäß hervor.

> ❗ Viele klinisch eingesetzte Druckmesssysteme zeigen Eigenfrequenzen zwischen 10 und 20 Hz und einen Dämpfungskoeffizienten (s. unten) unter 0,3. Daher haben alle diese Druckmesssysteme unter bestimmen Bedingungen Resonanzphänomene zur Folge. Insbesondere ist dies bei hohen Herzfrequenzen der Fall und führt dann u. U. dazu, dass der systolische Blutdruck um bis zu 20–30 mmHg zu hoch gemessen wird.

Weiterhin können Materialschäden oder Fehler im System (Kabelbruch, Eindringen von Feuchtigkeit in den Druckwandler etc.) zu einer Nullpunktänderung des Systems führen, sodass intravasale Drücke falsch gemessen werden (■ Abb. 6.4).

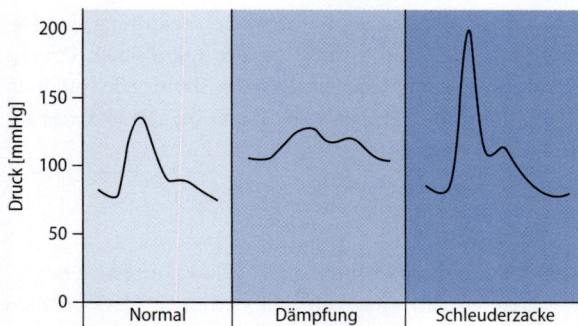

■ **Abb. 6.4.** Fehler in der arteriellen Druckmessung durch Überdämpfung und Resonanz (»Schleuderzacke«)

Dämpfung

Druckmesssysteme müssen einerseits schnell und verzerrungsfrei auf Druckschwankungen reagieren, andererseits müssen die Schwingungen rasch zum Stillstand kommen, um eine neue Druckmessung zu ermöglichen. Andernfalls überlagen sich Restschwingungen einer vorherigen mit einer aktuellen Messung, und eine korrekte Druckmessung wird unmöglich. Hierzu sind stark gedämpfte Druckmesssysteme erforderlich, da unzureichend gedämpfte Systeme zu starke Nachschwankungen zeigen. Der Dämpfungskoeffizient β gibt an, wie schnell aufgetretene Nachschwankungen wieder verschwinden. Ein Wert von $\beta = 1$ (Ruhedämpfung) bedeutet, dass das Druckmesssystem auch bei einer Aktivierung im Bereich der Eigenfrequenz keine Resonanzphänomene aufweist. Der Nachteil hierbei besteht darin, dass diese stark gedämpften Systeme nur sehr träge auf Druckschwankungen reagieren. Ein wenig gedämpftes Messsystem ($\beta = 0,2$) hingegen führt zu deutlichen Oszillationen, wenn das Messsystem durch seine Eigenfrequenz aktiviert wird. Optimal gedämpfte Druckmesssysteme haben Dämpfungskoeffizienten von 0,5–0,7.

> ❗ Eine Dämpfung der Druckkurve entsteht häufig durch Luft, Thromben im System oder einen Gefäßspasmus. Luftblasen finden sich häufig in den 3-Wege-Hähnen, dem Druckschlauch oder dem Druckaufnehmer selbst. Kommerziell erhältliche Dämpfungsaufsätze können dazu beitragen, arterielle Schleuderzacken zu vermeiden.

Messfehler und Abhilfe

Bei der Optimierung der Systemeigenschaften eines extrakorporalen invasiven Blutdruckmesssystems sind Katheterlänge und -durchmesser die bestimmenden Größen. Der Katheterdurchmesser muss groß, die Katheterlänge und die Compliance müssen klein gewählt werden, um eine hohe Resonanzfrequenz des Systems zu erhalten. So werden Resonanzeffekte unwahrscheinlich.

> ❗ Ein kurzer, dicker und steifer Katheter ist weniger fehleranfällig als ein langer, dünner und weicher Katheter.

Veränderungen der Messverhältnisse können auftreten durch:

- **Fremdkörper im System:** Thromben im oder an der Spitze des Katheters reduzieren den effektiven Querschnitt des Katheters und damit die Resonanzfre-

6

quenz. Prophylaktisch werden arterielle Kathetersysteme kontinuierlich mit einer antikoagulanzhaltigen Elektrolytlösung gespült. Sehr niedrige Flussraten reichen hier aus.

- **Veränderungen der Koppelflüssigkeit:** Dringt Blut in den Katheter ein, so steigen Dichte und Viskosität der Koppelflüssigkeit (typischerweise physiologische Kochsalzlösung) an, wodurch sich wiederum Masse und Dämpfung erhöhen. Auch hier schafft eine kontinuierliche Spülung Abhilfe. Etabliert ist z. B. die sog. Fenwal-Vorrichtung, die für einen erhöhten statischen Druck im Katheter sorgt, wodurch ständig geringe Mengen der Koppelflüssigkeit in das Blutgefäß einströmen.
- **Luftblasen im Katheter:** Verbleiben nach dem Befüllen des Katheters mit der Koppelflüssigkeit oder bei Verwendung nicht vollständig ausgegaster Flüssigkeiten Luftblasen im Katheterlumen, steigt die Gesamt-Compliance des Systems an, da ein zusätzlicher Compliance-Anteil (Gase sind kompressibel) durch die Luftblasen hinzukommt. Durch Entgasen der Koppelflüssigkeit bzw. durch Spülen lassen sich die Luftblasen entfernen.
- **Veränderung der Querschnittsfläche des Katheters:** Bei konstantem Fluss führen unterschiedliche Querschnittsflächen nach der Kontinuitätsgleichung zu ungleichen Flussgeschwindigkeiten und – auf Basis der Bernoulli-Gleichung – auch zu lokal ungleichen statischen Drücken. Als Folge hiervon können sich der zu messende Blutdruck und der am Sensor herrschende Innendruck unterscheiden. Aus diesem Grund ist für einen konstanten Innendurchmesser des Katheters zu sorgen (**Cave:** Abknicken des Katheters).
- **Höhendifferenz zwischen Messort und Drucksensor:** Die Gleichung nach Bernoulli berücksichtigt neben dem Staudruck auch den Druck, der durch die potenzielle Energie der Flüssigkeitssäule (»hydrostatischer Druck«) zwischen Kathetermündung und Sensor verursacht wird. Bei der Messung ist daher darauf zu achten, dass Messstelle und Drucksensor auf gleicher Eben liegen. So führt eine Höhendifferenz von 10 cm bereits zu einer Verfälschung des Messwertes um 7,6 mmHg.

Intrakorporale Druckmessung (Tip-Manometer)

Alle bislang genannten Fehlermöglichkeiten der extrakorporalen Druckmessung sind auf die räumliche Trennung von Messort und Sensor zurückzuführen. Aus diesem Grund wurden sog. Tip-Katheter entwickelt, bei denen sich ein miniaturisierter Druckwandler an der Katheterspitze (»tip«) befindet. Die Messung selbst findet somit intravasal statt; lediglich das elektronische Messsignal wird nach außen geleitet. Die mit flüssigkeitsgefüllten Messsystemen zusammenhängenden Nachteile werden so vermieden. Auch weist der Tip-Katheter wegen der Miniaturisierung des Sensors nur eine sehr niedrige Gesamt-Compliance und damit eine hohe Resonanzfrequenz auf. Insgesamt hat dies zur Folge, dass Tip-Katheter ein Eigenschwingverhalten aufweisen, das Resonanzen und Dämpfung weitgehend vermeidet. Für den klinischen Routinegebrauch haben sie sich jedoch u. a. wegen ihrer hohen Kosten nicht durchgesetzt.

6.4.3 Interpretation der arteriellen Messwerte

Beatmungssynchrone Blutdruckschwankungen

Beim beatmeten Patienten nimmt durch den Anstieg des Atemwegdrucks während der Inspiration initial der pulmonalvenöse Blutstrom zum linken Herz und damit auch die Füllung des linken Ventrikels zu. Daher folgt dem Beginn der Inspiration ein Pulsschlag mit erhöhtem systolischen Druck (im Vergleich zu Drücken während der Exspiration). Der pulmonalvaskuläre Widerstand nimmt während der Inspiration geringgradig zu, während der pulmonale Blutfluss abfällt. Die Vorlast des linken Ventrikels ist daher in der folgenden Exspirationsphase geringer als zu Beginn der Inspiration. Daher kommt es nach dem initial erhöhten systolischen Druck im weiteren Inspirium zu einem Abfall des systolischen Drucks. Diese systolische Druckvariation während der Beatmung ist physiologisch und kann bis zu 10 % des systolischen Drucks betragen. Schwankt der systolische Blutdruck mit dem Atemzyklus um mehr als 10 %, so gilt dies als Hinweis auf eine Hypovolämie [16].

Arrhythmien

Von der Atmung unabhängige Schwankungen des systolischen Drucks zwischen den einzelnen Herzschlägen reflektieren v. a. unterschiedliche Füllungszustände des linken Herzens. Diese treten bei kardialen Arrhythmien auf (absolute Arrhythmie, supraventrikuläre und ventrikuläre Extrasystolen). Die Pulskurve muss daher immer im Zusammenhang mit dem Elektrokardiogramm interpretiert werden.

Gefäßsystem

Eine Arteriosklerose erhöht die Blutdruckamplitude meist weniger als eine Aortenklappeninsuffizienz. Gefäßstenosen können im Rahmen einer peripheren arteriellen Verschlusskrankheit zu falsch-niedrigen Messungen des arteriellen Blutdrucks führen.

Eine Sonderstellung nehmen umschriebene Stenosen ein. Hierzu gehören die Aortenisthmusstenose und das »Thoracic-outlet«-Syndrom, bei denen in Abhängigkeit vom Messort falsch-niedrige Druckwerte gemessen werden.

6.5 Nichtinvasive Blutdruckmessung

Nichtinvasive Methoden zur Bestimmung des arteriellen Blutdrucks sind die Pulspalpation, die Auskultation und die oszillometrische Blutdruckmessung.

6.5.1 Palpatorische Blutdruckmessung

Die Palpation ist die einfachste Möglichkeit zur Abschätzung des Blutdrucks. Nach wie vor ist dies eine geeignete Methode zur ersten Orientierung oder zur Plausibilitätsprüfung. Aufgrund der schlechten Differenzierung im diastolischen Bereich eignet sie sich jedoch nicht zur Abschätzung des diastolischen Blutdrucks. Der getastete Puls gibt Aufschluss über die Effektivität und die Regelmäßigkeit der Herzaktion. Der arterielle Puls kann sowohl peripher als auch zentral an verschiedenen Stellen am Körper leicht getastet werden.

> **!** **Im Notfall lässt sich der Femoralis- bzw. der Karotispuls am verlässlichsten tasten, da diese Pulse meist auch bei zentralisiertem Kreislauf nachweisbar sind.**

Neben der wichtigen Aussage »Puls tastbar« oder »Puls nicht tastbar« werden bei der Palpation klassischerweise verschiedene Pulsqualitäten (z. B. pulsus tardus oder pulsus mollis) unterschieden. Die Interpretation hängt allerdings stark von der Erfahrung des Untersuchers ab und liefert ungenaue Daten.

6.5.2 Auskultationsmethode nach Riva-Rocci und Korotkow

Hierbei wird eine aufblasbare, mit einem Manometer verbundene textile Manschette (Standardbreite: 12 cm) z. B. um den Oberarm gelegt. Grundsätzlich ist auch an der unteren Extremität eine Messung möglich, wenn die obere Extremität nicht zugänglich ist (z. B. Fehlen der Gliedmaßen oder Shunt-Arme beidseits). Nach Riva-Rocci wird der Puls an der A. radialis gefühlt. Der Puls verschwindet, wenn die Manschette über den systolischen Blutdruck hinaus mit Luft gefüllt wird. Bei Ablassen des Manschettendrucks lässt sich der Puls nach Unterschreiten des systolischen Blutdrucks wieder tasten. Der diastolische Druck ist auf diese Weise nicht messbar.

Bei der erweiterten Methode nach Korotkow wird die Manschette über den systolischen Blutdruck hinaus gefüllt und langsam entleert. Sobald der Manschettendruck unter den systolischen Blutdruck gefallen ist, wird kurzzeitig Blut in turbulenter Strömung durch die Gefäße gepumpt. Das dabei entstehende zischende Geräusch entspricht dem systolischen Blutdruckwert und kann mit dem Stethoskop über der A. cubitalis wahrgenommen werden. Während des Ablassens des Drucks nimmt das Geräusch erst in seiner Lautstärke zu und dann wieder ab. Sobald der Manschettendruck unter den diastolischen Druck fällt, verschwindet das Geräusch vollständig, da die turbulente Strömung wieder in eine laminare Strömung übergeht. Dieser Übergang signalisiert den diastolischen Wert.

Fehlerquellen bei dieser Methode der Blutdruckmessung bestehen zunächst in der sicheren Identifikation der Korotkow-Geräusche. Die Hörschwelle des menschlichen Ohres liegt bei 16 Hz, der Frequenzbereich der Korotkow-Geräusche mit 25–50 Hz nur knapp darüber. Demnach ist das menschliche Gehör für die Geräusche, die bei der Blutdruckmessung entstehen, fast unempfindlich. Zudem muss die Breite der verwendeten Blutdruckmanschetten für eine korrekte Messung in einem bestimmten Größenverhältnis zum Umfang des Oberarms stehen. Die Manschettenbreite soll 20 % größer sein als der Umfang der Extremität.

Eine zu schmale Blutdruckmanschette erfordert einen großen, eine zu breite Manschette einen geringeren Druck, um z. B. die A. brachialis für die Bestimmung des systolischen Blutdrucks zu okkludieren.

> **!** **Die Verwendung zu schmaler Manschetten führt somit zur Überschätzung, die Verwendung zu breiter Manschetten zur (geringer ausgeprägten) Unterschätzung des realen Blutdrucks.**

Die nichtinvasive Blutdruckmessung weist eine Reihe weiterer Fehlermöglichkeiten auf:

- **Geschwindigkeit der Druckreduzierung:** Die Druckdifferenz zwischen zwei aufeinander folgenden Korotkow-Geräuschen entspricht der Messtoleranz des Verfahrens.
- **Platzierung der Manschette:** Bei der Platzierung der Manschette ist darauf zu achten, dass der Manschettendruck gleichmäßig auf das Gewebe übertragen wird. Dazu sind evtl. störende Kleidungsstücke zu entfernen und Knicke in der Manschette zu vermeiden. Ferner sollte die Manschette nicht in der Armbeuge angelegt werden, da in diesem Bereich aufgrund des Gelenks keine gleichmäßige Druckverteilung gewährleistet ist.
- **Platzierung des Stethoskops:** Da die Korotkow-Geräusche direkt an der Engstelle entstehen, sollte die Auskultation möglichst nahe an der Manschette erfolgen. Ein zu großer Abstand führt zur Fehlmessung.
- **Artefakte aufgrund von Umgebungsgeräuschen:** Probleme bei der Blutdruckmessung bereitet die Unterscheidung zwischen Korotkow-Geräuschen und Artefakten (z. B. durch Muskelbewegungen, Umgebungslärm, suprasystolische Töne und mechanische Übertragung der Arterienschwingung bei fettarmen Extremitäten). Sofern sich diese Artefakte in ihrem Frequenzspektrum von dem der Korotkow-Geräusche unterscheiden (50–200 Hz), hilft eine Filterung durch ein elektronisches Stethoskop.
- **Zeigeroszillationen des Manometers:** Diese dürfen nicht fehlinterpretiert werden. Pumpt man die Blutdruckmanschette über den systolischen Blutdruck hinaus auf, kommt es zur Übertragung der Pulsationen der Arterie auf das Messsystem proximal der Manschette (was das Prinzip der oszillometrischen Methode ist; s. unten). Die systolische Blutdruckmessung anhand pulssynchroner Oszillationen des Manometerzeigers liefert daher falsch-hohe Werte.

6.5.3 Oszillometrische Methode

Die heute verbreitete automatisierte Erfassung des Blutdrucks beruht nicht mehr auf der Messung von Geräuschen, sondern registriert die charakteristischen Änderungen der Gefäßpulsation (Oszillationen) während der Verringerung des Manschettendrucks.

So lässt sich schon bei der Verwendung von klassischen Manometern zur auskultatorischen Blutdruckmessung parallel zu den Korotkow-Geräuschen ein Oszillieren der Druckanzeige beobachten. Bei der automatisierten Messung wird die Blutdruckmanschette automatisch über den systolischen Blutdruck hinaus aufgepumpt. Die Pulsationen der Arterie proximal der Blutdruckmanschette werden auf diese übertragen und bringen das Druckmessgerät zum Schwingen. Diese Oszillationen können durch ein Aneroidmanometer registriert werden.

Ein Aneroidmanometer ist ein Barometer, dessen druckbedingte Verformungen gemessen werden. Während der Messung zeigt ein kräftiger Anstieg der Oszillationsamplituden den Zeitpunkt des Wiedereinsetzens der arteriellen Durchblutung an. Der gemessene Druck entspricht dem systolischen Blutdruck. Die Oszillationsamplituden nehmen zu und erreichen dann ein Maximum, welches dem arteriellen Mitteldruck entspricht. Schließlich werden die Oszillationen wieder kleiner und verschwinden, wenn der diastolische Blutdruck unterschritten wird.

Voraussetzung für die oszillometrische Blutdruckmessung ist daher der Einsatz eines Algorithmus zur Erkennung von Amplitudenveränderungen. Mit heutigen Geräten können auch dann Messungen durchgeführt werden, wenn auskultatorisch keine Korotkow-Geräusche mehr wahrnehmbar sind (»Low-flow«-Bedingungen mit sehr niedrigen Blutdrücken).

6.6 Vergleich zwischen invasiver und nichtinvasiver Blutdruckmessung

Die Messung des Blutdrucks gehört zum perioperativen Standardmonitoring. Nichtinvasive Techniken liefern meist verlässliche Messergebnisse; sie sind komplikationsarm und kostengünstig. Sie erfordern zudem keine zeitaufwändige Vorbereitung, Kalibrierung oder Gefäßpunktion. Daher werden diese Techniken für das Routinemonitoring bevorzugt.

Ein Problem der nichtinvasiven Verfahren liegt jedoch in deren diskontinuierlicher Natur; kontinuierliche Messungen sind unmöglich. So muss ein kurzfristig hoch gemessener systolischer Druck nicht dem durchschnittlichen Blutdruck des Patienten entsprechen. Bei raschen Schwankungen des Blutdrucks kann eine falsche Blutdruckamplitude registriert werden, da der systolische und der diastolische Druck in jeweils unterschiedlichen Herzzyklen gemessen werden. Typische Messintervalle liegen zwischen 2 und 5 min.

Für die Erfassung der Wirkungen schnell wirksamer Pharmaka (Wirkungseintritt innerhalb von <1 min) ist die nichtinvasive Messung daher ungeeignet und die kontinuierliche invasive Registrierung erforderlich. Letztere erlaubt auch in extremen Kreislaufsituationen eine weitgehend genaue Beurteilung der Druckverhältnisse. Darüber hinaus bietet die arterielle Kanülierung die Möglichkeit, ohne wiederholte Punktionen arterielles Blut zur Analyse der Blutgaswerte und der Parameter des Säure-Basen-Haushalts zu entnehmen.

Die nichtinvasive Messmethodik ist nicht grundsätzlich ungenauer als die invasive, solange z. B. keine schwere Hypotension und keine schnellen Schwankungen des Blutdrucks auftreten. Der Vorteil invasiver Techniken liegt vielmehr in deren hoher zeitlicher Auflösung.

6.7 Niederdrucksystem (venöses System)

6.7.1 Indikationen zur zentralvenösen Kanülierung

> **Definition: Ein venöser Zugang wird als zentraler Venenkatheter (ZVK) bezeichnet, wenn seine Spitze herznah im Bereich der oberen bzw. unteren Hohlvene liegt.**

Als Zugangswege kommen die V. basilica, die V. jugularis interna bzw. externa, die V. subclavia und in speziellen Fällen die V. femoralis infrage. Bis heute wird der ideale venöse Punktionsort kontrovers diskutiert. Letztlich ist das rasche und atraumatische Einbringen des Katheters entscheidend.

Auswahl möglicher Indikationen für die Anlage eines ZVK

- Zufuhr vasoaktiver Substanzen
- Infusion hyperosmolarer Lösungen oder gefäßwandreizender Stoffe (parenterale Ernährung, Gabe von Kalium oder Zytostatika etc.)
- Temporäre Nierenersatzverfahren
- Transvenöser Schrittmacher
- Monitoring das ZVD

Technischer Fortschritt und ein besseres Verständnis der anatomischen Verhältnisse ermöglichen heute eine sicherere Nutzung des zentralvenösen Zugangsweges [9]. Trotzdem bestehen (relative) Kontraindikationen, die zu beachten sind:

- Thrombose oder Obstruktion der V. cava superior
- Koagulopathien
- beidseitige Punktion der V. jugularis
- unkooperative Patienten
- Bakteriämie, Kathetersepsis
- Luftnot, Lungenemphysem
- multiple Fehlpunktionen

6.7.2 Zugangswege

Bedingt durch die Gefäßanatomie und spezifische Risiken der unterschiedlichen Zugänge unterscheiden sich die Punktionsstellen je nach klinischer Situation in ihrer Eignung (◘ Tab. 6.6).

V. jugularis externa

Die V. jugularis externa verläuft subkutan quer über den M. sternocleidomastoideus. Die Venenfüllung kann häufig durch Kopftieflage, manchmal auch durch ein zusätzliches Valsalva-Manöver oder durch Fingerdruck oberhalb der Klavikula verbessert werden. Der Kopf wird leicht zur Gegenseite gedreht und nach hinten überstreckt. Die Haut und anschließend die Vorderwand der Vene werden punktiert. Die Aspiration erfolgt mit wenig Sog, um die Vene nicht kollabieren zu lassen. Über die Nadel kann entweder eine kurze Plastikkanüle oder ein Seldinger-Draht mit J-förmiger Spitze eingeführt werden. Durch die steilwinklige Einmündung in den Venenwinkel und die dort befindliche Venenklappe ist ein Vorschieben eines Seldinger-Drahtes über die V. jugularis externa häufig erschwert.

V. jugularis interna

Diese Vene ist der gebräuchlichste Zugangsweg für die Anlage eines ZVK. Im Vergleich zur V. subclavia ist die Katheterinsertion hier relativ einfach. Der Führungsdraht kann ohne ausgeprägte Kurve vorgeschoben werden, und schwere Komplikationen (z. B. Pneumothorax) sind selten. Die V. jugularis interna ist leicht zugänglich, insbesondere wenn Patienten für einen operativen Eingriff ge-

◻ Tab. 6.6. Wahl der Zugangswege

Zugangswege/Indikationen/Situationen	1. Wahl	2. Wahl	3. Wahl
Lungenarterienkatheterisierung	RIJV	LSV	LIJV/RSV
Lungenarterienkatheterisierung mit Koagulopathie	EJV	IJV	FV
Pulmonale Einschränkung oder sehr hoher PEEP	RIJV	LIJV	EJV
Parenterale Ernährung	SV	IJV	–
Parenterale Ernährung über lange Zeit	SV[1]	PICC	–
Akute Hämodialyse/Plasmapherese	IJV	FV	SV
Herz-Kreislauf-Stillstand	FV	SV	IJV
Transvenöser Notfallschrittmacher	RIJV	SV	FV
Hypovolämie ohne periphere Zugangsmöglichkeit	SV/FV	IJV	–
Präoperative Vorbereitung	IJV	SV	–
Neurochirurgisches Vorgehen	AV/PICC	SV	–
Applikation vasoaktiver Substanzen und sonstiger Medikamente, radiologische Prozeduren	IJV /LSV	FV	EJV
Applikation vasoaktiver Substanzen und sonstiger Medikamente, radiologische Prozeduren, jeweils mit Koagulopathie	EJV	IJV	FV

AV Oberarmvenen; *EJV* V. jugularis externa; *FV* V. femoralis; *IJV* V. jugularis interna; *L* Links; *PEEP* »positive endexpiratory pressure«, positiver endexspiratorischer Druck; *PICC* über eine periphere Vene eingeführter zentralvenöser Katheter; *R* Rechts; *SV* V. subclavia
[1] chirurgisch implantiert

lagert werden. Der jugulare Zugangsweg hat geringfügige Vorteile bei Patienten mit chronischem Nierenversagen, weil das Risiko für eine venöse Stenose niedriger ist als beim Zugang über die V. subclavia. Patienten fühlen sich jedoch mit einem Jugularis-interna- oder -externa-Katheter oft beeinträchtigt, wenn sie Kopf und Hals bewegen. Die V. subclavia ist daher vielerorts der Zugangsweg der ersten Wahl, wenn geplant ist, den Katheter für mehr als fünf Tage zu belassen.

Die Punktion der V. jugularis interna ist bei den meisten Patienten anhand weniger Orientierungspunkte relativ einfach, sodass Fehllagen selten sind.

Die Vene entspringt an der Schädelbasis zwischen Kieferwinkel und Mastoid und verläuft dann unter dem M. sternocleidomastoideus in Richtung der medialen Klavikula. Die A. carotis liegt medial der V. jugularis interna.

❗ **Diese Lageverhältnisse verändern sich durch Drehung des Kopfes: Die Drehung des Kopfes zur Gegenseite, wie häufig bei der Punktion praktiziert, bringt die V. jugularis leicht vor die Arterie, sodass die Arterie akzidenziell unter der Vene punktiert werden kann.**

Auf Höhe des Zungenbeins liegt die Vene gerade medial des M. sternocleidomastoideus und verschwindet dann darunter, um auf Höhe des Thyroids in jenem Dreieck zu erscheinen, das vom sternalen und klavikulären Muskelbauch des M. sternocleidomastoideus und der Klavikula gebildet wird.

Die Katheterspitze sollte für eine korrekte Lage in der V. cava superior etwa in der Mitte zwischen Jugulum und Mamillenhöhe zu liegen kommen. Bei Erwachsen muss der Katheter hierfür meist 15–20 cm weit in das Gefäß vorgeschoben werden. Bei Kindern empfiehlt es sich, die jeweilige Distanz auf der Körperoberfläche vor Platzierung individuell abzumessen [20].

V. subclavia

Auch die V. subclavia ist ein häufig genutzter Zugang zum zentralen Venensystem. Die Punktion dort ist etwas komplikationsträchtiger als die Punktion der V. jugularis interna, besitzt jedoch auch Vorteile:

- gute Punktionsbedingungen auch im hämorrhagischen Schock, da die Vene im Bindegewebe zwischen Klavikula und erster Rippe aufgespannt ist und bei Volumenmangel nicht kollabiert
- geringeres Infektionsrisiko im Vergleich zur Punktion der V. jugularis interna oder der V. femoralis.
- höherer Komfort beim wachen Patienten

Der Zugang zur V. subclavia kann supra- oder infraklavikulär erfolgen. Der Patient wird kopftief gelagert.

> ! **Eine Tuchrolle entlang der thorakalen Wirbelsäule lässt die Schultern nach dorsal gleiten und kann die Punktion erheblich erleichtern, insbesondere beim wachen Patienten.**

Infraklavikulärer Zugangsweg

Meist wird der infraklavikuläre Zugang gewählt. Die Nadel durchsticht die Haut etwa in der Medioklavikularlinie, 2–3 cm kaudal der Klavikula. Die Nadel wird zunächst mit Zielrichtung Jugulum in Richtung der Klavikula bis zum Knochenkontakt vorgeschoben und dann unter der Klavikula hindurch geführt. Von dieser Ebene sollte die Nadel nicht weiter nach dorsal abweichen, sondern exakt nach medial in Richtung des Jugulums vorgeschoben werden.

Insbesondere bei kleinen Personen kann das Vorschieben eines dicken Katheters oder einer Schleuse wegen des geringen Abstands von Klavikula und erster Rippe schwierig sein.

Supraklavikulärer Zugangsweg

Der entscheidende Orientierungspunkt ist hier der klavikuläre Ansatz des M. sternocleidomastoideus (🔲 Abb. 6.5). Die Nadel dringt oberhalb der Klavikula, unmittelbar lateral vom Muskelansatz durch die Haut und wird in einem Winkel von 10–15° zur Frontalebene und mit Stichrichtung auf die kontralaterale Brustwarze zu bzw. in der Winkelhalbierenden zwischen dem Muskelbauch und der Klavikula geführt. Die Vene liegt meist in einer Tiefe von 0,5–1,5 cm, selten tiefer (bis 4 cm).

V. basilica und V. cephalica

Die Punktion der Armvenen ist relativ einfach und nur selten mit ernsten Komplikationen behaftet. Die V. basilica verläuft in der medialen Armbeuge und geht gestreckt in die V. axillaris und dann in die V. subclavia über.

> ! **Der Verlauf der lateral in der Armbeuge gelegenen V. cephalica ist ungünstiger, weil diese Vene in einem stumpfen Winkel in die V. axillaris einmündet und ein Katheter hier häufig nicht gut vorgeschoben werden kann. Deshalb sollte die V. basilica bevorzugt werden.**

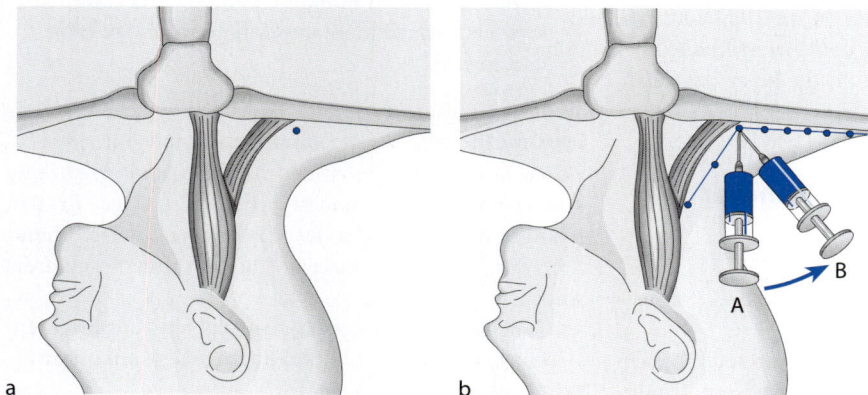

🔲 **Abb. 6.5.** Supraklavikulärer Zugang zur Punktion der V. subclavia (aus Rossaint et al. [2008] Die Anästhesiologie, 2. Aufl., Springer Heidelberg)

a

b

Eine intravasale Lage der Katheterspitze darf nur dann angenommen werden, wenn sich aus allen Lumina leicht Blut aspirieren lässt. Prinzipiell ist jeder Kathetertyp (inklusive Pulmonalarterienkatheter) über diesen Zugang platzierbar. Häufig wird für diesen Zugang eine Röntgendurchleuchtung gefordert.

❗ **Bewegungen des punktierten Armes können die Katheterspitze um bis zu 8 cm wandern lassen, wodurch Herzrhythmusstörungen und Gefäßverletzungen bis hin zur Perforation auftreten können.**

V. femoralis

Die Anlage eines ZVK in der V. femoralis bietet einige Vorteile. Die Erfolgsrate der Punktion ist hoch, und das Vorschieben des Katheters ist relativ einfach, da die Vene gerade kraniokaudal verläuft: 2–3 cm unterhalb des Leistenbandes findet man die V. femoralis 1–2 cm medial der A. femoralis.

❗ **IVAN: Innen, Vene, Arterie, Nerv. Um die Punktion zu erleichtern, sollte das Bein in leichter Abduktion und Außenrotation gelagert werden.**

Die V. femoralis ist relativ großlumig, daher können auch Katheter für Nierenersatzverfahren eingeführt werden.

Nachteile des Femoraliskatheters sind eine erhöhte Infektions- und Thrombosegefahr und das seltene Auftreten einer retroperitonealen Blutung, die schwer zu diagnostizieren ist. Häufiger tritt diese bei Kindern und Patienten mit kleiner Statur auf. Die Femoralvene liegt tief, unmittelbar neben der Femoralarterie. Arterielle Blutungen in dieser Region sind schwer durch Kompression zum Stillstand zu bringen; auch venöse Blutungen nach Entfernen des Katheters können Probleme bereiten. Ein femoraler Katheter kann für mobile Patienten unbequem bzw. einschränkend sein. Bei adipösen Patienten ist die Punktion u. U. erschwert. In Ausnahmefällen wie dem Herzstillstand oder bei ausgeprägten Verbrennungen, die die Leiste aussparen, kann der femorale Zugangsweg jedoch die erste Wahl sein.

6.7.3 Komplikationen zentralvenöser Katheter

Eine Übersicht der Komplikationen ist ◻ Tab. 6.7 zu entnehmen.

Mit der Anlage von zentralen Venenkathetern gehen seltene, aber typische und u. U. gefährliche Komplikatio-

◻ **Tab. 6.7.** Komplikationsraten im Zusammenhang mit der Anlage eines zentralen Venenkatheters

Komplikation	Häufigkeit
Pneumothorax	0,2–5 %
Herzrhythmusstörungen	Bis 41 %
Luftembolie	Keine Daten vorhanden
Arterielle Fehlpunktionen	0,9–19 %
Horner-Syndrom	Keine Daten vorhanden
Zerebraler Insult	Selten
Hämato-/Hydrothorax	Selten
Thrombosen	3–90 %
Verletzung des Ductus thoracicus	Selten
Embolien	Selten
Verletzung/Verlegung der Atemwege	Selten

nen einher. Aufgrund der Häufigkeit dieser Maßnahme sind die Absolutzahlen dieser Komplikationen jedoch nicht gering. Sowohl bei der Katheterinsertion als auch bei dessen Nutzung bedarf es daher besonderer Sorgfalt, um Komplikationen frühzeitig zu erkennen und weitere Schäden zu vermeiden.

Prophylaxe ist entscheidend:
- strenge Indikationsstellung für eine ZVK-Anlage
- gute theoretische und praktische Ausbildung der Ärzte
- standardisierte Pflege und Überwachung des ZVK

❗ **Ultraschallverfahren haben zur Erhöhung der Sicherheit bei der Punktion beigetragen und können insbesondere unerfahrenen Ärzten Hilfe leisten [14].**

Pneumothorax. Der Pneumothorax zählt mit einer Inzidenz von bis zu 5 % zu den häufigen und gleichzeitig schwersten Komplikationen der ZVK-Anlage. Er tritt häufiger nach Punktion der V. subclavia als nach Punktion der V. jugularis interna auf. Besonders gefährdet sind:
- Patienten mit chronisch-obstruktiver Lungenerkrankung oder anderen bullösen Lungenerkrankungen
- übergewichtige Patienten

- Patienten mit Veränderungen des Skeletts oder der Muskulatur
- beatmete Patienten mit hohen Spitzendrücken und hohen positiven endexspiratorischen Drücken (PEEP-Beatmung), bei denen die Lungenspitzen weit nach apikal gedrängt werden

In Abhängigkeit von der Menge pleuraler Luft können folgende Symptome auftreten:
- Brustschmerz
- Tachykardie
- Anstieg des ZVD
- Abfall des Herzzeitvolumens
- Dyspnoe, Zyanose und Hypoxämie durch erhöhtes Shunt-Volumen
- herabgesetzte Exkursion der Thoraxwand, abgeschwächtes Atemgeräusch und hypersonorer Klopfschall auf der betroffenen Seite
- erhöhter Beatmungsdruck
- Verziehung der Trachea

Viele dieser Symptome sind bei maschinell beatmeten Patienten nur schwer, oft nur vom Erfahrenen oder gar nicht zu erkennen. Eine Röntgenaufnahme des Thorax, möglichst zwei Stunden nach Katheteranlage, gilt als Standard; zum sicheren Ausschluss eines Pneumothorax sollte diese in Exspiration angefertigt werden.

❗ **Punktionsversuche zur ZVK-Anlage sollten auf eine Seite beschränkt bleiben, da bei schwieriger Punktion andernfalls ein beidseitiger Pneumothorax resultieren und den Patienten akut vital gefährden kann. Bei Patienten mit geplanter Thorakotomie sollte die ZVK-Analge präferenziell auf der Seite der Thorakotomie erfolgen.**

Die elektrokardiographische Lokalisation der Katheterspitze (z. B. mit Alphacard; s. unten) ermöglicht bei Verwendung ausreichend langer Katheter primär eine definitive Platzierung. Nachteile dieser Technik sind der höheren Aufwand beim Einlegen und Probleme mit der Sterilität.

Der Spannungspneumothorax ist ein Notfall und wird durch Anlage einer Thoraxdrainage behandelt. Im Fall einer hämodynamischer Instabilität muss sofort eine Entlastung durch eine großlumige Kanüle erfolgen (Punktion im 3. Interkostalraum parasternal, Stichrichtung tangential nach oben und lateral). Ein deutlich hörbares Entweichen von Luft zeigt die erfolgreiche Entlastung an.

❗ **Auf eine Röntgenaufnahme kann in unkomplizierten Fällen und bei freier Rückläufigkeit aller Katheterlumina verzichtet werden, wenn mittels einer intravasalen (intraatrialen) EKG-Ableitung über den Katheter die Lage der Katheterspitze in der V. cava superior zu sichern ist.**

Herzrhythmusstörungen

Während des Vorschiebens eines Führungsdrahtes, des Einführens eines ZVK und der Palpation der A. carotis, aber auch während Lageveränderungen bereits liegender zentraler Katheter kann es zu ventrikulären und supraventrikulären Arrhythmien kommen. Vorhofarrhythmien treten in bis zu 41 % und Ventrikelarrhythmien in bis zu 25 % der Fälle auf. Die Wahrscheinlichkeit von Herzrhythmusstörungen während der Katheteranlage ist bei Patienten mit geringer Körpergröße, bei Verwendung von Kathetern mit einer Länge >20 cm, bei Punktion der rechten V. subclavia und bei zentralen Kathetern, welche peripher venös eingeführt werden, erhöht. Besonders zu beachten ist, dass V.-basilica-Katheter durch Bewegung des Arms in Richtung Herz bewegt werden und anhaltende Herzrhythmusstörungen auslösen können. Therapeutisch muss der Katheter bzw. der Führungsdraht rasch bis in die obere Hohlvene zurückgezogen werden.

Luftembolie

Luftembolien können während oder nach Anlage eines ZVK auftreten. In geringeren Mengen mischt sich Luft mit Blut; es bilden sich Aggregate aus Thrombozyten, Erythrozyten und Fettmolekülen, welche zur Okklusion der pulmonalen Strombahn führen. In sehr großen Mengen bildet sich aus der Luft-Blut-Mischung im rechten Ventrikel Schaum, was zum Kreislaufstillstand führen kann. Die Inzidenz von Luftembolien bei ZVK-Anlage ist unbekannt. Im Jahre 1987 wurden im Rahmen einer Literaturrecherche insgesamt 79 Fälle beschrieben. Wahrscheinlich liegt die Inzidenz jedoch wesentlich höher. Die Letalitätsrate der Luftembolie ist mit 32–50 % der Fälle hoch.

❗ **Die Mehrzahl der Luftembolien tritt nicht bei der Katheteranlage auf, sondern ereignet sich im Laufe der Katheternutzung, oft im Zusammenhang mit Katheterdiskonnektionen. Auch bei Entfernung des ZVK können Luftembolien auftreten.**

Das tödliche Luftvolumen wird auf 300–500 ml bei einer »Einstromrate« von 100 ml/s geschätzt; womöglich reichen aber auch wesentlich geringere Luftmengen (50–100 ml) aus, um zu einem Verschluss der Ausflussbahn des rechten Ventrikels mit nachfolgendem Herzstillstand zu führen.

Als spezifisches Symptom wird das Mühlradgeräusch angesehen, das durch Luft-Blut-Schaum im rechten Ventrikel verursacht wird. Bei intraoperativem Monitoring mit transösophagealer Echokardiographie lassen sich Luftbläschen im Vorhof detektieren (»Schneegestöber«). Weitere klinische Zeichen sind akuter Bronchospasmus, Hypotension und neurologische Symptome aufgrund zerebraler Hypoxie. Gelangt durch paradoxe Embolie Luft in die arterielle Strombahn, können Symptome arterieller Embolien hinzukommen.

Hämatothorax und Hydrothorax

Eine extravasale, intrapleurale Lage einer ZVK-Spitze kann entweder akut durch fehlerhafte Anlage des Katheters entstehen oder aber verzögert auftreten, wenn der Katheter an einer Gefäßbiegung chronisch Druck auf die Gefäßwand ausübt.

> ❗ **Ein Lumen, das zwar leicht anzuspritzen ist, durch das man jedoch nicht aspirieren kann, ist verdächtig auf eine extravasale, intrathorakale Lage.**

Häufig verläuft der Hydrothorax symptomlos und wird erst auf der Röntgenthoraxaufnahme erkannt. Hypoxämie und arterielle Hypotension entwickeln sich erst bei großen Flüssigkeitsmengen. Die Blutung ist zumeist selbstlimitierend; eine Drainagenanlage oder eine gefäßchirurgische Intervention ist sehr selten notwendig.

Insbesondere dicklumige, steife Katheter, die nicht über die rechte V. jugularis interna gelegt werden, die in ihrem Verlauf also eine mehr oder weniger starke Krümmung erfahren (z. B. rechte V. subclavia), können sowohl bei ihrer Anlage, wenn das Material noch relativ kalt und damit steif ist, als auch sekundär durch Druckschäden in das Perikard perforieren. Dabei kann sowohl durch Blut als auch durch die relativ hohen Flussraten hochakut eine lebensbedrohliche Situation entstehen.

> ❗ **Perforiert der Katheter in das Perikard, kann der Verlauf mit Ausbildung einer Perikardtamponade dramatisch sein.**

Thrombosen

Die meisten katheterassoziierten Thrombosen verlaufen asymptomatisch. Daher schwankt die Inzidenz in der Literatur zwischen 3 % und 90 %. Die nahezu unvermeidbare Bildung von (meist kleinen) Thromben nach ZVK-Anlage lässt sich durch die Virchow-Trias erklären: Störungen des Blutflusses (Hämostase), Gefäßwandschädigungen und veränderte Koagulabilität. Diese Phänomene können durch Infusion hyperosmolarer Lösungen und Chemotherapeutika verstärkt werden. Therapeutisch wird der Katheter entfernt. Nur im Extremfall ist eine Thrombolyse notwendig.

6.7.4 Empfehlungen zur Anlage eines zentralen Venenkatheters

Der einwilligungsfähige Patient muss – wie bei jeder invasiven Maßnahme – vor der Anlage eines zentralvenösen Zugangs über typische Risiken und Alternativen aufgeklärt werden. Die Dokumentation des Gesprächs erfolgt schriftlich.

Spezielle Voruntersuchungen sind bei unauffälliger Anamnese und unauffälligem körperlichen Untersuchungsbefund nicht erforderlich. Eine Gerinnungsanalyse empfiehlt sich, wenn anamnestische Hinweise ein pathologisches Ereignis wahrscheinlich machen bzw. wenn eine Antikoagulation durchgeführt wird. Bei hämorrhagischer Diathese wird die Indikation zur Punktion der V. subclavia zurückhaltend gestellt, da bei akzidenzieller Punktion der A. subclavia keine direkte Kompression möglich ist.

Zur ZVK-Anlage muss zuvor ein (peripherer) Venenzugang etabliert sein, um mögliche Komplikationen medikamentös behandeln zu können. Während der Anlage ist eine kontinuierliche Überwachung mittels EKG erforderlich. Eine nichtinvasive Blutdruckmessung und eine Pulsoxymetrie sollten stets durchgeführt werden. Eine katheterassoziierte Infektion kann bedrohlich sein und erhebliche Kosten verursachen, daher ist die strenge Einhaltung der prophylaktischen Maßnahmen der amerikanischen Centers for Disease Control and Prevention zu fordern [4]:

- Anlegen von Mundschutz und Operationshaube
- Tragen steriler Handschuhe
- Tragen steriler Kittel
- Verwendung geeignet großer steriler Abdecktücher
- großzügige Applikation eingefärbter Hautdesinfizienzien

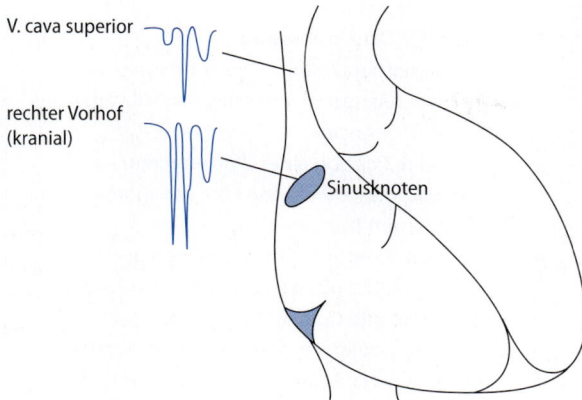

V. cava superior

rechter Vorhof
(kranial)

Sinusknoten

Abb. 6.6. Intrakardiales EKG zur Lagekontrolle eines zentralen Venenkatheters

❗ **Wird zur Lagekontrolle der Katheterspitze ein EKG über den Katheter abgeleitet, so ist folgendermaßen vorzugehen: Auf dem Monitor wird die Ableitung II gewählt und das EKG zwischen Katheter (rote Ableitung, rechte Schulter) und linker Thoraxseite (grüne Ableitung) aufgezeichnet. Der Katheter wird bis in den rechten Vorhof vorgeschoben und anschließend 1–2 cm weit in die V. cava superior zurückgezogen, bis die P-Welle deutlich kleiner wird (▫ Abb. 6.6) [20].**

6.7.5 Kathetersysteme

Bei polytraumatisierten Patienten, zu erwartenden Blutungen aus großen Gefäßen (Bauchaortenanuerysma) oder aus Organen (Milz, Niere, Leber) sowie bei Patienten im hämorrhagischen Schock ist die primäre Anlage eines großlumigen 3-Lumen-Katheters indiziert (Anlage meist über eine Kanüle mit einem Innendurchmesser von 1,4 mm in Seldinger-Technik). So stehen zwei großlumige Zugänge und ein Medikamentenschenkel zur Verfügung, was – insbesondere in Verbindung mit einem Schnellinfusions-/Schnelltransfusionssystem – für die initiale Therapie meist ausreichend ist.

❗ **Bei schweren Blutungen empfiehlt sich die Anlage von zwei weiteren großlumigen peripheren Verweilkanülen (2 mm).**

Schleusen sind dicklumige und kurze Katheter mit dünner Wand und einem Membranventil am extrakorporalen Ende. Durch das Ventil können andere Katheter nach zentralvenös und weiter vorgeschoben werden (z. B. Pulmonaliskatheter, intravenöser Schrittmacher). Ist kein Katheter in die Schleuse eingeführt, so kann über den seitlichen Infusionsschlauch rasch infundiert bzw. transfundiert werden. Das Anlegen einer Schleuse kann die sekundäre intraoperative Anlage eines Pulmonaliskatheters sehr erleichtern und sollte als präoperative Option bei großen Eingriffen bedacht werden.

Bei niereninsuffizienten Patienten ohne (funktionierenden) Dialyse-Shunt kann zur Dialyse ein großlumiger Doppellumenkatheter (Shaldon-Katheter) verwendet werden. Die intravasalen Öffnungen des »arteriellen« bzw. »venösen« Schenkels sind so positioniert, dass bei entsprechender Konnektion an den extrakorporalen Blutkreislauf keine Rezirkulation mit ineffektiver Dialyse auftritt.

6.7.6 Messung des zentralen Venendrucks

Die Messung des zentralen Venendrucks (ZVD) kann manuell über den Anschluss des ZVK an ein hydraulisches Messsystem (Wassersäule) erfolgen. Alternativ ist die Messung des ZVD mit einem elektronischen Druckaufnehmersystem (s. oben) möglich, welches neben dem Absolutwert auch die Druckkurve anzeigt.

❗ **Bei der Messung mittels Wassersäule wird der ZVD in der Einheit cm H_2O, bei der elektronischen Messung in mmHg angegeben**
ZVD [mmHg] = ZVD [cm H_2O] × 1,36

Da der ZVD absolut von geringer Größe ist (meist im Bereich von 0–20 mmHg), wird das Messergebnis stark von der Position des Nullpunktes der Wassersäulenskala bzw. des Transducers im Vergleich zum eigentlichen Messort beeinflusst. Meist wird der Referenzpunkt entsprechend der Lage der V. cava beim liegenden Patienten auf 2/3 der vertikalen Höhe des Thorax eingestellt.

Der ZVD ist ein Parameter der rechtskardialen Vorlast. Diese wird neben dem Volumenstatus auch durch die rechtsventrikuläre Pumpleistung determiniert. Ebenfalls Einfluss auf den ZVD nimmt der intrathorakale Druck, der sich mit dem Atemzyklus bzw. Beatmungszyklus zyklisch ändert. Messtechnisch bedingt wird der ZVD gegen den atmosphärischen Druck gemessen, während der transmurale Druck die eigentliche, physiologisch relevante Größe ist.

> ❗ **Definition: Der transmurale ZVD ist die Differenz zwischen dem gegen die Atmosphäre gemessenen ZVD und dem juxtakardialen Druck.**

Der juxtakardiale Druck ist der atemabhängige Druck im Mediastinum außerhalb von Organen und Gefäßen. Er wird im Rahmen der klinischen Routine nicht bestimmt. Als Näherung kann der Druck im Ösophagus in Herzhöhe gegen die Atmosphäre gemessen werden.

Der ZVD wird in der Routine als endexspiratorischer Mitteldruck gemessen, da sowohl beim spontan atmenden als auch bei überdruckbeatmeten Patienten (ohne PEEP-Beatmung) der intrathorakale Druck zu diesem Zeitpunkt dem atmosphärischen Druck nahezu gleicht. Bei Spontanatmung wird der inspiratorische ZVD kleiner gemessen als der exspiratorische, während bei Überdruckbeatmung der ZVD während der Exspiration die niedrigsten Werte annimmt und während der Inspiration ansteigt.

Insbesondere bei mechanisch beatmeten Patienten wird die Validität des ZVD als Indikator der kardialen Vorlast zunehmend infrage gestellt und dessen Bestimmung zugunsten anderer Verfahren verlassen.

> ❗ **In jedem Fall sind Änderungen des ZVD über die Zeit aussagekräftiger als Absolutwerte.**

Fazit

Arterielle Druckmessung

- Nichtapparative Methoden (Puls tasten) sind schnell verfügbar und geben Hinweise auf Störungen, sind aber nur für Schätzungen des Blutdrucks geeignet.
- Die manuelle Messung mittels Manschette liefert valide Blutdruckwerte.
- Die Manschettenbreite beeinflusst das Messergebnis: Zu schmale Manschetten führen zu falsch-hohen Messungen; breitere Manschetten verfälschen das Ergebnis kaum.
- Durch die oszillometrische Methode kann der arterielle Blutdruck mit einer der invasiven Messung vergleichbaren Präzision gemessen werden.
- Bei invasiver Messung lässt sich der arterielle Druck kontinuierlich registrieren. Die Form der Pulskurve liefert zusätzliche Informationen.
- Die invasive arterielle Messung ist auch bei hämo-
▼ dynamisch instabilen Patienten valide.

Zentralvenöse Druckmessung

- Der Pneumothorax zählt mit einer Häufigkeit von 5 % zu den häufigsten und schwersten Komplikationen der ZVK-Anlage.
- Die korrekte Position eines ZVK kann mittels Vorhof-EKG oder durch eine Röntgenuntersuchung des Thorax verifiziert werden.
- **Cave:** Zentralvenöse Katheter können durch Bewegungen der oberen Extremitäten oder des Halses zu Herzrhythmusstörungen führen.
- Eine Hämatombildung oder eine lang andauernde Kompression der A. carotis kann eine zerebrale Ischämie oder einen Hirninfarkt auslösen.
- Die Herzbeuteltamponade gehört zu den schwersten Komplikationen der ZVK-Anlage und tritt meist erst mehrere Stunden nach der Katheteranlage auf.
- Folgen einer katheterassoziierten Thrombose können sein:
  - Lungenembolie
  - Ödeme der oberen Extremitäten
  - Schmerzen
- Bei Kindern treten die gleichen Komplikationen auf wie bei Erwachsenen.
- Die ZVK-Anlage mittels Seldinger-Technik gilt heute als Goldstandard bei der Punktion zentraler Venen.

Literatur

1. Aubaniac R (1952) L'injection intraveneuse souclaviculare advantage et technique. Presse Medicale 60: 1456
2. Barr PO (1961) Percutaneous puncture of the radial artery with a multi purpose Teflon catheter for intravenous use. Acta Physiol Scand 51: 353
3. Bleichroder F (1912) Intra-arterielle Therapie. Berl Klin Wochenschr: 184–190
4. Centers for Disease Control and Prevention (2002) Guidelines for the prevention of intravascular catheter-related infections. www.cdc.gov/mmwr/preview/mmwrhtml/rr5110a1.htm
5. Darby R (1976) Viscoelastic fluids an introducion to their properties and behavior. Chemical processing and engeneering. Dekker, New York
6. Dealy JM (2006) Structure and rheology of molten polymers. Hanser, München
7. Ernst E (1989) Hämorheologie. Theorie, Klinik, Therapie. Schattauer, Stuttgart
8. Huges RE, Magovern GJ (1962) The relationship between right atrial pressure and blood volume. Arch Surg 85: 55

9. Irwin RS, Rippe JM, Curley FJ, Heard SO (2003) Procedures and techniques in intensive care medicine. Lippincott Williams & Wilkins, Philadelphia

10. Iyriboz Y, Hearon CM, Edwards K (1994) Agreement between large and small cuffs in sphygmomanometry: a quantitative assessment. J Clin Monit 10: 127–133

11. Kresse H (1982) Kompendium Elektromedizin. Siemens-Aktiengesellschaft (Abt. Verl.), München

12. Kuchling H (2007) Taschenbuch der Physik. Harri Deutsch, Fachbuchverlag Leipzig

13. Lambert E, Wood E (1947) The use of a resistance wire strain gauge manometer to measure intraarterial pressure. Proc Soc Exp Biol Med 64: 186

14. Lewandowski K, Lewandowski M (2003) Komplikationen des zentralen Venenkatheters bei Erwachsenen und Kindern. Anästh Intensivmed 44: 393–407

15. Peterson LH, Dripps RD, Risman GC (1949) A method for recording the arterial pressure pulse and blood pressure in man. Am Heart J 37: 771

16. Pizov R, Segal E, Kaplan L, Floman Y, Perel A (1990) The use of systolic pressure variation in hemodynamic monitoring during deliberate hypotension in spine surgery. J Clin Anesth 2: 96–100

17. Seldinger SI (1953) Catheter replacement of the needle in percutaneous arteriographie. Acta Radiol 39: 368

18. Stöckl, Winterling (1982) Elektrische Meßtechnik. B.G. Teubner, Stuttgart

19. Wilson JN, Grow JB, Demong CV (1962) Central venous pressure in optimal blood volume maintainance. Arch Surg 85: 55

20. Jöhr M (2004) Kinderanästhesie, 6. Aufl. Urban & Fischer, München

Herzzeitvolumen (HZV) und abgeleitete Größen

A. Hoeft

Carl Ludwig, der Begründer des Physiologischen Instituts in Leipzig und Schüler Ficks, wies in seinem Lehrbuch der Physiologie aus dem Jahre 1875 darauf hin, dass der

> »Blutfluss zur Versorgung der Organe mit einer ausreichenden Menge Blutes die Hauptaufgabe des Blutkreislaufes [ist] und die dafür notwendigen Drücke nur von untergeordneter Bedeutung [sind], jedoch [sei] die Messung von Flüssen schwierig, während die von Drücken einfach ist.«

Dieses Grundproblem bei der Überwachung der Kreislauffunktion hat bis heute Bestand: Der arterielle Blutdruck wird bei praktisch jedem Patienten perioperativ gemessen, während die Messung von Flüssen nach wie vor methodisch aufwändig ist und daher nur bei wenigen Patienten durchgeführt wird. Das Herzzeitvolumen (HZV) stellt dennoch eine zentrale Größe der Kreislaufregulation dar und ist somit auch eine primäre Zielgröße des hämodynamischen Managements kritisch kranker Patienten.

7.1   Indikatordilution

Die Indikatordilution ist eine klassische Methodik für die Messung von Flüssen und Verteilungsvolumina sowohl im Tierexperiment als auch in der klinischen Anwendung. Bereits 1870 stellte A. Fick auf einer Sitzung der Physiologisch-Medizinischen Gesellschaft das nach ihm benannte Fick-Prinzip vor. Ein Auszug aus dem Sitzungsprotokoll lautet:

> »Herr Fick hält einen Vortrag über die Messung des Blutquantums, das in jeder Systole durch die Herzventrikel ausgeworfen wird, eine Größe, deren Kenntnis ohne Zweifel von größter Wichtigkeit ist«.

Fick legte damit den Grundstein für Indikatorverdünnungsverfahren in der Medizin. Der entscheidende Schritt zur breiten klinischen Anwendung erfolgte jedoch erst 1971, als der von Swan und Ganz entwickelte Rechtsherzkatheter und die Ballloneinschwemmtechnik die Thermodilution aus den Katheterlaboratorien an das Patientenbett brachte.

7.1.1   Grundlagen der Indikatordilutionsverfahren

Das Prinzip der Bestimmung von Blutflüssen mittels Indikatordilution besteht darin, dem strömenden Blut eine

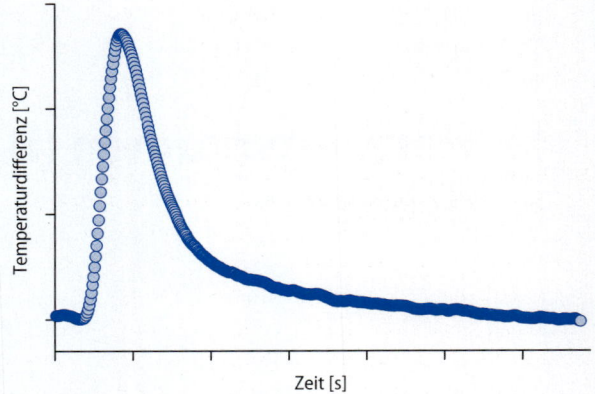

◻ Abb. 7.1. Typische »linksschiefe« Glockenform der Verdünnungskurve bei einer Thermodilutionsmessung

definierte Menge eines Indikators zuzugeben und stromabwärts den Konzentrationsverlauf über die Zeit zu bestimmen, um daraus Rückschlüsse auf den Fluss $\dot{V}$ zu ziehen. Abhängig von den Eigenschaften des Indikators, des Gefäßbettes und der Strömung ergeben sich unterschiedliche Ankunftszeiten der Indikatorpartikel am Messort. Hieraus resultieren eine Verdünnung und eine Dispersion des Indikators, die zu der typischen »linksschiefen« Glockenform der Verdünnungskurven führen (◻ Abb. 7.1).

Ein idealer Indikator erfüllt folgende Kriterien:
- homogene Durchmischung mit dem Blut
- Konzentration intravasal messbar
- rasche Elimination, um wiederholte Messungen nicht zu beeinträchtigen
- Unschädlichkeit

Zur Anwendung kommen Wärme (bzw. Kälte als »negative« Wärme), Gase (O_2, CO_2, Edelgase), radioaktive Stoffe (^{125}J-Albumin), Farbstoffe (Indocyaningrün) und Stoffe, deren Konzentration mit Hilfe von elektrochemischen Verfahren gemessen wird (Lithium).

Der zeitliche Konzentrationsverlauf, mit dem ein Indikator nach der Passage eines Kreislaufabschnitts am Messort erscheint, hängt ab von:
- Applikationsart (peripher- oder zentralvenös oder inhalativ) und dem Zeitverlauf der Applikation (als Bolus oder kontinuierlich)
- physikochemischen Eigenschaften des Indikators (hochdiffusible Indikatoren wie Kälte oder Gase haben ein Verteilungsvolumen, das weit über das des intravasalen Volumens hinausgeht)

- strömungsmechanischen und morphologischen Dispersionsmechanismen, die in den betreffenden Kreislaufabschnitten wirksam sind

Zusammengefasst sind die in vivo wirksamen Dispersionsmechanismen außerordentlich komplex und theoretisch nicht vollständig herleitbar, sodass fundierte mathematische Formeln zur Beschreibung von Indikatordilutionskurven nicht angegeben werden können. Trotz dieser Tatsache lassen sich auf der Basis von einfachen linksschiefen Verteilungsfunktionen Indikatordilutionskurven empirisch recht gut beschreiben. Allerdings darf man diese mathematischen Formeln nicht als Modelle auffassen, die Isomorphie mit den biologischen Systemen aufweisen, sondern lediglich als empirische Modelle, die geeignet sind, Indikatorverdünnungskurven zu parametrisieren.

7.1.2 Prinzipien der Analyse von Indikatorverdünnungskurven

❗ Indikatorverdünnungskurven können auf der Basis von 2 unterschiedlichen Ansätzen analysiert werden:
- Messmethoden, die sich aus dem Prinzip der Massenerhaltung ableiten
- Messmethoden, die auf der Bestimmung von Transitzeiten beruhen

Prinzip der Massenerhaltung

Bringt man eine bekannte Menge eines Indikators (m_0) in ein vorgegebenes Verteilungsvolumen (»volume of distribution«, V_d) ein, so ist die resultierende Konzentration des Indikators nichts anderes als das Verhältnis von Menge zu Verteilungsvolumen. Das Verteilungsvolumen kann ebenso umgekehrt aus der gemessenen Konzentration (c_0) und der applizierten Menge bestimmt werden:

$$c_0 = \frac{m_0}{V_d} \qquad \text{bzw.} \qquad V_d = \frac{m_0}{c_0} \qquad (1)$$

Dieses grundlegende Prinzip wird z. B. zur Bestimmung des Blutvolumens angewendet.

Die Messung von Flüssen, insbesondere die des HZV, beruht ebenfalls auf dem Prinzip der Massenerhaltung. Wird in einem Gefäßbett eine bestimmte Indikatormenge (m_{rein}) appliziert, so muss diese stromabwärts in ihrer Gesamtmenge (m_{raus}) wieder erscheinen:

$$m_0 = m_{rein} = m_{raus} \qquad (2)$$

Die Gesamtmenge des Indikators, die nach einer Bolusapplikation den Messort passiert (m_{raus}), ergibt sich aus der pro Zeiteinheit am Messort vorbeifließenden Indikatormenge m_{raus} (t) (Indikatorflussdichte, auch »Indikatorflux« genannt), die über den gesamten Messzeitraum integriert werden muss. Letztere ist zu jedem Zeitpunkt das Produkt von momentanem Fluss $\dot{V}$ (t) und momentaner Konzentration c (t):

$$m_{raus} = \int_{t_0}^{\infty} m_{raus}(t)dt = \int_{t_0}^{\infty} \dot{V}(t) \cdot c(t)dt \qquad (3)$$

Unter der Annahme, dass der Fluss als konstant über die Zeit betrachtet werden kann – $\dot{V}$ (t) = $\dot{V}$ –, lässt sich der Fluss $\dot{V}$ vor das Integral stellen, sodass sich folgender Zusammenhang ergibt:

$$m_0 = m_{rein} = m_{raus} = \dot{V}\int_{t_0}^{\infty} c(t)dt \qquad (4)$$

$$\dot{V} = \frac{m_0}{\int_{t_0}^{\infty} c(t)dt} \qquad (5)$$

❗ Der Fluss berechnet sich demnach aus dem Verhältnis der applizierten Indikatormenge m_0 zur Fläche unter der Indikatorverdünnungskurve.

Messung von Transitzeiten

Das Prinzip der Transitzeitenmessung lässt sich am einfachsten am Gedankenmodell einer durchströmten Röhre verdeutlichen (◼ Abb. 7.2).

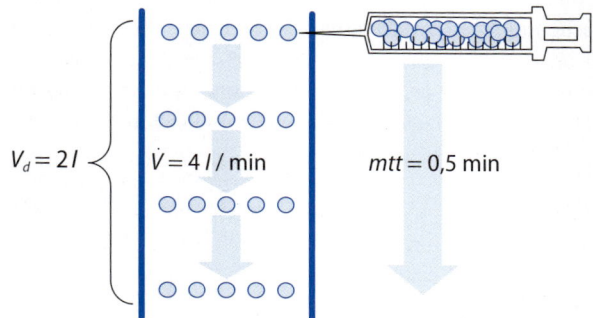

◼ **Abb. 7.2.** Verteilungsvolumen, Fluss und Transitzeit bei nichtlaminarer Strömung (»plug flow«). In diesem Beispiel beträgt das Volumen der durchströmten Röhre (V_d) 2 l und der Fluss $\dot{V}$ 4 l/min. Entsprechend durchwandert der Indikator die Röhre in 0,5 min. Dies entspricht der mittleren Transitzeit (»mean transit time«, mtt).

In diesem Modell soll zum Zeitpunkt $t = 0$ das fließende Medium mit einem Indikator markiert werden. Liegt in der Röhre (statt eines laminaren Strömungsprofils) ein »Pfropfenfluss« (»plug flow«) vor, bei dem das Medium an allen Stellen innerhalb der Röhre gleich schnell fließt, so ist unmittelbar einsichtig, dass die Zeit, nach der der Indikator am Messort erscheint (»mean transit time«, mtt), von der Höhe des Flusses $\dot{V}$ und dem Volumen der Röhre V_d abhängt. Es gilt folgende einfache Beziehung:

$$mtt = \frac{V_d}{\dot{V}} \qquad \text{bzw.} \qquad V_d = mtt \cdot \dot{V} \qquad (6)$$

Bei biologischen Systemen kommt es im Gegensatz zu diesem Gedankenmodell stets zu einer Dispersion des Indikators, die in unterschiedlichen Transitzeiten der Indikatorpartikel resultiert. Die Indikatorkurve kann als Verteilung der einzelnen Transitzeiten der Indikatorpartikel betrachtet werden. Die Berechnung der mtt soll am Beispiel einzelner Partikel verdeutlicht werden (■ Abb. 7.3).

Im gewählten Beispiel sollen 10 Partikel zur gleichen Zeit in das System eintreten. Zum Zeitpunkt t_1 erscheint ein Partikel am Messort, zum Zeitpunkt t_2 erscheinen 3 Partikel, zum Zeitpunkt t_3 2 und zu den Zeitpunkten t_4 bis t_7 jeweils wieder ein Partikel. Die mtt erhält man, indem jede Erscheinungszeit t_i mit der jeweiligen Anzahl der Partikel, die zu diesem Zeitpunkt am Messort registriert wurden, gewichtet und die Summe durch die Gesamtzahl der Indikatorpartikel dividiert wird. In dem Beispiel wäre dies:

$$mtt = \frac{1 \cdot t_1 + 3 \cdot t_2 + 2 \cdot t_3 + 1 \cdot t_4 + 1 \cdot t_5 + 1 \cdot t_6 + 1 \cdot t_7}{10} \qquad (7)$$

Interpretiert man die Konzentrationszeitkurven als Erscheinungszeitenverteilung, so bedeutet dies, dass die Konzentration zu jedem Zeitpunkt die Anzahl der Indikatorpartikel repräsentiert, die am Messort erscheinen. Demnach ergibt sich in Analogie zur Gleichung (7):

$$mtt = \frac{c_1 \cdot t_1 + c_2 \cdot t_2 + \dots + c_n \cdot t_n}{c_1 + c_2 + \dots + c_n} = \frac{\sum\limits_{i=1}^{n} c_i \cdot t_i}{\sum\limits_{i=1}^{n} c_i} \qquad (8)$$

bzw. bei einer kontinuierlichen Kurve

$$mtt = \frac{\int\limits_{0}^{\infty} c(t) \cdot t \, dt}{\int\limits_{0}^{\infty} c(t) \, dt} \qquad (9)$$

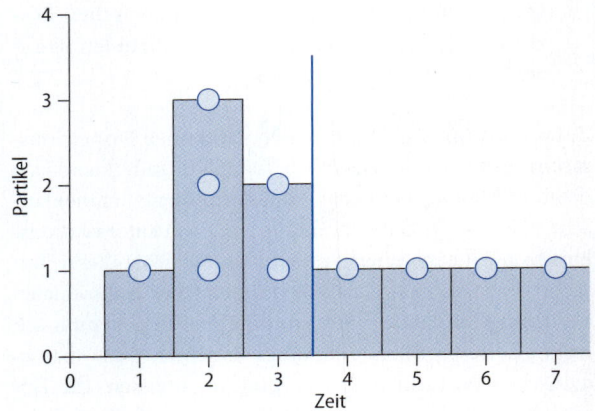

■ **Abb. 7.3.** Berechnung der mittleren Transitzeit (»mean transit time«, mtt) am Beispiel einzelner Indikatorpartikel

Durchmischung und verzweigte Systeme

Bei allen Indikatorverdünnungsverfahren ist es im Prinzip unbedeutend, an welcher Stelle der Indikator injiziert und an welcher Stelle die Indikatorkonzentration gemessen wird. Entscheidend ist der Ort der Durchmischung. Wird ein Indikator z. B. in eine Vene eingebracht, so wird die Indikatorkonzentration bis zum Ort der endgültigen Durchmischung (rechter Ventrikel) durch Zufluss aus anderen venösen Gefäßen zunehmend vermindert. Bei arteriellen Gefäßaufzweigungen ist jedoch die Indikatorkonzentration (nicht die Menge) vor und nach einer Gefäßaufzweigung die gleiche.

> ❶ **Es kommt zwar mit zunehmender Entfernung vom Injektionsort zu einer zunehmenden Indikatordispersion mit Abflachung der Indikatordilutionskurve, die Fläche unter der Kurve (»area under the curve«, AUC) ist jedoch an allen Stellen gleich groß (■ Abb. 7.4).**

Korrekturverfahren
Korrektur von Elimination

Insbesondere bei In-vivo-Messungen besteht in der Regel das Problem, dass Indikatoren zwischen Applikations- und Messzeitpunkt einem Abbau unterliegen, sodass die Indikatorkonzentration c_0, die idealerweise ohne diesen Abbau vorgelegen hätte, nur durch Extrapolation aus der Eliminationskinetik errechnet werden kann (■ Abb. 7.5).

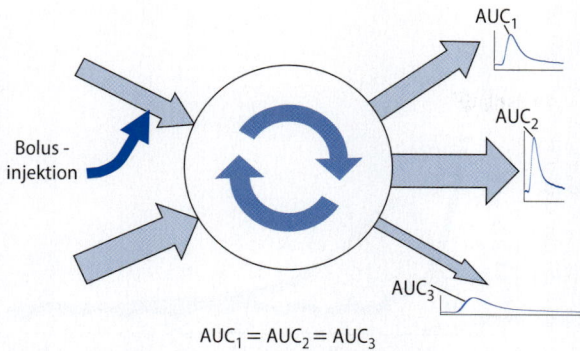

Abb. 7.4. Prinzip der Durchmischung. Bei einem System mit mehreren Eingängen (z. B. obere und untere Hohlvene) in eine Durchmischungskammer (Herz) ist der Ort der Durchmischung und nicht der Ort der Messung entscheidend für die Bestimmung des Flusses. *AUC* »area under the curve«, Fläche unter der Kurve

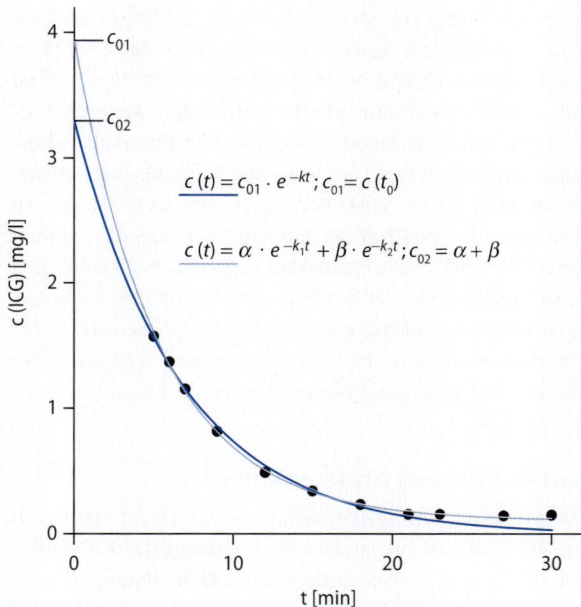

Abb. 7.5. Extrapolation von c_0 aus der über 30 min gemessenen Eliminationskinetik am Beispiel von Indocyaningrün (*ICG*). Durch Rückextrapolation kann eine virtuelle Konzentration errechnet werden, die theoretisch vorgelegen hätte, wäre der Indikator bereits zum Zeitpunkt der Extrapolation homogen mit dem Verteilungsvolumen durchmischt gewesen. Je nach Modell (monoexponentiell: *blaue Kurve*; biexponentiell: *rote Kurve*) ergeben sich unterschiedliche Rückextrapolationswerte c_{01} und c_{02}. *t* Zeit

Meistens werden Eliminationsmodelle erster Ordnung angenommen, sodass gilt:

$$c(t) = c_0 \cdot e^{-k \cdot t} \, ; \; c(t_0) = c_0 \tag{10}$$

Oft beschreibt allerdings ein monoexponentielles Modell die Elimination nur unzureichend, sodass eine Summe von 2 oder mehr Exponentialfunktionen zugrunde gelegt werden sollte. Im Allgemeinen lässt sich jede Form der Elimination durch eine Summe von Exponentialfunktionen beschreiben. Grundsätzlich gilt:

$$c(t) = \sum_{i=1}^{n} \alpha_i \cdot e^{-k_i \cdot t} \, ; \; c(t_0) = c_0 \sum_{i=1}^{n} \alpha_i \tag{11}$$

Hierbei wird unterstellt, dass die virtuelle Konzentration c_0 tatsächlich derjenigen entspricht, die vorgelegen hätte, wenn der Zeitpunkt der Injektion und derjenige der Messung derselbe wären. Trotz dieser theoretischen Einschränkung sprechen empirischen Erfahrungen dafür, dass eine monoexponentielle Rückextrapolation auf den Zeitpunkt der Indikatoreinbringung für die klinische Anwendung ausreichend genau ist.

Korrektur von Rezirkulation

Ein weiteres Problem bei Messungen von Indikatorverdünnungskurven im Kreislauf ist die Rezirkulation von Indikatoranteilen, also das wiederholte Erscheinen derselben Indikatorpartikel am Messort. Nach einer Bolusinjektion kann neben einer Primärkurve oft ein zweiter und manchmal auch ein dritter Gipfel abgegrenzt werden, der durch Rezirkulieren und erneutes Eintreffen am Messort entsteht (Abb. 7.6).

Die Berechnung von Flüssen erfordert jedoch, dass ausschließlich die erste Passage des Indikators erfasst wird. Vor einer Auswertung der Kurve müssen daher rezirkulierende Indikatoranteile eliminiert werden. Das übliche Verfahren zur Elimination der Rezirkulation ist die Extrapolation des abfallenden Schenkels der Primärkurve. Vereinfachend nimmt man an, dass die Kurve in Abwesenheit einer Rezirkulation einen exponentiellen Abfall aufweisen würde. Die meisten verfügbaren HZV-Computer brechen daher die Messung der Indikatordilutionskurve ab, wenn der abfallende Schenkel der Kurve 50–30 % der Gipfelkonzentration erreicht hat, und multiplizieren die Fläche unter der gemessenen Kurve mit einem konstanten Faktor, sodass das Ergebnis näherungsweise der exponentiell extrapolierten AUC entspricht.

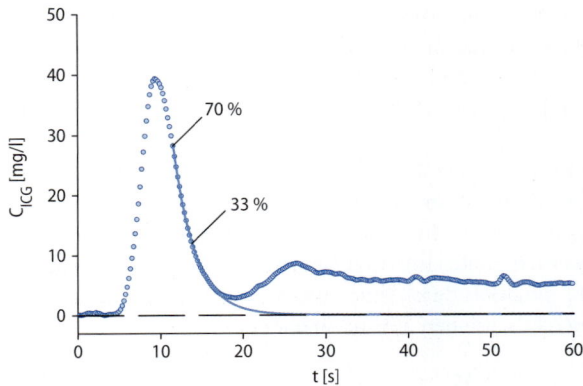

Abb. 7.6. Aortale Farbstoffverdünnungskurve. Nach Injektion des Farbstoffs Indocyaningrün (*ICG*) tritt nach einem initialen Gipfel ein zweiter Gipfel auf, der durch Rezirkulation, also erneutes Auftauchen von Indikatorpartikeln am Messort, bedingt ist. Üblicherweise wird zur Elimination von Rezirkulationsanteilen eine Extrapolation auf dem abfallenden Schenkel des ersten Gipfels durchgeführt. *t* Zeit

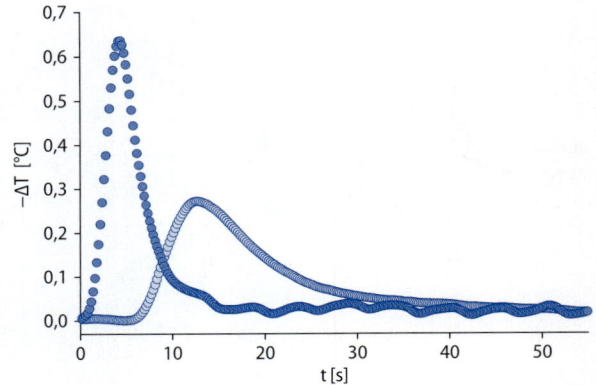

Abb. 7.7. Typische pulmonale (*dunkelblau*) und aortale (*hellblau*) Thermodilutionskurven. Die Amplitude der aortalen Kurve ist geringer, der zeitliche Verlauf gestreckter. *t* Zeit; *T* Temperatur

7.1.3 Anwendung der Indikatorverdünnung

Thermodilution

Das am häufigsten in der klinischen Routine eingesetzte Verfahren ist die Messung des HZV mittels Thermodilution. Als Indikator wird bei dieser Technik Kälte (genauer: negative Wärme) eingesetzt, und die Erfassung des Indikatorsignals erfolgt als intravasale Temperaturmessung (Abb. 7.7).

Es wird ein Bolus einer kalten Flüssigkeit (Kochsalz- oder Glukoselösung) zentralvenös injiziert und stromabwärts mittels eines Thermistorkatheters gemessen. Je nach Lokalisation des Thermistors unterscheidet man eine pulmonale Messung (Thermistor in der A. pulmonalis) und eine transpulmonale Messung (Thermistor in der Aorta bzw. in einer Arterie).

Pulmonalarterielle Messung

Die Registrierung der Thermodilutionskurve mittels eines Pulmonalarterienkatheters (PAK) nach Swan und Ganz ist das klassische Verfahren zur invasiven Bestimmung des HZV. Es handelt sich um mehrlumige Katheter, die an ihrer Spitze mit einem aufblasbaren Ballon versehen sind und über ein Schleusenpunktionsbesteck vorzugsweise in die rechte V. jugularis interna oder die linke V. subclavia eingebracht werden können (Abb. 7.8).

Nach Einführen der Schleuse in Seldinger-Technik wird der Katheter zunächst bis in die V. cava superior vorgeschoben. Dann wird der Ballon mit etwa 1,5 ml Luft oder CO_2 gefüllt und schwimmt beim weiteren Vorschieben mit dem Blutstrom in die A. pulmonalis (»Einschwemmkatheter«). Der Weg des Katheters ist an den charakteristischen Veränderungen der Druckkurve zu verfolgen, die sich bei der Passage von Vorhof, rechtem Ventrikel und Pulmonalarterie ergeben, bis schließlich beim Vorschieben der aufgeblasene Ballon des Katheters in einer Bronchialarterie einklemmt und diese verschließt (»wedge position«). Nach Entleeren des Ballons sollte wieder eine typische pulmonalarterielle Druckkurve zu erkennen sein.

Aortale Messung (»transpulmonal«)

Die Messung von Thermodilutionskurven ist ebenso in der Aorta durchführbar, also nach Passage des Kältebolus durch die Lunge (»transpulmonal«). Abbildung 7.7 zeigt den Vergleich zwischen pulmonal und transpulmonal registrierten Kurven.

Vorteile der transpulmonalen Technik sind nicht nur in der geringeren Invasivität zu sehen, sondern durch die gleichzeitige Auswertung der Thermodilutionskurven mit Hilfe des Transitzeitprinzips können zudem zusätzliche, für die Therapiesteuerung wichtige Verteilungsvolumina erfasst werden (▶ Kap. 9). Dies sind

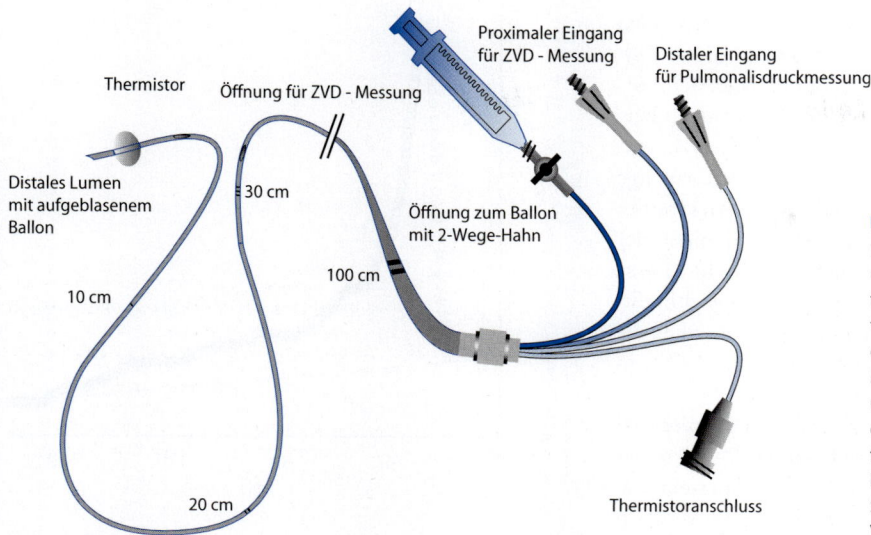

Abb. 7.8. Dreilumiger Pulmonalarterieneinschwemmkatheter nach Swan und Ganz. Neben den Standardlumina für die Ballonblähleitung, den Thermistor, die pulmonale Druckmessung und die Indikatorinjektion verfügen neuere Modelle zusätzlich über ein Heizelement für die kontinuierliche Messung des Herzzeitvolumens und/oder über fiberoptische Fasern für die kontinuierliche Messung der gemischtvenösen Sauerstoffsättigung. *ZVD* zentraler Venendruck

v. a. das intrathorakale Blutvolumen (ITBV), das globale enddiastolische Ventrikelvolumen (GEDV) sowie das extravaskuläre Lungenwasser (EVLW) als Maß für den Ödemgehalt der Lungen. Der arterielle Zugang, der für die transpulmonale HZV-Messung notwendig ist, kann gleichzeitig für die invasive Messung des arteriellen Blutdrucks genutzt werden, sodass bei der Mehrzahl der Patienten durch die HZV-Messung keine zusätzliche invasive Maßnahme notwendig ist. Die Kombination mit einem Pulskontourverfahren ermöglicht hierbei nach Kalibrierung mittels Thermodilution eine kontinuierliche Überwachung des HZV, die wesentlich dynamischer ist als alternative Verfahren des kontinuierlichen HZV-Monitorings mittels PAK.

Die pulmonale wie auch die transpulmonale HZV-Messung mittels Thermodilution basiert auf dem oben dargestellten Prinzip der Massenerhaltung. Die applizierte Kältemenge (m_0) berechnet sich aus dem Injektatvolumen (V_{Inj}) abzüglich des im Totraum des Injektionsschenkels verbleibenden Volumens, der Differenz zwischen Blut- und Injektattemperatur ($T_{Blut}-T_{Inj}$) sowie einem Koeffizienten, der die Unterschiede der spezifischen Wärme und des spezifischen Gewichts von Blut und Injektat kompensiert (k_{spez}):

$$m_0 = (T_{Blut} - T_{Inj}) \cdot (V_{Inj} - V_{Totraum}) \cdot k_{spez} \qquad (12)$$

Fehlerquellen

Als Fehlerquellen bei der Messung des HZV mittels Thermodilution kommen folgende Faktoren in Betracht:
- extra- und intrakorporale Indikatorverluste oder scheinbarer Zugewinn
- physiologische respiratorische Schwankungen des Schlagvolumens
- Temperaturdrift während der Registrierung
- technische Probleme (Injektionstechnik, Gerätekalibrierung, Fehler von Katheterlage oder -funktion)

Extrakorporale Verluste entstehen v. a. durch Aufwärmung des Injektats vor der Injektion, wobei bei einem eisgekühlten Bolus eine Erwärmung des Injektats um 1°C eine Unterschätzung des HZV um etwa 3 % bedingt. Diese Fehlerquelle ist heute nur noch theoretischer Natur, da alle zurzeit gängigen HZV-Computer über einen sog. Inline-Sensor verfügen, der die aktuelle Injektattemperatur im dafür vorgesehenen Schenkel des zentralen Venenkatheters (ZVK) misst.

Eine andere Quelle für Indikatorverluste stellt der Totraum des Injektionskatheters dar. Die Injektion erfolgt üblicherweise in das proximale Lumen eines ZVK oder PAK, dessen Totraum etwa 0,4–2 ml beträgt. Vor der Injektion befindet sich körperwarme Lösung in dem im Körper befindlichen Teil des Katheters, während im extrakorporalen Teil Raumtemperatur anzunehmen ist. Die injizierte Kältemenge muss für den im Totraum befindlichen Teil korrigiert werden, sonst wird die injizierte Kältemenge überschätzt und das HZV systematisch falsch-hoch berechnet.

Eine scheinbare Veränderung der Indikatormenge kann durch fehlerhafte Elimination der Rezirkulation entstehen, wenn die Indikatordilutionskurve nicht der typischen linkschiefen Glockenform entspricht. Diese Gefahr besteht v. a. bei protrahierter oder ungleichmäßiger Injektion des Kältebolus. Verluste von Kälte über die Lunge, z. B. mit der Atemluft, können entgegen früheren Annahmen als gering angesehen werden.

Je nach Injektionszeitpunkt können im **respiratorischen Zyklus** erheblich unterschiedliche HZV-Werte gemessen werden (±30 %). Die Ursache hierfür besteht v. a. beim beatmeten Patienten in Schwankungen des venösen Rückstromes. HZV-Messungen in Apnoe wären in diesen Fällen zwar besser reproduzierbar, repräsentieren jedoch auch nicht das durchschnittliche, unter Beatmung zu messende HZV. Ein pragmatisches Vorgehen ist deshalb die Mehrfachmessung mit zufällig über den respiratorischen Zyklus verteilten Injektionen. Der Mittelwert von 3–4 Messungen weicht nur noch in 7 % der Fälle um >10 % vom wahren Mittelwert ab. Bei transpulmonaler Messung ist dieses Problem wesentlich geringer ausgeprägt, da durch den längeren Verlauf der Kurve ohnehin eine Mittelung über den respiratorischen Zyklus stattfindet. Doppelmessungen sind daher bei Anwendung der transpulmonalen Thermodilution in der Regel ausreichend.

Je nach Injektatvolumen und -temperatur beträgt die Temperaturamplitude in der A. pulmonalis etwa 0,7°C und in der Aorta 0,3°C. Vor allem in Situationen mit hämodynamischer Instabilität können jedoch erhebliche spontane **Temperaturschwankungen** auftreten (**Abb. 7.9**).

Diese Temperaturschwankungen entstehen z. B. durch schnell einlaufende Infusionen oder bei Rekrutierung peripherer venöser Gefäßabschnitte, die erheblich kälteres Blut einschwemmen (z. B. nach Einsatz der Herz-Lungen-Maschine oder bei Traumapatienten). Die transpulmonale Messung des HZV ist durch die geringere Amplitude und den längeren Registrierzeitraum im Prinzip anfälliger gegenüber spontanen Temperaturschwankungen. Man kann jedoch im Bedarfsfall durch Injektion eines kälteren Indikatorbolus (kälter als Raumtemperatur) das Signal-Rausch-Verhältnis deutlich verbessern und die Messung weniger anfällig gegenüber spontanen Temperaturschwankungen gestalten.

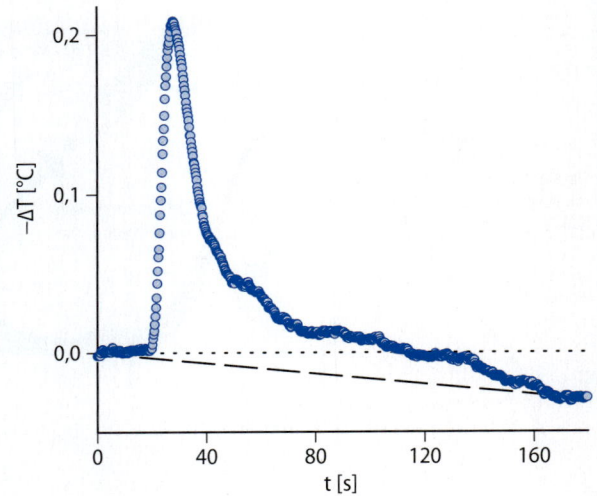

Abb. 7.9. Temperaturdrift in einer Thermodilutionskurve. In dem dargestellten Beispiel liegt eine Temperaturdrift mit langsamem Anstieg der Temperatur vor. Man beachte, dass konventionsgemäß negative Temperaturänderungen auf der Ordinate aufgetragen werden, sodass ein Ausschlag nach unten Erwärmung bedeutet. In diesem Fall erfolgt eine Unterschätzung der wahren Fläche unter der Kurve und somit eine Überschätzung des Herzzeitvolumens. *t* Zeit; *T* Temperatur

Technische Probleme wie Katheterfehllagen sowie ungleichmäßiges oder zu langsames Injizieren verändern den Verlauf der Kurve, sodass eine visuelle Kontrolle des Kurvenverlaufs ratsam ist und im Zweifelsfall immer eine Wiederholung der Messung durchgeführt werden sollte.

Messung der Ejektionsfraktion (EF)

Die Ejektionsfraktion (EF) ist ein einfach zu bestimmender, globaler Parameter der myokardialen Funktion. Das klassische Verfahren zur Messung der EF geht auf Holt zurück. Hierbei wird ein kalter Indikatorbolus EKG-getriggert enddiastolisch in den linken Ventrikel »geschossen«. Es resultiert eine treppenförmige aortale Indikatorverdünnungskurve (**Abb. 7.10**).

Die initiale Indikatorkonzentration entspricht dem Verhältnis der Indikatormenge m_0 zum enddiastolischen Volumen. Während der nachfolgenden Diastole fließt das zuvor in die Aorta ausgeworfene Volumen aus der Lungenstrombahn nach, sodass bei der folgenden Systole die verbleibende Indikatormenge erneut verdünnt wird. Nach dem Prinzip der Massenerhaltung kann man aus dem Verhältnis der Konzentrationsänderungen die EF berechnen.

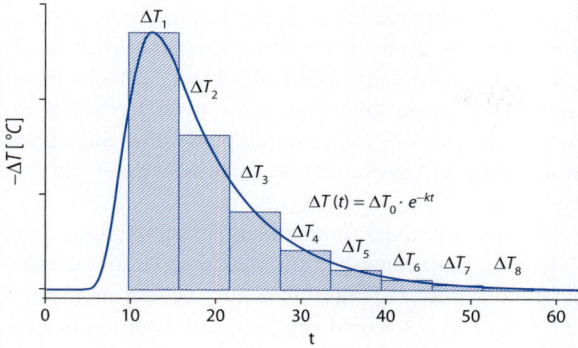

Abb. 7.10. Bestimmung der Ejektionsfraktion nach Holt. Nach diastolischer Injektion eines Kältebolus im Ventrikel wird mit jedem folgenden Herzschlag ein Teil der Kälte ausgeworfen und der im Ventrikel verbleibende Teil durch das nachströmende Blut verdünnt. Es resultiert eine treppenförmige Indikatordilutionskurve, die nach der Methode nach Holt ausgewertet werden kann. Alternativ kann man bei Platzierung des Indikatorbolus vor dem Ventrikel die Zeitkonstante des abfallenden Schenkels der Indikatorkurve durch Anpassung an eine Exponentialfunktion bestimmen. Aus dieser berechnet sich nach Newman das größte zwischengeschaltete Durchmischungsvolumen (z. B. das rechtsventrikuläre enddiastolische Volumen bei Injektion in den rechten Vorhof und Messung der Thermodilutionskurve in der Pulmonalarterie). *t* Zeit; *T* Temperatur

In der klinischen Praxis wird diese Thermodilutionsmethode wegen ihrer Invasivität (Katheterisierung des linken Ventrikels) nur noch in Katheterlaboratorien im Rahmen einer Koronarangiographie durchgeführt, da insbesondere mit der Echokardiographie ein wesentlich weniger invasives Verfahren zu Verfügung steht.

Grundsätzlich kann bei einer Thermodilutionsmessung auch das Transitzeitenprinzip zur Ermittlung des enddiastolischen Volumens und damit auch der EF herangezogen werden. Nach Newman charakterisiert die Zeitkonstante des abfallenden Schenkels einer Indikatordilutionskurve die mittlere Transitzeit des größten von mehreren in Serie geschalteten Durchmischungskompartimenten. Bei pulmonaler Registrierung von Thermodilutionskurven ist dies der rechte Ventrikel und somit das rechtsventrikuläre enddiastolische Volumen (RVEDV):

$$RVEDV = HZV \cdot mtt_{RV} \tag{13}$$

Die rechtsventrikuläre EF erhält man durch Bezug auf das Schlagvolumen:

$$SV = \frac{HZV}{Hf}; RVEF = \frac{SV}{RVEDV} \tag{14}$$

7.1.4 Andere Indikatoren

In geringem Umfang werden außer Kälte auch Lithium und der Farbstoff Indocyaningrün (ICG) zur HZV-Messung eingesetzt. ICG hat hierbei jedoch nur historische Bedeutung, da die quantitative intravasale Messung mit Hilfe einer extrakorporalen Durchflussküvette v. a. im Vergleich zur einfach durchzuführenden Thermodilution klinisch nicht praktikabel ist und die In-vivo-Messung mittels fiberoptischer Katheter aufgrund des komplexen optischen Verhaltens von strömendem Blut nicht ausreichend genau kalibrierbar erscheint. Eine nichtinvasive Messung des HZV mittels ICG in Kombination mit einem Verfahren, das mit der Pulsoxymetrie vergleichbar ist, wäre zwar hochattraktiv, jedoch sind auch hier bislang keine Geräte auf dem Markt verfügbar, die eine ausreichend genaue Kalibrierung zur quantitativen ICG-Messung aufweisen.

Sowohl ICG als auch Lithium verbleiben intravasal und unterliegen damit einem sehr geringen Verlust zwischen Injektions- und Messort, sodass sie auch peripher-venös appliziert werden können. Die Lithiumkonzentration wird ebenso wie bei den älteren ICG-Verfahren über eine extrakorporale Durchflusselektrode gemessen, die an einen arteriellen Zugang mit einem speziellen Absaugsystem angeschlossen ist. Die Messung selbst basiert auf der Nernst-Gleichung:

$$E = E^0 + \frac{T}{z \cdot F} \cdot \ln\frac{[ox]}{[red]} \tag{15}$$

Dabei entspricht E dem gemessenen Potenzial, E^0 dem Standardpotenzial (25°C, 1-molare Lösungen), T der (absoluten) Temperatur in °K, z der Zahl der bei der Reaktion übertragenen Elektronen und F der Faraday-Konstante.

Die Messung unterliegt einem sehr geringen Rauschen, da Lithium nicht zu den natürlich im Plasma vorkommenden Ionen gehört.

❶ Die Wiederholbarkeit der Messung ist jedoch aufgrund der pharmakologischen Wirkung von Lithium beschränkt, und im Vergleich zur klinisch weiter verbreiteten transpulmonalen Thermodilution können zusätzliche Parameter wie z. B. das extravaskuläre Lungenwasser mit der Lithiummethodik nicht erfasst werden.

7.2 Messung des HZV mit Hilfe des Fick-Prinzips

Wie eingangs dargestellt, ist die von Fick erstmals vorgeschlagene Methode zur Messung von Flüssen bereits weit über 100 Jahre alt. Sie galt lange Zeit als experimentelle Referenzmethode. Klinische Anwendung findet sie heute noch gelegentlich im pädiatrischen Herzkatheterlabor, aber auch in modifizierter Form mit den sog. Rückatmungstechniken zur Messung des pulmonalen Blutflusses.

> ❗ Das Fick-Prinzip ist im Grunde ein Indikatorverdünnungsverfahren, mit der Besonderheit, dass als Indikator die Atemgase O_2 und CO_2 verwendet werden, deren Aufnahme bzw. Produktion als konstante Indikatorapplikation aufgefasst werden können.

Die Menge an O_2, die pro Zeiteinheit über die Lungestrombahn in das Blut aufgenommen wird ($\dot{V}O_2$), muss aufgrund des Prinzips der Massenerhaltung ebenso über die Atemgase und die Ventilation aufgenommen werden.

Die Sauerstoffaufnahme in der Lungenstrombahn ergibt sich demnach aus der Multiplikation der Differenz zwischen arteriellem und gemischtvenösem Sauerstoffgehalt des Blutes ($a\overline{v}DO_2$) mit dem HZV.

$$\dot{V}O_2 = HZV \cdot a\overline{v}DO_2 \Leftrightarrow HZV = \frac{\dot{V}O_2}{a\overline{v}DO_2} \quad (16)$$

Der arterielle und der gemischtvenöse Sauerstoffgehalt des Blutes müssen hierfür aus arteriellen und pulmonalarteriellen Blutproben bestimmt werden.

Die respiratorische O_2-Aufnahme kann beim intubierten und beatmeten Patienten aus den inspiratorischen und exspiratorischen Atemgasen sowie der Ventilation ermittelt werden. Leider unterliegt die Fick-Methodik einer Vielzahl von Fehlermöglichkeiten. Dazu gehören Ungenauigkeiten bei der Bestimmung des $\dot{V}O_2$ ebenso wie Fehler bei der Messung des arteriellen und gemischtvenösen Sauerstoffgehalts. Insbesondere bei hoher gemischtvenöser Sauerstoffsättigung führen kleine Messfehler zu erheblichen Fehlern bei der Berechnung der arteriovenösen Sauerstoffdifferenz.

Statt O_2 kann auch CO_2 als Indikator für das Fick-Prinzip verwendet werden, v. a. in der modifizierten Form der totalen Rückatmung oder bei partiellen CO_2-Rückatmungmethoden.

Die totale Rückatmung basiert auf der vereinfachten Annahme, dass bei kompletter Rückatmung der ausgeatmeten Luft, z. B. über einen mit einer dicht sitzenden Maske konnektierten Beutel, die gemischtvenöse CO_2-Konzentration aus der endtidalen CO_2-Konzentration abgeschätzt werden kann. Während die totale Rückatmung ein in der Sportmedizin weit verbreitetes Verfahren ist, kommt die partielle Rückatmung neuerdings auch beim Monitoring in Anästhesie und Intensivmedizin zur Anwendung.

Die partielle Rückatmung kombiniert Messungen bei CO_2-freier Einatmungsluft mit Messungen während einer darauf folgenden teilweisen Rückatmung von ausgeatmetem CO_2. Das HZV wird dann anhand einer modifizierten Fick-Gleichung errechnet (»differenzielle Fick-Gleichung«). Die für CO_2 modifizierten Fick-Gleichungen für normale Atmung und Rückatmung lauten:

$$HZV_{norm} = \frac{\dot{V}CO_{2\,norm}}{c\overline{v}CO_{2\,norm} - caCO_{2norm}} \quad ;$$

$$HZV_{rück} = \frac{\dot{V}CO_{2\,rück}}{c\overline{v}CO_{2\,rück} - caCO_{2\,rück}} \quad (17)$$

Dabei ist $c\overline{v}CO_2$ die gemischtvenöse und $caCO_2$ die arterielle CO_2-Konzentration. Die Indizes »norm« und »rück« beziehen sich auf normale Atmung und Rückatmung.

Nach Umstellung ergibt sich für beide Gleichungen:

$$HZV \cdot (c\overline{v}CO_2 - caCO_2) = \dot{V}CO_2 \quad (18)$$

Unter der Annahme, dass währen der Rückatmung keine Veränderung des HZV auftritt, können beide Gleichungen voneinander subtrahiert werden:

$$HZV \cdot (c\overline{v}CO_{2\,norm} - caCO_{2\,norm}) - HZV \cdot (c\overline{v}CO_{2\,rück} - caCO_{2\,rück})$$
$$= \dot{V}CO_{2norm} - \dot{V}CO_{2rück} \quad (19)$$

Nach Umstellung ergibt sich:

$$HZV = \frac{\dot{V}CO_{2rück} - \dot{V}CO_{2norm}}{(caCO_{2rück} - caCO_{2norm}) - (cvCO_{2rück} - cvCO_{2norm})} \quad (20)$$

Unter der Annahme, dass sich die $c\overline{v}CO_2$ während der Rückatmung nicht ändert, gilt:

$$HZV = \frac{\Delta\dot{V}CO_2}{\Delta CaCO_2} \quad (21)$$

$caCO_2$ wird in Kenntnis des Hämoglobingehaltes des Blutes aus den Befunden der arteriellen Blutgasanalyse berechnet. Zudem muss der errechnete Wert noch für das Shunt-Volumen korrigiert werden, da die partielle Rückatmung nur denjenigen Anteil des HZV misst, der am Gasaustausch teilnimmt. Das Shunt-Volumen wird anhand der inspiratorischen Sauerstofffraktion (F_iO_2) und des Sauerstoffpartialdrucks (P_aO_2) mit Hilfe von Nomogrammen geschätzt.

Die Bestimmung des HZV über kommerzielle Rückatmungsventile ist somit ein wenig invasives Verfahren, das nur eine Atemgasanalyse und eine arterielle Blutgasanalyse erfordert. Es ist allerdings von einer Vielzahl von Einflüssen und Voraussetzungen abhängig wie der eigentlich unzulässigen Annahme, dass sich das HZV und die venöse CO_2-Konzentration während der Rückatmung nicht ändern. Insbesondere Veränderungen der Lunge mit uneinheitlichem Recruitment des alveolären CO_2 sind problematisch. Pulmonale pathologische Veränderungen liegen aber bei kritisch Kranken außerordentlich häufig vor.

7.3 Kontinuierliche Verfahren

7.3.1 Kontinuierliche Messung des HZV mittels Thermodilution

Ein gängiges Verfahren zur kontinuierlichen Messung des HZV mittels PAK basiert ebenfalls auf dem Thermodilutionsverfahren, jedoch wird anstatt Kälte Wärme als Indikator verwendet. Diese bringt man mittels eines Heizelements, welches in den PAK integriert und bei korrekter Lage im Vorhof bzw. im rechten Ventrikel lokalisiert ist, in den Blutstrom ein. Im Gegensatz zu Kälte, bei der als maximale Temperaturamplitude 17–36°C appliziert werden können (Differenz zwischen Injektat und Bluttemperatur), ist die maximale Amplitude bei Wärmeimpulsen insbesondere bei Patienten mit erhöhter Bluttemperatur aufgrund der sonst drohenden Denaturierung des Blutes eingeschränkt. Das Blut wird mit Impulsen von etwa 44°C markiert. Der Messort ist ein Thermistor in der A. pulmonalis. Die Temperaturänderungen sind somit sehr gering und wären als Einzelimpulse nicht vom Hintergrundrauschen zu trennen. Es müssen deshalb bei der »Wärmedilution« Mittlungsverfahren über längere Messzeiträume angewendet werden, um das Signal-Rausch-Verhältnis zu verbessern. Die Anregung erfolgt mit »pseudozufälligen« Wärmeimpulssequenzen.

> ⓘ Nach den Prinzipien der stochastischen Systemanalyse ergibt bei dieser Form der Anregung die Autokorrelationsfunktion der Systemantwort, d. h. in diesem Fall des pulmonalen Temperaturverlaufs direkt die Impulsantwort. Letztere ist äquivalent zur pulmonalen Thermodilutionskurve, die man bei einer Bolusinjektion erhalten würde (◨ Abb. 7.11).

Auf diese Weise kann das HZV im Sinne einer gleitenden Mittelwertbildung quasi kontinuierlich gemessen werden. Die Mittlungszeiträume hängen jedoch von den Randbedingungen ab und können in ungünstigen Fällen mehrere Minuten betragen.

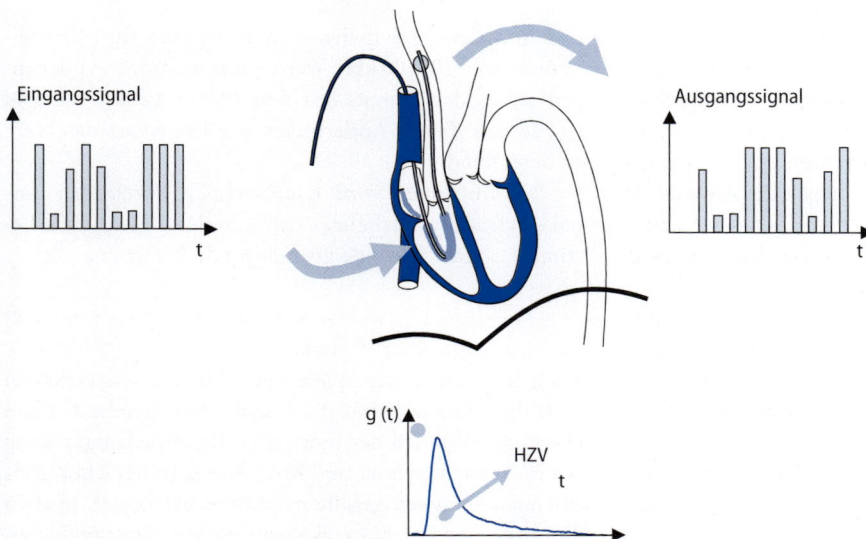

◨ **Abb. 7.11.** Kontinuierliche Messung des Herzzeitvolumens mit einem Thermodilutionsverfahren. Erfolgt die Indikatorapplikation in Form von pseudorandomisierten Wärmeimpulsen, so kann das Herzzeitvolumen über eine Autokorrelationsfunktion g(t) bestimmt werden. *t* Zeit, *HZV* Herzzeitvolumen

7.3.2 Pulskonturanalyse

Über Jahrhunderte haben Ärzte durch Tasten des Pulses Rückschlüsse auf den Zustand mehr oder weniger kritisch Kranker zu ziehen versucht. Erste konkrete Überlegungen zum Zusammenhang zwischen Pulsdruckkurve und arteriellem Blutfluss stellte Otto Frank im Jahre 1899 an, und 1928 folgte ebenfalls durch ihn die erste Abschätzung des Schlagvolumens und des HZV anhand der Pulskontur.

Auf der Basis eines Windkesselmodells für die Aorta kann gezeigt werden, dass ein Flächenanteil unter der Aortendruckkurve während der Auswurfphase zum ausgeworfenen Schlagvolumen in Beziehung steht (◘ Abb. 7.12).

Die Elastizität der Aorta, die nicht nur mit dem Lebensalter, sondern auch interindividuell erheblich variiert, spielt hierbei als Einflussfaktor jedoch eine erhebliche Rolle. Das Pulskonturverfahren hatte daher lange Zeit keine klinische Bedeutung. Den Durchbruch erlebte die Pulskonturmethodik erst, als sie in Systeme implementiert wurde, die anhand von Indikatorverdünnungskurven kalibrierbar sind.

Neuere in kommerziellen Geräten implementierte Software-Versionen nehmen zudem Korrekturen für verschiedene Faktoren vor, die sich aus der Analyse der Form der Pulswelle ergeben. Obwohl die Hersteller engmaschigere Intervalle für eine Rekalibrierung angeben, hat sich im klinischen Alltag gezeigt, dass 2–3 Kalibrierungen pro Tag in der Regel ausreichend sind, um eine zuverlässige kontinuierliche Überwachung des HZV mittels Pulskontur zu gewährleisten.

Die Pulskonturanalyse erlaubt es, für jede Herzaktion das Schlagvolumen ermitteln, sodass die respiratorisch bedingte Veränderung des Schlagvolumens (»Schlagvolumenvariation«, SVV) über den Atemzyklus ebenfalls ermittelt werden kann. Die SVV spiegelt die Antwort des Herzens auf eine sich verändernde Vorlast wider und ist ein guter Parameter zur Abschätzung der Volumenreagibilität des linken Ventrikels.

Nur selten stellt die Anlage eines arteriellen Katheters, der gleichzeitig zur transpulmonalen Thermodilution und zur Pulskonturanalyse genutzt werden kann, ein Problem dar. Mögliche Zugänge sind insbesondere die A. femoralis und die A. axillaris. Fehlerquellen der Methode umfassen Äqulibrierungsfehler, z. B. bei nicht erfolgter Rekalibrierung nach größeren Veränderungen der klinischen Situation, Katheterfehllagen, Arrhythmien

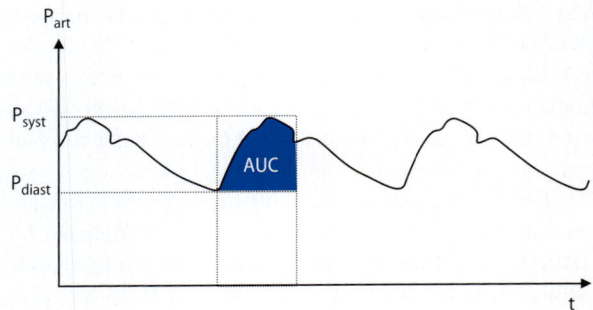

◘ **Abb. 7.12.** Bei der Pulskonturanalyse wird die Fläche unter der Druckkurve (»area under the curve«, AUC) zur Berechnung des Herzzeitvolumens herangezogen. Betrachtet wird derjenige Teil der Fläche, der dem Zeitraum der Öffnung der Aortenklappe entspricht und oberhalb des diastolischen Druckes liegt. *P* Druck; *t* Zeit

oder Erkrankungen der Aorta sowie Vorhandensein einer intraaortalen Ballonpumpe. Bei korrekter Handhabung sind die Fehlerquellen gut zu kontrollieren, und die Pulskonturanalyse hat sich inzwischen in vielen klinischen Situationen als Standard etablieren können.

Bioimpedanzmessung

❗ **Definition: Die Impedanz (Z [Ohm]) ist der frequenzabhängige Widerstand eines Leiters, also der Quotient aus Wechselstromspannung und Wechselstromstärke.**

Die Impedanz des menschlichen Körpers für Wechselströme von 20–100 kHz weist pulssynchrone Änderungen auf, sodass bereits seit den 1940er Jahren versucht wurde, aus diesen Änderungen der Impedanz das HZV zu berechnen.

Die Impedanz wird hauptsächlich durch den Anteil elektrisch gut leitender extrazellulärer Flüssigkeit bestimmt, sodass folgende grundlegende Beziehung gilt:

$$\frac{\Delta V}{V} = \frac{\Delta Z}{Z} \tag{22}$$

Nach der Position der Ableitungselektroden unterscheidet man die thorakale und die Ganzkörperimpedanz. Beim klassischen Modell der thorakalen Bioimpedanzmessung des HZV nach Nyboer und Kubicek wurde der Thorax als ein mit Flüssigkeit gefüllter Zylinder betrachtet, in dem die Änderung der Flüssigkeitsmenge das Schlagvolumen darstellt. Allerdings liegen die Änderungen der Impedanz in einer Größenordnung von nur etwa 0,5 %, was zu einem schlechten Signal-Rausch-Verhältnis führt. Eine Verbesserung ist durch folgende Differenzialgleichung möglich:

$$SV = S \cdot \frac{L^2}{Z_0{}^2} \cdot \rho \cdot dZ/dt \qquad (23)$$

Dabei entspricht SV dem Schlagvolumen, S der Dauer der linksventrikulären Ejektion, L dem Abstand der Elektroden und ρ der spezifischen Resistenz des Blutes.

Die Änderungen der Impedanz sind jedoch nicht nur vom erhöhten aortalen Volumen während der Auswurfphase abhängig, sondern auch von anderen Faktoren wie dem Luftgehalt der Lungen. Zusätzlich richten sich die Erythrozyten mit ihrer Fläche parallel zur Flussrichtung aus, wodurch sich in Flussrichtung gemessen eine höhere spezifische Leitfähigkeit des Blutes ergibt. Aktuelle Auswertungsalgorithmen nehmen zudem für eine Vielzahl von Parametern wie Geschlecht, Alter oder Gewicht Korrekturen vor. Beeinträchtigt wird die Messung von vielen Faktoren wie Bewegungsartefakten, Herzklappenfehlern, Lungenödem oder Übergewicht. Eine generelle Bewertung der Methode fällt nach dem derzeitigen Stand schwer. Viele Studien von unterschiedlicher Qualität haben die Bioimpedanzmessung mit anderen Methoden der HZV-Messung verglichen. Sowohl in Hinblick auf die implementierten Algorithmen als auch auf die Studienpopulation sind diese Studien kaum untereinander vergleichbar. Entsprechend widersprüchlich sind die Daten.

> ❗ Eine Metaanalyse von 154 Studien kam zu dem Schluss, die Bioimpedanz könne zwar Trends, aber keine absoluten Werte zuverlässig angeben.

Auch in neueren Studien liegen Bias und Präzision zumeist in klinisch nicht akzeptablen Bereichen, obwohl einige Autoren von recht guter Übereinstimmung zwischen Bioimpedanz und etablierten Methoden berichten. Es ist auffällig, dass bei kardiochirurgischen Patienten – einem Kollektiv, bei dem oftmals auch bei stabiler Hämodynamik ein erweitertes Monitoring durchgeführt wird – insgesamt eine bessere Übereinstimmung erzielt wird, während bei kritisch Kranken, bei denen wegen instabiler Hämodynamik ein HZV-Monitoring durchgeführt wird, mit Hilfe der Bioimpedanz keine zufriedenstellenden Resultate erzielbar sind. Studien mit höheren Fallzahlen müssen in Zukunft diesen Trend untersuchen

und Patientenkollektive definieren, bei denen mittels Bioimpedanzmessung eine valide HZV-Messung möglich ist.

Es bleibt also abzuwarten, welchen Stellenwert die Methode in der Klinik einnehmen kann. Sie vereint als einzige Nichtinvasivität, Untersucherunabhängigkeit und kontinuierliches Monitoring bei relativ geringem materiellen Aufwand. Dies macht sie außerordentlich attraktiv. So ist beispielsweise denkbar, dass sie in der Kardiologie – auch im niedergelassenen Bereich – zur Therapieeinstellung bei Herzinsuffizienz oder im Rahmen der Diagnostik der koronaren Herzerkrankung zum Einsatz kommt, zudem im klinischen Bereich in der Notaufnahme oder in »intermediate care units«. Dies sind auch die von den Herstellern der aktuellen Geräte vorwiegend angestrebten Bereiche. Ob die Bioimpedanzmessung in Anästhesie und Intensivmedizin eine Rolle spielen kann, etwa als präoperative Screening-Methode ähnlich der Elektrokardiographie oder bei Patienten mit mittlerem perioperativen Risiko, ist derzeit noch nicht absehbar. Insbesondere bei kritisch kranken Patienten scheint die Methode jedoch limitiert zu sein und kann nicht als Ersatz für die derzeit eingesetzten Methoden gelten. So sehen auch die Hersteller der kommerziellen Systeme die Impedanzkardiographie auf der Intensivstation als nur für »ausgewählte Patienten« geeignet an. Insgesamt ist die Impedanzkardiographie zukünftig eine vielversprechende Ergänzung zu den etablierten Methoden der HZV-Messung, jedoch keine Konkurrenz.

Echokardiographie

Die sonographischen Methoden zur Bestimmung von Flüssen werden ausführlich in ▶ Kap. 8 abgehandelt. Ihre Rolle bei der Messung des HZV wird weiter unten diskutiert.

7.4   Abgeleitete Größen

Die oben beschriebenen Methoden erlauben in Kenntnis von HZV und anderen einfach zu bestimmenden Parametern wie mittlerem arteriellen Druck (»mean arterial pressure«, MAP) und zentralvenösem Druck sowie den Befunden der arteriellen Blutgasanalyse die Berechnung einer Reihe von weiteren hämodynamischen Parametern. Im Folgenden werden diejenigen Parameter vorgestellt, die von klinischer Relevanz sind.

7.4.1 Widerstände, Schlagarbeit und myokardialer Energiebedarf

Die Berechnung des systemischen vaskulären Widerstandes (»systemic vascular resistance«, SVR) und des pulmonalen vaskulären Widerstandes (»pulmonary vascular resistance«, PVR) erfolgt in Analogie zum Ohm-Gesetz aus dem Verhältnis zwischen der Differenz aus arteriellem bzw. pulmonalarteriellem Mitteldruck (»mean arterial pressure«, MAP; bzw. »mean pulmonary arterial pressure«, MPAP) und ZVD bzw. pulmonalkapillärem Verschlussdruck (»pulmonary capillary wedge pressure«, PCWP) und HZV:

$$SVR = \frac{(MAP - ZVD)}{HZV} \tag{24}$$

$$PVR = \frac{(MPAP - PCWP)}{HZV} \tag{25}$$

Die SI-Einheit des Strömungswiderstandes ist nach dem Hagen-Poiseulle-Gesetz $\frac{N \cdot s}{m^5}$. In der Klinik wird jedoch traditionell die ältere Einheit $\frac{dyn \cdot s}{cm^5}$ verwendet (Umrechnung: $\frac{N \cdot s}{m^5} = 10 \frac{dyn \cdot s}{cm^5}$) verwand. In der Kinderkardiologie sind z. T. auch die arbiträr definierten Wood-Einheiten bzw. »hybrid reference units« (HRU) gebräuchlich (Umrechnung: $\frac{dyn \cdot s}{cm^5}$ = 80 HRU bzw. Wood-Einheiten). Klinisch bedeutsam ist der vaskuläre Widerstand beispielsweise bei der Steuerung der Therapie mit vasodilatierenden Substanzen wie NO (PVR) oder Natriumnitroprussid (SVR). Die klinische Wertigkeit der so berechneten Widerstände ist allerdings nicht unumstritten. Insbesondere im kleinen Kreislauf gelten die Ohm-Gesetze nicht, die vereinfachte Widerstandsberechnung darf daher nicht überinterpretiert werden. Vielfach wird der SVR auch als Maß für die Nachlast angesehen. Aus physiologischer Sicht ist dies ebenfalls nicht korrekt, da der SVR nur eine von mehreren Determinanten der Nachlast ist. Physiologisch ist die mittlere systolische Wandspannung des linken Ventrikels das beste Maß der Nachlast.

Nach Otto Frank ist die Druck-Volumen-Arbeit des Herzens die Fläche unter der linksventrikulären Druck-Volumen-Kurve. Die nächste klinisch fassbare Nährung für diese Größe wäre das Produkt aus HZV und mittlerem systolischen Druck während der Auswurfphase. Unter klinischen Bedingungen kann jedoch auch aus dem Produkt von MAP und HZV eine ausreichende Abschätzung der Druck-Volumen-Arbeit erfolgen.

> ❗ Die Annahme, dass die Druck-Volumen-Arbeit den myokardialen Energiebedarf determinieren würde, ist jedoch irreführend, da der Wirkungsgrad der Herzarbeit in weiten Grenzen variieren kann.

7.4.2 Volumetrische Größen

Die durch Analyse der transpulmonalen Indikatordilutionskurven erfassbaren volumetrischen Größen EDV (enddiastolisches Volumen), GEDV (globales enddiastolisches Volumen), ITBV (intrathorakales Blutvolumen), PBV (pulmonales Blutvolumen) und EVLW stellen wertvolle Zusatzinformationen dar, welche die therapeutischen Maßnahmen zum Volumenmanagement leiten können.

7.4.3 $\dot{V}O_2$ und DO_2

Wie eingangs dargestellt, ist die Perfusion der Organe und damit der Substrattransport Ziel der Herzarbeit. Somit stellt das HZV eine entscheidende Regelgröße für die Zielgröße »Substrattransport« dar, mit Sauerstoff als wichtigstem Substrat. Messgrößen des Sauerstofftransportsystems sind das O_2-Angebot (DO_2) und der O_2-Verbrauch ($\dot{V}O_2$). Diese Parameter berechnen sich aus HZV und O_2-Konzentration im arteriellen bzw. venösen Schenkel:

$$DO_2 = HZV \cdot c_aO_2 \cdot 10 \tag{26}$$

$$\dot{V}O_2 = HZV \cdot (c_aO_2 - c_vO_2) \cdot 10 \tag{27}$$

$$cO_2 = Hb \cdot 1,36 \cdot SO_2 \cdot 10^2 + PO_2 \cdot 0,0031 \tag{28}$$

Dabei ist Hb die Hämoglobinkonzentration, c_aO_2 die arterielle O_2-Konzentration, c_vO_2 die venöse O_2-Konzentration, cO_2 die O_2-Konzentration, SO_2 die arterielle O_2-Sättigung und PO_2 der Sauerstoffpartialdruck.

Dabei lassen sich auf diese Weise nur globale Aussagen über den Gesamtkreislauf treffen. Regionale oder organbezogene Aussagen über die Oxygenierung können daraus nicht abgeleitet werden. Darüber hinaus stellt die Oxygenierung des Blutes in der Lunge einen weiteren entscheidenden Einfluss auf die DO_2 dar.

7.5 Bewertung der Methoden und ihre Rollen in der klinischen Anwendung

Kaum ein anderer Bereich des Monitorings wird so kontrovers diskutiert wie die HZV-Messung, nicht nur wegen der konkurrierenden in der Klinik angewandten Methoden, sondern v. a. auch seit retrospektive Studien von Connors und vielen anderen Autoren eine Assoziation zwischen dem Vorhandensein eines PAK und einer erhöhten Mortalität zeigten. Einzelne Kommentatoren forderten sogar ein Moratorium dieser Methode, bis prospektive Studien diesen Zusammenhang entkräftet haben. Viele Fachgesellschaften haben diese Forderung aber eindeutig abgelehnt.

Ein ideales Verfahren würde folgende Kriterien erfüllen:
- ausreichende Genauigkeit
- hohe Reproduzierbarkeit
- unmittelbare und kontinuierliche Ausgabe von Messwerten
- Untersucherunabhängigkeit
- Unschädlichkeit
- Kosteneffektivität

Keines der heute angewandten Verfahren erfüllt diese Voraussetzungen vollständig, sondern alle weisen spezifische Vor- und Nachteile auf.

> ❶ Viele Studien zeigen die Schwierigkeit, die Herz-Kreislauf-Situation klinisch abzuschätzen. Selbst erfahren Intensivmediziner sind nicht in der Lage, ohne eine Messung zuverlässige Angaben über das HZV zu machen (nur 44–65 % lagen bei einer Stratifizierung in hohes, normales und niedriges HZV richtig). Deshalb kommt der Messung des HZV beim kritisch Kranken eine große Bedeutung zu.

Genauigkeit

Die vorgestellten Methoden der HZV-Bestimmung wurden von vielen Autoren auf ihre Übereinstimmung hin untersucht. Da keine der Methoden als echte Referenzmethode (»golden standard«) gelten kann und damit der wahre Wert des HZV als nicht bekannt gelten muss, werden diese Untersuchungen in der Regel nach der von Bland und Altman vorgeschlagenen Methode ausgewertet. Dabei konnten für die pulmonale und die transpulmonale Thermodilution sowie die Pulskonturalanalyse und die Dopplersonographie gute Übereinstimmungen gezeigt werden. Bei den anderen Methoden wie Bioimpedanzmessung und partielle Rückatmung wird die Anwendbarkeit durch Ungenauigkeiten gerade bei kritisch Kranken infrage gestellt. Für die Thermodilutionsmethoden, die Pulskonturanalyse und die Dopplersonographie kann also eine klinisch äquivalente Wertigkeit der Messwerte angenommen werden, solange keine Situation vorliegt, in der eines der Verfahren systematische Fehler aufweist oder an methodische Grenzen stößt.

Invasivität

Viele Kommentatoren der Connors-Studie fordern als Konsequenz die Anwendung weniger invasiver Verfahren. Allerdings gibt es derzeit keinen Hinweis auf einen Zusammenhang zwischen der festgestellten erhöhten Mortalität und katheterassoziierten Komplikationen. Neben der Verwendung des PAK sind allerdings auch die Pulskonturanalyse und die transösophageale Sonographie nicht frei von Komplikationen und deshalb keinesfalls als nichtinvasiv anzusehen. Grundsätzlich gilt allerdings, dass bei gleichwertigen Messergebnissen die weniger invasive Maßnahme stets vorzuziehen ist, sodass heutzutage das Einschwemmen eines PAK allein zur Messung des HZV nicht mehr gerechtfertigt ist. Einen Überblick über die Komplikationen eines PAK gibt ◘ Tab. 7.1.

Kosten

Ökonomische Aspekte werden zunehmend in klinische Entscheidungen einbezogen. Hierbei muss zwischen Anschaffung, Personalkosten und Materialkosten unterschieden werden. Die Pulskonturanalyse scheint hier Vorteile gegenüber dem PAK und der Sonographie zu besitzen. Rückatmung und Bioimpedanzmessung sind jedoch unter diesem Aspekt wesentlich günstiger.

7.5.1 Leitlinie der Deutschen Gesellschaft für Anästhesiologie und Intensivmedizin (DGAI)

Unter dem Titel »S3-Leitlinie zur intensivmedizinischen Versorgung herzchirurgischer Patienten – Hämodynamisches Monitoring und Herz-Kreislauf« hat die Deutsche Gesellschaft für Anästhesiologie und Intensivmedizin (DGAI) in Zusammenargbeit mit der Deutschen Gesellschaft für Thorax-, Herz- und Gefäßchirurgie (DGTHG) im Dezember 2006 eine Leitlinie veröffentlicht, die bei

◘ Tab. 7.1. Komplikationen der Verwendung eines Pulmonalarterienkatheters

Komplikationen		Inzidenz [%]
Punktionsbedingt[1]	Arterielle Punktion	1,2
	Pneumothorax	0,3–4,5
	Nervenschädigungen	0,3–1,3
	Luftembolie	0,5
Herzrhythmusstörungen	Supraventrikuläre Extrasystolen	15
	Ventrikuläre Extrasystolen	13–78
	Rhythmusstörungen mit hämodynamischer Relevanz	2–3
Klappenschädigungen		0,5–2
Infektionen[1]	Kolonisation	22
	Klinisch manifeste Infektion	11
	Katheterassoziierte Sepsis	0,5–1
	Endokarditis	<1,5
Lungengefäßkomplikationen	Lungeninfarkt	0,8–1
	Lungengefäßruptur	Fallberichte
Sonstige	Knotenbildung, intravasale chirurgische Fragmentierung oder Annaht	Fallberichte

[1] Dabei ist zu bedenken, dass fast alle kritisch Kranken unabhängig von einem Pulmonalarterienkatheter einen zentralvenösen Zugang mit entsprechenden Komplikationen erhalten.

◘ Tab. 7.2. Leitlinie der Deutschen Gesellschaft für Anästhesiologie und Intensivmedizin (DGAI) zum erweiterten hämodynamischen Monitoring : transösophageale Echokardiographie

Evidenzbasierte Empfehlung	Evidenzgrad	Empfehlungsgrad
Bei Patienten, die akute anhaltende hämodynamische Störungen aufweisen, die nicht auf eine initiale Therapie reagieren, und bei denen die ventrikuläre Funktion und ihre Determinanten unklar sind, ist die Echokardiographie zur Diagnosesicherung in der perioperativen Periode sinnvoll und verbessert das klinische Outcome.	D	B
Die transösophageale Echokardiographie in der perioperativen Periode ist sinnvoll, um das klinische Outcome bei Patienten, die ein erhöhtes Risiko myokardialer Ischämien oder eines Infarkts aufweisen, zu verbessern.	D	C
Die Erfassung des Herzzeitvolumens mittels Echokardiographie kann mit der Dopplermethode und der Flächenbestimmung durchströmter Areale im Vergleich zu Verfahren, die das Thermodilutionsprinzip nutzen, genauso zuverlässig erfolgen und kann zur diskontinuierlichen Bestimmung des Herzzeitvolumens alternativ eingesetzt werden.	B	B

diesen Fachgesellschaften angefordert werden kann oder z. B. auf den Internetseiten der DGAI und der DGTHG (www.dgai.de, www.dgthg.de) oder der Arbeitsgemeinschaft der Wissenschaftlichen Medizinischen Fachgesellschaften (AWMF; www.leitlinien.net) zum Download bereitsteht. Es liegen die Langversion (194 Seiten) und eine Kurzversion (33 Seiten) vor. Besonderes Gewicht erhält diese Leitlinie dadurch, dass sie in der Anästhesie und Intensivmedizin die einzige derzeit gültige S3-Leitlinie ist (zur Definition der Klasse S3 ► Kap. 2.3).

Die Definitionen von Evidenz- und Empfehlungsgrad sind ausführlich in der Langversion der Leitlinie enthalten und folgen den Empfehungen des Oxford Centre of Evidence Based Medicine. Sie sind nicht mit den Definitionen der American Heart Association (AHA) bzw. des European Resuscitation Council (ERC) zu verwechseln. In den ◘ Tabellen 7.2–7.4 sind die zusammengefassten expliziten Empfehlungen, die das erweiterte hämodynamische Monitoring betreffen, wiedergegeben. Es fällt auf, dass die Evidenz an keiner Stelle über den Grad B hinausgeht. Es liegt also zu keiner dieser Fragestellung ein große, randomisierte und kontrollierte Studie vor. Trotzdem erreichte die Expertenkommission so klare Empfelungen, dass das ursprünglich als S2-Leitlinie geplante Werk im Verlauf der Entwicklung zu einer S3-Leitlinie hochgestuft wurde. Die Lektüre der Leitlinie sei ausdrücklich empfohlen.

◘ **Tab. 7.3.** Leitlinie der Deutschen Gesellschaft für Anästhesiologie und Intensivmedizin (DGAI) zum erweiterten hämodynamischen Monitoring: transpulmonale Thermodilution und Pulskonturanalyse

Evidenzbasierte Empfehlung	Evidenzgrad	Empfehlungsgrad
Die Pulskonturanalyse bei postoperativen kardiochirurgischen Patienten (nach ACVB) zeigt eine gute Übereinstimmung zum Referenzverfahren der pulmonalarteriellen Thermodilution und kann zum erweiterten hämodynamischen Monitoring eingesetzt werden.	C	C
Die Messung des intrathorakalen Blutvolumens scheint bezüglich der Einschätzung der kardialen Vorlast der Messung des zentralen Venendrucks und des pulmonalkapillären Verschlussdrucks mittels Pulmonalarterienkatheter überlegen zu sein.	C	C
Unter Beachtung der methodenimmanenten Limitationen sind die Parameter der Schlagvolumenvariation und der Pulsdruckvariation dem zentralen Venendruck und dem pulmonalkapillären Verschlussdruck als Prädiktoren der Volumenreagibilität überlegen und können daher die Diagnostik sinnvoll ergänzen.	C	C

ACVB »aortocoronary venous bypass«, aortokoronarer Venen-Bypass

◘ **Tab. 7.4.** Leitlinie der Deutschen Gesellschaft für Anästhesiologie und Intensivmedizin (DGAI) zum erweiterten hämodynamischen Monitoring: Pulmonalarterienkatheterisierung

Evidenzbasierte Empfehlung	Evidenzgrad	Empfehlungsgrad
Der Einsatz eines Pulmonalarterienkatheters bei kardiochirurgischen Patienten mit einem geringen perioperativen Risiko wird als nicht notwendig erachtet.	C	B
Die Messung des intrathorakalen Blutvolumens scheint bezüglich der Einschätzung der kardialen Vorlast der Messung des zentralen Venendrucks und des pulmonalkapillären Verschlussdrucks mittels Pulmonalarterienkatheter überlegen zu sein.	C	C
Der Pulmonalarterienkatheter kann eingesetzt werden: – zur Differenzierung der Ursache und Steuerung der Therapie eines schweren »low cardiac output syndnrome« – zur Differenzierung zwischen links- und rechtsventrikulärer Dysfunktion – zur Differenzierung und Steuerung einer pulmonalen Hypertonie – bei kardiochirurgischen Hochrisikopatienten mit komplexem Eingriff	C	C

Fazit

Die derzeit klinisch etablierten Methoden zur Messung des HZV (Thermodilutionstechiken, Pulskonturanalyse und Dopplersonographie) liefern in einer Vielzahl von Situationen gute Messergebnisse. Es gilt aber, wichtige methodische Limitierungen der einzelnen Methoden anzuerkennen. Relevanter für die Differenzialindikation der Methoden ist, dass jede dieser Methoden wichtige Informationen über das HZV hinaus liefert, die durch die jeweils anderen Methode nicht erfasst werden können: Bei der Pulskonturanalyse in Zusammenhang mit der transpulmonalen Indikatordilution können volumetrische Parameter bestimmt werden, die sich als ein besseres Maß des Volumenstatus und der Vorlast erwiesen haben als die klassischen Parameter ZVD und PCWP. Der PAK hingegen liefert Aussagen über den kleinen Kreislauf, die der transpulmonalen Indikatordilution nicht zugänglich sind. Ist also eine pathologische Veränderung des kleinen Kreislaufs führend, kann ein PAK trotz seiner hohen Invasivität sinnvoll sein. Die Messung der rechtsventrikulären EF mit neuen Generationen des PAK hat dem kleinen Kreislauf ein enormes Maß an Aufmerksamkeit eingebracht. Die sonographischen Methoden ermöglichen über die Messung des HZV hinaus auch eine morphologische Diagnostik des Herzens, sodass der Volumenstatus, die Klappen, Wandbewegungsstörungen oder Perikardergüsse visuell beurteilt werden können. Die nichtinvasiven Methoden zur Messung des HZV, die in diesem Kapitel vorgestellt wurden, liefern keine zusätzlichen Informationen. Auch bei einer potenziellen Verbesserung der zurzeit noch unbefriedigenden Genauigkeit der nichtinvasiven Methoden wird dieser Nachteil voraussichtlich bestehen bleiben, sodass invasive Formen der HZV-Messung bis auf weiteres unverzichtbar erscheinen (◘ Tab. 7.5).

Differenzialindikationen:

- In Bezug auf die kontinuierliche Messung des HZV zum erweiterten hämodynamischen Monitoring können pulmonale Thermodilutionsverfahren und die Pulskonturanalyse nach Kalibrierung durch transpulmonale Messungen als gleichwertig angesehen werden, sodass die Pulskonturanalyse als weniger invasives Verfahren bevorzugt werden sollte.
- In der Herzchirurgie können Thermodilutionsverfahren ungenaue Werte liefern. Andere Indikatoren wie ICG und Lithium sind davon nicht betroffen. Allerdings liefert die Echokardiographie hier wichtige Zusatzinformationen (Wandbewegung, Zustand der Herzklappen, Vorliegen eines Perikardergusses) und hat deshalb einen besonderen Stellenwert.
- Bei rechts führender Herzinsuffizienz oder pulmonaler Hypertonie ist der PAK nach wie vor eine erwägenswerte Alternative. Die Verwendung des PAK kann insbesondere im Rahmen einer NO-Therapie indiziert sein, um den Effekt auf die pulmonale Strombahn zu erfassen.
- Bei septischen Patienten mit hohem Fieber und einer hyperdynamen Kreislaufsituation ist die kontinuierliche HZV-Messung mittels PAK weniger geeignet. Gerade bei diesen Patienten lässt sich die oft problematische Volumentherapie gut auf der Basis volumetrischer Parameter, die bei transpulmonalen Verfahren gemessen werden können, steuern.
- Bei akuter hämodynamischer Instabilität kann die transösophageale Echokardiographie am schnellsten eingesetzt werden und liefert zudem entscheidende differenzialdiagnostische Hinweise.

◘ Tab. 7.5. Vergleich verschiedener Methoden zur Messung des Herzzeitvolumens

Methode	Genauigkeit	Klinische Erfahrung	Invasivität	Untersucherabhängigkeit	Therapiesteuerung	Kosten
Pulmonalarterienkatheterisierung	+	++	++	+/–	++	++
Pulskonturanalyse	+	+	+	–	++	+
Echokardiographische Verfahren	+	+	+	++	++	++
Impedanzkardiographie	+/–	–	–	–	–	–
Partielle Rückatmung	+/–	–	+	–	–	+/–

– niedrig/bedingt geeignet; +/– keine Daten vorhanden; + hoch/gut; ++ sehr hoch/hervorragend

Literatur

1. Bassinthwaighte JB, Ackermann FH, Wood EH (1966) Applications of the lagged normal density curve as a model for arterial dilution curves. Circ Res 18: 398–415
2. Bland JM, Altman DG (1986) Statistical methods for assessing agreement between two methods of clinical measurement. Lancet I: 307–310
3. Connors AF Jr, Speroff T, Dawson NV et al. (1996) The effectiveness of right heart catherization in the initial care of critically ill patients. JAMA 276: 889–897
4. Frank O (1899) Die Grundform des arteriellen Pulses. Zschr Biol 37: 483–526
5. Hoeft A, Sonntag H, Stephan H, Kettler D (1991) Validation of myocardial oxygen demand indices in patients awake and during anesthesia. Anesthesiology 75 (1): 49–56
6. Kaukinen S, Kööbi T, Bi Y, Turahanmaa V (2003) Cardiac output measurements after coronary bypass grafting using bolus thermodilution, continuous thermodilution, and whole-body impedance cardiography. J Cardiothorac Vasc Anesth 17 (2): 199–203
7. Lassen NA, Perl W (1979) Tracer kinetic methods in medical physiology. Raven Press, New York
8. Mielck F, Buhre W, Hanekop G, Tirilomis T, Hilgers R, Sonntag H (2003) Comparison of continuous cardiac output measurements in patients after cardiac surgery. J Cardiothorac Vasc Anesth 17 (2): 211–216
9. Moshkovitz Y, Kaluski E, Milo O, Vered Z, Cotter G (2004) Recent developments in cardiac output determination by bioimpedance: comparison with invasive cardiac output and potential cardiovascular applications. Curr Opin Cardiol 19 (3): 229–237
10. Newman,EV, Merell M, Genecin A, Monge C, Molnor WR, McKeever WP (1951) The dye dilution method for describing the central circulation Circulation 4: 735–746
11. Robotham J, Takata M, Berman M, Harasawa Y (1991) Ejection fraction revisted. Anesthesiology 74: 172–183
12. Wesseling KH, DeWit B, Weber JAP, Weber N, Ty Smith N (1983) A simple device for the measuremet of cardiac output. Adv Cardiovasc Phys 5: 16–52
13. Zierler KL (1972) Theoretical basis of indicator-dilution methods for measuring flow and volume. Circ Res 18: 398–415

Transösophageale Echokardiographie

C. Schmidt, W. Gogarten, H. Van Aken

8.1 Entwicklung in Anästhesie und Intensivmedizin

In Anästhesie und Intensivmedizin kommen 3 verschiedene echokardiographische Verfahren zur Anwendung. Sie unterscheiden sich durch das Schallfenster, über das der Zugang zum Herz und zu den großen thorakalen Gefäßen erreicht wird. Bei der epikardialen Echokardiographie wird durch den Chirurgen während einer Herz- oder Thoraxoperation ein in eine sterile Hülle verbrachter Schallkopf direkt den epikardialen Strukturen aufgesetzt. Bei der konventionellen transthorakalen Echokardiographie, die aufgrund ihrer einfachen Durchführbarkeit und der Komplikationslosigkeit auf der Intensivstation weit verbreitet eingesetzt wird, werden Herz und thorakale Gefäße ausgehend von einem apikalen, links parasternalen, jugulären und subkostalen Fenster in definierten Schnittebenen angelotet. Als universalste Technik hat sich in Anästhesie und Intensivmedizin jedoch die transösophageale Echokardiographie (»transesophageal echocardiography«, TEE) am weitesten verbreitet und im Rahmen des hämodynamischen Monitorings als unverzichtbar etabliert. Zur Durchführung einer TEE wird der Schallkopf an der Spitze eines Endoskops montiert und bis in den Ösophagus oder Magen vorgeschoben. Im mittleren und unteren Ösophagus kommt der Schallkopf direkt hinter dem linken Vorhof (linkes Atrium, LA) zu liegen. Vom Magen aus können Ventrikel und Vorhöfe aus einer apikalen Perspektive beschallt werden. Bei einer Sondenposition im oberen Ösophagus lassen sich die herznahen arteriellen und venösen Gefäßstämme darstellen. Die ausgesprochen kurze Distanz zwischen Schallkopf und kardialen Strukturen sowie das Fehlen der Interposition von Rippen und Brustwand – wie bei der transthorakalen Echokardiographie – gestatten den Einsatz hochfrequenter und damit hochauflösender Sonden. Aus diesem Grund lassen sich reproduzierbar erstklassige Registrierungen des Herzens und der großen Gefäße realisieren.

8.1.1 Geschichtliches

Die TEE kam erstmals im Jahre 1980 im Operationssaal zur Anwendung. Die enddiastolischen und endsystolischen Dimensionen des linken Ventrikels (LV) wurden damals im M-Mode-Verfahren gemessen, um die myokardiale Funktion zu überwachen. Die Entwicklung transösophagealer Transducer, die in Echtzeit 2-dimensionale Schnittbilder des Herzens liefern und darüber hinaus in spektralen und im Farbdopplerverfahren intrakardiale und extrakardiale Blutflüsse darzustellen imstande sind, hat dann bereits Mitte der 1980er Jahre den Anstoß zu wissenschaftlichen Untersuchungen zur kardialen Morphologie und Funktion während der Durchführung von Herzoperationen gegeben. Mit dem weiteren technischen Fortschritt, der Anfang der 1990er Jahre zur Einführung hochauflösender multiplaner Sonden geführt hat, etablierte sich die TEE bei herzchirurgischen Patienten rasch als ein Verfahren sowohl zur intraoperativen Diagnostik als auch zum perioperativen Monitoring des kardiovaskulären Systems. In der Zwischenzeit ist es evident geworden, dass der routinemäßige Einsatz der TEE in der Herzchirurgie bei vielen Patienten zu neuen und unerwarteten Informationen führt (12,8–38,6 %), häufig bedeutungsvolle Änderungen des chirurgischen Vorgehens oder des anästhesiologischen Managements bedingt (4,4–14,6 %) und als weitere wichtige Konsequenz die Vermeidung unnötiger Re-Operationen bewirkt [13]. Deshalb ist die TEE derzeit in 94 % der herzchirurgischen Institutionen der USA als integrales Konzept in den perioperativen Behandlungsplan implementiert. Dies ist das Ergebnis einer groß angelegten Untersuchung, in deren Verlauf alle aktiven Mitglieder der amerikanischen Society of Cardiovascular Anesthesiologists befragt wurden [31].

8.1.2 Indikationen und Leitlinien

Gebahnt durch die vielversprechenden Erfahrungen in der Herzchirurgie hat sich der Einsatz der TEE in den vergangenen 10–15 Jahren auch auf weitere Felder der Anästhesie und Intensivmedizin ausgeweitet. Dabei hat sich die notfallmäßige Diagnostik der unerwarteten lebensbedrohlichen Hypotension als die hauptsächliche Indikation zur TEE während nichtherzchirurgischer Operationen, im Aufwachraum, in der Notfallaufnahme und auf der Intensivstation herauskristallisiert. Eine aktuelle Metaanalyse, die 21 Studien mit insgesamt 2508 Intensivtherapiepatienten einbindet, legt nahe, dass der TEE außerhalb des Bereichs der Herzchirurgie sogar ein eher noch höher zu veranschlagender Stellenwert zukommt [18]. Die zitierte Metaanalyse demonstrierte für ein heterogenes Kollektiv internistischer und chirurgischer kritisch kranker Patienten einen diagnostischen Impact der TEE von im Mittel 67,2 %. Änderungen des therapeutischen Regimes fanden sich nach 36 % der TEE-Untersuchungen, und aus 14,1 %

der Untersuchungen ergab sich unmittelbar eine chirurgische Intervention. Solche Studienergebnisse haben neben den Erfahrungen individueller Untersucher und der effizienten Praxis einzelner Institutionen zu einem exponentiellen Anstieg des Einsatzes der TEE in der gesamten perioperativen Medizin geführt.

Die TEE ist daneben aber auch durch die frühzeitige Entwicklung strikter Leitlinien nachhaltig befördert worden. Bereits im Jahre 1996 hat eine Task Force on Perioperative Transesophageal Echocardiography der American Society of Anesthesiologists und der Society of Cardiovascular Anesthesiologists auf der Grundlage von damals 558 verfügbaren Studien insgesamt 34 Indikationsstellungen bewertet. Diese Wertungen sind als Practice Guidelines for Perioperative Transesophageal Echocardiography publiziert worden [1]. Zwanzig der von der Task Force bewerteten Indikationen entstammen dem kardiochirurgischen und 14 dem nichtkardiochirurgischen Spektrum. Die einzelnen Indikationen werden 3 verschiedenen Klassen zugeordnet:

- Zur Klasse 1 gehören sinnvolle Indikationen mit wahrscheinlich positivem Einfluss auf das Patienten-Outcome.
- Zur Klasse 2 zählen mögliche Indikationen ohne gesicherten positiven Einfluss auf das Patienten-Outcome.
- Zur Klasse 3 gehören wenig belegte Indikationen mit unklarem Einfluss auf das Patienten-Outcome.

Von den 20 Indikationen aus dem Bereich der Kardiochirurgie sind 7 der Indikationsklasse 1 zugerechnet worden.

Dagegen finden sich nur 2 Indikationen aus dem nichtkardiochirurgischen Bereich in der Indikationsklasse 1. Bei diesen beiden Indikationen handelt es sich um die prolongierte, therapierefraktäre unklare hämodynamische Instabilität im Operationssaal und um die schwere Hypotension auf der Intensivstation mit vermuteter zugrunde liegender Klappenläsion oder thromboembolischer Komplikation. Aufgrund der hohen diagnostischen Ausbeute und der klaren therapeutischen Implikationen bei Patienten mit bedrohlicher Hypotension hat sich der Einsatz der TEE während der vergangenen Jahre im nichtherzchirurgischen Indikationsfeld überproportional entwickelt. Auch zahlenmäßig und in der Breite kommt dem Einsatz außerhalb des herzchirurgischen Operationssaals eine zunehmende Bedeutung für die perioperative Medizin zu. ◘ Tabelle 8.1 listet die 14 evaluierten Indikationen außerhalb der Herzchirurgie auf und weist sie ihrer jeweiligen Indikationsklasse zu.

> **!** Viele Studien belegen die Bedeutung der TEE beim plötzlichen Auftreten einer lebensbedrohlichen Hypotension. Dies gilt für die perioperative Phase, aber auch für die Intensivstation und die Notaufnahme. Jede unerklärte Hypotension sollte eine sofortige TEE indizieren.

◘ **Tab. 8.1.** Indikationen zur transösophagealen Echokardiographie bei nichtherzchirurgischen Patienten

Indikationen	Wertung [Klasse[1]]
Hämodynamischer Instabilität, intra- und postoperativ	1
Vermutete Klappenpathologie oder Thromboembolie (Intensivpatienten)	1
Erhöhtes Risiko für eine perioperative myokardiale Ischämie	2
Erhöhtes Risiko für eine perioperative hämodynamische Instabilität	2
Erhöhtes Risiko für eine intraoperative Luftembolie	2
Verdacht auf einen akuten pathologischen Prozess der thorakalen Aorta	2
Zustand nach stumpfem Thoraxtrauma und Verdacht auf Herzkontusion	2
Thorakale Aortenchirurgie ohne kardiopulmonalen Bypass	2
Endokarditis (nichtherzchirurgische Operationen)	3
Orthopädische Eingriffe (zur Embolieüberwachung)	3
Traumatische Aortenruptur (echokardiographische Kontrolle)	3
Perikarditis (nichtherzchirurgische Operationen)	3
Intraoperative Beurteilung von Pleura und Lunge	3
Lagekontrolle eines zentralen/pulmonalarteriellen Katheters	3

[1] Klasseneinteilung nach Practice Guidelines for Perioperative Transesophageal Echocardiography der American Society of Anesthesiologists [1]:

Klasse 1: sinnvolle Indikationen mit wahrscheinlich positivem Einfluss auf das Patienten-Outcome
Klasse 2: mögliche Indikationen ohne gesicherten positiven Einfluss auf das Patienten-Outcome
Klasse 3: wenig belegte Indikationen mit unklarem Einfluss auf das Patienten-Outcome

Wie ▢ Tab. 8.1 zeigt, wird das Indikationsspektrum in der perioperativen Medizin von Aspekten des intraoperativen Monitorings und der Funktionsdiagnostik des kardiovaskulären Systems dominiert. Auch in der kardiologischen Routinediagnostik hat die TEE seit Ende der 1980er Jahre eine deutliche Zunahme an Anwendungen erfahren. Die Indikationsschwerpunkte sind in der Kardiologie allerdings anders gewichtet als im perioperativen Bereich, wobei sich die Felder hauptsächlich in der Intensivmedizin mehr und mehr überschneiden. Deshalb werden auch Anästhesisten und Intensivmediziner zwangsläufig mehr und mehr zu kardialen Diagnostikern – eine Verantwortung, der sie sich stellen sollten [31]. Der Einsatzbereich der TEE in der Diagnostik umfasst in absteigender Häufigkeit wesentliche klinische Indikationen wie [39]:

- Suche kardialer Emboliequellen
- infektiöse Endokarditis
- Evaluierung von Herzklappenprothesen
- Erkrankungen der gesamten thorakalen Aorta
- angeborene und erworbene Herzvitien im Kindes- und Erwachsenenalter
- Herztumoren

Die TEE ist zudem bei Patienten, bei denen über das transthorakale Fenster keine adäquate Bildqualität erzielt werden kann, unverzichtbar.

8.1.3 Ausbildung und Zertifizierung

Um das Potenzial der TEE im Bereich von Anästhesie und Intensivmedizin vor dem Hintergrund des dargestellten Indikationsspektrums voll nutzen zu können und um der Verantwortung in der kardialen Diagnostik gerecht zu werden, ist es erforderlich, dass Anästhesisten die komplexen Ultraschalluntersuchungen eigenständig durchführen, verbindlich interpretieren und den Befund schlussendlich dokumentieren. Auch dazu sind in den vergangenen Jahren die Voraussetzungen geschaffen worden. Zum einen wurde ein klares Anforderungsprofil an einen vollständigen Untersuchungsgang definiert: Die American Society of Echocardiography und die Society of Cardiovascular Anesthesiologists haben einen gemeinsamen Vorschlag für ein standardisiertes Vorgehen bei einer TEE während der perioperativen Phase erarbeitet [59]. Der vorgeschlagene komplette Untersuchungsgang umfasst insgesamt 20 zweidimensionale

Standardschnittebenen durch das Herz und durch die großen thorakalen Gefäße. Das Ziel einer solchen Systematisierung besteht darin, innerhalb eines akzeptablen Zeitrahmens von etwa 10 Minuten eine nachvollziehbare und kontrollierbare echokardiographische Sequenz aufzuzeichnen, ohne dabei relevante pathologische Befunde zu übersehen.

> ❗ **Die in »Anesthesia & Analgesia« publizierte Sequenz aus 20 zweidimensionalen Schnittbildern liefert eine hervorragende und alltagsgerechte Anleitung zur Standardisierung des Vorgehens bei TEE-Untersuchungen, zur Registrierung des Untersuchungsgangs auf Videoband oder einem digitalen Speichermedium und zur Dokumentation der Ergebnisse [59].**

Zum anderen wurden methodische und planmäßige Weiterbildungsprogramme für Anästhesisten und Intensivmediziner auf dem Gebiet der Echokardiographie eingeführt. Zu diesem Zweck haben verschiedene nationale und internationale Fachgesellschaften Richtlinien und formale Ausbildungsgänge erarbeitet und verabschiedet. Auch die Deutsche Gesellschaft für Anästhesiologie und Intensivmedizin hat im Jahre 1999 eine Ad-hoc-Kommission zur Erstellung von Richtlinien zur Weiterbildung in der TEE für Anästhesisten eingesetzt. Gemäß den von dieser Kommission festgelegten Richtlinien müssen Kenntnisse, Erfahrungen und Fertigkeiten in der Durchführung der TEE erlangt werden, die neben den Optionen zur Diagnostik und zum Monitoring des kardiovaskulären Systems auch die physikalischen und verfahrenstechnischen Grundlagen sowie die anatomischen Voraussetzungen für den Einsatz der TEE umfassen [29]. Der Erwerb des Zertifikates »Transösophageale Echokardiographie in der Anästhesiologie und Intensivmedizin« als nachweisbare Qualifikation ist an das Absolvieren der in der Richtlinie definierten theoretischen und praktischen Ausbildungsinhalte und an das Bestehen einer abschließenden mündlichen Prüfung gebunden.

8.2 Physikalische und technische Grundlagen

Es würde den Rahmen eines Kapitels zum hämodynamischen Monitoring mittels TEE sprengen, Details zum Aufbau und zur Funktionsweise von Ultraschallgeräten und Schallköpfen zu erläutern oder die physikalischen Prinzipien von Schallemission und -reflexion genauer darzulegen. Hierzu sei auf entsprechende Buchbeiträge [14, 41] und Literaturartikel [34] verwiesen. Im folgenden Text werden lediglich an einigen Stellen kursorische Anmerkungen zu physikalischen und technischen Grundlagen gemacht, wenn diese zum Verständnis unbedingt erforderlich sind.

8.3 Kontraindikationen und Komplikationen

Bei den Kontraindikationen zur TEE sind absolute und relative zu unterscheiden (◘ Tab. 8.2). Am wichtigsten ist es sicherlich, pathologische Veränderungen des Ösophagus vor der Untersuchung definitiv auszuschließen, da eine Ösophagusperforation eine zwar seltene, aber umso desaströsere Komplikation darstellt. Bei konservativ behandelten kardiologischen Patienten tritt eine Ösophagusperforation etwa mit einer Häufigkeit von 1 : 10.000 auf [9]. Bei chirurgischen Patienten, die u. U. über einen längeren Zeitraum mittels TEE einem kontinuierlichen hämodynamischen Monitoring unterzogen werden, während sie mit zentralisiertem Kreislauf hämodynamisch instabil sind, könnte gemutmaßt werden, dass die Inzidenz ösophagealer Läsionen und anderer schwerwiegender Komplikationen höher ist. Solche Befürchtungen haben sich bisher jedoch nicht bestätigt. In der ausführlichsten zu diesem Thema bisher vorliegenden Untersuchung berichten Kallmeyer und Kollegen über TEE-assoziierte

Komplikationen bei einer Serie von 7200 Patienten [20]. Die Durchführung der TEE war mit einer Morbidität von 0,2 % verbunden, keiner der Patienten verstarb. Die häufigsten TEE-assoziierten Komplikationen waren schmerzhafte Schluckstörungen (0,1 %), Zahnbeschädigungen (0,03 %), Dislokationen eines einliegenden endotrachealen Tubus (0,03 %) und obere gastrointestinale Blutungen (0,03 %). Bei einem Patienten kam es zu einer Perforation des Ösophagus. In 0,18 % der Fälle gelang es nicht, die TEE-Sonde zu platzieren, und 0,5 % der Untersuchungen waren kontraindiziert. Die Ergebnisse dieser und anderer Studien sind ein eindrucksvoller Beleg für die Sicherheit der TEE. Dennoch sollte es immer gegenwärtig sein, dass die TEE im perioperativen Raum häufig als Notfallmaßnahme am bewusstlosen Patienten ohne genaue Kenntnis der Anamnese vorgenommen wird. In solchen Situationen sollte sich der Untersucher stets vergegenwärtigen, dass Manöver zum Einführen der TEE-Sonde sofort abzubrechen sind, wenn dem Vorschieben ein unerwarteter Widerstand entgegenwirkt.

Ösophagusdivertikel, Tumoren und Strikturen sind als klassische Kontraindikationen zu werten. Bis vor einigen Jahren gehörten auch Ösophagusvarizen in die Reihe der absoluten Kontraindikationen. Dies ist mittlerweile zu relativieren, wenn die Sonde in einer mit Ultraschallgel befüllten Latexschutzhülle einführt wird. Das Ultraschallgel am Ende der Hülle vermindert den Druck der Sonde auf die Schleimhaut des Ösophagus, was zu einer deutlichen Verminderung der traumatischen Schleimhautbelastung im Bereich der Ösophagusvarizen führt.

◘ **Tab. 8.2.** Kontraindikationen und Komplikationen der transösophagealen Echokardiographie

Absolute und relative Kontraindikationen	Komplikationen
– Stenosen und Strikturen des Ösophagus (absolut)	– Schluckstörungen
– Ösophagustumoren und Ösophagusdivertikel (absolut)	– Zahnbeschädigung
– Blutende Ösophagusvarizen und Magenblutung (absolut)	– Druckulzeration im Bereich von Rachen oder Kehlkopf
– Kürzlich durchgeführte Operationen im Bereich von Rachen, Ösophagus oder Magen (absolut)	– Verletzung der Stimmbänder
– Nicht abgeklärte Schluckstörungen in der Anamnese (absolut)	– Obere gastrointestinale Blutung
– Ösophagusvarizen und Refluxösophagitis (relativ)	– Perforation des Ösophagus
– Hiatushernie (relativ)	– Verlegung großer Atemwege, insbesondere des linken Hauptbronchus
– Schwere degenerative Veränderungen der Halswirbelsäule mit Immobilisation (relativ)	– Aspiration von Mageninhalt
– Mittelgesichtstrauma und Trauma der Halswirbelsäule (relativ)	– Auftreten einer myokardialen Ischämie
– Gelockerte Zähne (relativ)	– Auslösung von Arrhythmien, insbesondere von Vorhofflimmern

8.4 Abklärung einer hämodynamischen Instabilität bei kritisch kranken Patienten durch systematische Quantifizierung der funktionellen Determinanten des kardio-vaskulären Systems

Mit der TEE steht heute ein Instrument zum Monitoring der kardiovaskulären Funktion zur Verfügung, dessen Präzision, Differenziertheit, Effektivität und Komplexität alle alternativen Verfahren bei weitem übertrifft. In Anästhesie und Intensivmedizin hat die TEE in vielen Situationen invasive Untersuchungstechniken definitiv verdrängt [3]. Dies gilt beispielsweise für die Berechnung des Herzzeitvolumens, die Bestimmung der Rechtsherzdrücke, die numerische Angabe der Widerstände im kleinen und großen Kreislauf, die Quantifizierung der Füllungsdrücke des linken Herzens oder die Messung von Druckgradienten über Herzklappen [10]. In diesem Zusammenhang hat J.K. Oh in einem interessanten Editorial das Potenzial der TEE zur Reproduktion hämodynamischer Daten dahingehend pointiert, dass er von der Echokardiographie als von einem nichtinvasiven Pulmonaliskatheter spricht [35]: »Thanks to these efforts …, echocardiography has become a noninvasive Swan-Ganz catheter.« Allerdings erschöpft sich das Potenzial der TEE nicht bereits mit der Ableitung solcher hämodynamischer Daten zu Drücken und Flüssen, wie sie durch Dopplerechokardiographie möglich ist. Die zwei- und mehrdimensionale bildgebende Echokardiographie stellt den Druck- und Flusswerten geometrische Informationen zum Wandaufbau und zur Dimension von Herzhöhlen und großen Gefäßen zur Seite. Erst die einmalige Kombination von Druck, Fluss und Geometrie erlaubt es, mittels TEE die hauptsächlichen Determinanten der Funktion des kardiovaskulären Apparats quantitativ zu beschreiben und Störungen ätiologisch einzuordnen. Diese Universalität und Versatilität der TEE begründet die hohe Sensitivität und Spezifität des Verfahrens bei akuter hämodynamischer Instabilität, der zentralen Indikation in Anästhesie und Intensivmedizin [8].

Der folgende Text entwirft ein systematisches echokardiographisches Protokoll zur Untersuchung des kardiovaskulären Systems in 8 sukzessive aufeinanderfolgenden Schritten. Das Protokoll verfolgt die Intention, jeden Untersucher quasi zwangsläufig zur ursächlichen Einordnung einer akuten Hypotension und in der Konsequenz zu deren folgerichtiger Therapie zu lenken. Das Protokoll umfasst die Quantifizierung der folgenden funktionellen Determinanten:

- linksventrikuläre Vorlast
- linksventrikuläre Nachlast
- globale systolische Funktion des linken Ventrikels
- Herzzeitvolumen und systemischer vaskulärer Widerstand
- regionale Funktionsstörung des linken Ventrikels
- diastolische Dysfunktion und erhöhter linksventrikulärer Füllungsdruck
- rechtsventrikuläre Insuffizienz, pulmonale Hypertonie und pulmonale Widerstandserhöhung
- strukturelle Anomalien des Herzens und der großen Gefäße

8.4.1 Linksventrikuläre Vorlast

Die Vorlast, auch als Preload bezeichnet, beschreibt die Füllung des LV am Ende der Diastole. Sie hängt vom venösen Rückfluss zum Herz und von dessen Dehnbarkeit ab. Mit zunehmender enddiastolischer Füllung kommt es zu einer »Vordehnung« der einzelnen Sarkomere jeder Myokardfaser. Die Bedeutung der diastolischen Vordehnung der Sarkomere ist aus in-vitro-Experimenten an isolierten Myokardfasern bereits seit Ende des 19. Jahrhunderts bekannt. Im Jahre 1895 hat O. Frank seine diesbezüglichen Beobachtungen publiziert; im Jahre 1914 hat E. Starling diese Forschungsergebnisse bestätigt und erweitert. Der nach den beiden Forschern benannte Frank-Starling-Mechanismus beschreibt die Abhängigkeit der Kontraktionskraft und der maximalen Verkürzungsgeschwindigkeit einzelner Herzmuskelfasern von der initialen Vordehnung ihrer individuellen Sarkomere. Durch die enddiastolische Erhöhung des Volumens des LV kommt es zur optimalen Überlappung von Aktin- und Myosinfilamenten. Der Überlappungsbereich vergrößert sich während der diastolischen Füllung von einer endsystolischen Ausgangslänge von 1,7–1,8 μm auf eine Sarkomerlänge von normalerweise etwa 2,0–2,2 μm. Bei kürzerer oder längerer Sarkomerlänge überlappen sich die Aktin- und Myosinfilamente nicht optimal, und die systolische Spannungsentwicklung der Myokardfaser nimmt ab.

Bestimmung der linksventrikulären Vorlast durch volumetrische Parameter

Auf dem makroskopischen Level kann die Vordehnung der Sarkomere am besten als enddiastolischer Füllungszustand des LV angegeben werden. Extrapolierend vom Frank-Starling-Mechanismus kann man folgern, dass der enddiastolische Füllungszustand in einer proportionalen Beziehung zum Schlagvolumen (SV) steht, wenn alle anderen Einflussgrößen der Ventrikelfunktion konstant gehalten werden. Im gesunden Myokard repräsentiert diese Beziehung zwischen Faser-Stretch und Ventrikel-Performance den wichtigsten Mechanismus, um das SV im Bedarfsfall autoregulatorisch erhöhen zu können. Beim kritisch kranken Intensivpatienten ist die unzureichende Vorlast durch Hypovolämie dagegen die häufigste Ursache eines Abfalls des SV [51]. Allerdings war die bettseitige Bestimmung der enddiastolischen Ventrikeldimension als Surrogatparameter der Vordehnung der Sarkomere bis zur Einführung der Echokardiographie klinisch nicht möglich.

Die TEE vermittelt dagegen bereits bei der Inspektion beider Ventrikel im bewegten 2-dimensionalen Bild einen qualitativen Eindruck von der Vorlast. Im transgastrischen Kurzachsenblick erscheinen beide Ventrikel bei niedrigem Preload klein. Endsystolisch können sich dann der anterolaterale und der posteromediale Papillarmuskel berühren. Dieses Phänomen wird als »kissing papillary muscles« oder als »kissing walls« bezeichnet [26]. Quantitativ wird das Preload als enddiastolische Ventrikeldimension ausgedrückt. Eine, 2 oder 3 Dimensionen können mit zunehmender Präzision des jeweiligen Parameters in die Messung einbezogen werden. Entsprechend wird entweder der quere enddiastolische Durchmesser in Höhe der Papillarmuskeln gemessen (Norm: 2,3–3,2 cm/m^2), die enddiastolische mittpapilläre Querschnittsfläche im transgastrischen Kurzachsenblick angegeben (Norm: 7,5–10 cm^2/m^2) oder das enddiastolische Volumen des LV errechnet (Norm: 50–70 ml/m^2). Unterschiedliche geometrische und mathematische Modelle sind vorgeschlagen worden, um das enddiastolische Volumen (EDV) aus 2-dimensionalen Querschnittsbildern des LV zu rekonstruieren. Das am besten validierte mathematische Modell basiert auf dem »Simpson-rule«-Alogrithmus, der hervorragend gegen den angiographischen Goldstandard abgesichert ist [2]. Dieser Algorithmus dividiert den LV in 20 individuelle horizontale Scheiben identischer Dicke. Die Summe der Volumina der einzelnen Scheiben ergibt dann das totale EDV. Dieser Algorithmus ist in die Software-Routinen moderner Echokardiographiegeräte integriert und kann eingesetzt werden, um aus einer transversen 4-Kammer-Ebene oder besser aus einem mittösophagealen longitudinalen 2-Kammer-Blick das EDV zu errechnen (◨ Abb. 8.1).

Auf der Intensivstation und im perioperativen Setting hat sich die enddiastolische Querschnittsfläche (»enddiastolic area«, EDA) als Maß für die Vorlast des LV durchgesetzt. Die Messung der EDA bietet sich an, da [5]:
- keinerlei geometrische Annahmen unterstellt werden müssen
- das Schlagvolumen zu etwa 90 % aus einer Verkürzung der queren Ventrikelachse generiert wird
- diese Fläche mittels TEE einfach und reproduzierbar eingestellt werden kann
- eine enge Korrelation zum EDV experimentell definitiv nachgewiesen werden konnte

Insbesondere bei verminderter Compliance des linken Ventrikels (Hypertonie, Hypertrophie, myokardiale Ischämie, PEEP-Beatmung) konnte gezeigt werden, dass die EDA ein besserer Index für die Vorlast ist als Surrogatparameter für den enddiastolischen Ventrikeldruck (zentralvenöser Druck, pulmonalkapillärer Verschlussdruck, linksatrialer Druck), die traditionellerweise zur Quantifizierung der Vorlast herangezogen werden. Im Gegensatz zum pulmonalkapillären Verschlussdruck etwa detektieren Veränderungen der EDA bereits geringfügige Verminderungen des zirkulierenden Blutvolumens, die mit einem Blutdruckabfall von nur 5–10 mmHg einhergehen, mit einer Sensitivität von 90 % und einer Spezifität von 80 % [44]. Inzwischen kann festgestellt werden, dass sich die EDA aufgrund ihrer ausgezeichneten Reproduzierbarkeit und der gesicherten Aussagekraft als quantitatives Maß zur Volumensteuerung beim hämodynamisch instabilen Patienten durchgesetzt hat.

◨ Abb. 8.2 verdeutlicht die Einstellung der Schnittebene zur Messung der EDA. Die TEE-Sonde wird dazu bis zu einer Entfernung von etwa 45–50 cm von der Zahnreihe in den Magen vorgeschoben. Die Spitze der Sonde wird dann nahezu vollständig nach ventral flektiert und die Sonde so weit zurückgezogen, bis der LV im Bildsektor erscheint (◨ Abb. 8.2a). Bei einem multiplanen Schallwinkel von 0° wird die Sondenspitze so lange nach links oder rechts bewegt, bis der LV im Zentrum des Bildes zu liegen kommt. Eine Tiefe des Bildsektors zwischen 10 und 14 cm wird vorgegeben, sodass der LV das Bildformat fast vollständig ausfüllt. Nach weiterer vorsichtiger Justierung von Sondenposition und Flexionsgrad wird der LV von der Schallebene exakt in seinem mittpapillären Niveau horizontal geschnitten (◨ Abb. 8.2b). Der vordere und der hintere Papillarmuskel dienen dabei als interne Orientierungspunkte zur reproduzierbaren seriellen Einstellung

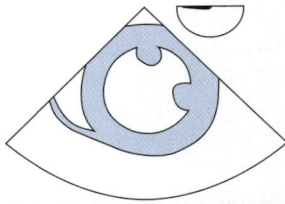
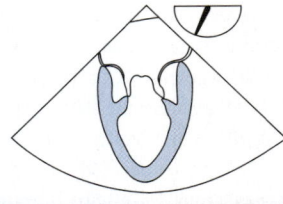

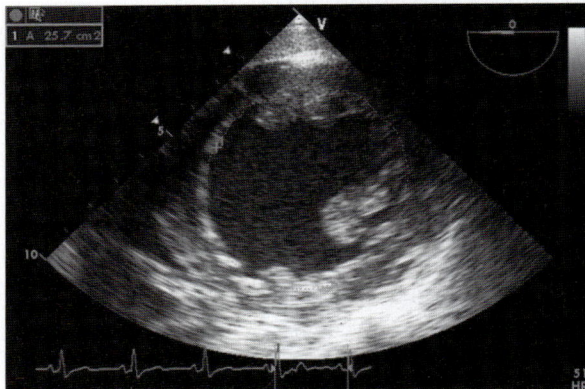
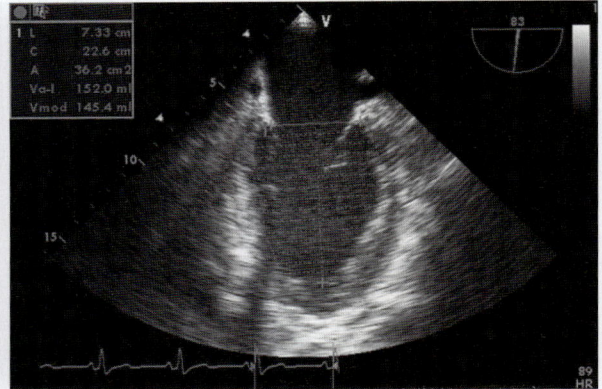

a   EDA = 25,7 cm²   b   EDV = 145,4 ml

▣ **Abb. 8.1a, b.** Messung der enddiastolischen Querschnittsfläche (EDA) und des enddiastolischen Volumens (EDV) des linken Ventrikels mittels transösophagealer Echokardiographie. **a** Die EDA wird aus der mittpapillären transgastrischen transversalen Ebene durch Umfahren der endokardialen Grenzfläche am Ende der Diastole direkt gemessen. Beide Papillarmuskel werden in die umfahrene Fläche mit einbezogen. **b** Das EDV wird aus der Fläche der mittösophagealen longitudinalen 2-Kammer-Ebene durch Anwendung des »Simpsonrule«-Algorithmus errechnet.

des immer gleichen Querschnittsbildes. In der systematischen Nomenklatur der perioperativen TEE wird diese Einstellung als »TG mid SAX« (transgastrischer mittpapillärer Kurzachsenblick; SAX: »short axis view«) referenziert [59]. Neben dem anterolateralen und dem posteromedialen Papillarmuskel zeigt dieses Querschnittsbild die 6 mittleren myokardialen Segmente (▣ Abb. 8.2c).

Die EDA wird durch manuelles Umfahren der endokardialen Grenzfläche am Ende der Diastole bestimmt und in Quadratzentimetern angegeben. Den Empfehlungen der amerikanischen Gesellschaft für Echokardiographie folgend werden die beiden Papillarmuskel in die Messung einbezogen, und das Endokard wird in der »Leading-edge-to-leading-edge«-Technik mit einem Cursor umfahren [53]. Bei dieser Technik werden die dem Transducer am nächsten liegenden Anteile des Endokards in das Outline einbezogen, die entfernten Anteile dagegen ausgeschlossen. Das Ende der Diastole identifiziert man anhand der Spitze der R-Zacke des gleichfalls registrierten Elektrokardiogramms (▣ Abb. 8.1a).

Dynamische Messung des Preload durch Ausnutzung von Herz-Lunge-Interaktionen

Die enddiastolische Sarkomerlänge, die das wirkliche Preload darstellt, die aber im intakten Organismus nicht messbar ist, kann bei gesunden Probanden und bei Patienten mit ungestörter Ventrikelfunktion exakt durch volumetrische Preload-Parameter reflektiert werden. Dieser Zusammenhang wurde oben erläutert. Dagegen hat sich gezeigt, dass den volumetrischen Vorlastindizes bei Patienten mit gestörter systolischer linksventrikulärer Funktion weder unter Baseline-Bedingungen noch nach Volumensubstitution eine prädiktive Aussagekraft für das SV oder das Herzzeitvolumen (HZV) zukommt. Mit jeder sich entwickelnden systolischen Funktionsstörung kommt es nämlich kompensatorisch zu einer seriellen Replikation von Sarkomeren mit exzentrischer Ventrikelhypertrophie. Eine Messung der momentanen enddiastolischen Ventrikeldimension erlaubt in einer solchen Situation daher keine Aussage über die Vordehnung der individuellen Sarkomere; sie reflektiert vielmehr das Ausa

b

c

RV

PMPM

ALPM

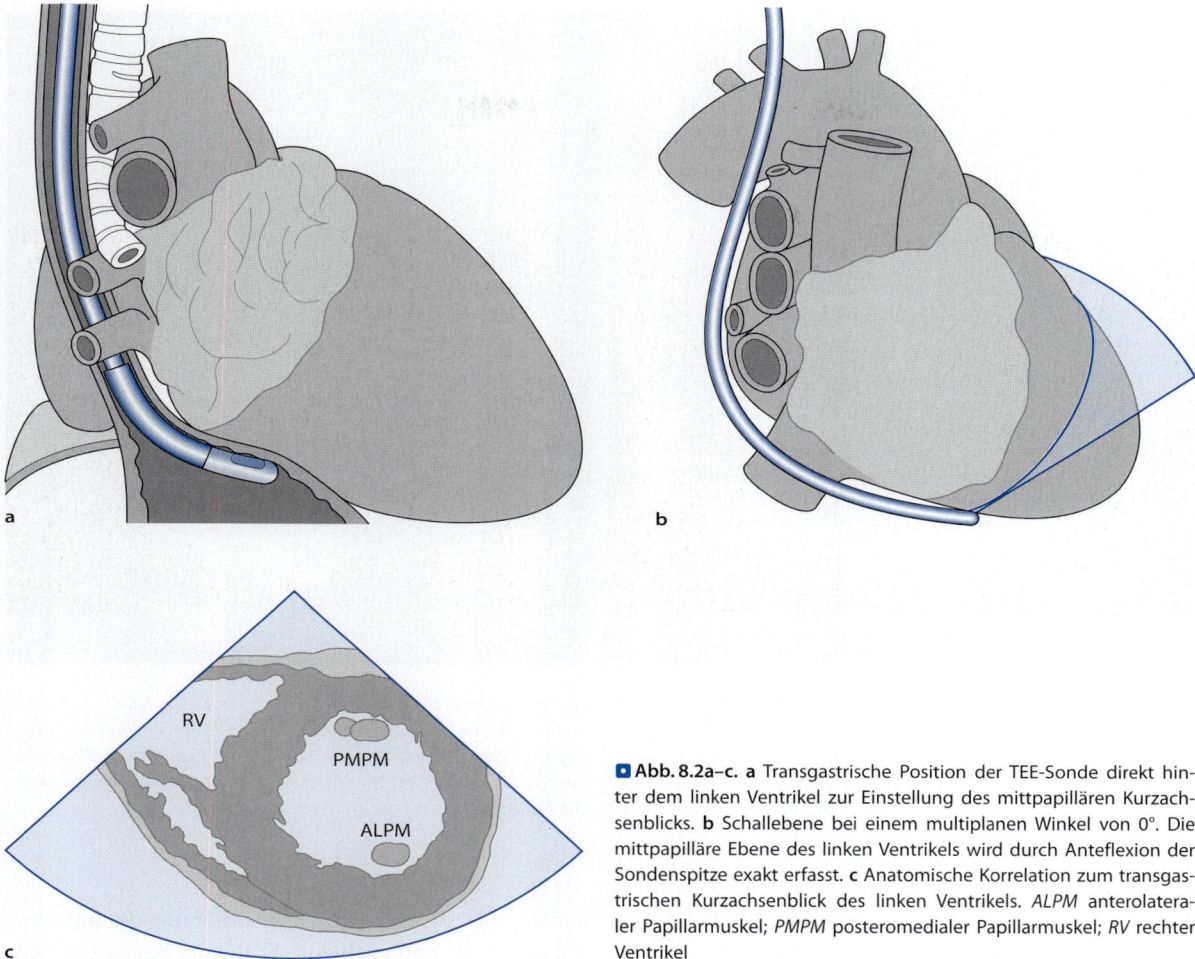

Abb. 8.2a–c. a Transgastrische Position der TEE-Sonde direkt hinter dem linken Ventrikel zur Einstellung des mittpapillären Kurzachsenblicks. **b** Schallebene bei einem multiplanen Winkel von 0°. Die mittpapilläre Ebene des linken Ventrikels wird durch Anteflexion der Sondenspitze exakt erfasst. **c** Anatomische Korrelation zum transgastrischen Kurzachsenblick des linken Ventrikels. *ALPM* anterolateraler Papillarmuskel; *PMPM* posteromedialer Papillarmuskel; *RV* rechter Ventrikel

maß des Prozesses des linksventrikulären Remodellings. Konsequenterweise ist deshalb auch nicht zu erwarten, dass bei kardialen Vorerkrankungen mit ventrikulärem Remodelling die Absolutwerte des EDV oder der EDA in Beziehung zur Vorlast oder zur Ventrikel-Performance stehen. Die Beziehung der enddiastolischen Ventrikeldimension zum Dehnungszustand der Sarkomere und dadurch zum Frank-Starling-Mechanismus ist vielmehr durch den anatomisch-morphologischen Vorgang der seriellen Sarkomerreplikation verloren gegangen.

Aus den dargelegten Gründen hat sich das wissenschaftliche Interesse während der letzten Jahre auf eine andere Kategorie von Preload-Parametern konzentriert [62]. Diese Parameter drücken nicht die statischen end-

diastolischen Volumenverhältnisse aus; sie bilden vielmehr die dynamischen Veränderungen der kardiovaskulären Funktion ab, die sich während mechanischer Überdruckbeatmung zyklisch ergeben (Abb. 8.3). Mit der klinischen Etablierung dieser Indizes wurde die wichtige inhaltliche und begriffliche Trennung zwischen Überwachung der Vorlast bzw. des enddiastolischen Füllungszustandes der Ventrikel auf der einen Seite und der Beurteilung der Volumenreagibilität des kardiovaskulären Systems auf der anderen Seite vollzogen und damit ein bedeutender Fortschritt im Monitoring des hämodynamisch instabilen Patienten erzielt.

Die systolische Druckvariation (»systolic pressure variation«, SPV) war der erste Parameter zur Beschreibung

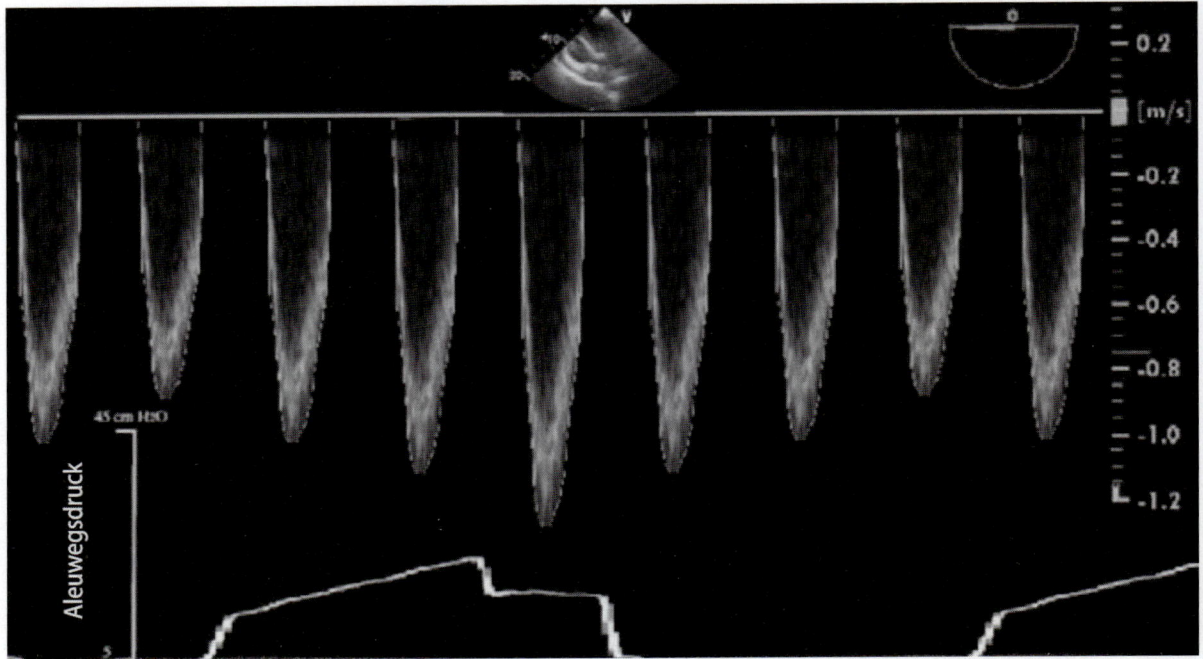

■ **Abb. 8.3.** Dynamische Veränderungen der Blutflussgeschwindigkeit im linksventrikulären Ausflusstrakt (*oben*) und des Atemwegsdrucks (*unten*) während mechanischer Überdruckbeatmung. Die Blutflussgeschwindigkeit wird im gepulsten Dopplerverfahren aus einer tiefen transgastrischen Einstellung mittels transösophagealer Echokardio-graphie registriert. Ihre Veränderung während eines Beatmungszyklus steht in einer linearen Relation zur biventrikulären Preload-Abhängigkeit und stellt ein quantitatives Maß für das Ansprechen des kardiovaskulären Systems auf eine Volumenbelastung (»volume challenge«) dar (nähere Erläuterungen im Text).

der Fähigkeit der Ventrikel, auf eine Erhöhung der kardialen Vorlast bzw. des zentralen Blutvolumens mit einer Steigerung des SV und damit der Herzarbeit zu reagieren [37]. Neuere Parameter in dieser Reihe sind die Druckamplitudenvariation (PPV), die Schlagvolumenvariation (SVV) und die echokardiographisch zu bestimmende Variation der aortalen Blutflussgeschwindigkeit (ΔVpeak) bzw. die Variation des aortalen Zeit-Geschwindigkeits-Integrals (ΔTVI; ■ Abb. 8.3).

Sämtliche der genannten Größen quantifizieren die dynamischen Herz-Lunge-Interaktionen, die sich während mechanischer Überdruckbeatmung ergeben. Die Zunahme des Lungenvolumens und der damit ansteigende intrathorakale Druck während der mechanischen Inspiration führen zu einer Verschiebung von Blut aus der pulmonalen Strombahn in Richtung der linken Herzseite und zu einer initialen Erhöhung der linksventrikulären enddiastolischen Füllung und somit der Vorlast des LV. Aufgrund des Frank-Starling-Mechanismus re-sultieren daraus eine temporäre Erhöhung des linksventrikulären SV und auch eine Erhöhung des systolischen arteriellen Blutdrucks. Im weiteren Verlauf der Inspiration kommt es dann durch einen weiter zunehmenden intrathorakalen und auch intraabdominellen Druck zu einer Verminderung der rechtsventrikulären und mit Verzögerung einiger Herzaktionen auch der linksventrikulären Vorlast. Demzufolge nehmen das linksventrikuläre SV und folglich auch der systolische arterielle Blutdruck temporär ab. Die Veränderungen des SV und des arteriellen Blutdrucks während eines mechanischen Atemzyklus spiegeln also die hämodynamische Antwort des kardiovaskulären Systems auf eine endogene Veränderung der Vorlast wider. Eine ausgeprägte Variation des SV ist als Hinweis darauf zu werten, dass der LV im aufsteigenden steilen Teil seiner Ventrikelfunktionskurve operiert und damit eine gute Volumenreagibilität aufweist. Was für den LV gesagt wurde, gilt in gleicher Weise auch für den rechten Ventrikel (RV), dessen Vorlast ebenfalls durch mechanische Ventilation zyklisch variiert wird. Folglich kann mit einer Volumenbelastung nur dann eine Erhöhung des linksventrikulären SV und des arteriellen Blutdrucks verbunden sein, wenn beide Ventrikel im aufsteigenden Teil ihrer Funktionskurven operieren, wenn also eine biventrikuläre Preload-Abhängigkeit gegeben ist. SPV, PPV, SVV, ΔVpeak und ΔTVI sind somit als quantitative Maße der biventrikulären Vorlastabhängigkeit aufzufassen. Die genannten Parameter ermöglichen aufgrund ihres physiologischen Potenzials die Vorhersage des Effekts einer Volumenzufuhr. Dass dieses funktionelle Monitoringkonzept auch bei Patienten mit kompromittierter Funktion des LV eine Vorhersage der Volumenreagibilität weit besser als die »klassischen« Vorlastindizes zulässt, konnte inzwischen eindrucksvoll nachgewiesen werden [45, 46].

Wie in einem späteren Abschnitt noch genau erläutert werden wird, kann mittels TEE aus einer tief transgastrischen Sondenposition im gepulsten dopplerechokardiographischen Verfahren die Flussgeschwindigkeit im linksventrikulären Ausflusstrakt knapp unterhalb der Aortenklappe gemessen werden. Die mathematische Integration der momentanen Blutflussgeschwindigkeiten während einer systolischen Austreibungsperiode mündet in die Angabe des Zeit-Geschwindigkeits-Integrals (»time velocity integral«, TVI). Sowohl die Erfassung der Veränderung der maximalen Blutflussgeschwindigkeit (ΔVpeak) während eines Beatmungszyklus als auch die des TVI (ΔTVI) qualifiziert das TEE-Dopplerverfahren zur Quantifizierung der beatmungsinduzierten Herz-Lunge-Interaktionen. So konnten Feissel et al. bei mechanisch ventilierten, septischen Patienten zeigen, dass ΔVpeak bei volumenreagiblen Patienten (Respondern) signifikant größer war als bei Non-Respondern [15]. Ein ΔVpeak von 12 % ermöglichte in diesem Patientenkollektiv die korrekte Vorhersage eines Anstiegs des HZV durch Volumengabe in 91 % der Fälle. Slama et al. führten eine tierexperimentelle Untersuchung an beatmeten Kaninchen durch, um die traditionellen statischen echokardiographischen Vorlastindizes (enddiastolische Ventrikeldimension) mit der Variation des TVI während schrittweiser Hypovolämie und Retransfusion zu vergleichen [60]. Während der Induktion der Hypovolämie verzeichneten die Autoren sowohl die erwartete progressive Reduktion der statischen echokardiographischen Werte als auch einen signifikanten Anstieg der ΔTVI. Während sequenzieller Retransfusion des Blutes korrelierte aber lediglich die ΔTVI mit dem systemischen Blutfluss und erwies sich

deshalb als geeigneter Parameter, um die Volumenresponsibilität quantitativ auszudrücken. Im Gegensatz zu den Messungen von SPV und PPV, die nur retrospektiv und während kurzer Apnoephasen möglich sind, und der Bestimmung der SVV, die nach dem transpulmonalen Thermodilutionsverfahren mittels eines arteriellen Katheters realisiert wird, zeichnet sich die TEE-Dopplermethode durch ihre geringe Invasivität aus.

Neben der Messung statischer volumetrischer Vorlastparameter bietet sich die TEE also auch an, auf der Grundlage der Bestimmung von ΔVpeak und/oder ΔTVI den Effekt einer Volumengabe auf das kardiozirkulatorische System bei kritisch kranken Patienten prädiktiv einzuschätzen.

> **Fazit**
>
> Neben den klassischen volumetrischen Parametern der kardialen Vorlast ist die funktionelle Einschätzung der Volumenreagibilität bei der Behandlung kritisch kranker Patienten für das hämodynamische Management von großer Bedeutung. Statische Parameter wie die EDA oder das EDV qualifizieren sich zur Einschätzung einer Hypovolämie nur bei Patienten mit intakter systolischer Ventrikelfunktion und erlauben darüber hinaus keine zuverlässige Einschätzung der Volumenreagibilität. Letzteres ist nur durch eine Erfassung der spezifischen Interaktion von Lunge und kardiozirkulatorischem System unter mechanischer Beatmung möglich. Darauf zielende echokardiographische Parameter des Blutflusses im linksventrikulären Ausflusstrakt wie ΔVpeak und ΔTVI können die biventrikuläre Vorlastabhängigkeit quantitativ ausdrücken und somit zu einer präzisen Steuerung der Volumentherapie bei beatmeten Patienten im klinischen Alltag beitragen.

8.4.2 Linksventrikuläre Nachlast

»Afterload« lässt sich am besten als Spannungszustand oder Wandstress (Kraft pro Flächeneinheit) beschreiben, dem die Myokardfasern während der Austreibungsperiode ausgesetzt sind. Mathematisch beschreibt das Laplace-Gesetz diesen Spannungszustand:

$$T = \frac{P \cdot r}{2h} (dynes / cm^2)$$

Dabei ist T die Wandspannung, P der intraventrikuläre Druck, r der Ventrikelradius und h die myokardiale Wanddicke.

Der auf der Wand des linken Ventrikels lastende Wandstress baut sich in Längs- und Querrichtung des LV auf. Die Quantifizierung des in der Längsachse auf die Myokardfasern einwirkenden Wandstresses (meridionaler Stress) erfordert echokardiographische Messungen in der kurzen Ventrikelachse (mittpapillärer transgastrischer Schnitt), die technisch einfach zu realisieren sind. Dagegen ist es schwieriger, den in der queren Achse einwirkenden Wandstress (zirkumferenzieller Stress) zu erfassen, da zu diesem Zweck Messungen in der Ventrikellängsachse notwendig werden, die mittels TEE oft ungenau sind, da sich der Ventrikelapex vielfach der Visualisierung entzieht. Deshalb hat fast ausschließlich die Bestimmung des meridionalen Wandstresses Eingang in die klinische Praxis gefunden [11]. Während der Systole ändern sich der intraventrikuläre Druck, der Innendurchmesser des LV und seine Wanddicke in jedem Augenblick. Damit unterliegt auch der Wert des meridionalen Wandstresses während des Herzzyklus ausgesprochenen Schwankungen. Im klinischen Alltag kommt die Bestimmung des Wandstresses deshalb lediglich zu einem einzigen, genau definierten Zeitpunkt in Betracht: Am besten korreliert die linksventrikuläre Nachlast mit dem Wert des Wandstresses, der am Ende der Systole herrscht [4]. Dieser sog. endsystolische meridionale Wandstress ($\sigma_{m(es)}$) ist zudem attraktiv, weil er ohne weiteren apparativen oder zeitlichen Aufwand im Rahmen einer Routine-TEE einfach abgeleitet und berechnet werden kann.

Praktisch wird die Messung von $\sigma_{m(es)}$ am häufigsten nach der von Reichek et al. vorgestellten echokardiographischen Methode vorgenommen [43]. Die Reichek-Methode basiert auf Messungen des endsystolischen mittpapillären Durchmessers des LV (ESD), der endsystolischen Dicke der posterioren Wand (ESWT) und dem oszillometrisch oder invasiv gemessenen systolischen Blutdruck (P_{syst}). Diese Größen werden in eine von W. Grossman angiographisch validierte Formel zur Errechnung von $\sigma_{m(es)}$ eingesetzt [17]:

$$\sigma_{m(es)} = \frac{0{,}334 \cdot P_{syst} \cdot ESD}{ESWT \cdot \left(1 + \dfrac{ESWT}{ESD}\right)} \left(10^3 \cdot dyn \cdot cm^{-2}\right)$$

Dabei ist 0,334 der Konversionsfaktor von mmHg zu dyn • cm^{-2}.

Reichek hat die Technik zur Messung von $\sigma_{m(es)}$ für die transthorakale Echokardiographie entwickelt. Der endsystolische quere Diameter des LV und die Dicke der posterioren Wand werden in der transthorakalen Anwendung der Methode im M-Mode-Verfahren in der parasternalen langen Achse registriert. Mittels TEE kommt man zu identischen Werten, wenn man die morphologischen Daten dem oben bereits eingeführten transgastrischen mittpapillären Kurzachsenblick entnimmt (◘ Abb. 8.2). Der Zeitpunkt der Endsystole wird dabei mit dem Auftreten des kleinsten Ventrikelquerschnitts gleichgesetzt. Sowohl posteriore Wanddicke als auch interner linksventrikulärer Durchmesser werden in streng posteroanteriorer Richtung »online« gemessen. Der systolische Blutdruck kann entweder unblutig nach Riva und Rocci oder blutig mit einer arteriellen Kanüle ermittelt werden. In zahlreichen Untersuchungen ließ sich nachweisen, dass der nach der Reichek-Methode bestimmte $\sigma_{m(es)}$ ausgesprochen gut mit invasiven Daten korreliert [7]. Auch sein klinischer Stellenwert ist inzwischen belegt worden. Dies gilt auch für das perioperative Setting und den Bereich der Intensivstation [54, 55].

Aus dem Laplace-Gesetz wird deutlich, dass die Nachlast eine Funktion der Ventrikelgeometrie (Ventrikeldurchmesser und Wanddicke) und des Ventrikeldrucks ist. Bei gleichem intrakavitären Druck ist die Nachlast umso größer, je dünner die Ventrikelwand und je größer der Ventrikelradius ist. Aufgrund dieser Beziehung zur Ventrikelgeometrie kann der Afterload nicht mit dem diastolischen Aortendruck oder dem systemischen vaskulären Widerstand (»systemic vascular resistance«, SVR) gleichgesetzt werden, was in der klinischen Routine bemerkenswerterweise immer noch geschieht. Der SVR steht zwar auch in Beziehung zum intraventrikulären Druck, weist daneben aber eine Proportionalität zum HZV auf, wie sie durch das Ohm-Gesetz ausgedrückt wird. Deshalb ist der SVR auch ein ungeeignetes Maß für die ventrikuläre Nachlast, die bei dünnwandigen und/oder dilatierten Ventrikeln auf diese Weise regelmäßig unterschätzt wird [25]. Dabei steht außer Frage, dass der SVR ein wichtiger Parameter zur Funktionsbeschreibung des kardiovaskulären Systems ist. Seine Bedeutung besteht jedoch darin, den funktionellen Zustand des Systems der Vasomotoren zu beschreiben. Dies geht schon aus der formelmäßigen Definition des SVR hervor. Die Einbeziehung von Faktoren der Ventrikelgeometrie in den Ausdruck für die Nachlast lässt sie in einem ganz anderen Licht erscheinen.

Mit ◨ Abb. 8.4 soll diese Problematik anhand eines konkreten klinischen Beispiels erläutert werden. Auf der linken Seite ist ein endsystolischer Querschnitt des LV, wie er sich in der TEE zeigt, symbolisch dargestellt. Auf der rechten Seite findet sich der Ventrikel des gleichen Patienten, nachdem es zum Auftreten einer akuten myokardialen Ischämie gekommen ist. Für beide Situationen sind der SVR (mittels eines pulmonalarteriellen Katheters bestimmt) und $\sigma_{m(es)}$ (mittels TEE ermittelt) als Afterload-Indikatoren ausgerechnet. Der SVR ändert sich während des pathophysiologischen Geschehens bei diesem Patienten nicht, da HZV und Blutdruck konstant geblieben sind. Ein Abfall des Schlagvolumens ist durch einen Anstieg der Herzfrequenz kompensiert. Der nach der Reichek-Methode ausgerechnete Wandstress steigt mit dem Auftreten der myokardialen Ischämie dagegen um einen Faktor von 2,8 an, weil der endsystolische Innendurchmesser zugenommen und gleichzeitig die Dicke der posterioren Wand abgenommen hat. Das drohende Afterload-Mismatch wird mit dem SVR im Gegensatz zu $\sigma_{m(es)}$ übersehen [54].

Fazit

Die Unterscheidung zwischen ventrikulärer Nachlast auf der einen und Vasomotorentonus auf der anderen Seite hat noch keine ausreichende Berücksichtigung im klinischen Monitoring des hämodynamisch instabilen Patienten gefunden. Dabei lässt nur ein Parameter für die Nachlast, der die Ventrikelgeometrie in seine Formulierung einbezieht, erkennen und verstehen, warum beispielsweise ein kleiner, hypertrophierter LV bei gleichem arteriellen Mitteldruck einer erheblich geringeren Nachlast unterliegt als ein dilatierter Ventrikel mit normalen Wanddicken oder warum eine therapeutisch intendierte Volumenreduktion durch Applikation von Diuretika durch die resultierende Verkleinerung des endsystolischen Ventrikeldurchmessers zu einer deutlichen Nachlastsenkung führt, auch wenn sich der Blutdruck nicht verändert.

8.4.3 Globale systolische Funktion des linken Ventrikels

Die systolische Funktion des LV ist definiert als dessen Fähigkeit, Blut gegen einen Druckgradienten aus seinem Lumen in das arterielle Gefäßsystem zu transportieren. Dabei kommt es zu einem komplexen Kontraktionsablauf mit Verschiebung der Herzbasis in Richtung Apex (longitudinale Verkürzung), zu einer konzentrischen Bewegung der Ventrikelwände (zirkumferente Verkürzung) und zur Rotation des Herzmuskels (helikale Verkürzung). Verkürzung und Verdickung des Myokards resultieren in Abhängigkeit von Vorlast und Nachlast in einer Beschleunigung des Blutes, deren Effektivität durch echokardiographische Parameter nachvollzogen werden kann. Die TEE ist das erste und bisher auch einzige zur Verfügung stehende Verfahren, mit dem es möglich ist, das Kontraktionsverhalten des LV bei kritisch kranken Patienten bettseitig differenziert zu beschreiben. Diesem Zweck dienen eine Vielzahl unterschiedlichster Parameter, von denen einige relevante in ◨ Tab. 8.3 zusammengestellt sind. Der Quantifizierung der systolischen Performance ist besonderes Augenmerk gewidmet, da solche Parameter nicht nur eine Aussage über den aktuellen Funktionszustand des kardiovaskulären Systems zulassen, sondern weil ihnen darüber hinaus auch eine ganz entscheidende prognostische Aussagekraft zukommt [47].

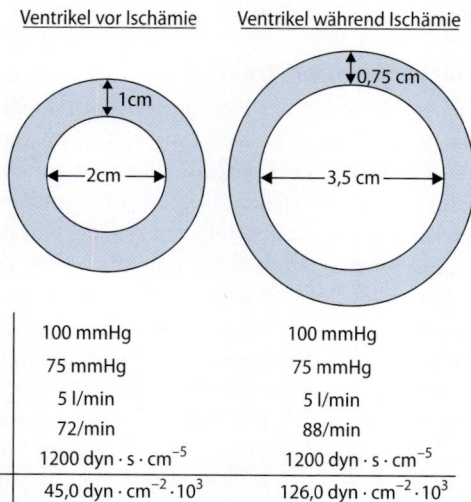

Ventrikel vor Ischämie   Ventrikel während Ischämie

1cm / 2cm   0,75 cm / 3,5 cm

	Ventrikel vor Ischämie	Ventrikel während Ischämie
P_{syst}	100 mmHg	100 mmHg
P_{mean}	75 mmHg	75 mmHg
HZV	5 l/min	5 l/min
HF	72/min	88/min
SVR	1200 dyn · s · cm^{-5}	1200 dyn · s · cm^{-5}
Wandstress	45,0 dyn · cm^{-2} · 10^3	126,0 dyn · cm^{-2} · 10^3

◨ **Abb. 8.4.** Systemischer vaskulärer Widerstand (*SVR*) und endsystolischer meridionaler Wandstress – $\sigma_{m(es)}$ – sind für einen Patienten vor und nach dem Auftreten einer myokardialen Ischämie dargestellt (nähere Erläuterungen im Text). *HF* Herzfrequenz; *HZV* Herzminutenvolumen; *P_{mean}* arterieller Mitteldruck; *P_{syst}* systolischer arterieller Blutdruck; *senkrechter Pfeil* Wanddicke der posterioren Wand; *waagerechter Pfeil* endsystolischer Durchmesser des linken Ventrikels

□ Tab. 8.3. Echokardiographische Parameter des linksventrikulären Kontraktionsverhaltens

Parametergruppen	Parameter
Lastabhängige Parameter der globalen systolischen linksventrikulären Funktion	Parameter der isovolumetrischen Kontraktionsphase: – maximale linksventrikuläre Druckanstiegsgeschwindigkeit – isovolumetrische Kontraktionszeit
	Parameter der Ejektionsphase: – Schlagvolumen – Herzzeitvolumen – Ejektionsfraktion – Flächenejektionsfraktion – mittlere zirkumferenzielle Faserverkürzungsgeschwindigkeit – septale E-Punkt-Separation
Lastunabhängige Parameter der linksventrikulären Kontraktilität	– Endsystolische Druck-Volumen Relation (Elastance) – Endsystolische Wandstress-Geschwindigkeits-Relation – Preload-adjustierte maximale ventrikuläre Power
Echokardiographiespezifische Parameter des Kontraktionsverhaltens	– Myokardialer Performance-Index (Tei-Index) – Myokardiale Geschwindigkeiten (Gewebedopplerechokardiographie, »strain rate imaging«)

Aus □ Tab. 8.3 geht hervor, dass bei den Kontraktionsparametern grundsätzlich 2 Gruppen zu unterscheiden sind: solche, die eine große Abhängigkeit von den jeweiligen Vor- und Nachlastbedingungen aufweisen (lastabhängige Parameter), und solche, die relativ robust auf Veränderungen von Vor- oder Nachlast reagieren (lastunabhängige Parameter) und deshalb besser die intrinsischen inotropen Eigenschaften des Myokards reflektieren. Die meisten Parameter aus den Gruppen der lastabhängigen und der lastunabhängigen Größen sind ursprünglich mit anderen – häufig invasiven – Techniken gemessen worden und gehören zum klassischen Bestand der Herz-Kreislauf-Physiologie. Sekundär ist die Messung dieser Parameter an die nichtinvasive echokardiographische Methode adaptiert worden, um sie der klinischen Routine zugänglich machen zu können. Während der letzten Jahre ist es dann durch die technische und wissenschaftliche Entwicklung auf dem Gebiet der Echokardiographie zu einem Umbruch gekommen, und an die Seite der traditionellen lastabhängigen und lastunabhängigen Messgrößen ist eine dritte Gruppe von Parametern getreten, deren Messung ausschließlich durch die Applikation bestimmter moderner echokardiographischer Modalitäten wie z. B. »colour kinesis«, »tissue velocity imaging« oder »strain rate imaging« möglich ist.

Im Folgenden werden 3 TEE-Verfahren vorgestellt, welche die globale systolische Funktion des LV adres-

sieren. Das erste Verfahren basiert auf 2-dimensionaler Bildgebung, das zweite auf der gepulsten Dopplerechokardiographie und das dritte auf der Gewebedopplerechokardiographie.

Flächenejektionsfraktion

Die Bestimmung der Flächenejektionsfraktion (»fractional area change«, FAC) ist die einfachste Methode zur Einschätzung des Kontraktionsverhaltens des LV. Die FAC hat sich als Standard in der perioperativen Medizin etabliert. Sie korreliert sehr gut mit der linksventrikulären Ejektionsfraktion (EF), weil etwa 90 % des Schlagvolumens aus der Verkürzung der queren Ventrikelachse generiert werden [28]. Gemessen wird die prozentuale Verkleinerung der Querschnittsfläche des LV in seiner kurzen mittpapillären Achse (□ Abb. 8.2). Der Normwert liegt bei > 55 %. Die FAC berechnet sich wie folgt:

$$FAC = \frac{(EDA - ESA)}{EDA} \cdot 100(\%)$$

Dabei ist EDA die enddiastolische mittpapilläre Querschnittsfläche des LV und ESA die endsystolische Querschnittsfläche.

□ Abbildung 8.5 enthält ein praktisches Beispiel zur Messung der FAC aus einer im Arbeitsspeicher des Ultraschallgeräts abgelegten Schleife eines Herzzyklus.

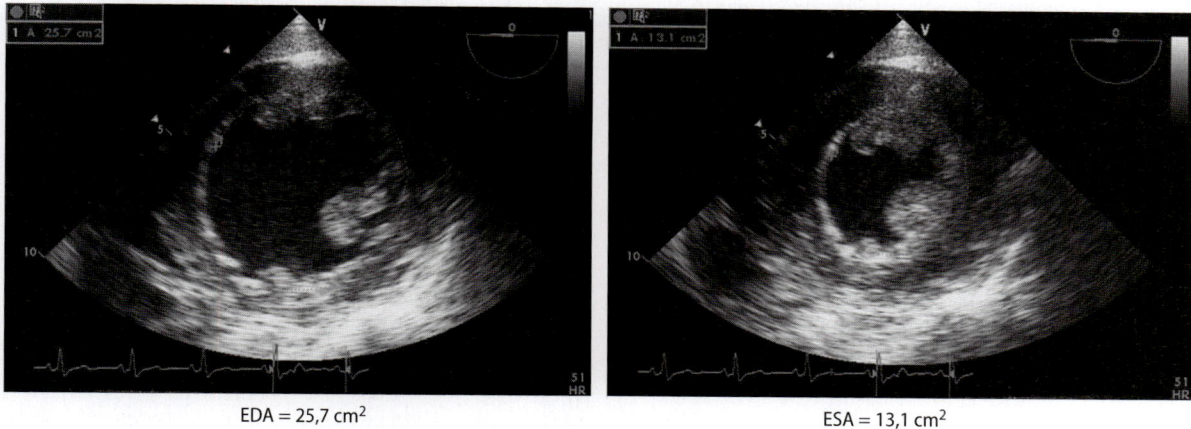

EDA = 25,7 cm²   ESA = 13,1 cm²

$$FAC = \frac{(EDA - ESA)}{EDA} \times 100 = \frac{(25{,}7\ cm^2 - 13{,}1\ cm^2)}{25{,}7\ cm^2} \times 100 = 49\ \%$$

Abb. 8.5. Beispiel zur Berechnung der Flächenejektionsfraktion (*FAC*) aus einem enddiastolischen und einem endsystolischen Stopp-Frame eines transgastrischen Kurzachsenblicks. Normwerte für die FAC liegen für Männer bei 59±8 % und für Frauen bei 62±6 %. *EDA* enddiastolische Querschnittsfläche; *ESA* endsystolische Querschnittsfläche

Für eine reproduzierbare Bestimmung der FAC muss der LV im Bild kreisrund erscheinen, mit deutlich abgrenzbaren Papillarmuskeln. Vom enddiastolischen Zeitpunkt, der mit der Spitze der R-Zacke des Elektrokardiogramms zusammenfällt, wird in der digitalen Registrierung Bildrahmen für Bildrahmen weiter gescrollt, bis der Ventrikel seinen kleinsten Querschnitt annimmt. Dieser Zeitpunkt wird als Ende der Systole definiert. Zu den genannten Zeitpunkten wird die enddiastolische bzw. endsystolische mittpapilläre Querschnittsfläche unter Verwendung der Software des Ultraschallgeräts durch Umfahren der inneren Fläche ausgewertet.

> **Fazit**
>
> In Anästhesie und Intensivmedizin hat es sich als besonders hilfreich erwiesen, anstelle der 3-dimensionalen Ejektionsfraktion die 2-dimensionale FAC anzugeben, da die FAC (lastabhängiges Kontraktionsmaß), ebenso wie EDA (Vorlastparameter) und $\sigma_{m(es)}$ (Nachlastparameter), aus der Auswertung des transversalen transgastrischen Kurzachsenblicks gewonnen werden kann. Damit wird eine quantitative Analyse der 3 Hauptdeterminanten der globalen systolischen linksventrikulären Funktion aus nur einer einzigen Sondenposition und TEE-Einstellung heraus möglich.

Myokardialer Performance-Index (Tei-Index)

Der myokardiale Performance-Index (MPI) wird nach seinem Erstbeschreiber meist als »Tei-Index« bezeichnet [63]. Der Tei-Index hat in der kardiologischen [50], aber auch in der anästhesiologischen Literatur [56] der letzten Jahre eine nachhaltige Resonanz gefunden und sich mittlerweile in Ergänzung der traditionellen Techniken zur Untersuchung der linksventrikulären Funktion einen festen Stellenwert in zahlreichen experimentellen und klinischen Settings gesichert. Er ist leicht zu messen und gut reproduzierbar, hat einen engen Normalbereich bei kardial gesunden Kindern und Erwachsenen, zeigt bei einer Vielzahl von Herzerkrankungen eine klare Beziehung zu deren klinischem Schweregrad, ist unabhängig von der Ventrikelgeometrie und deshalb auch bei ventrikulärem Remodelling anwendbar und korreliert gut mit invasiven Messwerten der systolischen wie auch der diastolischen Ventrikelfunktion [6]. Da bei kardialen Erkrankungen häufig systolische und diastolische Funktionsstörungen koexistieren oder diastolische Funktionsstörungen einer globalen Dysfunktion vorausgehen, erscheint es vorteilhaft, einen Parameter verfügbar zu haben, der sowohl bezüglich einer Einschränkung der diastolischen Funktion als auch gegenüber einer systolischen Funktionsstörung sensitiv ist. Im Gegensatz zu den klassischen Kontraktionsindizes handelt es sich beim Tei-Index um einen solchen kombinierten systolisch-diastolischen Funktions-parameter [61].

Die Methode zur Messung des Tei-Index ist mit der schematischen Zeichnung in ◘ Abb. 8.6a und den ori-ginalen Registrierungen in ◘ Abb. 8.6b illustriert. Der Index kann sehr einfach aus 2 Zeitintervallen – a und b – errechnet werden, welche den dopplerechokardio-graphischen Flussgeschwindigkeitsprofilen des transmi-tralen Einflusses und des linksventrikulären Ausflusses zu entnehmen sind. Die Dopplerregistrierungen können mittels TEE oder, wie im Beispiel der ◘ Abb. 8.6, mit-tels transthorakaler Echokardiographie vorgenommen werden. Das Zeitintervall a beginnt mit dem Ende des transmitralen Flusses und dauert bis zu dessen Wieder-einsetzen. Es umfaßt damit die isovolumetrische Kon-traktionszeit (»isovolumetric contraction time«, ICT), die linksventrikuläre Ejektionszeit (»ejection time«, ET) und

die isovolumetrische Relaxationszeit (»isovolumetric re-laxation time«, IRT). Das Zeitintervall b wird aus dem linksventrikulären Ausflussprofil als ET abgelesen. Der Tei-Index berechnet sich wie folgt:

$$Tei-Index = \frac{(a-b)}{b} = \frac{ICT + IRT}{ET} = (\frac{ICT}{ET} + \frac{IRT}{ET})$$

Während der Tei-Index selbst als ein kombinierter sys-tolisch-diastolischer Funktionsparameter anzusehen ist, korreliert der Quotient ICT/ET mit den Kontraktionsei-genschaften des LV und der Quotient IRT/ET mit dessen diastolischem Relaxationsverhalten. Diese Zusammen-hänge sind in experimentellen Untersuchungen detail-liert herausgearbeitet worden. Der Tei-Index und seine beiden Quotienten zeigen in diesen Untersuchungen eine hohe Übereinstimmung mit invasiven Kenngrößen der systolischen und diastolischen Ventrikelfunktion [23].

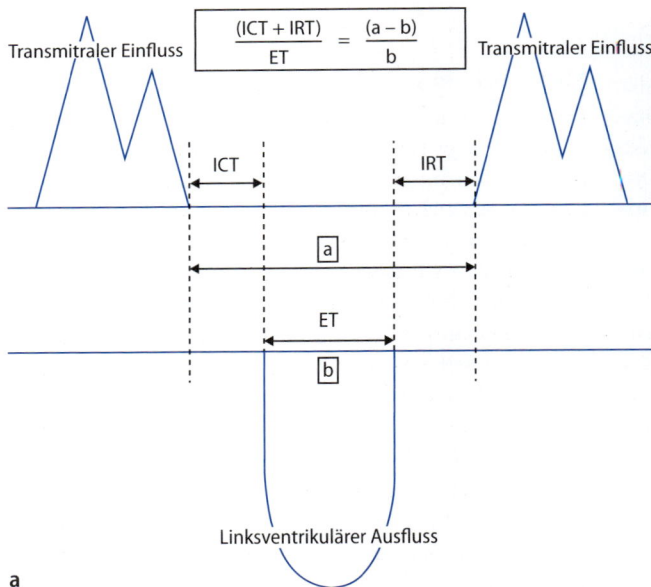

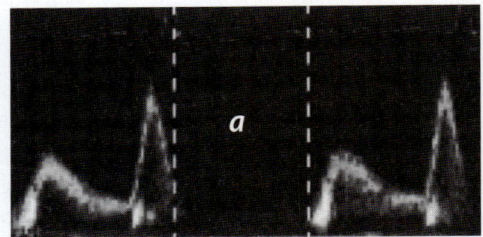

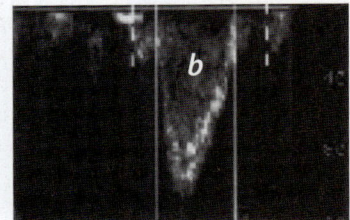

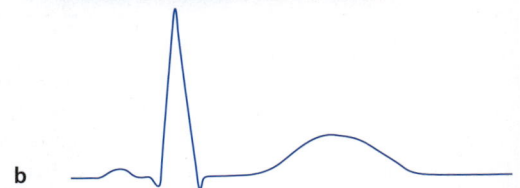

◘ **Abb. 8.6a, b. a** Schema zur Berechnung des Tei-Index. Der Tei-Index ist definiert als der Quotient aus der Summe der isovolumetrischen Phasen des Herzzyklus (isovolumetrische Kontraktionszeit, *ICT*; isovo-lumetrische Relaxationszeit, *IRT*) dividiert durch die linksventrikuläre Ejektionszeit (*ET*). Echokardiographisch lässt sich der Index am ein-fachsten aus dem Zeitintervall zwischen dem Ende und dem Wie-derbeginn des transmitralen Einstroms (*a*) und der linksventrikulären Ejektionszeit (*b*) nach der Formel (a–b)/b bestimmen. **b** Transmitrales Einflussprofil und linksventrikuläres Ausflussprofil zur Berechnung des Tei-Index. Die Profile sind zeitgerecht übereinander projiziert. Mittels spektraler Dopplerechokardiographie wird die momentane Geschwin-digkeit auf der Ordinate (in cm/s) gegen die Zeit auf der Abzisse (in ms) registriert. Die Zeitintervalle *a* und *b* zur einfachen Berechnung des Tei-Index sind auf den Flussgeschwindigkeitsprofilen markiert.

Wenn der Tei-Index in den »systolischen« Quotienten ICT/ET und in den »diastolischen« Quotienten IRT/ET aufgelöst werden soll, ist eine direkte Messung der ICT erforderlich. Dies geschieht einfach anhand der Registrierung des linksventrikulären Ausflussprofils, wo die ICT als das Zeitintervall von der Spitze der R-Zacke des Elektrokardiogramms bis zum Beginn der Ejektion erscheint. Die IRT lässt sich mit obiger Formel dann wieder errechnen. Auf diese Art ist ein differenzierter Einblick auch in komplexere kardiodynamische Zusammenhänge möglich.

Praktisch wird mittels TEE das transmitrale Einflussprofil aus dem mittösophagealen 4-Kammer-Blick an der Spitze der Mitralsegel mittels gepulster Dopplerechokardiographie abgeleitet. Der linksventrikuläre Ausfluss wird danach aus einer tiefen transgastrischen Sondenposition ebenfalls mittels gepulster Dopplerechokardiographie knapp unterhalb des Aortenklappenanulus im linksventrikulären Ausflusstrakt angelotet. In der systematischen Nomenklatur der perioperativen TEE werden diese beiden Einstellungen als »ME four chamber« (ME: »mid esophageal«) und »deep TG LAX« (TG: »transgastric«; LAX: »long axis view«) bezeichnet [59]. Die beiden »gepulsten«-Dopplerechokardiographie-Kurven werden im Hinblick auf die Zeitintervalle a und b analysiert, die dann in obige Formel eingesetzt den dimensionslosen Tei-Index ergeben.

Normwerte liegen im Bereich von 0,35. Mit zunehmender Verschlechterung der Ventrikelfunktion vergrößert sich der Wert linear. Die Beziehung des Tei-Index zum klinischen Schweregrad verschiedener Herzerkrankungen wurde bereits angedeutet. So beträgt der Tei-Index z. B. bei Patienten mit dilatativer Kardiomyopathie im Stadium NYHA I 0,45, im Stadium NYHA II 0,55 und im Stadium NYHA III 0,65; im Stadium NYHA IV übersteigt er 0,75 [30].

> **Fazit**
>
> Dem Tei-Index kann in Anästhesie und Intensivmedizin ein erhebliches Potenzial attestiert werden. Ein Grund dafür sind auch die für den klinischen Anwendungshorizont wichtigen Erwägungen zur Praktikabilität einer Methode:
>
> — Der Tei-Index lässt sich selbst bei schlechter 2-dimensionaler Bildgebung einfach und schnell ermitteln, da er auf dem Verfahren der Dopplerechokardiographie basiert.
>
> ▼

> — Auch bei operativen Patienten mit häufig schlechter Beschallbarkeit kann der Tei-Index in aller Regel ohne Aufwand über das transthorakale Schallfenster bestimmt werden.
> — Zur Berechnung des Tei-Index sind lediglich 2 Zeitintervalle auszumessen, was mit viel höherer Genauigkeit und Reproduzierbarkeit möglich ist als die Auswertung 2-dimensionaler Schnittbilder.
> — Der Tei-Index ist sehr gut geeignet, um als Verlaufsparameter akute Änderungen der Ventrikelfunktion nachzuvollziehen.
> — Ein normaler Wert für den Tei-Index schließt das Vorliegen einer gravierenden systolischen oder diastolischen myokardialen Störung nahezu aus.

Systolische Exkursion des Mitralklappenanulus

Klinisch sinnvolle Anwendungen des Dopplerprinzips zur Messung von Myokardgeschwindigkeiten haben als Gewebedopplerechokardiographie seit Ende der 1980er Jahre Eingang in die Praxis gefunden. Heute entwickelt sich das Verfahren rasant und leistet mit digitaler Nachverarbeitung von Farbdopplerdaten nicht nur einfache Geschwindigkeitsmessungen; auch Informationen zu Myokardbewegung, myokardialer Verformung (»strain«) und myokardialer Verformungsrate (»strain rate«) können berechnet, analysiert und vielfältig dargestellt werden. Die Domäne der Gewebedopplerechokardiographie ist die Analyse der regionalen Funktion der verschiedenen Myokardsegmente. Das Verfahren eignet sich aber auch, um orientierend zu einer Beurteilung der systolischen Globalfunktion zu gelangen.

Jedes bewegte Objekt verursacht einen Doppler-Shift, wenn es von einem Ultraschallstrahl getroffen wird. Der Doppler-Shift ist proportional zur Geschwindigkeit des bewegten Objekts. Normalerweise wird mittels Dopplerechokardiographie die Geschwindigkeit von Erythrozyten im Blutstrom erfasst. Die von den Erythrozyten reflektierten Signale haben eine hohe Frequenz und eine niedrige Amplitude. Umgekehrt sind Echos von Gewebestrukturen durch eine niedrige Frequenz (<200 Hz) und eine hohe Amplitude (>80 dB) charakterisiert. Normalerweise werden Gewebeechos als Hintergrundrauschen von Dopplersystemen durch sogenannte Hochpassfilter eliminiert. Es ist natürlich durch entsprechende elektronische Filterung auch möglich, die Gewebeechos zu verstärken und die Blutechos zu unterdrücken. Dieses Verfahren wird als Gewebedopplerechokardiographie (»tissue Doppler imaging«, TDI) bezeichnet. Mittels TDI lassen sich Geschwindigkeiten bis herunter in den Bereich von 0,1 cm/s aufzeichnen. Genauso wie bei der konventionellen Dopplerechokardiographie ist TDI winkelabhängig und kann als gepulste Dopplerechokardiographie oder im farbkodierten Modus ausgeführt werden.

Die klassische gepulste Gewebedopplerechokardiographie (»Pulsed-wave«-TDI, PW-TDI) wird eingesetzt, um maximale myokardiale Geschwindigkeiten zu messen. Besonders gut lässt sich mit dem Verfahren die Longitudinalverkürzung des Herzens während einer Kontraktion aufzeichnen. Diese Verkürzung wird durch sich subendokardial zwischen Basis und Apex in Längsrichtung ausspannende Myokardfasern bewirkt, die einen etwa 10%igen Anteil an der Gesamtzahl der Myozyten ausmachen. Durch die Kontraktion dieser Fasern wird der Mitralklappenanulus in Richtung Apex gezogen. Der Apex selbst bleibt während des Herzzyklus relativ stationär und fixiert. Geschwindigkeits-Zeit-Kurven am Mitralklappenanulus reflektieren deshalb das Kontraktionsverhalten des longitudinalen Fasersystems und können in Beziehung zum globalen Kontraktions- und Relaxationsverhalten des LV gesetzt werden. Zu diesem Zweck kann die PW-TDI von 3 mittösophagealen Schnittbildern aus vorgenommen werden: dem 4-Kammer-Blick, dem 2-Kammer-Blick (»ME two chamber«), der durch Rotation der Schallebene um 90° aus dem 4-Kammer-Blick entwickelt wird, und der langen Achse des LV (»ME LAX«), die sich nach Rotation um weitere 45° einstellt. Aus diesen Ebenen kann man den Mitralring an insgesamt 6 verschiedenen Punkten anloten. Am häufigsten werden die Geschwindigkeiten des septalen und lateralen Anulus im 4-Kammer-Blick registriert (❑ Abb. 8.7).

Mittels PW-TDI lassen sich am Mitralring während einer Herzaktion 3 verschiedene Wellen abgrenzen:
- S_m: systolische myokardiale Geschwindigkeitwelle, während sich der Mitralring in Richtung Herzspitze bewegt
- E_m: erste diastolische Geschwindigkeitswelle während der Phase der aktiven, ATP-verbrauchenden linksventrikulären Relaxation
- A_m: zweite diastolische Geschwindigkeitswelle während der Phase der atrialen Kontraktion

S_m ist ein valider und robuster Parameter der globalen systolischen Funktion. Als solcher weist er enge Korrelationen zur Ejektionsfraktion und zur maximalen iso-

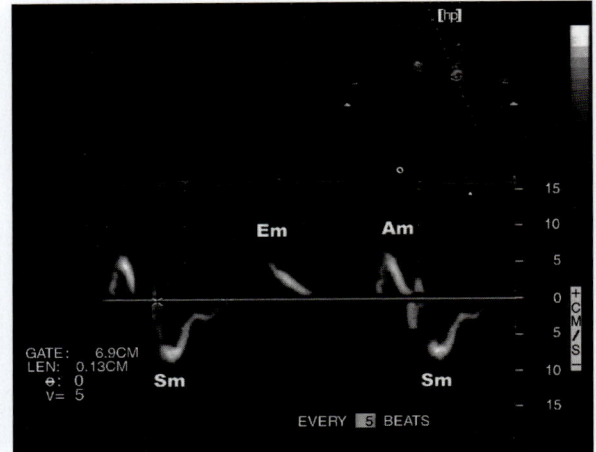

❑ **Abb. 8.7.** Im transösophagealen 4-Kammer-Blick bewegt sich die Herzbasis während der Systole parallel zum Ultraschallstrahl von der TEE-Sonde weg (negative Welle), während die beiden diastolischen Geschwindigkeitskomponenten zur Sonde hin verlaufen (positive Wellen). *A* »atrial contraction«; *Am* Geschwindigkeit während der atrialen Kontraktion; *E* »early diastolic«; *Em* frühdiastolische myokardiale Geschwindigkeit; *m* myocardial; *S* »systolic«; *Sm* systolische myokardiale Geschwindigkeit

volumetrischen Druckanstiegsgeschwindigkeit (dP/dt_{max}) des LV auf [65]. Aufgrund seiner subendokardialen Lage ist der longitudinale Faserapparat besonders empfindlich gegenüber ischämischen Insulten, und bereits 15 s nach Auftreten einer myokardialen Ischämie lässt sich ein signifikanter Abfall von S_m verzeichnen [12]. Die Normalwerte für S_m am lateralen Mitralanulus betragen 10,3±1,8 cm/s; für den septalen Anulus liegen sie etwas niedriger (8,7±1,4 cm/s). Für die Messung von S_m gilt, was auch schon beim Tei-Index anklang: Da es sich bei zur Messung ein Dopplerverfahren zum Einsatz kommt, kann der Wert auch unter schlechten Schallbedingungen regelmäßig abgeleitet werden. Bei normalen Werten für S_m ist eine systolische Funktionsstörung des LV als Ursache einer schweren Hypotension definitiv ausgeschlossen.

8.4.4 Herzzeitvolumen und systemischer vaskulärer Widerstand

Die Messung des HZV bei hypotensiven kritisch kranken Patienten ist zwingend erforderlich, weil die typischen klinischen Zeichen wie Blutdruck, Urinproduktion, Halsvenenfüllung, Temperatur der Akren, Hautperfusion oder Hautturgor keinen zuverlässigen Rückschluss darauf erlauben, ob das HZV ausreichend hoch ist. Mit der zunehmenden Verfügbarkeit der TEE im perioperativen Raum und bei der klaren Indikation zur dringlichen TEE im Fall des Auftretens einer bedrohlichen Hypotension drängt sich die Konsequenz auf, die TEE im Sinne der Ausnutzung von Synergieeffekten auch zur Bestimmung des HZV einzusetzen.

Durch TEE kann das HZV auf verschiedene Weise gemessen werden. Den volumetrischen Verfahren, die auf der Darstellung des LV im 2-dimensionalen Bild basieren, stehen die Dopplerverfahren gegenüber. Die volumetrischen Verfahren haben sich aufgrund der begrenzten Auflösung des 2-dimensionalen Bildes (0,3–1,5 mm) und aufgrund der erforderlichen geometrischen Annahmen (Kreis vs. Ellipse, uniformes Kontraktionsverhalten) allenfalls als geeignet erwiesen, Änderungen von SV und HZV im Behandlungsverlauf mit ausreichender Genauigkeit erfassen zu können; zur exakten Quantifizierung haben sie sich nicht qualifiziert. Ganz anders stellt sich die Situation für die dopplerechokardiographischen Methoden dar, wenn bestimmte physikalische, messtechnische und anatomische Voraussetzungen gegeben sind:

- Am Messort sollte der Blutfluss laminar und das Blutflussprofil flach sein.
- Der Winkel zwischen Dopplerstrahl und Blutflussrichtung sollte nicht mehr als 20° betragen.
- Der Ort der Dopplerinterrogation sollte anatomisch exakt derjenigen Stelle entsprechen, an der im 2-dimensionalen Bild die Durchflussfläche ermittelt wird.
- Die Durchflussfläche sollte während der Systole möglichst konstant bleiben und sich auch nicht verändern, wenn das SV größer oder kleiner wird.

Unter den genannten Bedingungen ist es möglich, das SV dopplerechokardiographisch im linksventrikulären Ausflusstrakt zu bestimmen. Die Methode wurde im Jahre 1993 erstmals von W.E. Katz vorgestellt [21] und ist dann in rascher Folge durch weitere Anwender aufgegriffen worden [57]. Bei der Verwendung dieses Verfahrens berechnet sich das SV als Produkt aus dem Integral der systolischen Blutflussgeschwindigkeiten im linksventrikulären Ausflusstrakt (»left ventricular outflow tract«, LVOT) knapp unterhalb des Aortenanulus (»time velocity integral«, TVI_{LVOT}) und der effektiven systolischen Öffnungsfläche des LVOT (A_{LVOT}):

$$SV = TVI_{LVOT} \cdot A_{LVOT} \, (ml)$$

Das Sampling des Flussgeschwindigkeitsprofils geschieht in einer modifizierten tiefen transgastrischen Einstellung, die in der Nomenklatur der intraoperativen TEE unter der Bezeichnung »deep TG LAX« (»deep transgastric, long axis«) Eingang gefunden hat [59]. In dieser Einstellung erscheinen der LVOT, die Aortenklappe und die aszendierende Aorta senkrecht hintereinander angeordnet in exakt paralleler Ausrichtung zum Dopplersignal. Um die erforderliche Sondenposition zu erreichen, wird die Eindringtiefe des Ultraschallsektors auf eine Distanz von 18–20 cm festgelegt und die TEE-Sonde mindestens 60 cm tief in den Magen eingeführt – so weit, bis der Kontakt zum Herz vollständig verloren geht. Danach wird die Spitze der Sonde maximal anteflektiert und nach links geschwenkt. In dieser extremen Auslenkung führt das vorsichtige Zurückziehen des Instruments zur sukzessiven Annäherung des Transducers an den Apex des linken Ventrikels. Der multiplane Winkel liegt dabei immer nahe 0°. Durch vorsichtige rotierende Bewegungen kann die Bildebene dann so eingestellt werden, dass die Richtung des Blutflusses durch den LVOT und über die Aortenklappe in die aszendierende Aorta im Bildsektor auf einer geraden Linie zu liegen kommt, die deckungsgleich zum Ultraschallstrahl ist (◘ Abb. 8.8).

Aus dieser tief transgastrischen TEE-Einstellung wird mittels PW-Doppler-Echokardiographie das Profil der momentanen systolischen Blutflussgeschwindigkeiten genau parallel zu der in ◘ Abb. 8.8b klar erkennbaren Achse LV–LVOT–AV–AA abgeleitet. Es ist darauf zu achten, das Maximum der Blutflussgeschwindigkeiten zu erfassen, indem der Dopplerstrahl durch die Mitte des LVOT dirigiert wird. Das Messfenster der PW-Doppler-Echokardiographie sollte etwa 2 mm unterhalb des Aortenklappenanulus liegen. Bei Anordnung des Messfensters im Niveau der Aortenklappe werden fälschlicherweise zu hohe Geschwindigkeiten gemessen, da die Querschnittsfläche der Aortenklappe kleiner ist als die des LVOT, was eine entsprechende Flussbeschleunigung zur Folge hat [58]. Der Wandfilter sollte dann bei der Aufzeichnung so weit reduziert werden, dass das Dopplerprofil durch klare Konturen bis auf die Nulllinie gezeichnet ist. Auf diese Weise wird eine Folge von Herzaktionen bei einer hohen Auslenkungsgeschwindigkeit der Zeitachse (Abszisse) von mindestens 100 mm/s registriert (◘ Abb. 8.9a). Für die Auswertung umfährt man »offline« mit einem Cursor die im digitalen Speicher abgelegte Kontur eines Flussgeschwindigkeitsprofils entlang seiner hellsten Grenzfläche in »Leading-edge-to-

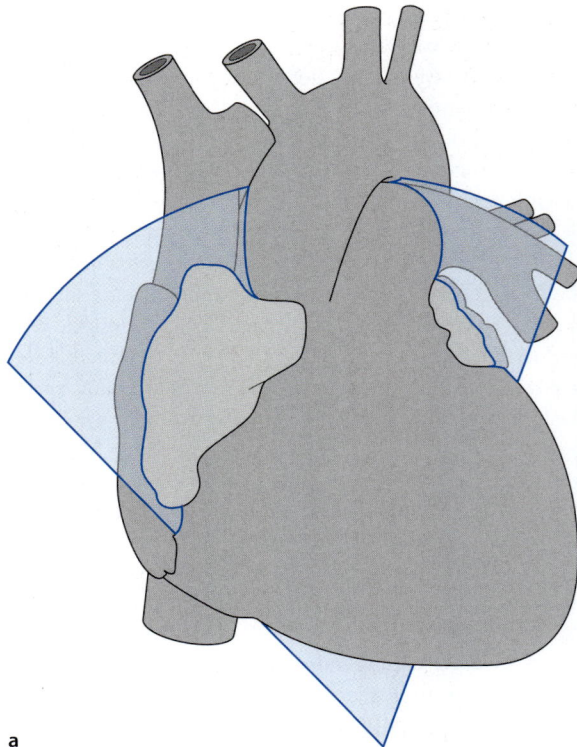

a

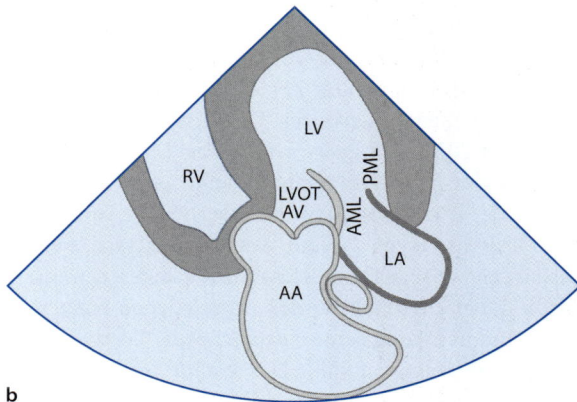

b

■ **Abb. 8.8a,b. a** Schnittebene des linken Ventrikels und der aszendierenden Aorta in der tiefen transgastrischen Einstellung; **b** Tiefe transgastrische Einstellung der langen Ventrikelachse bei der transösophagealen Echokardiographie. Die senkrechte Ausrichtung von LV, LVOT, AV und AA exakt parallel zum Dopplerultraschallstrahl wird deutlich. *AA* aszendierende Aorta; *AML* anteriores Mitralsegel; *AV* Aortenklappe; *LA* linkes Atrium; *LV* linker Ventrikel; *LVOT* linksventrikulärer Ausflusstrakt; *MV* Mitralklappe; *PML* posteriores Segel der Mitralklappe; *RV* rechter Ventrikel

leading-edge«-Technik. Die implementierten Software-Routinen des Ultraschallgeräts summieren die instantanen systolischen Geschwindigkeiten automatisch gegen die Zeit auf. Deren Integral, das TVI, wird in Zentimetern angegeben. Anschaulich ausgedrückt handelt es sich beim TVI um die Strecke, die ein Erythrozyt während einer Systole zurücklegt. Die Normwerte für das TVI_{LVOT} liegen im Bereich um 20 cm.

Die Berechnung der A_{LVOT} beruht auf einer Messung in der Schnittebene von LV, LVOT und AV, die in der Systematik der 2-dimensionalen Schnittbilder als »ME LAX« bezeichnet wird [59]. Zur Einstellung ist die TEE-Sonde im mittleren Ösophagus hinter der Aortenklappe platziert. Rotiert man die Bildebene von dieser Position aus um einen Winkel von etwa 135°, wird der LVOT in einer langen Achse erfasst (■ Abb. 8.9b). Der Durchmesser des LVOT kann jetzt 2 mm unterhalb des Aortenanulus korrespondierend zur Stelle des Samplings der Flussgeschwindigkeiten ausgemessen werden. A_{LVOT} wird dann unter der Annahme eines Kreismodells nach der Formel $\pi \times (D/2)^2$ berechnet. Die Normwerte für A_{LVOT} betragen 3,0 cm² für Frauen und 3,5 cm² für Männer.

Generell findet sich in der Literatur eine hohe Übereinstimmung zwischen der TEE-Dopplertechnik zur Bestimmung von SV und HZV und dem invasiven Thermodilutionsverfahren mittels eines Pulmonaliskatheters [38]. Dennoch hat sich die TEE-Dopplertechnik bislang klinisch nicht etablieren können. Dieser Umstand ist nicht mit der Komplexität der zugrunde liegenden Messungen oder der formelmäßigen Zusammenhänge zu erklären. TVI_{LVOT} und A_{LVOT} lassen sich im Rahmen jeder routinemäßigen TEE ohne zusätzlichen Zeitbedarf reproduzierbar ermitteln, und die Berechnung des SV aus diesen Werten ist banal. Eine breite klinische Akzeptanz der TEE-Dopplertechnik ist vielmehr ausgeblieben, weil die verschiedenen Autoren ihren Studien jeweils unterschiedliche Kombinationen aus Sondenposition (»deep TG LAX« vs. »TG LAX«), spektralem Dopplerverfahren (PW- vs. »Continuous-wave«-Dopplerechokardiographie) und geometrischem Modell der Querschnittsfläche (Kreismodell des LVOT vs. Dreiecksmodell der Aortenklappe) zugrunde gelegt haben. Dadurch ist es zu einer Unsicherheit gekommen, der nur durch die verbindliche Festlegung eines klar definierten Standards begegnet werden kann. Bei der in diesem Text vorgestellten Technik handelt es sich um die Kombination einer tief transgastrischen Sondenposition mit dem PW-Dopplerverfahren und dem Kreismodell des LVOT. Diese Technik

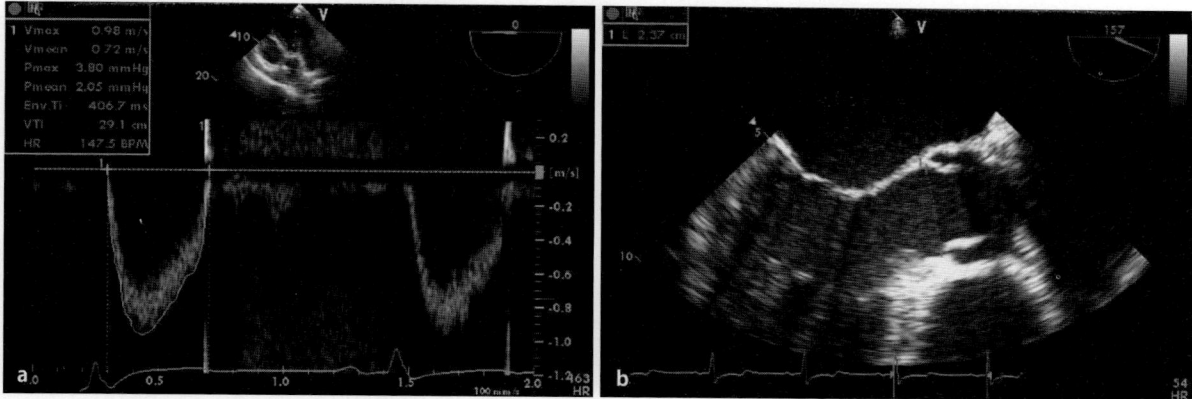

◻ Abb. 8.9a, b. a Registrierung der instantanen systolischen Blutflussgeschwindigkeiten im linksventrikulären Ausflusstrakt knapp unterhalb des Aortenanulus (»Pulsed-wave«-Dopplerechokardiographie). Die Fläche unter der Hüllkurve eines Profils stellt das Zeit-Geschwindigkeits-Integral dar (29,1 cm). **b** Darstellung des linksventrikulären Ausflusstraks in der langen mittösophagealen Achse. Der Durchmesser des linksventrikulären Ausflusstraks wird unterhalb des Aortenanulus an der gleichen Stelle gemessen, an der auch das Zeit-Geschwindigkeits-Integral abgegriffen wird (2,37 cm).

vermeidet es, das Flussgeschwindigkeitsprofil über der Aortenklappe abzuleiten. Bei älteren Patienten ist die Aortenklappe nahezu immer degenerativ verändert, was es in der Konsequenz unmöglich macht, die Fläche der Aortenklappe exakt zu berechnen.

Bei Vorliegen einer schweren Hypotension ist es nicht nur erforderlich, eine Aussage zur Höhe von SV und HZV zu machen; auch der funktionelle Zustand des Systems der Vasomotoren sollte quantitativ ausgedrückt werden. Zu diesem Zweck lässt sich der SVR unter Berücksichtigung des dopplerechokardiographisch bestimmten HZV nach der bekannten Formel errechnen:

$$SVR = \frac{(MAP - ZVD)}{HZV} \cdot 80 (\frac{dyn \cdot s}{cm^5})$$

Dabei ist MAP der mittlere arterielle Druck, ZVD der zentralvenöse Druck und 80 ein Umrechnungsfaktor.

8.4.5 Regionale Funktionsstörung des linken Ventrikels

Die Analyse der regionalen Ventrikelfunktion steht unter dem Oberbegriff der Ischämiediagnostik, denn generell handelt es sich bei der myokardialen Ischämie um ein regionales Phänomen, das durch ein Missverhältnis zwischen Sauerstoffangebot und -verbrauch im Versorgungsgebiet einer bestimmten Koronararterie ausgelöst wird. Schon seit 1935 ist bekannt, dass die kontraktile Funktion eines myokardialen Wandabschnitts sofort verloren geht, wenn es zur Okklusion der zuführenden Arterie kommt. Eine Unterbindung oder Reduktion der Blutzufuhr führt innerhalb weniger Sekunden im abhängigen Myokard zum Auftreten von Kontraktionsstörungen [16]. Diese Kontraktionsstörungen äußern sich primär als
- Störung der systolischen Einwärtsbewegung des betroffenen Wandabschnitts (»radial shortening«) und
- Störung der systolischen Wandverdickung (»systolic thickening«).

Die Analyse regionaler Wandbewegungsstörungen (»regional wall motion abnormalities«, RWMA) dient mithin der Diagnose und Verlaufskontrolle myokardialer Ischämien, deren Auftreten das Outcome von Hochrisikopatienten perioperativ oder auf der Intensivstation dramatisch verschlechtert [64]. Die 2-dimensionale Echokardiographie hat sich inzwischen – verglichen etwa mit der 12-Kanal-Oberflächenelektrokardiographie oder hämodynamischen Variablen (Herzfrequenz, systolischer und diastolischer Blutdruck, »rate pressure product«, pulmonalkapillärer Verschlussdruck) – als die sensitivere Überwachungsmethode der akuten myokardialen Ischämie im perioperativen Setting etabliert [24]. Experimentelle Untersuchungen demonstrieren das Auftreten von neuen

RWMA, wenn der Blutfluss in einer bestimmten Myokardregion um 50 % reduziert wird. Elektrokardiographische Veränderungen sind erst bei einer 75%igen Reduktion des Blutflusses nachweisbar und treten 1–5 Minuten später in Erscheinung. Milde Reduktionen des Blutflusses, die aber gleichwohl eine gestörte Wandbewegung und eine gestörte systolische Wandverdickung nach sich ziehen, entgehen dem Nachweis durch die Oberflächenelektrokardiographie häufig sogar gänzlich.

Die Beziehung zwischen dem Grad der Wandbewegungsstörung und dem Ausmaß der Reduktion des Blutflusses ist linear. Gesundes Myokard bewegt sich systolisch in Richtung Ventrikelzentrum und verdickt sich um 30–40 %. Eine Hypokinesie liegt vor, wenn sich die Wanddickenzunahme auf <30 % reduziert. Von einer Akinesie wird bei fehlender Wandverdickung und fehlender Einwärtsbewegung gesprochen. Dyskinesien treten nach transmuralen Infarkten auf und äußern sich als paradoxe Auswärtsbewegung des betroffenen Areals. Ein Aneurysma liegt vor, wenn die Wand dünner imponiert als das umgebende Myokard der Nachbarsegmente. Auf der Grundlage des visuell im 2-dimensionalen Ultraschallbild nachvollzogenen Wandbewegungsverhaltens (»radial shortening«, »systolic thickening«) kann für jedes Segment ein Punktwert festgelegt werden (◘ Tab. 8.4) [53].

Alle bildgebenden Verfahren basieren auf einer Einteilung des linksventrikulären Myokards in 16 verschiedene Segmente. Diese Einteilung ist in Abhängigkeit von der Blutversorgung vorgenommen worden. Entsprechend sieht auch die ASE/SCA-Richtlinie für die perioperative TEE ein 16-Segment-Modell vor [59]. Das Modell teilt den LV in 3 verschiedene Etagen: eine basale, eine mittpapilläre und eine apikale. In ihrer gesamten Zirkumferenz bestehen die basale und die mittpapilläre Etage aus jeweils 6 Segmenten; die apikale Etage umfasst 4 Segmente. Für die genaue Beurteilung jedes einzelnen Segments müssen mindestens 4 verschiedene Schnittebenen herangezogen werden (◘ Abb. 8.10). Neben dem schon mehrfach angesprochenen transgastrischen Kurzachsenblick (»TG mid SAX«) sind dies der mittösophageale 4-Kammer-Blick (»ME four chamber«), der longitudinale 2-Kammer-Blick (»ME two chamber«) und der oben bereits eingeführte Schnitt durch die lange Ventrikelachse (»ME LAX«). Die 3 genannten mittösophagealen Schnittebenen lassen sich von einer einzigen Sondenposition aus mühelos entwickeln, indem die Schallebene elektronisch von 0° (»ME four chamber«) über 90° (»ME two chamber«) auf 135°

◘ Tab. 8.4. Analyse regionaler Wandbewegungsstörungen durch transösophageale Echokardiographie

Wandbewegung	Punkte
Normal: konzentrische Bewegung, >30%ige Wandverdickung	1
Hypokinesie: reduzierte Bewegung; <30%ige Wandverdickung	2
Akinesie: keine Bewegung, keine Wandverdickung	3
Dyskinesie: paradoxe Auswärtsbewegung, keine Wandverdickung	4
Aneurysma: aneurysmatische Ausweitung, Ausdünnung der Wand	5

Die Summe der Punktwerte für jedes einzelne Segment ergibt einen Wandbewegungsscore, der als semiquantitatives Maß für die regionale Funktion des linken Ventrikels angesehen werden kann.

(»ME LAX«) geschwenkt wird. Die genaue Repräsentation der verschiedenen Segmente in den verschiedenen Schnittebenen ist ◘ Abb. 8.10 zu entnehmen.

Eine komplette Ischämiediagnostik erfordert die Analyse aller 16 Segmente. Pragmatisch ist es jedoch, zunächst den bekannten transgastrischen Kurzachsenblick einzustellen, dem gleichzeitig entscheidende Informationen zum Monitoring von Vorlast, Nachlast und globalem Kontraktionsverhalten zu entnehmen sind. Der LV erscheint in dieser Schnittebene kreisförmig, mit dem interventrikulären Septum auf der linken Seite des Bildschirms, der Vorderwand unten, der Lateralwand auf der rechten Seite und der Hinterwand oben auf dem Monitor. Jede der 3 großen Koronararterien findet in der transgastrischen kurzen Achse eine territoriale Zuordnung. Septum und Vorderwand entsprechen dem Versorgungsgebiet des R. interventricularis anterior, die Lateralwand mit dem anterolateralen Papillarmuskel dem des R. circumflexus und die Hinterwand, posteriore Anteile des Ventrikelseptums sowie der posteromediale Papillarmuskel dem der A. coronaria dextra. Fünfzig Prozent bis 70 % aller neu auftretenden myokardialen Ischämien lassen sich in dieser Ebene detektieren.

Wenn auch der Großteil der RWMA in der mittpapillären kurzen Achse aufzufinden ist, so ist es doch notwendig – insbesondere bei vorbekannter entsprechender Koronarmorphologie –, in den angesprochenen Längsschnitten des LV nach RWMA der apikalen und basalen

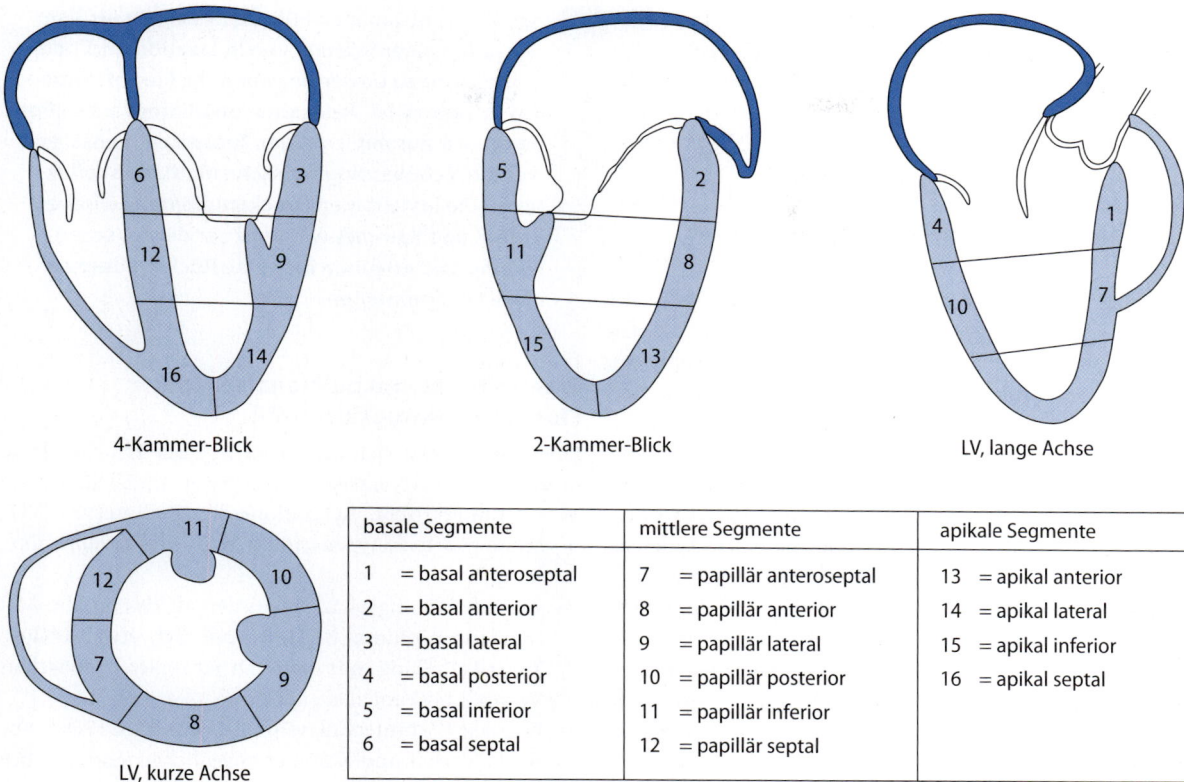

4-Kammer-Blick

2-Kammer-Blick

LV, lange Achse

LV, kurze Achse

basale Segmente	mittlere Segmente	apikale Segmente
1 = basal anteroseptal	7 = papillär anteroseptal	13 = apikal anterior
2 = basal anterior	8 = papillär anterior	14 = apikal lateral
3 = basal lateral	9 = papillär lateral	15 = apikal inferior
4 = basal posterior	10 = papillär posterior	16 = apikal septal
5 = basal inferior	11 = papillär inferior	
6 = basal septal	12 = papillär septal	

◻ **Abb. 8.10.** Bei der kompletten Evaluation der regionalen linksventrikulären Funktion werden insgesamt 16 verschiedene Segmente aus mindestens 4 verschiedenen Schnittebenen analysiert. *LV* linker Ventrikel

Segmente zu suchen. Nicht jede neu aufgetretene RWMA ist mit einer akuten myokardialen Ischämie oder einem Infarkt gleichzusetzen. Die Bewertung einer RWMA erfordert immer die Berücksichtigung der besonderen klinischen Begleitumstände, in deren Gefolge sie in Erscheinung getreten ist. Die wichtigsten Gründe für nichtischämische Ursachen einer RWMA sind:

- entzündliche Erkrankungen des LV, z. B. virale Myokarditiden
- Links- und Rechtsschenkelblöcke
- Ventrikelschrittmacher
- Lage der Schnittebene durch den membranösen Anteil des Ventrikelseptums
- myokardiales Stunning und Hibernation

Die echokardiographische Beurteilung der regionalen Myokardfunktion ist komplex. Wie erläutert beruht sie auf der simultanen Einschätzung von Endokardbewegung, Wandverdickung und Synchronizität des Bewegungsablaufs. Sie ist somit bis zu einem gewissen Grad subjektiv und hängt entscheidend von der Erfahrung des Untersuchers sowie von der Bildqualität ab. Hier verspricht der Einsatz der Gewebedopplerechokardiographie eine objektive bzw. quantitative Messung der Myokardfunktion. Durch Nutzung des Farbdopplerprinzips und entsprechende digitale Nachbearbeitung der gespeicherten Daten sind heute nicht nur einfache lokale Geschwindigkeitsmessungen durchführbar geworden, es lassen sich auch Myokardbewegung, myokardiale Verformung und Verformungsrate berechnen. Ganz neue Entwicklungen ersetzen die dopplerbasierte Geschwindigkeitsmessung sogar durch eine direkte Analyse der Myokardbewegung aus dem Graustufenbild (»speckle tracking«). Es ist also davon auszugehen, dass die regionale Myokardfunktion in näherer Zukunft zahlenmäßig ausgedrückt werden kann. Derzeit stehen solche Optionen jedoch noch in der wissenschaftlichen Diskussion und sind der allerneuesten Gerätegeneration vorbehalten.

8.4.6 Diastolische Dysfunktion und linksventrikulärer Füllungsdruck

Seit Mitte der 1980er Jahre ist bekannt, dass bei etwa 40 % der Patienten mit klinischen Symptomen einer Herzinsuffizienz eine isolierte diastolische Dysfunktion bei erhaltener oder nur gering gestörter systolischer Funktion des LV vorliegt [67]. Basierend auf diesen Erkenntnissen hat sich die diastolische Dysfunktion als eigenständige pathophysiologische und klinische Erkrankung etabliert. Aufgrund der Ergebnisse klinischer Studien und vor dem Hintergrund experimenteller Arbeiten wurde die diastolische Dysfunktion als ein erhöhter Füllungswiderstand des LV definiert. Pathophysiologisches Korrelat des erhöhten Füllungswiderstandes ist eine Verschiebung der diastolischen Druck-Volumen-Beziehung entlang der Druckachse nach oben. Ursächlich liegt der genannten Verschiebung eine Behinderung der ventrikulären Relaxation oder eine gestörte Compliance des LV zugrunde [68]. Die aktive Relaxation als energieabhängiger Prozess ist dem Beginn der Diastole zuzuordnen. Die myokardiale Compliance stellt die zweite hauptsächliche Determinante der diastolischen Funktion des LV dar. Die Compliance beeinflusst vornehmlich den späteren Verlauf der Ventrikelfüllung. Aktive Relaxation und Compliance können durch eine Vielzahl infiltrativer und nichtinfiltrativer myokardialer und perikardialer Erkrankungen beeinträchtigt werden. Dazu zählen in erster Linie die hypertensive Herzerkrankung, die koronare Herzerkrankung und alle Kardiomyopathien. Eine Verschiebung des diastolischen Anteils der Druck-Volumen-Beziehung bedeutet, dass bereits kleine Volumenänderungen im Rahmen der Ventrikelfüllung in einem überproportionalen Druckanstieg resultieren. Dieser wiederum führt zur pulmonalen Kongestion und damit zu Symptomen, die typischerweise zunächst unter Belastungsbedingungen, später dann auch in Ruhe imponieren.

> ❶ **Aktive Relaxation und myokardiale Compliance sind die hauptsächlichen Determinanten der diastolischen Ventrikelfunktion. Jeder Anstieg des linksventrikulären Füllungsdrucks ist als Kompensation einer Störung von Relaxation und/oder Compliance zu bewerten, wenn die Pumpfunktion des LV normal ist. Relaxation und Compliance können direkt nur mit invasiven Techniken gemessen werden. Echokardiographische Methoden reflektieren die instantanen Druckgradienten zwischen Vorhof und Kammer während der diastolischen Füllung und erlauben indirekte Rückschlüsse auf diese Determinanten.**

Transmitrales und pulmonalvenöses Flussgeschwindigkeitsprofil

Die Diastole lässt sich auf Grundlage der Druckverläufe in Vorhöfen und Ventrikeln in 4 Phasen einteilen:

- isovolumetrische Relaxationszeit (Zeitintervall zwischen Aortenklappenschluss und Mitralklappenöffnung)
- schnelle Füllungsphase (Zeitintervall, das mit der Mitralklappenöffnung beginnt und nach etwa 80%iger Ventrikelfüllung mit dem Druckangleich zwischen Vorhof und Ventrikel endet)
- Diastase (Zeitintervall, während dem die Drücke zwischen Vorhof und Kammer angeglichen sind und der Blutfluss nahezu stagniert)
- atriale Füllung (Zeitintervall, das mit der Vorhofkontraktion beginnt und mit dem Schluss der Mitralklappe endet)

In der Klinik wird die diastolische Funktion nichtinvasiv mittels Dopplerechokardiographie erfasst [42]. Traditionell stützt sich die Evaluation auf die Analyse des mitralen Einstroms. Seit den ersten Untersuchung von Kitabatake und Mitarbeitern im Jahre 1982 haben zahlreiche Untersuchungen die gute Korrelation des mittels PW-Dopplerechokardiographie an der Spitze des Mitralsegels abgeleiteten transmitralen Flussprofils mit diastolischen Volumenänderungen pro Zeiteinheit belegt [22]. Typischerweise zeigt der transmitrale linksventrikuläre Einstrom 2 Geschwindigkeitsmaxima: ein frühdiastolisches Maximum während der schnellen Füllung (E-Welle) und ein spätdiastolisches Maximum während der Vorhofkontraktion (A-Welle). Weitere, vom Flussprofil des transmitralen Einstroms abgeleitete Indizes sind die Dezelerationszeit (Zeitintervall vom Maximum der E-Welle bis zum Schnittpunkt mit der Nulllinie) und die IRT (Zeitintervall vom Ende des systolischen links-

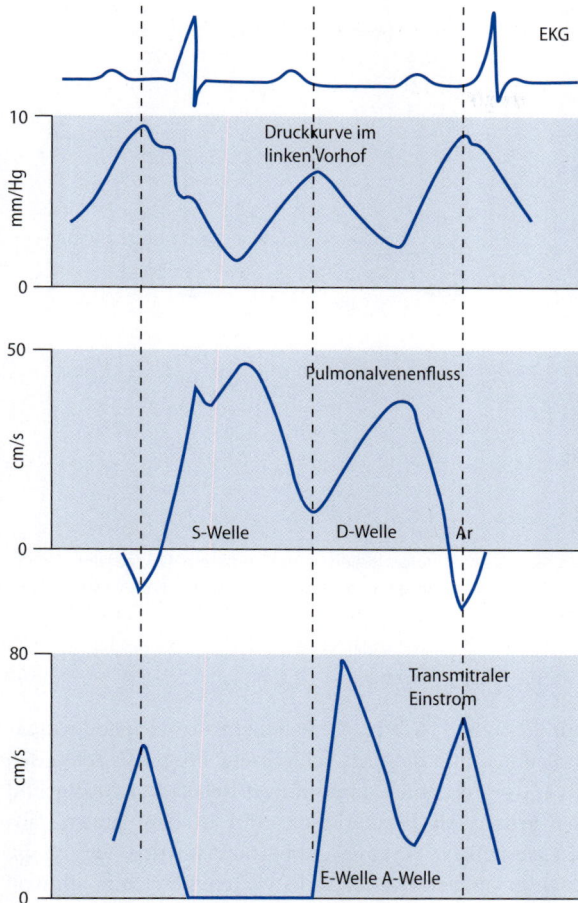

Abb. 8.11. Der transmitrale Fluss hat ein biphasisches Muster und besteht aus der E-Welle (frühdiastolische Füllung; »early«) und der A-Welle (Vorhofkontraktion; »atrial contraction«). Das typische Flussprofil in den Pulmonalvenen hat einen triphasischen Verlauf und besteht aus der initialen kurzen Ar-Welle (retrograder Fluss während der Vorhofkontraktion; »atrial regurgitation«), der S-Welle, die häufig 2 Komponenten hat (Vorhofrelaxation und Kontraktion der Ventrikel; »systolic«), und der D-Welle (diastolischer Vorwärtsfluss in den Vorhof; »diastolic«).

ventrikulären Ausstroms bis zum Beginn der Ventrikelfüllung; Abb. 8.11).

Zur Beurteilung der diastolischen Funktion anhand des transmitralen Einflussprofils hat sich die Unterscheidung verschiedener pathologischer Füllungsmuster etabliert. Die verschiedenen Füllungsmuster werden herangezogen, um eine Einteilung der diastolischen Dysfunktion in 4 Stadien vorzunehmen (Abb. 8.12) [33].

Bei jungen, gesunden Individuen sind die elastischen Rückstellkräfte des LV ausgeprägt, und die aktive Relaxation erfolgt rasch, so dass der überwiegende Teil der Ventrikelfüllung in der frühen Diastole erfolgt. Der Anteil der Vorhofkontraktion ist mit 10–15 % gering. Charakteristisch für ein normales transmitrales Füllungsmuster sind ein Verhältnis der Geschwindigkeitsmaxima von E- und A-Welle (E/A-Ratio) von >1 und eine kurze IRT. Mit zunehmendem Alter, aber auch als Folge einer linksventrikulären Hypertrophie oder Ischämie verzögert sich die Relaxation, und die elastischen Rückstellkräfte des LV nehmen ab. Dadurch verlangsamt sich der diastolische Druckausgleich zwischen Vorhof und Ventrikel mit der Folge einer Verlängerung der IRT und einer Depression der E-Welle. Die geringere frühdiastolische Füllung wird durch einen vermehrten Bluteinstrom während der Vorhofkontraktion kompensiert, womit die E/A-Ratio kleiner als 1 wird. Dieses Füllungsprofil wird als »abnormale Relaxation« (Stadium I der diastolischen Dysfunktion) bezeichnet. Mit zunehmender Verschlechterung der diastolischen Funktion nimmt der linksventrikuläre enddiastolische Druck kompensatorisch zu. Konsekutiv steigt der linksatriale Druck. Es kommt zu einer Erhöhung des frühdiastolischen transmitralen Druckgradienten, in deren Folge die E-Welle zunimmt, während sich IRT und Dezelerationszeit verkürzen. Kennzeichnend für dieses Stadium der sog. Pseudonormalisation ist eine E/A-Ratio von 1–2 (Stadium II der diastolischen Dysfunktion). Eine weitere Verschlechterung der diastolischen Funktion wird durch das Muster der sog. restriktiven Füllung (Stadium III bzw. IV der diastolischen Dysfunktion) angezeigt. Durch eine weitere Erhöhung des linksatrialen Drucks kommt es zu einem sehr schnellen frühdiastolischen Druckausgleich zwischen Vorhof und Ventrikel. Die E-Welle ist groß, da der initiale transmitrale Druckgradient hoch ist. Während der schnellen Füllung bedingt die reduzierte Compliance des LV dann einen raschen Angleich von Vorhof- und Ventrikeldruck, so dass die Dezelerationszeit abnimmt. Die A-Welle ist klein, da Vorhof- und Ventrikeldruck durch die Vorhofkontraktion nur noch wenig ansteigen können. Kennzeichnend für das restriktive Füllungsmuster sind daher eine E/A-Ratio von >2 und eine stark verkürzte Dezelerationszeit. Auch die IRT ist verkürzt. Lässt sich das restriktive Füllungsmuster unter Medikation in eine »Pseudonormalisation« zurückführen, liegt eine reversible Störung vor (Stadium III der diastolischen Dysfunktion). Bleibt das Füllungsmuster unter Behandlung unverändert bestehen,

8

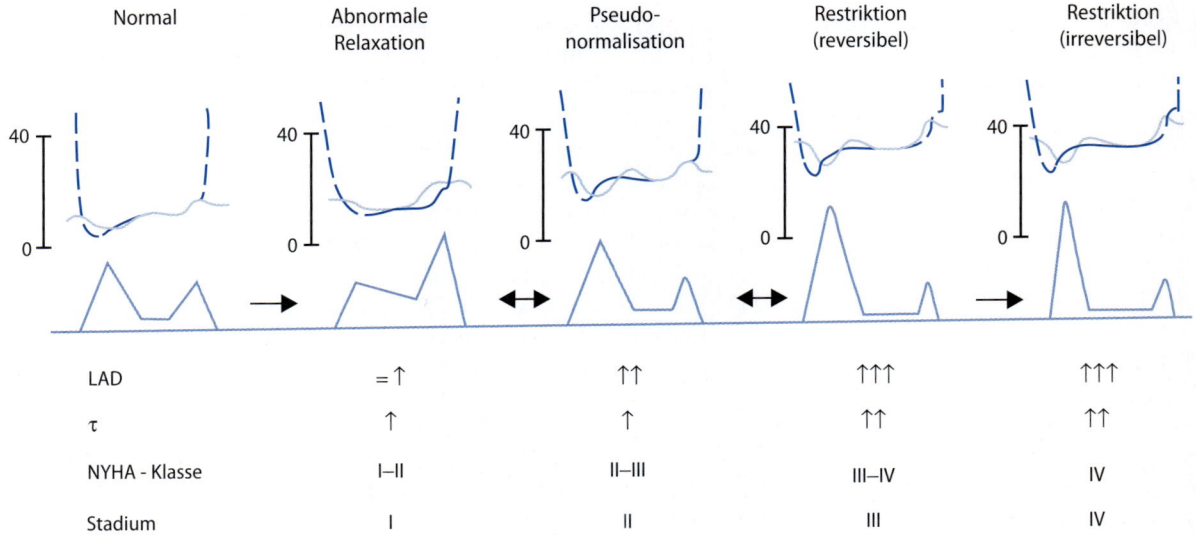

	Normal	Abnormale Relaxation	Pseudo-normalisierung	Restriktion (reversibel)	Restriktion (irreversibel)
LAD		$=\uparrow$	$\uparrow\uparrow$	$\uparrow\uparrow\uparrow$	$\uparrow\uparrow\uparrow$
τ		$\uparrow$	$\uparrow$	$\uparrow\uparrow$	$\uparrow\uparrow$
NYHA - Klasse		I–II	II–III	III–IV	IV
Stadium		I	II	III	IV

Abb. 8.12. Schematische Darstellung des Druckverlaufs im linken Vorhof und im linken Ventrikel (unterbrochene Linie) mit den assoziierten pathologischen Füllungsmustern des transmitralen Einstrom-profils. Darunter Veränderungen des mittleren linksatrialen Drucks (*LAD*), der Relaxationszeitkonstante (τ) und der NYHA-Klasse. Mod. nach [33]

spricht man dagegen von einer irreversiblen Restriktion (Stadium IV der diastolischen Dysfunktion; Abb. 8.12). Der stärkste unabhängige prognostische Prädiktor der vom Mitraleinstrom abgeleiteten Parameter ist die Dezelerationszeit [40]. Unabhängig vom Grad der systolischen Funktionsstörung ist eine Dezelerationszeit von <140 ms immer mit einer schlechten Prognose assoziiert.

> ❗ Anhand der Dezelerationszeit lässt sich ein trans-mitrales Flussprofil auch ohne eingehendere Kenntnisse auf dem Gebiet der »Diastology« sicher als pathologisch einstufen. Eine Dezele-rationszeit von <140 ms muss in jedem Fall als Ausdruck einer hochgradigen diastolischen Funk-tionsstörung gewertet werden.

Die Beurteilung der diastolischen Funktion anhand des Mitraleinstromprofils wird durch eine Reihe interferie-render Faktoren erschwert: Es ist altersabhängig, die ein-zelnen Werte weisen einen weiten Bereich ihres 95%-Konfidenzintervalls auf, und es ist insbesondere von Ver-änderungen der Herzfrequenz und der Lastbedingungen abhängig. Ein weiteres Manko des transmitralen Fluss-profils liegt in der Problematik der schlechten Diffe-renzierbarkeit eines normalen Füllungsmusters von dem Muster der »Pseudonormalisierung«. Diese Unterschei-dung ist aber wichtig, da Patienten mit »Pseudonorma-lisierung« eine deutlich schlechtere Prognose aufweisen als solche mit einer »abnormalen Relaxation«. Aufgrund der genannten Limitationen sind in den letzten Jah-ren zusätzliche Verfahren entwickelt worden, welche die konventionelle Diagnostik in weiten Bereichen sinnvoll ergänzen.

Anders als mit der transthorakalen Echokardiogra-phie ist es mittels TEE nahezu immer möglich, mittels PW-Dopplerechokardiographie ein pulmonalvenöses Flussgeschwindigkeitsprofil abzuleiten. Dies gelingt be-reits in der 4-Kammer-Einstellung, wenn die Echosonde etwas zurückgezogen und flektiert wird. Der pulmonal-venöse Fluss läuft phasisch ab, mit antegraden Wellen während der ventrikulären Systole und Diastole und mit einer retrograden Welle während der atrialen Kontrak-tion. Vier unterschiedliche Flussgeschwindigkeitskompo-nenten lassen sich isolieren (Abb. 8.11): Die S_1-Welle ist mit der Vorhofrelaxation assoziiert, in deren Verlauf der linksatriale Druck sinkt und der Blutfluss in den Pulmonalvenen steigt. Die nicht immer gut abgrenzbare S_2-Welle liegt in der Mitte der Systole und ist das Resul-tat eines Anstiegs des pulmonalvenösen Drucks infolge der Kontraktion des rechten Ventrikels. Nach Öffnung der Mitralklappe und dem folgenden Abfall des linksatrialen Drucks beginnt dann die D-Welle. Der frühe diastolische Pulmonalvenenfluss und der frühdiastolische transmitrale Fluss sind eng miteinander verknüpft. Die gute Korrelation zwischen den Maximalgeschwindigkeiten von transmitraler E-Welle und pulmonalvenöser D-Welle kommt zustande, weil das linke Atrium in der frühen Diastole eine rein passive Konduitfunktion ausübt, d. h. der Zufluss von Blut von der pulmonalvenösen Seite wird umgehend in den LV transferiert. Mit der Vorhofkontraktion kommt es dann zu einem Druckanstieg, der einerseits den transmitralen Einstrom in den linken Ventrikel beschleunigt (transmitrale A-Welle), andererseits aber auch zu einem Rückfluss von Blut in das pulmonalvenöse Gefäßbett führt. Im pulmonalvenösen Flussprofil zeichnet sich jetzt die retrograde Ar-Welle ab. Das Verhältnis der transmitralen A-Welle zur pulmonalvenösen Ar-Welle ist durch die Relation des atrioventrikulären zum atriovenösen Druckgradienten determiniert. Damit hängen das Verhältnis und die Dauer der Geschwindigkeiten von A-Welle und Ar-Welle hauptsächlich von der Compliance des LV ab. Unter normalen Umständen steigt der Druck im linken Vorhof und im LV während der Vorhofkontraktion um einen etwa gleichen Betrag an. Geschwindigkeit und Dauer des transmitralen Flusses übersteigen unter diesen Bedingungen den retrograden Fluss in die Pulmonalvenen. Bei einer Abnahme der linksventrikulären Compliance und erhöhten Vorlastdrücken steigt der Ventrikeldruck jedoch schneller und um einen größeren Betrag als der Vorhofdruck. Dadurch verkürzt sich die Zeitdauer des transmitralen Einflusses. Gleichzeitig kommt es zu einer Zunahme des Rückflusses in die Pulmonalvenen, was zu einer höheren Geschwindigkeit und einer längeren Dauer der Ar-Welle führt. Ausgehend von diesen Zusammenhängen kann von einer Erhöhung der linksventrikulären Füllungsdrücke und einer »Pseudonormalisierung« des transmitralen Einstroms ausgegangen werden, wenn die Ar-Welle ein Geschwindigkeitsmaximum von >35 cm/s aufweist und wenn die Dauer der Ar-Welle die Dauer der transmitralen A-Welle übersteigt [48].

In der Regel kann nach kombinierter Analyse des transmitralen und pulmonalvenösen Flussgeschwindigkeitsprofils die Schweregradeinteilung einer diastolischen Dysfunktion vorgenommen werden. Weitergehende Einblicke und eine quantitative Abschätzung der linksventrikulären Füllungdrücke werden aber erst durch Einsatz des Verfahrens der Gewebedopplerechokardiographie möglich (s. oben, 8.4.3).

Analyse der diastolischen Mitralringexkursionen zur nichtinvasiven Bestimmung des linksventrikulären Füllungsdrucks

Das normale Gewebedopplerprofil, abgeleitet am Anulus der Mitralklappe, besteht aus 2 diastolischen Wellen, der E_m- und der A_m-Welle, die der transmitralen E- und A-Welle der konventionellen Dopplerechokardiographie entsprechen (Abb. 8.13). Die komplette Auswertung des Profils beinhaltet die Spitzengeschwindigkeit und die jeweilige Zeitdauer von E_m und A_m, die mittlere Akzelerations- und Dezelerationszeit, die E_m/A_m-Ratio und das Intervall von der Q-Zacke des Elektrokardiogramms zur maximalen

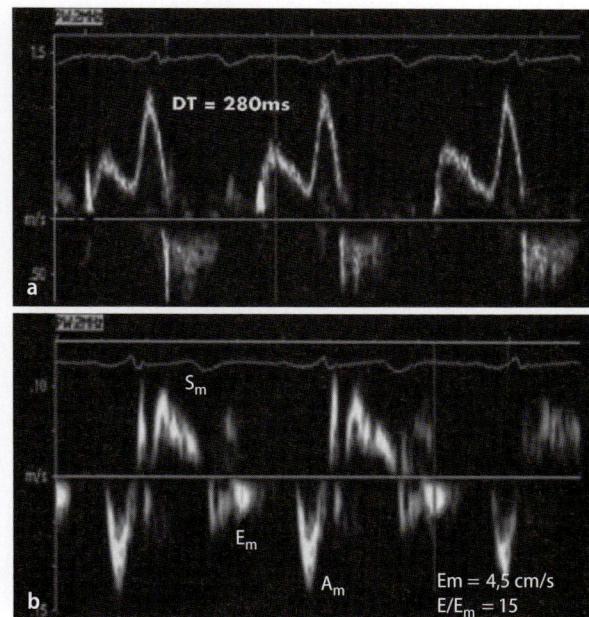

◻ Abb. 8.13a, b. Transthorakale Ableitung des transmitralen Einstromprofils und der Exkursionen des lateralen Mitralklappenanulus aus dem apikalen 4-Kammer-Blick. **a** Das transmitrale Flussprofil erfüllt die Kriterien einer »abnormalen Relaxation« (diastolische Dysfunktion Grad I). Die Dezelerationszeit (*DT*) ist auf >240 ms verlängert, und die E/A-Ratio ist kleiner als 1. Eine diastolische Dysfunktion Grad I geht noch nicht mit einer Erhöhung des enddiastolischen Ventrikeldrucks einher. **b** Der gleiche Patient zeigt bei der Gewebedopplerechokardiographie eine normale Geschwindigkeit des Blutflusses über dem lateralen Mitralklappenanulus während der Systole (*Sm* = 11 cm/s), was auf eine ungestörte systolische linksventrikuläre Funktion schließen lässt. Dagegen ist die frühdiastolische *Em*-Welle als Hinweis auf eine diastolische Dysfunktion auf die Hälfte des Normwertes verlangsamt. Die E/E_m-Ratio beträgt 15. Eine E/E_m-Ratio von >10 ist nahezu beweisend für das Vorliegen eines enddiastolischen Drucks von >12 mmHg [32]. *Am* Exkursion des Mitralklappenanulus während der Vorhofkontraktion

Geschwindigkeit von E_m. Bei Gesunden besteht eine gute Korrelation der Relaxationszeitkonstanten τ (invasiver Standardparameter für die Ventrikelrelaxation) sowohl zu herkömmlichen Dopplerparametern des transmitralen Flusses als auch zu Parametern der Gewebedopplerechokardiographie. Diese Korrelation geht für die herkömmlichen Dopplerparameter verloren, sobald es zu einer Erhöhung des linksatrialen Drucks kommt (Abhängigkeit des transmitralen Flusses von der Vorlast). Im Gegensatz dazu bleibt die Korrelation zwischen der Relaxationszeitkonstanten τ und den Gewebedopplerparametern aufgrund der relativen Vorlastunabhängigkeit des Gewebedopplerverfahrens aber bestehen [35]. Insbesondere E_m korreliert sehr eng mit τ und auch mit $-dP/dt_{max}$[36].

Diese enge Korrelation eröffnet die interessante Möglichkeit, durch gleichzeitige Bestimmung von E und E_m den linksventrikulären enddiastolischen Druck abzuschätzen. E_m wird zu diesem Zweck vorzugsweise am lateralen Mitralanulus abgegriffen (Abb. 8.13). Für den lateralen Anulus haben Nagueh und Kollegen bei einem E/E_m-Quotienten von >10 mit hoher Sensitivität einen enddiastolischen Ventrikeldruck von >12 mmHg festgestellt. Eine Reihe weiterer Autoren kamen in der Zwischenzeit zu ähnlichen Ergebnissen und bestätigten das große Potenzial der Gewebedopplerechokardiographie in der Analyse der diastolischen linksventrikulären Funktion.

8.4.7 Rechtsventrikuläre Insuffizienz, pulmonale Hypertonie und pulmonale Widerstandserhöhung

Vor etwas mehr als 30 Jahren zogen R. Sade und A. Castaneda aus ihren tierexperimentellen Ergebnissen die viel zitierte Folgerung, der RV sei entbehrlich, »dispensible« [49]. Dieses Dogma hat sich lange unwidersprochen behaupten können. Zum endgültigen Umdenken haben erst die Beobachtungen zur Relevanz des rechten Ventrikels im Kontext der koronaren Herzkrankheit geführt. So legten M. Zehender und Mitarbeiter in den Jahren 1993 und 1994 Studien zum akuten inferioren Myokardinfarkt vor [66]. Eine rechtsventrikuläre Beteiligung bei inferiorem Infarkt war mit einer von 6 % auf 31 % dramatisch erhöhten Krankenhaussterblichkeit verbunden. In der Folge stellte sich dann heraus, dass die rechtsventrikuläre Funktion auch bei dilatativer Kardiomyopathie und linksseitigen Klappenvitien einen wesentlichen Prädiktor für Mortalität und Leistungsfähigkeit darstellt.

Mit dem Einzug der TEE in die perioperative Medizin und auf die Intensivstation ist auch hier die Einschätzung der Bedeutung des RV einem merklichen Wandel unterzogen worden. Prospektiv angelegte echokardiographische Studien identifizierten bei Intensivpatienten in 20–30 % der Fälle eine rechtsventrikuläre Dysfunktion bzw. ein Versagen des RV als ursächlich für eine akut aufgetretene lebensbedrohliche Hypotension [18]. Da sich das therapeutische Vorgehen bei einem Rechtsherzversagen als primärer Ursache einer hämodynamischen Insuffizienz erheblich vom Vorgehen bei führender Linksherzdekompensation unterscheidet, kommt der frühen Diagnosestellung eine entscheidende Bedeutung zu. Nicht nur zur Diagnosestellung, auch zur ätiologischen und funktionellen Einordnung der rechtsventrikulären Insuffizienz hat sich die TEE als unverzichtbar erwiesen. Für die perioperative Medizin erscheint eine Einteilung sinnvoll, die unterscheidet, ob die Funktionsstörung Folge einer primären Abnahme der autochthonen inotropen Eigenschaften des rechten Ventrikels ist oder primär extramyokardial durch Veränderungen seiner Vor- oder Nachlast ausgelöst wird. Ein weiterer ausschlaggebender Aspekt ist die Unterscheidung einer akut auftretenden Druckbelastung bei nicht adaptiertem RV (akutes Cor pulmonale, z. B. bei massiver Lungenembolie) von einer chronischen Druckbelastung, an die der RV adaptiert ist (chronisches Cor pulmonale, z. B. bei obstruktiver Emphysembronchitis).

Ätiologische Einteilung der rechtsventrikulären Funktionsstörungen

- Rechtsventrikuläre Funktionsstörung durch direkte negative Inotropie:
  - myokardialen Depression nach kardiopulmonalem Bypass
  - myokardiale Depression nach traumatischer Kontusion (Thoraxtrauma)
  - myokardiale Depression durch Mediatoren (Sepsis, Multiorgandysfunktionssyndrom, Polytrauma)
- Rechtsventrikuläre Funktionsstörung durch ischämische Herzerkrankung
- Rechtsventrikuläre Funktionsstörung durch akute Druck- oder Volumenüberlastung
- Rechtsventrikuläre Funktionsstörung durch chronische Druck- oder Volumenüberlastung

❗ Die aus pathophysiologischer Sicht ausschlaggebende Diskriminierung myokardialer Ursachen einer rechtsventrikulären Funktionsstörung von einem Cor pulmonale, sei es akut, chronisch oder »acute on chronic«, ist eine der Domänen der TEE in der perioperativen Medizin.

Eine fokussierte echokardiographische Analyse der rechtsventrikulären Morphologie und Funktion stützt sich auf die in der folgenden Checkliste zusammengefassten Gesichtspunkte:

- Größe von rechtem Ventrikel und rechtem Vorhof
- Myokarddicke von freier Wand und interventrikulärem Septum
- regionale Funktion der anterioren und diaphragmalen Anteile der freien Wand
- Morphologie und Funktion von Trikuspidal- und Pulmonalklappe
- Durchmesser der zentralen Pulmonalarterien
- Morphologie und Position von interventrikulärem und interatrialem Septum
- Schweregradeinteilung einer Trikuspidalinsuffizienz
- transtrikuspidales Einflussprofil
- Flussgeschwindigkeitsprofil in den Lebervenen
- Bewegungsanalyse des Trikuspidalklappenanulus
- Abschätzung des systolischen Pulmonalarteriendrucks
- Abschätzung der Widerstandsverhältnisse im kleinen Kreislauf
- Abschätzung der rechtsventrikulären Vorlast anhand des Durchmessers der V. cava inferior

Auf einige ausgesuchte Aspekte der Checkliste wird im folgenden Text näher eingegangen.

Beurteilung des rechten Ventrikels mittels 2-dimensionaler Bildgebung

Von besonderem Gewicht ist sicherlich die Beurteilung der Größe des RV, da aufgrund der nur geringen kontraktilen Reserven sowohl eine Zunahme der Nachlast als auch eine myokardiale Ischämie eine unmittelbare kompensatorische Dilatation nach sich zieht (Frank-Starling-Mechanismus). Obwohl eine Quantifizierung der enddiastolischen und endsystolischen Volumina derzeit nur bedingt möglich ist – hier bleiben die weiteren Fortschritte der 3-dimensionalen Echokardiographie abzuwarten –, kann auf Basis einer rein visuellen Einschätzung (»eyeballing«) eine sichere qualitative Aussage

getroffen werden. Dazu wird die halbmondförmige Querschnittsfläche des rechten Ventrikels im transgastrischen Kurzachsenblick (»TG mid SAX«) neben der dreieckigen Längsschnittfläche in der mittösophagealen 4-Kammer-Einstellung (»ME four chamber«) bewertet (◘ Abb. 8.14a). Über die rein qualitative Beurteilung hinaus geht das Tracing der endokardialen Grenzflächen im 4-Kammer-Blick am Ende der Diastole und am Ende der Systole. Auf diese Weise kann ein einfaches Maß für das Kontraktionsverhalten angegeben werden, dem zwar absolut nur eine eingeschränkte Aussagefähigkeit zukommt, das aber immerhin einer intraindividuellen Verlaufskontrolle zugrunde gelegt werden kann. Aus einer mittösophagealen multiplanen Einstellung bei etwa 60° (»ME RV inflow-outflow«) kann ergänzend die Distanz vom Anulus der Trikuspidalklappe bis zur Pulmonalklappe gemessen werden. Diese Distanz zusammen mit der Fläche des RV im 4-Kammer-Blick ist von R. Levine benutzt worden, um rechtsventrikuläre Volumina zu kalkulieren [27]. Standardmäßig wird weiterhin in multiplanen Anlotebenen die Extension der Ausflussbahn des RV zwischen seiner Vorderwand und der Aortenwurzel und zwischen Vorderwand und Septum erfasst.

Im 4-Kammer-Blick ist der RV normalerweise dreieckig und kleiner als der LV. Im Beispiel der ◘ Abb. 8.14a imponiert dagegen eine erhebliche rechtsventrikuläre Dilatation mit aufgeweitetem Trikuspidalring und Linksverlagerung des Septums. Der linke Ventrikel ist im Vergleich kleiner und bietet durch die Verlagerung des Septums das Bild einer inneren Tamponade. Die septale Verlagerung lässt sich auch im transgastrischen Kurzachsenblick gut darstellen. Als Kriterium des rechtsventrikulären Versagens kommt in dieser Schnittebene das Bild des »D-shaped« Ventrikels zur Darstellung. Dieser Ausdruck bezieht sich auf den D-förmigen Querschnitt, mit dem der LV in der transgastrischen Achse erscheint, wenn es durch rechtsventrikuläre Dilatation zur septalen Verlagerung kommt. Endsystolisch wölbt sich das Septum dann sogar häufig in den LV vor (»septal bulging«). Die Ursache der Verschiebung des Septums in den LV ist die durch Dilatation verlängerte Systolendauer des RV, der noch im Kontraktionsvorgang begriffen ist, während am linksventrikulären Myokard bereits die frühe Relaxation eingesetzt hat (paradoxe Septumkontraktion). In einer solchen Situation finden sich im transmitralen Flussgeschwindigkeitsprofil koinzidierend immer die Zeichen einer restriktiven transmitralen Füllung des LV, die wiederum Ausdruck der diastolischen Funktionsbeeinträchtigung durch die septale Verlagerung mit innerer Tamponade ist (diastolische ventrikuläre Interdependenz).

> ⓘ **Die Kombination aus einem kleinen, gut kontraktilen LV und einem großen, hypokontraktilen RV ist pathognomonisch für die rechtsventrikuläre Funktionsstörung und erschließt sich als Blickdiagnose in der 2-dimensionalen Bildgebung.**

Messung des pulmonalarteriellen Drucks

Jede Größenzunahme des rechten Ventrikels führt über eine anuläre Dilatation zum Auftreten einer Trikuspidalinsuffizienz. Bereits eine geringfügige Trikuspidalinsuffizienz ist geeignet, mittels Dopplerechokardiographie den Druckgradienten über der Trikuspidalklappe mit sehr guter Reproduzierbarkeit zu messen [19]. Hierzu wird die maximale Flussgeschwindigkeit (v) des Regurgitationsjets mittels

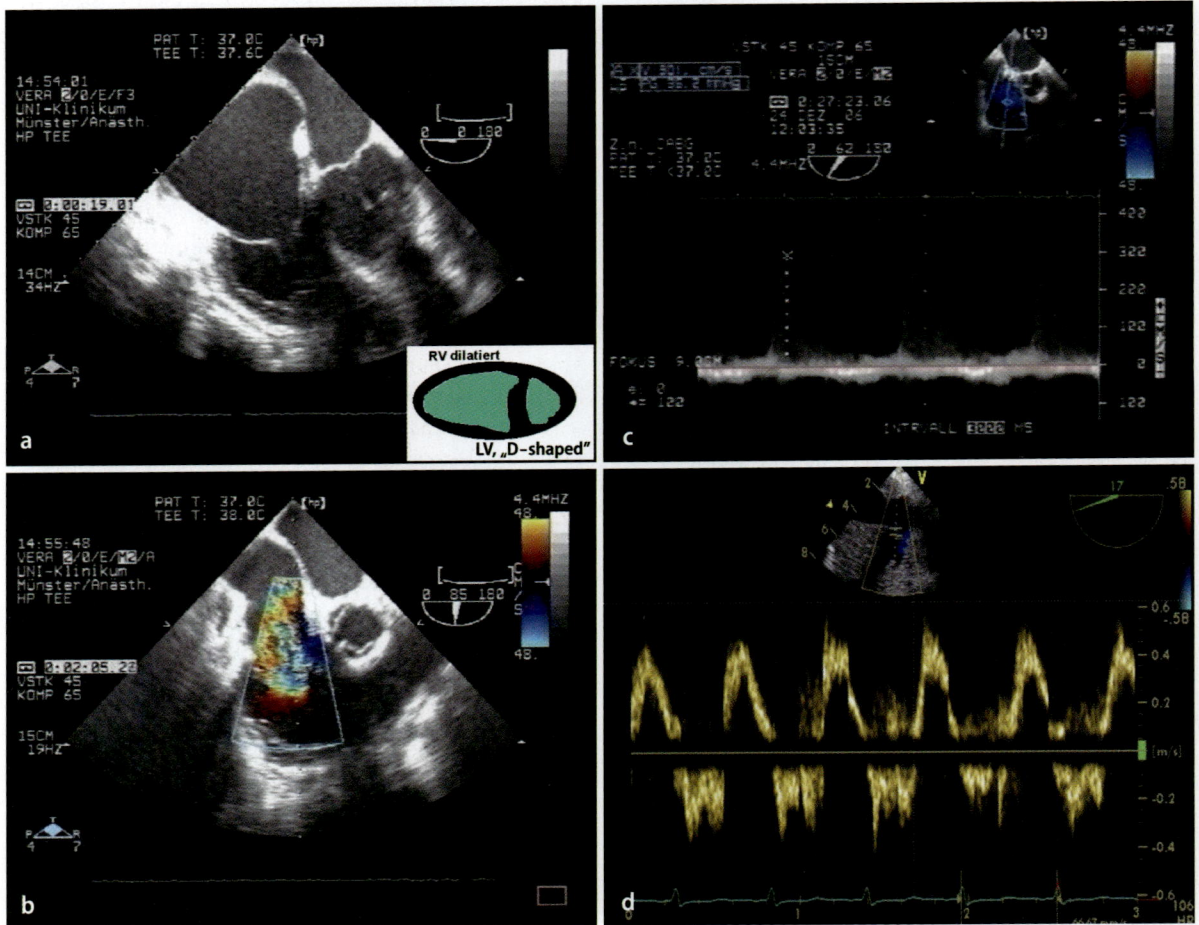

■ **Abb. 8.14a–d.** Die Beurteilung der rechtsventrikulären Funktion geht hauptsächlich vom transgastrischen Kurzachsenblick, dem mittösophagealen 4-Kammer-Blick und dem Einfluss-Ausflussbahn-Blick des rechten Ventrikels aus. **a** Dilatation von rechtem Ventrikel (*RV*) und rechtem Vorhof; Auslenkung des interatrialen und des interventrikulären Septums zur Gegenseite; rechtsventrikuläre Hypertrophie (4-Kammer-Blick). Die Schemazeichnung symbolisiert einen transgastrischen Blick mit septaler Verlagerung und dadurch entstehendem D-förmigen Querschnitt des linken Ventrikels (*LV*). **b** Hochgradige Trikuspidalinsuffizienz. Die Breite des Trikuspidalinsuffizienz-Jets erfasst den gesamten Einflusstrakt (rechter Ventrikel, Einfluss-Ausflussbahn-Blick). **c** Messung des maximalen Druckgradienten zwischen rechtem Ventrikel und rechtem Vorhof während der Systole mittels »Continuous-wave«-Dopplerechokardiographie (rechter Ventrikel, Einfluss-Ausflussbahn-Blick). **d** Registrierung des Flussgeschwindigkeitsprofils in einer Lebervene mittels »Pulsed-wave«-Dopplerechokardiographie; systolische Flussumkehr als Hinweis auf die hämodynamische Relevanz einer Trikuspidalinsuffizienz

»Continuous-wave«-Dopplerechokardiographie gemessen und mit Hilfe der vereinfachten Bernoulli-Gleichung in einen korrespondierenden Druckwert (P) umgerechnet:

$$\Delta P = 4 \cdot v^2$$

Bei dem von der Software des Ultraschallgeräts automatisch errechneten Druckwert handelt es sich um den maximalen Gradienten zwischen RV und rechtem Vorhof. Die Addition des Druckgradienten mit dem zentralvenösen Druck (ZVD) ergibt den rechtsventrikulären systolischen Druck (RV_{syst}). Der RV_{syst} wiederum ist bei intakter Pulmonalklappe identisch mit dem pulmonalarteriellen systolischen Druck (PAS):

$$RV_{syst} = PAS = \Delta P + ZVD (mmHg)$$

Ist der ZVD nicht bekannt, kann ein Schätzwert in die Gleichung eingegeben werden. Zu diesem Zweck bietet es sich an, mittels TEE oder transthorakaler Echokardiographie den Durchmesser der V. cava inferior zu messen, der eine gute Korrelation zum ZVD aufweist. In Abhängigkeit von der Weite der V. cava inferior wird ein Wert zwischen 5 und 15 mmHg für den ZVD substituiert. Anhand von ◘ Abb. 8.14b, c ist die Bestimmung des pulmonalarteriellen Drucks exemplarisch vorgeführt.

❗ **Ein kleiner Jet an der Trikuspidalklappe, der ausreicht, um den pulmonalarteriellen Druck zu messen, lässt sich praktisch bei jedem Menschen nachweisen. Es empfiehlt sich, den Jet mittels Farbdopplerechokardiographie zu visualisieren, um ihn mittels »Continuous-wave«-Dopplerechokardiographie besser erfassen zu können.**

Abschätzung des Widerstandes im kleinen Kreislauf

Auch der Widerstand der pulmonalen Strombahn lässt sich dopplerechokardiographisch quantifizieren. Dazu wird neben dem trikuspidalen Regurgitationsprofil die systolische Komponente des pulmonalvenösen Flussgeschwindigkeitsprofils in die Analyse mit einbezogen [52]. F. Scapellato testete prospektiv eine Gleichung, deren Variablen aus solchen Dopplerprofilen extrahiert wurden:

$$PVR = -0{,}156 + 1{,}154 \cdot \left[\left(\frac{PEP}{AcT} \right) / TT \right] \left(\frac{dyn \cdot s}{cm^5} \right)$$

Dabei ist PVR der pulmonalvaskuläre Widerstand, PEP die Präejektionsperiode, AcT die Akzelerationszeit des systolischen pulmonalvenösen Flusses und TT die totale Systolendauer.

In der Bland-Altman-Analyse war die mittlere relative Differenz zwischen den nach der Gleichung berechneten Widerständen und den invasiv gemessenen nahe Null (0,56). Die Funktion (PEP/AcT)/TT korrelierte zu 0,96 mit dem invasiv gemessenen Widerstand.

Für die kommenden Jahre ist damit zu rechnen, dass die Einführung neuer Funktionsparameter (Tei-Index) sowie die klinische Implementierung der Gewebedoppler- und der 3D-Echokardiographie entscheidende Fortschritte in der echokardiographischen Analyse der rechtsventrikulären Funktion erbringen werden.

8.4.8 Strukturelle Anomalien des Herzens und der großen Gefäße

Wenn die systematische Abklärung der funktionellen Determinanten der kardiovaskulären Funktion nach dem hier vorgestellten 8-Punkte-Protokoll bisher noch nicht zu einer schlüssigen Erklärung einer akut aufgetretenen bedrohlichen Hypotension geführt hat, dann muss an das unerwartete Vorliegen struktureller Anomalien des Herzens oder der großen thorakalen Gefäße gedacht und zur Abklärung ggf. ein speziell qualifizierter Experte auf dem Gebiet der Echokardiographie konsiliarisch zugezogen worden. Ein ganzes Arsenal möglicher Ursachen wäre in Betracht zu ziehen:

- hämodynamisch relevante Klappenvitien
- mechanische Komplikationen bei Vorhandensein künstlicher Herzklappen
- mechanische Komplikationen nach akutem Myokardinfarkt
- funktionelle Obstruktion der linksventrikulären Ausflussbahn
- hypertrophe obstruktive Kardiomyopathie
- Subaortenstenose
- Aneurysmen des Sinus valsalvae
- Perikarderguss, Perikardtamponade
- infektiöse Endokarditis
- kongenitales Vitium im Erwachsenenalter
- intrakardialer Shunt
- intrakardiale Plusbefunde wie Thromben oder Tumoren
- Anomalien der Koronargefäße wie koronare Fisteln
- Aneurysmen oder Dissektionen der thorakalen Aorta

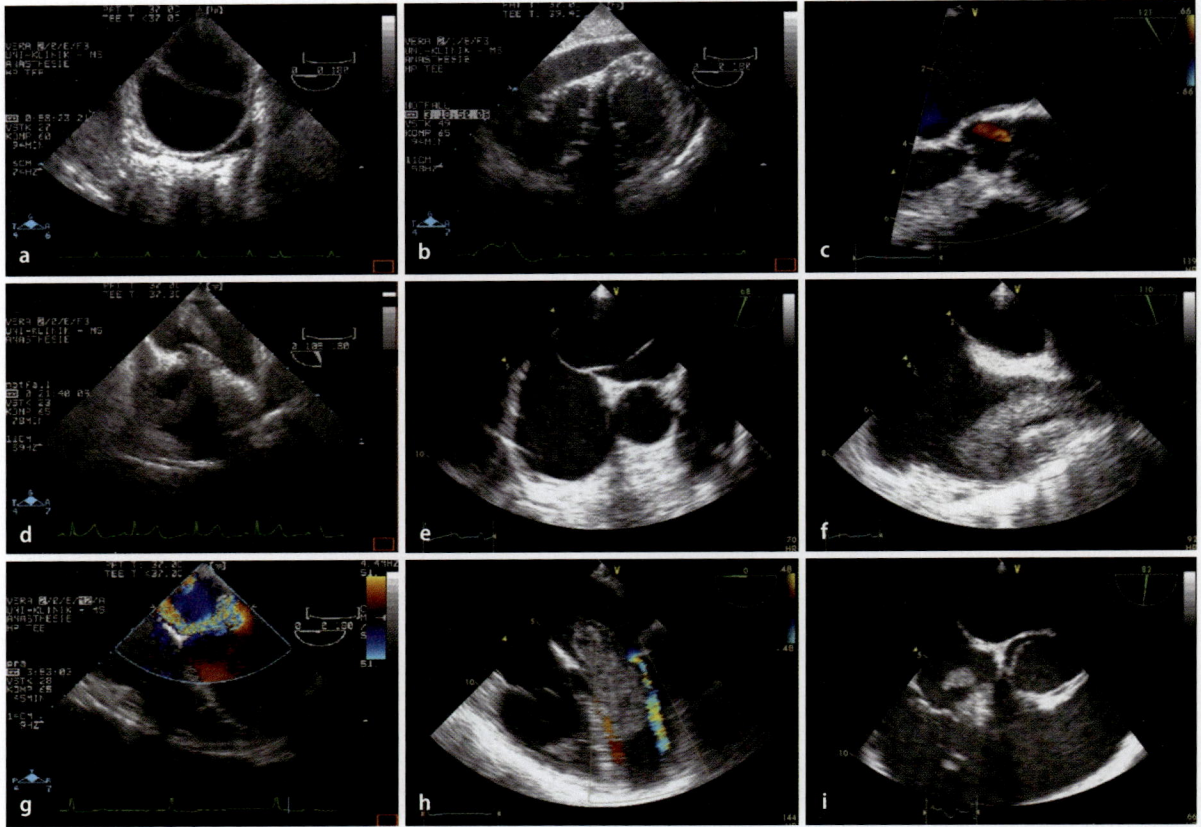

Abb. 8.15a–i. Zufallsbefunden bei Patienten mit akuter hämodynamischer Dekompensation. **a** Dissektion der deszendierenden Aorta; **b** Perikarderguss; **c** Subaortenstenose mit kleinem Jet auf Höhe der Aortenklappe; **d** im offenen Foramen ovale inkarzerierter Thrombus bei tiefer Bein- und Beckenvenenthrombose; **e** Cor triatrium sinistrum; **f** katheterassoziierter Thrombus am Übergang der V. cava superior in den rechten Vorhof; **g** exzentrischer Insuffizienzjet bei Prolaps des posterioren Segels der Mitralklappe; **h** großes, zwischen linkem Vorhof und linkem Ventrikel pendelndes Myxom mit Obstruktion der Ventrikelfüllung; **i** infektiöse Endokarditis der Trikuspidalklappe, bikuspid angelegte Aortenklappe

◨ Abbildung 8.15 zeigt eine kleine, willkürliche Auswahl von Zufallsbefunden bei Patienten mit akuter hämodynamischer Dekompensation.

Literatur

1. American Society of Anesthesiologists and the Society of Cardiovascular Anesthesiologists Task Force on Transesophageal Echocardiography (1996) Practice guidelines for perioperative transesophageal echocardiography. A report by the American Society of Anesthesiologists and the Society of Cardiovascular Anesthesiologists Task Force on Transesophageal Echocardiography. Anesthesiology 84: 986–1006

2. Bednarz JE, Marcus RH, Lang RM (1995) Technical guidelines for performing automated border detection studies. J Am Soc Echocardiogr 8: 293–305

3. Brown JM (2002) Use of echocardiography for hemodynamic monitoring. Crit Care Med 30: 1361–1364

4. Carabello BA, Spann JF (1984) The uses and limitations of end-systolic indexes of LV function. Circulation 69: 1058–1067

5. Cheung AT, Joseph SS, Weiss SJ, Aukburg SJ, Berlin JA (1994) Echocardiographic and hemodynamic indexes of left ventricular preload in patients with normal and abnormal ventricular function. Anesthesiology 81: 376–387

6. Cheung MM, Smallhorn JF, Redington AN, Vogel M (2004) The effects of changes in loading conditions and modulation of inotropic state on the myocardial performance index: comparison with conductance catheter measurements. Eur Heart J 25: 2238–2242

7. Colan SD (1992) Noninvasive assessment of myocardial mechanics: A review of analysis of stress-shortening and stress velocity. Cardiol Young 2: 1–13

8. Costachescu T, Denault A, Guimond JG (2002) The hemodynamically unstable patient in the intensive care unit: hemodynamic vs. transesophageal echocardiographic monitoring. Crit Care Med 30: 1214–1223

9. Daniel WG, Erbel R, Kasper W et al. (1991) Safety of transesophageal echocardiography: a multi-centre survey of 10,419 examinations. Circulation 83: 817–821

10. Diwan A, McCulloch M, Lawrie GM, Reardon MJ, Nagueh SF (2005) Doppler estimation of left ventricular filling pressures in patients with mitral valve disease. Circulation 111: 3281–3289

11. Douglas PS, Reichek N, Plappert T, Muhammad A, St. John Sutton MG (1987) Comparison of echocardiographic methods for measurement of left ventricular shortening and wall stress. J Am Coll Cardiol 9: 945–949

12. Edvardsen T, Skulstad H, Aakhus S, Urheim S, Ihlen H (2001) Regional myocardial systolic function during acute myocardial ischemia assessed by strain Doppler echocardiography. J Am Coll Cardiol 37: 726–730

13. Fanshawe M, Ellis C, Habib S, Konstadt SN, Reich DL (2002) A retrospective analysis of the costs and benefits related to alterations in cardiac surgery from routine intraoperative transesophageal echocardiography. Anesth Analg 95: 824–827

14. Feigenbaum H (1994) Echocardiography, 5th edn. Lea & Febiger, Malvern/Pennsylvania

15. Feissel M, Michard F, Mangin I, Ruyer O, Faller JP, Teboul JL (2001) Respiratory changes in aortic blood flow velocity as an indicator of fluid responsiveness in ventilated patients with septic shock. Chest 119: 867–873

16. Forrester JS, Wyatt HL, Da Luz PL, Tyberg JV, Diamond GA, Swan HJ (1976) Functional significance of regional ischemic contraction abnormalities. Circulation 54: 64–70

17. Grossman W, Jones D, McLaurin LP (1975) Wall stress and patterns of hypertrophy in the human left ventricle. J Clin Invest 56: 56–64

18. Hüttemann E, Schelenz C, Kara F, Chatzinikolaou K, Reinhart K (2004) The use and safety of transoesophageal echocardiography in the general ICU. Acta Anaesthesiol Scand 48: 827–836

19. Jardin F, Dubourg O (1997) Echocardiographic pattern of acute cor pulmonale. Chest 111: 209–217

20. Kallmeyer IJ, Collard CD, Fox JA, Body SC, Shernan SK (2001) The safety of intraoperative transesophageal echocardiography: A case series of 7200 cardiac surgical patients. Anesth Analg 92: 1126–1130

21. Katz WE, Gasior TA, Quinlan JJ, Gorcsan JI (1993) Transgastric continuous-wave Doppler to determine cardiac output. Am J Cardiol 71: 853–857

22. Kitabatake A, Inoue M, Asao M et al. (1982) Transmitral blood flow reflecting diastolic behavior of the left ventricle in health and disease – a study by pulsed Doppler technique. Jpn Circ J 46: 92–102

23. LaCorte JC, Cabreriza SE, Rabkin DG et al. (2003) Correlation of the Tei index with invasive measurements of ventricular function in a porcine model. J Am Soc Echocardiogr 16: 442–447

24. Lambertz H, Kreis A, Trumper H, Hanrath P (1990) Simultaneous transesophageal pacing and transesophageal two-dimensional echocardiography: a new method of stress echocardiography. J Am Coll Cardiol 16: 1143–1153

25. Lang RM, Borow KM, Neumann A, Janzen D (1986) Systemic vascular resistance: an unreliable index of left ventricular afterload. Circulation 74: 1114–1123

26. Leung JM, Levine EH (1994) Left ventricular end-systolic cavity obliteration as an estimate of intraoperative hypovolemia. Anesthesiology 81: 1102–1109

27. Levine R, Gibson T, Aretz T (1984) Echocardiographic measurement of right ventricular volume. Circulation 69: 497–505

28. Liu N, Darmon PL, Saada M et al. (1996) Comparison between radionuclide ejection fraction and fractional area changes derived from transesophageal echocardiography using automated border detection. Anesthesiology 85: 468–474

29. Loick HM, Greim CA, Roewer N, Van Aken H (1999) Richtlinien zur Weiterbildung in der transösophagealen Echokardiographie. Anästh Intensivmed 40: 67–71

30. Moller JE, Poulsen SH, Egstrup K (1999) Effect of preload alternations on a new Doppler echocardiographic index of combined systolic and diastolic performance. J Am Soc Echocardiogr 12: 1065–1072

31. Morewood GH, Gallagher ME, Gaughan JP, Conlay LA (2001) Current practice patterns for perioperative transesophageal echocardiography in the United States. Anesthesiology 95: 1507–1512

32. Nagueh SF, Kopelen HA, Quinones MA (1996) Assessment of left ventricular filling pressures by Doppler in the presence of atrial fibrillation. Circulation 94: 2138–2145

33. Nishimura RA, Tajik JA (1997) Evaluation of diastolic filling of left ventricle in health and disease: Doppler echocardiography is the clinician's Rosetta stone. J Am Coll Cardiol 30: 8–18

34. Nowak M, Rosenberger P, Felbinger TW et al (2006) Perioperative Echokardiographie. Technische Grundlagen für den Kliniker. Anaesthesist 55: 337–361

35. Oh JK (2005) Echocardiography as a noninvasive Swan-Ganz Catheter. Circulation 111: 3192–3194

36. Oki T, Fukuda N, Tabata T et al. (1997) Clinical application of pulsed Doppler tissue imaging for assessing abnormal left ventricular relaxation. Am J Cardiol 79: 921–928

37. Perel A, Pizov R, Cotev S (1987) Systolic blood pressure variation is a sensitive indicator of hypovolemia in ventilated dogs subjected to graded hemorrhage. Anesthesiology 67: 498–502

38. Perrino AC Jr, Harris SN, Luther MA (1998) Intraoperative determination of cardiac output using multiplane transesophageal echocardiography: A comparison to thermodilution. Anesthesiology 89: 350–357

39. Peterson GE, Brickner ME, Reimold SC (2003) Transesophageal echocardiography. Clinical indications and applications. Circulation 107: 2398–2402

40. Pinamonti B, Zecchin M, Di Lenarda A, Gregori D, Sinagra G, Camerini F (1997) Persistence of restrictive filling pattern in dilated cardiomyopathy: an ominous prognostic sign. J Am Coll Cardiol 29: 604–612

41. Poelaert J, Skarvan K (2004) Transoesophageal echocardiography in anaesthesia and intensive care medicine, 2nd edn. BMJ Books, London

42. Quinones MA, Otto CM, Stoddard M, Wagooner A, Zoghbi WA (2002) Recommendations for quantification of Doppler echocar-

diography: a report from the Doppler quantification Task Force of the Nomenclature and Standards Committee of the American Society of Echocardiography. J Am Soc Echocardiogr 15: 167–184

43. Reichek N, Wilson J, St. John Sutton M, Plappert TA, Goldberg S, Hirshfeld JW (1982) Noninvasive determination of left ventricular end-systolic stress: Validation of the method and initial application. Circulation 65: 99–108

44. Reichert CL, Visser CA, van den Brink RB et al. (1992) Transesophageal echocardiography in hypotensive patients after cardiac operations. Comparison with hemodynamic parameters. J Thorac Cardiovasc Surg 104: 321–326

45. Reuter DA, Felbinger TW, Schmidt C et al. (2002) Stroke volume variations for assessment of cardiac responsiveness to volume loading in mechanically ventilated patients after cardiac surgery. Intensive Care Med 28: 392–398

46. Reuter DA, Kirchner A, Felbinger TW et al. (2003) Usefulness of left ventricular stroke volume variations to assess fluid responsiveness in patients with reduced left ventricular function. Crit Care Med 31: 1399–1404

47. Robotham JL, Takata M, Berman M, Harasawa Y (1991) Ejection fraction revisited. Anesthesiology 74: 172–183

48. Rossvoll O, Hatle LK (1993) Pulmonary venous flow velocities recorded by transthoracic Doppler ultrasound: Relation to left ventricular diastolic pressures. J Am Coll Cardiol 21: 1687–1696

49. Sade R, Castaneda A (1975) The dispensable right ventricle. Surgery 77: 624–631

50. Salehian O, Schwerzmann M, Merchant N, Webb GD, Siu SC, Therrien J (2004) Asessment of systemic right ventricular function in patients with transposition of the great arteries using the myocardial performance index: comparison with cardiac magnetic resonance imaging. Circulation 110: 29–33

51. Sandham JD for the Canadian Critical Care Clinical Trials Group (2003) A randomized, controlled trial of the use of pulmonary-artery catheters in high-risk surgical patients. N Engl J Med 348: 5–14

52. Scapellato F, Temporelli PL, Eleuteri E, Corrà U, Imparato A, Giannuzzi P (2001) Accurate noninvasive estimation of pulmonary vascular resistance by Doppler echocardiography in patients with chronic heart failure. J Am Coll Cardiol 37: 1813–1819

53. Schiller NB, Shah PM, Crawford M et al. (1989) Recommendations for quantitation of the left ventricle by two-dimensional echocardiography. American Society of Echocardiography Committee on Standards, Subcommittee on Quantitation of Two-Dimensional Echocardiograms. J Am Soc Echocardiogr 5: 358–367

54. Schmidt C, Hinder F, Van Aken H, Poelaert J (2004) Global left ventricular systolic function. In: Poelaert J, Skarvan K (eds) Transoesophageal echocardiography in anaesthesia and intensive care medicine, 2nd edn. BMJ Books, London, pp 47–79

55. Schmidt C, Roosens C, Struys M et al. (1999) Contractility in humans after coronary artery surgery. Anesthesiology 91: 58–70

56. Schmidt C, Hinder F, Van Aken H et al. (2005) The effect of high thoracic epidural anesthesia on systolic and diastolic left ventricular function in patients with coronary artery disease. Anesth Analg 100: 1561–1569

57. Schmidt C, Theilmeier G, Van Aken H et al. (2005) Comparison of electrical velocimetry and transoesophageal Doppler echocardiography for measuring stroke volume and cardiac output. Br J Anaesth 95: 603–610

58. Schmidt C, Theilmeier G, Van Aken H et al. (2005) Effective systolic orifice area of the aortic valve: implications for Doppler echocardiographic cardiac output determinations. Acta Anaesthesiol Scand 49: 1135–1141

59. Shanewise JS, Cheung AT, Aronson S et al (1999) ASE/SCA guidelines for performing a comprehensive intraoperative multiplane transesophageal echocardiography examination: Recommendations of the American Society of Echocardiography Council for Intraoperative Echocardiography and the Society of Cardiovascular Anesthesiologists Task Force for Certification in Perioperative Transesophageal Echocardiography. Anesth Analg 89: 870–884

60. Slama M, Masson H, Teboul JL et al. (2002) Respiratory variations of aortic VTI: a new index of hypovolemia and fluid responsiveness. Am J Physiol Heart Circ Physiol 283: H1729–H1733

61. Slama M, Ahn J, Peltier M et al. (2005) Validation of echocardiographic and Doppler indexes of left ventricular relaxation in adult hypertensive and normotensive rats. Am J Physiol Heart Circ Physiol 289: H1131–H1136

62. Tavernier B, Makhotine O, Lebuffe G, Dupont J, Scherpereel P (1998) Systolic pressure variation as a guide to fluid therapy in patients with sepsis-induced hypotension. Anesthesiology 89: 1313–1321

63. Tei C (1995) New non-invasive index for combined systolic and diastolic ventricular function. J Cardiol 26: 135–136

64. Warltier DC, Pagel PS, Kersten JR (2000) Approaches to the prevention of perioperativ myocardial ischemia. Anesthesiology 92: 253–259

65. Yamada H, Oki T, Tabata T, Iuchi A, Ito S (1998) Assessment of left ventricular systolic wall motion velocity with pulsed tissue Doppler imaging: comparison with peak dP/dt of the left ventricular pressure curve. J Am Soc Echocardiogr 11: 442–449

66. Zehender M, Kasper W, Kauder E et al. (1993) Right ventricular infarction as an independent predictor of prognosis after acute inferior myocardial infarction. N Engl J Med 328: 981–988

67. Zile MR, Gaasch WH, Carroll JD et al. (2001) Heart failure with a normal ejection fraction. Circulation 104: 779–782

68. Zile MR, Baicu CF, Gaasch WH (2004) Diastolic heart failure – abnormalities in active relaxation and passive stiffness of the left ventricle. N Eng J Med 350: 1953–1959

Volumenstatus

D.A. Reuter, A.E. Goetz

Der intravasale Volumenstatus, eine wesentliche Information zur hämodynamischen Therapieführung kritisch kranker Patienten, wird klinisch durch unterschiedliche technische Ansätze abgebildet: Neben der intravasalen Messung von Blutdrücken (zentralvenöser und pulmonalarterieller Blutdruck bzw. Verschlussdruck) werden intravasale Indikatordilutionstechniken (Farbstoff-, Tracer- und Thermodilutionstechniken) zur Bestimmung zentraler Blutvolumina bzw. der Gesamtblutvolumina eingesetzt. Auch werden hierfür verschiedene echokardiographische Bestimmungen der enddiastolischen Herzvolumina verwendet, sowie Veränderungen der Herzauswurfleistung unter mechanischer Beatmung gemessen.

9.1 Physiologische Grundlagen

Betrachtet man den gesamten Flüssigkeitsgehalt des menschlichen Organismus, so nimmt davon das intravasale Blutvolumen nur einen sehr kleinen Anteil von etwa 11 % ein. Dieser geringe Anteil am Gesamtkörperwasser erfüllt aber im Rahmen des Blutkreislaufs die zentrale Funktion des Transports zwischen den einzelnen Organen. Umso verständlicher ist es, dass dieser intravasale Flüssigkeitshaushalt eine eng geregelte Größe darstellt. Veränderungen des Blutvolumens haben weitreichende funktionelle Folgen für den Gesamtorganismus.

9.1.1 Vorlast

Der intravasale Volumenstatus ist die wesentliche Determinante der kardialen Vorlast (»preload«). Gemäß des Frank-Starling-Mechanismus benötigen beide Ventrikel zur Produktion eines ausreichend großen Schlagvolumens eine adäquate Vorlast und somit eine ausreichende Vorfüllung der Herzkammern. Zum anderen jedoch birgt eine Volumenüberladung potenziell die Gefahr einer Herzinsuffizienz und eines Lungenödems mit konsekutiver Gasaustauschstörung. Die Überwachung des intravasalen Volumenstatus ist somit von großer Wichtigkeit für ein rationales hämodynamisches Management. Waren hier für lange Zeit die kardialen Füllungsdrücke ZVD (zentraler Venendruck) und PAOP (pulmonalarterieller Okklusionsdruck, »wedge pressure«) die einzigen Parameter, um den Volumenstatus quantitativ zu erfassen, so

haben sich heute neue bzw. wiederentdeckte Methoden zur Messung von »volumetrischen« und »dynamischen« Parametern zur Charakterisierung der kardialen Vorlast etabliert.

Um das ideale Verfahren zur Erfassung des Volumenstatus und somit zur Optimierung der kardialen Vorlast zu charakterisieren, ist zunächst der Begriff der »kardialen Vorlast« klar zu definieren.

Definition

Die kardiale Vorlast beschreibt im eigentlichen physiologischen Sinne die enddiastolische myokardiale Wandspannung der Herzkammern. Die Vorlast ist demnach ein Maß für die Vordehnung und somit die Längenzunahme der myokardialen Sarkomere während der Enddiastole.

Das Ausmaß dieser Längenzunahme der Sarkomere wird im Wesentlichen durch die Menge des am Ende der Diastole den Ventrikel füllenden Blutvolumens beeinflusst.

Da sich diese Vorspannung der myokardialen Sarkomere klinisch nicht direkt quantifizieren lässt, hat sich klinisch die Trennung der Begriffsdefinitionen von »Vorlast« und »Volumenreagibilität« (»preload« vs. »fluid responsiveness«) bewährt. Klinisch versteht man unter dem Begriff der kardialen Vorlast das zirkulierende intravasale Blutvolumen, welches zur Füllung beider Ventrikel beiträgt. Die Vorlast stellt somit eine quantitative, volumetrische Größe dar. Hiervon ist die sog. Volumenreagibilität zu unterscheiden, welche eine Aussage darüber erlaubt, wie ein Patient auf eine Erhöhung des Vorlastvolumens reagiert. Steigt unter Volumengabe das Schlagvolumen, wird die ventrikuläre Funktion als volumenabhängig definiert, klinisch meist ein Zeichen einer Hypovolämie. Hingegen kann eine Volumenzufuhr auch nicht mit einer Steigerung oder gar einer Abnahme des Schlagvolumens einhergehen.

> ❗ **Der Begriff der Volumenreagibilität beschreibt die Steigung der individuellen ventrikulären Funktions- oder Starling-Kurve und die aktuelle Position auf dieser Kurve. Er stellt somit einen *qualitativen* Maßstab der linksventrikulären Vorlast dar, der die Vorhersage des hämodynamischen Effekts einer Volumenzufuhr ermöglicht.**

9.2 Intravasale Druckmessungen

Auf die Grundprinzipien der intravasalen Druckmessung im zentralvenösen, im pulmonalarteriellen und im arteriellen Stromgebiet wird detailiert in ▶ Kap. 6 eingegangen.

9.2.1 Zentraler Venendruck (ZVD)

Die Messung des zentralvenösen Drucks (ZVD) ist perioperativ und in der Intensivmedizin heute noch immer ein gebräuchliches Verfahren zur Abschätzung der Vorlast und somit des intravasalen Volumenstatus. Der ZVD wird hierbei zumeist kontinuierlich und in Echtzeit gemessen. Hierzu ist die Anlage eines zentralen Venenkatheters (ZVK) erforderlich. Dessen korrekte Lage muss radiologisch oder durch EKG-Ableitung kontrolliert sein. Üblicherweise wird der ZVD am Übergang der V. cava superior zum rechten Vorhof gemessen und spiegelt somit indirekt den Druck im rechten Vorhof wider. Wegen der – im Vergleich zum arteriellen Druck – relativ kleinen Werte des ZVD (im Bereich von 0–20 mmHg) beeinflusst die Position des Druckwandlers gegenüber dem tatsächlichen Messort, nämlich der Katheterspitze vor dem rechten Vorhof, das Messergebnis erheblich.

❗ Orientierend an der normalen Anatomie sollte daher der Referenzpunkt zum Abgleich mit dem Atmosphärendruck beim liegenden Patienten auf zwei Dritteln der Thoraxhöhe liegen und auch bei Positionsänderungen des Patienten entsprechend angepasst werden.

Grundüberlegung der Messung des ZVD zur Erfassung der kardialen Vorlast ist die Korrelation zwischen dem gemessenen intravasalen Druck (also dem ZVD) und dem Blutvolumen, welches tatsächlich dem rechten Herz zur diastolischen Füllung zur Verfügung steht. Jedoch beeinflussen den ZVD neben dem Blutvolumen im zentralvenösen Kompartiment zahlreiche weitere Determinanten, welche gerade beim kritisch kranken und ggf. mechanisch beatmeten Patienten eine entscheidende Rolle spielen (❑ Tab. 9.1).

Besonders erwähnenswert ist hier der Einfluss des intrathorakalen Drucks auf den ZVD. Dieser ist vom Atem- bzw. Beatmungszyklus abhängig. Der ZVD wird gegen den Atmosphärendruck gemessen, während der transmurale Druck die eigentlich physiologisch relevante Größe ist. Der transmurale ZVD ist die Differenz zwischen dem gegen die Atmosphäre gemessenen intravasalen ZVD und dem juxtakardialen Druck, also dem Druck innerhalb des Mediastinums, aber außerhalb der inneren Organe und Gefäße. Dieser kann klinisch näherungsweise anhand des intraösophagealen Drucks abgeschätzt werden, welcher jedoch in aller Regel in der täglichen Routine nicht bestimmt wird. Zur tatsächlichen Quantifi-

❑ **Tab. 9.1.** Einflüsse auf den gemessenen zentralvenösen Druck bzw. den pulmonalarteriellen Okklusionsdruck

Ort	Einflussfaktoren
Zentralvenöses Kompartiment	– Zentrales Blutvolumen (Blutung, Volumenzufuhr) – Änderung des venösen Gefäßtonus

Intrakardial	– Änderung der rechtsventrikuläre Compliance:
	  Myokard (Hypertrophie, Dilatation)
	  Perikard (z. B. Perkarditis, Tamponade)
	– Trikuspidalklappe (Stenose, Insuffizienz)
	– Linksventrikuläre Dilatation (ventrikuläre Interdependenz)
	– Herzrhythmusstörungen

Intrathorakales Kompartiment	– Atmung – Beatmung (Beatmungsdruck, PEEP) – Pneumo-/Sero-/Hämatothorax
Intraabdominaler Druck	– Forcierte Exspiration – Intraabdominelles Kompartmentsyndrom

PEEP »positive endexpiratory pressure«, positiver endexspiratorischer Druck zierung des ZVD wird daher der endexspiratorische Mitteldruck herangezogen, da sowohl beim spontan atmenden als auch beim beatmeten Patienten der intrathorakale Druck dann dem atmosphärischen Druck gleichzusetzen ist. Eine Ausnahme stellt hier das Vorliegen eines PEEP (»positive endexpiratory pressure«, positiver endexspiratorischer Druck) dar.

Normalwerte für den ZVD werden mit 2–10 mmHg angegeben. Diese schwanken jedoch erheblich, z. B. zwischen spontan atmenden und beatmeten Patienten sowie in Abhängigkeit von der Lagerung. Weiterhin stellt die V. cava das größte Kapazitätsgefäß des menschlichen Körpers dar, welches bezüglich seiner Compliance nicht nur signifikante interindividuelle, sondern – in Abhängigkeit von der klinischen Situation – auch intraindividuelle Unterschiede aufweisen kann.

❶ Diese Einflüsse erklären im Wesentlichen die Ergebnisse zahlreicher Untersuchungen aus den vergangenen Jahrzehnten, die zeigten, dass der ZVD nicht geeignet ist, Veränderungen der kardialen Vorlast adäquat abzubilden [1, 2].

Gleiches zeigte sich im Übrigen auch für die Einschätzung der Volumenreagibilität über Schwankungen des ZVD [3]. Darüber hinaus wird diese Interpretation bei den gebräuchlichen Monitoringsystemen häufig durch die numerische Mittelung des ZVD-Wertes über mehrere Sekunden erheblich erschwert.

Trotz allem kann der ZVD, gerade bei schnellen Veränderungen und insbesondere in der Zusammenschau mit weiteren hämodynamischen Parametern, ein wichtiges diagnostisches Instrument darstellen, z. B. bei akuter Rechtsherzinsuffizienz.

9.2.2 Pulmonalarterieller Okklusionsdruck (PAOP)

Der pulmonalarterielle Okklusionsdruck (PAOP, »wedge pressure«) dient häufig ebenfalls als Parameter der kardialen Vorlast. Zur Bestimmung des PAOP ist das Einschwemmen eines Pulmonaliskatheters über das rechte Herz in einen Seitenast der Pulmonalarterie erforderlich. Nachdem der unmittelbar proximal der Katheterspitze befindliche Ballon durch Luftinsufflation einen Seitenast der Pulmonalarterie okkludiert hat, wird der Druck distal dieses induzierten Gefäßverschlusses gemessen. Auch

hier wird auf die grundlegenden Prinzipien der intravasalen Druckmessung in ▶ Kap. 6 verwiesen.

Bei korrekter Katheterlage und vollständiger Okklusion kommuniziert die distal des aufgeblasenen Ballons befindliche Blutsäule mit dem pulmonalvenösen Blutstrom zum linken Vorhof. Somit repräsentiert der gemessene PAOP den Füllungsdruck des linken Vorhofs und kann zur Abschätzung des linksventrikulären Füllungsdrucks herangezogen werden. Jedoch gelten auch für den PAOP die prinzipiellen Einschränkungen einer Druckmessung zur Beurteilung des Volumenstatus und der Volumenreagibilität, welche für den ZVD ausgeführt wurden (◘ Tab. 9.1) [2–4]. Zusätzlich gibt es zahlreiche Fehlerquellen, welche zu einer potenziell signifikant inkorrekten Messung des PAOP führen; hier sind v. a. die inkorrekte Position des Pulmonaliskatheters in der Lungenstrombahn (Zone 1 oder 2 nach West) sowie die unvollständige Okklusion des pulmonalarteriellen Seitenasts während der Messung zu nennen.

9.3   Intravasale Indikatordilutionstechniken

Verschiedene Anwendungen der Indikatordilution finden heute klinisch Verwendung, um die kardiale Vorlast und somit den Volumenstatus einzuschätzen. Hierzu werden sog. zentrale Blutvolumina quantifiziert. Dies sind v. a. das intrathorakale Blutvolumen (ITBV), das globale enddiastolische Volumen (GEDV) und das rechtsventrikuläre enddiastolische Volumen (RVEDV). Weiterhin lässt sich mit diesem Messprinzip auch das das extravaskuläre Lungenwasser (EVLW) messen. Die Grundprinzipien der Indikatordilution sind in ▶ Kap. 7 dargestellt.

9.3.1   Farbstoffdilutionstechnik mit Indocyaningrün (ICG)

Farbstoffdilutionsverfahren sind seit Jahrzehnten zu wissenschaftlichen Fragestellungen, aber auch in der klinischen Anwendung eingeführte und etablierte Verfahren. Als Farbstoff dient hier zumeist Indocyaningrün (ICG). Dieses Molekül wird nach i. v. Applikation schnell an α_1-Lipoproteine gebunden und ist somit in dieser gebundenen Form ein streng intravasal verbleibender Indikator. Auch ist es nicht toxisch und in aller Regel nicht allergen (allergische Reaktionen werden mit einer Häufigkeit von etwa 1 : 200.000 angegeben). Die Ausscheidung erfolgt vollständig hepatisch über die Gallenflüssigkeit, sodass der Farbstoff auch zur Beurteilung der hepatischen Funktion eingesetzt wird (▶ Kap. 20).

Extrakorporale Spektrophotometrie zur Bestimmung des Blut- bzw. Plasmavolumens

Da ICG ein streng intravasal verbleibender Indikator ist, entspricht sein Verteilungsvolumen dem intravasalen Plasma- bzw. Blutvolumen. Nach einer i.v. Applikation des Indikators kann somit – unter Verwendung des Prinzips der Massenerhaltung (▶ Kap. 7) – das totale zirkulierende Blut- oder Plasmavolumen bestimmt werden, indem man in einem vorgegebenen Zeitraster die Konzentration des ICG im Blutstrom distal bestimmt. Dies erfolgte klassicherweise durch Abnahme von konsekutiven Blutproben sowie deren Zentrifugation und spektralphotometrische Messung bei 805 nm. Aufgrund der relativ raschen hepatischen Aufnahme des Farbstoffs lässt sich so, bei ausreichender Wiederholung dieser Messprozedur (in der Regel 3-minütig über einen Zeitraum von 15–30 min), eine biexponentielle Eliminationskinetik feststellen und somit das Vetrteilungsvolumen des Indikators berechnen. Ob nun das Plasma- oder das tatsächliche Blutvolumen bestimmt wird, hängt hierbei von der Kalibrierung des Spektrophotometers ab: Wird dieses initial mit bekannten ICG-Konzentrationen und Blutplasma kalibriert, so ist für die Berechnung des Blutvolumens der individuelle Hämatokrit einzubeziehen. Dies ist nicht erforderlich, wenn die initiale Kalibrierung mit Vollblut vorgenommen wurde. Eine exakte Erfassung erfolgt weiterhin, wenn zusätzlich das erythrozytäre Gesamtvolumen durch Markierung von Erythrozyten und Indikatordilution ermittelt wird [5].

Doppelindikatorverdünnung

Auch wenn die intravasale Doppelindikatordilution mit Kälte und Farbstoff heute nur noch selten klinisch eingesetzt wird, sind die Grundprinzipien dieses Messverfahrens für das Verständnis der transkardiopulmonalen Thermodilution, einem inzwischen weit verbreiteten Monitoringverfahren, sehr wichtig. Die intravasale Doppelindikatormethode [5] kombiniert die Thermo- mit der Farbstoffdilution. Die Anwendung erfolgt in aller Regel transpulmonal, d. h. der gekühlte Farbstoff (ICG) wird zentralvenös injiziert und das Dilutionssignal aortal mittels eines über die Femoralarterie eingebrachten Fiberoptikkatheters erfasst. Zum einen kann durch die bereits beschriebene Analyse des Thermodilutionssignals das Herzzeitvolumen bestimmt werden (▶ Kap. 7), zum anderen ist die Charakterisierung der Eliminationskinetik des Farbstoffsf ICG und somit, analog zur extrakorporalen Spektrophotometrie, die Messung des totalen Blutvolumens (TBV) möglich.

Jedoch ist dieses Verfahren wesentlich weniger sensitiv als die beschriebene Spektrophotometrie. Dies liegt daran, dass nach Abschluss der Verteilungsphase bei intravasal relativ niedriger Konzentration des ICG das Signal-Rausch-Verhältnis sehr schlecht und somit letztlich die Fehlerwahrscheinlichkeit für eine inkorrekte Bestimmung des TBV durch Rückextrapolation bei der intravasalen Fiberoptiktechnik potenziell sehr hoch ist. Daher werden für die fiberoptische intravasale Bestimmung aufwändigere pharmakokinetische Modelle verwendet, welche sowohl die Verteilungs- als auch die hepatische Eliminationsphase des ICG berücksichtigen. Weiterhin kann durch die kombinierte Farbstoff-Thermo-Dilution das sog. intrathorakale Blutvolumen (ITBV) gemessen werden.

Definition

Das intrathorakale Blutvolumen (ITBV) umfasst definitionsgemäß das Blutvolumen des Herzens und des kleinen Kreislaufs. Es kann anhand der transkardiopulmonalen Farbstoffdilution durch Multiplikation der mittleren Transitzeit des ICG (»mean transit time«, mtt_{ICG}; ◘ Abb. 9.1) mit dem (aus der Thermodilution abgeleiteten) Herzzeitvolumen (HZV) berechnet werden: $ITBV = mtt_{ICG} \times HZV$.

Das ITBV hat sich in zahlreichen Studien als geeigneter Parameter erwiesen, um Veränderungen der Vorlast im Sinne von Veränderungen des Vorlastvolumens zu erfassen und zu quantifizieren [5, 6]. Das EVLW stellt hierbei die Differenz zwischen dem Verteilungsraum des Indikators »Kälte« (intrathorakales Thermovolumen, ITTV), gemessen per transkardiopulmonaler Thermodilution, und dem Verteilungsraum »Farbstoff« (ITBV), bestimmt durch ICG-Dilution, dar. Das EVLW berechnet sich daher wie folgt:

$$EVLW = ITTV - ITBV \text{ bzw.}$$
$$EVLW = (mtt_{Kälte} \times HZV) - (mtt_{ICG} \times HZV)$$

◘ Abb. 9.1. Bestimmung der mittleren Transitzeit (mtt) und der exponentiellen Verschwindezeit (dst) aus der Indikatordilutionskurve. *Oben* dargestellt eine klassische Indikatordilutionskurve. Die Konzentration am Messort ist über die Zeit aufgetragen. Nach Injektion des Indikators kommt es nach kurzer Zeit zum Erreichen der maximalen Konzentration (Spitze der Dilutionskurve) und im Folgenden zum Abfall der Konzentration. Potenzielle Rezirkulationsphänomene werden durch Extrapolation der Thermodilutionskurve im abfallenden Schenkel (*gestrichelter Anteil*) umgangen (▶ Kap. 7). Durch logarithmische Darstellung (*unten*) lässt sich nun neben der mittleren Transitzeit (mtt; 50 % des Indikators haben den Messort passiert) auch die exponentielle Verschwindezeit (dst) abbilden. *C* Konzentration; *Ind* Indikator; *t* Zeit

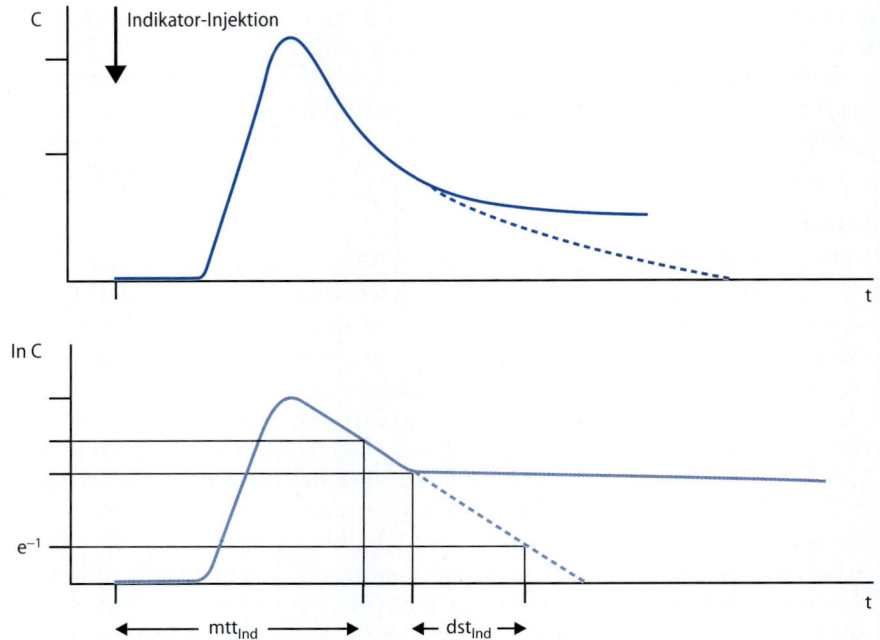

Normalwerte, bezogen auf das ideale Körpergewicht (extravaskulärer Lungenwasserindex, EVLWI), werden mit 4–10 ml/kg KG angegeben.

> ❶ Weiterhin ermöglicht diese Doppelindikatortechnik die Bestimmung des extravaskulären Thermovolumens, welches dem EVLW entspricht [6]. Dieser Parameter hat sich als hilfreiches Instrument zur Erkennung und Quantifizierung eines Lungenödems erwiesen.

9.3.2 Transkardiopulmonale Thermodilution

Weite klinische Verbreitung findet die transkardiopulmonale (arterielle) Thermodilution. Dieses Verfahren stellt eine klinisch praktikablere Weiterentwicklung der oben beschriebenen Doppelindikatortechnik dar und kommt mit Kälte als einzigem Indikator aus.

Anhand dieser Methodik können neben dem HZV als volumetrische Vorlastparameter das globale enddiastolische Volumen (GEDV) wie auch ein Näherungswert des intrathorakalen Blutvolumens (ITBV) und des extra-

vaskulären Lungenwassers (EVLW) erfasst werden. Zur Durchführung der transkardiopulmonalen Thermodilution ist neben einem zentralvenösen Zugang, an den am Injektionsport ein Thermosensor angeschlossen wird, ein zentraler arterieller Katheter, der in der Regel über die Femoralarterie in der distalen Aorta zu liegen kommt, erforderlich. Dieser femoralarterielle Katheter besitzt neben einem Lumen, über den das arterielle Drucksignal registriert werden kann, an der Spitze einen weiteren Thermosensor, mit dem kontinuierlich die arterielle Bluttemperatur in der distalen Aorta gemessen wird. Injiziert man nun einen Kältebolus, zumeist 10–15 ml kalte Kochsalzlösung, zentralvenös, so kann in der distalen Aorta die transkardiopulmonale Thermodilutionskurve registriert werden. Anhand dieser Dilutionskurve wird nun neben der mittleren Transitzeit (mtt) auch die exponentielle Verschwindezeit (»exponential downslope-time«, dst) des Indikators »Kälte« bestimmt, wie in ◘ Abb. 9.1 dargestellt.

Globales enddiastolisches Volumen (GEDV)

Das GEDV reflektiert im Wesentlichen das Blutvolumen der 4 Herzhöhlen.

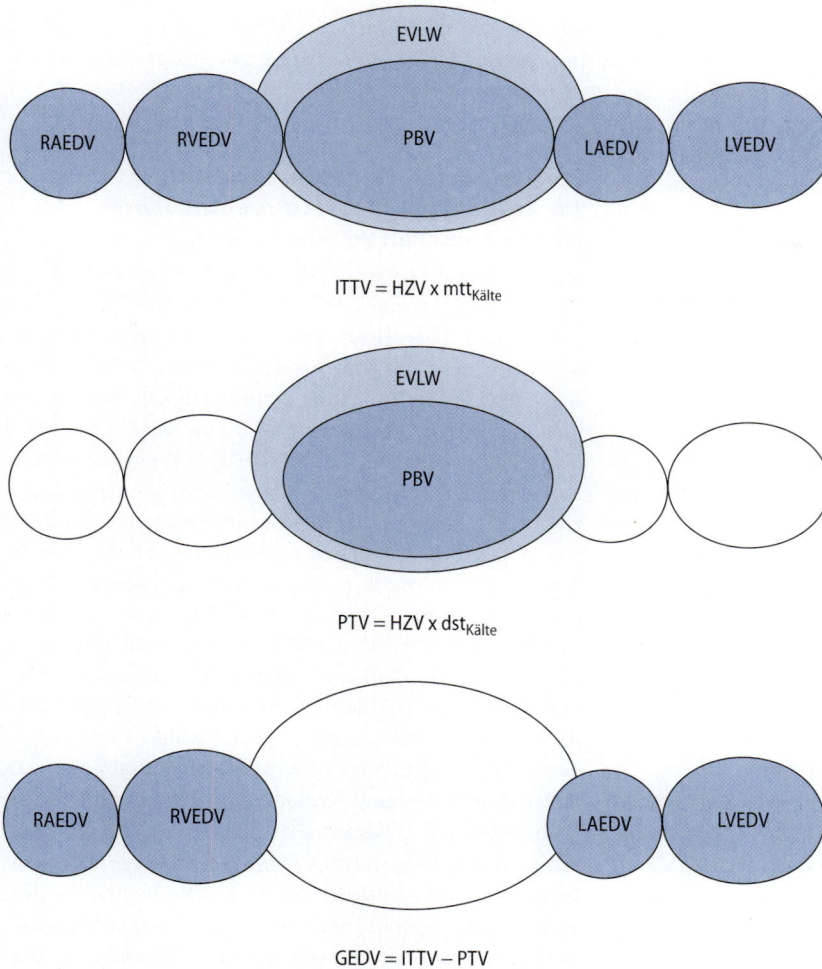

$$ITTV = HZV \times mtt_{Kälte}$$

$$PTV = HZV \times dst_{Kälte}$$

$$GEDV = ITTV - PTV$$

◻ **Abb. 9.2.** Prinzip der transkardiopulmonalen Thermodilution zur Berechnung des globalen enddiastolischen Volumens (*GEDV*). Die Messung des GEDV mittels Thermodilution erfolgt über die Zwischenschritte des intrathorakalen Thermovolumens (*ITTV*) und des pulmonalen Thermovolumens (*PTV*). Das ITTV (*oben*) stellt den gesamten Verteilungsraum des Indikators »Kälte« während der Passage zwischen zentralvenöser Injektion und aortaler Detektion dar. Es umfasst die Volumina des rechten Vorhofs (rechtsatriales enddiastolisches Volumen, *RAEDV*), des rechten Ventrikels (rechtsventrikuläres enddiastolisches Volumen, *RVEDV*), des pulmonalen Blutvolumens (*PBV*) und des extravaskulären Lungenwassers (*EVLW*) sowie die Volumina des linken Vorhofs (linksatriales enddiastolisches Volumen, *LAEDV*) und des linken Ventrikels (linksventrikuläres enddiastolisches Volumen, *LVEDV*). Das PTV (*Mitte*) umfasst die beiden pulmonalen Verteilungskompartimente, das PBV und das EVLW. Das GEDV (*unten*), welches die Volumina der 4 Herzhöhlen umfasst, lässt sich schließlich aus der Differenz zwischen ITTV und PTV berechnen. *dst*$_{Kälte}$ exponentielle Verschwindezeit des Indikators »Kälte«; *mtt*$_{Kälte}$ mittlere Transitzeit des Indikators »Kälte«

❗ **Das GEDV stellt zwar ein »virtuelles Volumen« dar, d. h. der absolut gemessene Wert entspricht quantitativ nicht einer Addition der anatomischen Volumina des rechten und des linken Herzens; es zeigte sich jedoch inzwischen in zahlreichen Studien, dass der Parameter GEDV sehr eng mit dem tatsächlichen zur diastolischen Füllung zur Verfügung stehenden zentralen Blutvolumen korreliert und sich somit als volumetrischer Vorlastparameter zur Steuerung einer Volumentherapie eignet [6–8].**

Die Berechnung des GEDV erfolgt, wie in ◻ Abb. 9.2 dargestellt, über 2 Zwischenschritte: In einem ersten Schritt wird anhand der mtt des Indikators »Kälte« das gesamte von diesem Indikator erreichte Verteilungsvolumen, das schon beschriebene intrathorakale Thermovolumen (ITTV), berechnet. Weiter erhält man durch Multiplikation der exponentiellen Verschwindezeit des Indikators »Kälte« (dst$_{Kälte}$) mit dem HZV das größte der einzelnen in Serie geschalteten Verteilungsvolumina, nämlich das sog. pulmonale Thermovolumen (PTV). Das GEDV berechnet sich nun durch Subtraktion des PTV vom ITTV:

$$ITTV = HZV \times mtt_{Kälte}$$
$$PTV = HZV \times dst_{Kälte}$$
$$GEDV = ITTV - PTV$$

Intrathorakales Blutvolumen (ITBV)

In einer initialen Studie [6] mit 57 intensivmedizinischen Patienten und einer anschließenden Validierung an weiteren 209 Patienten konnte gezeigt werden, dass das mittels der transkardiopulmonalen Thermodilution gemessene GEDV und das anhand der ICG-Farbstoffdilution bestimmte ITBV über einen weiten Messbereich ein stabiles Verhältnis von 1 : 1,25 aufweisen. Basierend auf diesen Daten kann bei Verwendung der singulären transkardiopulmonalen Thermodilution ein »errechnetes« intrathorakales Blutvolumen ($ITBV_{TD}$) angegeben werden:

$$ITBV_{TD} = GEDV \times 1{,}25$$

Jedoch erscheint es bei Verwendung der transkardiopulmonalen Thermodilution sinnvoll, für den klinischen Gebrauch den tatsächlich gemessenen Parameter, also das GEDV, zur Quantifizierung des Vorlastvolumens heranzuziehen. Das mittels dieser Technik näherungsweise bestimmte $ITBV_{TD}$ ist jedoch zur Bestimmung des EVLW unter alleiniger Verwendung des Indikators »Kälte« wichtig, wie im folgenden Abschnitt dargestellt.

Extravaskuläres Lungenwasser (EVLW)

Auch das EVLW, welches ursprünglich mittels der transkardiopulmonalen Doppelindikatortechnik, wie oben beschrieben, gemessen wurde, kann anhand der singulären transkardiopulmonalen Thermodilution näherungsweise bestimmt werden ($EVLW_{TD}$). Das EVLW stellt die Differenz zwischen dem intrathorakalen Thermovolumen (ITTV), also dem gesamten Verteilungsvolumen des Indikators »Kälte«, und dem intrathorakalen Blutvolumen (ITBV) dar. Wie zuvor beschrieben, kann das ITBV durch Multplikation des GEDV mit dem Faktor 1,25 berechnet werden. Somit kann man auch in einem weiteren Schritt das EVLW aus den Ergebnissen dieses nur mit einem Indikator arbeitenden Verfahrens kalkulieren:

$$EVLW_{TD} = ITTV - ITBV_{TD} \text{ oder}$$

$$EVLW_{TD} = ITTV - (GEDV \times 1{,}25)$$

Sowohl in experimentellen als auch in klinischen Studien konnte eine gute Übereinstimmung des nur mit der singulären Thermodilution gemessenen EVLW mit den Ergebnissen der originären Doppelindikatortechnik gezeigt werden [6, 9]. Somit ermöglicht diese wesentlich einfachere Technik auch die tatsächliche klinische Nut-

zung dieses Parameters zur differenzierten Beurteilung des Flüssigkeitsstatus und damit zur Steuerung der Volumentherapie [8].

Pulmonalarterielle Thermodilution zur Bestimmung des rechtsventrikulären enddiastolischen Volumens (EDV_{RV})

Das rechtsventrikuläre enddiastolische Volumen (EDV_{RV}) kann mit Hilfe eines Pulmonaliskatheters mit schnell messendem Thermistor, einem »Fast-response«-Pulmonaliskatheter, quantifiziert werden. Dieses Verfahren basiert auf einer Technik, die ursprünglich von Holt für den linken Ventrikel beschrieben wurde (▶ Kap. 7) [10]. Wird über den proximalen (rechtsatrialen) Port eine bestimmte Menge kalten Indikators in den rechten Ventrikel appliziert und werden in der Folge in der Pulmonalarterie mit einem ausreichend schnell reagierenden Thermistor die durch jedes folgende Schlagvolumen induzierten Temperaturunterschiede registriert, so lässt sich eine treppenförmige pulmonalarterielle Temperaturdilutionskurve erstellen, wie in ◘ Abb. 9.3 dargestellt. Der initiale, maximale Temperaturabfall entsteht durch die schlagartige Abkühlung des Blutes im rechten Ventrikel und das in der unmittelbaren Folge kühlere Schlagvolumen, welches mit dementsprechend erniedrigter Temperatur in die Pulmonalarterie ausgeworfen wird. In der Folge strömt mit jeder Diastole warmes Blut in der Menge des zuvor ausgeworfenen Schlagvolumens in den Ventrikel nach. Das jeweils folgende, aus dem Ventrikel ausgeworfene Schlagvolumen ist dementsprechend deutlich wärmer und führt in der Pulmonalarterie zu einer entsprechenden Temperaturerhöhung. Hieraus entsteht das Treppenstufenphänomen der pulmonalarteriellen Dilutionskurve. Basierend auf dem Prinzip der Massenerhaltung kann nun aus dem Verhältnis der Temperatursprünge die rechtsventrikuläre Ejektionsfraktion (EF_{RV}) berechnet werden. Gleichzeitig kann man durch Bestimmung des Integrals unter der Gesamtkurve das HZV sowie unter Einbeziehung der Herzfrequenz das rechtsventrikuläre Schlagvolumen (SV_{RV}) berechnen. Das EDV_{RV} berechnet sich demnach wie folgt:

$$EDV_{RV} = \frac{SV_{RV}}{EF_{RV}}$$

Limitierend ist jedoch zu erwähnen, dass bei dieser Bestimmung des EDV_{RV} der Indikator nicht herzaktionssynchron direkt in den rechten Ventrikel injiziert wird

$$RF_1 = \Delta T_2/\Delta T_1$$
$$RF_2 = \Delta T_3/\Delta T_2$$
$$RF_3 = \Delta T_4/\Delta T_3$$
$$RF_{mean} = (RF_1 + RF_2 + RF_3)/3$$
$$EF_{RV} = 1 - RF_{mean}$$
$$EDV_{RV} = SV_{RV}/EF_{RV}$$

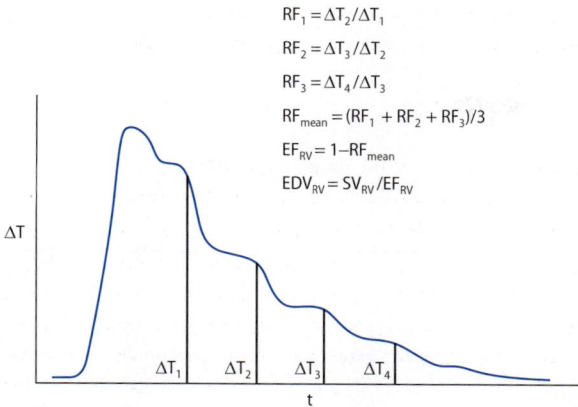

□ **Abb. 9.3.** Bestimmung des rechtsventrikulären enddiastolischen Volumens mit dem »Fast-response«-Pulmonaliskatheter. Aufgetragen ist die Veränderung der pulmonalarteriellen Bluttemperatur (ΔT), gemessen mit einem schnell messenden Thermistor, über die Zeit (t) während einer Thermodilution. Zur Bestimmung des rechtsventrikulären enddiastolischen Volumens (EDV_{RV}) werden als Zwischenschritte zunächst die einzelnen Residualfraktionen (RF) und hieraus die rechtsventrikuläre Ejektionsfraktion (EF_{RV}) bestimmt. SV Schlagvolumen

– man geht vielmehr von der Annahme aus, dass der in das rechte Atrium injizierte Kältebolus schnell und vollständig in den rechten Ventrikel gelangt. Auch kommt es zu einer Temperaturabgabe an die umgebenden ventrikulären Strukturen. Diese Faktoren führen auch hier zu Abweichungen der so gemessenen Volumina gegenüber bildgebenden Verfahren. Es zeigte sich jedoch auch für diesen volumetrischen Parameter, dass er zu Einschätzung des Volumenstatus und somit der kardialen Vorlast besser geeignet ist als die klassische Messung der Füllungsdrücke ZVD und PAOP [11].

9.4 Echokardiographische Bestimmung der enddiastolischen kardialen Ventrikelvolumina

Die Echokardiographie wird klinisch zunehmend zur kardiovaskulären Beurteilung kritisch kranker Patienten intraoperativ und auf der Intensivstation eingesetzt. Durch die direkte Visualisierung der 4 Herzhöhlen ist mittels dieser Methodik neben der morphologischen Beurteilung und einer funktionellen Diagnostik (Kontraktilität, Vitien, Klappenfunktionen) auch eine schnelle Aussage

über den intravasalen Volumenzustand eines Patienten möglich. Insbesondere die transösophageale Echokardiographie (»transesophageal echocardiography«, TEE), welche ausführlich in ▶ Kap. 8 dargestellt wird, findet hier Anwendung.

Bestimmung der linksventrikulären enddiastolischen Fläche mittels TEE. Die TEE ermöglicht im transgastralen Kurzachsenschnitt auf definierter, mittlerer Ebene der Papillarmuskeln die Bestimmung der sog. linksventrikulären enddiastolischen Fläche (»left ventricular end-diastolic area«, LVEDA). Diese Bestimmung des Querschnitts durch den linken Ventrikel erfolgt in aller Regel manuell, d. h. es wird bei gleichzeitiger Ableitung eines Elektrokardiogramms die Phase der Enddiastole definiert. Anhand des in der Enddiastole aufgenommenen Schnittbildes wird nun die innere Kontur des linken Ventrikels unter Einbeziehung der Papillarmuskeln verwendet, um planimetrisch die LVEDA zu bestimmen. Die 2-dimensionale LVEDA dient nun dazu, auf das Volumen des linken Ventrikels am Ende der Diastole rückzuschließen. In mehreren Studien ließ sich zeigen, dass die LVEDA es prinzipiell sehr gut ermöglicht, Veränderungen der kardialen Vorlast und so des intravasalen Volumenzustandes zu verfolgen [12]. Prinzipiell limitierend ist bei dieser Methode, dass von einem 2-dimensionalen Schnittbild auf das 3-dimensionale Ventrikelvolumen rückgeschlossen wird, was gerade bei einer pathologischen Ventrikelgeometrie an Einfluss gewinnt. Eine weitere Limitierung dieser Methode besteht in der Schwierigkeit, exakt die gleiche Schnittebene durch den linken Ventrikel über längere Zeit beizubehalten bzw. zu verschiedenen Zeitpunkten zu reproduzieren, was für eine tatsächliche, quantitative Überwachung des Volumenstatus notwendig ist. Gleiches gilt insbesondere auch bei Patienten mit kardialen pathologischen Veränderungen, bei denen die Einstellung eines standardisierten Kurzachsenschnitts durch den linken Ventrikel häufig deutlich erschwert bzw. unmöglich ist.

❶ Als tatsächlich einsetzbare Methode einer längerfristigen Überwachung des Volumenstatus erscheint die TEE daher weniger geeignet. Die direkte Visualisierung der Herzhöhlen beim hämodynamisch akut instabilen Patienten zur schnellen »Blickdiagnostik« einer Hypo-, aber auch einer Hypervolämie und der kardialen Funktion ist jedoch ein elementarer Vorteil dieser Methode.

9.5 Funktionelle Parameter, basierend auf den Herz-Lungen-Interaktionen unter mechanischer Beatmung

Zunehmende Verbreitung in der perioperativen und intensivmedizinischen Überwachung des intravasalen Volumenstatus finden sog. funktionelle Parameter wie die linksventrikuläre Schlagvolumenvariation (SVV), die arterielle Pulsdruckvariation (»pulse pressure variation«, PPV) oder die Variation im aortalen bzw. pulmonalarteriellen Blutfluss. Grundlage dieser Parameter sind die spezifischen Interaktionen des Herzens und der Lungen unter mechanischer Ventilation: Durch die intrathorakale Druckerhöhung während der Inspiration kommt es zu einer temporären Reduktion des venösen Rückstroms zum rechten Ventrikel. Die Folgen sind eine verminderte diastolische Füllung und eine Reduktion der kardialen Vorlast während dieses Abschnitts des Beatmungszyklus. Diese Vorlastverminderung führt zu einer temporären Reduktion des Schlagvolumens. Während der Exspiration wiederum nimmt der venöse Rückfluss zum Herz zu. Die diastolische Füllung und die kardiale Vorlast steigen. Es resultieren erhöhte Schlagvolumina.

!> Die mechanische Beatmung induziert somit ein stetiges endogenes Volumenbe- und -entlastungsmanöver mit der Konsequenz einer beatmungsabhängigen zyklischen Variation des linksventrikulären Schlagvolumens bzw. einer Variation des aortalen Spitzenblutflusses.

Letztlich ist das Ausmaß dieser Variation des linksventrikulären Auswurfs von der Steilheit der linksventrikulären Funktionskurve, also der individuellen »Starling-Kurve«, abhängig. Diese beschreibt, wie in ◼ Abb. 9.4 dargestellt, den Zusammenhang zwischen dem linksventrikulären enddiastolischen Volumen (Vorlastvolumen) und dem vom Ventrikel ausgeworfenen Schlagvolumen. Ist diese Kurve steil, führt eine Vergrößerung des Vorlastvolumens zu einer Steigerung des Schlagvolumens. Somit ist auch die beatmungsinduzierte linksventrikuläre Schlagvolumenvariation relativ stark ausgeprägt. Ist die Steigung der Funktionskurve hingegen flach, so ist auch die beatmungsinduzierte linksventrikuläre Schlagvolumenvariation gering. Unter kontrollierter mechanischer Beatmung und bei regelmäßigem Herzrhythmus lässt sich an der Variation des linksventrikulären Schlagvolumens somit die »Volumenregibilität« ableiten. Hierfür geeignete Methoden sind kontinuierliche Verfahren, die in

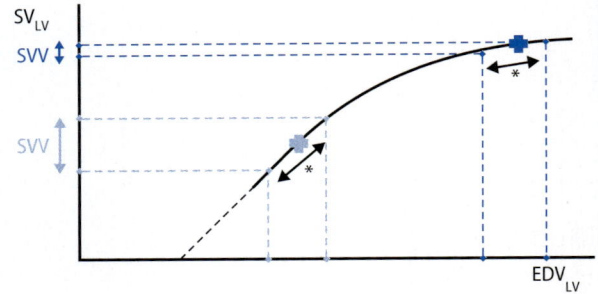

◼ **Abb. 9.4.** Mechanismus der linksventrikulären Schlagvolumenvariation zur Beurteilung der Volumenreagibilität. Dargestellt ist eine linksventrikuläre Funktions- oder Starling-Kurve. Das pro Herzschlag produzierte Schlagvolumen (SV_{LV}) ist gegen die Vorlast, also das linksventrikuläre enddiastolische Volumen (EDV_{LV}), aufgetragen. Die mit einem *Sternchen* markierten Pfeile zeigen den Einfluss des mechanischen Atemzyklus, der für die Entstehung der linksventrikulären Schlagvolumenvariation (*SVV*) verantwortlich ist. *hellblau* dargestellt ist die SVV bei Volumenreagibilität, *dunkelblau* die SVV nach Volumenzufuhr.

Echtzeit jedes einzelne linksventrikuläre Schlagvolumen automatisch quantifizieren. Denn nur hierdurch kann die beatmungsinduzierte Variation im linksventrikulären Schlagvolumen erfasst weden. Die gebräuchlichste und am besten untersuchte Methode ist die direkte arterielle Blutdruckmessung mit Bestimmung der PPV (▶ Kap. 6) bzw. die arterielle Pulskonturanalyse zur Bestimmung der linksventrikulären SVV (▶ Kap. 7). Alternativ lassen sich auch die Variationen des aortalen Blutflusses mittels ösophagealer Dopplersonographie (▶ Kap. 8) messen.

9.5.1 Arterielle Druckamplitudenvariation (»Pulse pressure variation«, PPV)

Die Druckamplitude (»pulse pressure«, PP) ist per definitionem die Differenz zwischen systolischem und diastolischem arteriellen Blutdruck. Die aortal gemessene Druckamplitude stellt ein Surrogat für das linksventrikuläre Schlagvolumen dar. Wie in ◼ Abb. 9.5 dargestellt, lässt sich nun aus dem maximalen und der minimalen Druckamplitude pro Atemzyklus die PPV bestimmen. Anhand zahlreicher Studien ließ sich nachweisen, dass die manuell erfasste PPV beim kontrolliert beatmeten Patienten ein sehr hilfreicher Parameter zur Bestimmung der Volumenreagibilität ist. Jedoch existieren bisher noch keine ausreichenden Untersuchungen darüber, inwieweit sich unter speziellen klinischen Situationen wie z. B. der

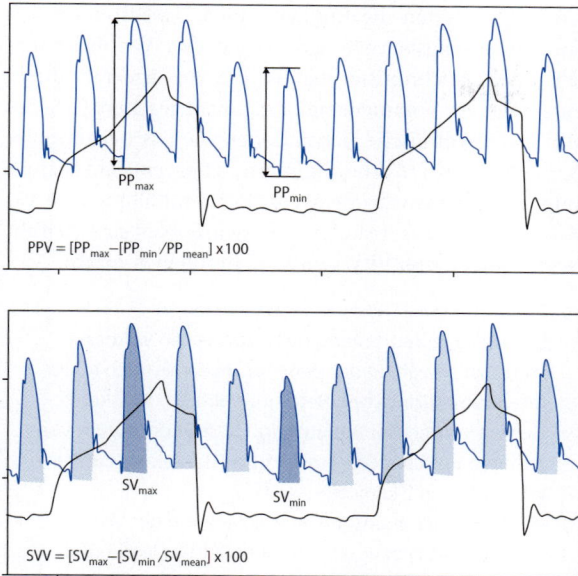

$$PPV = [PP_{max} - [PP_{min}/PP_{mean}] \times 100$$

$$SVV = [SV_{max} - [SV_{min}/SV_{mean}] \times 100$$

Abb. 9.5. Bestimmung der arteriellen Druckamplitudenvariation und der linksventrikulären. Schlagvolumenvariation. Synchron dargestellt sind das aortale Drucksignal (*rot*) und der Atemwegsdruck (*blau*) unter mechanischer Beatmung. Die Druckamplitudenvariation (*PPV*) wird durch Messung der maximalen (*PP_{max}*) bzw. der minimalen Druckamplitude (*PP_{min}*) bestimmt (*oben*). Analog kann die linksventrikuläre Schlagvolumenvariation (*SVV*) mittels arterieller Pulskonturanalyse durch Bestimmung der maximalen (*SV_{max}*) bzw. minimalen Schlagvolumina (*SV_{min}*) gemessen werden (*unten*).

hochdosierten Applikation von Vasopressoren das periphere arterielle Signal, gewonnen z. B. aus der Radialarterie zur Analyse der PPV, als Surrogatmarker des linksventrikulären Schlagvolumens verwenden lässt. Einige Hämodynamikmonitore ermöglichen inzwischen auch die automatisierte Bestimmung der PPV; hierzu werden über ein definiertes Zeitfenster (z. B. 30 s) der maximale, der minimale und die mittlere Druckamplitude automatisiert bestimmt, aus denen die PPV berechnet wird.

9.5.2 Linksventrikuläre Schlagvolumenvariation (SVV)

Verschiedene Verfahren der arteriellen Pulskonturanalyse, auf die bereits in ▶ Kap. 7 eingegangen wurde, ermöglichen eine kontinuierliche, automatisierte und quasi in Echtzeit stattfindende Bestimmung der linksventrikulären Schlagvolumina. Somit ermöglichen es diese Techniken,

die linksventrikulären Schlagvolumenvariation (SVV) zu quantifizieren. Dieses Prinzip ist ebenfalls in ▶ Abb. 9.5 dargestellt. Auch hier werden in einem definierten Zeitfenster, welches mindestens einen vollständigen Beatmungszyklus umfassen muss (z. B. 30 s), das maximale und das minimale bzw. das durchschnittliche Schlagvolumen automatisiert bestimmt, woraus dann die SVV berechenbar ist. Dieses Zeitfenster schreitet kontinuierlich voran, sodass die SVV annähernd in Echtzeit angezeigt werden kann. Das Signal für die arterielle Pulskonturanalyse wird zumeist in einer zentralen Arterie wie der distalen Aorta (über die Femoralarterie) gewonnen. Dies scheint auch bei ausgeprägten Veränderungen des Gefäßtonus eine valide Erfassung der SVV zu ermöglichen. Da jedoch die im Einzelnen verwendeten Algorithmen nicht offengelegt sind, ist hier eine differenzierte Validierung der einzelnen Methoden unabdingbar [13]. Inwieweit auch eine Analyse eines peripheren arteriellen Signals zur Beurteilung der SVV bzw. PPV möglich ist, bei dem Veränderungen des Vasotonus insbesondere von Bedeutung sein können, lässt sich bisher noch nicht abschließend feststellen.

9.5.3 Wichtige Aspekte zur Validität von PPV und SVV

Qualität des Rohsignals

Wichtig bei der Beurteilung der PPV aus der arteriellen Druckmessung sowie auch der SVV aus der arteriellen Pulskonturanalyse ist ein sicherer Ausschluss messtechnischer Artefakte wie »Schleuderzacken« bzw. Dämpfungen des Rohsignals. Hier kann es zu signifikanten Fehleinschätzungen der tatsächlichen Größen kommen. Daher sollte immer das tatsächliche Rohsignal, d. h. die gemessene arterielle Druckkurve, kritisch betrachtet werden. Eine apparative Validierung ist hier indirekt nur möglich, wenn neben der Auswertung des arteriellen Drucksignals (z. B. Bestimmung der Schlagvolumina und des HZV per Pulskonturanalyse) auch ein Referenzverfahren zur Verfügung steht, z. B. in Kombination mit der transkardiopulmonalen Thermodilution (Bestimmung des HZV).

Messort des Rohsignals

Gerade unter pathologischen Kreislaufzuständen und der Applikation vasoaktiver Medikamente kommt es potenziell zu einer Diskrepanz zwischen zentralarteriellem (aortal bzw. aortennah) und peripherem Signal (z. B. Radialarterie). Abschließende Vergleiche von tatsächlicher linksventrikulärer Schlagvolumenvariation und Messungen, die auf einem peripheren Blutdrucksignal beruhen, liegen für solche pathologischen Bedingungen noch nicht vor.

Einflüsse des Beatmungsmusters

Die mechanische Inspiration und Exspiration sind die treibenden Kräfte des endogenen Volumenbe- und -entlastungsmanövers, welches zur SVV und zur PPV führt; somit sind diese Parameter auch naturgemäß von der Größe des Tidalvolumens abhängig [14]. Den empfohlenen Zielgrößen (PPV: <13 %; SVV: <10 %) liegen Beatmungsmuster mit Tidalvolumina von 8–10 ml/kg ideales Körpergewicht zugrunde. Auch die kontinuierliche Applikation eines positiven endexspiratorischen Atemwegsdruckes (»positive endexpiratory pressure«, PEEP) beeinflusst die PPV bzw. die SVV; Veränderungen der funktionellen Parameter spiegeln hier jedoch die veränderte Volumenreagibilität des linken Ventrikels wider (die Applikation eines PEEP führt zu einer kontinuierlichen Reduktion des venösen Rückstroms zum rechten und somit konsekutiv auch zum linken Herz). Diese Parameter eignen sich somit auch zur Evaluation der hämodynamischen Konsequenzen einer PEEP-Applikation [15, 16].

Einflüsse der Thorax-Compliance und des intraabdominellen Drucks

Auch Veränderungen der Compliance des Thorax wie z. B. bei einer Thorakotomie haben Einfluss auf die beatmungsinduzierten Interaktionen des kardiovaskulären Systems und der Lunge und somit auch auf PPV und SVV. Aber auch hier spiegeln diese Veränderungen von SVV und PPV (Verringerung dieser Parameter bei eröffnetem Thorax, Anstieg bei erhöhtem intraabdominellen Druck) die hierdurch induzierten zentralen intravasalen Volumenverschiebungen und somit die Veränderungen der Volumenreagibilität des linken Ventrikels wider, wie sowohl tierexperimentell als auch in klinischen Studien gezeigt werden konnte [17].

Spontanatmung und Rhythmusstörungen

❗ **Grundvoraussetzungen der Verwertbarkeit von PPV und SVV sind eine kontrollierte mechanische Ventilation und ein stabiler Sinusrhythmus.**

Unter assistierten Beatmungsformen, insbesondere bei Spontanatmungsbemühungen gegen den Ventilator und fehlender Synchronisierung, ist die Aussagekraft dieser Parameter zur Volumenreagibilität nicht gegeben. Gleiches gilt für arrhythmische Herzaktionen wie z. B. bei absoluter Arrhythmie bei Vorhofflimmern. Hier entsteht bereits aufgrund der asynchronen ventrikulären Füllung eine Variation des linksventrikulären Auswurfs, was eine zielführende Analyse von PPV und SVV unmöglich macht.

Fazit

Die korrekte Beurteilung des intravasalen Volumenstatus ist sowohl in der perioperativen als auch in der intensivmedizinischen Betreuung kritisch kranker Patienten von großer Bedeutung. Dieses Kontinuum von hämdynamischer Diagnostik und Therapie umfasst im Wesentlichen 2 klinische Aspekte:

- Durch die quantitative Abschätzung des Volumenstatus bzw. der kardialen Vorlast lassen sich insbesondere Veränderungen des intravasalen Volumens über die Zeit erfassen.
- Klinisch ebenso bedeutsam ist die qualitative Beurteilung des Volumenstatus. Unabhängig von der zugrunde liegenden Erkrankung soll die Frage beantwortet werden, ob der intravasale Volumenstatus für eine optimale Herzfunktion ausreichend ist oder ob er durch eine Volumenzufuhr verbessert werden kann.

Zur Beurteilung dieser beiden Aspekte stand traditionell bisher fast ausschließlich die Messung der Füllungsdrücke ZVD und PAOP zur Verfügung. Aber gerade beim kritisch kranken und mechanisch ventilierten Patienten eignen sich diese Parameter nicht. Vielmehr sind zur quantitativen Erfassung der Vorlast die volumetrischen Verfahren, abgeleitet aus den Indikatordilutionsmethoden (ITBV, GEDV, EDV$_{RV}$) bzw. der Echokardiographie (LVEDA), zu favorisieren. Für die qualitative Beurteilung, d. h. für die Einschätzung der Volumenreagibilität, stehen – zumindest beim kontrolliert beatmeten Patienten – mit den funktionellen und kontinuierlichen Parametern PPV und SVV bzw. den korrespondierenden Parametern der Echokardiographie und der Dopplersonographie klinisch sinnvolle Möglichkeiten zur Verfügung. Die klinische Wertigkeit dieser funktionellen hämodynamischen Verfahren erscheint gerade im Rahmen spezifischer Algorithmen zur Volumentherapie hoch.

Literatur

1. Magder S (1998) More respect for the CVP. Intensive Care Med 24: 651–653

2. Lichtwarck-Aschoff M, Zeravik K, Pfeiffer UJ (1992) Intrathoracic blood volume accurately reflects circulatory volume status in critically ill patients with mechanical ventilation. Intensive Care Med 18: 142–147

3. Kumar A, Anel R, Bunnell E et al. (2004) Pulmonary artery occlusion pressure and central venous pressure fail to predict ventricular filling volume, cardiac performance, or he response to volume infusion in normal subjects. Crit Care Med 32: 691–699

4. Michard F, Teboul JL (2002) Predicting fluid responsiveness in ICU patients. An analysis of evidence. Chest 121: 2000–20008

5. Orth VH, Rehm M, Haller M et al. (2001) The measurement of blood volume – state-of-the-art. Anästhesist 50: 562–568

6. Osman D, Ridel C, Ray P et al. (2007) Cardiac filling pressures are not appropriate to predict hemodynamic response to volume challenge. Crit Care Med 35: 64–68

7. Hoeft A, Schorn B, Weyland A et al. (1994) Bedside assessment of intravascular volume status in patients undergoing coronary bypass surgery. Anesthesiology 81: 76–86

8. Sakka SG, Ruhl CC, Pfeiffer UJ et al. (2000) Assessment of cardiac preload and extravascular lung water by single transpulmonary thermodilution. Intensive Care Med 26: 180–187

9. Hofer CK, Furrer L, Matter-Ensner S et al. (2005) Volumetric preload measurement by thermodilution: a comparison with transoesophageal echocardiography. Br J Anaesth 94: 748–755

10. Goepfert MS, Reuter DA, Akyol D, Lamm P, Kilger E, Goetz AE (2007) Goal-directed fluid management reduces vasopressor and catecholamine use in cardiac surgery patients. Intensive Care Med 33: 96–103

11. Katzenelson R, Perel A, Berkenstadt H et al. (2004) Accuracy of transpulmonary thermodilution versus gravimetric measurement of extravascular lung water. Crit Care Med 32: 1550–1554

12. Holt JP (1966) Symposium on measurement of left ventricular volume. II. Indicator-dilution methods: indicators, injection, sampling and mixing problems in measurement of ventricular volume. Am J Cardiol 18: 208–225

13. Martyn JAJ, Snider MT, Farago LF, Burke JF (1981) Thermodilution right ventricular volume: a novel and better indicator of volume replacement in acute thermal injury. J Trauma 21: 619–626

14. Cheung AT, Savino JS, Weiss SJ, Aukburg SJ, Berlin JA (1994) Echocardiographic and hemodynamic indexes of left ventricular preload in patients with normal and abnormal ventricular function. Anesthesiology 81: 376–387

15. Kubitz JC, Annecke T, Forkl S et al. (2007) Validation of pulse contour stroke volume variation during modifications of cardiac afterload. Br J Anaesth 98: 591–597

16. Reuter DA, Bayerlein J, Goepfert MS et al. (2003) Influence of tidal volume on left ventricular stroke volume variation measured by pulse contour analysis in mechanically ventilated patients. Intensive Care Med 29: 476–480

17. Kubitz JC, Annecke T, Kemming GI et al. (2006) The influence of positive end-expiratory pressure on stroke volume variation and central blood volume during open and closed chest conditions. Eur J Cardiothorac Surg 30: 90–95

18. Michard F, Chemla D, Richard C et al. (1999) Clinical use of respiratory changes in arterial pulse pressure to monitor the hemodynamic effects of PEEP. Am J Respir Crit Care Med 159: 935–939

19. Reuter DA, Goresch T, Goepfert MSG et al. (2004) Effects of mid-line thoracotomy on the interaction between mechanical ventilation and cardiac filling during cardiac surgery. British J Anaesth 92: 808–813

Sauerstoffangebot und Sauerstoffverbrauch

F. Bloos, K. Reinhart

Das kardiozirkulatorische System stellt primär ein Transport- und Austauschsystem dar. Die zentrale Aufgabe dieses Systems besteht in der angemessenen Versorgung der Organsysteme mit Sauerstoff und Substraten sowie in der Beseitigung von Metaboliten. Bei kritisch kranken Patienten ist die adäquate Funktion des kardiozirkulatorischen Systems und damit die Sauerstoffversorgung der Gewebe gefährdet oder gar substanziell gestört. Die Erkennung und zeitnahe Behandlung solcher Störungen sind essenziell, da das Überleben des Patienten direkt von dem Erfolg einer hämodynamischen Stabilisierung abhängt.

> ! Ein hämodynamisches Monitoring müsste daher prinzipiell Auskunft über die entscheidenden zu optimierenden Größen geben, nämlich über den konvektiven O_2-Transport zum Gewebe (das globale O_2-Angebot) und die Gewebeoxygenierung.

Im Idealfall wäre bettseitig jederzeit eine Einschätzung des bioenergetischen Status der Zellen des Organismus möglich, was aber in praxi kein gegenwärtig verfügbares Überwachungsverfahren leisten kann. Parameter des Standardmonitorings (z. B. Blutdruck, Herzfrequenz und Sauerstoffsättigung) können, wie am Beispiel des arteriellen Mitteldrucks in ◻ Abb. 10.1 gezeigt, diese Aufgabe ebenfalls nicht erfüllen.

Im Jahre 1970 führten Swan und Ganz die bettseitige Pulmonalarterienkatheterisierung mit Hilfe eines Ein-

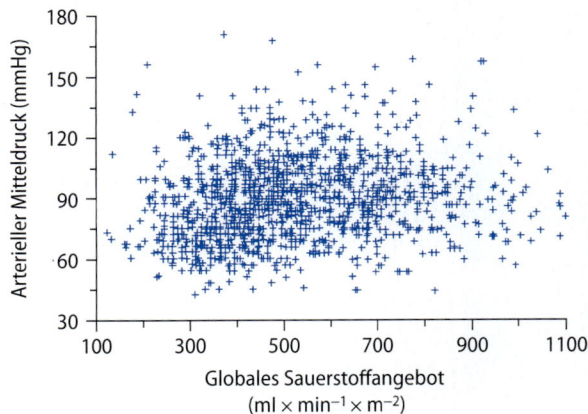

◻ **Abb. 10.1.** Beziehung zwischen arteriellem Mitteldruck und globalem Sauerstoffangebot [1]. Bei einem normalen arteriellen Mitteldruck können sowohl sehr niedrige als auch normale und sehr hohe Angebotswerte vorliegen.

schwemmkatheters in die Intensivmedizin ein [2]. Neben der Messung von Drücken im kleinen Kreislauf konnten nun auch erstmals globales Sauerstoffangebot und globaler Sauerstoffverbrauch bestimmt werden. Im Folgenden sollen physiologische Grundlagen und die klinische Wertigkeit dieser beiden Parameter sowie Alternativen diskutiert werden.

10.1 Ursachen einer gestörten Gewebeoxygenierung

Definition
Wenn das kardiozirkulatorische System seiner Aufgabe einer adäquaten Gewebesauerstoffversorgung nicht mehr nachkommen kann, so spricht man von einem Schock.

Die zelluläre Sauerstoffversorgung kann in diesem Fall auf verschiedenen Ebenen des kardiozirkulatorischen Systems gestört sein (◻ Abb. 10.2). Störungen der globalen Sauerstoffversorgung durch pathologische Veränderung ihrer Determinanten »Myokardfunktion«, »pulmonaler Gasaustausch« und »Hämoglobingehalt« betreffen die Gewebeoxygenierung aller Organe. Auf Organebene wird der Blutfluss und damit das regionale Sauerstoffangebot bedarfsspezifisch verteilt. Ein adäquater arterieller Gefäßtonus und eine physiologische Ansprechbarkeit auf endogene vasoaktive Mediatoren sind Vorraussetzung für diese Funktion. Erkrankungen, die den Gefäßtonus oder die Ansprechbarkeit auf Mediatoren pathologisch verändern, können zu einer Minderversorgung mit Sauerstoff in einzelnen oder mehreren Organen führen, auch wenn das globale Sauerstoffangebot adäquat erscheint.

Der eigentliche Sauerstoffaustausch zwischen Blut und Gewebe erfolgt in der Mikrozirkulation. Die Mikrozirkulation ist ein hoch komplexes Organ, das ebenfalls bedarfsspezifisch die Sauerstoffversorgung der abhängigen Zellen gewährleistet. Beeinträchtigungen der Sauerstoffdiffusion oder Fehlverteilungen des kapillären Blutflusses können eine Minderversorgung der betroffenen Gewebeareale bewirken, auch wenn das globale und das organspezifische Sauerstoffangebot adäquat erscheinen. Eine Überwachung des kardiozirkulatorischen Systems auf regionaler oder mikrozirkulatorischer Ebene ist mit den momentan verfügbaren Techniken nur sehr eingeschränkt und nur mit einigem Aufwand möglich.

Determinanten   Pathophysiologische Größen

Globaler O$_2$-Transport ← Lungenfunktion Herzzeitvolumen Hämoglobingehalt ← ARDS Pneumonie Vorlastverminderung Myokarddepression Anämie

Regionale Verteilung des Blutflusses ← Gefäßwiderstand Perfusionsdruck ← Veränderte Gefäßansprechbarkeit Vasoaktive Mediatoren

Gasaustausch auf zellulärer Ebene ← Kapillardichte Kapillarperfusion Diffusionsstrecke ← Mikorembolisation Leukozytenadhärenz Endothelzellschädigung Verminderte Erythrozytenverformbarkeit Interstitielles Ödem

◻ **Abb. 10.2.** Determinanten sowie pathophysiologische Beeinträchtigungen der zellulären Sauerstoffversorgung. *ARDS* »adult respiratory distress syndrome«

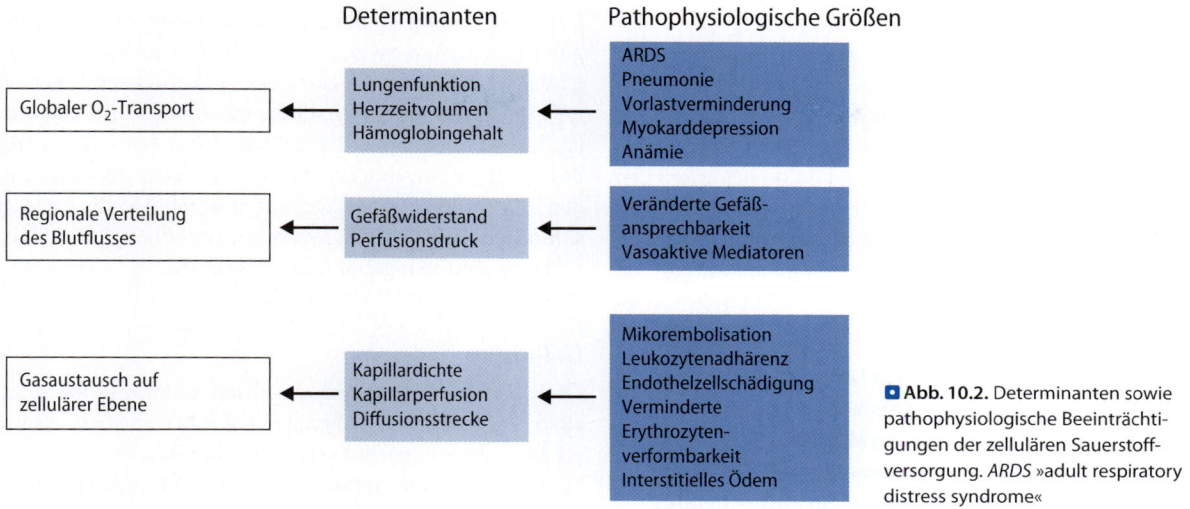

10.2 Physiologie des Sauerstofftransports

10.2.1 Globales Sauerstoffangebot

Der konvektive Sauerstofftransport zum Gewebe (O$_2$-Angebot, DO$_2$) ist eine der wesentlichen Determinanten des zellulären Sauerstoffangebots und kann durch Änderungen des metabolischen Bedarfs in erheblichem Ausmaß beeinflusst werden.

❗ **DO$_2$ gibt an, wie viele Milliliter Sauerstoff pro Minute vom kardiozirkulatorischen System insgesamt transportiert werden und ergibt sich aus dem Produkt aus Herzminutenvolumen (Q$_T$) und arteriellem Sauerstoffgehalt (c$_a$O$_2$; Gleichung 1).**

$$DO_2 = Q_T \cdot c_a O_2 \qquad (1)$$

Die wesentlichen Determinanten des C$_a$O$_2$ sind der Sättigungsgrad des Hämoglobins mit Sauerstoff (S$_a$O$_2$) und der Hämoglobingehalt des Blutes (Hb). Der physikalisch im Blut gelöste Sauerstoff wird aus dem arteriellen Sauerstoffpartialdruck (P$_a$O$_2$) berechnet, kann aber für klinische Betrachtungen vernachlässigt werden:

$$c_a O_2 = Hb \cdot 1,36 \cdot S_a O_2 + P_a O_2 \cdot 0,0031 \qquad (2)$$

10.2.2 Globaler Sauerstoffverbrauch

Die Beziehung zwischen arteriellem Sauerstoffgehalt und Herzminutenvolumen einerseits sowie Sauerstoffverbrauch und gemischtvenöser Sauerstoffsättigung andererseits wurde erstmals von Fick beschrieben. Gemäß dem Fick-Prinzip ist die Gesamtabgabe einer Substanz aus einem Organismus das Produkt aus dem Blutfluss zum Organ und der arteriovenösen Konzentrationsdifferenz der Substanz.

❗ **Der Sauerstoffverbrauch ($\dot{V}O_2$) repräsentiert die metabolische Aktivität des gesamten Metabolismus und resultiert aus dem Produkt aus Herzminutenvolumen (Q$_T$) und arterio-gemischtvenöser Sauerstoffgehaltsdifferenz (c$_a$O$_2$ – c$_v$O$_2$, wobei c$_v$O$_2$ dem gemischtvenösen Sauerstoffgehalt entspricht; Gleichung 3).**

$$\dot{V}O_2 = Q_T \cdot (c_a O_2 - c_v O_2) \qquad (3)$$

Dabei gilt für C$_v$O$_2$:

$$c_v O_2 = Hb \cdot 1,36 \cdot S_v O_2 + P_v O_2 \cdot 0,0031 \qquad (4)$$

Dabei ist S$_v$O$_2$ die gemischtvenöse Sauerstoffsättigung und P$_v$O$_2$ der Sauerstoffpartialdruck im gemischtvenösen Blut.

Entsprechend dem arteriellen Sauerstoffgehalt (Gleichung 2) kann der physikalisch gelöste Sauerstoff unter klinischen Bedingungen vernachlässigt werden. Arterielles Blut mit einem Hämoglobingehalt von 15 g/dl enthält ungefähr 20 ml O_2/dl Blut. Für den gesamten Organismus ergibt sich durchschnittlich eine Reduktion des arteriellen Sauerstoffgehaltes um 25 %. Das aus der Pulmonalarterie gewonnene gemischtvenöse Blut enthält somit, nachdem sich das venöse Blut aller Organe im rechten Ventrikel gemischt hat, unter physiologischen Bedingungen etwa 15 ml O_2/dl.

> ❶ Da der Sauerstoffverbrauch lediglich die aktuelle Sauerstoffaufnahme widerspiegelt, die nicht notwendigerweise mit dem aktuellen Sauerstoffbedarf identisch ist, kann von diesem Globalparameter nicht ohne Weiteres auf ein ausreichendes zelluläres Sauerstoffangebot geschlossen werden.

Unter physiologischen Bedingungen sind Sauerstoffbedarf und -verbrauch jedoch identisch. Der Sauerstoffverbrauch kann sich unter klinischen Bedingungen, z. B. durch Fieber, Kältezittern, Schmerzen, vermehrte Atemarbeit oder chirurgische Manipulationen, jedoch in erheblichem Umfang ändern. Deshalb ist es nicht möglich, eine angemessene Gewebeoxygenierung ohne Wissen des aktuellen metabolischen Bedarfs allein aus den Parametern »Sauerstoffangebot« und »Sauerstoffverbrauch« abzuschätzen.

10.2.3 Beziehung zwischen Sauerstoffangebot und -verbrauch

Die Aufrechterhaltung eines adäquaten Sauerstoffangebots zur Deckung des Bedarfs ist überlebenswichtig. Dem Organismus stehen vielfältige Kompensationsmechanismen zur Verfügung, um den Sauerstoffbedarf auch in extremen Situationen zu decken. So führt z. B. ein Abfall der c_aO_2 durch Anämie oder Hypoxämie zu einem Anstieg des Herzminutenvolumens. Selbst wenn es zu einem Abfall des Sauerstoffangebots kommt, kann der Sauerstoffverbrauch konstant gehalten werden. Dies wird durch einen Anstieg der Sauerstoffextraktion (O_2ER) erreicht. Die O_2ER ist definiert als der Quotient aus Sauerstoffverbrauch und -angebot:

$$O_2ER = \frac{\dot{V}O_2}{DO_2} = \frac{c_aO_2 - c_vO_2}{c_aO_2} \qquad (5)$$

Die O_2ER variiert bereits unter physiologischen Bedingungen erheblich zwischen den einzelnen Organen. Die globale O_2ER beträgt in Ruhe etwa 0,3 und kann bis etwa 0,7 gesteigert werden. Wenn die maximale O_2ER erreicht ist, kann der Sauerstoffbedarf bei einem weiteren Abfall des Sauerstoffangebots nicht mehr gedeckt werden, und der Sauerstoffverbrauch beginnt abzunehmen. Es besteht somit bei niedrigen DO_2-Werten eine Abhängigkeit zwischen Sauerstoffangebot und -verbrauch.

Definition

Dasjenige Sauerstoffangebot, dessen Unterschreitung zu einer $\dot{V}O_2$- bzw. DO_2-Abhängigkeit führt, wird als »kritisches Sauerstoffangebot« (DO_2crit) bezeichnet

Da unter den Bedingungen der $\dot{V}O_2$- bzw. DO_2-Abhängigkeit eine adäquate Gewebeoxygenierung nicht mehr gewährleistet ist, kann man einen Anstieg des Serumlaktatspiegels beobachten (◻ Abb. 10.3).

Es wurde postuliert, dass das kritische Sauerstoffangebot insbesondere bei distributiven Schockformen (z. B. septischer Schock) deutlich höher liegt als bei anderen Patienten. Dies würde bedeuten, dass diese Patienten ein wesentlich höheres Sauerstoffangebot benötigen als

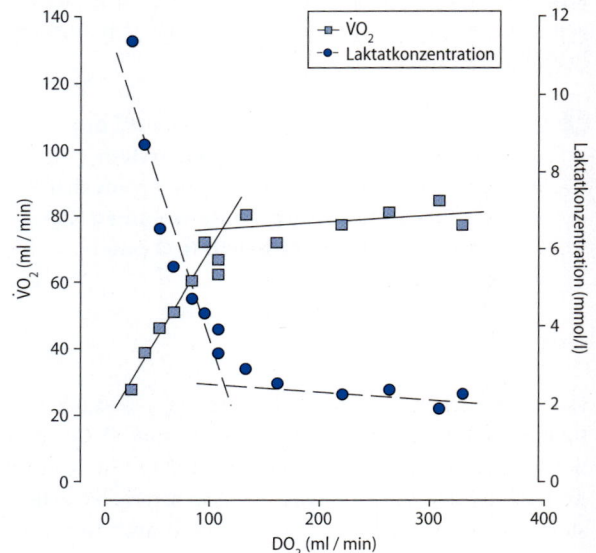

◻ **Abb. 10.3.** Konzept des kritischen Sauerstoffangebots (DO_2crit). *DO_2* Sauerstoffangebot; *$\dot{V}O_2$* Sauerstoffverbrauch. Nach [3]

andere. Dieses theoretische Konzept hat sich klinisch jedoch nicht durchsetzen können, da eine Bestimmung des kritischen Sauerstoffangebots klinisch nicht möglich ist und das Vorliegen einer $\dot{V}O_2$- bzw. DO_2-Abhängigkeit nicht sicher nachgewiesen werden kann [3]. Darüber hinaus kann auf Organebene durchaus eine $\dot{V}O_2$- bzw. DO_2-Abhängigkeit bestehen, die sich jedoch systemisch nicht nachweisen lässt.

10.2.4 Gemischtvenöse und zentralvenöse Sauerstoffsättigung (S_vO_2 und $S_{cv}O_2$)

Die Pulmonalarterie, aus deren Blut die gemischtvenöse Sauerstoffsättigung (S_vO_2) bestimmt wird, enthält das venöse Blut des gesamten Körpers nach Mischung des Blutes aus der oberen und der unteren Hohlvene. Die zentralvenöse Sauerstoffsättigung ($S_{cv}O_2$) wird im Blut der V. cava superior bestimmt. Im Gegensatz zur S_vO_2 repräsentiert die $S_{cv}O_2$ nur das venöse Blut der oberen Körperhälfte. Da die Sauerstoffextraktion einzelner Organe stark variiert, weisen die venösen Sauerstoffsättigungen regional deutlich unterschiedliche Werte auf (◘ Abb. 10.4). Unter physiologischen Bedingungen extrahiert die untere Körperhälfte in Ruhe durchschnittlich weniger Sauerstoff als die obere. Dies bedingt eine etwas höhere Sauerstoffsättigung in der V. cava inferior – und damit auch in der A. pulmonalis – als in der V. cava superior.

> **❶ Die $S_{cv}O_2$ liegt physiologischerweise um 2–3 % unterhalb der S_vO_2. Unter vielen intensivmedizinisch relevanten Bedingungen (z. B. Schock, Analgosedierung) kehrt sich diese physiologische Differenz jedoch um, sodass die $S_{cv}O_2$ die S_vO_2 übersteigt [5].**

Die Veränderung der Differenz zwischen $S_{cv}O_2$ und S_vO_2 wurde bereits 1972 beschrieben [6]. So übersteigt die $S_{cv}O_2$ beispielsweise beim septischen Schock die S_vO_2 um etwa 8 % [7]. Dies erklärt sich durch einen erhöhten gastrointestinalen Sauerstoffverbrauch und eine damit erhöhte regionale Sauerstoffextraktion trotz erhöhter regionaler Blutflüsse [8]. Auch beim kardiogenen oder hypovolämen Schock steigt die regionale Sauerstoffextraktion in der unteren Körperhälfte durch die Verminderung renaler und mesenterialer Blutflüsse an. Andererseits bleibt der zerebrale Blutfluss im Schock über lange Zeit erhalten, sodass sich eine hämodynamische Verschlechterung in der $S_{cv}O_2$ zeitlich später und im Ausmaß geringer darstellt als in der S_vO_2.

Ein ähnliches Phänomen kann auch unter einer Vollnarkose bzw. Sedierung beobachtet werden. Hier steigt die $S_{cv}O_2$ durch Verminderung der zerebralen Sauerstoffaufnahme an, während die S_vO_2 konstant bleibt. Das Ausmaß dieser Differenz ist in dieser Situation sehr variabel,

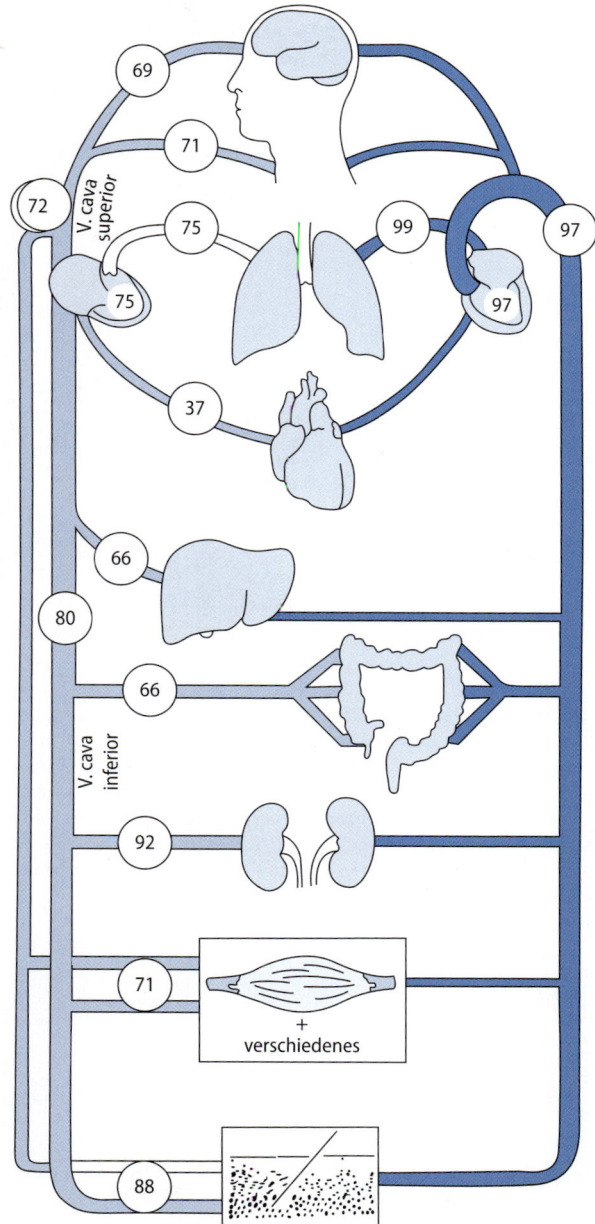

◘ **Abb. 10.4.** Arterielle und venöse Sauerstoffsättigungen [4]

sodass die S_vO_2 bereits bei anästhesierten Patienten durch Messung der $S_{cv}O_2$ nicht mit hinreichender Genauigkeit abgeschätzt werden kann [9].

Trotz der von der klinischen Situation abhängigen absoluten Differenz zwischen S_vO_2 und $S_{cv}O_2$ werden Änderungen der S_vO_2 durch Änderungen der $S_{cv}O_2$ sowohl unter tierexperimentellen [10] als auch unter klinischen Bedingungen gut wiedergegeben [7, 9]. ◘ Abbildung 10.5 zeigt anhand eines klinischen Beispiels, wie sich S_vO_2 und $S_{cv}O_2$ bei hämodynamischer Verschlechterung und entsprechender Behandlung parallel verändern, obwohl die absolute Differenz zwischen S_vO_2 und $S_{cv}O_2$ nicht konstant bleibt. Dies verdeutlicht, dass sequenzielle Messun-

gen der $S_{cv}O_2$ zur Diagnose einer insuffizienten Kreislaufsituation und zur Überwachung der Behandlung ebenso geeignet sind wie die Bestimmung der S_vO_2.

Änderungen von $S_{cv}O_2$ und S_vO_2 treten immer dann auf, wenn sich die Bilanz zwischen globalem Sauerstoffangebot und -verbrauch ändert. Prinzipiell können also die Veränderungen der Determinanten dieser Größen Einfluss auf das Ergebnis der venösen Oxymetrie nehmen. Dies ist nochmals in ◘ Tab. 10.1 dargestellt. Das Ausmaß eines Abfalls von $S_{cv}O_2$ und S_vO_2 zeigt an, wie weit die Sauerstoffextraktionsmechanismen ausgeschöpft werden müssen. Physiologischerweise sind bei der venösen Oxymetrie in Ruhe Sättigungen von etwa 70–75 % zu erwarten. Bei einer O_2ER von 0,7, d. h. bei maximaler Sauerstoffausschöpfung, sind bei der venösen Oxymetrie Sättigungswerte von etwa 30 % zu erwarten (◘ Tab. 10.2). Da sich unter diesen Umständen das DO_2 dem DO_2crit nähert, ist dieser Status ohne Intervention nicht mit dem Leben vereinbar.

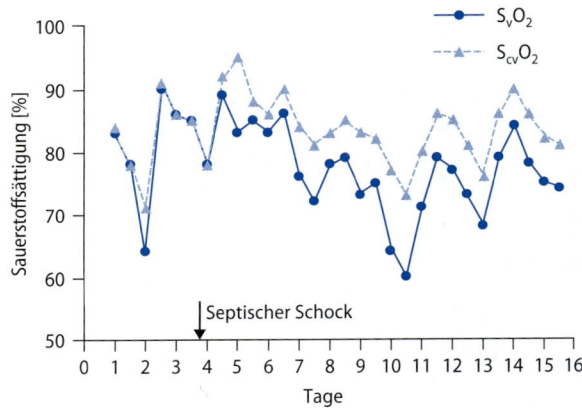

◘ **Abb. 10.5.** Parallele Aufzeichnung der zentral- ($S_{cv}O_2$) und gemischtvenösen (S_vO_2) Sauerstoffsättigung eines Patienten. Anfangs stimmen $S_{cv}O_2$ und S_vO_2 nahezu exakt überein. An Tag 3 entwickelt der Patient einen septischen Schock. Nun divergieren $S_{cv}O_2$ und S_vO_2 deutlich, wobei die $S_{cv}O_2$ die S_vO_2 immer übersteigt. Änderungen beider Werte, die sich augrund einer hämodynamischen Verschlechterung bzw. der therapeutischen Intervention ergeben, werden jedoch von beiden Werten parallel abgebildet [1].

◘ **Tab. 10.2.** Grenzwerte der gemischtvenösen Sauerstoffsättigung (S_vO_2)

Grenzwerte [%]	Klinische Situation
$S_vO_2 > 75\,\%$	Normale Sauerstoffextraktion: O_2-Angebot > O_2-Bedarf
$75\,\% > S_vO_2 > 50\,\%$	Kompensatorische Erhöhung der Sauerstoffextraktion: Anstieg des O_2-Bedarfs oder Abnahme des O_2-Angebots
$50\,\% > S_vO_2 > 30\,\%$	Erschöpfung der Sauerstoffextraktion, beginnende Laktatazidose: O_2-Angebot < O_2-Bedarf
$30\,\% > S_vO_2 > 25\,\%$	Schwere Laktatazidose
$S_vO_2 < 25\%$	Zelltod

◘ **Tab. 10.1.** Änderungen der zentral- bzw. gemischtvenösen Sauerstoffsättigung

Anstieg		Abfall	
Hohes Sauerstoffangebot	**Geringer Sauerstoffverbrauch**	**Geringes Sauerstoffangebot**	**Hoher Sauerstoffverbrauch**
– c_aO_2 ↑ (Anämie, Hypoxie) – HZV ↑	– Analgesie – Sedierung/Narkose – Hypothermie – Beatmung	– c_aO_2 ↓ (Anämie, Hypoxie) – HZV ↓	– Stress – Schmerzen – Fieber – Kältezittern

c_aO_2 Sauerstoffgehalt des arteriellen Blutes; *HZV* Herzzeitvolumen

10.3   Messverfahren

10.3.1 Sauerstoffangebot und -verbrauch

Das klassische Verfahren zur Messung von Sauerstoffangebot und -verbrauch stellt die Pulmonalarterienkatheterisierung dar. Außer dem arteriellen Sauerstoffgehalt können auf diese Weise alle in den Gleichungen 1 und 3 genannten Parameter bestimmt werden. Neben den intermittierenden Verfahren stehen auch Möglichkeiten zur kontinuierlichen Messung des Herzminutenvolumens und der S_vO_2 zur Verfügung (s. unten, 10.3.2). In den letzten Jahren sind verschiedene andere Verfahren entwickelt worden, mit denen das Herzzeitvolumen ebenfalls bestimmt werden kann (z. B. Pulskonturanalyse; ▶ Kap. 7), sodass man zur Bestimmung des Sauerstoffangebots auf einen Pulmonalarterienkatheter verzichten kann.

Der Sauerstoffverbrauch kann auch durch Messung der in- und exspiratorischen Sauerstoffkonzentration sowie des Atemminutenvolumens bestimmt werden. Die aufwändige Messung konnte sich im klinischen Alltag jedoch nicht durchsetzen.

10.3.2 Venöse Oxymetrie

Prinzipiell stehen 2 Methoden zur Verfügung, um die S_vO_2 bzw. die $S_{cv}O_2$ zu bestimmen, und zwar die diskontinuierliche Bestimmung der Sauerstoffsättigung durch eine Blutgasanalyse und die kontinuierliche Messung mit Hilfe der Spektrophotometrie.

❗ Zur diskontinuierlichen Bestimmung der S_vO_2 wird Blut für die Blutgasanalyse aus dem distalen Schenkel des Pulmonalarterienkatheters entnommen. Zur Messung der $S_{cv}O_2$ erfolgt die Blutentnahme aus dem distalen Schenkel des zentralen Venenkatheters. Zur kontinuierlichen Messung stehen spezielle Katheter zur Verfügung.

Die kontinuierliche Messung der S_vO_2 bzw. $S_{cv}O_2$ erfolgt nach dem Prinzip der Reflektionsspektrophotometrie (▶ Kap. 14). Bei diesem Verfahren wird Licht zweier Wellenlängen in den Blutstrom gesendet und dort von den Erythrozyten reflektiert. Das reflektierte Licht wird von einem Sensor aufgenommen, der direkt neben der Lichtquelle liegt. Ähnlich der Transmissionsspektrophotometrie, die bei der klassischen Pulsoxymetrie zur

Anwendung kommt, kann die relative Abschwächung der verschiedenen Wellenlängen zur Bestimmung des Verhältnisses zwischen Gesamthämoglobin- und Oxyhämoglobingehalt herangezogen werden. Dieses Verhältnis entspricht dann der Sauerstoffsättigung. Damit die Sauerstoffsättigungen in den herznahen Gefäßen gemessen werden können, wird das Licht durch eine Fiberoptik über einen Katheter an das Katheterende geleitet. Das reflektierte Licht wird über eine zweite Fiberoptik zum Photodetektor zurückgeführt. Zur kontinuierlichen Messung venöser Sauerstoffsättigungen stehen sowohl zentrale Venen- als auch Pulmonalarterienkatheter zur Verfügung, die bereits mit einer Fiberoptik ausgestattet sind. Außerdem sind Fiberoptiken erhältlich, die nachträglich in bereits liegende zentrale Venenkatheter eingebracht werden können.

10.4   Klinische Anwendung

10.4.1 Sauerstoffangebot und -verbrauch

Aufgrund der Beobachtung, dass bei nicht überlebenden Intensivpatienten niedrigere DO_2- und $\dot{V}O_2$-Werte gemessen wurden als bei Überlebenden [12], wurde postuliert, dass bei Intensivpatienten ein supranormales DO_2 angestrebt werden muss. Bei diesem Konzept strebt man daher ein DO_2 von >600 ml/min/m² KOF und einen Herzindex von 4–5,5 l/min/m² KOF an.

❗ Dieses Konzept wurde inzwischen wieder verlassen, da ein klinischer Vorteil nicht beobachtet werden konnte und einzelne Studien sogar eine höhere Letalität der Patienten nachwiesen [13, 14].

Wesentliche Nachteile dieses Konzepts bestanden darin, dass die hämodynamischen Zielwerte bei vielen Patienten gar nicht erreicht werden konnten und auch unklar blieb, ob der individuelle Patient so hohe DO_2-Werte überhaupt benötigt. Es wurden möglicherweise eine Vielzahl von Patienten mit Katecholaminen und Volumengaben behandelt, ohne dass sie davon profitierten. Auch der Zeitpunkt der hämodynamischen Optimierung spielt eine große Rolle. In einer Metaanalyse konnte gezeigt werden, dass alle Interventionen, die 12 Stunden nach Entwicklung eines Multiorganversagens erfolgten, keine Änderung des Überlebens mehr erreichen konnten.

❶ **Hingegen konnten Interventionen zur hämodynamischen Optimierung immer dann einen Überlebensvorteil erreichen, wenn sie zu einem früheren Zeitpunkt einsetzten [15].**

Eine klinische Methode zur Einschätzung des DO_2 ist der sog. O_2-Flux-Test. Hierbei wird bei gleichzeitiger sequenzieller Messung von DO_2 und $\dot{V}O_2$ das DO_2 therapeutisch gesteigert. Wird dabei ein Anstieg des $\dot{V}O_2$ um >10 % beobachtet, so interpretiert man dies als Tilgung einer vorbestehenden Gewebesauerstoffschuld [16]. Es muss jedoch darauf geachtet werden, dass sich der Sauerstoffbedarf des Patienten zwischen den Messungen nicht verändert. So würde z. B. bei der Entwicklung von Fieber oder bei mangelhafter Sedierung der Sauerstoffverbrauch ansteigen, ohne dass dies mit der Veränderung des DO_2 in Zusammenhang stehen muss. Streng genommen müsste die Messung des $\dot{V}O_2$ über die Atemgase erfolgen (s. oben, 10.3.1), um eine mathematische Kopplung zwischen DO_2 und $\dot{V}O_2$ auszuschließen.

❶ **Da der O_2-Flux-Test zeitaufwändige Messungen und Berechnungen erfordert, kann die venöse Oxymetrie diesen Test im klinischen Alltag teilweise ersetzen. Dabei wird ein Anstieg der S_vO_2 bzw. der $S_{cv}O_2$ als positiver O_2-Flux-Test-Befund gewertet.**

10.4.2 Venöse Oxymetrie

Kardiale Risikopatienten gehörten in den 1960er Jahren zu den ersten Patienten, bei denen S_vO_2 und $S_{cv}O_2$ bestimmt wurden [17]. Bei Patienten mit schwerer Herzinsuffizienz korreliert die S_vO_2 eng mit dem Herzminutenvolumen, und ein Abfall der S_vO_2 ist ein frühes Anzeichen einer kardialen Verschlechterung [18, 19].

Aufgrund dieser Ergebnisse wurde in den 1990er Jahren eine multizentrische Studie durchgeführt, die zum einen das Konzept des supranormalen Sauerstoffangebots überprüfte und zum anderen bei Intensivpatienten eine zielgerichtete Therapie evaluierte, bei der eine S_vO_2 von mindestens 70 % angestrebt wurde [13]. Die Studie konnte jedoch für beide Therapieprinzipien keinen Vorteil bezüglich Mortalität oder Liegedauer auf der Intensivstation zeigen. Ähnliche Ergebnisse erbrachte eine Studie an herzchirurgischen Patienten, bei denen in der

Behandlungsgruppe innerhalb der ersten 8 Stunden auf der Intensivstation eine S_vO_2 von mindestens 70 % und ein Laktatspiegel von <2 mmol/l erzielt werden sollten [20]. Hier war in der Behandlungsgruppe lediglich ein Rückgang der Krankenhausverweildauer um einen Tag zu beobachten. Erschwerend in der Beurteilung dieser beiden Studien [13, 20] kommt hinzu, dass die angestrebten Ziele bei einem Großteil der Patienten gar nicht erreicht wurden. Erst in der retrospektiven Auswertung zeigte sich in der Arbeit von Polonen und Mitarbeitern [20], dass bei denjenigen Patienten, bei denen eine S_vO_2 von >70 % und ein Laktatspiegel von <2 mmol/l wirklich erreicht werden konnte, erhöhte Überlebensraten zu verzeichnen waren.

Außerhalb der Kardiochirurgie wird der Einsatz des Pulmonalarterienkatheters zunehmend kritisch diskutiert, da eine Studie an über 1900 Patienten (ASA III und ASA IV) auch in dieser Hochrisikogruppe keinen Vorteil bezüglich des Einsatzes eines Pulmonalarterienkatheters zeigen konnte [21]. Eine große Metaanalyse bestätigte dieses Ergebnis [22].

Über den klinischen Nutzen der kontinuierlichen $S_{cv}O_2$-Messung existiert insbesondere für Patienten mit schwerer Sepsis bzw. septischem Schock eine gute Datenlage.

❶ **Rivers und Mitarbeiter zeigten bei Patienten mit schwerer Sepsis bzw. septischem Schock, dass eine frühzeitige und aggressive Kreislaufstabilisierung, die sich zusätzlich zu zentralem Venendruck und arteriellem Mitteldruck an der $S_{cv}O_2$ orientiert (»early goal-directed therapy«; ◻ Abb. 10.6), die 28-Tages-Mortalität von 46,5 % auf 30,5 % (p = 0,009) senken ließ [23].
In Anlehnung an diese Daten empfiehlt die Surviving Sepsis Campaign [24], dass die initiale Kreislaufstabilsierung bei Patienten mit schwerer Sepsis und septischem Schock gemäß der »early goal-directed therapy« durchgeführt werden soll. Dabei ist u. a. eine $S_{cv}O_2$ von mindestens 70 % anzustreben.**

Auch bei anderen Patientengruppen waren Vorteile der $S_{cv}O_2$-Messung nachweisbar. Sowohl bei Patienten mit dekompensierter Herzinsuffizienz als auch bei solchen mit Polytrauma war eine hämodynamische Stabilisierung nur mit einem Standardmonitoring der zusätzlichen Überwachung der $S_{cv}O_2$ unterlegen [25, 26]. Patienten nach großen chirurgischen Eingriffen wiesen häufiger Kom-

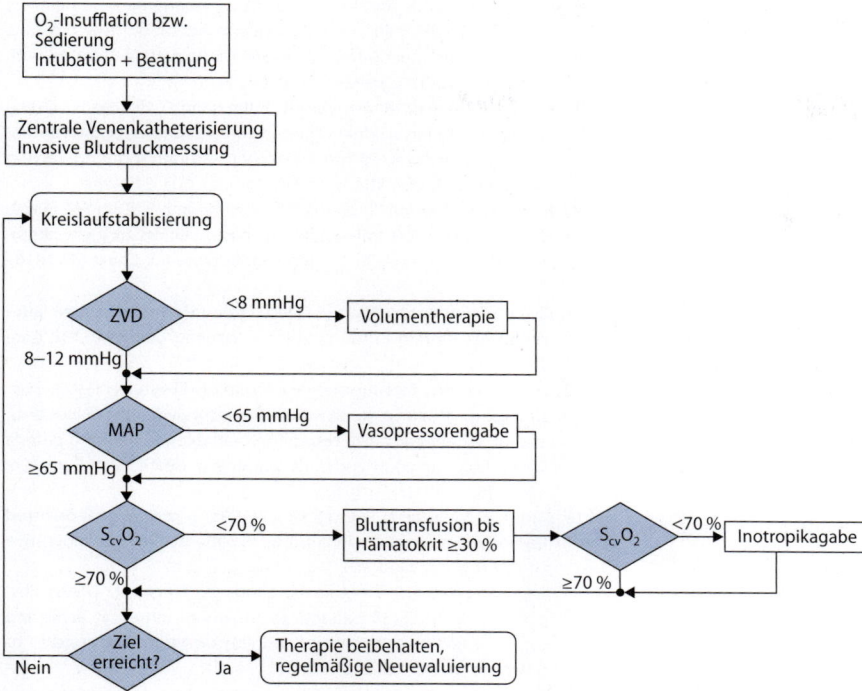

■ Abb. 10.6. Therapieschema der »early goal-directed therapy« für die Kreislaufstabilsierung von Patienten mit schwerer Sepsis bzw. septischem Schock [23]. *MAP* »mean arterial pressure«, arterieller Mitteldruck; $S_{cv}O_2$ zentralvenöse Sauerstoffsättigung; *ZVD* zentraler Venendruck

plikationsraten auf, wenn sie postoperativ einen Abfall der $S_{cv}O_2$ zeigten [27]. Auch bei einer kardiopulmonalen Reanimation kann die kontinuierliche Messung der $S_{cv}O_2$ prognostisch hilfreich sein: Bei einem Kreislaufstillstand kommt es rasch zum Abfall der $S_{cv}O_2$ auf <20 %; bei einer suffizienten Herzdruckmassage steigt die $S_{cv}O_2$ zügig auf Werte über 40 % an [28]. Bei allen Patienten, bei denen die $S_{cv}O_2$ während der Reanimation auf über 72 % anstieg, konnte ein spontanes Einsetzen der Herzfunktion beobachtet werden [29].

Limitationen. Die venöse Oxymetrie ist zur Beurteilung der Gewebeoxygenierung nur dann valide, wenn das Gewebe noch in der Lage ist, den angebotenen Sauerstoff zu extrahieren. Bestehen Fehlfunktionen im Bereich der Mikrozirkulation oder sind größere Organbereiche nekrotisch, so fallen S_vO_2 und $S_{cv}O_2$ trotz signifikanter Gewebehypoxie nicht ab oder zeigen sogar erhöhte Werte. Dies konnte z. B. bei Patienten nach prolongierter Reanimation beobachtet werden, bei denen eine venöse Hyperoxie mit einer $S_{cv}O_2$ von über 80 % auf eine schlechte Prognose hinwies [30]. Somit kann eine S_vO_2 bzw. $S_{cv}O_2$ im Normbereich eine Gewebehy-

poxie nicht immer zwingend ausschließen. Wenn trotz normaler S_vO_2 bzw. $S_{cv}O_2$ dennoch eine progrediente Organdysfunktion und steigende Laktatwerte zu beobachten sind, so ist die Grenze dieses Verfahrens erreicht. Bei Patienten mit vorbestehender Herzinsuffizienz zeigt die venöse Oxymetrie niedrige Werte an, obwohl keine Gewebehypoxie besteht. Die S_vO_2 bzw. $S_{cv}O_2$, die bei diesen Patienten auf Werte um 50 % erniedrigt sein kann, ist Ausdruck des Unvermögens dieser Patienten, das Herzzeitvolumen bedarfsgerecht zu steigern. Dies bedeutet, dass Änderungen des Sauerstoffbedarfs hauptsächlich durch Steigerung der Sauerstoffextraktion gedeckt werden müssen. Es ist bei diesen Patienten in der Regel nicht möglich, physiologische S_vO_2- bzw. $S_{cv}O_2$-Werte zu erreichen. Die venöse Oxymetrie spiegelt die Adäquatheit der Gewebeoxygenierung als Summationseffekt des gesamten Körpers wider. Eine inadäquate Sauerstoffversorgung, etwa durch regionale Perfusionsstörungen einzelner Organe, kann mit dieser Methode nicht identifiziert bzw. quantifiziert werden. Die gilt umso mehr, wenn nur die $S_{cv}O_2$ bekannt ist, aber eine regionale Minderperfusion in der unteren Körperhälfte vorliegt.

┌─ **Fazit** ─────────────────────────────────────

Die Messung von Sauerstoffangebot und -verbrauch erlaubt detaillierte Betrachtungen des globalen Sauerstofftransportes. Insbesondere der O_2-Flux-Test ermöglicht das Aufdecken einer inadäquaten Gewebesauerstoffversorgung. Die sequenzielle Bestimmung von DO_2 und $\dot{V}O_2$ ist jedoch zeitaufwändig und erfordert die Anlage eines Pulmonalarterienkatheters. Da sich zudem keine definitiven Behandlungsziele definieren lassen, hat die Angabe von DO_2 und $\dot{V}O_2$ in der klinischen Praxis keine Bedeutung mehr. In vielen Fällen kann die Messung der $S_{cv}O_2$ die Funktion des O_2-Flux-Tests übernehmen. Die Messung der $S_{cv}O_2$ ist somit eine sinnvolle und einfach zu etablierende Ergänzung des hämodynamischen Standardmonitorings zur Beurteilung einer ausreichenden Gewebeoxygenierung. Gegenwärtige Behandlungsempfehlungen der Surviving Sepsis Campaign für Patienten mit schwerer Sepsis bzw. septischem Schock empfehlen zur initialen Kreislaufstabilisierung, die $S_{cv}O_2$ mit in das Therapieziel zu integrieren. Dabei soll eine $S_{cv}O_2$ von mindestens 70 % angestrebt werden. Da die $S_{cv}O_2$ bei Patienten mit septischem Schock im Mittel 8 %-Punkte höher ist als die S_vO_2, sollte bei Verwendung eines Pulmonalarterienkatheters eine S_vO_2 von 62–65 % als Endpunkt der Kreislaufstabilisierung in diesem Krankengut ausreichen. Bei anderen Schockformen war die Messung der $S_{cv}O_2$ ebenfalls hilfreich, um Patienten mit noch unzureichender Kreislaufstabilsierung zu identifizieren.

└──

Literatur

1. Reinhart K (1988) Zum Monitoring des Sauerstofftransportsystems. Anaesthesist 37: 1–9
2. Swan HJ, Ganz W, Forrester J, Marcus H, Diamond G, Chonette D (1970) Catheterization of the heart in man with use of a flow-directed balloon-tipped catheter. N Engl J Med 283: 447–451
3. Vincent JL, De Backer D (2004) Oxygen transport – the oxygen delivery controversy. Intensive Care Med 30: 1990–1996
4. Reinhart K (1989) Monitoring O_2 transport and tissue oxygenation in critically ill patients. In: Reinhart K, Eyrich K (eds) Clinical aspects of O_2 transport and tissue oxygenation. Springer, Berlin Heidelberg New York, pp 195–211
5. Bloos F, Reinhart K (2005) Venous oximetry. Intensive Care Med 31: 911–913
6. Lee J, Wright F, Barber R, Stanley L (1972) Central venous oxygen saturation in shock: a study in man. Anesthesiology 36: 472–478
7. Reinhart K, Kuhn HJ, Hartog C, Bredle DL (2004) Continuous central venous and pulmonary artery oxygen saturation monitoring in the critically ill. Intensive Care Med 30: 1572–1578
8. Meier-Hellmann A, Bredle DL, Specht M, Hannemann L, Reinhart K (1999) Dopexamine increases splanchnic blood flow but decreases gastric mucosal pH in severe septic patients treated with dobutamine. Crit Care Med 27: 2166–2171
9. Dueck MH, Klimek M, Appenrodt S, Weigand C, Boerner U (2005) Trends but not individual values of central venous oxygen saturation agree with mixed venous oxygen saturation during varying hemodynamic conditions. Anesthesiology 103: 249–257
10. Reinhart K, Rudolph T, Bredle DL, Hannemann L, Cain SM (1989) Comparison of central-venous to mixed-venous oxygen saturation during changes in oxygen supply/demand. Chest 95: 1216–1221
11. Rivers EP, Ander DS, Powell D (2001) Central venous oxygen saturation monitoring in the critically ill patient. Curr Opin Crit Care 7: 204–211
12. Shoemaker WC, Montgomery ES, Kaplan E, Elwyn DH (1973) Physiologic patterns in surviving and nonsurviving shock patients. Use of sequential cardiorespiratory variables in defining criteria for therapeutic goals and early warning of death. Arch Surg 106: 630–636
13. Gattinoni L, Brazzi L, Pelosi P et al. (1995) A trial of goal-oriented hemodynamic therapy in critically ill patients. SvO$_2$ Collaborative Group. N Engl J Med 333: 1025–1032
14. Hayes MA, Yau EH, Timmins AC, Hinds CJ, Watson D (1993) Response of critically ill patients to treatment aimed at achieving supranormal oxygen delivery and consumption. Relationship to outcome. Chest 103: 886–895
15. Kern JW, Shoemaker WC (2002) Meta-analysis of hemodynamic optimization in high-risk patients. Crit Care Med 30: 1686–1692
16. Bihari D, Smithies M, Gimson A, Tinker J (1987) The effects of vasodilation with prostacyclin on oxygen delivery and uptake in critically ill patients. N Engl J Med 317: 397–403
17. Scheinman MM, Brown MA, Rapaport E (1969) Critical assessment of use of central venous oxygen saturation as a mirror of mixed venous oxygen in severely ill cardiac patients. Circulation 40: 165–172
18. Muir AL, Kirby BJ, King AJ, Miller HC (1970) Mixed venous oxygen saturation in relation to cardiac output in myocardial infarction. Br Med J 4: 276–278
19. Gore JM, Sloan K (1984) Use of continuous monitoring of mixed venous saturation in the coronary care unit. Chest 86: 757–761
20. Polonen P, Ruokonen E, Hippelainen M, Poyhonen M, Takala J (2000) A prospective, randomized study of goal-oriented hemodynamic therapy in cardiac surgical patients. Anesth Analg 90: 1052–1059
21. Sandham JD, Hull RD, Brant RF et al. (2003) A randomized, controlled trial of the use of pulmonary-artery catheters in high-risk surgical patients. N Engl J Med 348: 5–14
22. Shah MR, Hasselblad V, Stevenson LW et al. (2005) Impact of the pulmonary artery catheter in critically ill patients: meta-analysis of randomized clinical trials. JAMA 294: 1664–1670
23. Rivers E, Nguyen B, Havstad S et al. (2001) Early goal-directed therapy in the treatment of severe sepsis and septic shock. N Engl J Med 345: 1368–1377
24. Dellinger RP, Carlet J, Masur H et al. for the Surviving Sepsis Campaign Management Guidelines Committee (2004) Surviving Sepsis Campaign for management of severe sepsis and septic shock. Crit Care Med 32: 858–872

10

25. Rady MY, Rivers EP, Martin GB, Smithline H, Appelton T, Nowak RM (1992) Continuous central venous oximetry and shock index in the emergency department: use in the evaluation of clinical shock. Am J Emerg Med 10: 538–541

26. Ander DS, Jaggi M, Rivers E et al. (1998) Undetected cardiogenic shock in patients with congestive heart failure presenting to the emergency department. Am J Cardiol 82: 888–891

27. Pearse R, Dawson D, Fawcett J, Rhodes A, Grounds RM, Bennett ED (2005) Changes in central venous saturation after major surgery, and association with outcome. Crit Care 9: R694–R699

28. Nakazawa K, Hikawa Y, Saitoh Y, Tanaka N, Yasuda K, Amaha K (1994) Usefulness of central venous oxygen saturation monitoring during cardiopulmonary resuscitation. A comparative case study with end-tidal carbon dioxide monitoring. Intensive Care Med 20: 450–451

29. Rivers EP, Martin GB, Smithline H et al. (1992) The clinical implications of continuous central venous oxygen saturation during human CPR. Ann Emerg Med 21: 1094–1101

30. Rivers EP, Rady MY, Martin GB et al. (1992) Venous hyperoxia after cardiac arrest. Characterization of a defect in systemic oxygen utilization. Chest 102: 1787–1793

Teil III Respiratorisches System

Atmung, Beatmung, Atemmechanik und Atmungsstoffwechsel

H. Wrigge, C. Putensen

Die Weiterentwicklung mikroprozessorgesteuerter Geräte für die moderne Anästhesiologie und Intensivmedizin ermöglicht heutzutage eine aufwändige Überwachung und Kontrolle der Lungenfunktion bei spontan atmenden Patienten sowie bei Patienten während maschineller Beatmungstherapie. Während einige Techniken zunehmend historische Bedeutung besitzen und sich in der klinischen Praxis wegen ihrer Aufwändigkeit oder der fehlenden klinischen Aussagekraft nicht durchgesetzt haben, liefern andere, meist sogar nichtinvasive Verfahren aufschlussreiche diagnostische Parameter zur Überwachung. Einige neue und vielversprechende Techniken zur Überwachung der Lungenfunktion müssen sich erst noch in der klinischen Praxis bewähren. Andere haben bereits Einzug in das klinische Monitoring und die zunehmend selbstständigere Regelung der Beatmungsgeräte gehalten. Dieser Beitrag soll einige der wichtigen Verfahren zur Messung der Lungenfunktion und der Atemmechanik im Zusammenhang mit der apparativen Beatmung und einfacher Stoffwechselgrößen vorstellen. Dabei werden sowohl Methoden zur erweiterten Überwachung als auch Verfahren für speziellere wissenschaftliche Fragestellungen – ohne Anspruch auf Vollständigkeit – beschrieben.

11.1 Messung von Gasfluss und Gasvolumina

Zur Überwachung der spontanen oder maschinell unterstützten Ventilation des Patienten ist die Messung der dynamischen Atemvolumina erforderlich. Die kontinuierliche Darstellung des Gasflusses erlaubt bei drucklimitierten Beatmungsverfahren darüber hinaus eine fortlaufende Beurteilung der sich ändernden Lungenmechanik und kann daher für eine exaktere Adaptierung der Beatmungseinstellung hilfreich sein. Für eine ausführliche Darstellung aller im Folgenden kurz vorgestellten Verfahren ▶ Kap. 12.

11.1.1 Spirometrie

Spirometer erlauben eine unmittelbare Messung von Gasvolumina und eine Abschätzung der Lungenfunktion [9]. Trockengasuhren haben sich für die einfache klinische Routine gut bewährt. Sie funktionieren nach dem Prinzip kleiner Turbinen (z. B. Wright-Respirometer) oder Umwälzkörper (z. B. Dräger-Spirometer). Die Genauigkeit ist

nicht hoch (Fehlerbreite: ±10 % und mehr), für klinisch informative Messungen jedoch ausreichend. Bei niedrigem Gasfluss wird das Volumen unterschätzt, bei hohem Fluss überschätzt (Trägheit der Turbine). Glocken- oder Balgspirometer beruhen auf dem Prinzip der Volumenverdrängung und sind von der Gaszusammensetzung unabhängig. Wegen der Sperrigkeit und der geringen dynamischen Linearität sind diese Spirometer im Lungenfunktionslabor einsetzbar, nicht jedoch in der Intensivmedizin.

11.1.2 Messung des Gasflusses

Das Hitzedrahtanemometer bestimmt den Gasfluss über den Wärmeverlust an einem erhitzten Draht. Das Prinzip bietet einige entscheidende Vorteile: großer Messbereich, gute Genauigkeit und Reproduzierbarkeit (zumindest bei elektronischer Kompensation der nichtlinearen Empfindlichkeit), kein Fehlereinfluss durch Feuchtigkeit und geringe Empfindlichkeit gegenüber Verschmutzung. Das Signal ist von der Wärmeleitfähigkeit des zu messenden Gases und damit von der Gaszusammensetzung sowie von der Gastemperatur abhängig. Diese Nachteile sind jedoch technisch kompensierbar, indem der Einfluss der Gastemperatur über einen zweiten, unbeheizten Draht laufend kompensiert wird und die Gaseigenschaften als Wärmeverlust während einer strömungsfreien Periode erfasst und berücksichtigt werden. Zusätzlich kann die Strömungsrichtung mit einem zweiten Messfühler über die Zeitdifferenz des Messsignals erkannt werden. Als Fehlereinfluss verbleiben jedoch die raschen in- und exspiratorischen Änderungen der Gaskonzentration.

Bei der Pneumotachographie, einem der genauesten Verfahren, verursacht ein laminar strömendes Gas an einem Widerstand (z. B. Kapillarröhren oder Sieb) eine Druckdifferenz, die proportional zum Gasfluss ist (Hagen-Poiseuille-Gesetz).

Die Druckdifferenz ist von der Viskosität des Atemgases abhängig, was bedingt, dass Änderungen der Temperatur und der Gaszusammensetzung das Messergebnis beeinflussen [2].

Das Prinzip der Gasflussmessung über den Differenzdruck wird auch beim Lochblendensensor und bei variablen Lochblenden (sog. Osborne-Sensor) genutzt. Der Vorteil dieser Messprinzipien besteht für klinische Langzeitmessungen darin, dass Verschmutzung und Tröpfchenbildung die Messung nicht beeinträchtigen. Die

Messgenauigkeit ist allerdings geringer als bei der Pneumotachographie.

11.1.3 Fehlereinflüsse

Absolut exakte Messungen von Gasfluss und -volumina sind unter klinischen Bedingungen schwierig. Neben den für das spezifische Messverfahren charakteristischen Fehlerquellen ist auf die Gaskompression während maschineller Inspiration hinzuweisen.

> ❶ Abhängig von der Dehnbarkeit des Beatmungssystems (Beatmungsschläuche, Befeuchtungssysteme etc.) kommt es zu falsch-hohen Messwerten exspiratorischer Volumina.

Daher sollte die Messung möglichst nahe der Atemwegsöffnung (Tubus, Maske) erfolgen, was jedoch in den wenigsten Beatmungsgeräten geschieht. Messfehlern infolge Feuchtigkeit kann durch adäquate Erwärmung des Gases, Änderungen der Gaszusammensetzung (O_2-Konzentration) oder erneute Kalibrierung entgegengewirkt werden.

11.2 Bestimmung von Lungen- und Atemvolumina

Das Volumen des einzelnen Atemzugs/-hubs unter spontaner oder maschinell unterstützter Ventilation ist – verglichen mit dem in der gesamten Lunge enthaltenen Gasvolumen – gering.

Sowohl bei tiefer In- als auch Exspiration können zusätzliche Gasvolumina in die Lunge aufgenommen oder von ihr abgegeben werden (◘ Abb. 11.1). Beim spontan atmenden, kooperativen Patienten können diese mobilisierbaren Lungenvolumina mittels Spirometrie erfasst werden.

> ❶ Definition: Lungenvolumina, deren Größe vom Atemgasfluss abhängt, sind dynamische Lungenvolumina. Dementsprechend sind statische Lungenvolumina vom Atemgasfluss unabhängig. Lungenvolumina, die sich aus mehreren spirometrisch abgrenzbaren anteiligen Volumina zusammensetzen, werden als »Kapazitäten« bezeichnet.

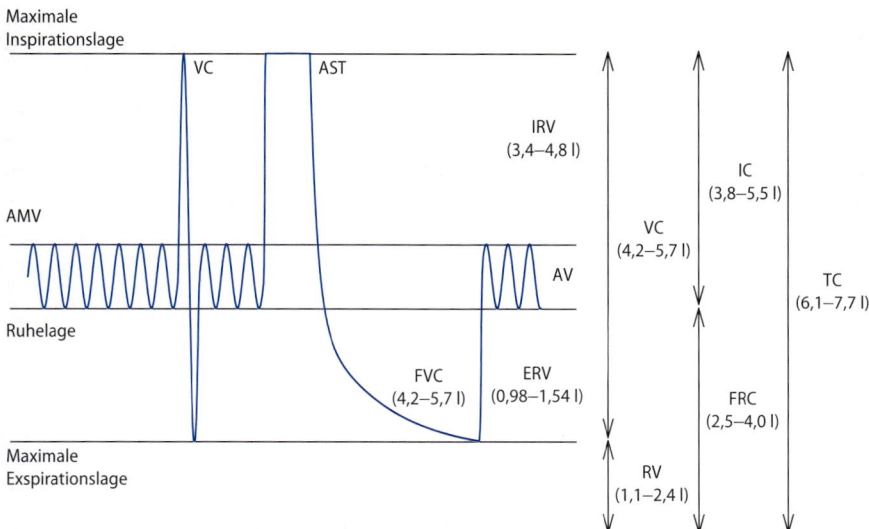

◘ **Abb. 11.1.** Kapazitätsdiagramm. Normwerte der Lungenvolumina für einen 30-jährigen Mann mit einer Körpergröße von 1,75 m sind in Klammern angegeben. Unter normaler Atmung wird das Atemzugvolumen (*AV*) bzw. das Atemminutenvolumen (*AMV*) gefördert. Es folgt eine maximale Inspiration mit anschließendem Atemstoß (*AST*) zur Bestimmung der forcierten Vitalkapazität (*FVC*). Exspiratorisches Reservevolumen (*ERV*) und Residualvolumen (*RV*) ergeben die funktionelle Residualkapazität (*FRC*). Die inspiratorische Kapazität (IC) ist die Summe aus AV und dem inspiratorischen Reservevolumen (*IRV*). Das IRV sowie ERV und AV ergeben die Vitalkapazität (*VC*). FRC und VC entsprechen in der Summe der Totalkapazität (*TC*).

Definitionen:

- Die Totalkapazität ist das nach maximaler Inspiration in der Lunge verbleibende Gasvolumen.
- Die Vitalkapazität ist das Gasvolumen, das nach maximaler Inspiration ausgeatmet werden kann. Der Anteil der Vitalkapazität an der Totalkapazität beträgt etwa 75 %.
- Nach normaler Inspiration kann zusätzlich noch maximal das inspiratorische Reservevolumen eingeatmet werden.
- Das exspiratorische Reservevolumen kann nach normaler, passiver Exspiration noch zusätzlich aktiv ausgeatmet werden.
- Das forcierte Exspirationsvolumen (FEV_1) entspricht dem in 1 s bei maximaler Exspiration ausgeatmeten Volumen.
- Selbst bei maximaler Exspiration verbleibt das Residualvolumen in den Atemwegen und Alveolen, nach normaler Exspiration die funktionelle Residualkapazität (»functional residual capacity«, FRC). Diese nicht mobilisierbaren Lungenvolumina können daher nicht mittels Spirometrie erfasst werden, sondern erfordern die Anwendung der Körperplethysmograpie oder einer Inertgasverdünnungsmethode.

11.2.1 Endexspiratorisches Lungenvolumen

Die FRC ist für den Gasaustausch maßgeblich. Unter Beatmung mit positivem endexspiratorischen Druck (»positive endexpiratory pressure«, PEEP) spricht man besser vom endexspiratorischen Lungenvolumen (EELV). Obgleich Beatmungsverfahren (z. B. PEEP) und Lungenfunktionsstörungen (z. B. Atelektasen) das EELV beeinflussen und dieser Parameter deshalb von Interesse wäre, ist die EELV-Bestimmung in der Intensivmedizin schwierig und derzeit nicht Routine. Neuerdings stehen erste Geräte zur EELV-Messung in der klinischen Praxis zur Verfügung.

Das Prinzip aller EELV-Messungen ist die Massenerhaltung, wonach das Produkt von Konzentration und Volumen bei gleichem Druck und gleicher Temperatur konstant ist. Beim Rückatmungsverfahren wird eine bekannte Menge eines inerten Gases (z. B. Helium oder Argon) unter spontaner Rückatmung in ein Spirometer oder – inzwischen nur noch historisch von Bedeutung – unter passiver Beatmung mit einer 1- bis 2-Liter-Spritze

in die Lunge eingemischt. Aus der Ausgangs- (F_0) und Endkonzentration (F_E) sowie dem Ausgangstestvolumen (V_0) errechnet sich das EELV:

$$EELV = \frac{F_0 \cdot V_0}{F_E}$$

Beim Stickstoffauswaschverfahren wird der in der Lunge vorhandene Stickstoff durch Beatmung mit einer erhöhten inspiratorischen Sauerstofffraktion (F_iO_2) ausgewaschen (Abb. 11.2). Das ausgewaschene N_2-Volumen (V_{N_2}) ergibt sich aus dem gesammelten oder aus dem Gasflusssignal integrierten Gasvolumen und der N_2-Konzentration (anstelle von N_2 kann auch ein Fremdgas verwendet werden):

$$EELV = \frac{V_{N_2}}{F_{0N_2} - F_{EN_2}}$$

Bei der Bestimmung der EELV beatmeter Intensivpatienten mit der offenen Stickstoffauswaschmethode könnten durch die Verwendung von Sauerstoff als Einwaschgas Absorptionsatelektasen resultieren, welche das EELV verfahrensbedingt reduzieren.

Unter Beatmung mit PEEP ist die Ausbildung von Absorptionsatelektasen jedoch kaum zu erwarten. Durch suboptimale Trennung des In- und Exspirationsgases und das damit verbundene unerwünschte Wiedereinwaschen des Indikatorgases kann es hingegen zur Überschätzung des EELV kommen. Zusätzlich kommt es – bedingt durch die sich ändernde Gaszusammensetzung – zu relevanten Änderungen der Viskosität des Gasgemisches. Dadurch werden die Messung von Gasfluss und -volumen sowie

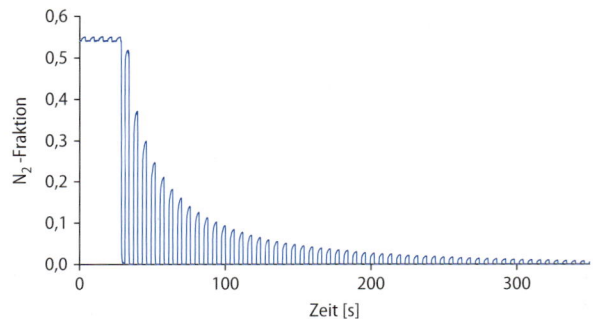

 Abb. 11.2. Durchführung eines Stickstoff-(N_2-)Auswaschmanövers durch Umschalten auf reine Sauerstoffbeatmung am Beatmungsgerät während kontrollierter Beatmung. Dargestellt ist die kontinuierliche Aufzeichnung der N_2-Konzentration gegen die Zeit.

die zur Bestimmung der ausgewaschenen Indikatorgasmenge erforderliche Synchronisation von Gaskonzentration und Gasflusssignalen erschwert. Die erforderliche abrupte Änderung der Indikatorgaskonzentration wurde früher durch z. T. aufwändige Messanordnungen mit 2 Beatmungssystemen realisiert. Neuere Methoden kompensieren mathematisch für re-inspirierte Indikatorgasmengen und erlauben durch Berücksichtigung von Viskositätsänderungen die Synchronisation von Gaskonzentration und Gasflusssignalen [13]. Die Massenbilanz unter Berücksichtigung des re-inspirierten Indikatorgases lautet dann:

$$EELV = \frac{\int_{t_0}^{t_E} -\dot{V}(t) \cdot F_{N_2}(t)dt}{F_{N_2}(t_0) - F_{N_2}(t_E)}$$

Dabei ist t_0 der Beginn der N_2-Auswaschung, t_E das Ende der N_2-Auswaschung und F_{N_2} die Stickstofffraktion.

Bei Verwendung solcher Korrekturen lassen sich EELV-Bestimmungen beim Intensivpatienten einfach durch Erhöhung der F_iO_2 am Beatmungsgerät durchführen. Allerdings wird hierzu ein Massenspektrometer oder ein schneller Stickstoffsensor benötigt. Klinisch einsetzbare Geräte arbeiten mit einem schnellen Sauerstoffsensor mit oder ohne zusätzliche Messung der CO_2-Konzentration und schätzen somit die Stickstoffkonzentration ab.

11.2.2 Bedeutung der Lungenvolumina

Spirometrisch ermittelte Lungenvolumina dienen der Diagnostik obstruktiver und restrikiver Belüftungsstörungen. Eine absolut oder relativ verminderte Vitalkapazität (VK) von <80 % der Norm zeigt eine restrikive, eine FEV_1 von <80 % der Norm eine obstruktive Belüftungsstörung an. Zudem können VK und FEV_1 zur Abschätzung des perioperativen Risikos herangezogen werden. Die Bestimmung des EELV bei beatmeten Intensivpatienten kann Aufschluss über die alveoläre Rekrutierung oder die Überblähung von Lungenarealen geben. Allerdings lassen sich diese beiden Möglichkeiten für eine Zunahme des EELV nach einer Intervention nicht direkt unterscheiden, sodass weitere Parameter zur Befundinterpretation hinzugezogen werden müssen.

11.3 Atemwegsdrücke

Für die exakte Messung von Gasdrücken in der Atemmechanik stehen heute zuverlässige und präzise Druckaufnehmer zur Verfügung. Die üblichsten Funktionsprinzipien sind: kapazitiv, induktiv und piezoresistiv; diese werden in ▶ Kap. 1 ausführlich beschrieben.

Um zu vermeiden, dass der zu messende Druck von kinetischen Einflüssen und dem Bernoulli-Effekt beeinflusst wird, sollte er rechtwinklig zur Strömungsrichtung abgenommen werden. Atemwegsdrücke misst man üblicherweise nicht am Tubus, sondern im Beatmungsgerät.

❗ **Die Dehnbarkeit und die resistiven Eigenschaften des Beatmungssystems und des Tubus können daher zu systematischen Messfehlern beitragen und zu einer verzögerten Messung von Druckänderungen führen, was bei einigen Beatmungsverfahren, wie z. B. der automatischen Tubuskompensation, die Regelgüte negativ beeinflussen kann.**

Hilfreich kann die gleichzeitige Betrachtung der Gasflusskurve sein, um eine inkomplette Exspiration als Hinweis auf das Vorliegen dynamischer Verhältnisse detektieren zu können. Statische Bedingungen liegen endinspiratorisch (Plateaudruck) und endexspiratorisch nur dann vor, wenn der gleichzeitig gemessene Gasfluss gleich Null ist.

11.3.1 Atemwegsmitteldruck

Der mittlere Alveolardruck beeinflusst als zentrale Größe der Ventilation die Oxygenierungsfunktion der Lunge, die Einflüsse auf die Hämodynamik und das Risiko eines Barotraumas. Der mittlere Alveolardruck ist nicht direkt messbar und zudem regional unterschiedlich. Als Surrogatparameter wird der Atemwegsmitteldruck gemessen, der wiederum gut zugänglich und leicht bestimmbar ist.

Zusätzlich zum PEEP hängt der Atemwegsmitteldruck vom inspiratorischen Druckverlauf und von der Inspirationsdauer ab. Während der Inspiration kommen alle elastischen und resistiven Komponenten (Strömungs- und Reibungswiderstände) zusammen.

❗ **Mittlerer Alveolardruck und mittlerer Atemwegsdruck stimmen nur dann überein, wenn statische Bedingungen herrschen, d. h. wenn sich ein Druckausgleich zwischen allen ventilatorischen Einheiten und dem Beatmungssystem eingestellt hat.**

Neben resistiven Faktoren verursachen auch Atemwegs-obstruktionen Abweichungen von mittlerem Alveolar- und Atemwegsdruck. So kann es während der Inspiration zur inkompletten Füllung von Lungenarealen, die sich langsam füllen, kommen, was während einer inspiratorischen Pause zu Pendelluftphänomenen führen kann. Während der Exspiration kann ein Auto- oder intrinsischer PEEP zu einer Unterschätzung des Alveolardrucks führen, da der Atemwegsdruck während der Exspiration auf das externe PEEP-Niveau zurückfällt und der Auto-PEEP nicht direkt erfasst wird. Die Mittelung des Drucksignals erfolgt heutzutage mathematisch.

11.3.2 Trachealdruck

Der Trachealdruck (P_{tr}) kommt den intrapulmonalen Druckverhältnissen etwas näher als der Atemwegsdruck, da der Widerstand des endotrachealen Tubus ein wesentlicher Faktor der Resistance ist. Die direkte Messung des Trachealdrucks erfordert spezielle endotracheale Tuben oder einen zusätzlichen, in die Trachea vorgeschobenen Katheter. Eine nichtinvasive Alternative ist die mathematische Abschätzung von P_{tr} aus dem Atemwegsdruck (P_{aw}) und dem Gasfluss. Hierfür muss der individuelle gasflussabhängige Widerstand des endotrachealen Tubus respektive der daraus resultierende Druckabfall über dem Tubus (ΔP_{tub}) berücksichtigt werden. Ein Vergleich verschiedener Algorithmen zeigte, dass ΔP_{tub} mit einem nichtlinearen Term hinreichend genau abgeschätzt werden kann [4]:

$$\Delta P_{tub} = k_1 \cdot \dot{V}^{k_2}$$

Dabei ist k_1 der Widerstand des individuellen Tubus bei einem Gasfluss von 1 l/s, und k_2 beschreibt die nichtlineare Abhängigkeit von ΔP_{tub} vom Gasfluss $\dot{V}$. Für P_{tr} ergibt sich dann:

$$P_{tr} = P_{aw} - \Delta P_{tub}$$

Ein vereinfachter Algorithmus verwendet für die Ermittlung von P_{tr} im Wesentlichen eine quadratische Abhängigkeit von ΔP_{tub} vom Gasfluss ($k_2 = 2$) und ist bereits in kommerziell erhältlichen Beatmungsgeräten verfügbar.

> ❗ Individuelle Veränderungen der Tubusgeometrie wie etwa durch Sekret oder Abknickung können dabei allerdings nicht berücksichtigt werden.

11.3.3 Ösophagusdruck

Die Ermittlung der transbronchialen Druckdifferenz zwischen P_{aw} und Alveolardruck ist erforderlich, um die elastischen und viskösen Widerstände von Lunge und Thorax zu überwinden und einen Gasfluss zu bewirken. Die transthorakale Druckdifferenz zwischen P_{aw} und Pleuradruck (P_{pl}) kann benutzt werden, um die Compliance bzw. Elastance von Lunge und Thorax zu separieren. Da P_{pl} nicht direkt messbar ist, erfolgt die Abschätzung des intrathorakalen Drucks durch den mittleren Ösophagusdruck ($P_{ös}$).

Die Messung von $P_{ös}$ ist speziellen klinischen oder wissenschaftlichen Fragestellungen vorbehalten und erfolgt zwischen unterem und mittlerem Ösophagusdrittel mit einem Ballonkatheter, der mit etwa 0,5 ml Luft gefüllt wird. Beim liegenden Intensivpatienten können das Gewicht von Herz und Mediastinum sowie Druckartefakte durch die Herzaktion, Schlucken oder Würgen die Messung von $P_{ös}$ verfälschen. Um $P_{ös}$ zu skalieren, wird während spontaner Inspiration eine Okklusion durchgeführt, wobei die Steigung einer P_{aw}-/$P_{ös}$-Kurve gleich 1 sein sollte. Unter Beatmung wird endexspiratorisch eine Okklusion durchgeführt und der intrathorakale Druck durch externe Kompression des Thorax erhöht und wieder reduziert, wobei wiederum die Steigung der P_{aw}-/$P_{ös}$-Kurve gleich 1 sein sollte. Eventuelle systematische Abweichungen beider Drücke sind in der Praxis nicht selten und können mathematisch kompensiert werden. Neben der Unterscheidung der pulmonalen und der Thoraxwandkomponente der Compliance bzw. Elastance kann $P_{ös}$ für die Abschätzung der Atemarbeit verwendet werden.

11.3.4 Intrinsischer positiver endexspiratorischer Druck (PEEP$_i$)

Ist die Entleerung der Lunge endexspiratorisch nicht komplett, also der exspiratorische Gasfluss ungleich Null, so ist der PEEP in den Atemwegen höher als der am Beatmungsgerät dynamisch gemessene. In diesem Fall liegt ein PEEP$_i$ vor. Dieser wird durch die mittlere Zeitkonstante des respiratorischen Systems (τ) sowie die Resistance (R), die Compliance (C) und die Dauer der Exspiration bestimmt:

$$\tau = R \cdot C$$

Ein PEEP$_i$ wird häufig bei Patienten mit obstruktiver Lungenerkrankung beobachtet, wobei hier eine erhöhte Resistance bei normaler oder erhöhter Compliance zu einem langsamen Gasfluss während der Exspiration führt. Das am Ende der inkompletten Exspiration in der Lunge verbleibende Volumen oberhalb der FRC wird auch als »trapped volume« bezeichnet.

Externe Faktoren wie zu dünne, obstruierte oder komprimierte Endotrachealtuben können ebenfalls zu einem $PEEP_i$ führen. Dies sollte erkannt und beseitigt werden.

❗ **Unter kontrollierter Beatmung kann die Verwendung kleiner Tidalvolumina und längerer Exspirationszeiten zu einer Verringerung des $PEEP_i$ beitragen. Bei Spontanatmung kann ein $PEEP_i$ die isovolumetrische Atemarbeit erhöhen, da die Atemmuskulatur vor jeder Inspiration zunächst den $PEEP_i$ überwinden muss, um einen inspiratorischen Gasfluss zu erzeugen und den Respirator zu triggern.**

Die Messung des $PEEP_i$ erfolgt präzise durch endexspiratorische Okklusion (◘ Abb. 11.3). Hierbei sollen statische Bedingungen, d. h. ein Druckausgleich zwischen inkomplett exhalierten ventilatorischen Einheiten und den restlichen Atemwegen, erreicht werden. Die gemessene P_{aw}-Erhöhung nach Erreichen von statischen Bedingungen entspricht dem mittleren $PEEP_i$. Natürlich kann der regionale $PEEP_i$ unter dynamischen Bedingungen deutlich höher sein. Diese statische $PEEP_i$-Messung setzt voraus, dass der Patient während der Messung keine spontanen Aktivitäten zeigt. Unter vorhandener Spontanatmungsaktivität ist eine Abschätzung des $PEEP_i$ mit Hilfe einer Ösophagusdrucksonde möglich, indem die $P_{ös}$-Differenz vom Beginn der Inspiration in der $P_{ös}$-Kurve bis zum tatsächlichen Beginn des Inspirationsflusses bestimmt wird.

❗ **Praktikabler ist die Betrachtung der exspiratorischen Gasflusskurve mit Abschätzung des endexspiratorischen Restflusses, auch wenn hierbei keine quantitativen Aussagen zum $PEEP_i$ gemacht werden können.**

11.3.5 Mundokklusionsdruck nach 100 ms ($P_{0,1}$)

Unter Spontanatmung bedingt die Kontraktion der Atemmuskulatur eine Absenkung des Alveolardrucks und bewirkt einen Gasfluss in die Lunge. Bei Okklusion der Atemwege während der Inspiration kann dieser Druck an der Atemwegsöffnung gemessen werden (◘ Abb. 11.4). Bei kurzfristiger Atemwegsokklusion ist der 100 ms nach

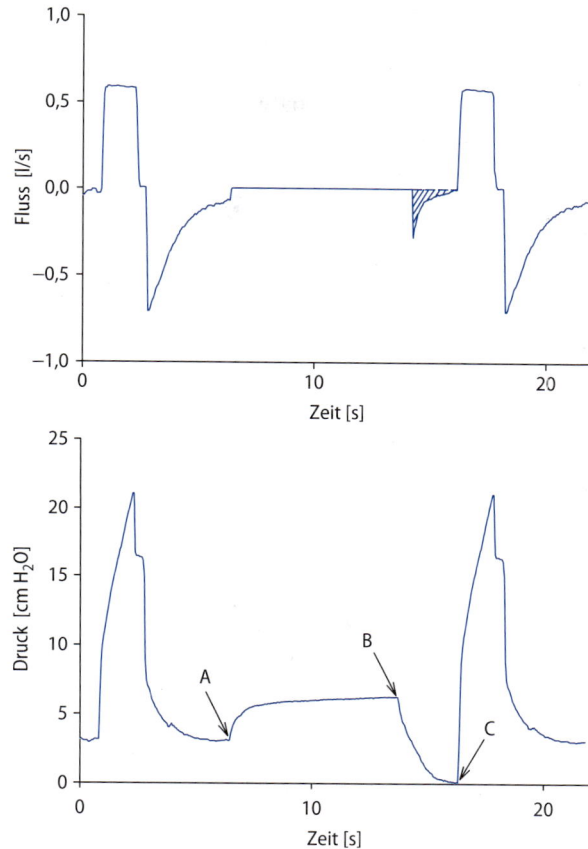

◘ **Abb. 11.3.** Messung des Intrinsic PEEP ($PEEP_i$). Endexspiratorisch wird mit einem Ventil der Atemweg okkludiert (*A*); der Druckwert bei *A* ist der externe PEEP. Durch Umverteilung von Gas in der Lunge steigt der Druck an (*B*). Die Druckdifferenz zwischen *A* und *B* ist der $PEEP_i$. Wird das Ventil geöffnet und bis zur normalen Atemruhelage (*C*) exspiriert, so entspricht die schraffierte Fläche unter der Flusskurve der Änderung der funktionellen Residualkapazität.

Inspirationsbeginn gemessene Druck ($P_{0,1}$) ein Maß für den inspiratorischen neuromuskulären Atemantrieb [12]. Aufgrund der extrem kurzen Okklusionszeit (100 ms) ist eine Kompensationsreaktion (z. B. Verstärkung des Atemantriebs, reflektorische Apnoe) nicht möglich. Der $P_{0,1}$ kann mit modernen Beatmungsgeräten bestimmt werden.

Bei lungengesunden Patienten beträgt der $P_{0,1}$ unter normaler Ventilation etwa 2–3 cm H_2O; bei forcierter Ventilation (>50 l/min) ist eine kurzfristige Steigerung auf >10 cm H_2O möglich. Patienten mit chronisch obstruktiver Lungenerkrankung weisen einen $P_{0,1}$ von bis zu 8 cm H_2O auf.

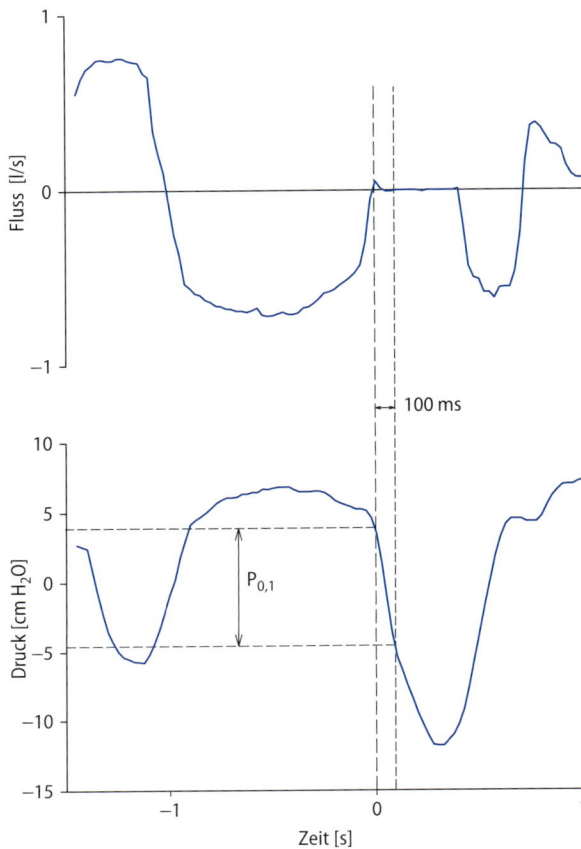

◘ Abb. 11.4. Messung des $P_{0,1}$. Bei Beginn eines Atemzugs wird durch ein schnelles Ventil der Atemweg okkludiert (Zeit $t=0$). Die Druckdifferenz zwischen diesem Wert und dem Druck 100 ms nach $t=0$ entspricht $P_{0,1}$.

> ❶ **Bei assistiert beatmeten Patienten weist ein $P_{0,1}$ von >8 cm H_2O auf eine unzureichende Unterstützung der Ventilation hin, die auf Dauer nicht aufrechterhalten werden kann.**

Patienten mit einem $P_{0,1}$ von <6 cm H_2O können in der Regel erfolgreich entwöhnt werden.

> ❶ **Ein niedriger $P_{0,1}$ von <2 cm H_2O kann auch auf eine Ermüdung der Atemmuskulatur hinweisen.**

Eine exakte Beurteilung des $P_{0,1}$ scheint durch eine Standardisierung zum $P_{0,1}$ unter maximaler Inspiration ($P_{0,1max}$) möglich. Die Bestimmung von $P_{0,1}/P_{0,1max}$ ist bei Intensivpatienten jedoch infolge mangelnder Kooperationsfähigkeit kaum möglich.

11.4 Atemmechanik

Unter dem Begriff »Atemmechanik« versteht man die Analyse und Darstellung der Beziehung zwischen den wirksamen Atemwegsdrücken und den geförderten Volumina. Diese Druck-Volumen-Beziehung (P/V) hängt von der Dehnbarkeit (Compliance) der Lunge und des Thorax sowie den Atemwiderständen ab.

11.4.1 Compliance

> ❶ **Definition: Die Compliance (oder auch als Kehrwert »Elastance« ausgedrückt) von Lunge und Thorax ist definiert als Volumenänderung (ΔV) pro Atemwegsdruckänderung (ΔP_{aw}) und entspricht der Anstiegssteilheit der P/V-Beziehung.**

Aus der Atemschleife, der kontinuierlichen Darstellung des Atemwegsdrucks gegen das Atemzug-/Hubvolumen, kann so die dynamische Compliance (C_{dyn}) ermittelt werden (◘ Abb. 11.5).

Da der Atemwegsdruck hierbei nicht unter Strömungsstillstand gemessen wird, ist C_{dyn} auch von Atemwiderständen abhängig. In der klinischen Praxis wird daher die effektive Compliance (C_{eff}) unter maschineller Beatmung als Druckdifferenz zwischen Plateaudruck und der Summe aus PEEP und $PEEP_i$ unter kurzfristigem Strömungsstillstand (etwa 1 s) bestimmt. Um allein ein Maß für die elastischen Eigenschaften von Lunge und Thorax zu erhalten, muss die Compliance unter statischen Bedingungen (C_{st}), durch endinspiratorischen und endexspiratorischen Strömungsstillstand mittels Okklusion (4–6 s), bestimmt werden [10]. Dies erfordert einen apnoeischen, idealerweise muskelrelaxierten Patienten. Mittels des transpulmonalen Drucks können die Lungen- und die Thorax-Compliance separiert werden. Da es sich auch bei C_{st} um einen singulären Parameter handelt, der die gesamte Komplexität des ventilatorischen Systems beschreiben soll, ist es nicht verwunderlich, dass sowohl theoretische Erwägungen als auch klinische Daten zeigen, dass der Informationsgehalt von C_{st} oder auch der statischen Druck-Volumen-Kurve limitiert ist.

Ein klinischer Vergleich verschiedener Methoden zur Bestimmung von C_{st} zeigte uneinheitliche Ergebnisse und Einflüsse von $PEEP_i$ und wurde abgebrochen (Daten nicht publiziert). Derzeit steht kein brauchbares Verfah-

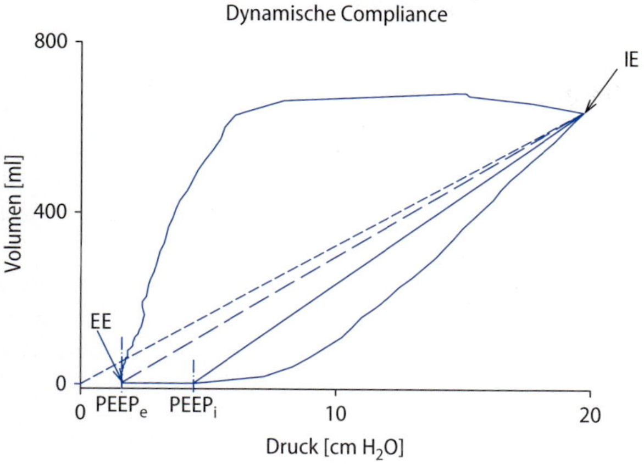

Abb. 11.5. Atemschleife. Die dynamische Compliance ist die Steigung der Geraden, die über verschiedene Referenzpunkte (P = 0, PEEP$_e$ und PEEP$_i$) und *IE* (Inspirationsende) definiert wird. Die Steigungen bei verschiedenen Referenzpunkten sind deutlich unterschiedlich. *EE* Exspirationsende

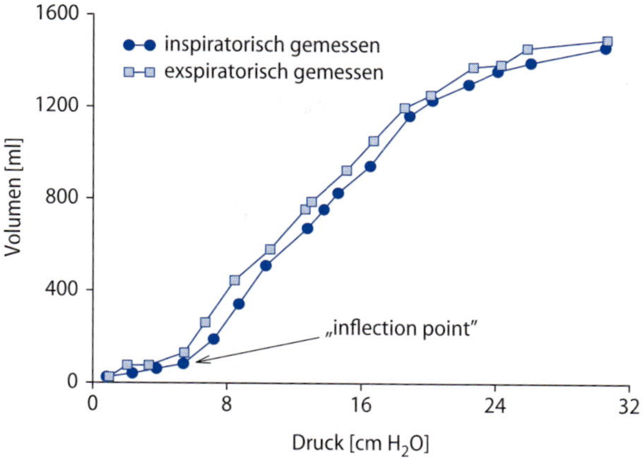

Abb. 11.6. Statische Druck-Volumen-Beziehung. Die Darstellung verschiedener Punkte des in- und exspiratorischen Volumens gegen den korrespondierenden statischen Druck zeigt einen sigmoiden Verlauf (s. Text).

ren zur Verfügung, um C$_{eff}$ unter maschinell unterstützter oder unassistierter Spontanatmung in der Klinik verlässlich zu bestimmen.

11.4.2 Druck-Volumen-Beziehung von Lunge und Thorax

Die Compliance ist vom Lungenvolumen abhängig. Klassischerweise wird eine statische P/V-Beziehung vom EELV-Niveau oder sogar »zero PEEP« bis zur totalen Lungenkapazität ermittelt. Unter Insufflation steigt die Compliance-Kurve zunächst flach, am »inflection point« dann steil an (■ Abb. 11.6). Dieses Phänomen soll auf rekrutierbare Lungenareale hinweisen. Gegenläufige mechanische Effekte wie Dehnung bereits belüfteter Lungenareale oder Eröffnung zuvor nicht belüfteter Areale können sich jedoch in der globalen Betrachtung überlagern und daher im Einzelnen nicht detektierbar sein [6].

Bei weiterer Zunahme des Lungenvolumens wird die Compliance-Kurve oberhalb des »deflection point« wieder flacher und zeigt eine Überdehnung der Lunge an.

Die Beatmung sollte mit einem PEEP oberhalb des »inflection point« erfolgen, um das zyklische Kollabieren von Atemwegen zu verhindern. Ebenso sollte das Atemhubvolumen so adjustiert werden, dass eine Über-

dehnung der Lunge oberhalb des »deflection point« vermieden wird.

> ❗ Diese Einstellung der Beatmungsparameter wird auch »Protektive Beatmung« genannt und führte bei Patienten mit schwerem akuten Lungenversagen zu einer Verbesserung des Gasaustausches und zu einer Reduktion der Mortalität.

Zurzeit sind erste Geräte zur Messung von statischen P/V-Kurven für die klinische Praxis verfügbar. Das Verfahren scheitert aber bisher an der geringen Verfügbarkeit der Methodik und der schwierigen Interpretation eines globalen Parameters, der die sich z. T. überlagernden Effekte einer inhomogenen Lunge in ihrer Komplexität nur schwerlich abbilden kann.

Die Bestimmung der statischen P/V-Kurve erfordert einen apnoeischen Patienten mit fehlender Muskelaktivität und ist daher nur beim kontrolliert beatmeten Patienten möglich.

Folgende Methoden wurden zur Bestimmung der P/V-Beziehung angewandt:

- schrittweise (100–250 ml) Inflation und Deflation mittels einer großen Spritze (3 l; »super syringe«)
- Inflation und Deflation mit einem konstanten niedrigen Gasfluss von 1,7 l/min

▬ multiple Okklusionen (4–6 s) bei unterschiedlichen in- und exspiratorischen Volumina unter Beatmung (Einzelschrittmethode)

▬ Applikation unterschiedlicher endexspiratorischer Lungenvolumina durch Variation des PEEP bei konstantem Atemhubvolumen (PEEP-Welle) [8]

11.4.3 Resistance

> ❗ **Definition: Der Strömungswiderstand (Resistance) ist definiert als die Druckdifferenz (ΔP) pro Gasfluss ($\dot{V}$).**

Beim Intensivpatienten erfolgt die Bestimmung der totalen Resistance (R_{tot}), welche die Summe aus der Resistance der Atemwege (R_{aw}), des Lungengewebes und des Thorax darstellt [5]. R_{tot} beschreibt die flussabhängigen, nichtelastischen Eigenschaften des respiratorischen Systems. Die Resistance von Tubus und Schläuchen geht in die Bestimmung von R_{tot} ebenfalls mit ein.

Die Elastance-Subtraktionsmethode zur Bestimmung von R_{tot} erfordert die Ausschaltung der Muskelaktivität. Für die vom Beatmungsgerät aufgebaute Druckdifferenz gilt:

$$\Delta P_{aw} = \frac{\Delta V}{C_{tot}} + \dot{V} \cdot R_{tot}$$

Dabei ist P_{aw} der Atemwegsdruck, V das inspirierte Volumen, C_{tot} die totale Compliance und R_{tot} die totale Resistance.

Die Druckdifferenz für nichtelastische Widerstände (ΔP_{res}) berechnet sich wie folgt:

$$\Delta P_{res} = P_{aw} - \frac{\Delta \dot{V}}{C_{tot}}$$

Daraus ergibt sich:

$$R_{tot} = \frac{P_{res}}{\dot{V}} \quad R_{min} = \frac{(P_{max} - P_1)}{\dot{V}} \quad R_{max} = \frac{(P_{max} - P_2)}{\dot{V}}$$

Die Verschlussmethode erlaubt eine exaktere Bestimmung von R_{tot}. Unter Beatmung mit konstantem Gasfluss wird der Atemweg okkludiert (◘ Abb. 11.7). Der unmittelbare Druckabfall entspricht der Druckdifferenz für nichtelastische Widerstände (ΔP_{res}) und ergibt eine kleinere Resistance, die den Widerstand der zentralen Atemwege reflektiert. Danach fällt der Druck durch Gasumvertei-

lung in der Lunge und die besonderen viskoelastischen Eigenschaften des respiratorischen Systems (»stress relaxation«) noch weiter ab.

Die Druckdifferenz ergibt eine höhere Resistance, die den Widerstand in der Lungenperipherie mit einschließt. Bei Patienten mit obstruktiven Lungenerkrankungen zeigt daher der große Unterschied zwischen R_{max} und R_{min} eine periphere Gasverteilungsstörung an.

Die zuverlässige Messung der Resistance erfordert eine genaue Messung von Atemwegsdrücken und dem Gasfluss am Tubus, um die Einflüsse der apparativen Widerstände zu minimieren.

> ❗ **Da dies in der klinischen Praxis selten durchgeführt wird, sind direkt am Beatmungsgerät abgelesene Resistance-Werte kritisch zu beurteilen.**

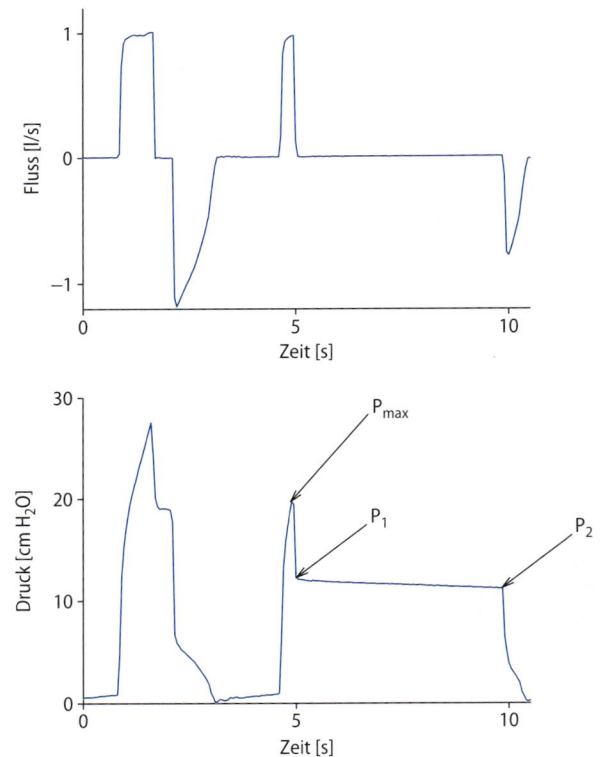

◘ **Abb. 11.7.** Messung der Resistance. Bei konstantem inspiratorischen Gasfluss werden der Atemwegsdruck (P_{max}), der Druck unmittelbar nach Okklusion durch ein schnelles Ventil (P_1) und der Druck am Ende der Okklusionsphase (P_2) bestimmt. Daraus lassen sich die minimale und die maximale Resistance berechnen (s. Text).

11.5 Regionale Ventilation

Atemmechanische Größen zur Beschreibung der Lungenfunktion sind u. a. dadurch limitiert, dass in der Regel einfache numerische Werte angegeben werden, um das komplexe und inhomogene System »Lunge« zu beschreiben.

In Wirklichkeit liegen häufig regional unterschiedliche Zustände in der Lunge vor, deren Überlagerung durch alleinige Betrachtung globaler Parameter häufig nicht zu detektieren ist. So können sich Alveolen, die rekrutiert werden, und Alveolen, die gleichzeitig gedehnt oder sogar überdehnt werden, in ihren atemmechanischen Eigenschaften so überlagern, dass beides bei globaler Messung von P/V-Beziehungen nicht erfasst werden kann [6].

Die regionale Darstellung von Belüftung und Ventilation war bisher nur mit aufwändigen bildgebenden Verfahren wie der Computertomographie möglich. Neuerdings stehen dafür Prototypen neuerer nichtinvasiver Verfahren zu Verfügung, auf die nachfolgend kurz eingegangen werden soll.

11.5.1 Elektrische Impedanztomographie

Die elektrische Impedanztomographie ist ein nichtinvasives, bettseitiges Verfahren, das auf Unterschieden in der elektrischen Leitfähigkeit von Geweben mit z. B. unterschiedlichem oder wechselndem Gasgehalt beruht.

Dabei werden aus der Verteilung absoluter Impedanzen in einem biologischen Gewebe Bilder generiert. Bei den gegenwärtig entwickelten Verfahren wird eine Anzahl von Oberflächenelektroden (z. B. 16) zirkulär um den Thorax herum befestigt und mit dem Messgerät verbunden. Es werden dann geringe Ströme (5 mA) über Oberflächenelektroden appliziert und die Potenzialdifferenzen zwischen passiven Elektrodenpaaren abgeleitet. Die Elektroden wechseln dabei zirkulär und mit hoher Taktfrequenz, sodass typischerweise mehrere 100 Spannungspaare pro Sekunde gemessen werden. Die gemessenen Impedanzdifferenzen werden über Filter- und Reproduktionsalgorithmen zu Bildern weiterverarbeitet, die beispielsweise über eine Farbkodierung Impedanzänderungen im Thorax sichtbar machen (◘ Abb. 11.8).

> **!** Zahlreiche Untersuchungen zeigen dabei eine gute Übereinstimmung dieser Methode mit den Befunden der thorakalen Computertomographie zur Bestimmung regionaler Ventilationsverteilungen, auch wenn die Auflösung der elektrischen Impedanztomographie wesentlich geringer ist und das Verfahren daher nicht zur exakten Darstellung anatomischer Strukturen verwendet werden kann.

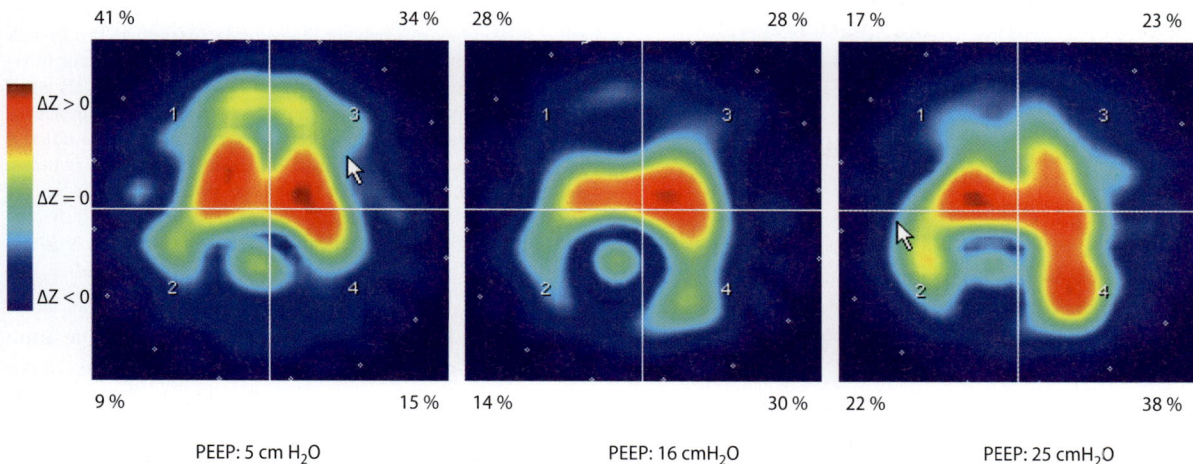

◘ **Abb. 11.8.** Messung der regionalen Ventilation mittels elektrischer Impedanztomographie. Dargestellt sind farbkodierte Summationen regionaler Impedanzänderungen (*ΔZ*) während druckkontrollierter Beatmung eines Patienten mit abdomineller Sepsis und akutem Lungenversagen bei verschiedenen Stufen eines externen positiven endexspiratorischen Drucks (*PEEP*). Die Prozentwerte geben die relativen Impedanzänderungen in Quadranten an. Beachte die Verschiebung der Ventilation von ventral nach dorsal mit zunehmendem PEEP.

Es besteht im Augenblick die Hoffnung, dass die elektrische Impedanztomographie über die Darstellung regionaler Ventilationsänderungen bisherige Verfahren zur bettseitigen Beatmungsoptimierung bei Patienten mit schwerem Lungenversagen sinnvoll ergänzen kann.

11.5.2 Akustische Methoden

Das Strömen von Gas in den Atemwegen der Lunge und die Durchströmung von Sekret, aber auch das Öffnen von Lungenarealen erzeugt Schwingungen, die klassischerweise mittels Auskultation über ein Stethoskop erfasst werden können. Gegenwärtig werden Verfahren entwickelt, beispielsweise über auf dem Rücken des Patienten angebrachte Sensoren diese Schwingungen zu registrieren und daraus laufend Bilder zu generieren. Dabei ist es wichtig, Störgeräusche der Umgebung zu erkennen und herauszufiltern. Die bisherige Daten- und Erfahrungslage ermöglicht bisher keine abschließende Bewertung dieses Verfahrens für die klinische Praxis.

11.6 Atemarbeit

Die mechanische Atemarbeit wird als Druck multipliziert mit der Volumenänderung (ΔV) definiert. Unter spontaner und maschineller Ventilation wird die Lunge passiv bewegt. Die Atemarbeit an der Lunge (W_L) ergibt sich aus dem transpulmonalen ΔP ($P_{aw} - P_{pl}$) und ΔV:

$$W_L = \int_0^T (P_{aw} - P_{pl})\Delta V \quad [\text{J}]$$

Die Atemarbeit pro Zeit entspricht der Atemleistung:

$$LL = \frac{1}{T}\int_0^T (P_{aw} - P_{pl})\Delta V \quad [\text{J/s}]$$

Dabei ist LL die Atemleistung der Lunge und T die Zeit.

Da P_{pl} bei Intensivpatienten in der Regel nicht direkt gemessen werden kann, wurden 2 Methoden zur Bestimmung der Atemarbeit entwickelt [1].

11.6.1 Atemarbeit im engeren Sinne

Eine Methode zur Abschätzung der Atemarbeit beruht darauf, das Spontanatemmuster des Patienten unter adäquater Sedierung mit Hilfe einer kontrollierten Beatmung

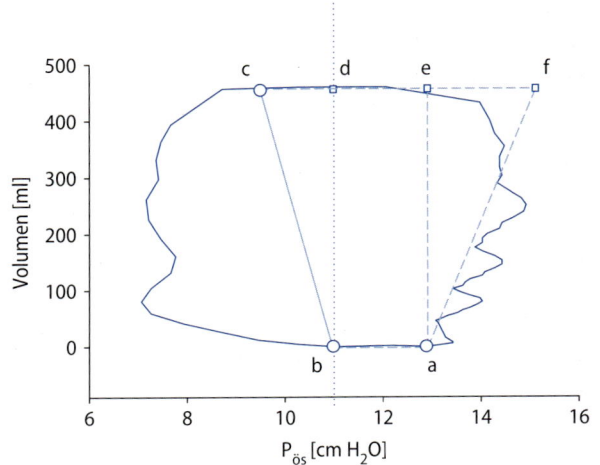

□ **Abb. 11.9.** Modifiziertes Campbell-Diagramm zur Berechnung der inspiratorischen Atemarbeit und ihrer Komponenten. Dargestellt ist der Ösophagusdruck *Pös* gegen das Lungenvolumen eines Intensivpatienten während inspiratorischer Druckunterstützung. Die isovolumetrische Atemanstrengung beginnt bei *a*, während die eigentliche Inspiration bei *b* anfängt und bei *c* endet. Die Fläche unter der Druck-Volumen-Kurve und der Linie zwischen *b* und *c* wird zur Berechnung derjenigen Atemarbeitskomponente benutzt, die zur Überwindung von Gasflusswiderständen aufzubringen ist. Die gestrichelte Linie zwischen *b* und *d* repräsentiert *Pös* bei Nullflussbedingungen. Diese Referenzlinie dient zur Unterscheidung von Ventilator- und Patientenaktivität: Eine Erniedrigung von *Pös* unter das Ausgangsniveau muss unter assistierter Beatmung von der Patientenaktivität herrühren, während eine Erhöhung von *Pös* während der Inspiration durch das Beatmungsgerät erzeugt wird. Die *Pös*-Differenz zwischen *a* und *b* repräsentiert den dynamischen intrinsischen PEEP, das Rechteck zwischen den Punkten *a*, *b*, *d* und *e* die Arbeit zur Überwindung desselben. Das Dreieck zwischen den Punkten *b*, *c*, und *d* grenzt die Atemarbeit zur Überwindung elastischer Rückstellkräfte von Lunge und Thorax ab, wenn *Pös* bei *c* unterhalb des gestrichelt dargestellten *Pös*-Ausgangsniveaus liegt. Für die Brustwand-Compliance (zwischen den Punkten *a* und *f*) wurden Literaturwerte verwendet. Die durch das Dreieck zwischen den Punkten *a*, *e* und *f* begrenzte Fläche entspricht der gegen die Brustwand verrichteten elastischen Arbeit. Die Summe der Flächen *a–b–d–e*, *b–c–d* und *a–e–f* entspricht der gesamten elastischen Arbeit.

zu imitieren. Das Beatmungsgerät leistet dann die gesamte Arbeit, die für die Ventilation erforderlich ist, so dass in die Berechnung der Atemarbeit nur P_{aw} eingeht. Da eine vollständige Imitation des Spontanatemmusters mittels kontrollierter Beatmung, insbesondere des inspiratorischen Gasflusses, nicht gelingt, kann diese Methode nur eine ungenaue Abschätzung der tatsächlichen Atemarbeit liefern.

Alternativ kann $P_{ös}$ als Äquivalent für P_{pl} verwendet werden. Mit dieser Methode lässt sich die Atemarbeit unter dem aktuellen Spontanatemmuster des Patienten bestimmen. Mit Hilfe eines modifizierten Campbell-Diagramms (◘ Abb. 11.9) kann man auch einzelne Komponenten der Atemarbeit unterscheiden. Dies sind die resistive Arbeit, die gegen Widerstände der Atemwege, des Lungengewebes und der Beatmungstuben geleistet werden muss, sowie die elastische Arbeit, die gegen die elastischen Rückstellkräfte von Lunge und Thorax gerichtet ist.

Unter assistierter Spontanatmung kann – im Gegensatz zur nicht unterstützten Spontanatmung – mit dieser Methode nur die minimale inspiratorische Atemarbeit bestimmt werden. Der durch Atemaktivität des Patienten unter das Ausgangsniveau gesenkte $P_{ös}$ wird bei maschineller Unterstützung weniger negativ, da das Beatmungsgerät einen positiven Druck appliziert und dieser der Absenkung von $P_{ös}$ entgegenwirkt.

❗ **Die mechanische Atemarbeit erfasst nicht die isometrische Arbeit der respiratorischen Muskulatur. Darüber hinaus wird in der Regel nur die inspiratorische Atemarbeit erfasst. Bei normaler Funktion erfolgt die Exspiration passiv. Bei forcierter Exspiration kann jedoch auch eine exspiratorische Atemarbeit auftreten (Obstruktion, Therapie mit kontinuierlichem positiven Atemwegsdruck).**

11.6.2 Druck-Zeit-Produkt (»pressure time product«, PTP)

Das inspiratorische PTP soll eine Abschätzung des Energieverbrauchs der Atemmuskulatur ermöglichen und ist ein Index für die Atemanstrengung. Im Gegensatz zur mechanischen Atemarbeit erfasst das PTP auch die vom Patienten erzeugte Druckdifferenz, die durch isovolumetrische Kontraktion, etwa zur Überwindung eines $PEEP_i$, entsteht. Dies könnte von Vorteil sein, zumal für den Aufbau der Muskelspannung mehr Energie verbraucht wird als für die Muskelfaserverkürzung. Das PTP lässt sich aus dem inspiratorischen P_{aw}, integriert über 1 min, ermitteln und kann auf Zeit (PTP/min) oder Ventilation (PTP/l) normiert werden.

$$PTP = \int_0^{T_i} P_{aw}\,\Delta t$$

Anstelle von P_{aw} wird häufig auch $P_{ös}$ als P_{pl}-Äquivalent oder der transdiaphragmale Druck (P_{di}) zur PTP-Berech-

nung verwendet. P_{di} kann berechnet werden, wenn zusätzlich der abdominelle Druck (P_{abd}) gemessen wurde:

$$P_{di} = P_{ös} - P_{abd}$$

11.7 Gasaustausch

11.7.1 Blutgasanalyse

Die klinisch gebräuchlichste Methode zur Beurteilung des Gasaustausches ist die direkte Bestimmung des arteriellen, venösen und gemischtvenösen pH-Wertes sowie des Sauerstoff- und Kohlendioxidpartialdrucks (PO_2 und PCO_2) mit Hilfe eines Blutgasanalysegeräts; für die kontinuierliche Überwachung stehen floureszenzchemische Methoden zur Verfügung.

❗ **Der arterielle PO_2 und der PCO_2 werden durch den intrapulmonalen und systemischen Gasaustausch determiniert. Daher reflektieren arterieller Sauerstoff- und Kohlendioxidpartialdruck (P_aO_2 und P_aCO_2) sowie alle aus diesen Variablen abgeleiteten Parameter nicht allein den pulmonalen Gasaustausch, sondern auch die systemische Zirkulation und die Stoffwechsellage.**

▶ Kapitel 13 gibt einen ausführlichen Überblick über die Methodik der Blutgasanalyse.

11.7.2 Oxygenierungsindizes

Ziel der verschiedenen Oxygenierungsindizes ist eine tendenzielle Beurteilung des transpulmonalen O_2-Transports. Um eine Gasaustauschstörung unabhängig vom F_iO_2 zu beurteilen, wird der P_aO_2/F_iO_2-(Horowitz-)Quotient) oder der P_aO_2/P_AO_2-Quotient (P_AO_2: alveolärer Sauerstoffpartialdruck) angegeben. Zur Abschätzung der Gasaustauschstörung dient auch die alveoloarterielle Differenz des Sauerstoffpartialdrucks ($AaDO_2$):

$$AaDO_2 = P_AO_2 - P_aO_2$$

Hierfür wird P_AO_2 rechnerisch nach der Alveolargasgleichung bestimmt:

$$P_AO_2 = (P_B - P_{H_2O}) \cdot F_iO_2 - P_AO_2$$

Dabei ist P_B der atmosphärische Druck, P_{H2O} der Wasserdampfdruck (47 mmHg bei 37°C), F_iO_2 die inspiratorische Sauerstofffraktion und P_ACO_2 der alveoläre Kohlendioxidpartialdruck.

11.7.3 Sauerstoffsättigung des Blutes

Der überwiegende Teil des O_2 liegt chemisch gebunden an Hämoglobin vor. Der Anteil von Oxyhämoglobin (HbO_2) am gesamten Hämoglobin (Hb) entspricht der O_2-Sättigung, die im Normalfall über 96 % liegt. Das Hb ist praktisch nie zu 100 % mit Sauerstoff gesättigt, da 0,5–1,0 % des Hämoglobins als Met-Hb und 1,0–2,0 % als CO-Hb vorliegen. Die Sauerstoffsättigung (SO_2) berechnet sich wie folgt:

$$SO_2 = \frac{HbO_2}{(HbO_2 - Hb)}$$

Diese auf das gesamte Hb bezogene SO_2 erfordert die spektrometrische Bestimmung von HbO_2 und dem gesamten Hb und kann nur diskontinuierlich ermittelt werden. In vielen Blutgasanalysatoren, aber auch bei der kontinuierlichen Registrierung in vivo wird der Anteil von HbO_2 am desoxygenierten Hämoglobin (Desoxy-Hb) bestimmt oder berechnet. Diese partielle SO_2 ist gegenüber Änderungen durch Met-Hb und CO-Hb, wie diese z. B. im Rahmen von Vergiftungen oder Therapien mit Nitropräparaten auftreten können, unempfindlich und berechnet sich wie folgt:

$$partielle\ SO_2 = \frac{HbO_2}{HbO_2 - Desoxy\text{-}Hb}$$

Die duale Oxymetrie beruht auf der kontinuierlichen Messung der partiellen arteriellen SO_2 mittels Pulsoxymetrie und der Bestimmung der partiellen gemischtvenösen SO_2 über einen fiberoptischen Pulmonaliskatheter.

Die Sauerstoffbindungskurve beschreibt die Beziehung von PO_2 und SO_2. Bei Fieber, Azidose, Hyperkapnie und Hypoxie kommt es zur Rechtsverschiebung, wodurch bei gleichem PO_2 weniger O_2 an Hämoglobin gebunden wird. Alkalose, Hypothermie, 2,3-Diphosphoglyzerase-Mangel und Hypokapnie führen zur Linksverschiebung, wodurch bei gleichem PO_2 mehr O_2 an Hämoglobin bindet.

11.7.4 Sauerstoffgehalt des Blutes

Physikalisch gelöster und chemisch gebundener Sauerstoff ergeben den O_2-Gehalt des Blutes (cO_2), der vom Sauerstoffpartialdruck (PO_2), der Sauerstoffsättigung (SO_2) und der Hb-Konzentration bestimmt wird. Die Menge physikalisch gelösten Sauerstoffs ist gering, da pro mmHg PO_2 nur 0,0031 ml O_2 gelöst werden. Bei einem normalen P_AO_2 von 100 mm Hg sind nur 0,3 ml O_2 pro 100 ml Blut physikalisch gelöst, hingegen 20 ml O_2 pro 100 ml Blut chemisch an Hämoglobin gebunden. Der Sauerstoffgehalt des Blutes berechnet sich wie folgt:

$$cO_2 = (F \cdot cHb \cdot SO_2) + 0,0031\,ml \cdot dl^{-1} \cdot mmHg^{-1} \cdot P_aO_2$$

Dabei ist F die Hüfner-Zahl (1,34 ml O_2/mol Hb) und cHb der Sauerstoffgehalt des Hämoglobins.

11.7.5 Sauerstoffangebot an die Organe

Das Sauerstoffangebot an ein Organ hängt vom O_2-Gehalt des arteriellen Blutes (c_aO_2) und dem Blutfluss zu dem Organ ab. Für den Gesamtorganismus lässt sich die O_2-Transportkapazität (DO_2) aus dem Herzzeitvolumen (HZV) und dem c_aO_2 errechnen:

$$DO_2 = HZV \times c_aO_2$$

11.7.6 Ventilations-Perfusions-Verteilung

Beim Gesunden entspricht das alveoläre Minutenvolumen annähernd dem pulmonalkapillären Blutfluss, also dem HZV, sodass das Verhältnis von alveolärer Ventilation zu pulmonaler Perfusion ($\dot{V}_A/\dot{Q}$) etwa 0,8 beträgt.

❶ Die Mehrzahl der Gasaustauschstörungen wird durch eine Verteilungsstörung von pulmonaler Ventilation und Perfusion verursacht.

Ein Teil der Ventilation gelangt zu nichtperfundierten Lungenarealen ($\dot{V}_A/\dot{Q} = \infty$); dies entspricht der Totraumventilation. Wird hingegen ein nichtventiliertes Lungenareal perfundiert ($\dot{V}_A/\dot{Q} = 0$), führt dies zu einem intrapulmonalen Shunt.

Der Gasaustausch findet nur in Lungenregionen mit einem $\dot{V}_A/\dot{Q}$-Wert von >0 und <∞ statt. In diesem Bereich können Verteilungsstörungen von pulmonaler Ventilation und Perfusion in einem $\dot{V}_A/\dot{Q}$-Missverhältnis resultieren und zu einer signifikanten Gasaustauschstörung führen [11].

Das tatsächlich unter pathologischen Bedingungen in der Lunge vorliegende Spektrum von $\dot{V}_A/\dot{Q}$-Verhältnissen kann aufgrund ihrer großen Vielfalt nicht erfasst werden. Zur Vereinfachung werden seit jeher Lungenmodelle angenommen, welche die Lunge mit 2, 3 (Riley-Modell) oder mehreren Kompartimenten beschreiben. Beim 3-Kompartiment-Modell wird die Lunge als aus Totraum ($\dot{V}_A/\dot{Q} = \infty$), intrapulmonalem Shunt ($\dot{V}_A/\dot{Q} = 0$) und normalen Lungenarealen ($\dot{V}_A/\dot{Q} = 0{,}8–1{,}0$) bestehend charakterisiert. Zur exakten Beschreibung der klinisch relevanten Gasaustauschstörungen, etwa im Status asthmaticus, ist ein 3-Kompartiment-Modell allerdings nicht ausreichend, da minderbelüftete Lungenareale mit einem $\dot{V}_A/\dot{Q}$-Wert zwischen 0,1 und 1,0 nicht ausreichend differenziert werden können. Eine solche Differenzierung ist derzeit nur mit mathematisch aufwändigen Methoden und Modellen mit bis zu 50 Kompartimenten darstellbar.

11.7.7 Venöse Beimischung

Die Bestimmung von venöser Beimischung, in der klinischen Praxis oft fälschlich als Shunt bezeichnet (intrapulmonaler Shunt: nicht ventilierte, aber perfundierte Areale – $\dot{V}_A/\dot{Q} = 0$; s. oben), beruht auf einem 2-Kompartiment-Modell, das die Lunge als ventilierte und perfundierte oder nicht ventilierte, aber perfundierte Areale auffasst.

Aus der Differenz zwischen endkapillärem (c_cO_2) und arteriellem O_2-Gehalt (c_aO_2), dividiert durch die Differenz von c_cO_2 und gemischtvenösem O_2-Gehalt (c_vO_2), kann der Anteil der venösen Beimischung (Q_{VA}) am Herzminutenvolumen (Q_T) ermittelt werden:

$$\frac{Q_{VA}}{Q_T} = \frac{c_cO_2 - c_aO_2}{c_cO_2 - c_vO_2}$$

Die Bestimmung von Q_{VA}/Q_T erfordert einen Pulmonaliskatheter und beruht auf der Annahme einer kompletten Äquilibrierung von O_2 zwischen Alveole und endkapillärem Blut (alveolärer Sauerstoffpartialdruck P_AO_2 = endkapillärer Sauerstoffpartialdruck P_cO_2; endkapilläre Sauerstoffsättigung S_cO_2 = 100 %), da c_cO_2 nicht direkt bestimmt werden kann.

Aufgrund der Löslichkeit von O_2 im Blut kann Q_{VA}/Q_T nicht zwischen nichtventilierten (intrapulmonaler Shunt) und minderbelüfteten, aber perfundierten Lungenarealen differenzieren. Vielfach wird für die Bestimmung von Q_{VA}/Q_T die Erhöhung der F_iO_2 auf 100 % empfohlen.

> ❗ Die Erhöhung der F_iO_2 auf 100 % führt jedoch zu falsch-hohen Resultaten, und zwar durch sich infolge der O_2-Atmung möglicherweise bildende Absorptionsatelektasen.

Mit der Bildung von Absorptionsatelektasen ist ab einer inspiratorischen Sauerstoffkonzentration von 50 % zu rechnen. Die Bestimmung allein des intrapulmonalen Shunts erfordert immer die Anwendung inerter und schlecht blutlöslicher Gase wie Schwefelhexafluorid oder Helium [7].

11.7.8 Physiologischer Totraum

Der physiologische Totraum (V_D) setzt sich aus dem anatomischen Totraum (V_{Danat}) und dem alveolärem Toraum (V_{Dalv}) zusammen. Der Totraum besteht aus belüfteten Lungenarealen, die nicht am Gasaustausch teilnehmen und infolgedessen auch nicht an der CO_2-Elimination respektive der effektiven alveolären Ventilation ($\dot{V}_A$) beteiligt sind. Daher berechnet sich das Atemhubvolumen (V_T) wie folgt:

$$V_T = \dot{V}_A + V_D$$

Der Anteil des V_{Dalv} am Atemhubvolumen (V_D/V_T) kann nach der Bohr-Gleichung berechnet werden. Sie berücksichtigt, dass der Totraum nicht an der CO_2-Elimination teilnimmt und dass die Gasmenge (Produkt aus Gasfraktion und Gasvolumen) konstant bleibt:

$$V_T \cdot F_eCO_2 = \dot{V}_A \cdot F_aCO_2 + V_D \cdot F_iCO_2$$

Dabei ist F_eCO_2 die gemischte exspiratorische CO_2-Fraktion, F_aCO_2 die alveoläre CO_2-Fraktion und F_iCO_2 die gemischte inspiratorische CO_2-Fraktion.

Durch Auflösen nach V_D/V_T ergibt sich:

$$\frac{V_D}{V_T} = \frac{F_eCO_2 - F_aCO_2}{F_iCO_2 - F_aCO_2}$$

$$V_T \times F_eCO_2 = V_A \times F_aCO_2 + V_D \times F_iCO_2$$

Daraus kann Folgendes abgeleitet werden:

$$\frac{V_D}{V_T} = \frac{P_aCO_2 - P_eCO_2}{P_aCO_2}$$

Dabei ist P_aCO_2 der arterielle Kohlendioxidpartialdruck und P_eCO_2 der gemischte exspiratorische Kohlendioxidpartialdruck.

Die Bestimmung des gemischten exspiratorischen Kohlendioxidpartialdrucks (P_eCO_2) erfordert das Sammeln von Exspirationsgas in einer speziellen Mischbox mit einem Volumen von 10–20 l. Daher wird in der klinische Routine V_D/V_T eher selten bestimmt. Alternativ dazu wird in Beatmungsgeräten die Bestimmung des seriellen Totraums angeboten. Der serielle Totraum (V_{Dser}) definiert sich als das Volumen der zuführenden Luftwege bis zu einem imaginären Übergang von Konvektion zu Diffusion. Wird die Konzentration des exspiratorischen CO_2 eines Atemzugs direkt nach dem Umschalten auf ein CO_2-freies Inspirationsgas gegen das exspirierte Volumen aufgetragen, so zeigt sich eine spezifische, sigmoidale Charakteristik, wobei sich V_{Dser} als das exspirierte Volumen bis zum Schwerpunkt der Kurve $\Delta c(t)/\Delta V$ ergibt [3]. Der von respiratorischen Monitoren angegebene V_{Dser} darf daher nicht mit V_D/V_T gleichgesetzt werden.

11.7.9 Diffusionskapazität der Lunge

> **!** **Eine Gasaustauschstörung beim Intensivpatienten ist selten durch eine reine Diffusionslimitation, einen sog. alveolokapillären Block, bedingt.**

Daher spielt die Bestimmung der Diffusionskapazität – nicht zuletzt wegen der methodischen Schwierigkeiten – beim beatmeten Patienten kaum eine Rolle. Die alveolokapilläre Diffusion kann grundsätzlich für O_2 und CO_2 bestimmt werden, wird aber durch das Herzzeitvolumen und die Affinität zum Hämoglobin beeinflusst. Besser geeignet ist die Verwendung von Kohlenmonoxid, das eine 250-mal stärkere Affinität zum Hämoglobin aufweist als O_2 zur Bestimmung der Diffusionskapazität mittels einer »Steady-state«-Methode.

> **!** **Patienten mit chronisch-obstruktiven Lungenerkrankungen können bei einer Diffusionskapazität für Kohlenmonoxid von <55 % der Norm von einer andauernden O_2-Therapie profitieren.**

11.7.10 Metabolischer Gasaustausch

Die indirekte Messung des metabolischen Gasaustausches beruht auf dem von Fick angegebenen Prinzip, wonach die aufgenommene O_2-Menge (VO_2) und die produzierte CO_2-Menge (VCO_2) jeweils der arteriovenösen respektive der venoarteriellen Gehaltdifferenz im Blut und dem Herzzeitvolumen entsprechen:

$$VO_2 = HZV \cdot (c_aO_2 - c_vO_2)$$

$$VCO_2 = HZV \cdot (c_aCO_2 - c_vCO_2)$$

Dabei ist c_aCO_2 der Kohlendioxidgehalt im arteriellen Blut und c_vCO_2 der Kohlendioxidgehalt im venösen Blut.

Der metabolische Gasaustausch kann aber auch durch die Bestimmung der Gasmenge mittels Messung der in- und exspiratorischen Atemgasfraktionen und dem Atemzeitvolumen erfasst werden. Demnach entspricht die auf- oder abgegebene Gasmenge (V_G) der Differenz aus ein- und ausgeatmeter Gasmenge:

$$V_G = V_i \times F_i - V_e \times F_e$$

Dabei ist V_i die inspirierte Gasmenge, F_i die inspirierte Gasfraktion, V_e die exspirierte Gasmenge und F_e die exspirierte Gasfraktion.

Daraus lassen sich einfach der O_2-Verbrauch und die CO_2-Produktion ermitteln:

$$VCO_2 = V_i \times F_iCO_2 - V_e \times F_eCO_2$$

Dabei ist F_iCO_2 die inspiratorische Kohlendioxidfraktion und F_eCO_2 die exspiratorische Kohlendioxidfraktion.

Dabei gilt:

$$V_i \times F_iCO_2 = 0$$

So gilt nach Einsetzen:

$$VCO_2 = V_e \times F_eCO_2$$

Für den O_2-Verbrauch gilt analog:

$$VO_2 = V_i \times F_iO_2 - V_e \times F_eO_2$$

Dabei ist F_iO_2 die inspiratorische Sauerstofffraktion und F_eO_2 die exspiratorische Sauerstofffraktion.

Der respiratorische Quotient RQ ist das Verhältnis zwischen O_2-Verbrauch und CO_2-Produktion:

$$RQ = VO_2/VCO_2$$

Zahlreiche Geräte bieten die Bestimmung dieser Parameter in sog. metabolischen Monitoren an. Dennoch bleibt die Bestimmung von VO_2 und VCO_2 mit Problemen behaftet.

So weichen das in- und das exspiratorische Atemzeitvolumen, bedingt durch einen respiratorischen Quotienten, der ungleich 1 ist, voneinander ab. Diese Volumendifferenz erfordert jedoch die exakte und reproduzierbare Messung kleinster Gasflüsse, die mit herkömmlichen Beatmungsgeräten kaum möglich ist. Ebenso kritisch ist die genaue Bestimmung der Atemgasfraktionen über ein weites F_iO_2-Spektrum. In der Regel wird die Differenz von in- und exspiratorischer Sauerstofffraktion ab einer F_iO_2 von 70 % zu ungenau erfasst, sodass bei Beatmung mit hohen O_2-Konzentrationen die Bestimmung von VO_2 und VCO_2 kritisch beurteilt werden muss. Die aus letzteren abgeleiteten Größen zur Beschreibung des Energieumsatzes unterliegen folglich den gleichen Fehlerquellen.

Literatur

1. Agostini E, Campbell EJ, Freedman S (1970) Energetics. In: Campbell EJ, Agostoni E, Newsom Davis J (eds) The respiratory muscles. Lloyd-Luke LTD, London, pp 115–124
2. Brunner JX, Wolff G (1988) Pulmonary function indices in critical care patients. Springer, Berlin Heidelberg New York
3. Fowler WS (1948) Lung function studies II. The respiratory dead space. J Appl Physiol 154: 405–416
4. Guttmann J, Eberhard L, Fabry B, Bertschmann W (1993) Continuous calculation of intratracheal pressure in tracheally intubated patients. Anesthesiology 79: 503–513
5. Hess D, Tabor T (1993) Comparison of six methods to calculate airway resistance during mechanical ventilation in adults. J Clin Monit 9: 275–282
6. Hickling KG (2002) Reinterpreting the pressure-volume curve in patients with acute respiratory distress syndrome. Curr Opin Crit Care 8: 32–38
7. Pesenti A, Latini R, Riboni A, Gattinoni L (1982) Simple estimation of the true right to left shunt (Q_S/Q_T) at maintainance F_iO_2 by sulfur hexafluoride retention. Intensive Care Med 8: 283–286
8. Putensen C, Baum M, Hörmann C (1993) Selecting ventilator settings according to variables derived from the quasi-static pressure/volume relationship in patients with acute lung injury. Anesth Analg 77: 436–447
9. Quanjer PH (1983) Standardized lung function testing; report working party »standardization of lung function tests«. Bull Europ Physiopath Resp 19: 1–95
10. Rossi A, Gottfried SB, Zocchi L et al. (1985) Measurement of static compliance of the total respiratory system in patients with acute respiratory failure during mechanical ventilation: the effect of intrinsic positive end-expiratory pressure. Am Rev Respir Dis 131: 672–677
11. Suter PM, Fairley B (1975) Optimum end-expiratory airway pressure in patients with acute pulmonary failure. N Engl J Med 292: 284–289
12. Sassoon CSH, Te TT, Mahutte CK, Light RW (1987) Airway occlusion pressure. An important indicator for successful weaning in patients with chronic obstructive disease. Am Rev Respir Dis 135: 107–113
13. Wrigge H, Sydow M, Zinserling J, Neumann P, Hinz J, Burchardi H (1998) Determination of functional residual capacity (FRC) by multibreath nitrogen washout in a lung model and in mechanically ventilated patients. Accuracy depends on continuous dynamic compensation for changes of gas sampling delay time. Intensive Care Med 24: 487–493

Respiratorfunktion und Atemgaszusammensetzung

C. Putensen

12.1 Respiratorfunktionsüberwachung und Atemgase

Bei der mechanischen Beatmung bilden das Beatmungsgerät (Respirator) und das respiratorische System des Patienten (Lunge und Thorax) ein gekoppeltes pneumatisches System. Zwischen den technischen und biologischen Systemkomponenten findet ein periodischer Gasaustausch statt.

> ❗ Dies bedeutet, dass Verfahren zur Überwachung der Respiratorfunktion oft auch gleichzeitig krankheitsbedingte Veränderungen der Lunge und des Thorax erfassen.

Eine kontinuierliche Messung der Beatmungsdrücke und der applizierten Atemvolumina ist ebenso wie die Messung der inspiratorischen Sauerstoffkonzentration der minimale Standard bei der maschinellen Beatmung eines Patienten. Während einer Anästhesie sind zusätzlich die in- und exspiratorischen Konzentrationen des volatilen Anästhetikums sowie die endtidale CO_2-Konzentration zu erfassen. Darüber hinaus verfügen moderne Beatmungsgeräte über zahlreiche geräte- und herstellerspezifische Verfahren, welche die elektronischen und pneumatischen Systemkomponenten überwachen [1–4].

> ❗ Die meisten Alarme während einer Beatmung können durch einfache Adaptation der Beatmungseinstellung behoben werden. Tritt jedoch eine schwere Funktionsstörung bei einem Beatmungsgerät auf, sodass entweder der Patienten nicht oder nicht ausreichend beatmet wird oder eine ausreichende Sauerstoffkonzentration im Inspirationsgas fraglich ist, muss der Patient vom Beatmungsgerät getrennt und mit einem Handbeatmungsbeutel oder einem Ersatzbeatmungsgerät beatmet werden, während die Fehlersuche am schadhaften Beatmungsgerät erfolgt. Dies gilt auch für das Auftreten einer unklaren Hypoxämie oder Zyanose bei einem beatmeten Patienten, selbst wenn kein Alarm ausgelöst wurde.

Vorraussetzung für eine korrekte Interpretation der verschiedenen Parameter, die zur Überwachung der Respiratorfunktion erhoben werden, ist die Kenntnis der verwendeten Messverfahren und deren Limitationen.

12.1.1 Druckmessung

Atemwegsdrücke werden während maschineller Beatmung üblicherweise in cmH_2O oder mbar oder Pa angegeben:

$$1\,mbar = 100\,Pa \approx 1{,}020\,cmH_2O \quad \text{(unter Normbedingungen)}$$

Statischer und dynamischer Druck

Wird die Strömungsgeschwindigkeit verändert oder ändert ein Gasfluss aufgrund des Querschnitts von Schläuchen oder Verbindungsstücken seine Geschwindigkeit, so muss es zu einer Änderung der kinetischen Energie kommen. Daraus resultiert, dass sich durch die Änderung der kinetischen Energie diejenige Kraft, die pro Zeiteinheit auf die Querschnittsfläche wirkt, also die Arbeit, verändert. Nach dem Gesetz von Bernoulli ist der Gesamtdruck, also die Summe von statischem und dynamischem Druck, konstant (der Schweredruck sei in der Strömung konstant):

$$P + \frac{\varrho}{2}\,v^2 = konstant$$

Dabei ist P der statische Druck, ϱ die Dichte des Gases und v die Strömungsgeschwindigkeit.

> ❗ Nur der statische Druck kann mit einem Manometer gemessen werden.

Daraus folgt, dass der statische, mit einem Manometer messbare Druck, während eines Gasflusses an allen Stellen geringer ist als zu der Zeit, wenn kein Gasfluss vorliegt. Dies erklärt, weshalb während einer Beatmung nicht auf den Druck in den distalen Atemwegen geschlossen werden kann. Nur wenn kein Gasfluss vorliegt, lässt der an der Atemwegsöffnung gemessene Druck Rückschlüsse auf den Druck in den Atemwegen zu.

Messverfahren
Pneumatische Druckmanometer

Pneumatische Druckmanometer basieren auf dem Federmanometer. Es existieren eine Vielzahl verschiedener Federformen, deren grundsätzliche Gemeinsamkeit in der Ausnutzung der elastischen Verformung einer Feder unter Druckeinwirkung besteht. Durch eine entsprechende Mechanik wird diese Verformung auf einen Zeiger übertragen, damit gleichzeitig verstärkt und als

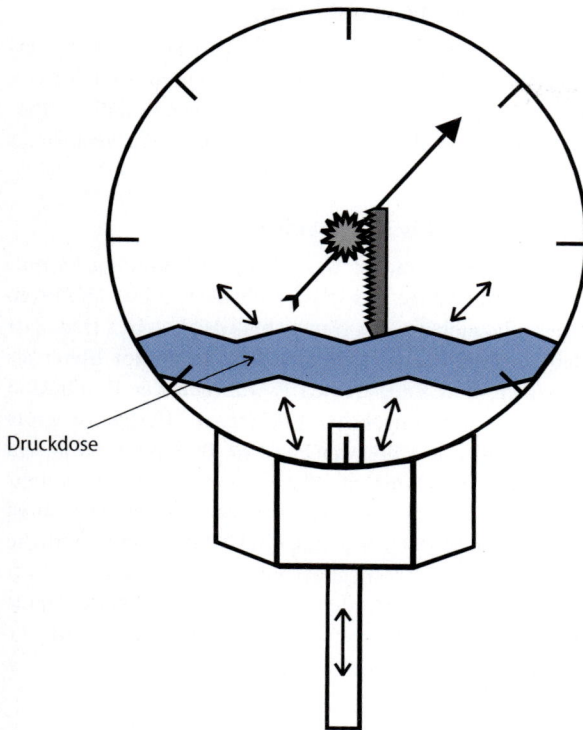

Druckdose

Abb. 12.1. Schematische Darstellung der Funktionsweise eines Druckmanometers. Eine Druckerhöhung im unteren Teil des Gerätes bewirkt über die Druckdose eine Zeigerauslenkung.

analoge Größe angezeigt (**Abb. 12.1**). In fast allen handelsüblichen Druckuhren ist die nach ihrem Erfinder benannte Bourdon-Feder wiederzufinden. Es handelt sich dabei um eine rund gebogene Feder ovalen Querschnitts, die sich unter Druckeinwirkung aufbiegt. Membran- oder Plattenfedermesswerke weisen eine ähnliche Mechanik zur Umwandlung der Membranauslenkung in eine Drehbewegung des Zeigers auf.

Messgenauigkeit und Einsatzbereiche. Pneumatische Druckmanometer dienen der Druckanzeige am Messort. Pneumatische Druckmanometer werden daher heute in der Regel nur mehr zur Messung des Atemwegsdrucks in Transportbeatmungsgeräten verwendet und sind oft mit einem photooptischen Sensor gekoppelt. Wird innerhalb einer bestimmten Zeit (z. B. 15 s) das Lichtsignal des photooptischen Sensors nicht durch den Zeigerausschlag des Druckmanometers unterbrochen, erfolgt wegen Apnoeund/oder Diskonnektion eine akustische Alarmierung.

Mechanisch-elektrische Druckwandler (Transducer)

Der Nachteil pneumatischer Druckmanometer besteht in der fehlenden Möglichkeit, die gemessene Größe zu übertragen und weiterzuverarbeiten. In modernen Anästhesie- und Intensivbeatmungsgeräten werden Drucksensoren benötigt, die ihre Information als elektrische Größe zur Verfügung stellen und die Weiterverarbeitung des Signals erlauben [1].

Die Messprinzipien aller Verfahren sind grundsätzlich ähnlich. Die Druckamplitude im Beatmungssystem führt zur mechanischen Auslenkung einer Membran, was in ein elektrisches Signal umgewandelt und digital oder analog angezeigt wird (► Kap. 1.2.2).

Drucksensor mit Dehnungsmessstreifen. Unter Dehnungsmessstreifen versteht man kleine metallische Leiterbahnen, die eine mäanderförmige Struktur aufweisen und auf Membranen aufgebracht sind. Durch Einwirken eines Drucks auf die Membran wird diese gebogen, wodurch sich die Länge des Leiters und damit sein elektrischer Widerstand vergrößert.

Piezoresistiver Drucksensor. Setzt man einen Siliziumkristall einer Druckkraft aus, so ändert sich sein spezifischer elektrischer Widerstand (griechisch »piezein«: drücken). Beim piezoresistiven Verfahren wird der Widerstand von Widerstandspfaden, die in ein Siliziumkristall eindiffundiert sind, gemessen. Piezoresistive Drucksensoren enthalten meist einen in einer Membran eindiffundierten Dehnungsmessstreifen aus Silizium. Wird die Membran durch Druck ausgelenkt, ändert sich der elektrische Widerstand der Dehnungsmesswiderstände. Diese Drucksensoren weisen eine vergleichsweise hohe Empfindlichkeit auf. Allerdings zeigen die zur Druckmessung eingesetzten Materialien eine sehr starke Temperaturabhängigkeit. In Sensoren auf Siliziumbasis sind daher praktisch immer zusätzlich Temperatursensoren eingebaut, mit deren Hilfe die Messwertinformation korrigiert werden kann.

Kapazitiver Drucksensor. Kapazitive Drucksensoren enthalten einen Kondensator, dessen Membranen 2 Druckmesskammern trennen. Durch Druck verändert sich aufgrund der elastischen Durchbiegung der Membran der Abstand der Elektroden und damit die Proportionalitätskonstante (synonym »Kapazität«, daher kapazitativer Drucksensor) des Kondensators. So wird der Druck bzw.

die Druckdifferenz der beiden Kammern in ein elektrisches Signal umgewandelt.

Messgenauigkeit und Einsatzbereiche.
Die absolute Messgenauigkeit von Drucksensoren in Beatmungsgeräten liegt bei 1–2 mbar. Zur Erkennung und Interpretation von Druckveränderungen innerhalb des Atemzyklus müssen die verwendeten Messverfahren eine Auflösung von zumindest 0,1 mbar aufweisen. Die zu messenden Atemwegsdrücke müssen mit Schlauchleitungen niedriger Compliance auf langzeitstabile Druckaufnehmer übertragen werden. Für dynamische Messungen ist zudem ein ausreichender Frequenzgang zu gewährleisten.

> ❗ Atemwegsdrücke werden üblicherweise nicht an der Atemwegsöffnung (Tubus oder Trachealkanüle), sondern im Beatmungsgerät gemessen. Die Dehnbarkeit und die resistiven Eigenschaften von Komponenten des Beatmungssystems (z. B. Schläuche und Verbindungsstücke) können daher zu systematischen Messfehlern beitragen.

Vielfach wird daher versucht, durch Messung oder Annahme einer fixen Compliance der Beatmungsschläuche eine systematische Korrektur der gemessenen Atemwegsdrücke durchzuführen.

Wenn die Beatmungsdrücke im Schlauchsystem des Beatmungsgerätes gemessen werden, sind diese Drücke zudem von verschiedenen statischen und dynamischen Komponenten beeinflusst. Da sich das inspiratorische Gas erst über Widerstände (Tubus, Schläuche etc.) verteilt, kann über den durch ein bestimmtes Gasvolumen im Gesamtsystem (Beatmungssystem und Lunge) bewirkten Füllungsdruck erst dann eine Aussage getroffen werden, wenn das Gas aus der Strömungsphase (dynamisch) in eine Phase ohne Gasfluss (statisch) übergegangen ist.

> ❗ Statische Bedingungen liegen jedoch endinspiratorisch (Plateaudruck) und endexspiratorisch nur dann vor, wenn der gleichzeitig gemessene Gasfluss gleich Null ist. So erlaubt ein endexspiratorisch gemessener Druck keinen Rückschluss auf den tatsächlichen positiven endexspiratorischen Druck (»positive endexpiratory pressure«, PEEP), wenn ein endexspiratorischer Gasfluss und damit auch ein zusätzlicher intrinsischer PEEP vorliegt. Daher ist es sinnvoll, die Druck-Zeit- und die Gasfluss-Zeit-Kurve simultan zu betrachten.

Messung des Trachealdrucks

Die direkte Messung des Trachealdrucks (P_{tr}) erfordert spezielle endotracheale Tuben oder einen zusätzlichen, in die Trachea vorgeschobenen Katheter, sodass mathematische Modelle zur Berechnung des Trachealdrucks entwickelt wurden.

Berechnung des Trachealdrucks

Während maschineller Beatmung und Atmung kommt es über die Länge des endotrachealen Tubus (ETT) zu einem flussabhängigen Druckabfall $\Delta PETT$. Der Druck ist dabei während der Inspiration am Respirator höher als am trachealen Ende des ETT; während der Exspiration verhält es sich umgekehrt. Die Druckdifferenz ist dabei umso größer, je höher der Fluss ist. Basierend auf diesen Überlegungen wurde von Guttmann et al. [5] ein Verfahren eingeführt, bei dem auf der Basis des experimentell ermittelten $\Delta PETT$ für gängige ETT eine kontinuierliche Berechnung des Trachealdrucks erfolgen kann.

Der am oralen Ende des Tubus herrschende Atemwegsdruck Paw setzt sich aus den Komponenten $\Delta PETT$ und Ptr zusammen:

$$P_{aw} = \Delta PETT + P_{tr}$$

Löst man obige Gleichung nach dem Trachealdruck auf, so ergibt sich:

$$P_{tr} = P_{aw} - \Delta PETT$$

$\Delta PETT$ kann dabei folgendermaßen bestimmt werden:

$$\Delta P_{ETT}(\dot{V}) = K_1 \cdot \dot{V} + K_2 \cdot \dot{V}^2$$

Dabei ist $\dot{V}$ der kontinuierlich gemessene Fluss. Die Konstante K_1 beschreibt den linear vom Gasfluss abhängigen Widerstand des individuellen Tubus und die Konstante K_2 die nichtlineare Abhängigkeit von ΔP_{ETT} vom Gasfluss.

Für ETT mit kleinem Innendurchmesser (<3,5 mm) ist die sog. Inertance (I_{ETT}), der trägheitsbedingte Widerstand, zu berücksichtigen. Die Inertance nimmt mit abnehmendem Tubusquerschnitt zu. Die Korrektur erfolgt nach folgender Gleichung:

$$\Delta P_{ETT}(\dot{V}) = K_1 \cdot \dot{V} + K_2 \cdot \dot{V}^2 + I_{ETT} \cdot \ddot{V}$$

Dabei ist $\ddot{V}$ die Volumenbeschleunigung.

> ❗ Somit lässt sich der Trachealdruck Ptr durch eine kontinuierliche Messung des Atemwegdrucks Paw am proximalen Ende des ETT sowie durch Messung des Gasflusses nichtinvasiv und kontinuierlich berechnen.

Vereinfachte mathematische Methoden

Der erste Teil der Trachealdruckgleichung

$$\left[P_{trach}(\dot{V}) \right]_{linear} = P_{aw} - K_1 \cdot \dot{V}$$

repräsentiert den linear vom Gasfluss abhängigen Druckanteil, der zweite Teil

$$\left[P_{trach}(\dot{V}) \right]_{nichtlinear} = P_{aw} - K_2 \cdot \dot{V}^2$$

den nichtlinear vom Gasfluss abhängigen Druckanteil während der Inspiration. Die Konstanten K_1 und K_2 können für einen Tubus einer genau definierten Länge und eines bestimmten Durchmessers durch Aufnahme der Kennlinie des Druckabfalls über dem Tubus abhängig vom Gasfluss durch Approximation bestimmt werden.

> ❗ Durch die Annahme, K_1 sei Null, gelangt man zu der in vielen kommerziell erhältlichen Beatmungsgeräten benutzten vereinfachten Formel zur Kompensation des Widerstandes des ETT. Untersuchungen [6] zeigten, dass die vereinfachte Formel zu signifikanten Differenzen zwischen berechnetem und tatsächlich vorliegendem Trachealdruck führen kann.

Messgenauigkeit und Einsatzbereiche. Die mathematischen Modelle erlauben nur die Berechnung von ΔPETT für einen idealen Tubus. Veränderungen des Tubuswiderstandes durch Sekrete oder Anliegen des ETT an der Tracheawand werden nicht berücksichtigt. Daher ist davon auszugehen, dass unter klinischen Bedingungen der berechnete nicht dem tatsächlich vorliegenden Trachealdruck entspricht. Der Trachealdruck wird in Beatmungsgeräten zur Bestimmung von atemmechanischen Größen gemessen oder berechnet. Zudem dient der berechnete Trachealdruck in Beatmungsgeräten der Dosierung des Gasflussses, um den Tubuswiderstand zu kompensieren (automatische Tubuskompensation).

Darstellung von Beatmungsdrücken

Beim beatmeten Intensivpatienten ist die kontinuierliche Darstellung des Beatmungsdrucks über die Zeit als Druck-Zeit-Kurve heute Standard. Anhand der inspiratorischen Beatmungsdruckkurve kann bei einer volumenkontrollierter Beatmung auf eine sich ändernde Lungenmechanik durch Veränderungen der Compliance oder Resistance geschlossen werden. Eine große Differenz zwischen Beatmungsspitzen- und -plateaudruck ist beispielsweise als Hinweis auf eine Zunahme der Resistance, eine Zunahme von Beatmungsspitzen- und -plateaudruck oder eine Abnahme der Compliance zu werten. Andererseits erlaubt ein endexspiratorisch gemessener Druck keinen Rückschluss auf den tatsächlichen PEEP, wenn ein endexspiratorischer Gasfluss und damit auch ein zusätzlicher intrinsischer PEEP vorliegen (❏ Abb. 12.2).

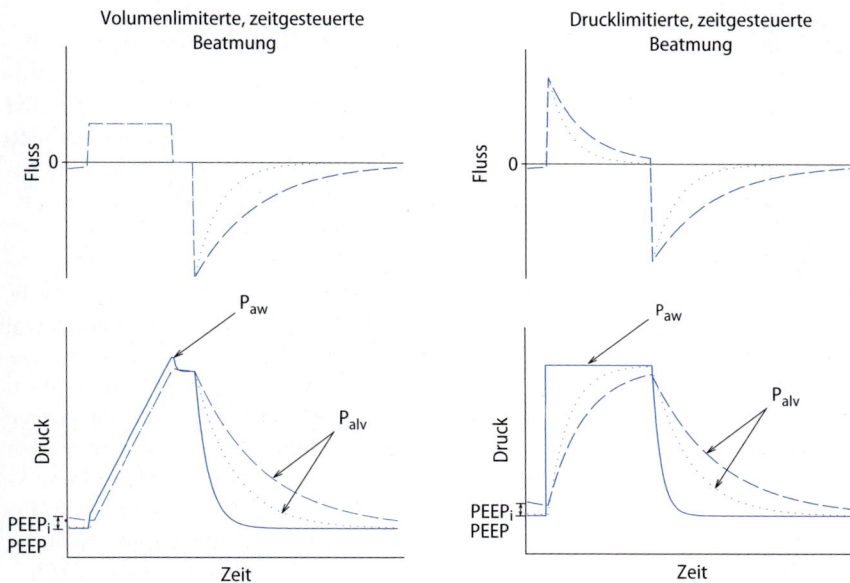

❏ **Abb. 12.2.** Fluss-Zeit- (*oben*) und Druck-Zeit-Kurven (*unten*) der grundlegenden Beatmungsverfahren für die kontrollierte Beatmung. Moderne Beatmungsgeräte haben einen Bildschirm zur Anzeige dieser Kurven. P_{aw} Druck in den Atemwegen; P_{alv} Druck in den Alvelolen; *PEEP* »positive endexpiratory pressure«, positiver endexspiratorischer Druck

12.1.2 Volumen- und Flussmessung

Zur Überwachung der spontanen oder maschinell unterstützten Ventilation des Intensivpatienten ist die Messung der dynamischen Atemvolumina erforderlich.

Messbedingungen

Nach der idealen Gasgleichung ändert sich das Volumen eines Gases oder Gasgemisches mit dem Druck und der Temperatur. Eine Erhöhung des Drucks vermindert, eine Erhöhung der Temperatur erhöht das Volumen. Zusätzlich erhöht eine Zunahme des Sättigungsdrucks des Wasserdampfes das Volumen.

> ⓘ **Ein Gasvolumen ist daher nur dann eindeutig angegeben, wenn der Umgebungsluftdruck, die absolute Temperatur und die Sättigung mit Wasserdampf, unter denen es gemessen wurde, ebenfalls angegeben sind.**

Die Umrechung von einer Messbedingung auf eine andere ergibt sich aus der idealen Gasgleichung für das Trockengas:

$$V = \frac{M \cdot R \cdot T}{P - P_{H_2O}}$$

Dabei ist V das Gasvolumen, M die Gesamtmenge der Moleküle aller Trockengaskomponenten. R die Gaskonstante, T die Temperatur, P der Umgebungsluftdruck und P_{H_2O} der Sättigungsdruck des Wasserdampfes (temperaturabhängig). Gebräuchliche Messbedingungen sind:

- BTPS (»body temperature pressure saturated«), entspricht Körperbedingungen:
  - T: 37°C bzw. 310°K
  - P: entspricht dem Umgebungsluftdruck (P_B)
  - P_{H_2O}: Sättigungsdruck des Wasserdampfes bei Körpertemperatur (47 mmHg)
- ATPS (»ambient temperature pressure saturated«), entspricht Spirometerbedingungen:
  - T_S: Spirometertemperatur
  - P: entspricht dem Umgebungsluftdruck
  - P_{H_2O}: Sättigungsdruck des Wasserdampfes bei Spirometertemperatur
- STPD (»standard temperature pressure dry«), entspricht Standardbedingungen:
  - T: 0°C bzw. 273°K
  - P: 101 kPa bzw. 760 mmHg
  - P_{H_2O}: 0 kPa

Es ergeben sich hiermit die folgenden näherungsweisen Volumenumrechungsfaktoren:

Von ATPS auf BTPS: $\dfrac{V_{BTPS}}{V_{ATPS}} = \dfrac{310}{T_S} \cdot \dfrac{P_B - P_{H_2O}(T_S)}{P_B - 6,3}$

Von ATPS auf STPD: $\dfrac{V_{STPD}}{V_{ATPS}} = \dfrac{273}{T_S} \cdot \dfrac{P_B - P_{H_2O}(T_S)}{101}$

Parameter des Gasaustauschs wie O_2-Aufnahme oder CO_2-Abgabe werden gemäß Vereinbarung auf Standardbedingungen (STPD) umgerechnet.

Messverfahren
Feuchtspirometer

Eine leichte Glocke, über ein Gegengewicht schwebend aufgehängt, taucht in den wassergefüllten Mantel eines zylindrischen Gefäßes. Durch Ein- und Ausatmen von Luft aus der Glocke hebt und senkt diese sich im Zylinder, sodass die Änderungen des Volumens über eine Registriereinheit graphisch erfasst und zur Bestimmung der Lungenvolumina ausgewertet werden können (◘ Abb. 12.3).

Ist das System, bestehend aus Atemwegen und Spirometer, gegen die Außenluft abgeschlossen, sodass das exspirierte Gas wieder eingeatmet wird, so erfolgt die Spirometrie im geschlossenen System. Hierbei nimmt der Patient Sauerstoff aus dem Spirometergas auf, und die O2-Aufnahme ist aus der Abnahme des Spirometervolumens direkt messbar. Das CO_2 wird hierbei durch einen CO_2-Absorber im Spirometer eliminiert.

Modifizierte Spirometer können bei beatmeten Patienten eingesetzt werden. Bei diesem »Box-bag«-Spirometer atmet der Patient aus einem Glasbehälter ein und in einen Beutel, der sich in diesem Glasbehälter befindet, aus. Atemzugvolumina sowie die Differenz zwischen In- und Exspirationsvolumen können direkt von der Registriereinheit abgelesen werden.

Messgenauigkeit und Einsatzbereiche. Die Messergebnisse sind grundsätzlich von der Gaszusammensetzung unabhängig. Nachteilig ist ihre geringe dynamische Linearität, die bei höheren Atemfrequenzen zu Fehlern führt. Feuchtspirometer erlauben die direkte und sehr genaue Messung von in- und exspiratorischen Volumina. Wegen der Sperrigkeit und der geringen dynamischen Linearität sind diese Spirometer im Lungenfunktionslabor oder für spezifische wissenschaftliche Fragestellungen, nicht jedoch im Rahmen der klinischen Routine einsetzbar [3].

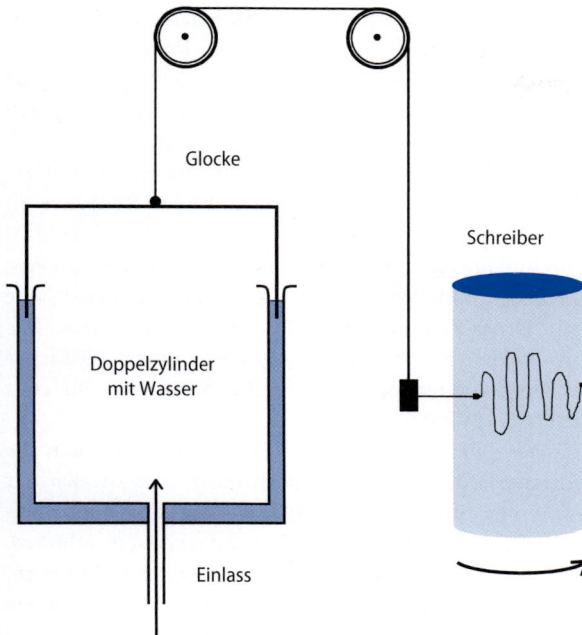

Abb. 12.3. Schematische Darstellung der Funktionsweise eines klassischen Feuchtspirometers. Eine Volumenveränderung im Zylinder bewirkt eine Positionsveränderung der im Wasser eingetauchten Glocke und damit eine Bewegung des Schreiberstiftes.

Pneumotachograph

Die Überwachung der Ventilation bei Intensivpatienten erfolgt üblicherweise über die Messung des Gasflusses. Die Gasvolumina werden durch Integration des Gasflusssignals ermittelt. Die Genauigkeit wird hierbei durch die Gasflussmessung determiniert.

Die Gasflussmessung mit dem Pneumotachographen beruht auf dem vom Gasfluss abhängigen Druckabfall entlang einem Rohr mit Lamellen, die einen Strömungswiderstand darstellen. Bei laminarer Strömung besteht nach dem Hagen-Poiseuille-Gesetz ein linearer Zusammenhang zwischen der Höhe des Gasflusses und der gemessenen Druckdifferenz:

$$\dot{V} = \frac{\pi \cdot r^4 \cdot \Delta p}{8 \cdot l \cdot \eta}$$

Dabei ist $\dot{V}$ der Gasfluss, r der Radius des Rohres, Δp die Druckdifferenz (über dem Rohr gemessen), l die Rohrlänge und η die dynamische Viskosität des Gases.

Treten bei höherem Gasfluss Turbulenzen auf, gilt dieser lineare Zusammenhang nicht mehr. Ob ein Gasfluss laminar bleibt oder turbulent wird, hängt davon ab, ob die an den Gasteilchen angreifenden Trägheitskräfte oder die Reibungskräfte überwiegen und wird durch die Reynolds-Zahl bestimmt. Die Reynolds-Zahl Re ist eine dimensionslose Größe, die von Gasfluss, Gasdichte, Viskosität und Rohrradius abhängt:

$$Re = 2 \cdot r \cdot \dot{V} \cdot \frac{\pi}{\eta}$$

Beim Übergang von laminarer zu turbulenter Strömung überschreitet die Reynolds-Zahl einen kritischen Wert, der bei etwa 2300 liegt, wobei der Zusammenhang zwischen Gasfluss und Differenzdruck quadratisch wird. Dieser Grenzwert ist jedoch stark von der Beschaffenheit der Rohrwände und den Einströmbedingungen abhängig. Turbulenzen sind bei hohen Gasflüssen, großer Gasdichte, geringer Viskosität und kleinem Radius wahrscheinlich.

> ❗ **Eine laminare Strömung liegt in den ganz kleinen Atemwegen vor, im Bronchialsystem findet sich eine gemischte Strömung, und in der Trachea bestehen überwiegend turbulente Strömungen. In Beatmungsschläuchen und im ETT kommt es – abhängig vom Gasfluss und von Änderungen im Querschnitt – zum Auftreten einer turbulenten Strömung.**

Im Pneumotachographen wird durch Einbringen von dünnen Blechen in das Messrohr eine wabenartige Struktur aus engen, parallel angeordneten Röhren innerhalb des umschließenden Rohres erreicht, sodass der Übergang von laminarer in turbulente Strömung erst bei höheren Strömungen stattfindet (Abb. 12.4). Entlang der parallel angeordneten Röhren kommt es nach dem Hagen-Poiseuille-Gesetz über weite Messbereiche zu einem Druckabfall, der proportional zur Strömungsgeschwindigkeit ist. Der gemessene Differenzdruck wird mit einem Differenzdruckwandler in ein elektrisches Signal konvertiert. Da Pneumotachographen symmetrisch aufgebaut sind, erlauben sie eine bidirektionale Messung des Gasflusses, also in- und exspiratorisch [7–14].

Entsprechend dem Hagen-Poiseuille-Gesetz wird das Messergebnis durch die Geometrie des Strömungswiderstandes im Pneumotachographen und durch die Viskosität der Gase direkt beeinflusst. Die Viskosität ist von der Temperatur und der Dichte des Gases abhängig.

Bei Beatmung mit medizinischen Gasen kann die Viskosität des Beatmungsgases beträchtlich variieren: Im Vergleich zu Luft ist die Viskosität von Helium und Lachgas geringer, diejenige von Sauerstoff und Xenon dagegen höher.

> ⚠ **Nach Kalibration mit Luft beträgt somit der Messfehler für Sauerstoff +11 %, für Xenon +19 %, für Lachgas −20 % und für Helium +8 %. Da die dynamische Viskosität von Wasserdampf nur die Hälfte derjenigen von Luft beträgt, führen Änderungen des Wassergehalts des Beatmungsgases zur Vergrößerung des Messfehlers.**

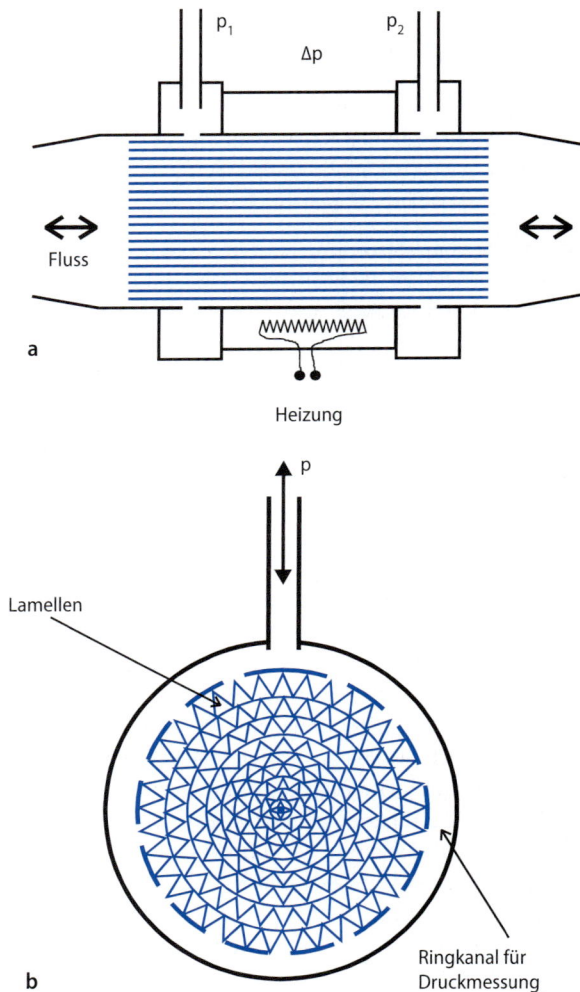

□ **Abb. 12.4a, b.** Pneumotachograph nach Fleisch. **a** Im Inneren befinden sich Kapillaren aus lamellenartig gefaltetem Blech, die für eine Laminarisierung des Gasflusses im vorgesehenen Messbereich führen. Der Druckabfall über die Druckanschlüsse (p_1, p_2) wird ringförmig im äußeren Bereich des Messkopfes gemessen (**b**). Eine Heizung verhindert die Kondensation von Wasser.

Zur Verbesserung der Messwertgenauigkeit müssen daher Gasviskosität, Temperatur und Partialdrücke der Gasanteile mit Korrekturfaktoren bewertet werden. Die Kondensation von Wasser im Messsystem wird durch beheizte Pneumotachographen vermieden.

Der obere Messbereich und die Genauigkeit der Gasflussmessung sind durch die Linearität der Kennlinie im laminaren Strömungsbereich definiert. Die Kennlinie ist durch Bauweise und Größe des Pneumotachographen festgelegt und begrenzt. Der maximale Gasfluss sollte eine Druckdifferenz von etwa 1 mbar verursachen. Daher werden für Pneumotachographen unterschiedlicher Größe verschiedene Messbereiche (Gasflüsse von etwa 9 ml/s bis 21 l/s) verwendet.

Die Linearität der Kennlinie wird zudem durch die Geometrie der Anschlüsse beeinflusst. Der Bereich der laminaren Strömung lässt sich durch Verwendung zusätzlicher Metallgitter vor den Anschlüssen erhöhen, wodurch jedoch der Strömungswiderstand zunimmt. Querschnittsänderungen und Winkelstücke verursachen hingegen turbulente Strömungen.

Messgenauigkeit und Einsatzbereiche. Bei sorgfältiger Kalibration und Kompensation der zahlreichen Störgrößen liegt der Fehler bei weniger als ±2–3 %. Aufgrund des Nullliniendrifts ist eine Kalibrierung nach jeder Messung erforderlich. Bei entsprechender Kalibrierung ist der Pneumotachograph aufgrund seiner Genauigkeit das Standardverfahren für den kurzzeitigen Einsatz in der Spirometrie und für wissenschaftliche Untersuchungen. Für den klinischen Einsatz zur Messung des Gasflusses während der Beatmung sind Pneumotachographen nach Fleisch allerdings nicht geeignet.

Lamellenspirozeptor

Der Lamellenspirozeptor ist eine Weiterentwicklung des Pneumotachographen [9, 15, 16]. Der Pneumotachograph verfügt über runde Strömungskanäle, der Differenzdruck wird am Rand des Messkopfes erhoben. Der Lamellenspirozeptor besteht aus Stapeln von Kunststoff- oder Metallfolien, die durch Distanzstücke voneinander getrennt sind, sodass die Messkanäle einen rechteckigen Querschnitt aufweisen. Der Differenzdruck wird über den gesamten Messkopf, also in jedem Kanal, gemessen. Dadurch sollte die Messgenauigkeit des Lamellenspirozeptors bei ungleichmäßigen Strömungsprofilen besser sein als beim Pneumotachographen. Bei feuchten Gasen kommt es durch Kondensation von Wasser in den Lamellen jedoch zu Messfehlern.

Messgenauigkeit und Einsatzbereiche. Miniaturisierte Lamellenspirozeptoren erlauben bei der Beatmung von Neonaten und Säuglingen eine sehr exakte Flussmessung.

Lochblende und variable Blende

Ein Gasfluss bedingt an einer Blende in einem Strömungskanal durch die entstehenden Turbulenzen einen Druckabfall. Entsprechend der Gleichungen von Bernoulli und der Kontinuitätsgleichung wird der Druckabfall größer, wenn der Durchmesser der Blende klein bzw. der Gasfluss hoch ist [9, 17]:

$$p + \varrho \cdot g \cdot h + \frac{1}{2} \cdot \varrho \cdot \dot{V}^2 = konstant$$

$$A_1 \cdot \dot{V}_1 = A_2 \cdot \dot{V}_2$$

Dabei ist p der Druck, ϱ die Dichte, g die Erdbeschleunigung, h die Höhe, $\dot{V}$ der Volumenstrom (Gasfluss) und A die Blendenöffnungsfläche.

Wird die Blendenöffnung von A_1 nach A_2 verkleinert, ergibt sich bei gleichbleibendem Volumenstrom und konstanter Höhe für die Druckdifferenz Δp:

$$\dot{V} = \sqrt{\frac{2 \cdot \Delta p}{\varrho} \cdot \frac{1}{(\frac{A_1}{A_2})^2 - 1}}$$

Daher verhält sich der Gasfluss zum Differenzdruck nicht linear, sondern quadratisch:

$$\Delta p \approx \dot{V}^2$$

Die Gasflussmessung wird durch die Gasdichte ϱ direkt beeinflusst. Eine Korrektur für die Bauform erfolgt durch die Konstante k:

$$\dot{V} = k \cdot \sqrt{\frac{\Delta p}{\varrho}}$$

Die Lochblenden sind meist nicht starr, sondern variabel, damit eine lineare Kennlinie entsteht (◘ Abb. 12.5). Die variable Blende besteht aus einem [17] oder mehreren Kunststoffplättchen [15], die durch die Gasströmung gebogen werden. Hohe Gasflüsse führen zur Erhöhung des Drucks auf das Plättchen und dadurch zu einer Vergrößerung der Querschnittsfläche, wodurch der Zuwachs des Differenzdrucks reduziert wird. Die Blendenöffnung A ändert sich dabei proportional zur Wurzel der Druckdifferenz ($A \approx \sqrt{\frac{1}{p}}$), wodurch die Kennlinie linearisiert

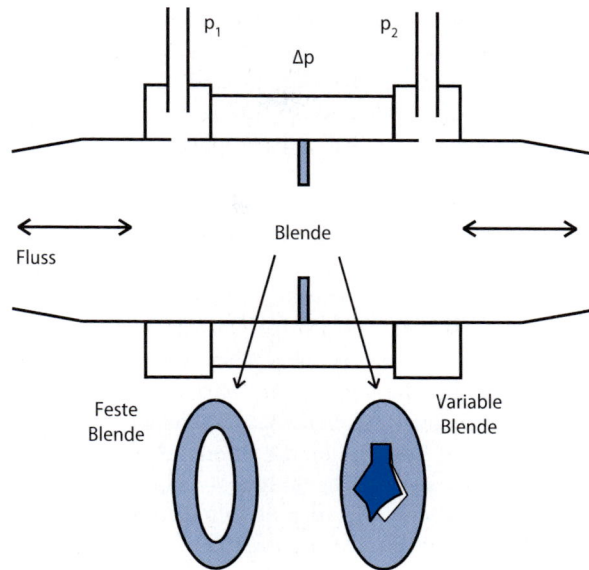

◘ **Abb. 12.5.** Schema eines Spirometers mit fester oder variabler Blende. Der Druckabfall wird über eine im Messkopf eingebrachte Blende erzeugt. *p* Druck

und der Differenzdruck annähernd proportional zum Gasfluss wird:

$$\Delta p \approx \dot{V} \cdot \sqrt{\varrho}$$

Messgenauigkeit und Einsatzbereiche. Da die Gasdichte den Messwert beeinflusst, werden, wie oben bereits dargestellt, bei Sauerstoff, Lachgas und Xenon höhere sowie bei Helium niedrigere Werte gemessen als bei Luft. Veränderungen von Temperatur und Feuchte führen kaum zu Abweichungen. Erhebliche Messungenauigkeiten können jedoch durch Kondenswasserauflagerung auf dem Kunststoffplättchen und in den Druckschläuchen entstehen. In Abhängigkeit von der Benutzungsdauer treten Änderungen der Kennlinien auf, die elektronisch nicht ausreichend kompensiert werden können.

❗ **Insgesamt ist die Messgenauigkeit der Blendenspirometer geringer als bei der Pneumotachographie.**

Im Gegensatz zu Pneumotachographen können Blendenspirometer als Einmalartikel tubusnah installiert werden und erlauben bei vergleichsweise geringem apparativen Aufwand die kontinuierliche und genaue Bestimmung des Gasflusses bei beatmeten Patienten im Rahmen der klinischen Routine. Blendenspirometer verursachen allerdings eine Zunahme der in- und exspiratorischen Atemwegswiderstände und können daher die Atemarbeit bei spontan atmenden Patienten erhöhen.

Hitzdrahtanemometer

Beim Hitzdrahtanemometerverfahren wird ein dünner Draht mit einem Durchmesser von wenigen µm mit Hilfe elektrischen Stromes erhitzt (Arbeitstemperatur: etwa 150–200°C; ☐ Abb. 12.6). Die gespeicherte Wärme wird an ein strömendes Medium abgegeben (erzwungene Konvektion), wobei die abgegebene Wärmemenge von der Strömungsgeschwindigkeit des Gases abhängt [18]. Somit kann über die Temperatur die Strömungsgeschwindigkeit bestimmt werden. Die Störeinflüsse bestehen in der freien Konvektion ($\approx T$), der Strahlung ($\approx T^4$) und der Wärmeleitung über die Halterung ($\approx T$).

Das Hitzdrahtanemometer kann im Ausschlag- und im Kompensationsverfahren verwendet werden.

Im **Ausschlagverfahren** wird das Hitzdrahtanemometer mit einem konstanten elektrischen Strom betrieben. Das strömende Gas und die Störeinflüsse bewirken eine Änderung der Temperatur und dadurch eine Widerstandsänderung des Drahtes. Die Spannung ist proportional zum Widerstand des Drahtes und kann gemessen werden. Dieses Verfahren hat durch die Temperaturänderung des Drahtes 2 Nachteile: Zum einen bewirkt dies, dass sich die Störeinflüsse und die zugeführte Energie ebenfalls ändern, wodurch ein systematischer Fehler entsteht. Zum anderen besitzt der Draht aufgrund seiner Wärmekapazität eine gewisse Trägheit (Tiefpass). Dies kann durch einen Hochpassfilter, also die Verstärkung höherfrequenter Signalanteile, elektronisch kompensiert werden, bewirkt aber auch eine Verstärkung des Rauschens.

Der Messaufbau beim **Kompensationsverfahren** ist identisch, allerdings arbeitet es bei konstanter Temperatur. Eine Regelung sorgt über die Messung der Spannung für eine konstante Drahttemperatur und damit für einen konstanten Drahtwiderstand sowie eine konstante Spannung, indem die zugeführte Leistung, also der elektrische Strom, angepasst wird. Die Störeinflüsse sind in diesem Fall konstant, da die Temperatur konstant ist, und hängen fast ausschließlich von der Regelung ab.

Im Rahmen der Überwachung des Gasflusses während Beatmung und Atmung verwendet man daher ausschließlich das Kompensationsverfahren [9, 19, 20]. Die Vorteile sind folgende:

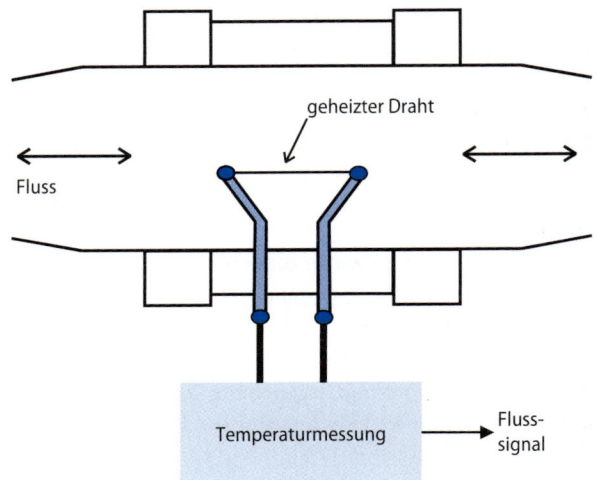

☐ **Abb. 12.6.** Schematische Darstellung eines Hitzdrahtanemometers. Die Temperatur des geheizten Drahtes wird über eine Regelelektronik konstant gehalten, und die dabei zugeführte Energie ist proportional zum vorbeigeflossenen Volumen.

– Hitzdrahtanemometer messen unabhängig von der Strömungsrichtung. Mittels zweier Messdrähte, die genau hintereinander liegen, kann auch die Strömungsrichtung erkannt werden. Hierbei liegt der zweite Draht im Windschatten des ersten und kühlt weniger ab, da das strömende Gas bereits etwas erwärmt ist.
– Das Hitzdrahtanemometer hat den Widerstand eines geraden Rohrstückes, sodass der Druckverlust geringer ist als beim Differenzdruckverfahren.
– Die Ansprechzeit des Hitzdrahtanemometers beträgt nur etwa 1 ms. Die Kennlinie ist eine Funktion der Wurzel aus dem Gasfluss, sodass elektronisch eine Linearisierung über große Gasflussbereiche möglich ist.
– Das Hitzdrahtanemometer weist eine hohe Empfindlichkeit bei niedrigem Gasfluss auf, sodass der Messfehler in diesen Messbereichen gering ist. Dennoch können im unteren Messbereich erhebliche Unterschiede in der Messgenauigkeit zwischen einzelnen Geräten bestehen.

Die Gasart muss im internen Berechnungsalgorithmus des Hitzdrahtanemometers berücksichtigt werden, da Dichte, Wärmekapazität und Wärmeleitfähigkeit das Messergebnis beeinflussen. Eine Änderung der Sauerstoffkonzentration hat wenig Einfluss auf das Messergebnis. Aufgrund der geringen Dichte wird hingegen bei der Verwendung von Helium der Gasfluss 30- bis 40fach zu hoch gemessen. Lachgas hat eine um 52 % höhere Dichte und eine um 35 % geringere Wärmekapazität als Luft, wodurch es zu einer nichtlinearen Änderung des Messsignals mit steigender Lachgaskonzentration kommt. Eine elektronische Kompensation ist zur Vermeidung dieses Messfehlers erforderlich [9, 21].

Unterschiedliche Wasserdampfdrücke beeinflussen wegen der unterschiedlichen Dichte, Wärmeleitfähigkeit und Wärmekapazität von Luft und Wasserdampf den Messwert. Kondensiert zudem Feuchte auf dem Heizdraht, so wird wegen der wesentlich höheren Wärmeleitfähigkeit von Flüssigkeiten gegenüber Gasen schlagartig viel Wärme abgegeben. Bei der üblichen Schaltung mit konstanter Hitzdrahttemperatur wird dann viel Strom nachgeregelt, wodurch der Heizdraht leicht durchbrennt.

Messgenauigkeit und Einsatzbereiche. Hitzdrahtanemometer sind zur Messung des Gasflusses bei langzeitbeatmeten Patienten geeignet. Aufgrund der geringen Ansprechzeit ermöglichen Hitzdrahtanemometer die Flussmessung selbst bei hohen Beatmungsfrequenzen. Aufgrund der hohen Empfindlichkeit bei niedrigem Gasfluss erlauben sie nach entsprechender Kalibrierung während der Beatmung von Neonaten und Säuglingen eine exakte Flussmessung.

❗ **Wegen der hohen Temperaturen des Heizdrahtes können Hitzdrahtanemometer nicht zur Flussmessung in brennbaren Gasen verwendet werden.**

Ultraschallspirometer

In strömenden Gasen ändert sich die Geschwindigkeit des Schalls mit der Bewegungsrichtung. Bei einem Ultraschallspirometer durchläuft der von einer Ultraschallquelle 1 ausgesandte Impuls den Gasstrom schräg in Flussrichtung, wird von diesem in Abhängigkeit von dessen Strömungsgeschwindigkeit beschleunigt und von Ultraschallempfänger 2 empfangen. Hierbei wird die Laufzeit t_u gemessen. Der anschließend in entgegengesetzter Richtung, also gegen den Gasstrom, laufende Ultraschallimpuls wird entsprechend abgebremst, wodurch sich die Laufzeit t_d verlängert (◻ Abb. 12.7).

Die Geschwindigkeiten von Schall und Medium überlagern sich, wobei die Differenz der Laufzeiten ein Maß

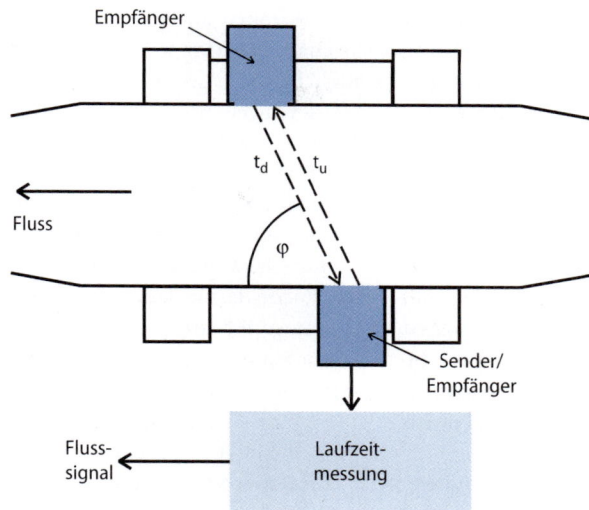

◻ **Abb. 12.7.** Schema eines Ultraschallspirometers. Die Laufzeiten eines Ultraschallsignals, das im Winkel φ zur Strömungsrichtung ausgesandt wird, werden mit der Strömung (t_u) und gegen die Strömung (t_d) nach Reflexion gemessen. Über die Differenz der Laufzeiten kann die Strömungsgeschwindigkeit des durchfließenden Mediums berechnet werden.

für die Strömungsgeschwindigkeit ist. Da die Strecke L zwischen Ultraschallsender und -empfänger und der Winkel φ der Ultraschalllaufrichtung zur Strömung bekannt sind, kann aus t_u und t_d (◻ Abb. 12.7) die mittlere Strömungsgeschwindigkeit u des Gases berechnet werden:

$$v = \frac{L}{2 \cdot \cos\varphi} \cdot \frac{t_u - t_d}{t_u \cdot t_d}$$

Der Gasfluss $\dot{V}(t)$ wird unter Berücksichtigung einer Konstanten k_M für Abmessungen des Messkopfes aus der zeitlich veränderlichen Strömungsgeschwindigkeit des Gases berechnet:

$$\dot{V}(t) = k_M \cdot v(t)$$

Zu demselben Ergebnis kommt man bei der Messung der Frequenzdifferenz oder durch Detektion der Phase, wobei der Zusammenhang zwischen Gasfluss und Signal linear ist. Die Richtungserkennung ist einfach realisierbar, da der erste Ultraschallempfänger sein Signal kurz vor dem zweiten erhält [9, 22, 23]. Der Messbereich ist durch die Abmessungen des Messkopfes begrenzt. Mit kleinen Messköpfen können die während der Beatmung üblichen Gasflüsse gemessen werden. Dennoch ist ein Mindestabstand zwischen Ultraschallsender und -empfänger erforderlich, da ansonsten die Laufzeiten und die Laufzeitdifferenzen der Ultraschallsignale zu gering werden, um eine exakte Messung zu ermöglichen.

Probleme treten bei der Erfassung geringer Strömungsgeschwindigkeiten auf, da geringe Gasflüsse Laufzeitunterschiede im Bereich von einigen Nanosekunden verursachen, die schwer exakt messbar sind. Reflexionen der ausgesandten Schallwellen können ebenfalls das Messergebnis beeinflussen. Auch die Gasart beeinflusst die Messung, da große Unterschiede der Schlaggeschwindigkeiten unterschiedlicher Atemgase bestehen. Das Auftreten turbulenter Strömungen kann ebenfalls das Messergebnis verändern, was durch einen internen Algorithmus kompensierbar ist.

Messgenauigkeit und Einsatzbereiche. Aufgrund der für das Messverfahren spezifischen Probleme lassen sich in der klinischen Praxis nur schwer reproduzierbare Messergebnisse erzielen, weshalb Ultraschallspirometer derzeit kaum eingesetzt werden.

Wirbelzähler

In eine Rohrleitung ist ein Störkörper eingebaut und wird von Gas umströmt, wodurch sich in einer bestimmten Entfernung dahinter Wirbel bilden (◘ Abb. 12.8). Das Ausmaß der Wirbelbildung ist proportional zur Strömungsgeschwindigkeit:

$$f = \frac{S \cdot \dot{V}}{d}$$

Dabei ist f die Frequenz der Wirbel, S die Strouhal-Zahl (eine dimensionslose Konstante), $\dot{V}$ der Volumenstrom und d der Rohrdurchmesser.

Die Strouhal-Zahl ist von der Reynolds-Zahl Re abhängig, da die Wirbelbildung erst nach Überschreiten einer bestimmten Reynolds-Zahl beginnt. Änderungen physikalischer Parameter wie Druck, Dichte, Viskosität oder Temperatur beeinflussen die Strouhal-Zahl nicht:

$$Re = \frac{d \cdot \dot{V}}{\nu}$$

Dabei ist d der Rohrdurchmesser, $\dot{V}$ der Volumenstrom und ν die kinematische Viskosität (dynamische Viskosität dividiert durch die Dichte).

Die untere Grenze des Messbereichs wird durch die Viskosität des Mediums und die Abmessungen des Messkopfes bestimmt. In dem Messbereich, in dem die Strouhal-Zahl bekannt ist, kann man eine eine lineare

Kennlinie erwarten [24]. Dieser Bereich ist in erster Linie von der Größe und der Form des Störkörpers abhängig. Für die Wahl eines geeigneten Störkörpers müssen empirische Daten herangezogen werden.

Zur Optimierung der Messergebnisse wurden eine Vielzahl von Störkörpern entwickelt. Bei scharfkantigen Störkörpern scheint die Strouhal-Zahl jedoch über einen weiten Bereich der Reynolds-Zahl konstant sowie unabhängig von der Dichte und der Viskosität des Mediums zu sein.

Zur Erfassung der Wirbel werden unterschiedliche Verfahren eingesetzt. Bei der Anwendung von Ultraschall werden die Wirbel nach ihrer Erfassung eine Impulszählung elektronisch in Gasflusssignale umgewandelt. Der Störkörper kann dabei klein sein, sodass er nur einen geringen Druckabfall und damit einen geringen zusätzlichen Atemwegswiderstand verursacht. Durch symmetrisch gestaltete Störkörper und 2 Auswerteeinheiten ist auch die Richtungserkennung des Gasflusses möglich.

Gasartwechsel, Temperaturschwankungen und Änderungen des Wasserdampfdrucks beeinflussen das Messergebnis nicht, da weder Gastemperatur noch Gasviskosität und Gasdichte die Strouhal-Zahl beeinflussen. Gase mit

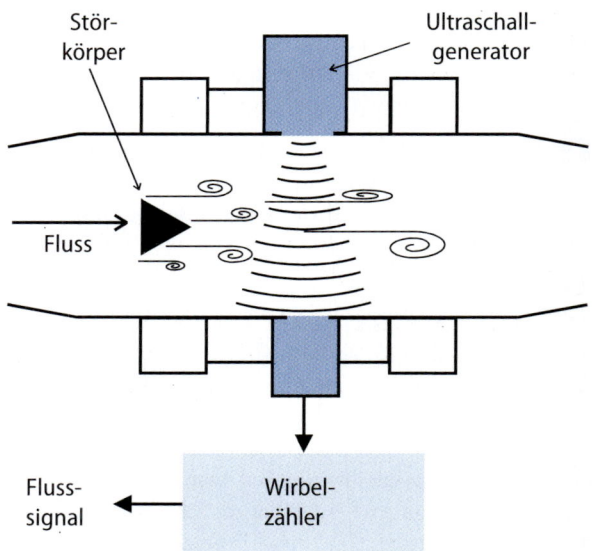

◘ **Abb. 12.8.** Schema eines Wirbelzählerflussmessers. Die Zahl der Wirbel, die sich von einem geeigneten Störkörper in der Strömung ablösen, wird über eine Zählelektronik gemessen. Die Anzahl der Wirbel ist bei geeigneten Dimensionen zur Strömungsgeschwindigkeit proportional.

unterschiedlicher kinematischer Viskosität verschieben dagegen die untere Messbereichsgrenze. Für Helium ist die Reynolds-Zahl 8-mal kleiner als diejenige von Luft, wodurch für Helium höhere Gasflüsse registriert werden. Niedrige Strömungsgeschwindigkeiten werden grundsätzlich nicht korrekt erfasst.

Messgenauigkeit und Einsatzbereiche. Wirbelzähler werden in der klinischen Routine derzeit selten eingesetzt, obwohl sie durch das Fehlen bewegter Teile praktisch verschleißfrei sind.

Turbinenflowmeter

Volumenstromsensoren nach dem Turbinenprinzip sind mechanische Spirometer, bei denen der Gasstrom Rotorblätter antreibt, die sich auf einer oder mehreren Achsen befinden (◘ Abb. 12.9). Die Umdrehungszahl der Turbine ist proportional zu Gasströmung, Dichte, Radius der Schaufeln und kinematischer Viskosität [3, 8, 13, 25, 26]:

$$M = \varrho \cdot \dot{V} \cdot r \cdot \nu$$

$$\nu = \frac{\eta}{\varrho}$$

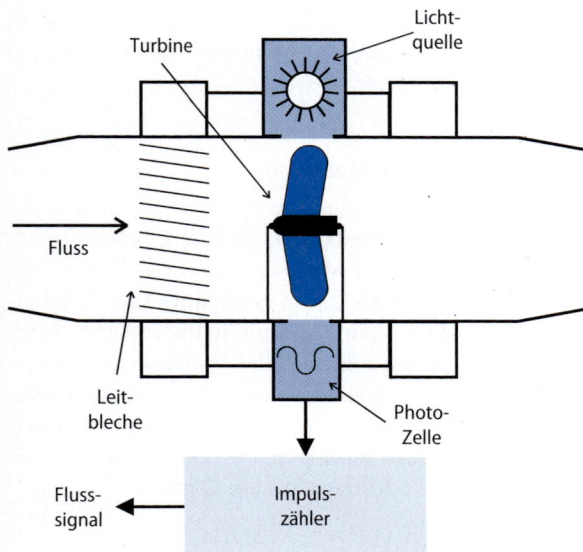

◘ **Abb. 12.9.** Schematische Darstellung eine Flussmessers mit einer Turbine im Strömungsweg. Die Geschwindigkeit der Turbine wird durch die Zahl der Unterbrechungen einer Lichtstrecke durch die Turbine bestimmt. Sie ist der Strömungsgeschwindigkeit propotional.

Dabei ist M das Drehmoment, ϱ die Dichte des Gases, $\dot{V}$ die Strömungsgeschwindigkeit, r der Schaufelradius, ν die kinematische Viskosität (dynamische Viskosität dividiert durch die Dichte) und η die dynamische Viskosität.

Das Drehmoment ist prinzipiell unabhängig von der Gasdichte sowie eine Funktion von Geometrie, Volumenstrom und dynamischer Viskosität. Die Messung erfolgt in der Regel durch mechanische Zählwerke (Wright-Spirometer), berührungslose magnetisch-induktive Kopplung oder optische Systeme mit Photodiode und -transistor. Bei den letztgenannten Verfahren werden durch Drehungen des Turbinenrades Impulse an den Messwertaufnehmer abgegeben, deren Frequenz dem Gasfluss proportional ist. Reibungsverluste treten nicht auf.

Prinzipiell ist es möglich, den Gasfluss in beiden Richtungen zu messen. Die Auswertungseinheit muss dann – bei optischer Auswertung – mit einer weiteren Lichtschranke versehen sein, um die Drehrichtung des Sensors zu erkennen.

Die Genauigkeit der Turbinenflussmeter ist gering und reicht nur für eine grobe klinische Orientierung aus.

Aufgrund der Massenträgheit und der Lagerreibung ist ein Mindestwert für den Gasfluss erforderlich, um die Rotorblätter in Bewegung zu versetzen. Wird die Lagerreibung dagegen herabgesetzt, laufen die Rotorblätter lange nach.

Diese Reibungsverluste beeinträchtigen bei kleinen Gasflüssen die Linearität. Bei hohen Gasflüssen spielen strömungsphysikalische Verhältnisse eine Rolle, wobei die mathematischen Berechnungen der Zusammenhänge von Strömung und Drehzahl schwierig sind. Die geometrischen Formen der Turbinen beruhen in erster Linie auf Erfahrungen. Messgenauigkeit und Linearität sind geräteabhängig und unterliegen fertigungs- und alterungsbedingten Schwankungen.

Unabhängig davon ist die Zunahme der Atemwegswiderstände neben der Luftführung und den mechanischen Widerständen in erster Linie vom Gasfluss abhängig. Abhängigkeiten bestehen zudem von der Gaszusammensetzung, also Sauerstoffkonzentration, Wasserdampfgehalt sowie Konzentration volatiler Anästhetika. Bei Gasen mit geringer Dichte wie z. B. Helium (Gasdichte von Helium: 13,8 %; Gasdichte von Luft: 100 %) wird der Wert zu niedrig, bei Gasen mit hoher Dichte wie z. B. Xenon (Gasdichte von Xenon: 457 %) zu hoch gemessen.

Zudem können die zur Messung des Minutenvolumens eingebauten mechanischen Zeituhren erhebliche

Abweichungen der Zeitmessung vom Sollwert aufweisen, wodurch exakte und reproduzierbare Berechnungen des Atemminutenvolumens über orientierende Betrachtungen hinaus kaum möglich sind.

❗ **Die durch Messungenauigkeiten in Turbine und Auswerteeinheit verursachten Abweichungen vom eingestellten Sollwert können zwischen −25 % und +35 % betragen.**

Messgenauigkeit und Einsatzbereiche. Volumenstromsensoren nach dem Turbinenprinzip zur Bestimmung des exspiratorischen Atemzug- und Minutenvolumens werden heute nur noch bei einfachen Narkosegeräten eingesetzt.

12.2   Überwachung der Atemgaszusammensetzung

12.2.1 Messung der Sauerstoffkonzentration

Die inspiratorische Messung der Sauerstoffkonzentration ist für alle Beatmungsgeräte einschließlich der Anästhesiegeräte zwingend vorgeschrieben. Zudem müssen Geräte zur Messung der inspiratorischen Sauerstoffkonzentration mit der Möglichkeit zur Einstellung von oberen und unteren Alarmgrenzen ausgestattet sein.

Aus Sicherheitsgründen ist die Inbetriebnahme von Beatmungsgeräten ohne Überwachung der inspiratorischen Sauerstoffkonzentration heute nicht mehr möglich. Voraussetzung für eine einwandfreie Überwachung der inspiratorischen Sauerstoffkonzentration ist allerdings eine verfahrensspezifische Kalibrierung.

Sauerstoffmangelsignal und Lachgassperre

Zusätzlich zur Messung der inspiratorischen Sauerstoffkonzentration muss bei Druckabfall in der Sauerstoffdruckleitung unter einen vom Gerätehersteller angegebenen Wert (in der Regel 1,5 bar bzw. 150 kPa) ein akustischer Alarm wegen Sauerstoffmangel ertönen, der mindestens 7 s lang anhält und nicht abschaltbar ist [27].

Anästhesiegeräte müssen zudem über eine Lachgassperre verfügen. Diese Schutzvorrichtung wird bei einer zur Neige gehenden Sauerstoffversorgung aus Druckgasflaschen gleichzeitig mit dem Sauerstoffmangelsignal

aktiv. Die Lachgassperre soll mit der noch zur Verfügung stehenden Sauerstoffreserve eine Diffusionshypoxie durch alveoläre Lachgasanreicherung vermeiden. Bei Anschluss des Gerätes an eine zentrale Gasversorgung wird die Lachgassperre bei Unterbrechung der Sauerstoffzufuhr aktiv, z. B. durch Diskonnektion der Sauerstoffsteckkupplung.

❗ **Solange das Gerät jedoch ordnungsgemäß angeschlossen und die Gasversorgung mit Sauerstoff zum Gerät intakt ist, könnte unbemerkt mit reinem Lachgas beatmet werden [4, 28–31]. Daher soll der »oxygen ratio controller« als Ergänzung zur Lachgassperre durch Aufrechterhaltung einer minimalen Sauerstoffzufuhr, die nie unterschritten werden kann, die Einstellung hypoxischer Gasgemische vermeiden.**

Ältere mechanische Systeme können allerdings bei Beatmung mit reduziertem Frischgasfluss von <1 l/min nicht funktionsfähig sein.

Messgenauigkeit und Einsatzbereiche. Moderne Systeme gewährleisten in der Regel einen kontinuierlichen Sauerstoffgasfluss von mindestens 200 ml/min durch Einspeisung in einen Bypass und automatische Unterbrechung der Lachgasversorgung bei Messung inspiratorischer hypoxischer Gasgemische. Diese Systeme sollen auch bei der Anwendung im Minimal- oder »Low-flow«-Bereich sicher einsetzbar sein.

Elektrochemische Methoden
Brennstoffzelle

Die galvanische Zelle oder Brennstoffzelle besteht in der Regel aus einer Bleianode und einer Goldkathode, die von einer basischen Elektrolytlösung umgeben sind. Sauerstoffmoleküle aus dem Gasgemisch diffundieren durch eine dünne Teflonmembran in Elektrolytlösung und werden an der dahinter angeordneten Kathode zu Hydroxylionen reduziert (❐ Abb. 12.10). Die Hydroxylionen reagieren mit der unedlen Bleianode, die unter Oxidation und Freisetzung von Elektronen in Lösung geht:

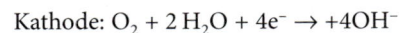

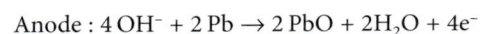

Kathode: $O_2 + 2\,H_2O + 4\,e^- \rightarrow +4\,OH^-$

Anode: $4\,OH^- + 2\,Pb \rightarrow 2\,PbO + 2\,H_2O + 4\,e^-$

Der bei dieser Reaktion fließende Strom ist proportional zum Sauerstoffpartialdruck im Gas.

O₂

Teflon-
membran

Gold-
kathode

Blei-
anode

A

Elektrolytlösung

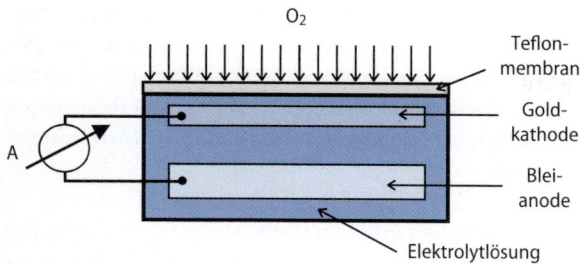

Abb. 12.10. Schematischer Aufbau einer Brennstoffzelle. Die Spannung zwischen Kathode und Anode ist proportional zur Zahl der an der Kathode reduzierten O$_2$-Moleküle. *A* Ampere

O₂

Teflon-
membran

Platin-
elektrode

Silber-
elektrode

Elektrolytlösung

Batterie

A

Abb. 12.11. Schematischer Aufbau eines polarographischen Sauerstoffsensors. Die Menge der O$_2$-Moleküle bestimmt den bei der chemischen Reaktion gemessnen Strom. *A* Ampere

Durch diese Reaktion wird die Anode verbraucht, wobei die Anodenlebensdauer von der Dauer der Exposition und der Sauerstoffkonzentration bestimmt wird. Die mittlere Lebensdauer beträgt bei kontinuierlicher Exposition in 21 % Sauerstoff 12–15 Monate, in 100 % Sauerstoff 2–3 Monate. Daher kann bei Nichtgebrauch des Beatmungsgerätes die Lebensdauer der Brennstoffzellen durch Lagerung in einem luftdichten Behälter verlängert werden.

Messgenauigkeit und Einsatzbereiche. Die Messgenauigkeit von Brennstoffzellen ist weitgehend unabhängig von der Anwesenheit anderer Gase (z. B. volatile Anästhetika oder Lachgas). Nach einer kurzen Aufwärmzeit ist die Messgenauigkeit von Brennstoffzellen über Stunden stabil. Daher ist in der Regel eine tägliche Kalibrierung mit reinem Sauerstoff ausreichend. Rasche, z. B. atemzyklusabhängige Schwankungen der Sauerstoffkonzentration können infolge der Reaktionszeiten von 10–20 s nicht erfasst werden. Solange kein Wasser auf der Teflonmembran kondensiert, beeinflusst Feuchtigkeit die Messung nicht. Kondensiertes Wasser verlängert die Diffusionsstrecke und verursacht die Messung falsch-niedriger Sauerstoffkonzentrationen.

Polarographischer Sensor (Clark-Sensor)

Im Gegensatz zur Brennstoffzelle erfolgt im polarographischen Sensor (Clark-Sensor) die chemische Reduktion von Sauerstoff in der Elektrolytlösung aufgrund einer außen angelegten elektrischen Spannung. Sauerstoffmoleküle aus dem Gasgemisch diffundieren durch eine dünne Teflonmembran und das Elektrolytgel zur Kathode (**Abb. 12.11**). Die Anoden bestehen meist aus Silber, die

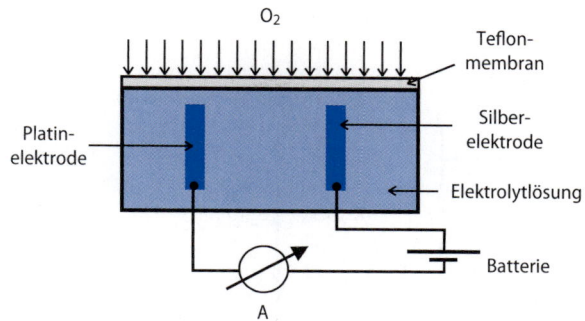

Kathoden aus Platin oder Gold. Bei adäquater äußerer Spannung werden Sauerstoffmoleküle an der Kathode zu Hydroxylionen reduziert:

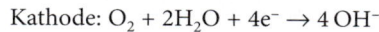

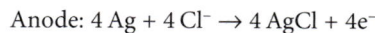

Kathode: $O_2 + 2H_2O + 4e^- \rightarrow 4\,OH^-$

Anode: $4\,Ag + 4\,Cl^- \rightarrow 4\,AgCl + 4e^-$

Der resultierende Strom zwischen Kathode und Anode ist dem Sauerstoffpartialdruck in der umgebenden Elektrolytlösung proportional. Werden zu hohe elektrische Spannungen von außen angelegt, können auch andere Gase, z. B. N_2O, reduziert und dadurch falsch-hohe Sauerstoffkonzentrationen angezeigt werden [32]. Solange von außen keine elektrische Spannung angelegt wird, erfolgt auch kein Verbrauch der Elektroden. Polarographische Messzellen sind durch Austausch der Elektrolytlösung und der Membran regenerierbar.

Messgenauigkeit und Einsatzbereiche. Die Messgenauigkeit polarographischer Messzellen entspricht weitgehend der von Brennstoffzellen.

Paramagnetische Methoden

Diese Messverfahren nutzen die starken paramagnetischen Eigenschaften von Sauerstoff. Von den verschiedene paramagnetische Messprinzipien hat sich das magnetomechanische oder Hantelprinzip durchgesetzt (**Abb. 12.12**). Dieses Prinzip basiert auf einer Messzelle, in der eine aus 2 gefüllten Stickstoffkugeln bestehende Hantel innerhalb eines Magnetfeldes rotationssymmet-

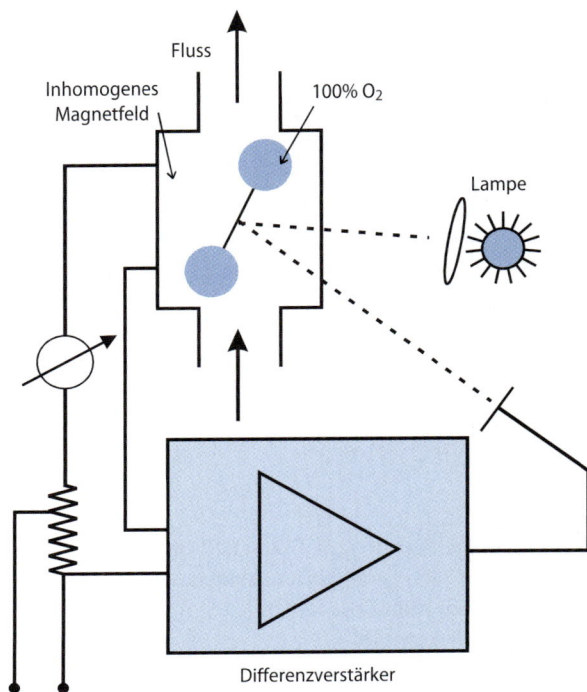

Fluss

Inhomogenes Magnetfeld

100% O$_2$

Lampe

Differenzverstärker

Abb. 12.12. Schematische Darstellung eines paramagnetischen Sauerstoffsensors. Der drehbar gelagerte Spiegel ist im äußeren Bereich mit O$_2$-Molekülen gefüllt. Deren Auslenkung im Magnetfeld sorgt für die Auslenkung eines Lichtsignals. Der Grad der Auslenkung ist dem Sauerstoffpartialdruck proportional und kann optisch bestimmt werden.

12

risch gelagert ist. Enthält das durch die Messzelle geführte Gas Sauerstoff, so wird dieser aufgrund seiner paramagnetischen Eigenschaften in das Magnetfeld gezogen und verstärkt es. Da der Stickstoff innerhalb der Glaskugeln entgegengesetzt magnetisch ausgerichtet ist und aus dem Feld herausgedrängt wird, dreht sich die Hantel. Das Maß der Drehung ist direkt proportional zur Sauerstoffkonzentration im Gas. Zur Messung der Rotation ist an der Rotationsachse der Hantel ein Spiegel befestigt, von dem aus ein Lichtstrahl symmetrisch auf 2 Photozellen reflektiert wird. Durch die Drehung entsteht ein Potenzialunterschied an den Photozellen. Durch den Stromfluss wird ein elektromagnetisches Gegenmoment erzeugt, um die Hantel in der Ausgangslage zu halten. Der Strom, der benötigt wird, um die Hantel in der Nulllage zu halten, ist direkt proportional zur Sauerstoffkonzentration.

Andere paramagnetische Messverfahren leiten sauerstoffhaltiges Gas durch ein Magnetfeld, wodurch sich

dessen Volumen ändert. In einem pulsierenden Magnetfeld entstehen dadurch Druckwellen, deren Amplitude direkt proportional zur Sauerstoffkonzentration ist. Druckänderungen im Messgas und in einem Referenzgas mit bekannter Sauerstoffkonzentration werden laufend verglichen.

Messgenauigkeit und Einsatzbereiche. Paramagnetische Messverfahren weisen keine Querempfindlichkeiten zu anderen in der Medizin verwendeten Gasen auf und erfassen daher nur Sauerstoff. Paramagnetische Messköpfe haben eine hohe Langzeitstabilität. Aufgrund der kurzen Ansprechzeiten durch die direkte Messung können Veränderungen der Sauerstoffkonzentration innerhalb des Atemzyklus selbst bei hohen Atemfrequenzen erfasst werden.

12.2.2 Messung der Konzentration medizinischer Gase

Massenspektrometrie

Die Massenspektrometrie ist ein Analyseverfahren zur Bestimmung von chemischen Elementen, Molekülmassen und Massenfragmenten, das in der Medizin zur qualitativen und quantitativen Gasanalyse, also auch zur Bestimmung von Gaspartialdrücken und -konzentrationen, verwendet werden kann. Die Massenspektrometrie erlaubt neben der präzisen Konzentrationsmessung von Sauerstoff, Kohlendioxid und Stickstoff auch die quantitative Bestimmung von volatilen Anästhetika und den Edelgasen Xenon, Argon sowie Helium.

Ein Massenspektrometer besteht aus einer Ionenquelle, einem Analysator und einem Detektor. Normalerweise erfolgt die Probeneingabe über eine Probenkapillare. Über das Einlasssystem gelangt die Gasfraktion in das Vakuumsystem, in dem ein Hochvakuum (Druck von 10^{-6} mbar) besteht. Obwohl prinzipiell in der Massenspektrometrie unterschiedliche Ionisierungstechniken verwendet werden, ist für die medizinische Gasanalyse die Elektronenstoßionisation üblich. Bei dieser Elektronenstoßionisation entstehen durch den Zusammenstoß der Elektronen mit den Gasmolekülen primäre positive Ionen. Diese primären Ionen sind meist sehr instabil und zerfallen ganz oder teilweise zu kleineren geladenen Massenfragmenten, sodass die Gasmoleküle in ein vorhersehbares Ionenmuster fragmentieren. Im Analysator werden die Ionen nach ihrem Massen-Ladungs-Verhältnis getrennt.

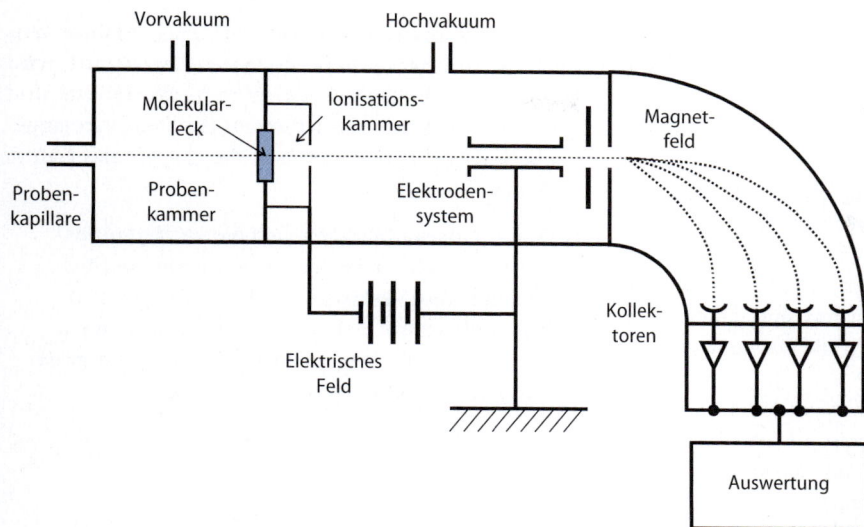

Abb. 12.13. Schematische Darstellung der Baugruppen eines Festkollektormassenspektrometers. Die Gasprobe gelangt vom Kapillareinlass über die Probenkammer durch ein sog. Molekularleck in die Hauptkammer. Die Moleküle werden dort aufgespalten und ionisiert, in einem elektrischen Feld beschleunigt und im Magnetfeld auf Kollektoren abgelenkt. Die Position jedes Kollektors ist spezifisch für ein Massen-Ladungs-Verhältnis.

In **Sektorfeldmassenspektrometern** werden die Ionen in elektrischen und magnetischen Feldern in Kreisbahnen abgelenkt (■ Abb. 12.13). Der Radius der Kreisbahnen, die sie in den Feldern durchlaufen, wird von der Energie und vom Impuls der Ionen bestimmt. Teilchen mit hohem Massen-Ladungs-Verhältnis werden stärker, Teilchen mit niedrigem Massen-Ladungs-Verhältnis geringer aus ihrer Bahn abgelenkt. Für jedes zu messende Massen-Ladungs-Verhältnis (Gas) muss ein entsprechender Kollektor an der geometrisch richtigen Position zur Verfügung stehen. Daher lassen sich mit Sektorfeldmassenspektrometern nur Konzentrationen prädefinierter Gase bestimmen.

In Quadrupolmassenspektrometern durchfliegen die Ionen eine Anordnung von 4 zylinderförmigen Elektroden, die parallel verlaufen und im Querschnitt die Eckpunkte eines Quadrats bilden. Die gegenüberliegenden Elektroden befinden sich auf gleichem Potenzial, und zwischen benachbarten Elektroden werden Gleich- und Wechselspannungen angelegt. Das Verhältnis von Gleich- und Wechselspannung bestimmt, welche Ionen die Anordnung passieren: Haben die Ionen nicht die richtige Masse, werden sie nach außen beschleunigt und kollidieren mit den Elektroden. Daher trifft immer nur eine definierte Ionenart auf einen Kollektor. Durch raschen Wechsel von Gleich- und Wechselspannung erlauben Quadrupolmassenspektrometer die nahezu gleichzeitige Messung verschiedener Ionen, also die Erfassung von Fraktionen des zu analysierenden Gases, mit einem Kollektor. Unterschiedliche Ionen mit gleichem Massen-La-

dungs-Verhältnis können durch Messung anderer Bruchstücke des Ausgangsgases nachgewiesen werden.

Messgenauigkeit und Einsatzbereiche. Die Genauigkeit der quantitativen Massenspektroskopie zur Gaskonzentrationsmessung ist primär von der Kalibrierung abhängig und langzeitstabil. Aufgrund der Komplexität des Verfahrens werden Massenspektrometer ausschließlich für wissenschaftliche Fragestellungen eingesetzt.

Schwingungsspektroskopie und Infrarotspektroskopie

Schwingungsspektroskopie beruht auf der Anregung der Eigenschwingungen von Molekülen und erlaubt die qualitative sowie quantitative Bestimmung mehratomiger Gase. Hierzu können die Infrarotspektroskopie und die Ramanspektroskopie angewendet werden.

Im infraroten Bereich ist die Absorption von Strahlung mit der Anregung von Molekülschwingungen verbunden. Eine Molekülgruppe kann nur dann infrarote Strahlung aus einem elektromagnetischen Wechselfeld aufnehmen, wenn der damit verbundene Übergang in ein höheres Schwingungsniveau mit der Änderung des elektrischen Dipolmoments der Molekülgruppe verbunden ist. Stark polare Gruppen in einem Molekül ergeben besonders intensive Absorptionen, während unpolare Gruppen infrarotspektroskopisch inaktiv sind. Daher können nichtpolare Moleküle wie Sauerstoff, Stickstoff, Helium, Xenon und Argon nicht mit der Infrarotspektroskopie analysiert werden. Die Infrarotspektroskopie wird zur Bestimmung von CO_2, N_2O und volatilen Anästhetika eingesetzt.

Da Moleküle nur bei einer für sie typischen Frequenz infrarote Strahlung absorbieren, kann die Absorptionsfrequenz zur qualitativen Analyse genutzt werden. Das Infrarotspektrum ergibt durch die Vielzahl der Einzelabsorptionen und durch die Wechselwirkungen der Moleküle kein Linien- sondern ein Bandenspektrum. Bei der Interpretation eines Infrarotspektrums sind daher neben der Bandenlage (Wellenzahl) auch die Bandenform und die Intensität zu berücksichtigen.

Bei der Infrarotspektroskopie wird das zu analysierende Gas in einer Messküvette von polychromatischem infraroten Licht durchstrahlt und absorbiert dessen Strahlung (◘ Abb. 12.14). Der Detektor misst die nach der Absorption verbleibende Reststrahlung. Die Intensitätsabschwächung der Strahlung ist nach dem Lambert-Beer-Gesetz proportional der Konzentration und der Schichtdicke der durchstrahlten Gase:

$$c = \alpha \cdot l \cdot \log\left(\frac{I_0}{I_A}\right)$$

Dabei ist c die Konzentration, α die Proportionalitätskonstante, l die Schichtdicke, I_0 die Eingangsintensität und I_A die Ausgangsintensität.

Für die Infrarotspektroskopie werden im medizinischen Bereich Frequenzen genutzt, die einem Lichtwellenlängenbereich von 2,5–30 μm entsprechen. Üblicherweise werden bei der Darstellung der Infrarotabsorptionsspektren Wellennummern angegeben, die der Wellenzahl pro Zentimeter entsprechen. Die Wellennummern sind direkt proportional zur absorbierten Frequenz.

Aufgrund von Schwankungen in der eingebrachten Strahlung, z. B. durch Verschmutzungen an optischen Elementen, können Messfehler entstehen, da die dadurch veränderte Strahlungsintensität am Detektor der Gasabsorption zugeordnet wird. Dieser Nachteil wird durch das 2-Strahl-Verfahren behoben. Dabei wird die Infrarotstrahlung gleichzeitig durch eine mit nichtabsorbierendem Gas gefüllte Referenzküvette geleitet. Am Detektor misst man die Differenz der Strahlungsintensitäten.

Während das emittierte polychromatische infrarote Licht bei nichtselektiven Detektoren mit einem Monochromator bezüglich der Messwellenlänge gefiltert wird (dispersive Infrarotspektroskopie), kann man bei für die Messwellenlänge selektiven Detektoren auf einen Monochromator verzichten (nichtdispersive Infrarotspektroskopie).

Beim **Hauptstromverfahren,** auch als »Mainstream-Kapnometrie« oder »Inline-Verfahren« bezeichnet, wird der Messkopf, bestehend aus Infrarotlicht, Küvette und Detektor, direkt in den Atemstrom des Patienten eingebracht und dort spektrometrisch die CO_2-Konzentration im Atemgas bestimmt.

> ❗ **Vorteile dieser Methode sind die verzögerungsfreie Darstellung des Messergebnisses, das Ausbleiben eines Verlustes von Atemvolumen und das Fehlen zusätzlicher Schlauchverbindungen. Ein Nachteil der Methode besteht in der Vergrößerung des Totraums durch die Küvette.**

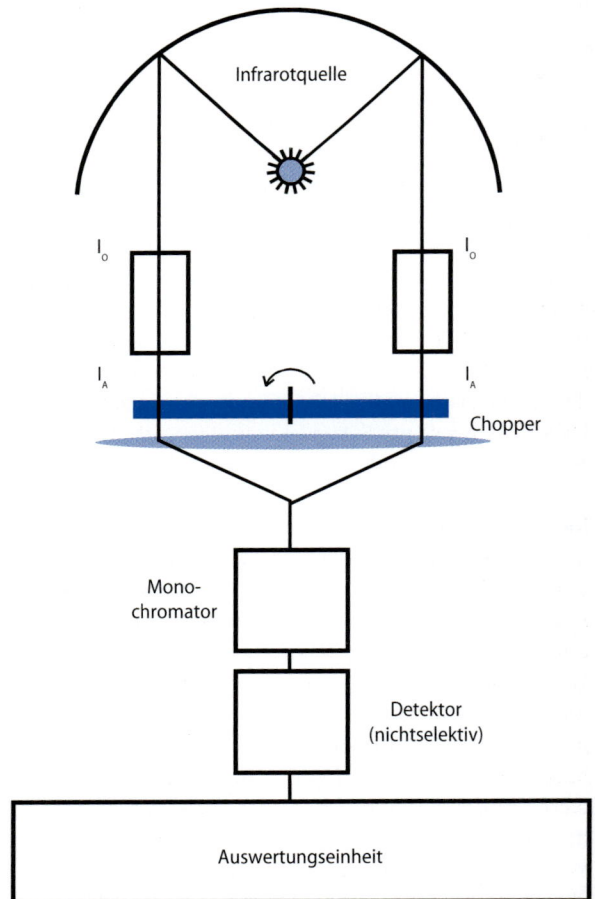

◘ **Abb. 12.14.** Schema eines Infrarotspektrometers. Durch den *Chopper* wird das infrarote Licht in Pulse zerteilt. Erläuterungen zum Doppelstrahlprinzip finden sich im Text.

Während diese Volumenzunahme beim Erwachsenen weniger bedeutend ist, kann bei Kleinkindern eine erhebliche Reduktion der alveolären Ventilation resultieren. Zudem können Blut und Sekrete in der Küvette das Messergebnis beeinträchtigen. Dies lässt sich durch Anbringung der Küvette hinter dem Atemwegsfilter vermeiden. Beim Hauptstromverfahren kann es leichter zu Beschädigungen des Messkopfes kommen, da dieser nicht durch ein Gehäuse geschützt ist.

Beim **Nebenstromverfahren,** auch »Sidestream-Kapnometrie« oder »Lateral-sampling-Methode« genannt, wird kontinuierlich Gas aus dem Atemstrom zum Messgerät hin abgesaugt. Um eine Verfälschung des Messergebnisses durch Wasserdampf zu vermeiden, wird die Atemgasprobe im Gerät durch einen Filter (sog. Wasserfalle) geleitet und vollständig getrocknet.

❗ Vorteil dieser Methode ist, dass der Messkopf mit seinem Gewicht nicht direkt am Tubus hängt und damit auch nicht so leicht zu Dislokationen des Tubus führen kann. Der Nachteil besteht in einer verzögerten Darstellung der CO_2-Konzentration und der kontinuierlichen Absaugung von Atemgas.

Während dieser Volumenverlust von 50–150 ml/min beim Erwachsenen nicht zu einer kritischen Abnahme des Atemminutenvolumens führt, kann bei Neugeborenen und kleinen Kindern eine merkliche Verringerung der Ventilation auftreten. Bei längeren Messungen kann wegen der begrenzten Kapazität des Filters Wasserdampf das Messergebnis verfälschen.

Messgenauigkeit und Einsatzbereiche. Lachgas (N_2O) mit einem Absorptionsspektrum im Bereich von 455 nm und volatile Anästhetika mit einem Absorptionsspektrum bei 300 nm liegen nahe den Absorptionsspektren des CO_2 im Bereich von 420 nm und können daher zu Fehlmessungen führen. Obwohl O_2 und N_2 kein Licht im Infrarotbereich absorbieren, können auch sie zu Messungenauigkeiten führen. Bei hoher Sauerstoffkonzentration kommt es zu einer Verbreiterung des Absorptionsspektrums von CO_2. Bei einer Grundkalibrierung des Gerätes gegen ein Gemisch aus CO_2, O_2 und N_2 kann es bei Beatmung mit 100 % Sauerstoff zu einer Verfälschung des endexspiratorischen CO_2-Wertes kommen. Geräte, die in der Notfallmedizin Verwendung finden, werden vom Hersteller in einer O_2-Umgebung kalibriert.

Raman-Spektroskopie

Bei der Raman-Spektroskopie wird in einer Messküvette ein monochromatischer Laserstrahl durch das zu untersuchende Gas gesendet. Dadurch werden die Gasmoleküle zu Schwingungen und Rotation angeregt und senden Streulicht aus. Das Streulicht enthält neben der Erregungsfrequenz der anregenden Lichtquelle auch Frequenzen, die durch Schwingungen und Rotation der Moleküle hervorgerufen werden. Durch Spektralanalyse kann der Frequenzunterschied zwischen dem emittierten Licht und dem detektierten Streulicht bestimmt werden, was die Identifikation der Gasmoleküle ermöglicht.

❗ Grund hierfür ist die Wechselwirkung des Lichtes mit der Materie, der Raman-Effekt, bei dem Energie vom Licht auf die Materie oder Energie von der Materie auf das Licht übertragen wird. Da die Wellenlänge des Lichts von seiner Energie abhängt, bewirkt dieser Energieübertrag eine Verschiebung der Wellenlänge des gestreuten Lichtes gegenüber dem eingestrahlten Licht, den Raman-Shift [33, 34].

Die Raman-Schwingungsspektroskopie erlaubt bis auf die Untersuchung von monoatomaren Gasen wie Helium, Xenon und Argon, die keinen Raman-Effekt aufweisen, die qualitative und quantitative Gasanalyse nahezu aller in Anästhesie und Intensivmedizin verwendeten Gase einschließlich der volatilen Anästhetika. Aufgrund der hohen Kosten hat sich die Raman-Schwingungsspektroskopie in der klinischen Praxis nicht etabliert.

Messgenauigkeit und Einsatzbereiche. Die Raman-Spektroskopie weist eine hohe Messgenauigkeit und Langzeitstabilität auf. Die kurzen Antwortzeiten erlauben bei Erwachsenen ein endtidales Atemgasmonitoring. Da bei kleinen Atemzugvolumina und/oder hohen Atemfrequenzen dagegen Messungenauigkeiten auftreten, ist die Raman-Spektroskopie für Kinder wenig geeignet.

Chemilumineszenzanalyse

Chemilumineszenz ist die Abgabe von Energie in Form elektromagnetischer Strahlung (Photonen) infolge einer chemischen Reaktion von Molekülen.

Bei der Spontanreaktion von Stickstoffmonoxid und Ozon, das im Analysator produziert wird, werden Stickstoffdioxid und Sauerstoff gebildet. Etwa 10 % des Stickstoffdioxides befinden sich in einem angeregten Elektronenzustand. Ihren Energieüberschuss geben diese Moleküle spontan in Form optisch messbarer Fluoreszenzstrahlung ab, die proportional zur NO-Konzentration ist.

Da die beschriebene Reaktion nur für NO-Moleküle gilt, ist es notwendig, die NO_2-Anteile im Abgas vor Eintritt in die Reaktionskammer zu NO zu reduzieren. Dies erfolgt in einem thermischen Konverter mit Molybdän oberhalb einer Temperatur von 900°C. Außerdem ist es erforderlich, in einem Ozonisator Ozon zu erzeugen und das Restozon nach der Reaktionskammer mittels einer Aktivkohlepackung aus dem Messgas zu entfernen. Da die optisch messbare Fluoreszenzstrahlung der Reaktion nur dann proportional zur NO_X-Konzentration ist, wenn der Volumenstrom des Messgases konstant ist, strömt das Messgas über einen Druckregler in die Reaktionskammer.

Die Strahlung, welche eine Spektralbreite von 590–3000 nm aufweist, wird mit Hilfe eines Photomultipliers in ein elektrisches Signal umgewandelt und elektronisch ausgewertet.

Messgenauigkeit und Einsatzbereiche. Chemilumineszenzanalysatoren weisen eine hohe Messgenauigkeit für medizinische Konzentrationen (0,01–100 ppm) auf. Regelmäßige Kalibrierungen sind bei Langzeitmessungen erforderlich. Die langen Ansprechzeiten erlauben kaum eine Konzentrationsmessung für jeden einzelnen Atemzug. In der Medizin werden Chemilumineszenzanalysatoren zur kontinuierlichen Detektion von Stickstoffmonoxid (NO) und Stickstoffdioxid (NO_2) im Ausatemgas sowie im Rahmen der Inhalationstherapie mit NO im Inspirationsgas gemessen [35].

> **Fazit**
>
> Moderne Respiratoren und Narkosegeräte bieten eine Fülle von Informationen über Drücke, Flüsse und die Zusammensetzung der Atemgase. Dadurch wird nicht nur die korrekte Funktion des Beatmungsgerätes überwacht, sondern auch die Atemmechanik und der pulmonale Gasaustausch.
> Das Verständnis der dabei eingesetzten Methoden sowie deren Fehlerquellen und Limitationen ist Voraussetzung für eine korrekte Interpretation der verschiedenen Parameter.

Literatur

1. Newton NI, Adams AP (1987) Excessive airway pressure during anaesthesia: hazards, effects and prevention. Anaesthesia 34: 689–699
2. Cooper JB, Newbower RS, Kitz RJ (1984) An analysis of major errors and equipment failures in anesthesia management: considerations for prevention and detection. Anesthesiology 60: 34-42
3. Cooper EA (1969) The measurement of ventilation. Br J Anaesth 41: 718–722
4. Mazze RI (1972) Therapeutic misadventures with oxygen delivery systems: the need for continuous in-line oxygen monitors. Anesth Analg 51: 787–792
5. Guttmann J, Eberhard L, Fabry B, Bertschmann W (1993) Continuous calculation of intratracheal pressure in tracheally intubated patients. Anesthesiology 79: 503–513
6. Elsasser S, Guttmann J, Stocker R, Mols G, Priebe HJ, Haberthur C (2003) Accuracy of automatic tube compensation in new-generation mechanical ventilators. Crit Care Med 31: 2619–2626
7. Fitzgerald MX, Smith AA, Gaensler EA (1973) Evaluation of »electronic« spirometers. N Engl J Med 289; 1283–1288
8. Goecke J, Link J, Feucht U (1987) Stellenwert der Benutzung von Spirometern für das Monitoring bei künstlicher Beatmung. Biomed Tech 32: 137–150
9. Heuchel L (1991) Evaluierung unterschiedlicher Atemstromsensoren. Diplomarbeit. Fachhochschule Hamburg
10. Miller MR, Pincock AC (1986) Linearity and temperature control of the Fleisch pneumotachograph. J Appl Physiol 60: 710–715
11. Turney SZ, Blumenfeld W (1973) Heated Fleisch pneumotachometer: a calibration procedure. J Appl Physiol 34: 117–121
12. Yeh MP, Adams T, Gardner RM, Yanowitz FG (1984) Effect of O_2, N_2, and CO_2 composition on nonlinearity of Fleisch pneumotachographs characteristics. J Appl Physiol 56: 1423–1425
13. Yeh MP, Adams T, Gardner RM, Yanowitz FG (1987) Turbine flowmeter vs. Fleisch pneumotachometer: comparative study for exercise testing. J Appl Physiol 63: 1289–1295
14. Zock JP (1981) Linearity and frequency response of Fleisch type penumotachometers. Pflügers Archiv 391: 345–352
15. Franetzki M, Kresse H (1974) Zwei neue Verfahren der Atmenstrommessung. Biomed Tech 19: 47–51
16. Schaller P, Mädler HJ, Gehrhardt B, Böhme B, Schulze A, Gmyrek D (1985) Mikroprozessorgestützter Meßplatz zur Ermittlung atemmechanischer Parameter bei Früh- und Reifgeborenen. Kinderärztl Prax 53: 113–117
17. Osborn JJ (1987) A flowmeter for respiratory monitoring. Crit Care Med 6: 349–351
18. King LV (1915) On the precision measurement of air velocity by means of the linear hotwire anemometer. Philosophical Magazine 29: 556–560
19. Lundsgaard JS, Groenlund J, Einer-Jensen N (1979) Evaluation of a constant-temperature hot-wire anemometer for respiratory gas flow measurements. Med Biol Eng Comput 17: 211–215
20. Yoshiya I, Nakajima T, Nagai I, Jitsukawa S (1975) A bidirectional respiratory flowmeter using the hot-wire principle. J Appl Physiol 38: 360–265
21. Yoshiya I, Shimada Y, Tanaka K (1979) Evaluation of a hot-wire respiratory flowmeter for clinical applicability. J Appl Physiol 47: 1131–1135

22. Kou AH, Peichert WR, Polenske EE, Busby MG (1984) A pulsed phase measurement ultrasonic flowmeter for medical gases. Ann Biomed Eng 12: 263–280

23. Plaut DI, Webster JG (1980) Ultrasonic measurement of respiratory flow. IEEE Trans Biomed Eng 27: 549–558

24. Buess C, Pietsch P, Guggenbühl W, Koller EA (1986) Design and construction of a pulsed ultrasonic air flowmeter. IEEE Trans Biomed Eng 33: 768–774

25. Convay CM, Leigh JM, Preston TD (1974) An assessment of three electronic respirometers. Br J Anesth 46: 885–891

26. Cox LA, Almeida AP, Robinson JS, Horsley JK (1974) An electronic respirometer. Br J Anesth 46: 302–310

27. Wallroth CF (1984) DIN 13 252 Inhalationsnarkosegeräte. mt Medizintechnik 104: 46–50

28. Marks WE (1983) A plea for the routine use of oxygen analysers. Anesthesiology 59: 159

29. McGarrigle RE (1985) General anesthesia without O_2 analyser – a substandard practice. Anesthesiology 63: 116

30. Piernan S, Roizen MF, Severinghaus JW (1979) Oxygen analysers dangerous – senses nitrous oxide as battery fails. Anesthesiology 50: 146–149

31. Westenskow DR, Jordan WS, Jordan R (1981) Evalutation of oxygen monitors for use during anesthesia. Anesth Analg 50: 53–56

32. Severinghaus JW, Weiskopf RB, Nishimura M, Bradley AF (1971) Oxygen electrode errors due to polarograhic reduction of halothane. J Appl Physiol 31: 640–642

33. Westenskow DR, Coleman DL (1989) Raman scattering for respiratory gas monitoring in the operating room: advantages, specifications, and future advances. Biomed Instrum Technol 23: 485–489

34. Westenskow DR, Smith KW, Coleman DL, Gregonis DE, Van Wagenen RA (1989) Clinical evaluation of a Raman scattering multiple gas analyzer for the operating room. Anesthesiology 70: 350–355

35. Fajardo CA, Prokopowich J, Belik J (1995) Inhaled nitric oxide monitoring. Clin Invest Med 18: 114–121

Blutgase und Säure-Basen-Haushalt

W. Lang

13.1   Blutgase

Gasförmige Bestandteile des Blutes sind unter physiologischen Bedingungen die Atemgase Sauerstoff, Kohlendioxid und Stickstoff. Darüber hinaus können jedoch auch noch andere Gase im Blut vorhanden sein, z.B. wenn die Umgebungsluft durch Fremdgase verunreinigt ist (Kohlenmonoxid, Stickoxide, Ozon, Kohlenwasserstoffe) oder wenn Gase in der Medizin gezielt eingesetzt werden, etwa zur Narkose (Isofluran, Lachgas oder Xenon) oder in der Diagnostik (Helium, Kohlenmonoxid, Schwefelhexafluorid).

> ❗ Für alle Gase gilt das Henry-Dalton-Gesetz.
> Danach sind die Gaskonzentrationen im Blut abhängig von der physikalischen Löslichkeit der einzelnen Gase im Blut und proportional zu den jeweiligen Partialdrücken in den Alveolen. Nur wenn Gase zusätzlich chemisch gebunden sind, wie Sauerstoff oder Kohlendioxid, gilt das Henry-Dalton-Gesetz nicht.

In letzterem Fall ist der Zusammenhang zwischen Gesamtkonzentration und Partialdruck nicht mehr linear: Bei Sauerstoff (O_2-Gehalt) ergibt sich die typische S-Form der Sauerstoffbindungskurve, bei Kohlendioxid (CO_2-Gehalt) die Form einer Hyperbel.

Die Gase im arteriellen Blut mit dem höchsten Partialdruck sind Stickstoff (PN_2: 573 mmHg), Sauerstoff (PO_2: 100 mmHg) und Kohlendioxid (PCO_2: 40 mmHg), bedingt durch die unterschiedlichen Löslichkeiten und das spezifische chemische Bindungsvermögen diejenigen mit der höchsten Konzentration dagegen Kohlendioxid (cCO_2: 48 ml/dl), Sauerstoff (cO_2: 20 ml/dl) und Stickstoff (cN_2: 1 ml/dl). Somit beträgt die Gesamtkonzentration der Blutgase im arteriellen Blut 69 ml/dl, wenn der Gesamtdruck in den Alveolen bei 760 mmHg liegt.

13.1.1   Klassische Blutgasanalyse

Im Prinzip können die Konzentrationen aller Gase im Blut mit Hilfe gasometrischer Verfahren bestimmt werden. Dazu müssen jedoch die Gase, die im Blut physikalisch gelöst und teilweise chemisch gebunden vorliegen, quantitativ aus dem Blut ausgetrieben werden. Bei der klassischen Blutgasanalyse nach Van Slyke [1] erfolgt die Freisetzung der chemisch gebundenen Gase durch Zusatz spezifischer Reagenzien (Kohlendioxid: Absorption mit

Natronlauge; Sauerstoff: Reaktion mit alkalischer Dithionitlösung) und anschließende Vakuumextraktion in einer geschlossenen Apparatur. Das nicht absorbierte Restgas entspricht dem Stickstoffgehalt des Blutes. Die Messung erfolgt auf der Grundlage des allgemeinen Gasgesetzes:

$$P \cdot V = n \cdot R \cdot T \tag{1}$$

Dabei ist P der Druck [atm], V das Volumen [ml], T die Temperatur [K], n die Gesamtmolzahl [mmol] und R die allgemeine Gaskonstante (0,082 ml × atm × $mmol^{-1}$ × K^{-1}). Das Volumen des absorbierten Gases wird in ml Gas unter Standardbedingungen (STPD) pro dl Blut oder in Vol % angegeben. Definitionen der Standardbedingungen werden in ▶ Kap. 15 ausführlich besprochen.

Zusätzlich zur Bestimmung der Blutgaswerte wurde aus dem Sauerstoffgehalt einer gesättigten Blutprobe die Hämoglobinkonzentration im Blut berechnet (»gasometrische Hb-Bestimmung«). Ebenso wurde aus dem gemessenen Kohlendioxidgehalt des unter Luftabschluss abgetrennten Plasmas indirekt der pH Wert bestimmt, indem man dasselbe Plasma bei 2 verschiedenen CO_2-Partialdrücken äquilibrierte (»gasometrische pH-Bestimmung«) [2]. Diese Art der Analyse machte große Mengen Blut sowie einen hohen personellen und materiellen Aufwand notwendig.

13.1.2   Modernes Blutgasmonitoring

Die erste brauchbare Mikro-pH-Elektrode für Blut (25 µl) in Verbindung mit einem Mikrotonometer zum Äquilibrieren der Blutproben bei 37°C wurde im Jahre 1960 von Astrup und Mitarbeitern [3] eingeführt (Astrup-Verfahren), in der Folgezeit sehr rasch durch weitere Mikroelektroden für Sauerstoff (PO_2) und Kohlendioxid (PCO_2) ergänzt (Tripel-Methode) sowie für Elektrolyte (ionenselektive Elektroden: Natrium, Kalium, ionisiertes Kalzium, Chlorid) und Stoffwechselparameter (Glukose, Laktat) erweitert.

> ❗ An Grenzflächen zwischen Blut und Luft ergeben sich aufgrund von Partialdruckgradienten zwischen Luft und Blut zwangsläufig Störungen; Sauerstoff wird aufgenommen, Kohlendioxid entweicht. Dies ist bei der Gewinnung der Probe und dem Transport unbedingt zu beachten. Insbesondere ein Aufschäumen der Probe durch unsachgemäße Behandlung führt zu großen Diffusionsflächen.

In einem modernen Blutgasanalysator werden alle Mikroelektroden innerhalb der kapillaren Messstrecke so hintereinander angeordnet, dass alle Messungen bei 37°C und unter anaeroben Bedingungen erfolgen. Zur Verminderung der Grenzflächen wird das Blut in Kapillaren transportiert. Dort allerdings reicht einfaches Schwenken nicht aus, um eine Blutprobe zu homogenisieren. Dazu muss ein Mischstäbchen in der Kapillare mehrmals mit einem Magneten hin und her bewegt werden.

13.1.3 Definitionen und Messgrößen

Mit einem gut ausgestatteten, modernen Blutgasanalysator ist ein effektives Blutgas- und Säure-Basen-Management bettseitig durchzuführen. Aus den primären Messgrößen – pH-Wert, PCO_2, PO_2, Elektrolytwerte (Natrium, Kalium, ionisiertes Kalzium, Chlorid), Hämoglobinderivatwerte (Gesamt-Hb, O_2Hb, HHb, COHb, MetHb, SulfHb) und Metabolitparameter (Glukose, Laktat) – können weitere Parameter berechnet werden ($\square$ Tab. 13.1).

13.1.4 O_2-Status des Blutes

Für die Aufrechterhaltung der Körperfunktionen müssen der O_2-Bedarf (in Ruhe etwa 250 ml/min) und das O_2-Angebot (etwa 1000 ml/min) in einem angemessenen

Verhältnis zueinander stehen. Ein Missverhältnis zwischen Bedarf (z. B. bei Sepsis erhöht) und Angebot (global oder regional) führt innerhalb von wenigen Minuten zu einer Hypoxie und zur Bildung von Laktat (anaerober Stoffwechsel).

Für einen stetigen Fluss des Sauerstoffs aus der Luft (PO_2: 150 mmHg) bis hin zu den Zellen der Gewebe (PO_2: 5–10 mmHg) sorgen O_2-Partialdruckgradienten, die durch die Ventilation und den Blutkreislauf stabilisiert und aufrechterhalten werden (O_2-Kaskade). Dabei spielt das Blut in Verbindung mit der O_2-Aufnahme in der Lunge und der O_2-Abgabe im Gewebe (Mikrozirkulation) eine wichtige Rolle. Im unterschiedlichen O_2-Gehalt des arteriellen (caO_2: 20 ml/dl) und des gemischtvenösen Blutes (cvO_2: 15 ml/dl), der arterio-gemischtvenösen O_2-Konzentrationsdifferenz ($avDO_2$: 5 ml/dl), kommen diese Vorgänge zum Ausdruck.

> ❶ Im »steady state« ist die O_2-Aufnahme in der Lunge gleich der O_2-Abgabe im Gewebe und ist das Produkt aus Blutfluss (Herzzeitvolumen) und $avDO_2$. Als Faustregel gilt: Bei normalem Herzzeitvolumen (5 l/min) und normaler $avDO_2$ (5 ml/dl) beträgt der O_2-Verbrauch in Ruhe 250 ml/min und entspricht dem gesamten O_2-Bedarf.

Dem steht ein O_2-Angebot von etwa 1000 ml/min gegenüber, das nach Beladen des Blutes mit Sauerstoff in der Lunge in die Peripherie transportiert wird. Dieses Ange-

$\square$ **Tab. 13.1.** Beziehungen zwischen gemessenen und berechneten Größen in einem Blutgasanalysator zur Beschreibung der Blutgaswerte

Berechnete Größen	Gleichungen
O_2-Gehalt im Blut (c_BO_2) [ml/dl]	$c_BO_2 = cHb \times FO_2Hb \times 1{,}39 + \alpha PO_2$
O_2-Sättigung (SO_2)	$SO_2 = cO_2Hb/O_2\text{-Kapazität}$
O_2-Kapazität	$O_2\text{-Kapazität} = cHb \times (1 - FDysHb) \times 1{,}39$
Plasmabikarbonatkonzentration ($c_pHCO_3^-$) [mmol/l]	$c_pHCO_3^- = 0{,}0304 \times PCO_2 \times 10^{pH-6{,}1}$
CO_2-Gehalt im Plasma (c_pCO_2) [ml/dl]	$c_pCO_2 = 0{,}0304 \times PCO_2 \times (1 + 10^{pH-6{,}1})$
CO_2-Gehalt im Blut (c_BCO_2) [ml/dl]	$c_BCO_2 = c_pCO_2 \times [1 - Hkt \times (1 - r_c)]$
»Base excess« im Blut [mmol/l]	BE-Gleichung nach Zander [4]
»Base excess« extrazellulär (BE_{ecf})	NCCLS-Gleichung [5]
Anionenlücke oder »anion gap« (AG)	$AG = [Na^+] + [K^+] - [Cl^-] - [HCO_3^-]$

a Sauerstofflöslichkeit; *cHb* Hämoglobinkonzentration; *cO₂Hb* O_2Hb-Konzentration; *FDysHb* Dyshämoglobinfraktion; *FO₂Hb* O_2Hb-Fraktion; *Hkt* Hämatokrit; *PCO₂* Kohlendioxidpartialdruck; *PO₂* Sauerstoffpartialdruck; *r_c* CO_2-Verteilungskoeffizient (Erythrozyten/Plasma) bot wird von den verschiedenen Organen unterschiedlich ausgeschöpft (O_2-Utilisation) und zusätzlich über die spezifische Organdurchblutung geregelt.

Insgesamt werden in Ruhe nur etwa 25 % des O_2-Angebots genutzt, sodass eine Sauerstoffreserve im Blut verfügbar ist (750 ml/min). Da diese nicht vollständig ausgeschöpft werden kann (sinkender Partialdruckgradient), reicht sie jedoch nur für 1–2 Minuten.

Für die Beurteilung der globalen O_2-Versorgung des Organismus ist es theoretisch ausreichend, das O_2-Angebot (arterieller PO_2 und Herzzeitvolumen) zu kontrollieren und durch Intervention entsprechend zu optimieren.

Einem veränderten Sauerstoffgehalt des arteriellen Blutes kann eine Störung in jedem Glied der Transportkette zugrunde liegen (Aufnahme, Transport, Abgabe).

> ❗ Ein normaler arterieller PO_2 und eine normale kapillarvenöse SO_2 bedeuten jedoch nicht per se, dass eine adäquate Versorgung der Peripherie gewährleistet ist. So kann bei einer Störung der O_2-Extraktion (z. B. septischer Schock) bei normalem arteriellen PO_2 und erhöhter kapillarvenöser SO_2 eine schwere Gewebehypoxie vorliegen.

Determinanten des O_2-Status

Determinanten des O_2-Status sind alle Parameter, durch die der O_2-Gehalt des arteriellen Blutes cO_2 [ml/dl] eindeutig bestimmt ist (◻ Abb. 13.1):

- O_2-Partialdruck PO_2 [mmHg]
- O_2-Sättigung SO_2 [%]
- Hämoglobingehalt cHb [g/dl]
- O_2-Kapazität [ml/dl]

O_2-Gehaltskurve

Der PO_2 bestimmt über die O_2-Löslichkeit (αO_2: $0{,}003\,ml \times dl^{-1} \times mmHg^{-1}$) einerseits die Konzentration des physikalisch gelösten Sauerstoffs, dessen Menge dem Henry-Dalton-Gesetz folgt, andererseits aber auch über die O_2-Bindungskurve des Hämoglobins die SO_2. Die Konzentration des chemisch gebundenen Sauerstoffs ergibt sich aus dem Produkt von SO_2 und O_2-Kapazität (s. unten).

Die Abhängigkeit des O_2-Gehalts des Blutes vom PO_2 wird als O_2-Gehaltskurve bezeichnet.

In Unkenntnis der gemischtvenösen Sättigung (nur mittels Pulmonalarterienkatheter zu bestimmen) muss die Abschätzung der $avDO_2$ aus der Kenntnis der O_2-Gehaltskurve erfolgen.

O_2-Kapazität

Die O_2-Kapazität wird neben der Hämoglobinkonzentration durch die Menge an bindungsfähigem Hämoglobin (»available Hb«) bestimmt und ist somit von der Zusammensetzung des Hämoglobins (FO_2Hb, $FHHb$, $FCOHb$, $FMetHb$) abhängig. Einige Hb-Derivate (Dyshämoglobine: COHb, MetHb, SulfHb) können keinen Sauerstoff transportieren.

Die Hüfner-Zahl (1,39 ml O_2/g Hb) gibt an, wie viele Milliliter O_2 ein Gramm Hämoglobin theoretisch binden kann. Sie muss um den Anteil der Dyshämoglobine (FDysHb) korrigiert werden:

$$O_2\text{-Kapazität} = cHb \times (1 - FDysHb) \times 1{,}39\,ml\,O_2/g\,Hb$$

Die O_2-Kapazität kann also erniedrigt sein, weil entweder die Hb-Konzentration vermindert ist (Anämie) oder weil der Anteil der Dyshämoglobine erhöht ist (CO-Intoxikation, Methämoglobinämie).

O_2-Sättigung (SO_2)

Die SO_2 ist definitionsgemäß der Anteil des chemisch gebundenen Sauerstoffs (cO_2Hb) bezogen auf die O_2-Kapazität ($cHHb + cO_2Hb$):

$$SO_2 = \frac{cO_2Hb}{cHHb + cO_2Hb} \tag{2}$$

◻ **Abb. 13.1.** Determinanten des O_2-Status modifiziert nach Zander [8]. *cHb* Hämoglobinkonzentration; *cO_2* Sauerstoffgehalt; *FDysHb* Dyshämoglobinfraktion; *PO_2* Sauerstoffpartialdruck; *O_2 phys* physikalisch gelöster Sauerstoff; *SO_2* Sauerstoffsättigung

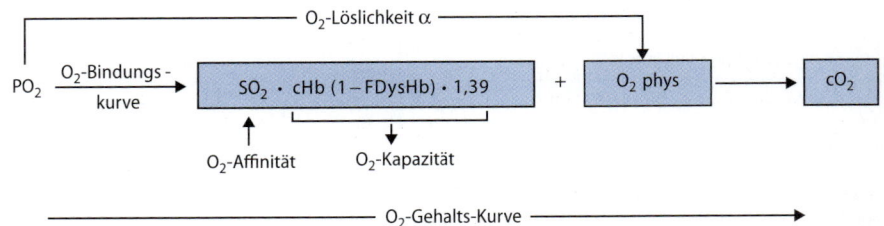

Die SO_2 darf nicht verwechselt werden mit der O_2Hb-Fraktion (FO_2Hb), die sich auf die gesamte Hb-Konzentration (cHb) bezieht:

$$FO_2Hb = \frac{cO_2Hb}{cHHb + cO_2Hb + cCOHb + cMetHb} \quad (3)$$

> ❗ Nur die SO_2, nicht aber die O_2Hb-Fraktion (FO_2Hb) steht in einem eindeutigen Zusammenhang zum PO_2 der O_2-Bindungskurve

Die Lage der O_2-Bindungskurve bestimmt, ob die O_2-Abgabe aus dem Blut in den Kapillaren an die umgebenden Zellen der Gewebe entweder erleichtert (Rechtsverlagerung) oder erschwert ist (Linksverlagerung).

Der Zusammenhang zwischen der SO_2 und der FO_2Hb ergibt sich aus der folgenden Definitionsgleichung:

$$FO_2Hb = SO_2 \cdot (1 - FDysHb) \quad (4)$$

Demnach ist die FO_2Hb erniedrigt, wenn entweder die SO_2 erniedrigt ist, z. B. infolge eines zu niedrigen PO_2, oder wenn es zu einer Zunahme der Dyshämoglobine kommt. Normalerweise ist der Anteil der Dyshämoglobine jedoch gering (COHb: 0,6 %; MetHb: 0,5 %), sodass der Unterschied zwischen beiden Größen zu vernachlässigen ist.

O_2-Bindungskurve

Im Vergleich zum O_2-Gehalt ist die diagnostische Aussagekraft der O_2-Sättigung gering, da sie nur den relativen Anteil (%) des oxygenierten Hämoglobins erfasst, nicht aber die Menge an tatsächlich transportiertem O_2 (O_2-Gehalt). Der O_2-Gehalt ist jedoch von vielen Faktoren abhängig:

- cHb
- O_2-Kapazität
- Verlauf der O_2-Bindungskurve

Die O_2-Bindungskurve beschreibt den Zusammenhang zwischen der O_2-Sättigung des Hämoglobins und dem O_2-Partialdruck. Der charakteristische sigmoide Verlauf der O_2-Bindungskurve ist Ausdruck des kooperativen Effekts zwischen den 4 Bindungsstellen des Hämoglobins (Hämgruppen) im O_2-Hämoglobin-Dissoziationsgleichgewicht und wichtig für die Fähigkeit des Blutes, viel Sauerstoff aufzunehmen, aber auch in der Peripherie wieder abzugeben.

> ❗ Die Lage der O_2-Bindungskurve wird durch den PO_2-Halbsättigungsdruck ($P_{50}O_2$) charakterisiert, bei dem 50 % des Hämoglobins mit Sauerstoff gesättigt sind. Auf der standardisierten O_2-Bindungskurve (pH-Wert: 7,4; PCO_2: 40 mmHg) liegt er bei 26,7 mmHg und ist ein Maß für die O_2-Affinität des Hämoglobins.

Die O_2-Bindungskurve bestimmt, ob die O_2-Abgabe im Gewebe aus den Blutkapillaren an die umgebenden Zellen entweder erleichtert (Rechtsverlagerung) oder erschwert ist (Linksverlagerung). Faktoren, welche die O_2-Bindungskurve verschieben können, sind (◘ Abb. 13.2):

- pH-Wert
- PCO_2
- Temperatur
- Gehalt an 2,3-Diphoshoglyzerat
- COHb
- Met-Hb
- fetales Hb.

Aus der effektiven O_2-Bindungskurve kann über die gemischtvenöse O_2-Sättigung (S_vO_2) sowie cHb und O_2-

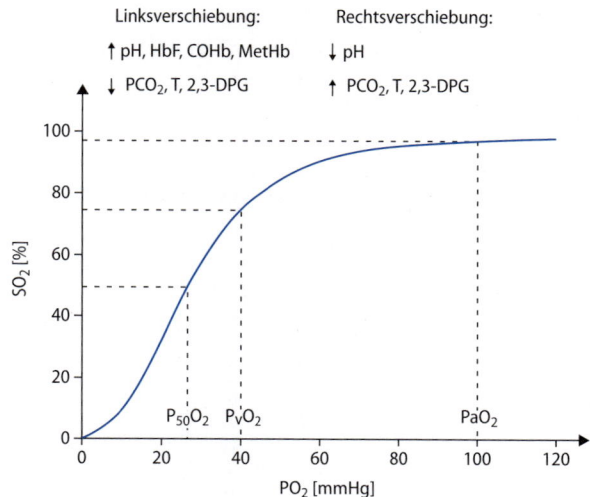

◘ Abb. 13.2. Die O_2-Bindungskurve mit ihrer charakteristischen sigmoiden Form. Durch Rechtsverschiebung wird die O_2-Abgabe in der Peripherie erleichtert. *2,3-DPG* 2,3-Diphoshoglyzerat; *$P_{50}O_2$* PO_2-Halbsättigungsdruck; *P_aO_2* arterieller Sauerstoffpartialdruck; *PO_2* Sauerstoffpartialdruck; *P_vO_2* gemischtvenöser Sauerstoffpartialdruck; *SO_2* Sauerstoffsättigung; *T* Temperatur

Kapazität der gemischtvenöse O_2-Gehalt (c_vO_2) abgeschätzt werden, der ein Maß für die O_2-Extraktion des Gewebes ist.

Störungen des arteriellen O_2-Status

Der Zustand eines physiologischen O_2-Status wird als Normoxämie bezeichnet. Der Normwert ist abhängig vom Geschlecht: Der Mittelwert bei Frauen liegt bei 18,5 ml/dl und bei Männern bei 20,5 ml/dl, was dem unterschiedlichen Hb-Gehalt von Frauen (13,9 g/dl) und Männern (15,3 g/dl) entspricht.

Eine Hypoxämie liegt vor, wenn der arterielle Sauerstoffgehalt erniedrigt ist. Dies kann durch verschiedene Ursachen bedingt sein:

- hypoxisch durch eine Abnahme des P_aO_2 und der S_aO_2
- toxämisch durch eine Abnahme der O_2-Kapazität aufgrund von COHb oder MetHb
- anämisch durch eine Abnahme der cHb und der O_2-Kapazität

Bei einer Hyperoxämie ist der arterielle Sauerstoffgehalt erhöht:

- Beatmung mit hoher inspiratorischer Sauerstofffraktion
- Polyglobulie

Eine Übersicht der verschiedenen Störungen des O_2-Status im arteriellen Blut ist in ◻ Tab. 13.2 zusammengefasst.

Hypoxische Hypoxämie

Eine hypoxische Hypoxämie entsteht durch eine primäre Störung der O_2-Aufnahme, die wiederum innerhalb oder außerhalb der Lunge gelegen sein kann:

- extrapulmonale Ursachen:
  - Hypoventilation
  - Atemwegsverlegung, Asphyxie
  - hypoxisches Gasgemisch (Unfälle, N_2O etc.)
- pulmonale Ursachen:
  - Lungenversagen
  - Perfusionsstörung

Anämische Hypoxämie

Bei einer anämischen Hypoxämie ist die primäre Ursache eine Erniedrigung des Hb-Gehalts im Blut. Dies führt über eine Erniedrigung der O_2-Kapazität zu einer Hypoxämie. Bei kritisch kranken Patienten stellt der wünschenswerte Hb-Wert immer einen Kompromiss zwischen einem ausreichenden O_2-Angebot und der optimalen Rheologie dar. Eine anämische Hypoxämie ist leichter zu tolerieren als andere Hypoxämieformen, da bei intakter Lungen- und Herz-Kreislauf-Funktion das O_2-Angebot durch die Anpassung der Atmung und der Durchblutung erhöht werden kann. Bei einer chronischen Anämie kommt es durch einen Anstieg der 2,3- Diphoshoglyzerat-Konzentration in den Erythrozyten zu einer Rechtsverlagerung der O_2-Bindungskurve und damit zu einer verbesserten O_2-Abgabe in den Geweben.

13

◻ **Tab. 13.2.** Störungen des O_2-Status im arteriellen Blut [8]

O_2-Status	P_aO_2 [mmHg]	S_aO_2 [%]	cHb (Frauen/Männer) [g/dl]	O_2-Kapazität (Frauen/Männer) [ml/dl]	c_aO_2 (Frauen/Männer) [ml/dl]
Normwert	80–97	97	13,9/15,3	19,1/21,0	18,5/20,5
Hypoxämie					
Hypoxisch	40	75	14,5	19,9	15
Toxämisch	90	98	14,5	16,1	15,9
Anämisch	90	98	7,5	10,3	10,1
Hyperoxämie					
Hyperoxisch	120	99	14,5	19,9	19,7
Polyglobulie	95	97	20	27,5	26,7

c_aO_2 Sauerstoffgehalt im arteriellen Blut; cHb Hämoglobinkonzentration; *P_aO_2* arterieller Sauerstoffpartialdruck; *S_aO_2* arterielle Sauerstoffsättigung

Toxische Hypoxämie

Kohlenmonoxidintoxikation. Im Vergleich zu Sauerstoff ist die Affinität des Hämoglobins zu Kohlenmonoxid (CO) etwa 300-mal größer. Das bedeutet, dass bei einer CO-Konzentration in der Luft von 0,07 Vol % das Hämoglobin im Blut zu gleichen Anteilen als COHb und O_2Hb vorliegt. Die O_2-Kapazität ist damit um 50 % reduziert.

❗ Zusätzlich zur Abnahme des O_2-Gehalts kommt es zu einer Linksverschiebung der O_2-Bindungskurve, die mit zunehmender COHb-Konzentration immer mehr die Form einer Hyperbel annimmt. Dadurch ist die O_2-Affinität des Hämoglobins erhöht und die O_2-Abgabe im Gewebe erschwert.

Die Abhängigkeit des Standard-$P_{50}O_2$ von der COHb-Fraktion (FCOHb) kann quantitativ ausgedrückt werden [9]:

$$P_{50}O_2 = 25,5 - 27 \cdot FCOHb \tag{5}$$

Beispiel: Bei einem COHb-Anteil von 20 % beträgt der berechnete $P_{50}O_2$ 20,1 mmHg.

Auf dieser Bindungskurve beträgt die S_vO_2 bei einem PO_2 von 40 mmHg 87,1 %. Dies entspricht einer O_2-Extraktion von nur 10 %. Kompensatorisch trägt die Steigerung der Gefäßdurchblutung dazu bei, die O_2-Abgabe im Gewebe zu verbessern.

Die CO-Halbwertszeit bei körperlicher Ruhe beträgt etwa 8 Stunden und wird durch die Gabe von 100%igem O_2 vermindert.

Methämoglobinämie. Methämoglobin (MetHb) ist eine inaktive Form des Hämoglobins, das keinen Sauerstoff mehr binden kann, da das 2-wertige Eisen (Fe^{2+}) im Hämkomplex zu 3-wertigem Eisen (Fe^{3+}) oxidiert ist. Bei gesunden Individuen liegt der normale MetHb-Anteil (FMetHb) unterhalb von 1 % des Gesamt-Hb und wird durch verschiedene Methämoglobinreduktasesysteme in den Erythrozyten reguliert und auf einem niedrigen Niveau gehalten. Ursache für eine ausgeprägte Methämoglobinämie sind daher Ausfälle im Methämoglobinreduktasesystem, z. B bei Neugeborenen, bei denen das System in den ersten 4 Monaten noch nicht ausgereift ist, oder durch Methämoglobinbildner (Oxidanzien, Lokalanästhetika, Nitrat im Trinkwasser, Nitrit). Ein MetHb-Anteil von 20 % gilt als behandlungsbedürftig.

❗ Charakteristisch ist eine Abnahme der O_2-Kapazität bei sonst normalen Werten von cHb, P_aO_2 und S_aO_2.

Die O_2-Bindungskurve ist in Abhängigkeit von der MetHb-Fraktion nach links verschoben, allerdings nicht ganz so stark wie bei Bildung von COHb.

Bei intaktem NADH-MetHb-Reduktasesystem beträgt die Halbwertszeit von MetHb etwa 1 Stunde. Bei einer schweren Methämoglobinämie (>20 %) ist der Einsatz eines milden Reduktionsmittels notwendig. Die empfohlene Dosis von Methylenblau beträgt 1–2 mg/kg Kg und wird innerhalb von 5 min i. v. verabreicht. Die Wirkung setzt innerhalb von 1–2 Stunden ein. Eine Nachdosierung ist zulässig, aber nur bis zu einer Dosis von 7 mg/kg KG, da Methylenblau in einer höheren Dosis (>15 mg/kg KG) oxidierend wirkt und MetHb bildet [10].

Messung des arteriellen O_2-Status

Für die Bestimmung des arteriellen O_2-Status ist die Kombination von Blutgasanalysator und Hämoxymeter (Hb-Status) die Methode der Wahl (◻ Tab. 13.3).

◻ **Tab. 13.3.** Vergleich der Methoden zur Bestimmung des O_2-Status

Geräte	Messwert	Prinzip	Berechnete Werte	Vorteile	Nachteile
Blutgas-analysator	PO_2	Polarographie: O_2-Elektrode	SO_2, cO_2	Zusätzliche Parameter: pH-Wert, PCO_2, BE	Invasiv, SO_2 ungenau bei COHb/MetHb
Pulsoxymeter	SO_2	Photometrie: 2-Wellen-Längen	–	Nichtinvasiv, Bedside-Monitoring möglich	Ungenau bei COHb, MetHb und Farbstoffen
Hämoxymeter	Hb-Derivate	Photometrie: Mehr-fachwellenlängen	SO_2, cO_2, O_2-Kapazität	Konzentrationen der Hb-Derivate bestimmbar	Invasiv

BE »base excess«; *cO₂* Sauerstoffgehalt des Blutes; *PCO₂* Kohlendioxidpartialdruck; *PO₂* Sauerstoffpartialdruck; *SO₂* arterielle Sauerstoffsättigung

Ein Hämoxymeter ist ein Mehrwellenlängenphotometer, mit dem alle Hämoglobinderivate (O$_2$Hb, HHb, COHb, MetHb, SulfHb) und die Gesamthämoglobinkonzentration (cHb) im Blut gleichzeitig photometrisch bestimmt werden können. Dazu muss die Blutprobe (35 µl) zuvor ungerinnbar (heparinisierte Kapillare) gemacht und mit einem Ultraschallresonator hämolysiert werden. Dann wird die Lichtabsorption bei mehreren spezifischen Wellenlängen (je nach Gerätetyp 4, 6, 8 und mehr, bis zu 128) gemessen. Die Auswertung erfolgt auf der Grundlage des Lambert-Beer-Gesetzes, wonach die Gesamtextinktion (E) bei einer spezifischen Wellenlänge gleich der Summe der Einzelextinktionen der verschiedenen Hb-Derivate ist. Da die Schichtdicke (etwa 0,01 cm) und die millimolaren Extinktionskoeffizienten bei den verschiedenen Wellenlängen bekannt sind, können die Konzentrationen aller 5 Hb-Derivate durch Messung bei mindestens 5 Wellenlängen erhalten werden.

> ❗ **Bei der Messung ist darauf zu achten, ob adultes (HbA) oder fetales Blut (HbF) verwendet wird.**

Die Konzentration des chemisch gebundenen Sauerstoffs (cO$_2$Hb [ml/dl]) ergibt sich aus der Gesamt-Hb-Konzentration, der O$_2$Hb-Fraktion und der Hüfner-Zahl. Die SO$_2$ kann berechnet werden (s. oben). Nur wenn große Konzentrationen von COHb oder MetHb vorliegen, sind die O$_2$Hb-Fraktion und die O$_2$-Sättigung signifikant voneinander verschieden.

Daneben gibt es einfachere Verfahren, die nur die SO$_2$ messen (Pulsoxymeter) oder diese mit dem Algorithmus nach Severinghaus [11] aus Blutgasdaten berechnen (Blutgasanalysator ohne Hämoxymeter). Der arterielle O$_2$-Gehalt (cO$_2$) wird dann aus der O$_2$-Sättigung und einem unabhängig gemessenen Hb-Gehalt berechnet (HiCN-Methode).

> ❗ **In einer großen Studie [12] konnte jedoch gezeigt werden, dass diese Art von Berechnung des chemisch gebundenen Sauerstoffs aus SO$_2$ und cHb bei Patienten unzureichend war.**

13.1.5 CO$_2$-Status des Blutes

CO$_2$ ist neben O$_2$ das zweite am Gasaustausch beteiligte Atemgas. Die Aufnahme in das Blut wird durch die gleichzeitige O$_2$-Abgabe an das Gewebe begünstigt (Haldane-Effekt; ◻ Abb. 13.3).

Im Blut ist das CO$_2$ sowohl physikalisch gelöst (5 %) als auch in verschiedenen Formen reversibel chemisch gebunden:

- als Kohlensäure: H$_2$CO$_3$
- als Bikarbonat: HCO$_3^-$ (88 %)
- als Carbamat – R-NH-COO$^-$ – (7 %) an den freien Aminogruppen des Hämoglobins und der Plasmaproteine

Die physikalische Löslichkeit von CO$_2$ im Blut beträgt bei 37°C 0,065 ml/dl/mmHg und ist damit etwa 20-mal größer als die von O$_2$ (0,003 ml/dl/mmHg). Der CO$_2$-Gehalt des arteriellen Blutes (48 Vol %) bei normalen Werten für pH-Wert (7,4), PCO$_2$ (40 mmHg) und cHb (15 g/dl) setzt sich aus dem CO$_2$-Gehalt des Plasmas

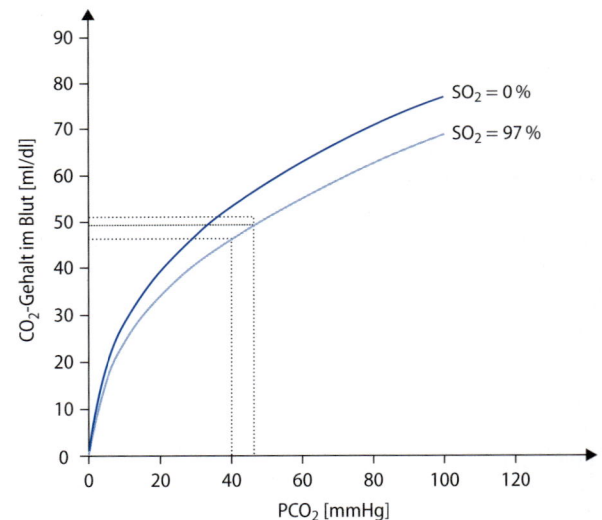

◻ **Abb. 13.3.** Graphische Darstellung des Haldane-Effekts. Die gleichzeitige Abgabe von Sauerstoff erleichtert die Aufnahme von CO$_2$: Auf der Grundlage von Gleichung 6 ist eine normale CO$_2$-Gehaltskurve als Funktion des Kohlendioxidpartialdrucks (pCO$_2$) für vollständig oxygeniertes (97 %) und desoxygeniertes (0 %) Blut berechnet. Die entsprechenden pH-Werte wurden aus dem Siggaard-Andersen-Nomogramm bei einem normalen Hb-Wert (15 g/dl) entnommen. Die CO$_2$-Gehaltsdifferenz zwischen dem gemischtvenösen PCO$_2$ (46 mmHg) und dem arteriellen Wert (40 mmHg) beträgt 4,4 ml/dl. Davon werden ohne Änderung der Sauerstoffsättigung (SO$_2$ = 97 %) 2,8 ml/dl (63,6 %) CO$_2$ aufgenommen und 1,6 ml/dl (36,4 %) durch die Änderung der SO$_2$ (72 %) während der O$_2$-Abgabe in das Gewebe (Haldane-Effekt). Durch den Haldane-Effekt ist die effektive CO$_2$-Gehaltskurve steiler und ermöglicht es, mehr CO$_2$ zum Transport aus dem Gewebe aufzunehmen und in der Lunge abzugeben (Bohr-Effekt).

(etwa 2/3) und dem CO_2-Gehalt der Erythrocyten (etwa 1/3) zusammen. Carbamat ist in den Erythrozyten stärker vertreten (17 %). Dort spielt es beim CO_2-Transport eine wichtige Rolle, da dessen Bildung vom Oxygenierungsgrad des Hämoglobins abhängig ist: Desoxygeniertes Hämoglobin bildet mehr Carbamat als oxygeniertes.

Im Vergleich zu Sauerstoff ist die CO_2-Gehaltskurve steiler und erreicht keinen ausgeprägten Sättigungswert.

Die Determinanten, die den CO_2-Gehalt des Blutes bestimmen, sind:

- PO_2
- pH-Wert
- cHb
- SO_2

Aus pH-Wert und PCO_2 erhält man den CO_2-Gehalt des Plasmas (c_PCO_2) und aus cHb und SO_2 mittels einer empirischen Gleichung den CO_2-Gehalt des Blutes [13]:

$$cCO_2 = \left\{ 1 - \frac{0,02924 \cdot cHb}{(2,244 - 0,422 \cdot SO_2) \cdot (8,74 - pH)} \right\} \cdot c_PCO_2 \tag{6}$$

Der CO_2-Gehalt ist also sehr eng mit dem Säure-Basen-Status des Blutes verknüpft. Daher wurde der CO_2-Gehalt des Blutes oder des Plasmas auch dazu benutzt, um Störungen des Säure-Basen-Haushalts zu diagnostizieren. Wichtiger ist diese Gleichung jedoch zur Berechnung des arteriellen und venösen CO_2-Gehalts aus den Messdaten einzelner Organe oder für den gesamten Organismus und für die Bestimmung des respiratorischen Quotienten.

> **!** Der respiratorische Quotient, das Verhältnis von CO_2-Abgabe zu O_2-Verbrauch, ist ein Maß für den mittleren Stoffumsatz eines Organs oder des Organismus.

Die Abhängigkeit des CO_2-Gehalts von der Hb-Konzentration bei normaler SO_2 (97 %) ist in ◘ Abb. 13.4 dargestellt. Die CO_2-Gehaltskurve bei niedrigem Hb-Wert (5 g/dl) liegt oberhalb, die bei hohem Hb-Wert (25 g/dl) unterhalb der normalen CO_2-Gehaltskurve, wobei die Steigung im Bereich des arteriell-gemischtvenösen PCO_2 (40–50 mmHg) bei niedrigem Hb-Wert flacher ist als bei hohem. Die CO_2-Abgabe bei Anämie ist jedoch nicht eingeschränkt, da die Kurven durch den Haldane-Effekt etwas steiler werden und kompensatorisch die Durchblutung zunimmt.

13.2 Säure-Basen-Haushalt

13.2.1 Physiologische Grundlagen

CO_2-Bildung und Protonengenese

Der pH-Wert des Blutplasmas ist ein empfindlicher Parameter, der innerhalb sehr enger Grenzen streng reguliert und konstant gehalten wird. Im arteriellen Blut liegt der Normalwert bei 7,40 und variiert beim Gesunden zwischen den Werten 7,37 und 7,43.

Für eine optimale Funktion vieler Proteine ist die Konstanthaltung des pH-Wertes im intra- und extrazellulären Raum eine wichtige Voraussetzung, da ihre Konformation und damit ihre Eigenschaften stark vom pH-Wert abhängig sind. Somit können die Zellstruktur, die Empfindlichkeit von Rezeptoren, die Membranpermeabilität, die Enzymaktivität und das Bindungsvermögen von Proteinen schon durch geringe pH-Wert-Änderungen beeinflusst werden.

> **!** Besonders relevant ist der Wirkungsverlust der Katecholamine, da katecholaminpflichtige Kreislauffunktionsstörungen regelhaft mit einer metabolischen Azidose verbunden sind. Ein engmaschiges Monitoring des Säure-Basen-Haushalts ist deshalb in diesen Situationen obligat.

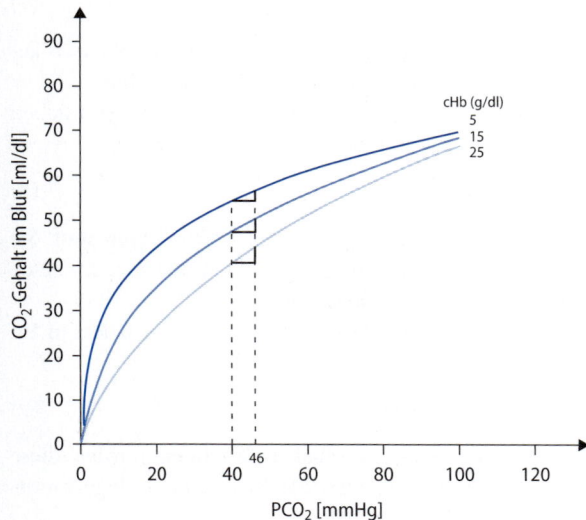

◘ **Abb. 13.4.** Abhängigkeit des CO_2-Gehalts von der Hb-Konzentration bei normaler O_2-Sättigung (97 %). *cHb* Hämoglobinkonzentration; *PCO_2* Kohlendioxidpartialdruck

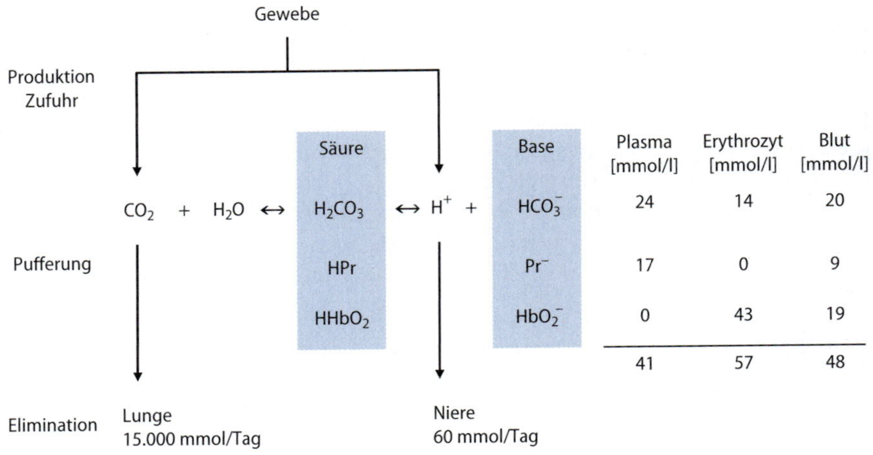

Gewebe

Produktion
Zufuhr

			Plasma [mmol/l]	Erythrozyt [mmol/l]	Blut [mmol/l]
	Säure	Base			
CO_2 + H_2O ↔	H_2CO_3 ↔ H^+ +	HCO_3^-	24	14	20
(Pufferung)	HPr	Pr^-	17	0	9
	$HHbO_2$	HbO_2^-	0	43	19
			41	57	48

Abb. 13.5. Entstehung, Pufferung und Elimination von Säuren im menschlichen Organismus

Elimination — Lunge 15.000 mmol/Tag — Niere 60 mmol/Tag

Der normale pH-Wert des Plasmas resultiert aus einem stationären Gleichgewichtszustand zwischen ständiger Bildung von CO_2 und Protonen (H^+-Ionen) im Stoffwechsel des Organismus und deren Ausscheidung (Abb. 13.5). Die Bildung von CO_2 (15.000 mmol/Tag) und die Protonengenese (60 mmol/Tag) hängen von der Stoffwechselaktivität ab, aber auch von anderen Faktoren wie der Nahrung: Proteinreiche Kost azidifiziert, laktovegetabile Kost alkalisiert; bei kohlenhydratreicher Kost wird mehr CO_2 produziert als bei fettreicher Nahrung.

Der Körper produziert 2 Arten von Säuren:
- flüchtige Kohlensäure, die aus dem gebildeten CO_2 und Wasser entsteht (Hydratationsgleichgewicht)
- nichtflüchtige Säuren, die als Stoffwechselendprodukte (Metabolite) in die interstitielle Flüssigkeit und in das Blut gelangen:
  - anorganische Säuren (Phosphorsäure, Schwefelsäure) aus der Oxidation schwefelhaltiger Aminosäuren (Cystein, Cystin, Methionin) und phosphorhaltiger Verbindungen
  - organische Säuren (Milchsäure, Ketosäuren) aus dem Intermediärstoffwechsel

Alle Säuren werden von den Puffersystemen des Extrazellulärraums (Erythrozyten, Plasma, Interstitium) gepuffert. Hauptpuffer ist in den Erythrozyten das Hämoglobin (72 %) neben dem Bikarbonat (28 %), im Plasma das Bikarbonat (90 %) neben den Plasmaproteinen (10 %) und im Interstitium fast ausschließlich das Bikarbonat.

Kohlensäure wird pulmonal und renal eliminiert. Von den nichtflüchtigen Säuren können die organischen Säuren in verschiedenen Organen wie Leber und Niere metabolisiert werden; die anorganischen Säuren werden dagegen in der Niere ausgeschieden (etwa 60 mmol/Tag).

Puffersysteme des Blutes
CO_2-Bikarbonat-Puffer

Das besondere des CO_2-Bikarbonat-Puffersystems ist die Tatsache, dass es sich um ein offenes Puffersystem handelt. Das gasförmige CO_2, das in den Gewebezellen entsteht, wird zunächst in den verschiedenen Körperflüssigkeiten gelöst (Henry-Dalton-Gesetz):

$$c_{dis}CO_2 = sCO_2 \times PCO_2 \tag{7}$$

Dabei ist $c_{dis}CO_2$ die Konzentration des physikalisch gelösten CO_2 und sCO_2 der CO_2-Löslichkeitsfaktor.

Dann erst reagiert es mit Wasser zur eigentlichen Kohlensäure (Hydratation):

$$CO_2 + H_2O \leftrightharpoons H_2CO_3 \tag{8}$$

Diese Reaktion findet v. a. in den Erythrozyten statt. Sie wird durch ein Enzym, die Carboanhydrase, in beide Richtungen stark beschleunigt.

Die gebildete Kohlensäure (H_2CO_3) dissoziiert in H^+ und Bikarbonat:

$$H_2CO_3 \leftrightharpoons H^+ + HCO_3^- \tag{9}$$

In der Henderson-Hasselbalch-Gleichung werden diese 3 miteinander gekoppelten Gleichgewichte in logarithmischer Form zusammengefasst:

$$pH = 6{,}1 + \log \frac{cHCO_3^-}{0{,}0304 \cdot PCO_2} \tag{10}$$

Die Konstante 6,1 bzw. 0,0304 mmol/l/mmHg ist der scheinbare pK der ersten Dissoziationsstufe der Kohlensäure (pK_1) bzw. der CO_2-Löslichkeitsfaktor (sCO_2) des CO_2-Bikarbonat-Puffersystems im Plasma.

❗ **Die entscheidende Größe, die diese 3 Gleichgewichte kontrolliert, ist der PCO_2. Durch Anpassung der Atmung kann der Körper das Puffersystem gezielt steuern. Ein intubierter und beatmeter Patient kann dies nicht. Deshalb ist für jeden beatmeten Patienten zumindest die CO_2-Messung obligat, entweder in der Exspirationsluft oder mittels Blutgasanalyse.**

Nichtbikarbonatpuffer

Aufgrund seiner Bedeutung wird nur der Proteinatpuffer besprochen. Der Phosphatpuffer ($H_2PO_4^-/HPO_4^{2-}$; $pK = 6,8$) liegt in so geringer Konzentration vor, dass sein Effekt vernachlässigt werden kann.

Zum Proteinatpuffersystem gehören die Plasmaproteine, v. a. aber das Hämogobin, zumal der O_2-Austausch den pK-Wert des Hämoglobins für die Pufferung günstig verändert.

Die Puffereigenschaften von Proteinen werden durch die ionisierbaren Seitengruppen bestimmt, insbesondere durch den Imidazolring des Histidins. Kohlensäure (H_2CO_3) reagiert mit der Nichtbikarbonatpufferbase Proteinat (Pr^-) zu gleichen Anteilen zu Bikarbonat (HCO_3^-) und zu in der Säureform (HPr) vorliegendem protonierten Proteinat und umgekehrt:

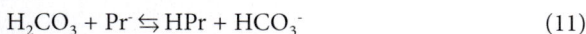

$$H_2CO_3 + Pr^- \leftrightarrows HPr + HCO_3^- \tag{11}$$

❗ **Demnach reagiert das 2-Puffer-System bei Änderungen des PCO_2 zwar mit einer Änderung der Konzentrationen der einzelnen Pufferbasen, ihre Summe aber, die Gesamtkonzentration der Pufferbasen, bleibt konstant.**

Für normales Blut (pH-Wert: 7,4; PCO_2: 40 mmHg; cHb: 15 g/dl; Gesamtprotein im Plasma: 70 g/l) beträgt die Gesamtpufferbasenkonzentration 48 mmol/l. Davon entfallen auf das Bikarbonat 20 mmol/l und auf das Proteinat 28 mmol/l.

Bei Zugabe von Säuren (HCl, Milchsäure) in das Blut bei konstantem PCO_2 (40 mmHg) nimmt dagegen sowohl die Konzentration von Bikarbonat als auch von Proteinat ab und somit auch die Gesamtpufferbasenkonzentration im Blut. Umgekehrt nimmt bei Zugabe von Basen (NaOH, Natriumbikarbonat) die Gesamtpufferbasenkonzentration des Blutes zu, ebenso die Konzentrationen von Bikarbonat und Proteinat.

Das Verhalten der Proteinatpuffer lässt sich quantitativ durch ihre Titrationskurven beschreiben. Diese erhält man durch Titration des CO_2-freien Blutes oder der CO_2-freien Komponenten des Blutes: Erythrozyten und Plasma. Für die Ladungsäquivalente der Plasmaproteine (cPr^-, mEq/l)

$$cPr^- = cPr \times [0,2413 + 0,104 \times (pH - 7,40)] \tag{12}$$

bzw. des oxygenierten Hämoglobins ($cHbO_2^-$) in den Erythrozyten

$$cHbO_2^- = MHC \times (10,625 \times pH_E - 0,5 \times pH_E^2 - 48,48) \tag{13}$$

(MCHC: intraerythrozytäre Hämoglobinkonzentration; pH_E: pH-Wert im Erythrozyten)

können die vorstehenden empirischen Gleichungen als Funktion des pH-Wertes genutzt werden [14]. Die Konzentration des Plasmaproteinats hängt von der Gesamtkonzentration der Plasmaproteine (cPr) ab und beträgt bei normalen Werten von pH (7,4), PCO_2 (40 mmHg) und cPr (70 g/l) 16,9 mEq/l. Diese ergibt zusammen mit der Bikarbonatkonzentration (24,3 mmol/l) die Gesamtpufferbasenkonzentration im Plasma (BB_P): 41,2 mmol/l.

Die Konzentration des Oxyhämoglobinats hängt vom pH-Wert in den Erythrozyten (pH_E) ab:

$$pH_E = 7,19 + 0,77 \times (pH - 7,4) \tag{14}$$

Außerdem ist sie von der intraerythrozytären Hämoglobinkonzentration (»mean corpuscular hemoglobin concentration«, MCHC) abhängig. Aus den Normalwerten für pH (7,4), PCO_2 (40 mmHg) und MCHC (334 g/l oder 20,7 mmol/l Hämmonomere) erhält man die Oxyhämoglobinatkonzentration (42,8 mEq/l) und zusammen mit der Bikarbonatkonzentration (13,8 mmol/l) die Gesamtpufferbasenkonzentration (BB_E) in den Erythrozyten: 56,6 mmol/l. Aus BB_E (56,6 mmol/l), Hämatokrit (44,9 %) und BB_P (41,2 mmol/l) erhält man die Gesamtpufferbasenkonzentration im Blut (BB_B): 48,1 mmol/l. Die Änderungen der verschiedenen Pufferbasenkonzentrationen sowie der Gesamtpufferbasenkonzentration in Abhängigkeit vom PCO_2 sind in ◘ Abb. 13.6 dargestellt.

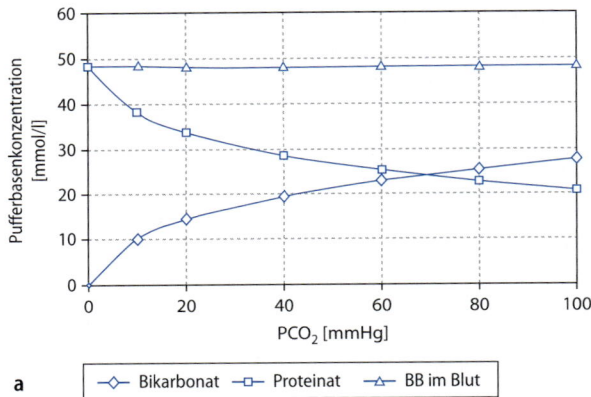

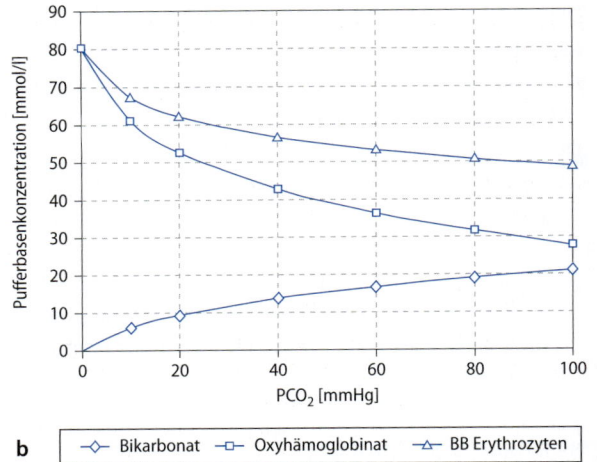

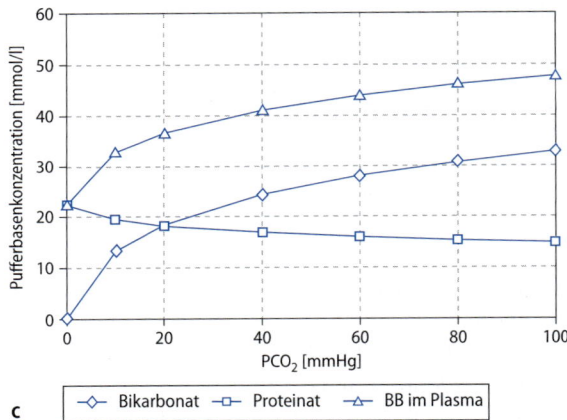

❏ **Abb. 13.6a–c.** Abhängigkeit der Bikarbonat-, Proteinat- und Gesamt-pufferbasenkonzentration (*BB*) vom CO_2-Partialdruck (*PCO_2*). **a** Blut; **b** Erythrozyten; **c** Plasma

13.2.2 Säure-Basen-Status des Blutes und Elektrolytstatus

Unter dem Säure-Basen-Status des Blutes versteht man die Summe aus mehreren Mess- und Rechenparametern, die zur Diagnose der verschiedenen Säure-Basen-Störungen verwendet werden. Die primären Messgrößen sind pH, PCO_2, PO_2 und cHb; sie werden im Rahmen der Blutgasanalyse erhalten. Über Algorithmen oder Nomogramme werden daraus weitere Größen berechnet: »base excess«, SO_2 und die aktuelle Bikarbonatkonzentration im Plasma.

❶ **Für eine einfache Diagnosestellung reicht es aus, Störungen des Säure-Basen-Status durch 3 Werte zu beurteilen: pH, PCO_2 und »base excess«.**

Der pH-Wert zeigt die Richtung der Störung an (Azidose oder Alkalose). PCO_2 und »base excess« zeigen an, ob die Störung respiratorischer oder metabolischer Natur ist.

Unter dem Elektrolytstatus des Plasmas versteht man die Summe der Konzentrationen der anorganischen Ionen im Plasma. Mit ionenselektiven Elektroden werden routinemäßig Natrium, Kalium und Chlorid sowie bei Bedarf Kalzium und Magnesium gemessen. Ionenselektive Elektroden messen in Verbindung mit einer Referenzelektrode und einer ionenselektiven Membran eine ionenspezifische Potenzialdifferenz, die dem Logarithmus der entsprechenden Ionenaktivität proportional ist (Nernst-Gleichung). Da die Ionenkonzentrationen im Plasma als Substanzkonzentrationen (in mmol/l) angeben werden, müssen die Ionenaktivitäten unter Berücksichtigung der spezifischen Aktivitätskoeffizienten und dem Wassergehalt des Plasmas entsprechend umgerechnet werden. Die Kalibrierung der ionenselektiven Elektroden erfolgt auf der Basis von Kalibrierlösungen, die so konzipiert sind, dass die Aktivitätskoeffizienten der einzelnen Ionen praktisch gleich sind wie die im normalen Plasma.

Siggaard-Andersen Konzept

Das traditionelle Konzept von Siggaard-Andersen basiert auf der Analyse von arteriellem Blut und unterscheidet nicht zwischen abhängigen und unabhängigen Variablen. Aus den Blutgasmesswerten pH, PCO_2, PO_2 bzw. SO_2 und cHb erhält man mit Hilfe der Henderson-Hasselbalch-Gleichung die aktuelle Bikarbonatkonzentration im Plasma ($cHCO_3^-$); den »base excess« (BE) im Blut erhält man aus dem Siggaard-Andersen-Nomogramm oder durch Berechnung aus der Van-Slyke-Gleichung, modifiziert nach Zander [4]:

$$\text{»base excess«} = (1 - 0{,}0143 \times cHb) \times [(0{,}0304 \times PCO_2 \times 10^{pH-6{,}1} - 24{,}26) + (9{,}5 + 1{,}63 \times cHb) \times (pH - 7{,}4)] - 0{,}2 \times cHb \times (1 - SO_2) \qquad (15)$$

In dieser Gleichung werden die tatsächliche cHb (in g/dl) und die SO_2 des Patienten berücksichtigt, wobei der »base excess« auf eine SO_2 von 1 standardisiert wird (Ausschaltung des Bohr-Effekts).

❗ **Somit kann der »base excess« auch aus einer venösen Blutprobe bestimmt werden und ist ein eindeutiger Parameter zur Beschreibung nichtrespiratorischer Störungen des Säure-Basen-Status.**

Im Normalpunkt (PCO_2: 40 mmHg; pH: 7,4; SO_2: 1) ist der »base excess« definitionsgemäß Null und von der cHb unabhängig. Dies gilt auch für alle positiven (»base excess« >0: Alkalose) und negativen (»base excess« <0: Azidose) Werte. Allerdings hängt der Absolutwert der Normalpufferbasenkonzentration (NBB) von der cHb ab [15]:

$$NBB = 41{,}7 + 0{,}42 \times cHb \qquad (16)$$

Experimentell kann der »base excess« durch Titration des vollständig oxygenierten Patientenblutes auf den normalen pH-Wert von 7,4 bei 37°C und einem PCO_2 von 40 mmHg in vitro mit starker Säure (HCl) oder Base (NaOH, Natriumbikarbonat) bestimmt werden. Der »base excess« entspricht dann der Differenz zwischen der

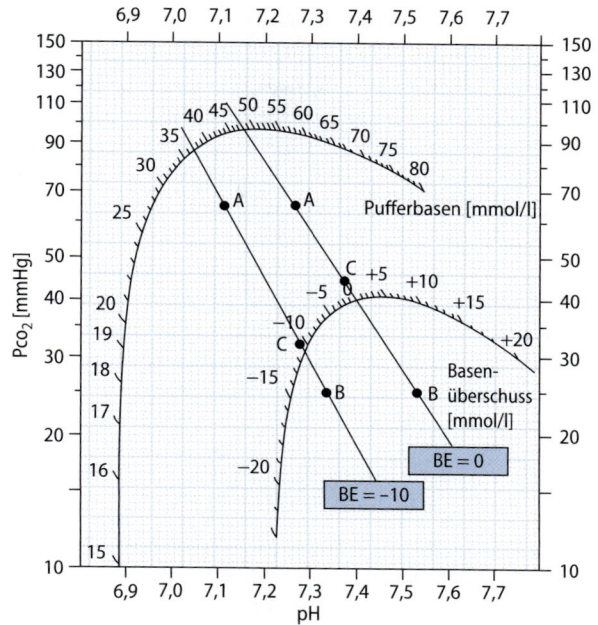

Abb. 13.7. Siggaard-Andersen-Nomogramm (aus Thews, Vaupel [2001] Vegetative Physiologie, 4. Aufl., Springer Heidelberg)

aktuellen und der normalen Pufferbasenkonzentration des arterialisierten Blutes.

Auf diese Weise lassen sich alle Störungen des Säure-Basen-Status beschreiben:

- primär respiratorische Störungen bei normalem »base excess«:
  - PCO_2 erhöht, pH vermindert: Azidose
  - PCO_2 vermindert, pH erhöht: Alkalose
- primär nichtrespiratorische Störungen bei normalem PCO_2:
- »base excess« und pH vermindert: Azidose
- »base excess« und pH erhöht: Alkalose
- kompensierte Störungen: pH im Normbereich, PCO_2 und »base excess« außerhalb des Normbereichs
- gemischte Störungen: pH, PCO_2 und »base excess« außerhalb des Normbereichs

Die Zusammenhänge zwischen den verschiedenen Parametern des Säure-Basen-Status lassen sich im Siggaard-Andersen-Nomogramm übersichtlich darstellen (■ Abb. 13.7).

In einem Koordinatensystem ($\log PCO_2$ vs. pH), das auf der Henderson-Hasselbalch-Gleichung beruht und die Plasmabikarbonatkonzentration als Parameter enthält, liegen die Messpunkte der CO_2-Äquilibrierungsgeraden für Blut in vitro auf einer Geraden. Diese Gerade schneidet 2 Hilfskurven, die zusätzlich im Diagramm enthalten sind: die »Base-excess«-Kurve und die Kurve der Pufferbasen (in mmol/l) im Blut. Für normales Blut resultiert ein normaler Plasma-pH-Wert von 7,4 bei einem PCO_2 von 40 mmHg; dieser Wert liegt auf der Verbindungslinie zwischen Pufferbasen (48 mmol/l) und »base excess« (0), die als CO_2-Normalgerade bezeichnet wird. Die Konzentration des Plasmabikarbonats beträgt dann 24 mmol/l. Die Steigung (mCO_2) der Geraden ist immer negativ und hängt von den Ausgangskonzentrationen des Hämoglobins im Blut sowie der Plasmaproteine und des Bikarbonats im Plasma ab [15]:

$$mCO_2 = (\Delta \log PCO_2/\Delta\,pH)_{BE} = -1,04 - [(0,11 \times cPr + 1,43 \times cHb)/2,303 \times cHCO_3^-)] \quad (17)$$

Mit dieser Gleichung können pH-Werte bei veränderter Steigung durch den Normalpunkt korrigiert werden, z. B. bei Hämodilution (cHb und cPr vermindert), wobei die neue CO_2-Äquilibrierungsgerade flacher verläuft als die Normalgerade.

Bei Änderungen des PCO_2 (respiratorische Störungen) ändert sich die Lage der CO_2-Äquilibrierungsgerade des Blutes unter In-vitro-Bedingungen nicht. Nur der pH-Wert ändert sich entsprechend einer respiratorischen Azidose (pH-Wert vermindert, PCO_2 erhöht) bzw. einer respiratorischen Alkalose (pH-Wert erhöht, PCO_2 vermindert), während »base excess« und Gesamtpufferbasenkonzentration konstant bleiben.

Bei Zugabe von Säure verschieben sich die CO_2-Äquilibrierungsgeraden des Blutes nach links (Gesamtpufferbasenkonzentration vermindert, »base excess« <0) und bei Zugabe von Base nach rechts (Gesamtpufferbasenkonzentration erhöht, »base excess« >0). »Base excess« und Gesamtpufferbasenkonzentration sind also Indikatoren für nichtrespiratorische Störungen unterschiedlicher Genese.

Standard-»Base-excess« (SBE)

Die Abhängigkeit des »base excess« im Blut vom PCO_2 bei respiratorischen Veränderungen führte dazu, den interstitiellen Raum mit in das »Base-excess«-Konzept einzubeziehen. Dieser »base excess«, der die Erythrozyten (»red cell volume«) und den extrazellulären Raum (»extracellular volume«) aus Plasma (Plasmavolumen) und Interstitium (interstitielles Volumen) umfasst, wird extrazellulärer »base excess« oder Standard-»Base-ex-

cess« (SBE) genannt und wurde von Siggaard-Andersen eingeführt [15]. Zur Berechnung dient die Van-Slyke-Gleichung, indem man die Hb-Konzentration des Blutes durch einen extrazellulären Wert ersetzt, der etwa einem Drittel des gemessenen Blutwertes entspricht. Die meisten Gleichungen verzichten jedoch auf eine genaue Hb-Messung und auf die aktuelle O_2-Sättigung und benutzen einen extrazellulären Hb-Wert von 5 g/dl. Unter dieser Annahme ist der SBE näherungsweise unabhängig von akuten Änderungen des PCO_2 in vivo. Eine häufig benutzte Gleichung ist die von Siggaard-Andersen [16]:

$$SBE = 0,9287 \times [0,0306 \times PCO_2 \times 10^{pH-6,1} - 24,4 + 14,83 \times (pH - 7,4)] \quad (18)$$

Anionenlücke

Der »base excess« ist eine globale Größe und signalisiert primär nur Veränderungen der nichtrespiratorischen Komponente des Säure-Basen-Status, ohne dass die genaue Ursache daraus ersichtlich wird.

Daher versuchte man schon frühzeitig zu einer besseren Diagnostik der metabolischen Azidosen, den »base excess« mit dem Elektrolytstatus des Plasmas in Verbindung zu bringen. Aus den gemessenen Konzentrationen der Elektrolyte (Natrium, Kalium und Chlorid) und des aktuellen Bikarbonatspiegels wird die Anionenlücke oder der »anion gap« (AG) berechnet:

$$AG = [Na^+] + [K^+] - [Cl^-] - [HCO_3^-] \quad (19)$$

Die normale Anionenlücke beträgt 15±4 mmol/l.

Metabolische Azidosen mit einem normalen AG können beispielsweise bei Bikarbonatverlusten (Durchfälle), Nierenversagen oder Intoxikationen mit Ammoniumchlorid oder Azetazolamid auftreten. Das Vorliegen von metabolischen Azidosen mit einem erhöhten AG (>20 mmol/l) gibt einen Hinweis auf eine Anhäufung unbekannter metabolischer Anionen (Laktat, Ketoglutarat). Ein erniedrigter AG liegt bei einer hyperchlorämischen Azidose infolge der Infusion stark chloridhaltiger Lösungen vor, z. B. isotone NaCl-Lösung (154 mmol/l).

Stewart-Konzept

Das physikochemische Konzept nach Stewart [17] beschränkt sich auf die Analyse des Säure-Basen-Status im Blutplasma und unterscheidet zwischen abhängigen und unabhängigen Variablen.

Die unabhängigen Variablen sind:

- Differenz der starken Ionen oder »strong ion difference« (SID),
- PCO_2
- Gesamtkonzentration (A_{tot}) der schwachen, nichtflüchtigen Säure HA

Die abhängigen Variablen sind:

- pH-Wert
- Bikarbonatkonzentration ($cHCO_3^-$)
- Konzentration der schwachen Anionen (cA^-) der Nichtbikarbonatpuffer

❗ **Nur Änderungen der unabhängigen Variablen (SID, PCO_2, A_{tot}) können eine Änderung der abhängigen Variablen (pH-Wert, $cHCO_3^-$, cA^-) bewirken, nicht umgekehrt.**

Blutplasma stellt eine wässrige Lösung hauptsächlich vollständig dissoziierter Ionen dar. Diese heißen in der Nomenklatur des Stewart-Konzepts »starke Ionen« (»strong ions«: Na^+, K^+, Ca^{2+}, Mg^{2+}, Cl^-, SO_4^{2-}). Ionen, die nur teilweise dissoziiert sind, heißen demgegenüber »schwache Ionen« (»weak ions«: H^+, OH^-, HCO_3^-, HA, A^-). In diese Gruppe fallen auch die Plasmaproteine. Für alle Ionen müssen die physikochemischen Grundgesetze der Säure-Basen-Gleichgewichte erfüllt sein:

- Dissoziationsgleichgewichte (K_a): Alle schwachen Ionen (A^-) und ihre undissoziierte Säure (HA) stehen in einem Gleichgewicht, das zu jeder Zeit erfüllt sein muss:
$$HA \leftrightarrows H^+ + A^- \qquad (20)$$
- Gesetz der Massenerhaltung: Die Summe der Konzentrationen einer schwachen, nichtflüchtigen Säure HA (cHA) und ihrer korrespondierenden Base A^- (cA⁻) ist stets gleich der Gesamtkonzentration (A_{tot}):
$$A_{tot} = cHA + cA^- \qquad (21)$$
- Gesetz der Elektroneutralität: Die Summe aller positiven Ladungen ist stets gleich der Summe aller negativen Ladungen:
$$cNa^+ + cK^+ + 2\,cCa^{2+} + 2\,cMg^{2+} + cH^+ = cOH^- + cCl^- + 2\,cSO_4^{2-} + cHCO_3^- + cA^- \qquad (22)$$

Die Konzentrationen der üblicherweise bestimmten starken Ionen werden in der gemessenen SID zusammengefasst. Diese wird auch als »apparente SID« (SID_{app}) bezeichnet:
$$SID_{app} = cNa^+ + cK^+ + 2\,cCa^{2+} + 2\,cMg^{2+} - cCl^- - 2\,cSO_4^{2-} \qquad (23)$$

Diese Gleichung (sowie die Elektroneutralitätsgleichung) lässt sich vereinfachen unter der Annahme, dass die Summe der Konzentrationen des ionisierten Kalziums und Magnesiums näherungsweise durch Plasmasulfat kompensiert wird:
$$SID_{app} = cNa^+ + cK^+ - cCl^- \qquad (24)$$

Da der Plasma-pH-Wert eng um den Normwert von 7,4 angesiedelt ist, liegt die cH^+ bzw. die cOH^- im Bereich von 0,01–0,1 bzw. 0,2–2,1 µmol/l. In der Elektroneutralitätsgleichung können beide Konzentrationen gegenüber den übrigen Ionenkonzentrationen (Größenordnung: mmol/l) vernachlässigt werden.

Dadurch wird die Elektroneutralitätsbeziehung weiter vereinfacht und lässt sich wie folgt umstellen:
$$cNa^+ + cK^+ - cCl^- = cHCO_3^- + cA^- \qquad (25)$$

Die rechte Seite ist die effective SID (SID_{eff}) und ist gleich der Pufferbasenkonzentration im Plasma (BB_P):
$$SID_{eff} = BB_P = cHCO_3^- + cA^- \qquad (26)$$

Wenn man insgesamt alle starken und schwachen Ionen im Plasma analytisch quantitativ bestimmen könnte, wären die apparente und die effektive SID gleich und die Differenz – »strong ion gap« (SIG) – gleich Null:
$$SIG = SID_{app} - SID_{eff} \qquad (27)$$

Da jedoch nicht alle starken und schwachen Ionen gemessen werden, ist die »normale« SIG nicht gleich Null und muss unter den jeweiligen klinischen Bedingungen definiert werden. Abweichungen von der »normalen« SIG geben einen Hinweis auf unbekannte Ionen (»unmeasured anions«).

Schwache Säuren: Gesamtkonzentration (A_{tot}) und effektive »strong ion difference« (SID)

Um die SID_{eff} quantitativ nutzbar zu machen, braucht man eine Beziehung für das Nichtbikarbonatpuffersystem (A_{tot}, cHA, cA⁻).

❗ **Während die Bikarbonatkonzentration ($cHCO_3^-$) aus dem gemessenen pH-Wert und dem gemessenen PCO_2 aus der Henderson-Hasselbalch-Gleichung berechnet werden kann, hängt die Konzentration der Nichtbikarbonatanionen cA⁻ – Proteinat, Albuminat, primäres ($H_2PO_4^-$) und sekundäres (HPO_4^{2-}) Phosphat – vom jeweiligen Modell ab.**

a   ◇ 20 mmHg   □ 40 mmHg   △ 80 mmHg

b   ◇ 25 g/l Albumin   □ 45 g/l Albumin   △ 55 g/l Albumin

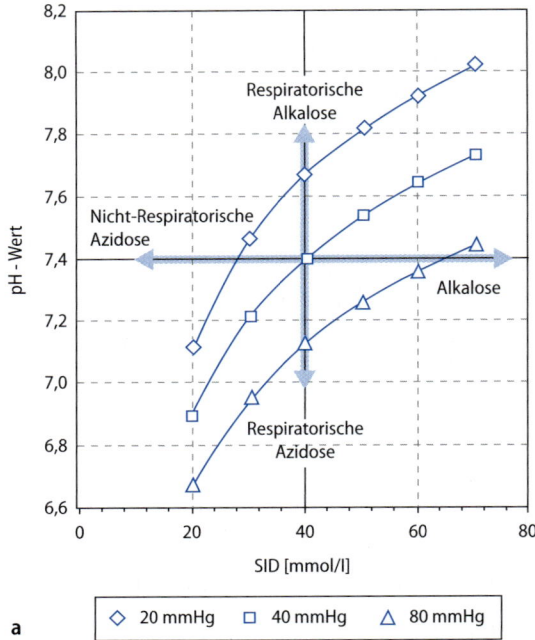

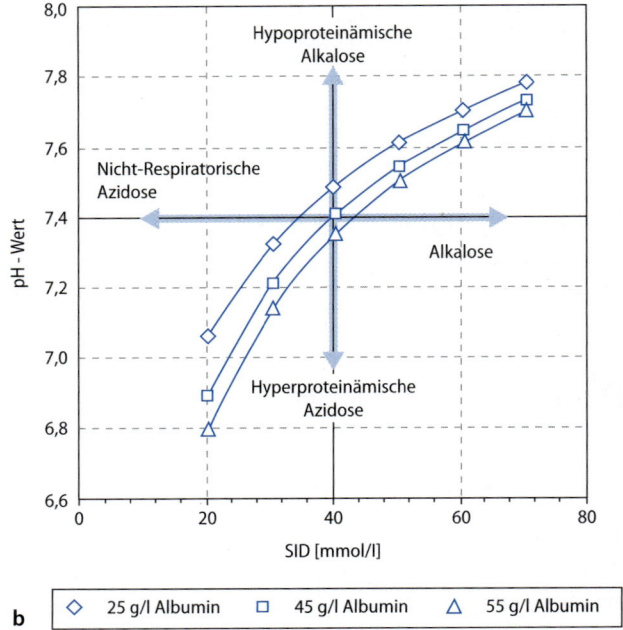

Abb. 13.8a, b. Beispiel der Veränderung der abhängigen Variable »pH-Wert« von SID (»strong ion difference«) und PCO₂ (Kohlendioxidpartialdruck). Ausgehend vom Normalpunkt kann der pH-Wert bei Variation der unabhängigen Variablen SID (20, 30, 40, 50, 60 mmol/l), PCO₂ (20, 40, 80 mmHg) und cAlb (25, 45, 55 g/l) bei konstanter Phos-phatkonzentration Pᵢ (1,7 mmol) berechnet werden. Die Ergebnisse sind in der Form pH vs. SID als Funktion des PCO₂ bei konstanter Albuminkonzentration (45 g/l; **a**) und als Funktion der Albuminkonzentration bei konstantem PCO₂ (40 mmHg) dargestellt (**b**).

Nach dem Constable-Modell [7] werden alle Nichtbikarbonatpuffer zu einem gemeinsamen Puffer mit einem scheinbaren pK (pK_a: 7,097±0,326) und einer scheinbaren Gesamtpufferbasenkonzentration (A_{tot}: 17,2±3,5 mmol/l) zusammengefasst. A_{tot} (in mmol/l) erhält man mit einem empirischen Faktor entweder aus dem Messwert des Gesamtproteins – 0,224 [mmol/g] × cPr [g/l] – oder des Albumins – 0,378 [mmol/g] × cAlb [g/l].

Für normale Plasmawerte ist die aus dem Constable-Modell berechnete cA^- (11,5 mmol/l) deutlich niedriger als die aus der Figge-Fencl-Gleichung mit derselben Albumin- und einer Phosphatkonzentration (P_i: 1 mmol/l) berechnete von 14,5 mmol/l. Die Figge-Fencl-Gleichung ist diejenige, die sich allgemein zur Berechnung der effektiven SID als Funktion der Messgrößen von pH-Wert, PCO₂, Albuminkonzentration cAlb [g/l] und Gesamtphosphat P_i [mmol/l] durchgesetzt hat; sie lautet explizit [6]:

$$SID_{eff} = 0,0304 \times PCO_2 \times 10^{pH-6,1} + cAlb \times (0,123 \times pH - 0,631) + P_i \times (0,309 \times pH - 0,469) \quad (28)$$

pH-Wert als Funktion der unabhängigen Variablen SID, PCO₂ und A_tot

❗ **Die Figge-Fencl-Gleichung beschreibt implizit die Abhängigkeit des Plasma-pH-Wertes von den unabhängigen Variablen SID, PCO₂ und A_tot in Form von Albumin und anorganischem Phosphat (Abb. 13.8).**

Aus den Normalwerten (pH-Wert: 7,4; PCO₂: 40 mmHg; cAlb: 45 g/l; P_i: 1,7 mmol/l) erhält man eine normale effektive SID von 40 mmol/l; diese ist gleich der normalen apparenten SID, wenn man die normalen Plasmakonzentrationen (in mmol/l) der starken Ionen – Natrium (140), Kalium (4), Chlorid (103) und Laktat (1) – zugrunde legt.

Demnach führt jede Änderung von mindestens einer der unabhängigen Variablen zu einer Störung des Säure-Basen-Status und kann dementsprechend diagnostiziert werden [18]. Respiratorische Störungen haben ihre Ursache in einem veränderten PCO₂: Acidose (PCO₂ erhöht), Alkalose (PCO₂ vermindert). Nichtrespiratorische Störungen können dagegen sowohl durch eine Änderung der

Tab. 13.4. Gegenüberstellung der Parameter in der Interpretation des Säure-Basen-Haushaltes nach dem klassischem Modell von Sigaard-Andersen und nach dem physikochemischen Modell von Stewart

Siggaard-Andersen	Stewart	Kommentar
pH-Wert		– Azidose: <7,37 – Alkalose: >7,43
PCO_2		– Hyperkapnie: >45 mmHg – Hypokapnie: <35 mmHg
$cHCO_3^- = 0{,}0304 \times PCO_2 \times 10^{pH-6{,}1}$		Variabel: Veränderungen bei respiratorischen und nichtrespiratorischen Störungen
NBB = 41,7 + 0,42 × cHb	$SID_{eff} = cHCO_3^- + cA^-$	– Normalpufferbasen im Blut: Bikarbonat, Hämoglobin, Plasmaprotein – Normalpufferbasen im Plasma: Bikarbonat, Albumin, Phosphat; $BB_P = SID_{eff}$
BE, SBE	–	– Van-Slyke-Gleichung: BE im Blut aus Blutgasdaten (pH-Wert, PCO_2, cHb, SO_2) – SBE aus pH-Wert, PCO_2 und extrazelluärer cHb
BE_P	ΔSID_{eff}	Plasma-BE aus Van-Slyke-Gleichung (cHb = 0): $BE_P = \Delta SID_{eff}$
$AG = [Na^+] + [K^+] - [Cl^-] - [HCO_3^-]$	$SID_{app} = [Na^+] + [K^+] - [Cl^-]$	– SID_{app}: gemessene SID – AG entspricht der Summe aus Proteinat und unbekannten Anionen
$AG_{corr} = AG - 0{,}2 \times cAlb - 1{,}5 \times P_i$	$SIG = SID_{app} - SID_{eff}$	Die korrigierte AG (AG_{corr}) ist identisch mit der SIG und ein empfindlicher Parameter für unbekannte Ionen
β_P	A_{tot}	– Pufferkapazität des Plasmas (β_P) wird nur pauschal berücksichtigt – A_{tot} wird gemessen (cPr, cAlb, P_i)

β Pufferkapazität; *AG* »anion gap«, Anionenlücke; *BB* Gesamtpufferbasenkonzentration; *BE* »base excess«; cA^- Anionenkonzentration; *cAlb* Albuminkonzentration; *cHb* Hämoglobinkonzentration; $cHCO_3^-$ Bikarbonatkonzentration; *cPr* Gesamtplasmaproteinkonzentration; *NBB* Normalpufferbasenkonzentration; PCO_2 Kohlendioxidpartialdruck; P_i Gesamtkonzentration des anorganischen Phosphats; *SBE* Standard-»Base-excess«; *SID* »strong ion difference«; *SIG* »strong ion gap«; SO_2 Sauerstoffsättigung

SID – Acidose (SID vermindert), Alkalose (SID erhöht) – als auch durch eine Änderung von cAlb – Azidose (cAlb erhöht), Alkalose (cAlb vermindert) – verursacht werden.

Die Schnittpunkte der Parameterkurven von PCO_2 (20, 40, 80 mmHg) bzw. cAlb (25, 45, 55 g/l) mit der horizontalen SID-Achse durch den normalen pH-Wert von 7,4 entspricht jeweils dem Zustand einer vollständigen Kompensation. So kann eine nichtrespiratorische Acidose (SID und pH-Wert vermindert) beispielsweise durch eine respiratorische Alkalose (PCO_2 vermindert) oder durch eine hypoproteinämische Alkalose (Hypoalbuminämie, cAlb vermindert) oder auch durch beides (PCO_2 und cAlb vermindert) vollständig kompensiert werden.

Kombination von »base excess« und Stewart-Konzept

Nach vielen kontroversen Diskussionen über die grundsätzliche Rolle des Bikarbonats im Säure-Basen-Haushalt [19] – bikarbonatzentriertes Konzept (traditionell) oder Bikarbonat als abhängige Variable (physikochemisches Konzept nach Stewart) – hat sich in den letzten Jahren immer mehr eine pragmatische Sichtweise durchgesetzt [20]. Es erscheint daher sinnvoll, die beiden Konzepte miteinander zu kombinieren und ihre Vorteile in der klinischen Diagnostik optimal zu nutzen. In Tab. 13.4 sind die jeweils verschiedenen sowie die gemeinsam genutzten Größen und ihre Definitionen aufgeführt.

Kombiniert man daher das Siggaard-Andersen-Konzept für Blut mit dem Figge-Fencl-Modell für Plasma, so entsteht ein leistungsstarkes diagnostisches System, das für alle klinischen Belange eingesetzt werden kann. Außer der üblichen Blutgasanalyse (pH, PCO_2, PO_2 bzw. SO_2, cHb) zur Bestimmung des »base excess« im Blut oder des SBE werden zusätzlich die Plasmaelektrolytkonzentrationen (Na^+, K^+, Ca^{2+}, Cl^-, Laktat) sowie der Albumin- und der Phosphatspiegel gemessen. Aus diesen Werten erhält man die gemessene SID, die effektive SID und die SIG.

Während sich das Stewart-Konzept besonders gut für die Diagnostik komplexer Säure-Basen-Störungen eignet,

◻ Tab. 13.5. Diagnostik von Säure-Basen-Störungen unter klinischen Bedingungen

Säure-Basen-Störung	cHCO$_3^-$ [mmol/l]	PCO$_2$ [mmHg]	SBE [mmol/l]
Nichtrespiratorische Azidose	<22	$(1,5 \times cHCO_3^-) + 8 = 40 + SBE$	<−5
Nichtrespiratorische Alkalose	>26	$(0,7 \times cHCO_3^-) + 21 = 40 + 0,6 \times SBE$	>+5
Akute respiratorische Azidose	$24 + 0,1 \times (PCO_2 - 40)$	>45	0
Chronische respiratorische Azidose	$24 + 0,3 \times (PCO_2 - 40)$	>45	$0,4 \times (PCO_2 - 40)$
Akute respiratorische Alkalose	$24 + 0,2 \times (PCO_2 - 40)$	<35	0
Chronische respiratorische Alkalose	$24 + 0,5 \times (PCO_2 - 40)$	<35	$0,4 \times (PCO_2 - 40)$

cHCO$_3^-$ Bikarbonatkonzentration; PCO$_2$ Kohlendioxidpartialdruck; SBE Standard-»Base«-excess«

hat der »base excess« als Parameter des traditionellen Konzepts nach wie vor eine wichtige Bedeutung in der Therapie, als Prognosefaktor der Mortalität oder zur Beschreibung von Infusionslösungen und Erythrozytenkonzentraten [21]. Aus dem »base excess«, dem Körpergewicht (in kg) und einem Faktor, der den Extrazellulärraum eines Patienten (Erwachsene: 20 %; Neugeborene: 40 %) berücksichtigt, kann die therapeutische Dosis berechnet werden:

Dosis [mmol] = 0,2 × »base excess« [mmol/l] × Körpergewicht [kg]

Die Korrektur einer intraoperativen hyperchlorämischen Acidose (SBE: −7 mmol/l) in 2 vergleichbaren Patientengruppen (n = 12) – Korrektur in einer Gruppe mit 1 mol Natriumbikarbonat/l, in der anderen mit 3 mol Trishydroxymethylaminomethan/l – zeigt, dass die Azidose nicht durch das Bikarbonation, sondern durch die Zunahme der SID über das zugeführte Natrium bzw. das gebildete schwache Kation (»weak cation«) Trishydroxymethylammoniumion (negative SIG) ausgeglichen wurde [22].

Die Diagnostik von Säure-Basen-Störungen unter klinischen Bedingungen erfolgt nach einem etablierten Schema nach Kellum (◻ Tab. 13.5) [20].

Aus ◻ Tab. 13.5 kann man entnehmen, ob z.B. eine Kompensation vollständig ist oder nur unzureichend. Ein Patient mit einer metabolischen Azidose habe beispielsweise folgende Werte:

- pH-Wert: 7,25
- PCO$_2$: 35 mmHg
- cHCO$_3^-$: 15 mmol/l
- SBE: −10,7 mmol/l

Die kompensatorische Antwort lautet:

- PCO$_2$ (aus Bikarbonatwert abgeleitet): $1,5 \times 15 + 8 = 30,5$ mmHg
- PCO$_2$ (aus SBE abgeleitet): $40 - 10,7 = 29,3$ mmHg

Der gemessene Wert von 35 mmHg zeigt an, dass die Atmung nicht in der Lage ist, die metabolische Azidose vollständig zu kompensieren. Somit liegt eine gemischte Säure-Basen-Störung vor (Ursache: Lungenerkrankung oder beatmeter Patient unter Narkose).

Säure-Basen-Status bei Hypo- und Hyperthermie

Der Säure-Basen-Status ist stark von der Körpertemperatur eines Patienten abhängig, von dem die Blutprobe entnommen und zur Untersuchung in einem Blutgasanalysator bei 37°C analysiert wird. Besonders temperaturempfindlich sind pH-Wert, PCO$_2$ und PO$_2$ bzw. SO$_2$, während der »base excess« und die Konzentrationen nichtflüchtiger Bestandteile des Blutes (Hämoglobin, Albumin, Elektrolyte, Metabolite) praktisch temperaturunabhängig sind. Da alle Messwerte bei 37°C erhalten werden, ergibt sich die Frage, welche Werte auf die Körpertemperatur des Patienten korrigiert werden sollen und auf welcher Grundlage man den Säure-Basen-Status beurteilt – nach der Werteskala der Normalwerte bei 37°C oder nach der Skala bei der aktuellen Körpertemperatur. In den meisten Blutgasanalysatoren sind bereits Temperaturkorrekturformeln für pH-Wert, PCO$_2$ und PO$_2$ enthalten, sodass nur noch die gemessene Körpertemperatur T eingegeben werden muss [23]:

$$pH = pH_{37} + [0,0065 \times (7,4 - pH_{37}) - 0,0147] \times (T - 37) \quad (29)$$

Tab. 13.6. Beispiel zur Temperaturabhängigkeit verschiedener Parameter des Säure-Basen-Haushalts

Temperatur [°C]	pH-Wert	PCO$_2$ [mmHg]	PO$_2$ [mmHg]	SO$_2$ [%][1]
40	7,339	49,5	91,1	96,2
37	7,382	42,8	75,0	94,6
25	7,556	24,0	34,0	78,9

PCO$_2$ Kohlendioxidpartialdruck; *PO$_2$* Sauerstoffpartialdruck; *SO$_2$* Sauerstoffsättigung
[1] Die SO$_2$ wurde nach einem Algorithmus von Bacher berechnet [24].

$$PCO_2 = P_{37}CO_2 \times 10^{0,019 \times (T-37)} \qquad (30)$$

$$PO_2 = P_{37}O_2 \cdot 10^{(T-37) \cdot \frac{5,49 \cdot 10^{-11} \cdot p_{37}O_2^{3,88} + 0,071}{9,72 \cdot 10^{-9} \cdot p_{37}O_2^{3,88} + 2,3}} \qquad (31)$$

Diese Umrechnungen basieren alle auf einer anaerob entnommenen Blutprobe bei einer bestimmten Körpertemperatur des Patienten, beispielsweise unter Anwendung der Hypothermie bei kardiopulmonaler Reanimation oder bei Fieber (Hyperthermie). Unter diesen Bedingungen ist die Blutprobe ein geschlossenes System, in dem sowohl der CO$_2$- als auch der O$_2$-Gehalt des Blutes konstant ist. Beim Erwärmen auf die Messtemperatur von 37°C ändern sich aufgrund der Temperaturabhängigkeit der Löslichkeit beider Gase die Partialdrücke von CO$_2$ und O$_2$.

Zur Veranschaulichung sind in einem Beispiel (cHb: 14,5 g/dl; SO$_2$: 95%) die Änderungen von pH-Wert, PCO$_2$, PO$_2$ und SO$_2$ in Abhängigkeit von der Temperatur dargestellt (**Tab. 13.6).

Temperaturinvarianz des normalen pH-Wertes von 7,4 bei konstantem PCO$_2$ von 40 mmHg

Die Tatsache, dass eine normale Blutprobe beim Abkühlen von 37°C (pH-Wert: 7,4; PCO$_2$: 40 mmHg) auf eine andere Temperatur (25°C) alkalisch wird, ist den meisten Klinikern bekannt – der PCO$_2$ sinkt auf 23,7 mmHg, und der pH-Wert steigt auf 7,58. Weniger bekannt ist dagegen, was passiert, wenn Blut in einem Tonometer bei verschiedenen Temperaturen mit einem normalen PCO$_2$ von 40 mmHg äquilibriert wird. In einem offenen System bei konstantem PCO$_2$ von 40 mmHg ist die Temperaturänderung des pH-Wertes sehr viel kleiner und wurde von Siggaard-Andersen [15] theoretisch abgeleitet:

$$(\Delta pH / \Delta T)_{pCO_2} = -0,0015 K^{-1} \qquad (32)$$

Demnach ändert sich der pH-Wert bei einem PCO$_2$ von 40 mmHg beim Äquilibrieren einer Blutprobe bei 25°C im Vergleich zu einem pH-Wert von 7,4 bei 37°C nur wenig und steigt um 0,018 auf einen Wert von 7,418 an. Diese Temperaturinvarianz des normalen pH-Wertes bei einem konstanten PCO$_2$ von 40 mmHg gilt in einem weiten Bereich und wurde in vitro überprüft [25].

Temperaturinvarianz des normalen pH-Wertes von vollständig oxygeniertem Blut von 7,4 bei einem PCO$_2$ von 40 mmHg sowie in guter Näherung auch für andere pH-Werte bei einem PCO$_2$ von 20 bzw. 70 mmHg

**Tab. 13.7.

Die Temperaturinvarianz des normalen pH-Wertes von 7,4 bei einem PCO$_2$ von 40 mmHg ist die Grundlage des pH-Stat-Regimes als einer Varianten zur Beatmung eines hypothermen Patienten. Sie kann aber auch dazu benutzt werden, um in der »Base-excess«-Gleichung nach Zander [4] – bezogen auf die Körpertemperatur T des Patienten – Referenzwerte für einen pH-Wert von 7,4 und einen PCO$_2$ von 40 mmHg festzulegen. Somit lautet die T-korrigierte »Base-excess«-(BE-)Gleichung ohne den SO$_2$-Term:

$$BE(T) = (1 - 0,0143 \times cHb) \times [(sCO_2(T) \times PCO_2(T) \times 10^{pH(T) - pK(T)} - sCO_2(T) \times 40 \times 10^{7,4 - pK(T)}) + (9,5 + 1,63 \times cHb) \times (pH(T) - 7,4)] \qquad (33)$$

Dabei ist sCO$_2$ der temperaturabhängige CO$_2$-Löslichkeitsfaktor.

Diese Gleichung erfordert zur Berechnung des BE(T) die Konstanten des CO$_2$-Bikarbonat-Systems bei der Körpertemperatur des Patienten – sCO$_2$(T), pK(T) – sowie den temperaturkorrigierten pH- und PCO$_2$-Wert. Da die Pufferbasen des Blutes (BB$_B$) und die Pufferbasen des Plasmas (BB$_P$) jeweils der entsprechenden SID gleich sind, sind diese temperaturunabhängig und somit auch der »base excess«. Somit erhält man die nichtrespiratorische Komponente des Säure-Basen-Status unter Hypo- oder Hyperthermie direkt aus der Messung bei 37°C. Zur Beurteilung der rein respiratorischen Komponente ist es angebracht, den bei 37°C gemessenen arteriellen PCO$_2$ auf die gemessene Körpertemperatur zu korrigieren und mit dem kapnometrisch gemessenen endexspiratorischen CO$_2$-Partialdruck zu vergleichen. Die Beurteilung des korrigierten pH-Wertes ist unsicher, da bisher keine Nor-

malwerte bei anderen Körpertemperaturen festgelegt werden konnten.

Anhand der Messdaten eines Patienten (cHb: 10,5 g/dl; SO$_2$: 98,5 %) [27] kann demonstriert werden, dass der kapnometrisch gemessene endexspiratorische CO$_2$-Partialdruck (P$_{et}$CO$_2$) und der arterielle temperaturkorrigierte PCO$_2$ (P$_a$CO$_2$) innerhalb der Fehlergrenzen (±3 mmHg) gut übereinstimmen, ebenso der bei 37°C berechnete »base excess« mit einem BE (T) bei einer Körpertemperatur von 32°C (Tab. 13.8).

 Tab. 13.7. Temperaturinvarianz des normalen pH-Wertes von vollständig oxygeniertem Blut von 7,4 bei einem PCO$_2$ von 40 mmHg sowie in guter Näherung auch für andere pH-Werte bei einem PCO$_2$ von 20 bzw. 70 mmHg nach Messwerten von Grote [25]

Temperatur [°C]	PCO$_2$ [mmHg]	pH-Wert	PCO$_2$ [mmHg]	pH-Wert	PCO$_2$ [mmHg]	pH-Wert
25	40	7,418[1]/7,418[2]	20	7,608[1]	70	7,268[1]
28	40	7,409	20	7,605	70	7,253
32	40	7,406	20	7,591	70	7,255
37	40	7,409/7,416[2]	20	7,594	70	7,263
40	40	7,397	20	7,580	70	7,256

PCO$_2$ Kohlendioxidpartialdruck
[1] berechnet aus Sollwerten von pH und PCO$_2$ (7,40/40; 7,59/20; 7,25/70) für normales Blut bei 37°C nach Gleichung [32]
[2] Daten von Zander [26]

 Tab. 13.8. Messprotokoll eines auf 32°C gekühlten Patienten

Zeit	P$_{et}$CO$_2$	Messwerte auf 32°C korrigiert			Messwerte bei 37°C			
		P$_a$CO$_2$	pH-Wert	BE (T)[1]	P$_a$CO$_2$	pH-Wert	BE[2]	SBE[3]
21.00	24	26,0	7,434	−5,8	34,4	7,353	−5,8	−6,2
23.00	30	31,6	7,366	−6,7	40,4	7,294	−6,7	−6,6
00.15	27	30,3	7,386	−6,2	39,9	7,308	−6,1	−6,0
3.00	30	28,8	7,408	−5,7	37,5	7,331	−5,7	−5,9
5.00	30	30,6	7,452	−1,9	39,1	7,379	−1,9	−2,0

Messwerte im Blutgasanalysator bei 37°C, korrigierte Werte für 32°C; kapnometrische Messung des P$_{et}$CO$_2$ bei der aktuellen Körpertemperatur des Patienten (32°C)
BE »base excess«; *BE (T)* temperaturkorrigierter »base excess«; *P$_a$CO$_2$* arterieller Kohlendioxidpartialdruck; *P$_{et}$CO$_2$* endexspiratorischer (»endtidal«) Kohlendioxidpartialdruck; *SBE* Standard-»Base-excess«
[1] Referenzwert für eine Bikarbonatkonzentration bei 32°C von 25,96 mmol/l
[2] Referenzwert für eine Bikarbonatkonzentration bei 37°C von 24,26 mmol/l
[3] nach Van-Slyke-Gleichung nach Siggaard-Andersen

Literatur

1. Piiper J (1972) Physiologie der Atmung. In: Gauer OH, Kramer K, Jung R (Hrsg) Physiologie des Menschen, Band 6: Atmung. Urban und Schwarzenberg, München Berlin Wien, S 44–45

2. Eisenman AJ (1927) A gasometric method for the determination of pH in blood. J Biol Chem 71: 611–628

3. Siggaard-Andersen O, Engel K, Jörgensen K, Astrup P (1960) A micro method for determination of pH, carbon dioxide tension, base excess and standard bicarbonate in capillary blood. Scand J Clin Lab Invest 12: 172–176

4. Lang W, Zander R (2002) The accuracy of calculated base excess in blood. Clin Chem Lab Med 40 (4): 404–410

5. Ehrmeyer S, Burnett RW, Chatburn RL et al (1991) National Committee for Clinical Laboratory Standards (NCCLS) Document C12-T2. Definitions of quantities and conventions related to blood pH and gas analysis, 2nd edn. NCCLS 11: 1–16

6. Figge J, Mydosh T, Fencl V (1992) Serum proteins and acid-base equilibria: a follow-up. J Lab Clin Med 120: 713–719

7. Staempfli HR, Constable PD (2003) Experimental determination of net protein charge and A_{tot} and K_a of non-volatile buffers in human plasma. J Appl Physiol 95: 620–630

8. Zander R (1988) Begriffsbestimmung des arteriellen Sauerstoff-Status. In: Zander R, Mertzlufft F (Hrsg) Der Sauerstoff-Status des arteriellen Blutes. Karger, Basel, S 1–11

9. Zwart A, Kwant G, Oeseburg B, Zijlstra WG (1984) Human whole-blood oxygen affinity: effect of carbon monoxide. J Appl Physiol 57: 14–20

10. Haymond S, Cariappa R, Eby CS, Scott MG (2005) Laboratory assessment of oxygenation in methemoglobinemia. Clin Chem 51, 434–444

11. Severinghaus JW (1979) Simple, accurate equations for human blood O_2 dissociation computations. J Appl Physiol 46: 599–602

12. Goethgen IH, Siggaard-Andersen O, Kokholm G (1990) Variation in the haemoglobin-oxygen dissociation curve in 10079 arterial blood samples. Scand J Clin Lab Invest 50 (Suppl 203): 87–90

13. Loeppky JA, Fletcher ER, Roach RC, Luft UC (1993) Relationship between whole blood base excess and CO_2 content in vivo. Resp Physiol 94: 109–120

14. Thomas LJ (1972) Algorithms for selected blood-acid base and blood gas calculations. J Appl Physiol 33: 154–158

15. Siggaard-Andersen O (ed) (1974) The acid-base status of the blood, 4th edn. Munksgard, Copenhagen

16. Siggaard-Andersen O (1977) The Van Slyke equation. Scand J Clin Lab Invest 37 (Suppl 146): 15–20

17. Stewart PA (1978) Independent and dependent variables of acid-base control. Resp Physiol 33: 9–26

18. Fencl V, Jabor A, Kazda A, Figge J (2000) Diagnosis of metabolic acid-base disturbances in critically ill patients. Am J Crit Care Med 162: 2246–2251

19. Rehm M, Conzen PF, Peter K, Finsterer U (2004) Das Stewart-Modell – »Moderner« Ansatz zur Interpretation des Säure-Basen-Haushalts. Anaesthesist 53: 347–357

20. Kellum JA (2005) Clinical review: Reunification of acid-base physiology. Critical Care 9: 500–507

21. Schaffartzik W (2007) »Base excess«-Parameter mit herausragender klinischer Bedeutung. Anaesthesist 56: 478–481

22. Rehm M, Finsterer U (2003) Treating intraoperative hyperchloremic acidosis with sodium bicarbonate or tris-hydroxymethyl aminomethane: A randomized study. Anesth Analg 96: 1201–1208

23. Seldin DW, Giebisch G (eds) (1989) The regulation of acid-base balance. Raven Press, New York

24. Bacher A (2005) Physiological note: Effects of body temperature on blood gases. Intensive Care Med 31: 24–27

25. Grote J (1971) III. Atemgas-pH-Nomogramme für das menschliche Blut bei verschiedenen Temperaturen. In: Thews G (Hrsg) Nomogramme zum Säure-Basen-Status des Blutes und zum Atemgastransport. Anaesthesiologie und Wiederbelebung. Springer, Berlin Heidelberg New York, S 47–83

26. Zander R (2007) Optimierung des Säure-Basen-Status unter Hypothermie. Anaesthesist 56: 912–916

27. Bach F, Mertzlufft F (2007) Therapeutische Hypothermie und Säure-Basen-Management. Anaesthesist 56: 366–370

Pulsoxymetrie

H. Gehring

Pulsoxymeter durchstrahlen Gewebe mit Licht definierter Wellenlängen im roten und infraroten Bereich. Die Änderung der Sauerstoffsättigung (SO$_2$) im arteriellen Blut (S$_a$O$_2$) führt zu einer Veränderung der Absorptionseigenschaften für Licht im Bereich der eingestrahlten Wellenlängen (λ). Desoxigeniertes Hämoglobin absorbiert Licht bei einer Wellenlänge von 660 nm im roten (R) Bereich, während oxygeniertes Hämoglobin im infraroten (IR) Bereich bei 900–940 nm die maximale Absorption aufweist (◘ Abb. 14.1).

Definition: Sauerstoffsättigung

Die Sauerstoffsättigung ist definiert als der Anteil des oxygenierten Hämoglobins am Gesamthämoglobin. Dies beinhaltet auch die Dyshämoglobine (Met-, CO- und fetales Hämoglobin). Der funktionelle Anteil in dieser Definition ist das Hämoglobin, welches in der Lage ist, Sauerstoff zu binden. Die daraus abgeleitete Größe der funktionellen Sauerstoffsättigung ist das Verhältnis von oxygeniertem Hämoglobin zur Summe von Hämoglobinen, welche Sauerstoff binden können.
Das Prinzip der Pulsoxymetrie mit 2 Wellenlängen kann nur die funktionelle Sauerstoffsättigung messen. Entsprechend der internationalen Regelungen wird die Sauerstoffsättigung sowohl bei der arteriellen Blutgasanalyse (SO$_2$) als auch bei der Pulsoxymetrie (S$_p$O$_2$) als »funktionelle Sättigung« bezeichnet [1].

Aus dem Verhältnis der Intensitäten des empfangenen Lichts kann nach einer entsprechenden Kalibrierung die Sauerstoffsättigung berechnet werden. Durch den von der Kontraktion des linken Ventrikels abhängigen Blutfluss im Kapillarbett wird ein pulsatiler Anteil (photoplethysmographische Kurve) generiert, den man zur Berechnung des arteriellen Anteils heranzieht.

Aus diesem Prinzip ergeben sich die wesentlichen Komponenten des Verfahrens: Sensor, Verstärker und Algorithmus. Nach entsprechender Verstärkung bilden firmenspezifische Algorithmen die Basis für die Artefaktresistenz der dargestellten Ergebnisse.

❗ **Pulsoxymeter sind eine Einheit von Sensor und Gerät und als solches im Gesamten zu betrachten. Es dürfen nur Sensoren konnektiert werden, die hinsichtlich der Verwendung an gesunden Probanden und in Kombination mit dem entsprechenden Gerät getestet wurden. Dies gilt auch für »No-name«-Sensoren. Hierbei ist der Entwickler der Sensoren ebenso in der Verantwortung wie der Anwender.**

14.1 Physiologische Grundlagen

Das Verfahren der Pulsoxymetrie basiert auf 3 Faktoren:
- physiologische Definition der Sauerstoffsättigung als Verhältnis von oxygeniertem zu Gesamthämoglobin sowie die davon abgeleitete funktionelle Sauerstoffsät-

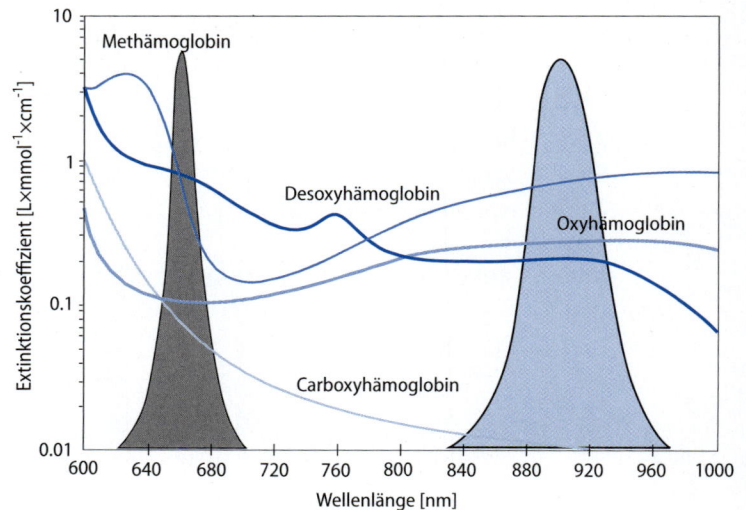

◘ **Abb. 14.1.** Extinktionskoeffizienten der Hämoglobinderivate. Unterlegt sind die spektralen Emissionsverläufe der roten (R) und der infraroten (IR) lichtemittierenden Diode.

tigung, welche nur denjenigen Anteil des Hämoglobins mit einbezieht, welcher Sauerstoff binden kann
- Kennzeichnung des arteriellen Blutflusses durch den pulsatilen Anteil
- Eigenschaft von oxygeniertem und reduziertem Hämoglobin, Licht im roten und nahinfraroten Spektrum zu absorbieren

Pulsoxymeter verfolgen den Weg des Sauerstoffs aus dem eingeatmeten Gasgemisch bis in die Peripherie des Körpers. Drei physiologische Prozesse finden hierbei statt:
- Ventilation zum Transport des Atemgases in die Alveole
- Diffusion des Sauerstoffs durch die Alveolarwand in das pulmonalarterielle Blut
- Transport des arterialisierten Blutes von der pulmonalkapillären Kontaktfläche zur Peripherie

Dieser physiologische Transportprozess des Sauerstoffs wird vom Pulsoxymeter durch 3 Anzeigen dokumentiert:
- SO_2 (%)
- Herz- oder Pulsfrequenz (1/min)
- photoplethysmographische Kurve

14.1.1 Ventilation

Druckänderungen im Thorax durch die Atmung, welche eine periodisch auftretende Änderung der Füllung des Herzens auslösen, führen in der photoplethysmographischen Kurve zu einer Änderung der Amplitude als Kennzeichen atemabhängiger Variationen der Auswurfleistung – ein »swing« entsprechend der Schwankung der Pulsdruckkurve. Dieser Effekt ist bei einem klinisch rele-

vanten intravasalen Volumenmangel deutlich ausgeprägter und mit der Anzeige der Herzfrequenz als Indikator zur Therapie anzusehen.

14.1.2 Diffusion

Die Diffusionskapazität innerhalb der Lunge wird durch Störungen im Zusammenspiel von Ventilation und Perfusion reduziert. Abhängig vom hieraus resultierenden Shunt sinkt die peripher gemessene Sauerstoffsättigung.

14.1.3 Zirkulation

Generell wird davon ausgegangen, dass sich die Sauerstoffsättigung des pulmonalkapillären Bluts auf der Strecke von der Alveole durch den linken Ventrikel bis zu den Arteriolen und Präkapillaren in der Peripherie nicht ändert (Abb. 14.2). Eine pathologische Beimischung venösen Blutes (Shunt) kann die Sättigung deutlich reduzieren. Hierbei liefern Pulsoxymeter wertvolle Hinweise

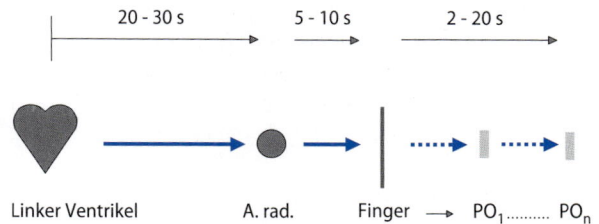

 Abb. 14.2. Zeitkomponenten der Perfusion und der Pulsoxymeter-(*PO*-)Anzeige

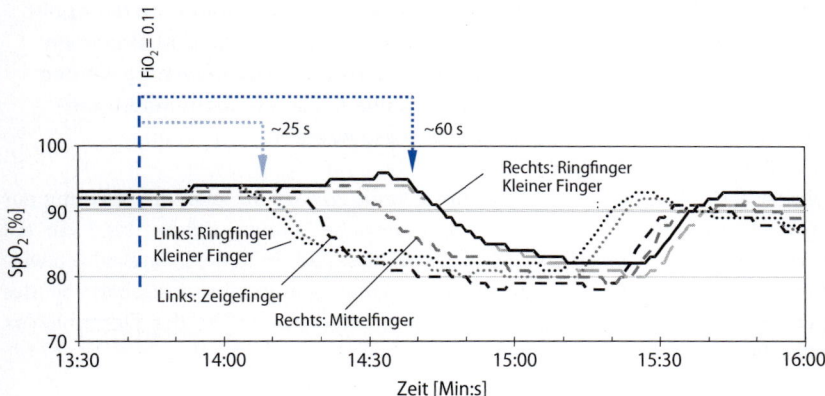

 Abb. 14.3. Zirkulatorisch bedingte Verzögerungen der Fingerperfusion. *FiO_2* inspiratorische Sauerstofffraktion; *SpO_2* Sauerstoffsättigung

auf funktionelle Störungen angeborener und erworbener Herzfehler sowie während und nach der Therapie.

Systematische Verzögerungen im weiteren Verlauf der Zirkulation ergeben sich durch ein reduziertes Herzzeitvolumen und die Verteilung des arteriellen Blutes in der Peripherie. Hierbei sind individuelle, deutliche Verzögerungen der Perfusion zischen den Fingern der linken und der rechten Hand zu beobachten (◘ Abb. 14.3).

14.2 Physikalisch-technische Grundlagen

14.2.1 Transmission

Die hohe Dichte an Kapillaren im Verhältnis zum durchstrahlten Gewebe garantiert an peripheren Messorten – beim Erwachsenen üblicherweise der Finger – ein deutliches Signal. Der Anteil derjenigen Photonen, die beim Durchwandern der Signalstrecke verlorengehen, ist gering. Alternative Messorte sind das Ohrläppchen und die Ferse sowie bei Neugeborenen der Fuß und die Hand. Partielle Transmission ist die Basis der Messung auf dem Nasenrücken.

Bei der Anwendung in Magnetfeldern im Bereich der Magnetresonanztomographie wird das Licht aus den Pulsoxymetern durch fiberoptische Fasern dem Sensor zugeführt und wieder abgeleitet.

14.2.2 Reflexion

Durch die geringe Remission von Photonen im Reflexionsmodus ist die Signalqualität gegenüber der Transmisson um den Faktor 10 reduziert. Intelligentes Sensordesign versucht, diese Schwäche auszugleichen. Die Attraktivität dieses Modus beruht auf der Möglichkeit, Signale unabhängig von peripheren Endstrombahnen zu gewinnen. Allerdings ist die Qualität der Detektion vom Ort der Signalaufzeichnung abhängig. So sind die bisher auf dem Markt eingesetzten Sensoren darauf angewiesen, dass Licht durch eine feste Grenzfläche (z. B. Knochen) reflektiert wird. Wesentliche Störquellen sind das Shunt-Licht durch mangelnden Kontakt mit der Haut und die durch venöse Pulsationen generierten Anteile am Signal, die durch leichten Druck des Sensors auf die Haut kompensiert werden sollten.

Bisher sind 2 Reflexionssensoren im breiteren klinischen Einsatz:

– Stirnsensor der Fa. Nellcor (Max-Fast) oder Fa. Masimo
  – Vorteile:
    – kurze zirkulatorische Verzögerungszeit (»circulation lag time«)
    – Unabhängig von peripherer Vasokonstriktion [2]
  – Nachteile:
    – Störungen durch venöse Pulsationen
    – Notwendigkeit einer Knochenreflexion (Stirn) zur Signalgenerierung
    – Verminderung der Messgenauigkeit durch größere Gefäße [3]
– Kombinationssensor: Ohrsensor plus transkutane Messung des Kohlendioxidpartialdrucks (▶ Kap. 15) am Ohrläppchen, angeboten von der Fa. Radiometer Copenhagen (Tosca) und der Fa. Sentec (V-Sign)
  – Vorteil: durch Erwärmung des Gewebes auf ≥42°C Optimierung der Perfusion und damit Verbesserung der Signalqualität
  – Nachteile:
    – nur am Ohrläppchen in der peripheren Endstrombahn einsetzbar
    – Notwendigkeit der Reflexion durch Rückwand des Clips
    – durch Erwärmung auf ≥42°C regelmäßige Hautkontrollen notwendig

❗ **Grundlage einer artefaktfreien Messung ist der kontinuierliche Kontakt des Sensors mit der Haut in der für den Sensor vorgegebenen Position [1]. Zur Unterdrückung von Artefakten durch venöses Blut ist ein moderater Druck auf das Gewebe durch die Sensorkonfiguration bei der Transmission vorgegeben; ein zu starker Druck kann jedoch zur Ischämie mit nachfolgender Nekrose führen [4]. Bei Reflexionssensoren kann die Applikation von Druck durch zusätzliche Maßnahmen (Stirnband bei Stirnsensoren) notwendig werden [5]. Bei Disposable-Sensoren übernimmt Fixationsmaterial diese Aufgabe.**

Die Reflexionstechnik ermöglicht auch die Messung der S_pO_2 durch fiberoptische Sonden, welche das Licht auf das Gewebe ausstrahlen und im Reflexionsverfahren wieder aufnehmen. Damit gelingt eine Einschätzung des regionalen Sauerstoffangebots, z.B. in der Darmmukosa (▶ Kap. 20).

14.2.3 Algorithmen

Die Anzeige von Sauerstoffsättigung und Pulsfrequenz ist obligatorisch durch visuelle und akustische Alarme abgesichert. Zusätzlich werden angezeigt:
- Pulssuche
- mangelhafter Sensorkontakt
- Bewegung
- eingeschränkte Perfusion

Neonatologie

Für neonatologische und pädiatrische Intensivstationen sind Fehlalarme durch Pulsoxymeter störend. Hier ist der Trend zu einer ruhigen, »silent« Station deutlich vorgegeben [6]. Das Ziel besteht darin, einen Alarm auch als solchen zu bewerten. Im Regelfall wird die untere Alarmgrenze auf 85–90 % eingestellt. Im Operationssaal ist im Gegensatz dazu eine enge Alarmeinstellung vorzuziehen, da lebensbedrohliche Hypoxämien (Laryngo- und Bronchospasmus, Tubusdislokation) während des Eingriffs auftreten können, welche frühzeitig zu erkennen und zu therapieren sind. Da die Sauerstoffsättigung während einer Operation prinzipiell im Bereich von 97–99 % gehalten wird, ist eine Einstellung der unteren Alarmgrenze auf einem Niveau von 90–94 % anzustreben.

Bei der Therapie von Frühgeborenen ist auch die Detektion einer Hyperoxämie essenziell. Hier hat sich die Einstellung der oberen Alarmgrenze bei einer Sauerstoffsättigung von 95 % bewährt [7].

! Bei der Beatmung von Frühgeborenen kann das Pulsoxymeter zur Steuerung der inspiratorischen Sauerstofffraktion am Beatmungsgerät eingesetzt werden [8].

Dies im Sinne eines »Closed-loop«-Systems arbeitende Verfahren reduziert die Phasen der Hyper- und Hypoxämie deutlich, da die menschliche Wartezeit eliminiert ist.

Pulsoxymeter mit der Bezeichnung »getestet auf Motion Tolerance« werden bevorzugt auf neonatologischen Intensivstationen eingesetzt. Da bei den kleinen Patienten weniger mit einer eingeschränkten Perfusion zu rechnen ist, arbeiten die Detektionsalgorithmen suffizient [9].

Datenaktualisierung

Pulsoxymeter tendieren dazu, den letzten korrekt gemessenen Wert anzuzeigen, wenn der kontinuierliche Messvorgang durch ein inadäquates Signal fehlerhaft erscheint. Diese unzureichende Aktualisierung kann in kritischen Situationen die Therapieentscheidungen verzögern. Nach Vorgabe der US-amerikanischen Food and Drug Administration (FDA) ist eine fehlende Aktualisierung über mehr als 30 s vom Gerät anzuzeigen [1].

»Processing and averaging time« (PAT)

Pulsoxymeter der 4. Generation (Algorithmus mit Testung auf »motion tolerance«) haben eine »processing and averaging time« (PAT) von 2 s (rasch) bis 10 s (normal). Dies kann vom Anwender eingestellt werden (Masimo Radical), während die PAT bei Geräten anderer Firmen intern variiert (Nellcor Max-Fast). Die Anzeige der Messwerte und die Aktivierung der Alarme sind von der PAT abhängig (◘ Abb. 14.4). Die PAT ist fester Bestandteil des jeweils firmenspezifischen Algorithmus.

! Je kürzer die PAT, desto ungenauer die Messung.

»Response time«

Die »response time« entspricht der Zeit bis zur aktuellen Anzeige der Messwerte und zur Alarmaktivierung; Pulssuche, eingeschränkte Perfusion und Bewegungen können die Darstellung der Messwerte erheblich verzögern

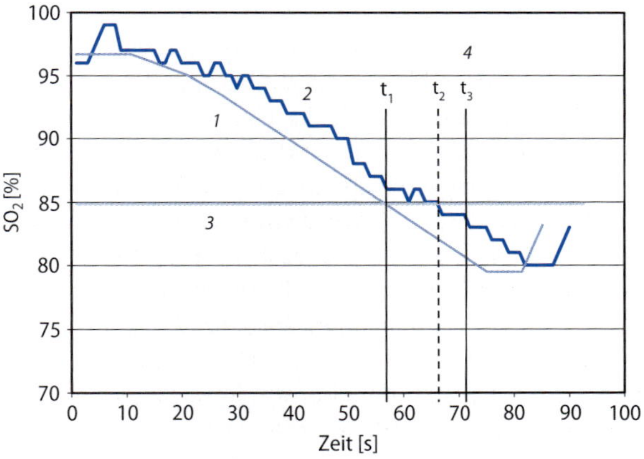

◘ **Abb. 14.4.** Zeitverlauf der Pulsoxymetersignaldarstellung und der Alarmgenerierung [4]. *1* Arterielle Sauerstoffsättigung; *2* pulsoxymetrisch bestimmte Sauerstoffsättigung; *3* eingestellte Alarmgrenze; *4* Ertönung des Alarms. t_2–t_1 Verzögerung durch Pulsoxymeteralgorithmus (»processing and averaging time«); t_3–t_1 Verzögerung bis zur Anzeige von Messwert und Alarm (»response time«). SO_2 Sauerstoffsättigung

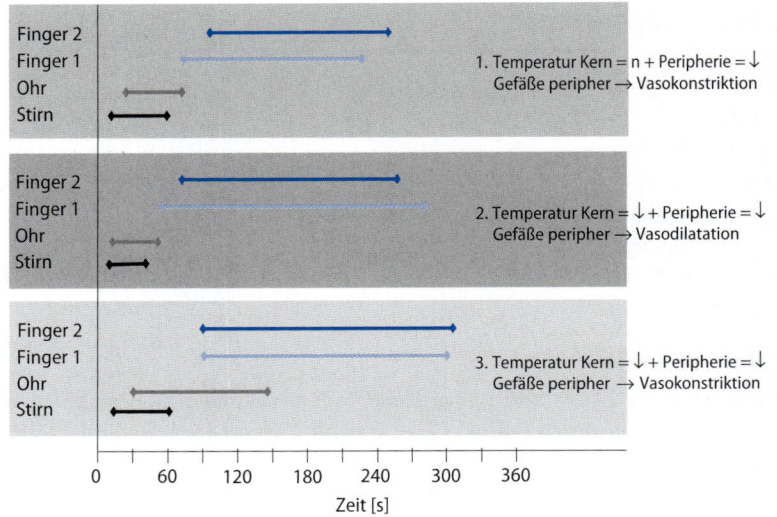

Abb. 14.5. Antwortzeiten von Pulsoxymetern auf eine induzierte Hypoxämie (inspiratorische Sauerstofffraktion: 0,11) [2], gemessen an verschiedenen Sensorpositionen. *Oben* Normothermie (Kerntemperatur: 37°C) und periphere Vasokonstriktion durch Kälte; *Mitte* Hypothermie (Kerntemperatur: 35°C) durch kalte Infusion und Applikation des Vasodilatators Glyceroltrinitrat; *unten* Hypothermie (Kerntemperatur: 35°C) und periphere Vasokonstriktion durch Kälte

(Abb. 14.2–14.5). Hier besteht ein fein abgestimmtes Spiel von »averaging time« und weiteren Eingaben, die von den Firmen vertraulich behandelt werden. Aktuell existieren keine verbindlichen Vorgaben der Fachgesellschaften zur »response time«.

Perfusionsindex (PI)

Der Perfusionsindex (PI) ist ein Maß für das Verhältnis des pulsatilen zum gleichförmigen Signal (AC-DC-Anteil). Für die PI-Messung sollten die Signale der Dioden beider Wellenlängen im roten und infraroten Bereich herangezogen werden. Um die Unabhängigkeit von der Sauerstoffsättigung zu gewährleisten, ist eine Berechnung des Signals bezogen auf den isosbestischen Punkt (805 nm) notwendig. Von einer ausreichenden Signalqualität ist bei einem PI von >0,5 auszugehen. Eine Perfusion von $1 \leq PI \leq 4$ ist normal. Die Perfusion ist wesentlicher Bestandteil für die Funktionsfähigkeit der Algorithmen: je kleiner der PI, desto größer die Probleme der Signalerkennung. Die Kombination von Bewegung und eingeschränkter Perfusion (PI <1) ist als kritisch zu bewerten.

Alarmanzeige

Pulssuche, eingeschränkte Perfusion, Bewegung und Sensorkonnektion werden von Pulsoxymetern der 4. Generation angezeigt. Leider ist die Aufmerksamkeit des Anwenders häufig durch andere Aufgaben abgelenkt.

 Wenn eine Warnlampe oder die Anzeige blinkt, die Anzeige die Farbe wechselt oder ein Schriftzug erscheint, ist mit einer deutlich verzögerten Anzeige der Sauerstoffsättigung zu rechnen.

Messungen während Bewegungen (»motion tolerance«)

Aktive und passive Bewegungen im Sensorbereich stellen durch die zusätzlich während des pulsatilen Blutflusses stattfindenden Verschiebungen von But im durchstrahlten Gewebe eine Herausforderung für den Messalgorithmus des Pulsoxymeters dar. Jede regelmäßig auftretende Signalverschiebung verleitet das Gerät, einen Puls zu erkennen.

Für die Bewertung der Ungenauigkeit von Pulsoxymetern während Bewegungen im Sensorbereich ist bisher kein gültiger Standard festgelegt. Für Pulsoxymeter, die mit dem Begriff »Bewegungstoleranz« arbeiten, besteht die Auflage, das Messverfahren darzustellen und die darunter registrierte Messgenauigkeit anzuzeigen. Ein akzeptabler Wert gilt hierbei für die A_{rms} (»accuracy of the root mean square error«; s. unten, 14.4) von $\leq 3\,\%$.

14.3 Kalibrierung

Das Gewebe zwischen der Lichtquelle (lichtemittierende Diode, LED) und der Empfangsdiode absorbiert Photonen. Nach dem Gesetz von Lambert und Beer ist die

Absorption der negative Logarithmus vom Verhältnis der eingestrahlten (I_{in}) zur ausgestrahlten Lichtintensität (I_{out}) und repräsentiert den Photonenflux (◘ Abb. 14.6). Die Absorption ist von der Strecke zwischen der LED und der Diode abhängig; dies gilt für die direkte Durchstrahlung und für nichtstreuendes Material, was durch den Effekt der Streuung im menschlichen Gewebe nicht gegeben ist.

Die mittlere Transitzeit der Photonen ist etwa um den Faktor 5 verlängert (◘ Abb. 14.7), was in einer deutlich verlängerten Laufstrecke resultiert. Das Lambert-Beer-Gesetz kann daher nur in modifizierter Form als messtechnische Basis herangezogen werden [10] und erlaubt folgende Berechnung:

$$\Omega = \frac{\Delta caHb^{\lambda 1} \cdot <L>_{\lambda 1}}{\Delta caHb^{\lambda 2} \cdot <L>_{\lambda 2}}$$

Dabei ist Ω das Verhältnis der Absoprtion von Licht der Wellenlängen $\lambda 1$ und $\lambda 2$, die im Wesentlichen abhängig von der Hämoglobinkonzentration im arteriellen Blut (caHb) und der Laufstrecke der Photonen (<L>) ist.

Mit Hilfe des messtechnisch ermittelten Wertes von Ω kann die funktionelle Sauerstoffsättigung prinzipiell gemessen werden. Der gemessene Wert weicht jedoch im Verlauf deutlich von der an Probanden erhobenen Kalibrierungskurve ab (◘ Abb. 14.8). Basierend auf dem Ziel, die Messgenauigkeit von Pulsoxymetern zu optimieren,

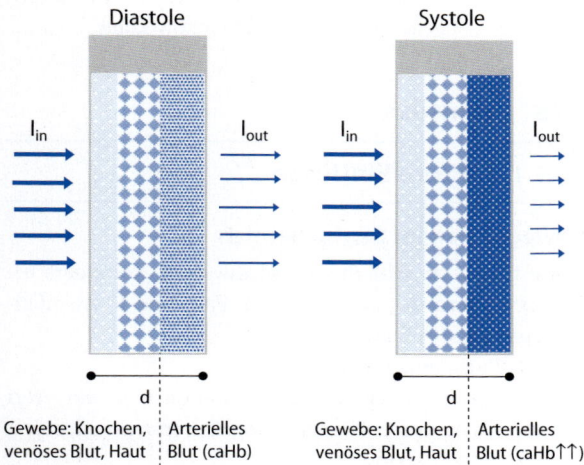

◘ **Abb. 14.6.** Durch pulsatile Änderungen der arteriellen Hämoglobinkonzentration (*caHb*) wird die Laufstrecke der Photonen verlängert und die Absorption potenziert. I_{in} eingestrahlte Lichtintensität; I_{out} ausgestrahlte Lichtintensität. Modifiziert nach [10]

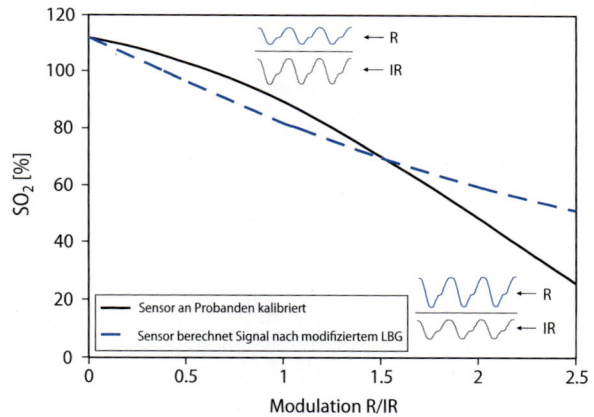

◘ **Abb. 14.8.** Kalibrierung der pulsoxymetrisch bestimmten Sauerstoffsättigung S_pO_2 auf das *R-IR*-(Rot-Infrarot-)Verhältnis nach dem Modell, welches auf dem modifizierten Lambert-Beer-Gesetz (LBG) basiert (*durchgezogene Linie*), und nach Daten der Sauerstoffsättigung (*SO₂*) gesunder Probanden während kontrollierter Hypoxämie (*blaue Linie*)

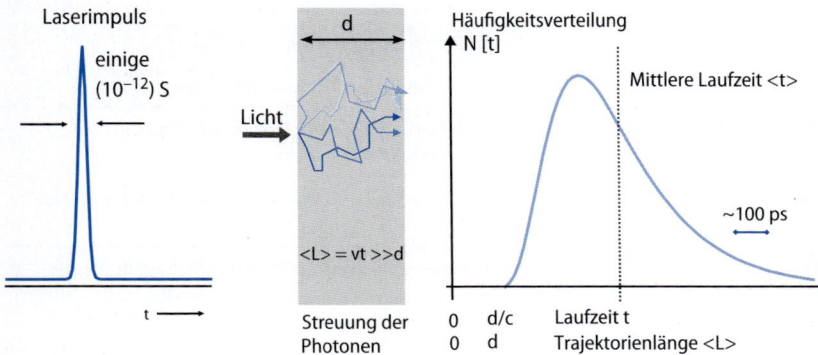

◘ **Abb. 14.7.** Geometrische Strecke (*d*) und Laufzeiten der Photonen im Gewebe als Effekt der Streuung. Fingerdicke: 12 mm → Laufstrecke der Photonen (<L>): etwa 5,4 cm. *v* Lichtgeschwindigkeit; *t* Zeit. Modifiziert nach [11]

14

sind die Zuordnung der Werte von Ω für jeden Sensor und für jedes Gerät sowie die Kombination von beidem durch ein Referenzverfahren (Blutgasanalyse) an gesunden Probanden durchzuführen.

> ⓘ **Die Funktion von Sensor und Gerät ist nach den Vorgaben der FDA vor der Zulassung durch eine Kalibrierung an gesunden Probanden während einer kontrollierten Hypoxämie zu gewährleisten [1]. Dieser Test wird einmalig durchgeführt. Im Gegensatz zu anderen Diagnoseverfahren unterliegt die Pulsoxymetrie – dies gilt für Sensoren und Geräte – nicht der jährlichen Überprüfung. Wissenschaftlich begründete Daten über den Effekt der Alterung der Sensoren auf die Messgenauigkeit existieren bislang nicht.**

14.4 Messgenauigkeit

Die Angaben basieren auf verschiedenen statistischen Modellen. Üblicherweise wird die Messgenauigkeit in der Gebrauchsanweisung nach den Definitionen der FDA als A_{rms} (»accuracy of the root mean square«) und die Präzision als SDR (»standard deviation of the residuals«) bezeichnet (◘ Tab. 14.1). Hierbei gelten für die Anwendung eines Pulsoxymeters beim Erwachsenen ein Normbereich von 2–3 % für die A_{rms} sowie ein Normbereich von ±2 % für die SDR (Standardabweichung: Bereich von 68 % der Messwerte).

Für die Anwendung bei pädiatrischen Patienten sowie bei Messungen während Bewegungen oder bei eingeschränkter Perfusion im Sensorbereich sollten die vom Hersteller vorgegebenen Daten um 1 % (A_{rms} ± 1 % oder SDR ± 1 %) erweitert werden.

In der Literatur werden die Definitionen »BIAS« ($SpO_2 – SaO_2$) und »Präzision« (±1 Standardabweichung von BIAS) sowie die Grenzbereiche (±2 Standardabweichungen von BIAS) von Bland-Altman zur Beurteilung der Messgenauigkeit herangezogen.

> ⓘ **Der BIAS zwischen dem Messwert des Pulsoxymeters und der Sättigung im arteriellen Blut ist im klinischen Alltag nicht ohne arterielle Blutgasanalyse zu erkennen.**

◘ Abbildung 14.9 zeigt die Entwicklung seit der Verbreitung der Pulsoxymetrie. Bezüglich der Messgenauigkeit der Pulsoxymeter kann durch die technologischen Entwicklungen keine substanzielle Verbesserung erreicht werden.

14.5 Einflüsse

14.5.1 Äußere Einflüsse

Bewegungen im Sensorbereich

Diese führen zu fehlerhaften Messwerten, besonders bei Pulsoxymetern der 3. Generation. Folgende Konsequenzen ergeben sich hieraus:

- Das Pulsoxymeter gibt Alarm.
- Bei Pulsoxymetern der 3. Generation wird ein Wert angezeigt, der entweder »eingefroren« ist oder erst spät aktualisiert wird.
- Pulsoxymeter der 4. Generation liefern nach einer überschaubaren Verzögerungszeit einen aktuellen Messwert.

◘ **Tab. 14.1.** Parameter der Messgenauigkeit

Parameter	Definition	Verwendung	Beschreibung
BIAS	$SpO_2 – SaO_2$ [4]	Literatur	Systematischer Fehler (Testwert minus Referenzwert)
Precision	Präzision (±1 SD von BIAS)	Literatur	Zufälliger Fehler (Streuung) ohne Berücksichtigung der »Best-fit«-Geraden (Regression)
A_{rms}	»Accuracy of the root mean square error«	FDA, Firmen	Berücksichtigung von sytematischem und zufälligem Fehler
SDR	»Standard deviation of the residuals«	FDA, Firmen	Zufälliger Fehler bezogen auf die »Best-fit«-Gerade (Regression)

SaO$_2$ arterielle Sauerstoffsättigung; *SD* »standard deviation«, Standardabweichung; *SpO$_2$* pulsoxymetrisch bestimmte Sauerstoffsättigung

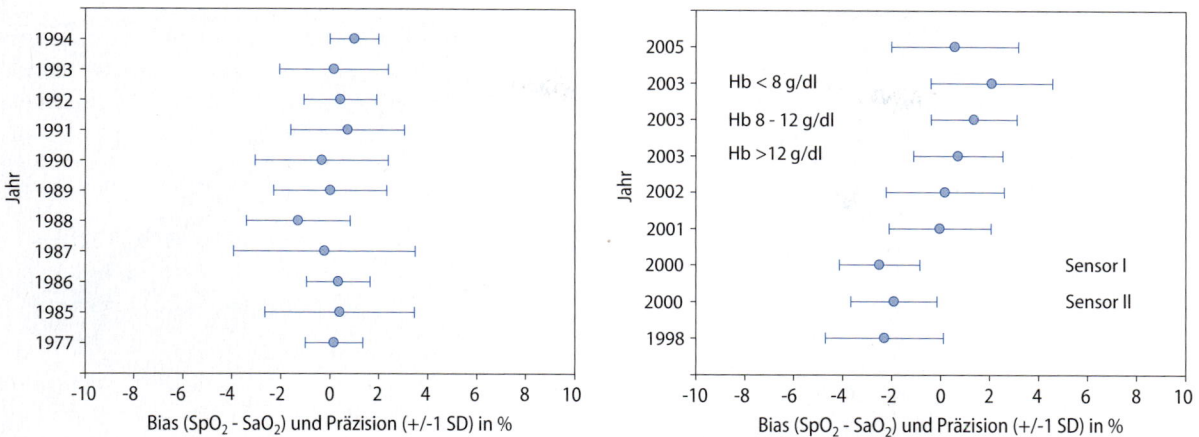

Abb. 14.9. Literaturangaben über die Messgenauigkeit von Pulsoxymetern nach der Definition von Bland-Altman. *Bias* pulsoxymetrisch bestimmte Sauerstoffsättigung minus arterielle Sauerstoffsättigung; *Hb* Hämoglobinkonzentration; *Präzision* ±1 Standardabweichung. Nach [12] u.a.

Periodische Bewegungen

Diese kann der Algorithmus des Pulsoxymeters nicht von einer regulären Pulswelle unterscheiden, da das Blut periodisch durch die Bewegungen im Gefäß moduliert wird. Hier sind auch Pulsoxymeter der 4. Generation bis an die Grenzen der Leistungsfähigkeit der Sensorik ausgereizt.

> **!** Periodisch auftretenden Bewegungen treten bei Transporten (Bett, Fahrzeug, Hubschrauber) auf, aber auch wenn der Sensor nach Kontaktverlust zum Patienten am Kabel pendelt.

Fehlender Kontakt

Ein fehlender Kontakt zwischen Haut und Sensor führt zur Zufuhr von Shunt-Licht zum Detektor. Dieser Effekt kann bei einem von der Haut gelösten Einmalsensor, der zusammen mit der Hand auf einem weißen Laken liegt, zu einer fehlerhaften Anzeige führen. Periodisch auftretende Bewegungen (Transport) verstärken den Effekt.

Intravasale Farbsoffe

Farbstoffe in der klinischen Anwendung sind Indocyaningrün zur Beurteilung der Leberfunktion und Methylenblau zur Kennzeichnung von Ostien im Rahmen der Endoskopie oder zur organspezifischen Anfärbung.

Indocyaningrün wird strikt intravasal gebunden und hepatisch eliminiert. Das Absorptionsmaximum liegt bei einer Wellenlänge von 805 nm, dem isosbestischen Punkt von Hämoglobin. Der Einfluss auf die pulsoxymetrischen Messwerte nach i. v. Gabe dauert etwa 2 min an, während die Differenz zwischen S_pO_2 und S_aO_2 4–7 % beträgt. Der Effekt ist bei einer peripher gemessenen S_pO_2 von 80–90 % geringer als im Bereich von 90–100 %.

Methylenblau verändert – nach i. v. Applikation – durch den blauen Farbstoff selbst sowie durch die Bildung von Methämoglobin die Messungen von Pulsoxymetern. Parallel zur Methylenblauinjektion abgenommene Blutproben zur Ermittlung der S_aO_2-Werte sind ebenfalls nicht verwertbar. Eine Einschätzung kann durch den gleichzeitig dokumentierten Sauerstoffpartialdruck sowie die Hämoglobinkonzentration erfolgen.

14.5.2 Patienteneinflüsse

Hier sind folgende Aspekte zu nennen:
- Anhängig von der **Fingerdicke** ändert sich die Laufstrecke der Photonen etwa um den Faktor 5 (Abb. 14.7) [11].
- Die **Temperatur** im Sensorbereich am Finger spiegelt die Differenz zur Kerntemperatur wider und dient als indirektes Maß für eine Einschränkung der Perfusion durch Vasokonstriktion [13].
- **Hämoglobinkonzentration:** Der Effekt auf die Genauigkeit und die Präzision wird ab einem Wert von <8 g/dl klinisch relevant (Abb. 14.9).

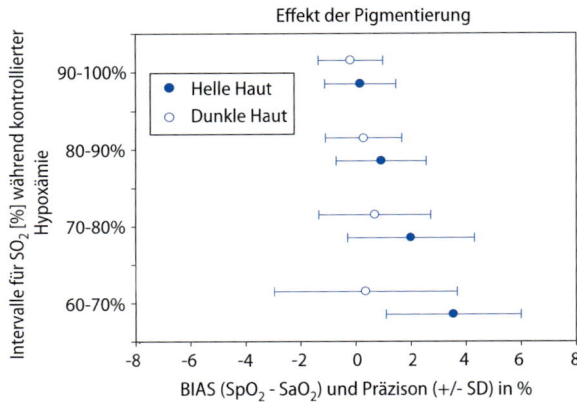

Abb. 14.10. Messgenauigkeit von Pulsoxymetern nach der Definition von Bland-Altman für Personen mit heller und stark pigmentierter Haut während kontrollierter Hypoxämie [14]. *BIAS* pulsoxymetrisch bestimmte Sauerstoffsättigung minus arterielle Sauerstoffsättigung; *Präzision* ±1 Standardabweichung; *SO_2* Sauerstoffsättigung

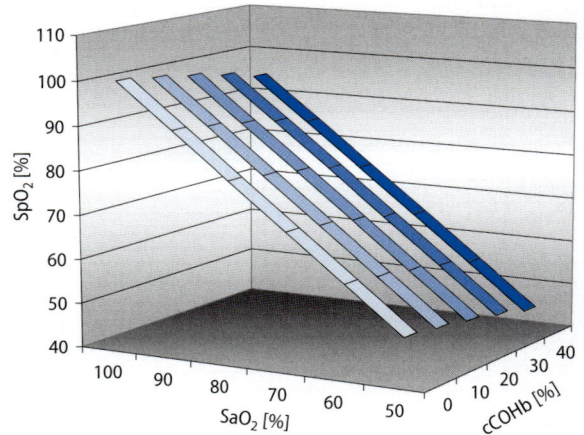

Abb. 14.11. Simulation der pulsoxymetrisch bestimmten Sauerstoffsättigung (*SpO_2*) bei verschiedenen arteriellen Sauerstoffsättigungen (*SaO_2*) unter Berücksichtigung steigender Carboxyhämoglobinkonzentrationen (*cCOHb*). Der Einfluss ist insgesamt minimal (S_pO_2 bei cCOHb von 40 % um etwa 5 % reduziert) und bei abnehmender S_aO_2 gleichgerichtet ausgeprägt. Modifiziert nach [10]

■ **Venöse Pulsationen** irritieren die sensible Sensorik und den dahinter aktiven Algorithmus. Der kompensatorisch durch den Sensor ausgeübte Druck auf das Kapillarbett erfordet die regelmäßige Kontrolle des Gewebes im Bereich des Sensors [5].

■ **Hautpigmentierung** und **-struktur** treten als Ursache für Fehler [14] zunehmend in den Vordergrund (■ Abb. 14.10). Bei Personen beispielsweise aus Indien, Iran und Pakistan sowie bei Menschen mit ausgeprägter Pigmentierung messen Pulsoxymeter häufig falsch-hohe Werte; der Fehler vergrößert sich mit abnehmender S_pO_2.

Dyshämoglobine. Eine Carboxyhämoglobinkonzentration (cCOHb) von etwa 10 % tritt bei regelmäßigem Rauchen auf. Nach einer 6-stündigen Rauchkarenz kann jedoch keine ausgeprägte cCOHb mehr registriert werden [13]. Durch die gesteigerte Affinität von Kohlenmonoxid zum Hämoglobin wird Sauerstoff reversibel aus der Bindung verdrängt. Klinische Folgen sind eine Reduktion des Sauerstoffgehalts und eine deutliche Verschiebung der Sauerstoffbindungskurve nach links mit Hemmung der Sauerstoffabgabe an das Gewebe. Die Pulsoxymeteranzeige wird durch gesteigerte Absorption in rotem Licht (■ Abb. 14.11) zu fehlerhaften Werten hin verändert. Eine direkte Korrelation zwischen cCOHb und SO_2-Differenz existiert nicht. In einer Studie mit einer größeren Fall-

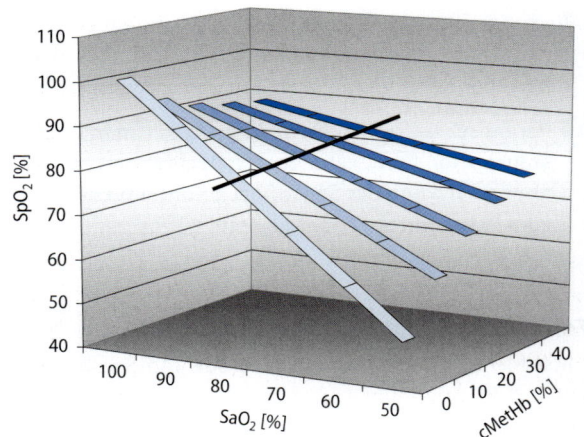

Abb. 14.12. Simulation der pulsoxymetrisch bestimmten Sauerstoffsättigung (*SpO_2*) bei verschiedenen arteriellen Sauerstoffsättigungen (*SaO_2*) unter Berücksichtigung steigender Konzentrationen von Methämoglobin (*cMetHb*). Die Drehung um die Achse verdeutlicht den Einfluss des Methämoglobins auf die Absorption von R-(Rot-) und IR-(Infrarot-)Licht bei abnehmender S_aO_2. Modifiziert nach [10]

zahl (n = 30) [15] betrug die niedrigste Sättigung 91 % bei einer cCOHb von 45 %. Zurzeit existieren nur 2 experimentelle Publikationen, welche die Problematik des Carboxyhämoglobins und der S_pO_2 auch unter den Be-

Tab. 14.2. Pulsoxymetrisch bestimmte Sauerstoffsättigung [%] in Abhängigkeit von der arteriellen Sauerstoffsättigung (S_aO_2) und der Carboxyhämoglobinkonzentration (cCOHb). Modifiziert nach [10] und [16]

S_aO_2 [%]	cCOHb [%]				
	0	10	20	30	40
100	100,04	99,0	97,8	96,3	94,4
90	90,03	89,1	87,9	86,5	84,6
80	80,03	79,1	78,0	76,6	74,7
70	70,03	69,1	68,0	66,5	64,7
60	60,04	59,1	57,9	56,5	54,7
50	50,04	49,1	47,9	46,4	44,6

Tab. 14.3. Pulsoxymetrisch bestimmte Sauerstoffsättigung [%] in Abhängigkeit von der arteriellen Sauerstoffsättigung (S_aO_2) und der Methämoglobinkonzentration (cMetHb). Modifiziert nach [10 und 16]

S_aO_2 [%]	cMetHb [%]				
	0	10	20	30	40
100	100,5	94,0	91,1	89,6	88,6
90	90,3	87,1	86,3	86,0	86,0
80	80,0	80,4	81,5	82,5	83,5
70	69,8	73,6	76,7	79,1	81,0
60	59,6	66,9	72,0	75,7	78,5
50	49,3	60,2	67,3	72,3	76,0

dingungen der Hypoxämie untersucht haben [10, 16]. Beide kommen zu dem substanziell gleichen Ergebnis: Der Anteil vom Hämoglobin, der Sauerstoff binden kann (fraktionelle arterielle Sauerstoffsättigung), wird linear durch die Menge von Carboxyhämoglobin reduziert (■ Abb. 14.11). Bei Normoxämie wird der Messwert nur geringfügig reduziert (etwa 5 % bei einer cCOHb von 40 %). Durch Simulation lassen sich die in ■ Tab. 14.2 dargestellten Werte erfassen und für die klinische Einschätzung heranziehen.

In Abhängigkeit von der cCOHb unterschätzt das Pulsoxymeter leicht die S_aO_2. Der Effekt ist – bezogen auf eine Messgenauigkeit für Pulsoxymeter von 3 % (A_{rms}) oder ±2 % (SDR) – eher als gering einzuschätzen. Der Messwert liefert keine Aussage über die Anteile von oxygeniertem Hämoglobin und Carboxymämoglobin.

Die **Konzentration von Methämoglobin** (cMetHb) hat einen substanzielleren Effekt auf die pulsoxymetri-

schen Daten. Konzentrationsabhängig absorbiert MetHb Licht sowohl bei einer Wellenlänge von 660 nm als auch bei 920 nm Wellenlängen (■ Abb. 14.1), und bereits geringe Konzentrationen führen zu fehlerhaften Messwerten (■ Abb. 14.12). Relevante Methämoglobinkonzentrationen werden durch die Gabe von Prilocain (Xylonest) im Rahmen von Regionalanästhesien und nach i. v. Gabe von Methylenblau registriert.

Durch Simulation lassen sich die in ■ Tab. 14.3 dargestellten Werte erfassen und für die klinische Einschätzung heranziehen.

> ❗ Bei unklaren und prolongiert niedrigen S_pO_2-Werten ist eine erhöhte cMetHb als Ursache zu berücksichtigen. Klinische Konsequenz wäre die Durchführung einer arteriellen Blutgasanalyse, wobei die Aussage nach Gabe von Methylenblau nicht eindeutig zu verwerten ist.

14.6   Klinische Anwendungen

Pulsoxymeter warnen vor einem drohenden Sauerstoffmangel im peripheren Gewebe. Der angezeigte Messwert des Geräts ändert sich erst dann, wenn die Sauerstoffreserven des Köpers (O_2-Menge in der funktionellen Residualkapazität – FRC –der Lunge und im Blut; s. auch sigmoider Verlauf der Sauerstoffbindungskurve) abnehmen.

> **!** **Pulsoxymeter sind darauf ausgerichtet, einen Abfall der Sauerstoffsättigung zu detektieren. Basis jedoch ist der klinische Blick für den Zustand des Patienten. Bei Alarmierung durch das Pulsoxymeter sind bereits die körpereigenen Sauerstoffspeicher aufgebraucht, und durch den sigmoiden Verlauf der Sauerstoffbindungskurve entwickelt sich rasch eine Hypoxämie. Werden die Zeichen einer gravierenden Hypoxie und deren Ursachen nicht erkannt, besteht Lebensgefahr.**

Ursache eines **plötzlichen Abfalls der SO_2** ist eine gravierende Störung in der Ventilation (Atemwegsverlegung, Tubusdislokation, Diskonnektion) oder in der zugeführten Sauerstoffkonzentration (Gerätefehler). Der erste Schritt in dieser Notfallsituation ist die sofortige manuelle Ventilation mit 100 % Sauerstoff.

Ein **verzögerter Abfall der SO_2** kann auf einer Hypoventilation oder einer Gasaustauschstörung (z. B. Lungen- oder Luftembolie) beruhen. Die Fehlersuche und die Korrektur erfolgen nach Optimierung der Ventilation und Einstellung einer inspiratorischen Sauerstofffraktion von 100 %.

Eine **konstant pathologische SO_2** bei klinisch einwandfreier Ventilation (normales Kapnogramm) und stabiler Kreislauffunktion erfordert eine differenzierte Suche nach der Ursache, welche die Fehlermöglichkeiten des Pulsoxymetrieverfahrens einschließt.

14.6.1   Anästhesie

Bei Eingriffen und diagnostischen Verfahren im **Kopfbereich** werden bervorzugt Transmissionssensoren an den peripheren Extremitäten eingesetzt, da sie direkt zugänglich sind. Die Temperatur im Sensorbereich, die Dicke des durchstrahlten Gewebes, die Beschaffenheit der Haut sowie der sichere Kontakt sind hierbei die wesentlichen Größen für die Messgenauigkeit.

Für Eingriffe und diagnostische Verfahren im restlichen **Körperbereich** steht alternativ zur Messung an der peripheren Extremität die Anwendung von Sensoren im Reflexionsverfahren (Stirn, Ohr) oder auf Basis der partiellen Transmission auf dem Nasenrücken zur Verfügung. Im Gegensatz zur Messung am Finger werden Verzögerungen durch die Zirkulation oder durch Vasokonstriktion vermieden.

14.6.2   Intensivstation und Aufwachraum

Fast alle intensivtherapiepflichtigen Patienten haben einen arteriellen Verweilkatheter. In kritischen Situationen ist der Informationsgehalt der Blutgasanalyse wesentlich umfangreicher. Das »weaning« von der Beatmung wird durch die kontinuierliche Anzeige der Sauerstoffsättigung beschleunigt, was die Zahl der notwendigen Blutgasanalysen reduziert.

Eine eingeschränkte Perfusion durch Hypothermie reduziert die Anwendbarkeit von Sensoren im Transmissionsmodus an der peripheren Extremität. Kreislaufunterstützende Verfahren (intraaortale Ballongegenpulsation, Katecholamingabe) reduzieren zudem die Messgenauigkeit von Sauerstoffsättigung und Pulsrate.

Im Aufwachraum sowie auf der Intensivstation ist der Effekt der Spontanbewegungen auf die SpO_2-Anzeige zu berücksichtigen. Oszillometrische nichtinvasive Blutdruckkontrollen am Arm, an dem der Pulsoxymetriesensor befestigt ist, stören die Messungen und steigern die Häufigkeit falsch-negativer Alarme.

14.6.3   Pädiatrie

Hier ist der Faktor »Spontanbewegung« wesentlich relevanter. Pulsoxymetriesysteme der 4. Generation mit »motion tolerance« demonstrieren hier ihre Stärke [17]. Wünschenswertes Ziel auf der pädiatrischen Intensivstation ist eine ruhige Station [9]. Grenzwerte für den unteren Bereich der Sauerstoffsättigung liegen bei 85 %, für den oberen Bereich zur Vermeidung einer Hyperoxämie bei 95 % – wenn er benötigt wird. Die im »Closed-loop«-Verfahren umgesetzte Steuerung von Beatmungsgeräten (Regelgrößen sind »continuous positive airway pressure« –CPAP – und inspiratorische Sauerstofffraktion) reduziert Überschreitungen der unteren und oberen SO_2-Grenze [8]. In kritischen Situationen ist die Anwendung von 2 Puls-

14

oxymetern an der oberen und unteren Extremität wertvoll: Die Artefaktsicherheit ist so erhöht, und bei komplexen Vitien erlaubt dieses Vorgehen die Kontrolle eines Shunts durch einen persistierenden Ductus arteriosus Botalli.

14.6.4 Schlafdiagnostik

Die Pulsoxymetrie ist wesentlicher Bestandteil der Diagnostik substanzieller Schlafapnoen im Schlaflabor und im Homecare-Bereich [18]. Die telemetrische Datenaufzeichnung erleichtert hierbei das störungsfreie Tragen der Sensoren und verifiziert die Therapie unter »continuous positive airway pressure«. Pulsoxymeter sind essenzieller Bestandteil der Heimbeatmungstherapie bei ehemals dystrophen frühgeborenen Kindern und in der Heimtherapie erwachsener Personen mit Beatmung oder Sauerstoffgabe.

14.6.5 Notfallmedizin

Hier ist die Pulsoxymetrie ein essenzieller Bestandteil. Der Therapieerfolg der Beatmung wird ebenso überwacht wie eine suffiziente Kreislauffunktion – dargestellt durch ein regelmäßiges pulsoxymetrisches Signal. Die Bildung von Kohlenmonoxid bei Verbrennungen irritiert konventionelle Pulsoxymeter und führt zu einem leicht reduzierten Messwert. Klinisch relevant sind jedoch die nicht erkannte Menge desjenigen Hämoglobins, welches als Carboxyhämoglobin keinen Sauerstoff binden kann, sowie die Linksverschiebung der Sauerstoffbindungskurve. Pulsoxymeter mit Mehrwellenlängenanalyse erlauben hier eine Abschätzung der fraktionellen Sauerstoffsättigung und bieten sich für den Einsatz durch Feuerwehren an. Studien über dieses Verfahren stehen noch aus.

14.7 Aussagen aus der Kurvendarstellung

Die visuelle Beurteilung der photoplethysmographischen Kurve kann zur Einschätzung der peripheren Zirkulation und damit zur Effektivität des therapeutischen Managements beitragen:

- Eine klar dargestellte Pulsform auf dem Display mit dikroter Welle ist ein sicherer Indikator für einen ausreichenden Volumenfluss in der Peripherie, basierend auf einem suffizienten Blutdruck.

- Pulsdefizite können im Vergleich zur EKG-Ableitung auf hämodynamisch wirksame Herzrhythmusstörungen hinweisen.
- Eine abgeflachte Pulsamplitude mit einem Perfusionsindex von <0,6 deutet auf Volumenmangel, Vasokonstriktion (Hypothermie, Katecholamingabe) oder ein mangelhaftes Herzzeitvolumen hin.
- Ein atemsynchroner »swing« liefert eine Information über einen klinisch relevanten Volumenmangel. Ein »swing« unter Spontanatmung weist auf einen gravierenden Volumenmangel hin, aber auch bei Schwankungen unter druckkontrollierter Beatmung ist eine Volumengabe oft indiziert. Die Anwendung eines hohen PEEP (»positive endexpiratory pressure«) schränkt die Aussage jedoch ein.

> **Fazit**
>
> Pulsoxymeter sind essenzieller Bestandteil eines Narkosearbeitsplatzes. Gegeben durch die Einfachheit der Anwendung besteht die dringende Empfehlung, Pulsoxymeter bei jedem Patienten mit zu erwartenden Störungen von Kreislauf, Atmung, Gasaustasch und Bewusstsein anzuwenden. Sensoren dürfen nur in der dafür vorgesehenen Position und in Kombination mit denjenigen Geräten zur Anwendung kommen, für die sie vom Hersteller getestet wurden.
> Durch die Darstellung der photoplethysmographischen Kurve wird zusätzlich ein Hinweis auf die Perfusion und den Herzschlag in der Peripherie geliefert. Dies erlaubt die Kontrolle der Perfusion im Versorgungsgebiet der Arterie bei eingeschränkter Funktion der versorgenden Gefäße sowie die Einschätzung von Volumenstatus und kardialer Pumpfunktion unter besonderer Berücksichtigung von Herzrhythmusstörungen. Pulsoxymeter der 4. Generation liefern auch unter den Bedingungen von Bewegungen und eingeschränkter Perfusion aktualisierte Werte. Der kontinuierliche Sitz des Sensors auf der Haut ist visuell zu überwachen und das Gewebe auf Druckschädigung zu kontrollieren. In der Pädiatrie ist in kritischen Situationen der Einsatz von 2 Pulsoxymetern (obere und untere Extremität) zu erwägen.
> Unter Berücksichtigung der Sauerstoffbindungskurve sowie der oben vorgestellten »processing and averaging time« und »response time« sind Alarmierungen durch das Pulsoxymeter nur im Sinne eines »last minute alarm« zu bewerten.

Literatur

1. ISO/FDIS 9919 (2005) Medical electrical equipment – particular requirements for the basic safety and essential performance of pulse oximeter equipment for medical use. ISO TC 121/SC 3 – IEC TC62D JWG 4 SpO2

2. MacLeod DB, Cortinez LI, Keifer JC et al. (2005) The desaturation response time of finger pulse oximeters during mild hypothermia. Anaesthesia 60: 65–71

3. Mannheimer PD, O'Neil MP, Konecny E (2004) The influence of larger subcutaneous blood vessels on pulse oximetry. J Clin Monit Comput 18: 179–188

4. Ghai B, Naik A, Rupal S, Madan R (2005) Toe gangrene in an infant subsequent tu use of pulse oximeter for short duration. Anesth Analg 100: 602

5. Shelley KH, Tamai D, Jablonka D, Gesquiere M, Stout RG, Silverman DG (2005) The effect of venous pulsation on the forehead pulse oximeter waveform as a possible source of error in spO$_2$ calculation. Anesth Analg 100: 743–747

6. Poets CF, Urschitz MS, Bohnhorst B (2002) Pulse oximetry in the neonatal intensive care unit (NICU): detection of hyperoxemia and false alarm rates. Anesth Analg 94 (Suppl 1): S41–S43

7. Bohnhorst B, Peter CS, Poets CF (2002) Detection of hyperoxaemia in neonates: data from three new pulse oximeters. Arch Dis Child Fetal Neonatal Ed. 87: 217–219

8. Urschitz MS, Von EV, Seyfang A, Poets CF (2002) Use of pulse oximetry in automated oxygen delivery to ventilatied infants. Anesth Analg 94 (Suppl): 37–40

9. Miyasaka K (2002) Pulse oximetry in the management of children in the PICU. Anesth Analg 94 (Suppl): 44–46

10. Mannheimer PD (2003) The physio-optics of pulse oximetry. Inaugural Dissertation, Universität Lübeck

11. Wabnitz H, Klein KD (1999) Pulsoximeter – Messtechnische Prüfung von Medizinprodukten mit Messfunktion (4). PTB-Bericht PTB-MM-9 ISSN 0947-5737, ISBN 3-89701-442-2

12. Jensen LA, Onyskiw JE, Prasad NG (1998) Meta-analysis of arterial oxygen saturation monitoring by pulse oximetry in adults. Heart Lung 27: 387–408

13. Wouters PF, Gehring H, Meyfroid G et. al. (2002) Accuracy of pulse oximeters: the European multi-center trial. Anesth Analg 94 (Suppl 1): S13–S16

14. Bickler PE, Feiner JR, Severinghaus JW (2005) Effects of skin pigmentation on pulse oximeter accuracy at low saturation. Anesthesiology 102: 715–719

15. Buckley RG, Aks SE, Eshom JL, Rydman R, Schaider J, Shayne P (1994) The pulse oximetry gap in carbon monoxide intoxication. Ann Emerg Med 24: 252–255

16. Barker SJ, Tremper KK (1987) The effect of carbon monoxide inhalation on pulse oximetry and transcutaneous pO$_2$. Anesthesiology 66: 677–679

17. Guliano KK, Higgins TL (2005) New-generation pulse oximeter in the care of critically ill patients. Am J Crit Care 14: 26–39

18. Schlechter MS (2002) Technical report: Diagnosis and management of childhood obstructive sleep apnea syndrome. Pediatrics 109: e69

14

Kapnometrie und Kapnographie

H. Gehring

Definition

Kapnometrie ist die Messung des Kohlendioxidgehalts (als Konzentration in Vol% oder als Partialdruck in mmHg oder kPa) in der Atemluft. Kapnographie ist die graphische Abbildung der gemessenen Werte als Funktion der Zeit.

15.1   Physikalisch-technische Grundlagen: Messmethoden

Das wesentliche Verfahren für die CO_2-Messung im Atemgas ist die Infrarotspektroskopie. In diesem Beitrag liegt der Fokus auf der praktischen Anwendung dieses klinisch wertvollen Überwachungsverfahrens.

Weitere Verfahren zur CO_2-Messung sind:
- photoakustische Spektroskopie
- Raman-Spektroskopie
- Massenspektrometrie

Zum technisch-physikalischen Hintergrund ► Kap. 16.

CO_2 und die anderen Gaskomponenten in der Ausatemluft absorbieren durch ihre molekularen Eigenschaften infrarotes Licht. Durch eine Mehrwellenlängenanalyse wird die Menge der Moleküle der einzelnen Gase bestimmt. Sie ist der gemessenen Absorption bei spezifischer Wellenlänge proportional und wird im Verhältnis zur Gesamtzahl aller Moleküle in der untersuchten Gasmenge gemessen (◘ Abb. 15.1).

Die Angaben erfolgen als prozentualer CO_2-Anteil (in Vol%) oder als CO_2-Partialdruck (PCO_2; in mmHg), berechnet mit Hilfe des Barometerdrucks (P_B) und

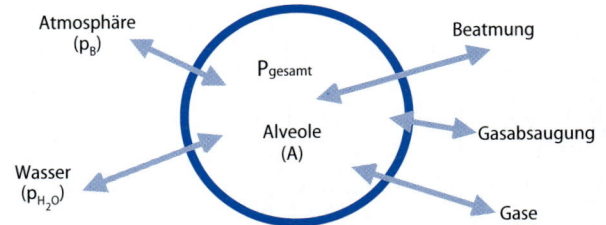

◘ **Abb. 15.1.** Verhältnisse von Konzentrationen, Drücken und Gasen in der Alveole. P Druck; Fraktion $F = P_{Gas}/P_{gesamt}$; Konzentration (in %) $= F \times 100$; Gesetz nach Dalton: $P_{ges} = P_{H_2O} + P_1 + P_2 + P_3 \ldots = \sum P_n$; Ist die Alveole zur Atmosphäre hin geöffnet, ist $P_{gesamt} = P_B$; Für CO_2 gilt: $PCO_2 = FCO_2 \times (P_B - P_{H_2O})$; Faustregel: 1 Vol% $CO_2 \cong 7,5$ mmHg oder 5 Vol% = 35 mmHg

◘ **Tab. 15.1.** Festlegung der Messbedingungen für Gaskonzentrationen und -volumina

Bezeichnung	Größen	Bedingungen
STPD: »standard temperature, pressure, dry«	ST ($T_{Standard}$): 273°K $\cong$ 0°C P (P_B): 760 mmHg D (P_{H_2O}): 0 mmHg	Festgelegter Standard zum Vergleich individuell gemessener Größen: $\dot{V}O_2$, $\dot{V}CO_2$
BTPS: »body temperature, pressure, saturated«	BT ($T_{Körper}$): = 309°K $\cong$ 37°C P (P_B): aktueller Barometerdruck S (P_{H_2O}): 47 mmHg	Messbedingungen in der Alveole und im oberen Respirationstrakt
ATPS: »ambient temperature, pressure, saturated«	AT ($T_{Umgebung}$): 294°K $\cong$ 21°C P (P_B): aktueller Barometerdruck S (P_{H_2O}): 47 mmHg[1]	Messbedingungen außerhalb des Körpers: Spirometrie
ATPD: »ambient temperature, pressure, druy«	AT ($T_{Umgebung}$): 294°K $\cong$ 21°C P (P_B): aktueller Barometerdruck D (P_{H_2O}): 0 mmHg	Messbedingungen außerhalb des Körpers für die Kapnometrie

[1] S wird hier nicht eindeutig eingesetzt. S bezieht sich regulär auf 37°C Körpertemperatur, wird hier aber in Abhängigkeit von der tatsächlichen Temperatur berechnet.
P_B Barometerdruck; P_{H_2O} Wasserdampfpartialdruck; $\dot{V}CO_2$ CO_2-Abgabe; $\dot{V}O_2$ O_2-Aufnahme
Die Bedingungen für die Seitenstromkapnometrie wären korrekterweise als ATPD definiert, aber die Messbedingungen des Sensors variieren in Bezug auf Temperatur und Luftfeuchtigkeit. In einigen Geräten wird der Sensor auf 42°C aufgeheizt, bei anderen dagegen besteht nur eine geringe Temperaturdifferenz zur Umgebung (Δ1°C). Durch den Einsatz von Wasserfallen, Filtern und durchlässigem Schlauchmaterial kann keine Aussage über den Wasseranteil in der gemessenen Gasprobe getroffen werden.

des Wasserdampfpartialdrucks (P_{H_2O}) nach folgender Formel:

$$PCO_2 = FCO_2 \times (P_B - P_{H_2O})$$

Dabei ist F_{CO_2} die Kohlendioxidfraktion.

Die Angabe als CO_2-Partialdruck in mmHg ist hierbei zu empfehlen, da sie direkt mit dem alveolären (P_ACO_2) und dem arteriellen CO_2-Partialdruck (P_aCO_2) vergleichbar ist.

Die Kalibrierung der Geräte erfolgt mit Gasgemischen hoher Genauigkeit in Konzentrationseinheiten (Vol %) unter ATPD-Bedingungen (Tab. 15.1). Ein Anstieg des Gesamtdrucks der Gasprobe, also des Atmosphärendrucks, kann die CO_2-Infrarotabsorption durch Verstärkung der zwischenmolekularen Kräfte erhöhen.

❗ Dieser Effekt kommt theoretisch auch bei Änderungen des Atemwegsdrucks zum Tragen (Überdruckbeatmung, PEEP), spielt aber quantitativ für den klinischen Einsatz nur eine geringe Rolle, da die Atemwegsdrücke im Vergleich zum Atmosphärendruck minimal sind. Die Kapnometrie ist demzufolge nahezu unabhängig von den Atemwegsdrücken.

15.2 Physiologische Grundlagen

15.2.1 Produktion und Transport von CO_2

CO_2 wird nahezu ausschließlich in den Mitochondrien der Zellen produziert. Pro verbrauchten 100 Molekülen Sauerstoff werden 83 Moleküle CO_2 produziert. CO_2 diffundiert hervorragend durch die Membranen, sodass für den Transport aus der Zelle ein Gradient von 6 mmHg (intrazellulär 46 mmHg, arteriell 40 mmHg) ausreicht. CO_2 wird im Blut zu 90 % gelöst transportiert (Abb. 15.2). Die Löslichkeit ist temperaturabhängig und nimmt bei fallender Temperatur zu. Siebzig Prozent des gelösten CO_2 werden in Form von Bikarbonat gespeichert und transportiert. Die Geschwindigkeit der Umwandlung zurück zu CO_2 wird durch das Enzym Karboanhydrase derart beschleunigt, dass die Kontaktzeit von etwa 1 s zwischen Alveole und Blut ausreicht, um ein Gleichgewicht zwischen den Partialdrücken herzustellen. Der Transport als Karbaminohämoglobin (20 % direkt an Hä-

moglobin gebunden) und als Bikarbonat ist abhängig von der Oxygenierung des Hämoglobins. Desoxygeniertes Hämoglobin bindet eine deutlich größere Menge CO_2. Dieser Effekt erleichtert im Austausch mit Sauerstoff die Abgabe in der Alveole und die Aufnahme im Bereich der peripheren Produktion (Haldane-Effekt). Zehn Prozent der zirkulierenden Menge an CO_2 sind physikalisch im Plasma gelöst.

15.2.2 Gasaustausch in der Alveole

Der Übergang zwischen der Gas- und der Flüssigkeitsphase in der Alveole verläuft rein passiv durch Diffusion. Der Konzentrationsausgleich erfolgt hierbei entlang der Differenz der Partialdrücke, und zwar so lange, bis ein Ausgleich stattgefunden hat. Für die Gasphase gilt: Leichte Gase (hier O_2) mit geringer Dichte diffundieren schneller als schwere Substanzen (hier CO_2) mit größerer Dichte. In der flüssigen Phase – also im Blut – sind die Verhältnisse umgekehrt: Hier ist CO_2 um den Faktor 23 (20–25) besser löslich als O_2 und diffundiert somit schneller. Dies drückt sich im Diffusionskoeffizienten D aus, der proportional zur Löslichkeit und umgekehrt proportional zur Temperatur ist.

❗ Der hohe Diffusionskoeffizient erklärt, weshalb eine Hyperkapnie stets auf eine alveoläre Hypoventilation zurückzuführen ist und nicht auf eine Einschränkung der pulmonalen CO_2-Diffusionskapazität.

Im Körper zirkulieren etwa 120 l CO_2, verteilt auf das schnelle (Blut, Gehirn etc.), das mittlere (Skelettmuskeln etc.) und das langsame Kompartiment (Knochen, Fett etc.). Wird bei gleichbleibender Produktion und Perfusion die alveoläre Ventilation unterbrochen, steigt der P_aCO_2 mit einer Geschwindigkeit von 3–6 mmHg/min an.

15.2.3 Gasgesetze in der Alveole

Die physikalischen Zusammenhänge zwischen Konzentration, Fraktion und Partialdruck für CO_2 in der Alveole sind in Abb. 15.1 näherungsweise dargestellt. Zusätzlich ist zu berücksichtigen, dass die Ventilation in der Alveole durch eine Verschiebung von Gasvolumina generiert wird.

Die Verbindung zwischen Druck P und Volumen V wird durch das allgemeine Gasgesetz beschrieben:

$$P \times V = n \times R \times T$$

Dabei ist n die Anzahl der Moleküle, R die allgemeine Gaskonstante und T die Temperatur.

Nach Umformung erhält man:

$$V = n \times R \times T \times P^{-1}$$

Dabei gilt:

$P = P_{gesamt}$, ein Teil davon ist P_{H_2O}.

❗ **Das allgemeine Gasgesetz beschreibt die Verhältnisse zwischen Volumen, Druck, Masse und Temperatur. Aus diesen Zusammenhängen erklärt sich die Notwendigkeit, dass bei der Angabe des Volumens oder des Drucks die Messbedingungen darzustellen sind.**

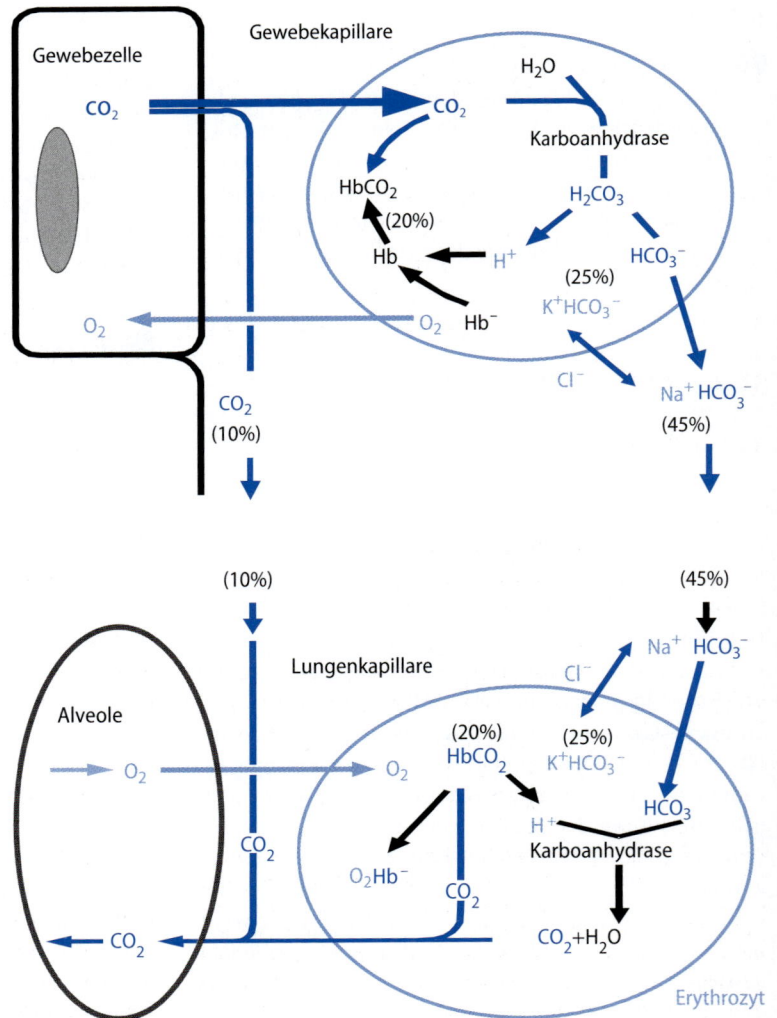

◻ **Abb. 15.2.** Austausch von CO_2 zwischen Zelle, Blut und Alveole. *Hb* Hämoglobin; *HHbCO_2* desoxygeniertes und mit CO_2 beladenes Hämoglobin

15.2.4 Grundlagen der transkutanen CO$_2$-Partialdruckmessung

Bei dem Verfahren der transkutanen Messung wird der Partialdruck eines Gases im Gewebe (P$_{tc}$), welches dem Sensor anliegt, gemessen. Faktoren mit Einfluss auf die Messung sind die Temperatur, die Durchblutung und der Metabolismus der Zellen im Gewebe des Sensorbereichs. Im Kapillarbett der Haut wird durch die Sensorerwärmung die Durchblutung gesteigert. Der gleiche Effekt regt aber auch die Zellen zu mehr Stoffwechselaktivität an: Durch die Perfusion steigt das Angebot von O$_2$ und CO$_2$. Durch den angeregten Stoffwechsel wird vermehrt CO$_2$ gebildet und O$_2$ verbraucht, ein Effekt, der sich bei der transkutanen Messung deutlich auswirkt.

An die Stelle kombinierter transkutaner PCO$_2$- und P$_{O2}$-Sensoren ist in aktuellen Entwicklungen die Kombination aus pulsoxymetrischer Messung der arteriellen O$_2$-Sättigung (S$_p$O$_2$; ▶ Kap. 14) im Reflexionsverfahren und der transkutanen PCO$_2$-Messung getreten. Idealerweise bietet sich für dieses Prinzip eines Kombinationssensors das Ohrläppchen an (◘ Abb. 15.3): Durch eine Klammer ist der Sensor kontinuierlich fixiert, und der leichte Druck reduziert die Entfernung von der Kapillare zum Sensor. Parallel wird durch das Aufheizen der Haut auf 42°C die Perfusion für beide Verfahren – P$_{tc}$CO$_2$- und

S$_p$O$_2$-Messung – optimiert. Der intelligente Aufbau des S$_p$O$_2$-Sensors unterstützt die um den Faktor 10 geringere Signaldetektion des Reflexionsverfahrens – im Gegensatz zu den auf Transmission basierenden Fingerclipsensoren für die S$_p$O$_2$-Messung.

15.3 Methodenbeschreibung

15.3.1 Seitenstromkapnometrie

Bei Kapnometern vom Seitenstromtyp (»sidestream capnometry«) erfolgt die Messung außerhalb des Atemsystems in einer Messbank im Monitor. Eine Pumpe saugt über eine dünne Schlauchleitung, ausgehend von einem T-Stück (Konnektor mit geringem Totraum) zwischen Tubus oder Maske auf der einen und Filter oder Y-Stück des Beatmungssystems auf der anderen Seite, kontinuierlich Atemgas an. Je nach gewähltem Filter befindet sich dort auch ein Ansatzstück, sodass auf den Konnektor verzichtet werden kann.

Der Gasfluss in der Ansaugleitung variiert nach Gerätehersteller und -typ für Erwachsenenversionen zwischen 120 und 250 ml/min. Die für die Beatmung von Kindern angebotenen reduzierten Flüsse zwischen 50 und 60 ml/min kommen nicht mehr zum Einsatz (▶ Kap. 16). Die Schlauchlänge beträgt üblicherweise 1,5–3 m. Aus diesem Grund ist die Messung im Vergleich zur Hauptstromanalyse um 1–1,5 s verzögert.

Kondensiertes Wasser und Sekrete des Patienten können den Gasfluss unterbrechen (Schlauch inspizieren!). Der Messvorgang selbst wird durch Wasser gestört. Das Eindringen von Feuchtigkeit in die Messzelle ist auf jeden Fall zu vermeiden, da sie dadurch zerstört wird. Am gebräuchlichsten sind Wasserfallen am Eingang des Gerätes (▶ Kap. 16) und feuchtigkeitsabsorbierende Filter im gerätenahen Luer-Konnektor. Das angesaugte Gas wird nach der Analyse entweder in das Narkosegasabsaugsystem oder zurück in das Atemsystem des Narkosegeräts geleitet (Gasprobenrückführung).

15.3.2 Hauptstromkapnometrie

Kennzeichen des Verfahrens der Messung im Hauptstrom (»mainstream capnometry«) ist eine Küvette, durch die der gesamte Atemgasfluss geleitet wird. Multisensorische Hauptstromgeräte der aktuellen Generation integrieren

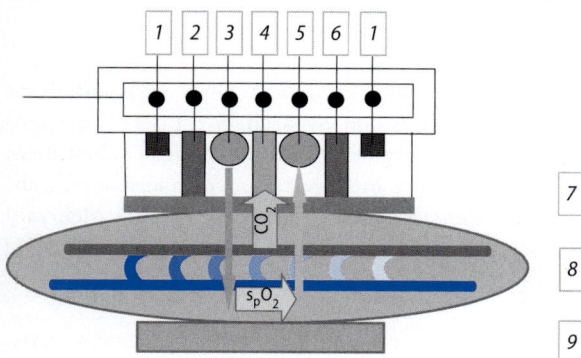

◘ **Abb. 15.3.** Schema eines Kombinationssensors für die transkutane Messung des CO$_2$-Partialdrucks und der Sauerstoffsättigung mittels Pulsoxymetrie (S$_p$O$_2$) im Reflexionsmodus am Ohrläppchen. *1* Heizelemente; *2* Thermistor; *3* lichtemittierende Diode (Rot und Infrarot); *4* pH-Glaselektrode; *5* Photodiode; *6* Ag/AgCl-Referenzelektrode; *7* Membran; *8* Ohrläppchen; *9* Reflektor und Halterung. Mit frdl. Genehmigung der Fa. Radiometer Basel AG, Schweiz in die Küvette den Infrarotsensor für CO_2 und für weitere Anästhesiegase sowie schnelle elektrochemische O_2-Sensoren (▶ Kap. 16). Die Position entspricht dem T-Stück im Seitenstromverfahren – zwischen Tubusansatz (mit oder ohne Bakterienfilter) und Y-Stück der Beatmungsschläuche. Der Infrarotlichtstrahl wird nach dem Durchtritt durch die Messküvette von einer Photodiode, die sich gegenüber der Infrarotlichtquelle befindet, empfangen und analysiert.

Vorteile sind die rasche und sichere CO_2-Detektion sowie die Unabhängigkeit von den Druckverhältnissen im Beatmungssystem und in den Alveolen. Nachteile sind das Beschlagen und das Verschmutzen der Küvetten, die Kalibrierung außerhalb des Betriebs durch Testküvetten sowie die fehlende Kompensation bei Gasgemischen bzw. die nur manuell durchführbare Korrektur für Lachgas. Einige Systeme heizen die Küvette zur Vermeidung von Beschlagen und Kondensation auf 37°C an. Moderne Sensoren der aktuellen Generation verzichten auf dieses Verfahren, um Gewicht zu sparen. Hierbei sind die Küvetten (Einmalprodukte) vorbehandelt. Eine Differenzierung zwischen STPD- und BTPS-Bedingungen (◻ Tab. 15.1) wird nicht angeboten. Die Sensoren haben jeweils ein unterschiedliches Gewicht und sind deshalb sorgfältig zu platzieren und zu fixieren, damit keine unerwünschten Zugkräfte am Tubus auftreten. Miniaturisierte Versionen sind mit und ohne Kombination eines Differenzialdruckaufnehmers zur Gasflussmessung und somit zur Analyse der Atemmechanik für den Einsatz bei Neugeborenen bis zu Erwachsen erhältlich.

❗ Aus hygienischen und Kostengründen werden direkt am Tubusansatz Bakterienfilter eingesetzt, um eine Kontamination der Messgeräte und der Beatmungsschläuche zu verhindern. Hierbei durchläuft die Exspirationsluft ein erhöhtes Totraumvolumen. Das CO_2-Signal wird verzögert und geringgradig verzerrt dargestellt.

15.3.3 Anwendung während Spontanatmung

Die Idee, die Ansaugleitung der CO_2-Messung bei spontanatmenden Patienten in die ausgeatmete Luft zu halten, wurde in vielfältigen Varianten umgesetzt. Das System Microstream (Fa. Orideon, Lübeck) sammelt über einen Absaugschlauch mit geringem Querschnitt und mit einem Fluss von 50 ml/min die Gasprobe über Öffnungen an beiden Nasenlöchern und über dem Mund. Parallel wird über eine zweite Zuleitung Sauerstoff zu Mund und Nase geleitet. Da der Sauerstoff nur über kleine Poren austritt, entsteht eine O_2-Wolke. Das System ist für die Anwendung bei Kindern und Erwachsenen geeignet. Im Hauptstromverfahren wird CO_2 ebenfalls durch Öffnungen über dem Mund und aus der Nase in eine Küvette geleitet, an deren Seitenwänden der Sensor platziert ist. Über das System kann eine Gesichtsmaske zur O_2-Applikation platziert werden.

Ein Vorteil besteht in der atemzugabhängigen Anzeige von ausgeatmetem CO_2 und der Atemfrequenz zur Überwachung von sedierten und analgesierten Patienten. Ein Nachteil ist die oft gleichzeitig notwendige Sauerstoffgabe. Der O_2-Fluss ist der ausgeatmeten Atemgasströmung entgegengesetzt und kann das Messsignal erheblich modifizieren. Dieser Effekt wird bei Anwendung einer Gesichtsmaske bereits bei einer O_2-Insufflation von 2 l/min wirksam. Für die von den Firmen zur Applikation von Sauerstoff modifizierten Systeme ist dies allerdings erst bei einer O_2-Gabe von >4 l/min zu berücksichtigen.

15.3.4 Technische Anforderungen

Messbereich. In der perioperativen Anwendung sind Werte zwischen 0 und 75 mmHg (0–10 Vol %) erforderlich.

Genauigkeit. Die Genauigkeit eines Messverfahrens gibt an, wie gut es den »wahren« Wert der zu messenden Größe wiedergibt. Die Abweichungen sollen nicht mehr als ±5 % des Messwertes oder, in absoluten Zahlen, höchstens ±2 mmHg betragen. Für die Mehrzahl der Infrarotgeräte ist diese Forderung bis 60 mmHg erfüllt.

Präzision. Die Präzision beschreibt bei einem konstanten Wert die Schwankungen der gemessenen Werte (±1 mmHg).

Stabilität. Eine Drift der Nulllinie sollte vernachlässigbar sein, auch wenn über Stunden oder Tage gemessen wird. Die Langzeitstabilität der Messungen bestimmt, wie häufig zu kalibrieren ist.

Kalibrierung. Im Seitenstromverfahren erfolgt die Null-punktkalibrierung durch Raumluft. Das Intervall bestimmt das Gerät selbst. Häufiges Kalibrieren deutet auf eine Fehlfunktion hin. Hauptstromsensoren werden durch eine Testküvette kalibriert, in der Regel vor der Anwendung, im Minimum einmal in 24 h oder bei Küvettenwechsel. Die Kalibrierung mit trockenem Testgas erfolgt unter ATPD-Bedingungen ($\square$ Tab. 15.1) mit einer Gasmischung, die präzise eine vorgegebene Konzentration von CO_2 enthält (in der Regel 5 Vol %).

Ansprechzeit der Systeme. Hauptstromsysteme liefern das Messergebnis nach 50–100 ms. Durch den Gasprobentransport im Seitenstromverfahren in die Messkammer tritt eine Verzögerungszeit (»delay time«) auf, die von der Länge und dem Durchmesser des Ansaugschlauchs, dem eingestellten Absaugfluss und der Viskosität des Gases abhängt (1–1,5 s).

Anstiegszeit. Von der Verzögerungszeit ist die Anstiegszeit (»rise time«) der gemessenen Konzentration (Phase II im Kapnogramm) zu unterscheiden. Zur quantitativen Charakterisierung der Anstiegszeit werden verschiedene typische Punkte der Anstiegskurve eingesetzt. Die Ansprechzeit eines Sensors gilt dann als ausreichend, wenn die Zeitkonstante (definiert als die Anstiegszeit von 0 auf 63 %, T_{0-63}) im idealen Fall eines vorgegebenen Rechtecksignals etwa 100 ms beträgt. Für Atemfrequenzen bis 60/min sollte die Anstiegszeit (definiert als T_{10-70}) 120 ms bei einem Inspirations-Exspirations-Verhältnis von 2:1 und 160 ms bei einem Verhältnis von 1:1 nicht überschreiten. Soll auch bei Atemfrequenzen von 100/min gemessen werden, ist ein Wert für die Anstiegszeit von <80 ms notwendig. Die Ansprechzeit T_{10-90} ist um den Faktor 2 gegenüber der Ansprechzeit T_{10-70} und um den Faktor 2,2 gegenüber dem Wert für die Zeitkonstante verlängert. Bei Kindern mit einem Körpergewicht unter 6 kg wirkt sich die Atemfrequenz auf die Zuverlässigkeit der Kapnometrie aus.

Bei der Verwendung eines halboffenen Spülgassystems ohne Ventilsteuerung (Bain- oder Kuhn-System) oder bei Verwendung von Beatmungsformen mit kontinuierlichem Frischgasfluss (»continuous positive airway pressure«) sind die Verfahren nicht mit ausreichender Zuverlässigkeit anwendbar. Sobald die Exspirationsflussstärke geringer ist als der Frischgasfluss, erreicht das ausgeatmete CO_2 nicht mehr in vollem Umfang die Messkammer, und es werden falsch-niedrige CO_2-Konzentrationen gemessen.

15.4 Praktische Anwendung: Indikationen und Bewertung

Funktionen der CO_2-Messung
- Kontrolle der Tubuslage
- Überwachung der Funktion des Narkosebeatmungssystems
- Überwachung der alveolären Ventilation
- Registrierung von Störungen im pulmonalen Ventilations-Perfusions-Verhältnis
- Einschätzung kreislaufbedingter Transportstörungen
- Beurteilung der CO_2-Produktion in der Zelle/im Gewebe
- Beurteilung der CO_2-Resorption (endoskopische Eingriffe mit CO_2-Insufflation)

15.4.1 Kontrolle der Intubation

Die Kapnographie ist das einzige zuverlässige Monitoringverfahren zum Ausschluss einer ösophagealen Intubation [1]. Geringe CO_2-Signale beruhen auf CO_2-haltiger Luft im Magen, die während der in dieser Situation meist schwierigen Maskenbeatmung dort hineingepresst wurde. Sie zeigen *keine* endotracheale Lage an.

Ein konstant und atemsynchron dargestelltes Kapnogramm ($\square$ Abb. 15.4 und 15.5, erste Zeile) mit einem plau-

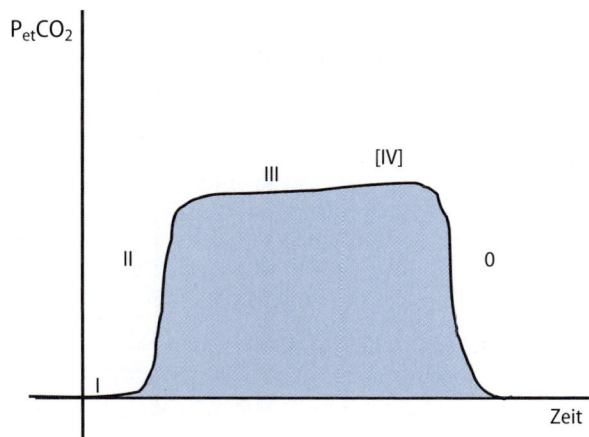

$\square$ **Abb. 15.4.** Darstellung eines normalen Kapnogramms; $P_{et}CO_2$ endtidaler Kohlendioxidpartialdruck. Zur Bedeutung der Phasen 0–IV $\square$ Tab. 16.2

siblen endtidalen Wert für den CO_2-Partialdruck ($P_{et}CO_2$) ist nur dann erhältlich, wenn sich der Tubus in den Atemwegen befindet. Wird ein im Ösophagus liegender Tubus ventiliert, sind die angezeigten Kurven nicht oder nur gering ausgeprägt (◘ Abb. 15.5, zweite Zeile). Bei einer pha-

ryngealen Fehllage oder einem Abknicken des Tubus im Bereich der Stimmbandebene erscheinen ebenfalls signifikant veränderte Kapnogramme (◘ Abb. 15.5, dritte Zeile). Das Gleiche gilt für die CO_2-Messung bei der Einführung der Larynxmaske oder anderer Beatmungshilfen.

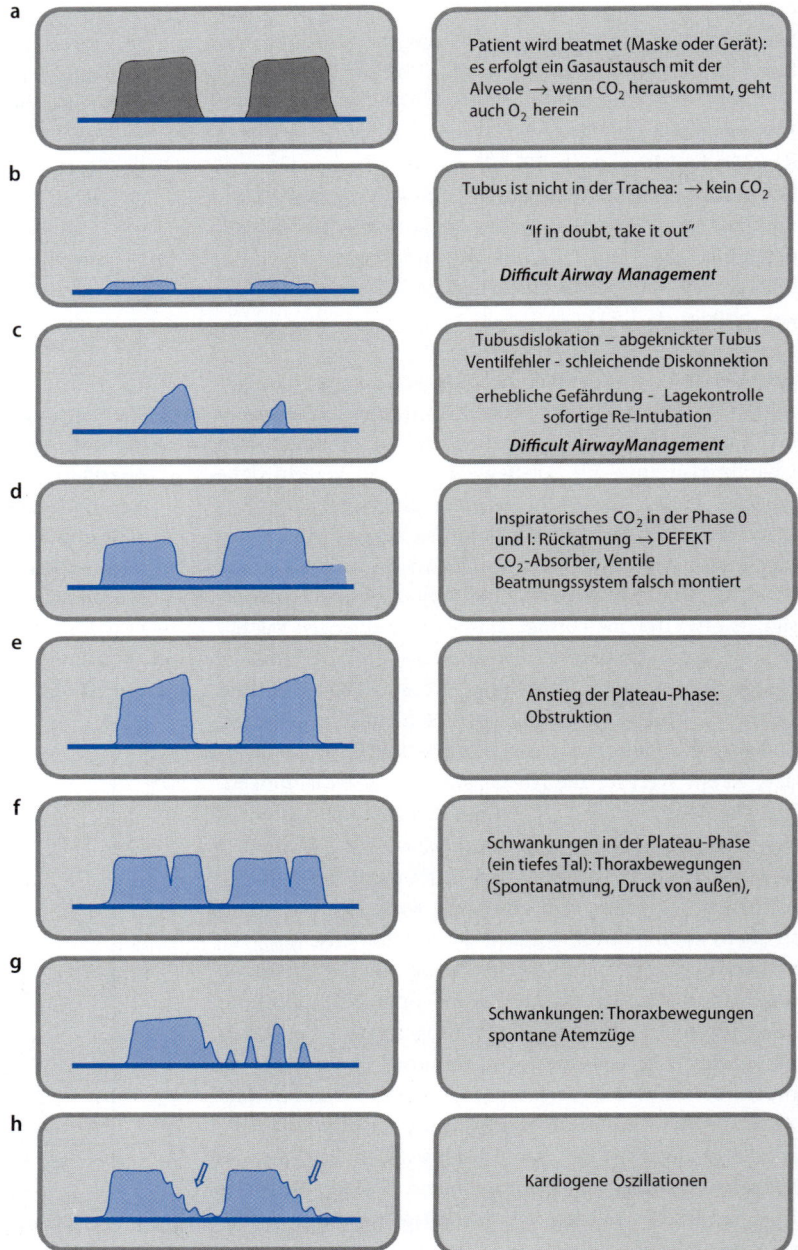

a Patient wird beatmet (Maske oder Gerät): es erfolgt ein Gasaustausch mit der Alveole → wenn CO_2 herauskommt, geht auch O_2 herein

b Tubus ist nicht in der Trachea: → kein CO_2

"If in doubt, take it out"

Difficult Airway Management

c Tubusdislokation – abgeknickter Tubus Ventilfehler - schleichende Diskonnektion

erhebliche Gefährdung - Lagekontrolle sofortige Re-Intubation

Difficult AirwayManagement

d Inspiratorisches CO_2 in der Phase 0 und I: Rückatmung → DEFEKT CO_2-Absorber, Ventile Beatmungssystem falsch montiert

e Anstieg der Plateau-Phase: Obstruktion

f Schwankungen in der Plateau-Phase (ein tiefes Tal): Thoraxbewegungen (Spontanatmung, Druck von außen),

g Schwankungen: Thoraxbewegungen spontane Atemzüge

h Kardiogene Oszillationen

◘ **Abb. 15.5.** Charakteristische Kurven der Kapnographie

15

Situationen, bei denen die Kapnographie als Kriterium für das Vorhandensein einer alveolären Ventilation unsicher ist, sind Herzstillstand, massive bronchospastische Reaktionen und Fehlfunktion des Geräts.

❗ Prinzipiell gilt hier folgender Leitsatz: »If in doubt, take it out.« Da hier eine Situation mit schwierigem Luftweg vorliegt, ist der allgemeine oder in der jeweiligen Abteilung geltende Standardalgorithmus »difficult airway management« zu beachten [2].

15.4.2 Einstellung der Beatmung

Der arterielle CO_2-Partialdruck (P_aCO_2) ist eine direkte Funktion der alveolären Ventilation und des Säure-Basen-Status. Beim lungengesunden Patienten mit ausgeglichenem Metabolismus kann der endtidale CO_2-Partialdruck ($P_{et}CO_2$) direkt zur Einstellung der Beatmung eingesetzt werden. Hierbei ist die physiologische Differenz $P_{(a-et)}CO_2$ ebenso zu berücksichtigen wie Veränderungen der Beatmung während der Anästhesie, wie sie durch CO_2-Resorption bei laparoskopischen Eingriffen auftritt.

Bei kleinen Kindern liegen durch die niedrigen Atemzugvolumina und die hohen Atemfrequenzen besondere Bedingungen vor. Wesentliches Ziel ist die Reduktion des zusätzlichen Totraums durch die Messküvette (Hauptstrom) oder das T-Stück (Seitenstrom). Hierzu bieten die Hersteller inzwischen eine große Auswahl an Sensoren an. Prinzipiell ist das Hauptstromverfahren bei kleinen Tidalvolumina und hohen Frequenzen günstiger, in der klinischen Anwendung haben sich jedoch die multiplen Atemgasanalysatoren im Seitenstromverfahren durchgesetzt (▶ Kap. 12). Auf eine Reduktion der Absaugrate (Erwachsene: 150–200 ml/min; Neugeborene: 50–60 ml/min) wird wegen der Verlängerung der Ansprechzeit und dem erheblichen Messfehler inzwischen verzichtet.

Bei der Hochfrequenz- oder Jetventilation sind die Einsatzmöglichkeiten der Kapnographie begrenzt. Atemfrequenz und Vorhandensein einer Ventilation lassen sich feststellen, ein echtes Plateau in Phase III ist in der Regel jedoch nicht vorhanden. Infolge der kurzen Atemzyklusdauer kann die Exhalationszeit so kurz werden, dass endexspiratorisch kein Alveolargas erscheint. Schließlich wirkt sich die Ansprechzeit von Seitenstromgeräten bei Beatmungsfrequenzen von >30/min markant auf die Messgenauigkeit aus. Hilfsweise kann die Lunge intermittierend und manuell mit einem hohen Tidalvolumen beatmet werden, um einen gültigen $P_{et}CO_2$-Wert zu erhalten. Dieses Beatmungsverfahren stellt eine sinnvolle Indikation für die transkutane P_{CO_2}-Messung dar.

15.4.3 Kurvenanalyse des Kapnogramms

❗ Der Verlauf des Kapnogramms und der $P_{et}CO_2$ geben Hinweise auf möglicherweise lebensbedrohliche Störungen der Ventilation und der Lungenperfusion. Anders als bei der Pulsoxymetrie geschieht dies in der Regel, bevor die Sauerstoffreserve des Körpers erschöpft ist. Der Zeitgewinn vor einer drohenden Hypoxämie beträgt 2–3 min.

Im Verlauf eines normalen Kapnogramms (◘ Abb. 15.4) können 4 typische Phasen abgegrenzt werden. Die **inspiratorische Basislinie** (Phase I) kommt durch das normalerweise CO_2-freie Inspirationsgas (P_iCO_2) zustande. Dann gilt: $P_iCO_2 = 0$. Der Alarm für einen P_iCO_2 von >2 mmHg sollte als Standard in jedem Gerät aktiviert sein. Direkt bei Beginn der Beatmung deutet ein zu hoher Wert auf eine Fehlfunktion des Narkosegeräts – hier besonders der Ventile – sowie auf verbrauchten Absorberkalk hin. Aus diesem Grund sollten die Ventile des Kreissystems für den Anästhesisten deutlich einsehbar sein. Ein langsamer und progredient verlaufender Anstieg des P_iCO_2 während der Narkose deutet auf die drohende Erschöpfung des CO_2-Absorberkalks hin. Dies gilt insbesondere bei Narkosen mit reduziertem Frischgasfluss.

Kurz nach Beginn der Exspiration erfolgt ein **steiler Anstieg des CO_2** (Phase II). Ist dieser Anstieg deutlich verlangsamt, kommen 2 Ursachen infrage: Die Lungenentleerung kann durch eine mechanische Verlegung in den oberen Atemwegen (z. B. Tubusabknickung) oder durch eine schwere Obstruktion der unteren Atemwege wie bei einer chronisch-obstruktiven Lungenerkrankung verzögert sein.

Die Phase III ist normalerweise als **leicht positiv ansteigendes Plateau** ausgebildet, das der CO_2-Konzentration bzw. dem CO_2-Partialdruck des Alveolargases entspricht. Der maximale Wert wird am Ende dieser Phase, unmittelbar vor Beginn der nächsten Inspiration (Phase 0), erreicht und als endexspiratorischer oder endtidaler PCO_2 ($P_{et}CO_2$) bezeichnet. Ist ein Plateau vorhanden, entspricht der gemessene $P_{et}CO_2$ mit einer geringen Abweichung dem alveolären Kohlendioxidpartialdruck (P_ACO_2). Ist diese Voraussetzung nicht gegeben, zeigt der $P_{et}CO_2$ den Kohlendioxidpartialdruck derjenigen Alveo-

◻ Tab. 15.2. Überblick der Differenzialdiagnostik des Kapnogramms

Phasen	Normal	Verändert	Ursache
I	Inspiration: CO_2-frei	Erhöhte Basislinie	CO_2-Rückatmung: – CO_2-Absorber verbraucht – Fehler im Schlauchsystem – Ventile defekt
II	Beginn der Exspiration: steiler Anstieg	Verzögert	Verminderung des Gasflusses: – Schwerste Obstruktion – Mechanische Verlegung – Tubusabknickung
III	Plateau: alveoläre Phase mit leicht positivem Anstieg	Anstieg: steil oder wellenförmig (Talbildung)	Obstruktion oder Spontanatmung
[IV]	Nicht obligatorisch	Alveolen rekrutiert, CO_2-Konzentration erhöht	Umverteilung der alveolären Ventilation
0	Beginn der Inspiration: steiler Abfall	Verzögert	Undichtes Inspirationsventil, Verminderung des inspiratorischen Gasflusses

len an, die sich als letzte während der Exhalationsphase des Atemzyklus entleeren. Bei besonders adipösen Personen oder bei schwangeren Patientinnen kann sich hier eine Phase IV durch einen weiteren positiven Anstieg abgrenzen. Ursache ist die zusätzliche Eröffnung von Alveolen mit einer höheren CO_2-Konzentration in dieser Phase. Die häufigsten Veränderungen der Plateauphase sind in ◻ Abb. 15.5 und ◻ Tab. 15.2 dargestellt.

Schema für die Analyse eines Kapnogramms

— Zeigt die Kurve eine alveoläre Ventilation an?
— Sind die Phasen I, II, III und 0 differenzierbar?
— Entsprechen die Phasen der Einstellung am Beatmungsgerät?
— Wie groß sind inspiratorischer und exspiratorischer Kohlendioxidpartialdruck?
— Erfolgen exspiratorischer Anstieg und/oder inspiratorischer Abfall verzögert?
— Verläuft das Plateau horizontal, ansteigend oder unregelmäßig?
— Sind inspiratorische und exspiratorische Werte konstant oder ändern sie sich?

Kurz nach Beginn der Inspiration beginnt der **steile Abfall** auf den das Inspirationsgas kennzeichnenden Wert $P_iCO_2 = 0$ (Phase 0). Eine Verzögerung des Abfalls

kann durch ein undichtes Inspirationsventil (◻ Abb. 15.6), durch eine Obstruktion in den Atemwegen mit deutlich erniedrigtem Inspirationsgasfluss oder durch zu langsames Ansaugen des Gases bei Seitenstromanalysatoren verursacht sein. Ein prolongiertes Plateau durch ein defektes Inspirationsventil ist schwierig zu erkennen, da sich die charakteristische Form des Kapnogramms nur unwesentlich ändert.

Eine Besonderheit im Kapnogramm sind sog. **kardiogene Oszillationen.** Es handelt sich um herzsynchrone Wellenbewegungen, die sich dem beatmungsinduzierten Kapnogramm superponieren. Sie werden durch Änderungen des pulmonalen Blutvolumens hervorgerufen. Hierdurch entstehen deutliche P_ACO_2-Schwankungen, die sich bis zur Tubusöffnung fortsetzen. Sie treten typischerweise am Ende einer mechanischen Exspiration auf, wenn keine Spontanatmung einsetzt.

15.4.4 Differenzialdiagnostik der arterio-endexspiratorischen Differenz des Kohlendioxidpartialdrucks

❗ Das Verständnis des Zustandekommens und der Determinanten der arterio-endexspiratorischen Differenz des Kohlendioxidpartialdrucks ist Voraussetzung für den Einsatz der Kapnographie zur Überwachung von Ventilation und Kreislauf.

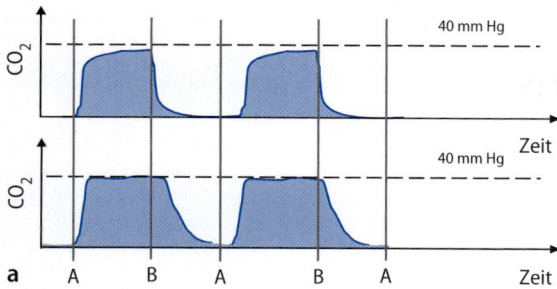

Abb. 15.6a,b. Defektes Inspirationsventil im Kreissystem. **a** *Oben* ist ein normales Kapnogramm dargestellt. *Unten* ist das Kapnogramm in der Phase III verlängert und in der Phase 0 verzögert. Da der Defekt bei Inbetriebnahme des Geräts am Patienten sofort vorhanden ist, kann dieses Kapnogramm fälschlicherweise als normal eingestuft werden. **b** Während der Exspirationsphase wird CO_2-haltiges Gas auch in den Inspirationsschenkel geleitet. Dieses Gas wird nun während des Beginns der nächsten Inspiration dem Patienten zugeführt. Da hier noch CO_2 enthalten ist, zeichnet die Kapnographie die Messung auf.

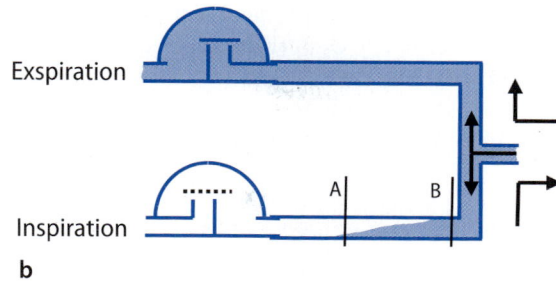

Diese Differenz – $P_aCO_2 - P_{et}CO_2 = P_{(a\text{-}et)}CO_2$ – wird auch als Gradient bezeichnet. Sie beträgt bei lungengesunden Patienten mit intaktem Kreislauf während der Anästhesie 4–5 mmHg und ist individuell unterschiedlich. Die Differenz $P_{(a\text{-}et)}CO_2$ kann 3 wesentliche Ursachen haben:

- Durch fehlerhafte Messung des Gerätes ist der angezeigte $P_{et}CO_2$ kleiner als der wahre Wert (langsame Ansprechzeit, Leckage in der Ansaugleitung, fehlerhafte Kalibrierung).
- Undichtigkeiten am Tubus können bei Kindern mit Tubus ohne Cuff, bei Maskenbeatmung oder bei Anwendung von Beatmungshilfen (Larynxmaske etc.) auftreten.
- Es besteht eine tatsächliche Differenz zwischen arteriellem und alveolärem Kohlendioxidpartialdruck im Zusammenspiel von alveolärer Ventilation ($\dot{V}$) und Perfusion ($\dot{Q}$) als Ventilations-Perfusions-Verteilungsstörung.

Veränderungen des $\dot{V}$-$\dot{Q}$-Verhältnisses nach oben und unten lassen den $P_{(a\text{-}et)}CO_2$-Wert ansteigen. Im Idealzustand kann ein vollständiger Ausgleich zwischen dem endkapillären und dem alveolären Kohlendioxidpartialdruck angenommen werden ($P_{(a\text{-}et)}CO_2 = 0$; **Abb. 15.7a**).

$\dot{V}/\dot{Q}$ erhöht – Lungenabschnitte ventiliert, aber nicht durchblutet.
Klinische Situationen für Totraumventilation (**Abb. 15.7b**): schweres Lungenversagen, pulmonale oder systemische Hypoperfusion (Hypovolämie, Myo-

kardversagen, Herzvitien mit Rechts-links-Shunt, Lungenembolie). Bei einer Lungenembolie fällt in der nicht durchbluteten, aber ventilierten Lunge der P_ACO_2 auf niedrige Werte und ist nur wegen der partiellen Belüftung mit CO_2-haltigem Totraumanteil etwas größer als Null. Der P_aCO_2 ist gegenüber dem Normalzustand leicht erhöht, weil das gesamte Herzzeitvolumen durch die nicht betroffenen Lungen fließt und dort das $\dot{V}/\dot{Q}$-Verhältniss halbiert.

$\dot{V}/\dot{Q}$ erniedrigt – erhöhte Shunt-Durchblutung (**Abb. 15.7c**).
Einseitige Intubation, Atelektase. Der $P_{(a\text{-}et)}CO_2$ nimmt zu, jedoch nicht so markant wie bei vergrößertem Totraum. Die Ventilation auf der nicht betroffenen Seite nimmt zu – damit auch $\dot{V}/\dot{Q}$–, und es resultiert dort eine Abnahme des P_ACO_2.

Während der Anästhesie werden auch negative Werte für den $P_{(a\text{-}et)}CO_2$ beobachtet. In der Schwangerschaft werden die reduzierte funktionelle Residualkapazität, eine verminderte Compliance und die erhöhte CO_2-Produktion für die $P_{(a\text{-}et)}CO_2$-Differenzen verantwortlich gemacht. Dies bedingt eine spätexspiratorische Entleerung von Alveolen mit hohem CO_2-Gehalt. Nach Eingriffen mit der Herz-Lungen-Maschine führen Inhomogenitäten von Ventilation und Perfusion sowie eine Abnahme der funktionellen Residualkapazität zu negativen Gradienten.

❗ **Die simultane Bestimmung von P_aCO_2 und $P_{(a\text{-}et)}$ CO_2 kann in einer kritischen Situationen entscheidende diagnostische Hinweise liefern.**

Es existieren 3 Konstellationen, die durch einen deutlich niedrig gemessenen $P_{et}CO_2$ oder durch einen plötzlichen und deutlichen Abfall des $P_{et}CO_2$ gekennzeichnet sind:

- Probleme mit dem endotrachealen Tubus (dazu gehören Fehllagen wie ösophageale, pharyngeale oder endobronchiale Lokalisation und Obstruktionen durch Sekret oder Abknickung)
- Lungenarterienembolie (durch Thrombus, Luft, CO_2 oder Fruchtwasser)
- Herzstillstand und kardiopulmonale Wiederbelebung

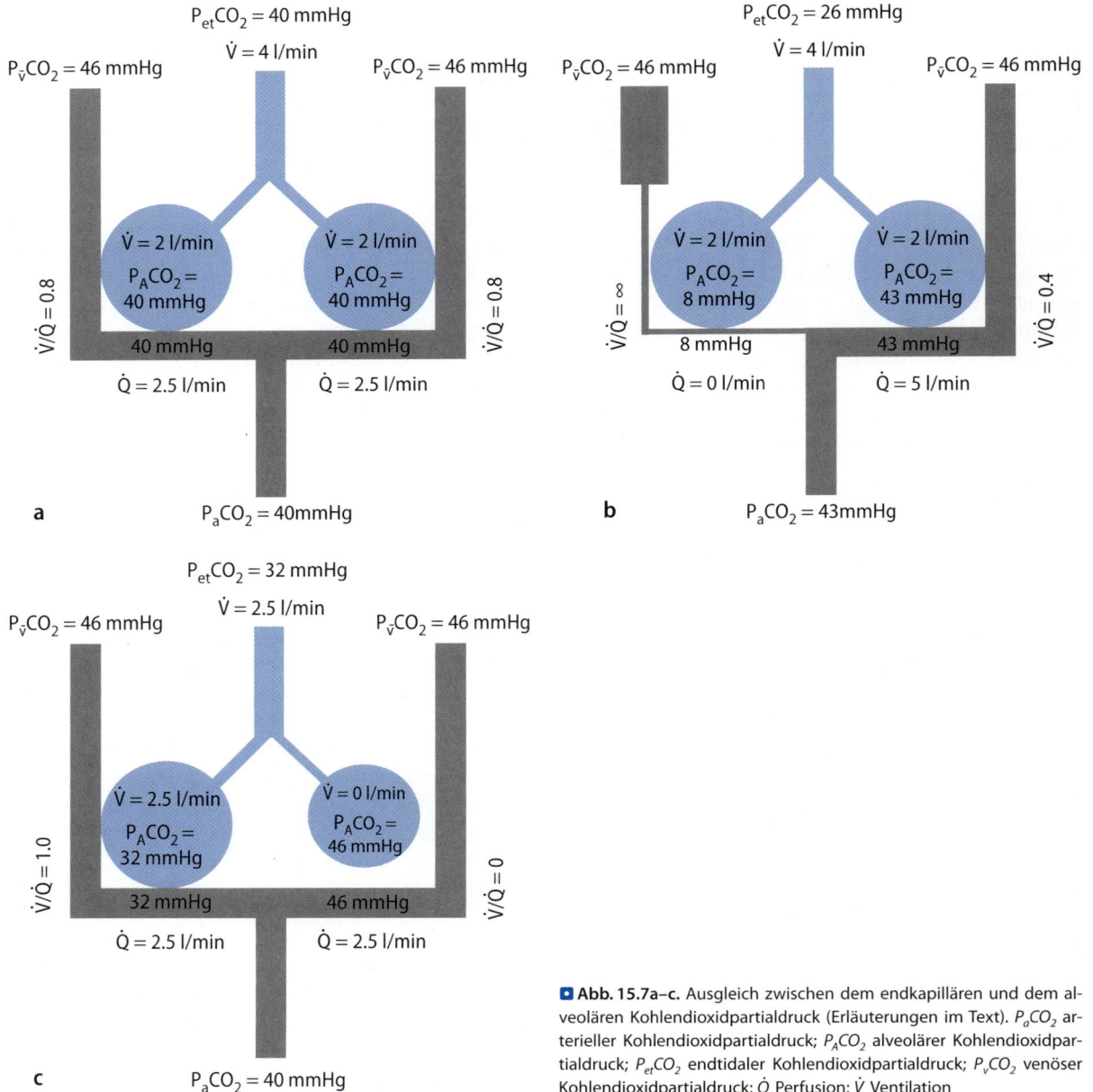

a

$P_{et}CO_2 = 40$ mmHg
$\dot{V} = 4$ l/min
$P_{\bar{v}}CO_2 = 46$ mmHg
$P_{\bar{v}}CO_2 = 46$ mmHg
$\dot{V}/\dot{Q} = 0.8$
$\dot{V}/\dot{Q} = 0.8$
$\dot{V} = 2$ l/min, $P_ACO_2 = 40$ mmHg
$\dot{V} = 2$ l/min, $P_ACO_2 = 40$ mmHg
40 mmHg
40 mmHg
$\dot{Q} = 2.5$ l/min
$\dot{Q} = 2.5$ l/min
$P_aCO_2 = 40$ mmHg

b

$P_{et}CO_2 = 26$ mmHg
$\dot{V} = 4$ l/min
$P_{\bar{v}}CO_2 = 46$ mmHg
$P_{\bar{v}}CO_2 = 46$ mmHg
$\dot{V}/\dot{Q} = \infty$
$\dot{V}/\dot{Q} = 0.4$
$\dot{V} = 2$ l/min, $P_ACO_2 = 8$ mmHg
$\dot{V} = 2$ l/min, $P_ACO_2 = 43$ mmHg
8 mmHg
43 mmHg
$\dot{Q} = 0$ l/min
$\dot{Q} = 5$ l/min
$P_aCO_2 = 43$ mmHg

c

$P_{et}CO_2 = 32$ mmHg
$\dot{V} = 2.5$ l/min
$P_{\bar{v}}CO_2 = 46$ mmHg
$P_{\bar{v}}CO_2 = 46$ mmHg
$\dot{V}/\dot{Q} = 1.0$
$\dot{V}/\dot{Q} = 0$
$\dot{V} = 2.5$ l/min, $P_ACO_2 = 32$ mmHg
$\dot{V} = 0$ l/min, $P_ACO_2 = 46$ mmHg
32 mmHg
46 mmHg
$\dot{Q} = 2.5$ l/min
$\dot{Q} = 2.5$ l/min
$P_aCO_2 = 40$ mmHg

Abb. 15.7a–c. Ausgleich zwischen dem endkapillären und dem alveolären Kohlendioxidpartialdruck (Erläuterungen im Text). P_aCO_2 arterieller Kohlendioxidpartialdruck; P_ACO_2 alveolärer Kohlendioxidpartialdruck; $P_{et}CO_2$ endtidaler Kohlendioxidpartialdruck; P_vCO_2 venöser Kohlendioxidpartialdruck; $\dot{Q}$ Perfusion; $\dot{V}$ Ventilation

15.5 Monitoring der Zirkulation

15.5.1 Herzzeitvolumen

Unter der Voraussetzung einer konstanten CO_2-Produktion und einer gleichmäßigen alveolären Ventilation kann die Kapnographie eindeutige Hinweise auf die Funktion des Kreislaufs geben: Ein Abfall des Herzzeitvolumens führt zu einer Reduktion des $P_{et}CO_2$. Ein solcher Verlauf kann intraoperativ der erste Hinweis auf eine schwere Hypovolämie oder eine Änderung der Anästhesietiefe sein. Eine Zunahme der CO_2-Produktion bei maligner Hyperthermie manifestiert sich in einem $P_{et}CO_2$-Anstieg und einer Tachykardie.

15.5.2 Lungenembolie

Eine Lungenembolie erhöht regional oder global die Totraumventilation und führt zu einem Abfall des $P_{et}CO_2$: Ist die Lungenembolie hämodynamisch wirksam, trägt die Erniedrigung des Herzzeitvolumens bei konstanter Ventilation zusätzlich zum Abfall des $P_{et}CO_2$ bei (◘ Tab. 15.3). Auch leichtere Embolien ohne hämodynamische Auswirkungen führen bereits zu einer Abnahme des $P_{et}CO_2$.

❗ Die Kapnographie ist in allen Situationen, in denen mit einer venösen Embolie zu rechnen ist, unverzichtbarer Bestandteil der apparativen Patientenüberwachung. Beispiele hierfür sind die sitzende Position in der Neurochirurgie, laparoskopische Eingriffe, Hüftchirurgie (Fett, Verwendung von Knochenzement) und Sectio caesarea (Fruchtwasser).

15.5.3 Kardiopulmonale Wiederbelebung

Wenn die Lungenperfusion deutlich reduziert ist oder ausfällt (Herzstillstand), kann kein CO_2 mehr in die Alveolen diffundieren, und der $P_{et}CO_2$ fällt auf sehr niedrige Werte [3]. Der $P_{et}CO_2$ gilt als ein Maß für die pulmonale Durchblutung bei der kardiopulmonalen Wiederbelebung und dient damit der Kontrolle der Effektivität. Bei deutlich reduziertem Herzzeitvolumen besteht eine lineare Beziehung zwischen dem Herzzeitvolumen und dem $P_{et}CO_2$ [4]. Oberhalb eines gewissen Schwellenwertes führt eine weitere Steigerung des Herzzeitvolumens nicht mehr zu einer Zunahme des $P_{et}CO_2$. Ein Anstieg des $P_{et}CO_2$ während der Reanimation innerhalb von 2–5 min von 10–15 auf 30–35 mmHg gilt als Zeichen für das Wiedereinsetzen der spontanen Zirkulation [4].

15.5.4 Schock

Polytraumatisierte Patienten zeigen nach der Aufnahme im Schockraum häufig einen deutlich reduzierten $P_{et}CO_2$-

◘ **Tab. 15.3.** Änderungen des endtidalen Kohlendioxidpartialdrucks ($P_{et}CO_2$) in Abhängigkeit von verschiedenen Parameten

$P_{et}CO_2$	P_aCO_2	CO₂-Metabolismus	Zirkulation	Ventilation	Gerätefehler
↑	↑	– Flache Narkose, Schmerz – Fieber – Hyperthyreose – Natriumbikarbonatwirkung – Tourniquetöffnung – CO₂-Resorption (Laparoskopie, – besonders CO₂-Hautemphysem)	HZV ↑	Hypoventilation	– Akzidentelle Rückatmung (Ventil defekt) – Verbrauch des CO₂-Absorbers
↓	↓	Hypothermie	HZV ↓	Hyperventilation	AMV ↑
↓	↑	–	HZV ↓	Obstruktion (bronchial, Tubus/Schläuche)	Undichtigkeit
↓↓	↑↑	–	– Lungenembolie – Kreislaufstillstand	Ösophageale Intubation	Diskonnektion

↑ Erhöhung; ↑↑ ausgeprägte Erhöhung; ↓ Erniedrigung; ↓↓ ausgeprägte Erniedrigung
AMV Atem Minuten Volumen; *HZV* Herzzeitvolumen; P_aCO_2 arterieller Kohlendioxidpartialdruck

Wert [5]. Ist dieser nicht auf eine ausgeprägte Hyperventilation während des Transports zurückzuführen, liegt eine schwere Hypovolämie vor.

❗ **Der $P_{et}CO_2$ kann bei diesen Patienten als prognostischer Faktor herangezogen werden.**

15.6 Volumetrische Kapnographie als diagnostisches Verfahren

Definition

Die volumetrische Kapnographie nutzt die CO_2-Elimination als Funktion des ausgeatmeten Volumens pro Atemzug zur visuellen Darstellung heterogener Ventilation und Perfusion [6].

Die Analyse kann bei Atemzügen an beatmeten Patienten sowie während eines einzelnen tiefen Atemzugs (»single breath«) bei einem spontanatmenden Patienten durchgeführt werden. In der Plateauphase (Phase III des Kapnogramms; ◻ Abb. 15.4) wird mittels linearer Regression eine Gerade an die Kurve angelegt und in beide Richtungen verlängert. Die Kurvatur der Phase II des Kapnogrammes wird durch die Flächen p = q festgelegt.

Die obere Begrenzungslinie entspricht dem arteriellen CO_2-Partialdruck. Der Endpunkt der Phase III und die Verlängerung durch die lineare Regression auf die eingegebene Größe von 15 % der totalen Lungenkapazität definieren den Parameter der späten Totraumfraktion; er gilt als sensibler Parameter für Veränderungen der alveolären Perfusion im Rahmen einer Lungenembolie. Für das in ◻ Abb. 15.8 dargestellte Beispiel beträgt die späte Totraumfraktion F_d^{late} $(28-19,2)/28 \times 100 = 31,4\,\%$.

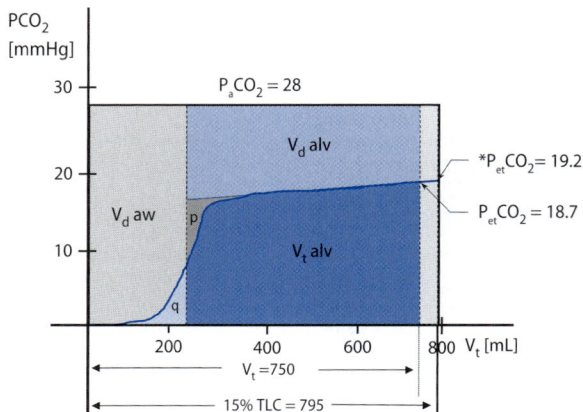

◻ **Abb. 15.8.** Verfahren der volumetrischen Kapnographie zur Berechnung der späten Totraumfraktion (F_d^{late}). P_aCO_2 arterieller Kohlendioxidpartialdruck; PCO_2 Kohlendioxidpartialdruck; $P_{et}CO_2$ endtidaler Kohlendioxidpartialdruck; *TLC* »total lung capacity«, totale Lungenkapazität (abhängig von Geschlecht, Größe und Gewicht); $V_d$alv alveolärer Totraum; $V_d$aw Totraum der Atemwege; $V_t$alv alveoläres Tidalvolumen (Differenz zwischen Tidalvolumen und alveolärem Totraum); *$P_{et}CO_2$ berechnet auf ein V_t von 15 % TLC

Fazit

Das atemsynchrone CO_2-Signal liefert Informationen über die korrekte endotracheale Lage des Tubus und die Ventilation. Ebenso zeigt es die sichere alveoläre Ventilation sowohl bei der Spontanatmung als auch bei der Beatmung mit Maske oder Beatmungshilfe an. Umgekehrt deutet ein verändertes Kapnogramm auf wichtige und potenziell lebensbedrohliche Störungen der Beatmung hin. Anders als bei der Pulsoxymetrie geschieht dies in der Regel, bevor die Sauerstoffreserve des Körpers erschöpft ist. Der Zeitgewinn vor einer drohenden Hypoxämie beträgt 2–3 min. Fehlende oder fehlerhafte CO_2-Kurven deuten auf eine Diskonnektion des Patienten vom Respirator oder vom Atmungssystem bzw. auf eine partielle CO_2-Rückatmung hin. Unvorhergesehene Veränderungen der CO_2-Konzentration während der Operation lenken den Verdacht auf eine pathologische Veränderung des Patientenzustandes. Ein deutliches Ansteigen der CO_2-Konzentration trotz adäquater Einstellung und einwandfreier Funktion der Ventilation deutet auf eine gesteigerte CO_2-Produktion hin. Dies kann bei einem relaxierten Patienten auf eine nicht adäquate Narkose zurückzuführen sein oder als Frühzeichen für das Auftreten einer malignen Hyperthermie gewertet werden. Ein Abfall der CO_2-Konzentration weist bei einem bezüglich des Volumenhaushalts adäquat eingestellten und kardial kompensierten Patienten im Gegensatz dazu auf eine reduzierte CO_2-Produktion während einer tiefen Narkose hin. Ist jedoch die Differenz zwischen dem endtidal gemessenen CO_2-Partialdruck und dem arteriell mittels Blutgasanalyse erhobenen Wert deutlich erhöht, kann dies ein Hinweis auf eine reduzierte Perfusion der Lungenstrombahn sein, wie es bei einer Luftembolie, einer thromboembolischen Lungenembolie oder im Rahmen eines schweren Schockgeschehens auftreten kann.

Die Kapnographie ist essenzieller Bestandteil des Anästhesiearbeitsplatzes.

Literatur und Links

1. Thompson JE, Jaffe MB (2005) Capnographic waveforms in the mechanically ventilated patient. Respir Care 50: 100–108
2. Braun U, Goldmann K, Hempel V, Krier C (2004) Airway Management – Leitlinie der Deutschen Gesellschaft für Anästhesiologie und Intensivmedizin. Anästh Intensivmed 45: 302–306
3. Gravenstein JS, Jaffe MB, Paulus DA (2004) Capnography: Clinical aspects: Carbon dioxide over time and volume. Cambridge University Press, Cambridge
4. Grmec S, Lah K, Tušek-Bunc K (2003) Difference in end-tidal CO_2 between asphyxia cardiac arrest and ventricular fibrillation/pulseless ventricular tachycardia cardiac arrest in the prehospital setting. Crit Care 7: R139–R144
5. Deakin C, Sado DM, Coats TJ, Davies G (2004) Prehospital end-tidal carbon dioxide concentration and outcome in major trauma. J Trauma 57: 65–68
6. Verschuren F, Liistro G, Coffeng R et al. (2004) Volumetric capnography as a screening test for pulmonary embolism in the emergency department. Chest 125: 841–850
7. www.capnography.com

Atem- und Anästhesiegase

H. Gehring

Die Vorgänge der geregelten CO_2-Elimination und der O_2-Aufnahme eines gesunden Menschen werden durch 5 Variablen geregelt:

- O_2-Verbrauch und CO_2-Produktion der Zelle
- Perfusion von peripheren Geweben
- Perfusion der Lunge
- Gasaustausch in der Alveole
- spontan angetriebene Ventilation zwischen Alveole und Atmosphäre
- Konzentrationen der Gase und Druck in der Atmosphäre

Die parallele Zuführung von anästhetisch wirksamen Gasen und die Abschätzung der konzentrationsabhängigen Wirkungen im Gehirn – allein oder in Kombination mit anderen Pharmaka – ist ein fester Bestandteil der Anästhesie.

Insgesamt unterscheidet man 3 Gruppen von in der Atemluft nachweisbaren Gasen:

- natürlich vorkommende Gase: Sauerstoff (O_2), Kohlendioxid (CO_2) und Stickstoff (N_2)
- klassische volatile Anästhetika: Isofluran, Desfluran, Sevofluran, Xenon und Lachgas
- Substanzen, die aus dem Blut in die Alveole übertreten: Propofol

Bei der Gasprobenentnahme ist zu berücksichtigen, ob die Atemgasanalyse zwischen Patient und Atmosphäre im Sinne eines offenen Systems oder zwischen Patient und einem Beatmungsgerät in Form einer geschlossenen Verbindung eingerichtet ist. Ebenso ist zwischen den Phasen der In- und Exspiration zu differenzieren.

Die Messprobenentnahme liefert wesentliche Informationen über die vorhandenen Gaskonzentrationen bei Spontanatmung im offenen System oder über die durch Einstellung im geschlossenen System angestrebten Konzentrationen sowie die damit verbundenen Zeitkonstanten. Eine besondere Phase der Exspiration ist die alveoläre Phase, wobei hier angenommen wird, dass die Zusammensetzung der Gasprobe zwischen der Alveole und dem Sensor nicht physikalisch oder chemisch verändert wird.

Die punktuelle Entnahme von Gasproben über mehrere alveoläre Phasen dient der Anreicherung auf einem Medium mit nachfolgender quantitativer Analyse. Voraussetzung hierfür ist ein Gleichgewicht während der Gasprobenentnahmephase. Ein Zwischenschritt zwischen der kontinuierlichen Gasanalyse (Beispiel: CO_2) und der punktuellen Anreicherung zur Kumulation (Beispiel: Pro-

pofol) ist die einmalige tiefe und prolongierte Exspiration (Beispiel: Atemalkoholtest).

16.1 Messung während der Anästhesie

Während der Narkose wird die Zusammensetzung des Atemgases aus Sauerstoff, Kohlendioxid und Stickstoff um Narkosegase erweitert. Die wesentlichen Variablen für die zeitlichen Veränderungen der Konzentrationen während der In- und Exspiration sind Gasfluss, Gasdruck sowie die Differenz der Konzentrationen. Die tubusnahe Messung von Atem- und Anästhesiegasen zwischen Narkosearbeitsplatz und Patient ist Basis für die Patientensicherheit: Die Messung der inspiratorischen O_2-Konzentration ist essenziell und kann generell der Entstehung eines hypoxischen Gasgemisches bei der Beatmung von Patienten und einer zu hohen O_2-Konzentration (Beatmung von Frühgeborenen oder Brandgefahr bei Laseranwendung oder Elektrokoagulation in den Luftwegen) vorbeugen; bei Anwendung eines hohen Gasflusses kann dies gerätenah im Inspirationsschenkel des Beatmungssystems, basierend auf einem langsamen O_2-Sensor (>10 s), erfolgen.

❗ **Durch die Einführung deutlich reduzierter Gasflüsse im Beatmungssystem und die dadurch auftretenden Zeitverzögerungen kann die Sicherheit bezüglich des Auftretens einer Hypoxie beim Patienten hierdurch jedoch nicht aufrechterhalten werden. Hier kann nur die patientennahe in- und exspiratorische O_2-Messung mit einem schnellen Sensor (<0,5 s) zum Einsatz kommen. Gleichzeitig werden die effektiv inspiratorisch zugeführte und alveolär exspiratorisch eliminierte Gaskonzentration der volatilen Anästhetika sowie CO_2 gemessen. Die patientennahe in- und exspiratorische Messung der Atemgaskonzentrationen ist essenzieller Bestandteil des Narkosearbeitsplatzes.**

Die Messung der exspiratorischen CO_2-Konzentration im Atemgas erlaubt die Kontrolle darüber, dass das Beatmungsgerät eingeschaltet ist und das applizierte Gas die Alveolen ventiliert. Während die europäische Norm (EN 740) die Messung von O_2 und CO_2 im Atemgas zur Absicherung einer Gerätefehlfunktion fordert, sehen die Fachgesellschaften hier die Sicherheit für den Patienten im Vordergrund [1]. Als gemeinsame Schnittstelle kann hier nur ein Modul zur Messung der in- und exspiratorischen Konzentrationen von O_2 und CO_2 angesehen werden, welches patientennah vor Eintritt des Gases in die Trachea die Gasprobe analysiert.

Anästhesie mit volatilen Anästhetika. Basierend auf Luft werden additiv Gase zugefügt. Das Atemgas besteht also aus O_2, CO_2, N_2, Narkosegas und ggf. N_2O. Akzidentelle Fehlregulationen erlauben die Bildung von hypoxischen Gasgemischen bei der Anwendung von N_2O als Basis statt Luft. Bei den volatilen Anästhetika führen Überdosierungen zur Kreislaufdepression und verlängerter Narkose, während die Unterdosierung eine mangelnde Narkosetiefe zur Folge hat.

Balancierte Anästhesie. Lachgas (N_2O) wird durch die gut steuerbaren und potenten i. v. applizierten Analgetika zunehmend ersetzt. Die Anwendung von Druckluft garantiert einen minimalen O_2-Anteil von 21 % und damit die beste Sicherheit vor einem hypoxischem Gasgemisch. Xenon hat sich in der klinischen Routine bisher nicht etabliert.

Totale intravenöse Anästhesie. Die Narkose basiert bei der Analgesie auf potenten Opioiden [Sufentanil od. Remifentanil] und bei den Hypnotika auf Propofol oder Midazolam. Im Regelfall kann hier, wenn kein N_2O zum Einsatz kommt, die Grenze von 21 % O_2 nicht unterschritten werden, da außer O_2 keine Gase zugesetzt werden. Eine diagnostische Lücke ist der Anteil des N_2, welches nicht regulär im Atemgasanalysator gemessen wird. Da die Summe aller Gaskonzentrationen 100 % ergeben sollte, ist dies eine praktische Größe für den Anwender, um systematische Fehler (Dilution durch Leckage, fehlerhaft kalibrierte Gasmessung) in der Gasmessung oder im Beatmungssystem zu erkennen.

16.2   Messungen auf der Intensivstation

Zur Beatmung werden O_2 und Druckluft eingesetzt. Die Überwachung der CO_2-Elimination wird nicht generell durchgeführt, sondern nur bei speziellen Fragestellungen (z. B. Therapie eines erhöhten Hirndrucks). Obwohl Patienten postoperativ nach balancierter Anästhesie mit volatilen Anästhetika diese Gase noch über einen längeren Zeitraum ausatmen, werden die Konzentrationen üblicherweise nicht mehr gemessen. Ein neuer Ansatz in diese Richtung entsteht durch die Anwendung von volatilen Anästhetika zur Sedierung auf der Intensivstation.

Stickstoffmonoxid (NO). NO wird zur Therapie des pulmonalen Hypertonus direkt im Inspirationsschlauch vom Beatmungssystem appliziert und im Seitenstromverfahren gemessen. Die Messtechnik ist in der Regel in das zur Applikation von NO verwendete Gerät integriert.

16.3   Physikalischer Hintergrund

Spezifische physikalische und chemische Eigenschaften der Gasmoleküle von in der Gasphase vorliegenden Substanzen bilden die Basis für die Analyseverfahren. Variablen der Störanfälligkeit für Atemgasmonitore sind:

- Drift der Sensoren
- Anfälligkeit gegenüber Wasserdampf
- Barometerdruck
- Temperatur
- durch Gasgemische auftretenden Interferenzen

Um über viele Jahre einen 24-h-Betrieb zu gewährleisten, setzen sich nur Systeme durch, die durch die Möglichkeit zur kontinuierlichen Messung, einfache Handhabung, sichere und rasche Inbetriebnahme sowie eindeutige Identifikation der Gase hervorstechen.

Rasche Änderungen der Gaskonzentrationen – vorgeben durch den Wechsel von In- und Exspiration und damit auch die Atemfrequenz – erfordern eine kurze Ansprechzeit der Sensoren, die in den technischen Anforderungen als T_{10-90}-Ansprechzeit (Zeitpunkt des Signalanstiegs, bei dem 10 % erreicht wurden, bis zu dem Zeitpunkt, bei dem 90 % überschritten wurden) angegeben wird. Zur Einschätzung: Eine am Beatmungsgerät eingestellte Atemfrequenz von 60/min bei einem Neugeborenen entspricht einer Inspirationszeit von <500 ms. Um auch bei diesen Patienten eine sichere Aussage zu erhalten, werden Ansprechzeiten von <400 ms angestrebt.

Interferenzen entstehen durch Atome/Moleküle mit ähnlicher Strukturbeschaffenheit und sind bei jedem der dargestellten Verfahren zu berücksichtigen.

Die physikalischen Effekte von Gasfluss, Temperatur und Druck können erhebliche Störungen der Messsignale verursachen. Generell gilt: Der Gasfluss im Sensor sollte möglichst konstant gehalten werden, während man den einwirkenden Druck durch Pumpen oder die Beatmung physikalisch auf Null reduzieren sollte. Temperaturschwankungen sind durch den technischen Aufbau der Sensorik auf ein Minimum zu begrenzen oder durch aktive Komponenten zu stabilisieren.

16.3.1 Elektrochemische Sensoren

Das Prinzip beruht auf einer galvanischen Zelle mit einer Kathode aus Gold als Arbeitselektrode und einer Anode aus Blei als Gegenpol (■ Abb. 16.1). Sauerstoffmoleküle diffundieren durch die nichtporöse Teflonmembran in die Zelle und werden an der Goldkathode reduziert. Das an der Anode gebildete Bleioxid (PbO) löst sich in der Kaliumhydroxid-(KOH-)Elektrolytlösung. Die Bleianode regeneriert sich, und das Potenzial zwischen den Elektroden bleibt so lange erhalten, bis die Elektrolytlösung mit PbO gesättigt ist. Der Strom zwischen den Elektroden ist proportional der O_2-Konzentration, wenn der Sensor im Gasfluss platziert wird. Temperaturänderungen bei steigender Belastung werden durch einen zwischen die Elektroden geschalteten Thermistor und einen Widerstand kompensiert. Ältere Modelle mit T_{10-90}-Zeiten von 10–15 s sind für die rasche Messung bei In- und Exspiration nicht geeignet und von schnelleren Modellen mit einer T_{10-90}-Zeit von <500 ms ersetzt worden.

16.3.2 Paramagnetische Sauerstoffsensoren

Im Grundzustand ist der atomare Sauerstoff ein Triplett (^3O) mit 2 ungepaarten äußeren Elektronen (■ Abb. 16.2) [3]. Auch als O_2-Molekül besteht die Wirkung der ungepaarten Elektronen in der äußeren Hülle und führt zur paramagnetischen Wirksamkeit (Biradikal). Im Singulettzustand befinden sich 2 Elektronenpaare in der äußeren Hülle eines Atoms/Moleküls, während die äußere Elektronenhülle nicht besetzt ist. Dieses System kann sich nicht magnetisch ausrichten. Da durch diesen Zustand aber ein komplettes Elektronenpaar aufgenommen werden kann, ist der Zustand stark reaktiv.

Durch die Anwesenheit von 4 ungepaarten Elektronen im O_2-Molekül (2 von je 8 Elektronen eines Sauerstoffatoms; ■ Abb. 16.2) wird durch den Spin der Elektronen ein Dipolelement aufgebaut. Der Effekt bewirkt, dass das O_2-Molekül in ein inhomogenes Magnetfeld hineingezogen oder durch ein homogenes Feld ausgerichtet wird.

Magnetodynamisches Prinzip. Die Veränderung der O_2-Dichte in einem inhomogenen magnetischen Feld liefert hier die Energie für die Ausrichtung der Hantel (■ Abb. 16.3a). Um Nichtlinearität auszugleichen, wird als Messgröße nicht die Auslenkung des Spiegels gemessen, sondern der Strom, der notwendig ist, um die Hantel in der Ausgangslage zu halten.

Thermomagnetisches Prinzip. In einem homogenen Magnetfeld richten sich die O_2-Moleküle entsprechend der magnetischen Pole aus, ohne die Dichte zu ändern. Durch diese Ausrichtung ändert sich jedoch die Wärmeleitfähigkeit des Gases in Abhängigkeit von der O_2-Konzentration in einem konstant warmen Bereich (■ Abb. 16.3b). Die Änderung des Stroms zur Aufrechterhaltung der konstanten Temperatur ist die Basis für die Messung der O_2-Konzentration.

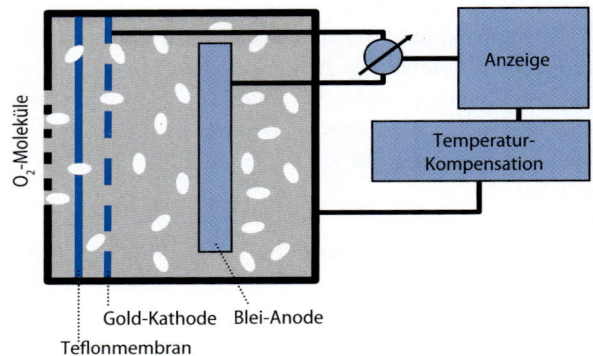

■ **Abb. 16.1.** Schematischer Aufbau eines schnellen elektrochemischen Sensors (T_{10-90}-Zeit: 500 ms) und dessen technische Realisierung. Mit frdl. Genehmigung der Fa. Dräger Medical, Lübeck

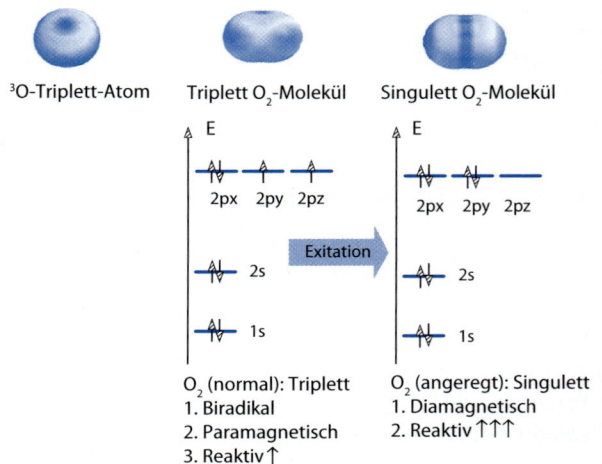

■ **Abb. 16.2.** Atomarer Sauerstoff im Grundzustand und angeregt. Nur O_2 im Grundzustand wird in ein Magnetfeld hineingezogen und ausgerichtet. *1s, 2s, 2px, 2py, 2pz* Atomorbitale; *E* Energie. Mod. nach [2]

Magnetopneumatisches Prinzip. Bei diesem Prinzip (Synonym: magnetoakustisches Prinzip) wird eine Druckdifferenz ΔP hervorgerufen, indem ein Magnetfeld mit einer Frequenz im hörbaren Bereich ein- und ausgeschaltet wird. Trennt in der Messkammer mit dem Magnetfeld eine Membran ein Gas mit bekannter O_2-Konzentration (hier Raumluft) von einem Gas mit unbekannter O_2-Konzentration, so ist die Druckdifferenz an der Membran proportional zur Sauerstoffkonzentration innerhalb der Gasleitungen im Magnetfeld (◨ Abb. 16.4). Die Membran zwischen den beiden Gasen bildet im Prinzip ein Mikrophon zur Aufzeichnung der Schwingungen.

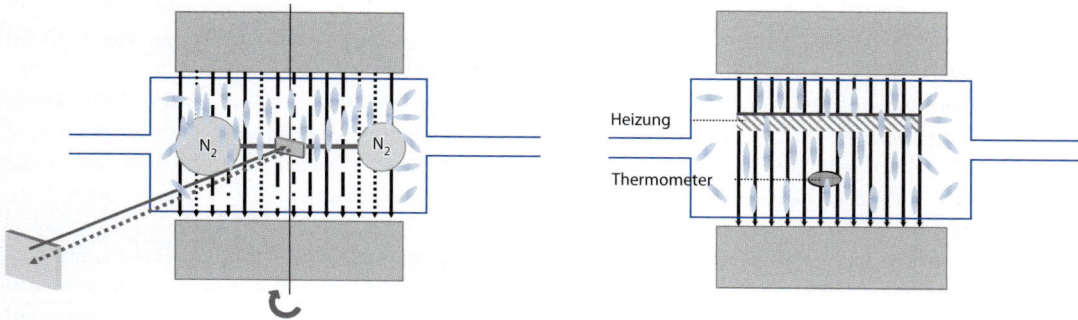

◨ **Abb. 16.3a, b.** Prinzipien der paramagnetischen Messungen. **a** Magnetodynamisches Prinzip mit inhomogenem Magnetfeld; **b** thermomagnetisches Prinzip ohne bewegliche Teile im homogenen Magnetfeld. Mit frdl. Genehmigung der Fa. Servomex (**a**) und der Fa. Dräger Medical, Lübeck (**b**)

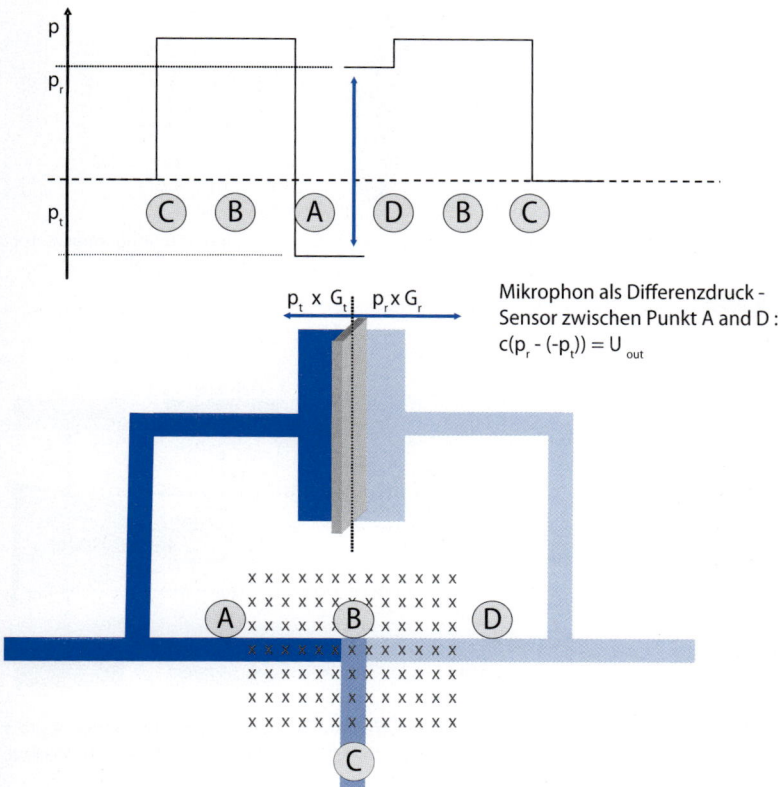

Mikrophon als Differenzdruck-Sensor zwischen Punkt A und D :
$$c(p_r - (-p_t)) = U_{out}$$

◨ **Abb. 16.4.** Paramagnetische Messung nach dem magnetopneumatischen Prinzip. Die Druckdifferenz zwischen den Punkten *A* und *D* erzeugt ein Signal über das Mikrophon (*B, C* weitere Abschnitte). Die *Kreuze* markieren das pulsatile Magnetfeld. Die Punkte A–D im oberen und unteren Teil der Graphik korrespondieren miteinander. *c* konstant; *G* Gastransferfunktion; *p* Druck; *r* Referenz (meist Raumluft mit einer O_2-Konzentration von 21 %); *t* Konzentration des Testgases in %; *r* Konzentration des Referenzgases in %; U_{out} gemessene Ausgangsspannung. Nach [3]

16.3.3 Infrarotabsorption

CO_2, N_2O, H_2O und die volatilen Anästhetika absorbieren Licht im Wellenlängenbereich von 2–14 μm. Moleküle mit 2 gleichen Atomen (O_2, N_2) oder isolierte Atome (He, Xe) besitzen kein elektrisches Dipolmoment (nicht zu verwechseln mit dem magnetischen Effekt durch die ungepaarten Elektronen bei O_2) und absorbieren daher im Infrarotbereich kein Licht.

Gasgemische in einer Küvette absorbieren nach dem Lambert-Beer-Gesetz und entsprechend ihrer molekülspezifischen Schwingungsspektren Lichtenergie: Gasmoleküle mit einem Dipolmoment verändern sich in einem elektrischen Feld – sie richten sich zwischen geladenen Kondensatorplatten aus und vergrößern den Bindungsabstand. Die Zufuhr von elektromagnetischer Energie durch Licht definierter Wellenlängen regt die Moleküle zum Schwingen an, wodurch die Energie und damit die Intensität des durchstrahlten Lichts abnehmen (◘ Abb. 16.5). Die Intensitätsabnahme durch die Absorption ist der Zahl der Moleküle im durchstrahlten Gas bei bekannter Wegstrecke direkt proportional. Die Eigenschaften der Moleküle (definiert durch Masse, Geometrie und Bindungsstärke) führen dazu, dass sie sich durch Licht einer oder mehrerer Wellenlängen anregen lassen.

Die resultierenden Absorptionsspektren sind substanzspezifisch.

Die Bildung eines Gasgemisches, bestehend aus O_2, N_2 und volatilen Anästhetika (ggf. N_2O und H_2O), führt aus folgenden Gründen beim Infrarotverfahren zu relevanten Interferenzen:

- Es besteht eine eng benachbarte Lage der Absorptionsbänder (CO_2, N_2O, volatile Anästhetika).
- Es kommt zu einer Infrarotabsorption von H_2O im Messbereich.
- Treffen Moleküle verschiedener Gase in einem Gemisch aufeinander, ändern sich Dipolmoment und Schwingungseigenschaften derart, dass auch die Lichtabsorption variiert.

Geräte, welche mehrere Gase messen, führen eine automatische Korrektur aus. Ein CO_2-Partialdruck von 40 mmHg wird bei 21 % O_2 um 0,1 mmHg zu niedrig und bei 90 % O_2 um 2 mmHg zu hoch angezeigt. Durch die mit Wasserdampf gesättigte ausgeatmete Luft resultiert

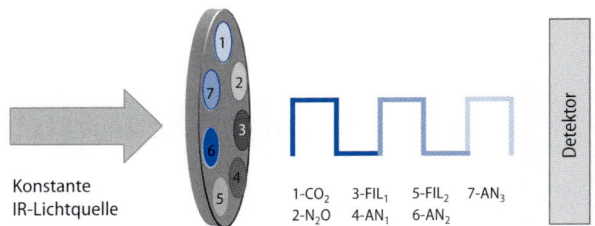

◘ **Abb. 16.6.** Schematischer Aufbau eines Infrarotatemgasanalysators mit Filterrad. *AN* volatile Anästhetika; *FIL* Filter

1-CO_2 3-FIL$_1$ 5-FIL$_2$ 7-AN$_3$
2-N_2O 4-AN$_1$ 6-AN$_2$

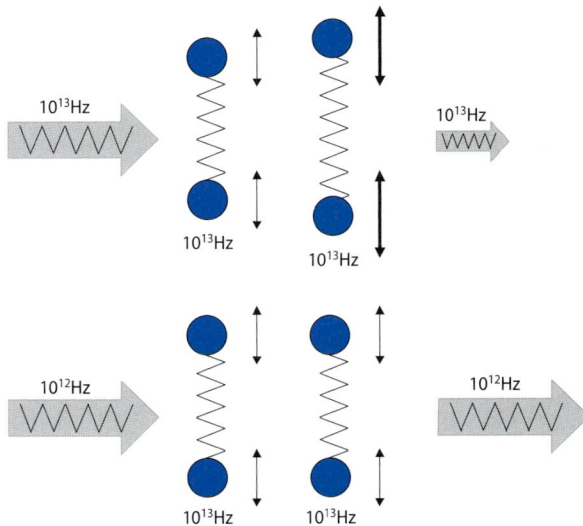

◘ **Abb. 16.5.** Prinzip der Infrarotabsorption. Licht einer Wellenlänge kann nur dann durch ein Molekül absorbiert werden, wenn die Anregungsfrequenz der Frequenz des eingestrahlten Lichtes entspricht.

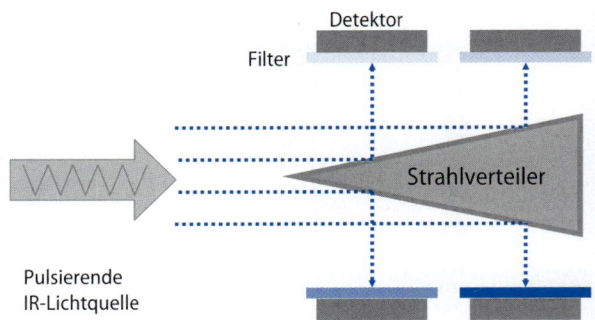

◘ **Abb. 16.7.** Schematischer Aufbau eines Infrarotatemgasanalysators ohne bewegliche Teile. Mit frdl. Genehmigung der Fa. Dräger Medical, Lübeck

bei der Messung im Hauptstromverfahren ein Fehler von 1,5 mmHg, der beim Seitenstromverfahren durch die Trocknung des Gases in der Wasserfalle und durch Filter vermieden wird.

Ein weit verbreitetes Verfahren ist das Prinzip der konstanten Infrarotlichtquelle mit einem rotierenden Filterrad (◘ Abb. 16.6). Der Prozess der Miniaturisierung führt zu komfortablen Messeinheiten, sowohl für den Einsatz im Haupt- als auch im Nebenstromverfahren, jeweils in Kombination mit einem schnellen Sensor zur Messung der O_2-Konzentration. Der Verzicht auf bewegliche Teile und damit eine deutliche Reduktion der Anfälligkeit für Defekte ist Gegenstand aktueller Entwicklungen (◘ Abb. 16.7 und 16.8).

16.3.4 Photoakustische Spektroskopie

Wird Infrarotlicht einer definierten Wellenlänge und in derart gepulster Form durch eine Messkammer geleitet, dass die Frequenz des Pulses im hörbaren Bereich liegt, können die Temperatur- und Druckänderungen durch die Energieaufnahme der Moleküle in der Messkammer auch mit einem Mikrophon aufgezeichnet werden (◘ Abb. 16.9). Die Amplitude des akustischen Signals ist der Konzentration des zu messenden Gases direkt proportional. Das photoakustische Verfahren findet als Anästhesiegasmonitor keine Anwendung, da es nicht über eine automatische Gaserkennung für die volatilen Anästhetika verfügt und die zeitliche Auflösung nur eine Beatmung

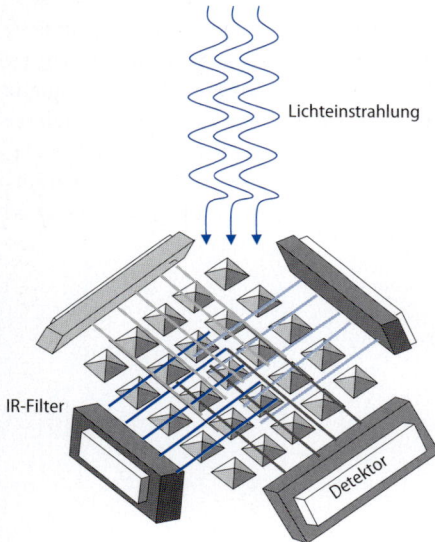

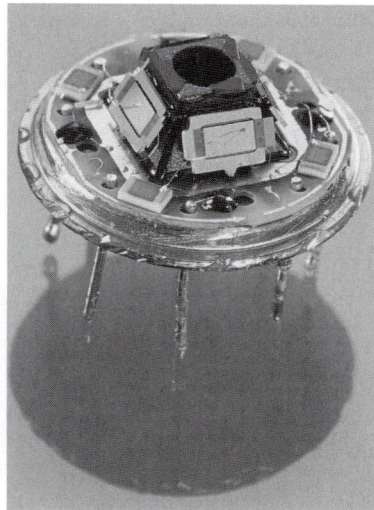

◘ **Abb. 16.8.** Räumlicher Aufbau eines Infrarotatemgasanalysators ohne bewegliche Teile und dessen technische Realisierung. Mit frdl. Genehmigung der Fa. Dräger Medical, Lübeck

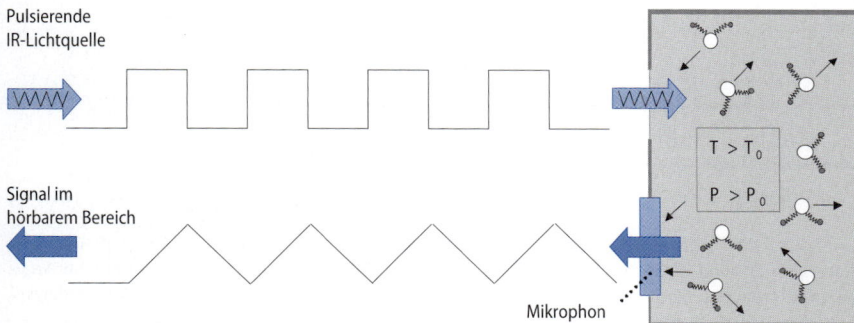

◘ **Abb. 16.9.** Photoakustisches Prinzip. Durch Anregung von pulsierendem Infrarotlicht mit einer Frequenz im hörbaren Bereich findet in der Messkammer eine Steigerung der Temperatur (T) und des Drucks (P) statt. Der Effekt kann über ein Mikrophon aufgezeichnet werden.

mit Atemfrequenzen von 40/min ermöglicht. Wegen der hohen Empfindlichkeit und der Nulllinienstabilität findet das Verfahren als Raumluftanalysator Verwendung.

16.3.5 Raman-Spektroskopie

Die Raman-Spektroskopie liefert ähnlich wie die Infrarotspektroskopie Informationen über Schwingungs- und Rotationszustände von Molekülen. Die physikalischen Grundlagen und die Anregung der Gasprobe sind jedoch unterschiedlich. Beim Infrarotverfahren besteht das physikalische Prinzip in der Absorption von Licht, und es wird die Transmission gemessen. Bei der Raman-Analyse erfolgt eine Messung der Intensität des gestreuten Lichtes als Maß für die Konzentration. Hierbei sind die Effekte der elastischen Rayleigh-Streuung von denen der unelastischen Raman-Streuung zu unterscheiden (s. unten). Der Raman-Shift (◻ Abb. 16.10 und 16.11; ▶ Kap. 12.2.2) wird hierbei durch das Gasmolekül definiert. Der Raman-Effekt entsteht durch Wechselwirkung von elektromagnetischer Strahlung und der Elektronenhülle der Moleküle und ist im Gegensatz zur Infrarotspektroskopie praktisch unabhängig von der Wellenlänge der Erregerstrahlung.

Trifft monochromatisches Licht auf Gasmoleküle, resultiert aus der Wechselwirkung eine Streuung. Der überwiegende Anteil dieser Streuung hat die gleiche Frequenz wie das anregende Licht (Rayleigh-Streuung), während ein deutlich reduzierter Anteil des gestreuten Lichtes in Richtung kürzerer oder längerer Wellenlängen verschoben wird (Raman-Streuung; ◻ Abb. 16.10). Die Größe der Frequenzverschiebungen zwischen dem auftreffenden monochromatischen und dem verteilten Raman-gestreuten Licht entspricht dabei den molekülspezifischen Differenzen in den Vibrations- und Rotationsenergieniveaus. Aus dem Muster der Frequenzverschiebungen können nun eindeutig Moleküle – auch N_2 – identifiziert werden.

Zur Anregung wird eine intensive monochromatische Laserstrahlung auf die Probe gerichtet. Der größte Teil des Laserlichts durchstrahlt die Probe, ein sehr kleiner Anteil wird von der Substanz in alle Raumrichtungen gestreut (elastische Streuung der Lichtquanten an den Molekülen, Rayleigh-Streuung; gleiche Frequenz wie das anregende Laserlicht). Ein noch viel geringerer Teil wird dagegen unelastisch gestreut (Raman-Streuung; enthält Informationen über die Probe). Verantwortlich dafür ist die Deformierbarkeit der Elektro-

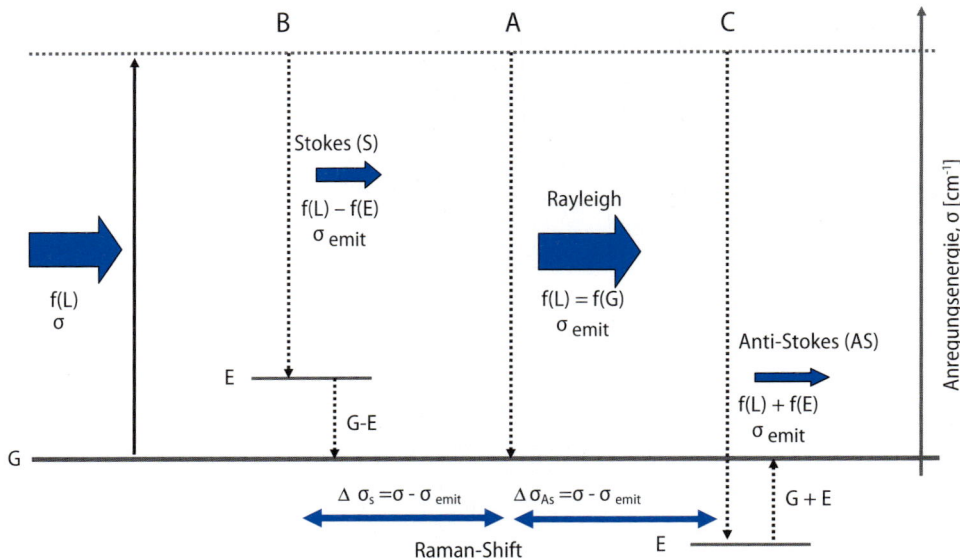

◻ **Abb. 16.10.** Raman-Streuung. Die Probe wird durch die Photonen der Laserstrahlung *f(L)* in einen energetisch angeregten Zustand gebracht (*gestrichelte Linie*). Kehrt die eingestrahlte Energie (Anregungsenergie, *σ*) wieder in den Grundzustand (*G*) zurück (σ = σ$_{emit}$), haben die gestreuten

Photonen die Wellenlänge des eingestrahlten Laserlichts: f(L) = f(G) (Abschnitt *A*; Rayleigh-Streuung). Stokes-Streuung (*S*) mit Photonen längerer Wellenlängen (Abschnitt *B*); Anti-Stokes-Streuung (AS) mit Photonen kürzerer Wellenlängen (Abschnitt *C*). *E* Energie; *f(G)* Rayleigh-Streuung nenhülle (Polarisierbarkeit) des Moleküls während des Schwingungsvorgangs.

Der Bereich der Rayleigh-Streuung wird durch Filter ausgeblendet, um die Intensität der Raman-Linien deutlicher zu erfassen (◘ Abb. 16.11). Der Frequenzunterschied der Wellenzahlen relativ zur eingestrahlten Laserfrequenz wird als Raman-Shift angegeben (die Wellenzahl des Lasers wird dabei gleich Null gesetzt). Die Stokes- und die Anti-Stokes-Strahlung haben praktisch den gleichen Raman-Shift, nur mit umgekehrten Vorzeichen. Die Intensität einer Raman-Linie ist ein absolutes Maß für die Konzentration des Gases, wobei durch den breiten Abstand der Linien eine Interferenz durch Gasgemische ausgeschlossen ist.

Die Einbindung eines leistungsstarken Lasers mit mehrfachem Strahlendurchgang zur Intensitätssteigerung des Streulichts erfordert einen wesentlich komplexeren Aufbau der optischen Messbank gegenüber dem einfachen Verfahren der Infrarotspektroskopie. Neben dem Nachteil des hohen technischen Aufwandes bestehen er-

hebliche Vorteile: Hohe Selektivität und Empfindlichkeit ermöglichen simultane Bestimmungen aller Gaskomponenten, einen geringen Volumenbedarf für die Gasprobe (<1 ml), eine kurze Ansprechzeit (<150 ms bei einer Absaugrate von 65 ml/min) und die Detektion von Fremdgasen.

16.3.6 Gaschromatographie und Massenspektrometrie

Vom Prinzip ist die Massenspektrometrie ein präzises Verfahren zur Analyse von molekularen Strukturen. Durch die extreme Empfindlichkeit können auch Substanzen in äußerst geringen Konzentrationen (»parts per trillion«, ppt) detektiert und analysiert werden. Das hohe Auflösungsvermögen wird durch eine sichere Trennung der zu analysierenden Substanz aus einem zu untersuchenden Gasgemisch unterstützt, wie es durch das Verfahren der Gaschromatographie zur Verfügung steht. Die

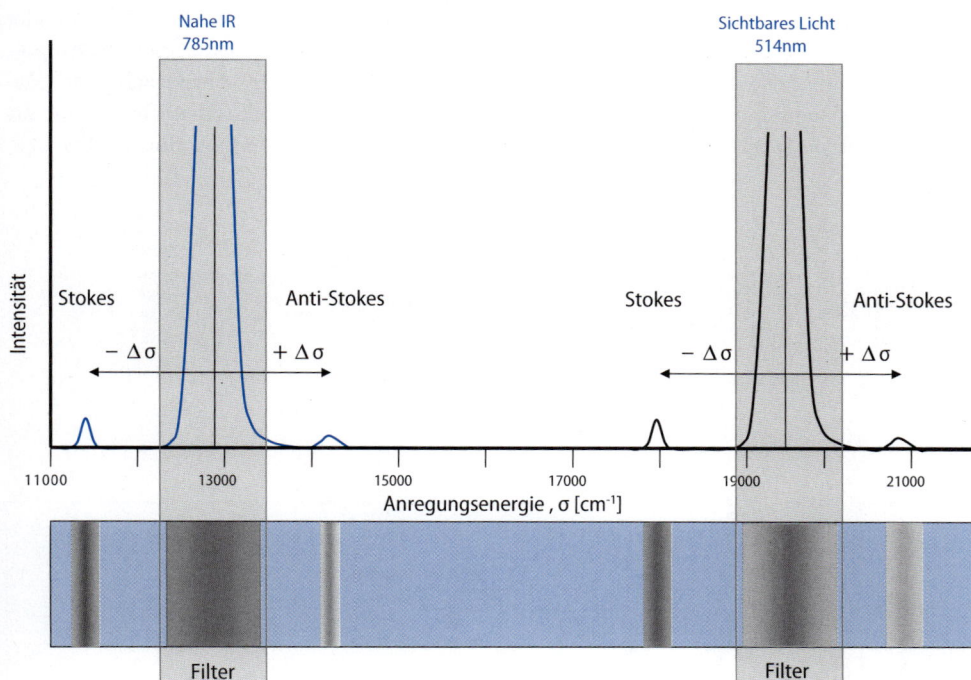

◘ Abb. 16.11. Raman-Streuung. Anregung durch monochromatisches Licht im nahinfraroten und im sichtbaren Bereich. Die wesentliche stärkere Rayleigh-Streuung wird durch einen Filter ausgeblendet. Die Intensität der Raman-Linien ist das Maß für die Konzentration des zu messenden Gases, während aus dem Muster der Frequenzverschiebung – und damit auch der Energiedifferenz (Δσ) – eindeutig Moleküle identifiziert werden können. σ Anregungsenergie

Spurenanalyse im endexspiratorischen Atemgas bildet ein breites diagnostisches Fenster für Screening-Verfahren ohne Belastung des Patienten. Die technologische Entwicklung erbrachte bereits »High-end«-Geräte in tragbarer Form und mit einfacher Bedienung für die Diagnostik am Patientenbett.

Bei der Massenspektrometrie (◘ Abb. 16.12) wird die zu analysierende Substanz im Vakuum verdampft und ionisiert. Danach werden die Ionen in einem elektrischen Feld beschleunigt und durch ein magnetisches Feld dispergiert. Die Informationen, die man durch die Massenspektrometrie gewinnen kann, sind:

- Molekülmasse (Molekulargewicht); genauer: das Verhältnis von Molekülmasse m zu Ionenladung z
- elementare Zusammensetzung (Summenformel) von Molekülen und Fragmenten, charakterisiert als Peaks im Ausdruck
- Struktur der untersuchten Verbindung (aus dem Mechanismus der Fragmentierung)
- Identifizierung bekannter Verbindungen durch Vergleich der Massenspektren aus der untersuchten Probe mit denen aus einer Datenbank

Während des Analysevorgangs werden durch einen Einlass äußerst geringe Mengen (10^{-5} ml/s) elektrisch neutraler Moleküle in eine Ionisierungskammer mit Hochvakuum geleitet und durch Erhitzen verdampft. In einem Strahl mit stark beschleunigten Elektronen (70 eV) werden die auftreffenden Moleküle ionisiert. Dabei wird ein Elektron e aus dem Molekül herausgeschlagen, sodass ein positiv geladenes Molekülion entsteht:

$$M + e^- \rightarrow M^+ + 2\,e^-$$

Für eine Ionisierung sind nur etwa 10 eV notwendig. Die viel höhere Elektronenenergie führt dazu, dass sich das Molekülion in einem hochangeregten Schwingungszustand befindet, sodass die Fragmentierung erleichtert wird:

$$M^+ \rightarrow m_1^+ + m_2$$

Nach der Ionisierung treten die Ionen mit der Masse m und der Ladung z (im Regelfall ist z = 1) durch einen zweiten Spalt und gelangen in ein starkes elektrisches Potenzial (Spannung U: 2–8 kV), wodurch sie beschleunigt werden und durch einen dritten Spalt in den eigentlichen Analysatorteil gelangen.

Die Analyse basiert auf einer Trennung der Massen im Ionenstrahl. In hochfrequenten elektrischen Feldern eines Quadrupolmassenspektrometers werden instabile Ionen zu Oszillationen angeregt und verlassen die vorgesehen Flugbahn. Stabile Ionen verbleiben auf der Flugbahn und treffen auf den Detektor. Ein Quadrupolmassenspektrometer besteht aus 4 hyperbolischen Metallstäben, die paarweise als Elektroden dienen. An die jeweils gegenüberliegenden Stäbe wird eine positive bzw.

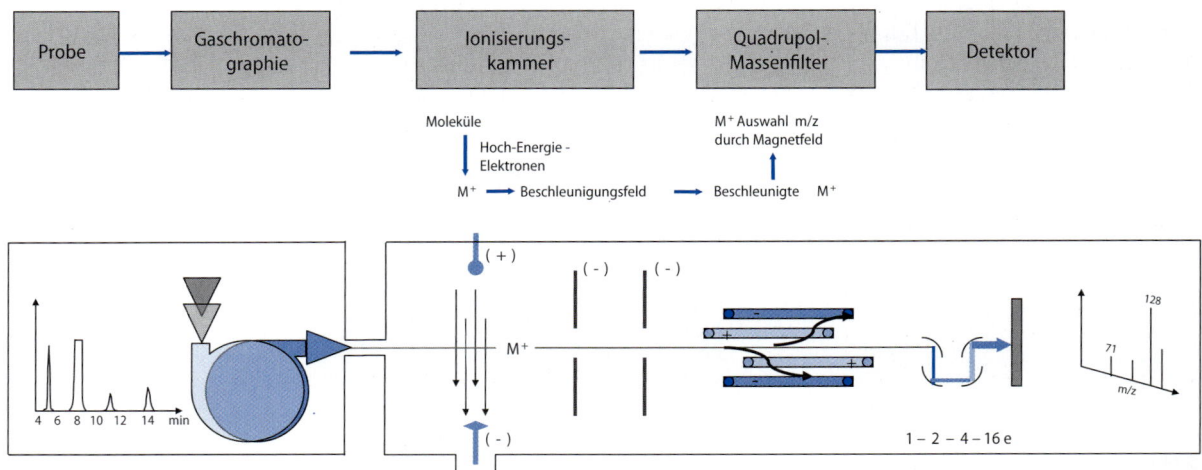

◘ **Abb. 16.12.** Kopplung von Gaschromatographie zur Trennung von Probengemischen in die einzelnen Substanzen mit dem Verfahren der Massenspektrometrie zur Identifizierung der molekularen Strukturen. e Elektron; m Molekülmasse; M Molekül; z Ionenladung negative Gleichspannung angelegt, die mit einer Wechselspannung überlagert ist:

$$U_s = \pm U_1 + U_2 \cos(\omega t)$$

Dabei ist U_S die Signalspannung und $\pm U_1$ die negative oder positive Gleichspannung. U_2 sind Wechselspannungen, angelegt an den gegenüberliegenden Polen (um 180° verschobene hochfrequente Wechselspannungen – $U \cos(\omega t)$ – an jedem Paar).

Hierdurch ergibt sich im Innern dieser 4 Stäbe nur für ein bestimmtes Masse-Ladungs-Verhältnis eine stabile Flugbahn, alle anderen Ionen werden ausgeblendet (sie prallen auf die Stäbe und werden entladen). Durch Variation der angelegten Spannungen kann man den gesamten Massenbereich scannen. Es gibt dazu 2 Möglichkeiten: Entweder variiert man die Frequenz ω oder man variiert die Spannungen U_1 und U_2 und hält die Kreisfrequenz ω konstant. Mit diesem Prinzip können die im Ionenstrahl weitergeleiteten Molekülmassen durchgescannt werden. Ein Hochvakuum sorgt für einen kollisionsfreien Weg der Ionen zum Detektor.

Auf einem ähnlichen Prinzip basiert die Ionenfalle (»ion trap«). In einem Quadrupolfeld werden alle eintreffenden Ionen aufgefangen und gespeichert. Durch die Variation der elektrischen Felder gelingt es nun, Ionen mit einer definierten Massenladung freizulassen. Auch hier kann der interessierende Bereich der Massenladung abgescannt werden.

Als Detektoren werden Sekundärelektronenvervielfacher eingesetzt. Die aus dem Massenfilter kommenden Ionen prallen auf die stark negativ aufgeladene Eingangsdynode. Dort werden pro eintreffendes Ion mindestens 2 Elektronen (meist erheblich mehr) herausgeschlagen. Diese schlagen auf der nächsten Dynode ein und lösen dort weitere Elektronen (Sekundärelektronen) heraus. Nach wiederholten Stoßvorgängen über 20 Dynoden resultieren bei einem primären Teilchen – das zu selektierende Ion – etwa 10^6 Elektronen.

16.3.7 Gaschromatographie

Die Gaschromatographie ist ein Trennverfahren für Substanzen, die in einem Gemisch in einer Probe vorliegen. Diese Proben (gasförmig, fest, flüssig) werden verdampft und dann in einem Gemisch mit einem Trägergas als mobile Phase durch die Trennstrecke (Säule) mit einer stationären Phase (fest, flüssig) durchströmt. Ursache der chromatographischen Trennung ist die Retention. Die Stoffmoleküle werden durch die Bewegung der mobilen Phase durch die Trennstrecke transportiert. Im Fall der Gas-Flüssig-Chromatographie verteilt sich ein Stoff zwischen der flüssigen stationären Phase und der mobilen Gasphase. Dieser Vorgang wird durch einen Verteilungskoeffizienten beschrieben, der angibt, um wie viel größer die Konzentration eines Stoffes in der Lösung der stationären Phase ist als in der Gasphase. Diese Verzögerung wird als chromatographische Retention bezeichnet.

Trennstrecke in der Gaschromatographie ist eine Säule. Eine gepackte Säule besteht aus einem Rohr, das mit dem porösen Säulenmaterial dicht gestopft ist. Im Fall der Adsorptionsgaschromatographie ist dies das Adsorptionsmittel selbst, im Fall der Gas-Flüssig-Chromatographie ist jedes poröse Korn eines inerten Trägermaterials mit einem dünnen Film der stationären Phase imprägniert. Bei Kapillarsäulen haftet die stationäre Phase als dünner Film an der Wand der Kapillare. Kapillarsäulen weisen im Gegensatz zu gepackten Säulen einen offenen Längskanal auf.

Durch unterschiedlich starke Wechselwirkungen der Probenkomponenten erfolgt die Auftrennung an der Phasengrenze zwischen mobiler und stationärer Phase. Ihren physikalischen und chemischen Eigenschaften entsprechend werden die einzelnen Probenkomponenten verschieden lange zurückgehalten und dann als Fraktionen oder Banden weitertransportiert.

Am Säulenende können die einzelnen Komponenten aus dem Gemisch der Probe als Reinsubstanzen entnommen oder einem entsprechenden Detektor zugeführt werden. Im einfachsten Fall kommt der Wärmeleitfähigkeitsdetektor zum Einsatz. Die Probenkomponenten gelangen nacheinander mit dem Trägergas aus der Trennsäule in den Messkanal des Detektors. Ein zweiter Kanal dient hierbei als Referenzkanal und wird nur von reinem Trägergas durchströmt. In beiden Kanälen befinden sich elektrisch beheizte Widerstandsdrähte. Durch die einzelnen Probenkomponenten verändert sich die Wärmeleitfähigkeit an den Widerstandsdrähten und bewirkt eine Temperatur- und damit eine Widerstandsänderung in den Drähten. Diese Änderung vergleicht man mit dem Widerstandswert der Drähte des Referenzkanals. Die Signaldifferenz ist der Konzentration der Probenkomponente im Trägergas der Messzelle direkt proportional. Das Detektorsignal erscheint als Ausschlag (»peak«). Die einzelnen »peaks« lassen sich den verschiedenen Probenkomponenten zuordnen.

Die Größe des Detektorsignals hängt ab von:
- Menge der im Detektor befindlichen Substanz
- chemische Struktur dieser Substanz
- Art und Einstellungen des verwendeten Detektors

Für das Gaschromatographieverfahren existieren Detektoren mit besonderer Empfindlichkeit für die zu analysierende chemische Struktur der Substanzen. Mit einigen substanzspezifischen Detektoren können mittlerweile Konzentration bis in den Bereich von »parts per trillion« reproduzierbar gemessen werden.

16.3.8 Gaschromatographie-Massenspektrometrie

Jede chromatographische Trennung, die als abschließender Schritt einer qualitativen und quantitativen Analyse eingesetzt wird, bedarf der Kombination mit einem Detektor, damit die Information der Trennung zur Darstellung kommt. Die Anbindung eines Massenspektrometersystems als Detektor liefert hierbei die umfangreichsten analytischen Informationen (◘ Abb. 16.12).

Normalerweise erfolgt die Probenaufgabe aus dem Gaschromatographen über ein Interface, das direkt mit dem Massenspektrometer gekoppelt ist. Über das Interface gelangen die Fraktionen in die Ionisierungskammer. In dieser Kammer ist ein Vakuum von etwa 10^{-6} mbar für die Ionisierung als Startpunkt der Massenspektrometrie erforderlich, welches von einer Turbomolekularpumpe aufgebaut wird. Hierbei resultiert die Situation, dass das Trägergas mit den getrennten Substanzen aus der zu analysierenden Probe in hohem Überschuss vorhanden ist und – ohne Gegenmaßnahmen – das Vakuumsystem überfordern würde. Die direkte Kopplung der Kapillarsäule an den Einlass des Massenspektrometers macht deshalb einen Innendurchmesser der Kapillarsäule von max. 0,32 mm bei einer Leistung der Vakuumpumpe von 50 l/s erforderlich. Bei Pumpe mit höheren Förderleistungen (150 l/s) sind Säulen mit größerem Innendurchmesser anwendbar.

Ein Schwerpunkt dieses Kombinationsverfahrens ist die Spurenanalyse im Atemgas am Patientenbett. Atemgas steht hier ohne Belastung des Patienten zur Verfügung (s. unten, 16.6).

Eine quantitative Analyse gelingt dann, wenn eine definierte Menge eines internen Standards der Probenmischung zugefügt und der gaschromatographischen Analyse zugeführt wird. Die Fläche unter der Kurve für diese bekannte Menge dient der Quantifizierung der zu testenden Substanzen. ◘ Abbildung 16.13 demonstriert diese Form der Analyse für die anästhesiologisch relevanten Substanzen Compound A und Sevofluran.

16.3.9 Kalibrierung

Die Standardkalibrierung ist die Sensorexposition mit trockenen Gasgemischen und bei Raumtemperatur. Voraussetzung ist ein ausreichender Gasfluss, der den Sensor in konstanter Form und ohne nennenswerten Druckaufbau durchströmt. Temperaturstabilität ist Grundlage aller Messungen.

Moderne Analysatoren erfordern keine weiteren Kalibrierungsmaßnahmen, wenn sie das Herstellerwerk verlassen haben. Interne Referenzanalysen durch Filter sowie die Anwendung redundanter Verfahren garantieren die Stabilität der Messungen. Ziele sind eine ständige Verfügbarkeit des Messgeräts und eine Reduktion der personellen Arbeitsbelastung.

Ein Teil der in Anwendung befindlichen Geräte wendet Raumluft zur Ein-Punkt-Kalibrierung an – für CO_2 als Nullpunktkontrolle und O_2 für die Kalibrierung mit 21 %. Besteht für ältere Geräte der Bedarf für eine CO_2-Kalibrierung mit definierter Konzentration, so ist der Kalibriermodus zuvor zu aktivieren, da das zu kalibrierende Gerät bei Erkennen von CO_2 sofort in den BTPS-Modus (► Kap. 15, ◘ Tab. 15.1) schaltet. Bei Geräten im Nebenstromverfahren ist die Driftkontrolle der Geräte nach dem Einschalten und der Aufwärmphase aktiv und führt selbstständig Ein-Punkt-Kontrollen mit Raumluft durch.

> ❗ Sich wiederholende Ein-Punkt-Kalibrierungen deuten auf eine Störung im System hin.

Parallel arbeitende O_2-Sensoren sind vor Inbetriebnahme gegenüber Raumluft (elektrochemische Sensoren) zu kalibrieren, während Analysatoren mit dem magnetopneumatischen Prinzip ständig Raumluft als Referenz analysieren (◘ Abb. 16.4).

16.3.10 Identifikation

Die eng benachbarten Absorptionsbänder der volatilen Anästhetika bei dem am häufigsten zum Einsatz kom-

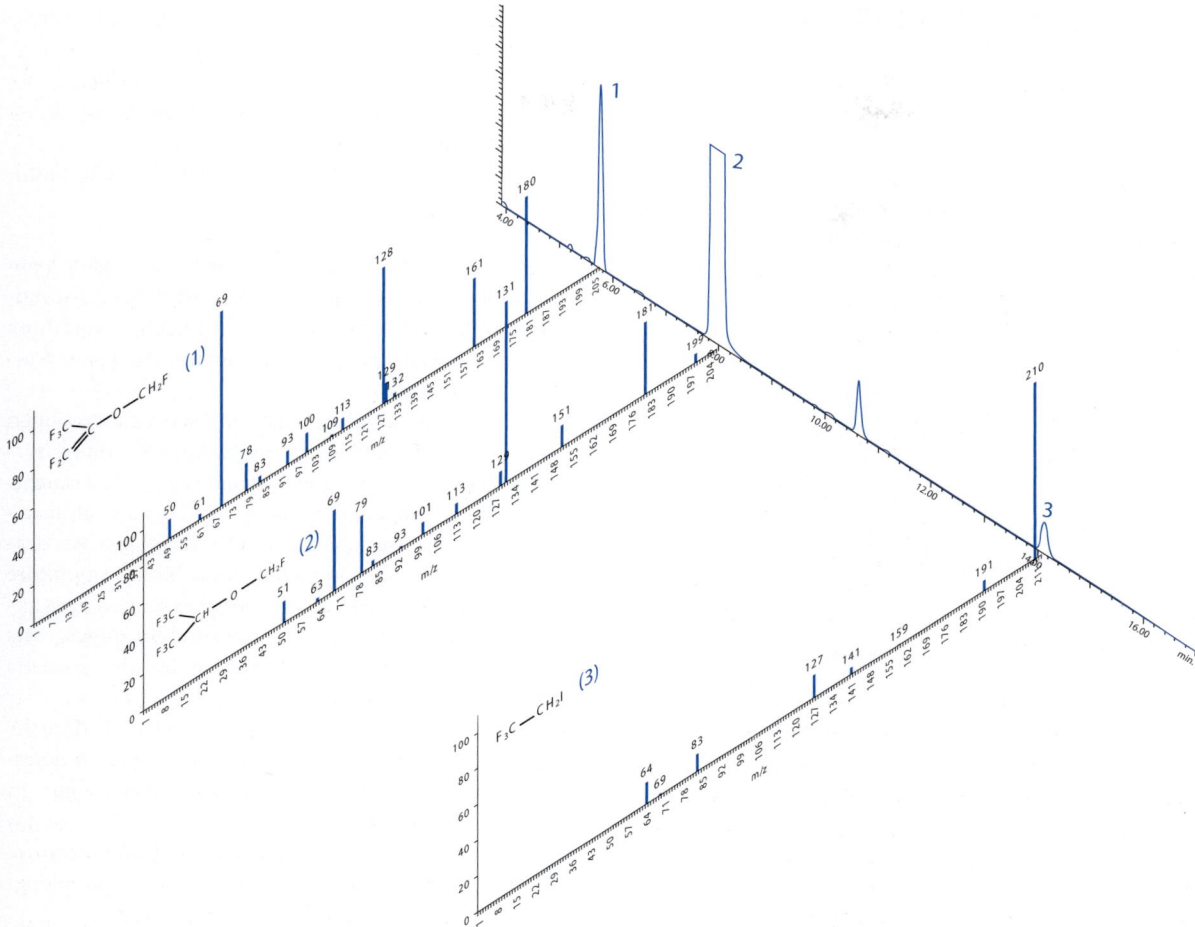

Abb. 16.13. Kombination von gaschromatographischer Trennung und nachgeschalteter Analyse der Substanzen durch die Massenspektrometrie am Beispiel von Compound A (*1*), Sevoflurane (*2*) und 1,1,1-Trifluoro-2-Jodoethan (*3*) als interner Standard. Mod. nach [4]

menden Verfahren der Infrarotspektroskopie erfordern eine Mehrwellenlängenanalyse, die gasspezifische Differenzen für die einzelnen Anästhetika abbildet. Eine eindeutige Zuordnung zur Identifikation der 5 Gasarten (Halothan, Isofluran, Enfluran, Desfluran und Sevofluran) basiert auf einer Mustererkennung der Signale, generiert von mehreren Filtern mit einer Wellenlänge von 8–9 μm, also einem äußerst schmalen Band. Bei einem Wechsel des volatilen Anästhetikums können auch diese Systeme fehlerhafte Messwerte liefern (der Fehler variiert je nach Gas und Gerät um den Faktor 1,2–6). Ältere Infrarotsysteme sind zur automatischen Gaserkennung noch

nicht in der Lage und benötigen die manuelle Eingabe des zu messenden Anästhetikums.

Elektrochemische Sensoren detektieren auf der Basis der chemischen Reaktion eindeutig das gewünschte Gas. Bei der paramagnetischen Messung liefert das Verfahren ebenso die eindeutige Zuordnung zum Gas. Die Identifikation bei der Raman-Spektroskopie erfolgt anhand der Zuordnung der Raman-Linien im Gasgemisch. Je komplexer die Moleküle sind, desto mehr »peaks« werden dargestellt. Auch bei den komplexen Molekülen der volatilen Anästhetika werden durch den breiten Abstand der Raman-Linien eindeutige »peaks« generiert, die zur Identifikation führen.

16.3.11 Zurückführung von Gasen

Durch die Anwendung von Systemen mit reduziertem Frischgasfluss ist das Verhältnis der Gasprobenentnahmemenge (200 ml/min) durch den Atemgasanalysator zum eingestellten Frischgasfluss (im geschlossenen Kreislauf etwa 300 ml/min) zu berücksichtigen. Das exspiratorisch abgeführte Gas hat einen reduzierten Anteil an O_2 und Anästhetikum und enthält CO_2. Es wird wegen des CO_2-Anteils in den Exspirationsschenkel des Beatmungsgeräts vor dem CO_2-Vapor zurückgeführt. Die inspiratorische Messung ist entsprechend zu beobachten und mit den vorgesehenen Sicherheitsreserven einzustellen.

> ❗ Die zur Ein-Punkt-Kontrolle aus der Raumluft entnommenen Gasmenge wird ebenfalls zurückgeführt und kann durch den hohen N_2-Anteil zur deutlichen Veränderung der inspiratorisch zugeführten Gaskonzentrationen führen, wenn die Kalibrierung ständig wiederholt (Störung in der Atemgasmessung) oder wenn Raumluft ständig beigemischt wird (magnetopneumatisches Verfahren).

Außerhalb von Europa werden Narkoseverfahren mit reduziertem Frischgasfluss und Narkosegasrückführung noch nicht als Standard eingesetzt. Hierbei sind für die Narkosegasrückführung die speziellen Vorschriften zu beachten: In den USA ist entsprechend der Vorgaben der American Society for Testing and Materials (ASTM) für jedes Atemgasmesssystem nachzuweisen, dass keine Änderung der chemischem Eigenschaften in der rückgeführten Gasprobe stattgefunden hat.

Proben aus dem Massenspektrometer dürfen nicht zurückgeführt werden, da die Moleküle zerstört werden.

16.4 Anwendungen am Patienten

Die im klinischen Einsatz üblichen Verfahren sind nicht in der Lage, alle Gase von Interesse gleichermaßen zu detektieren. Im weitesten Bereich wird die Infrarotspektroskopie eingesetzt, wobei ein Verzicht auf die Messung von Stickstoff in Kauf genommen wird. Da O_2 mit diesem Verfahren nicht zu messen ist, wird die Atemgasprobe einem alternativen Sensor (schneller elektrochemischer oder paramagnetischer Sensor) angeboten. Während der Exhalation wird ein zu 100 % angefeuchtetes Atemgas abgegeben. Der Anteil an H_2O in dem Gas, welches der Analyse zugeführt wird, hat einen besonderen Stellenwert:

- H_2O ist infrarotaktiv und bewirkt einen Fehler.
- Es ist bei der Berechnung von Partialdrücken zu berücksichtigen
- Wasser zerstört in physikalischer Form die empfindlichen Messeinheiten irreversibel.

Aus diesen Gründen ist das Eindringen von Wasser beim Seitenstromverfahren strikt zu vermeiden. Der Anwendung von Wasserfallen und anderen Rückhalteverfahren (Schlauchmaterial) sowie deren Funktionen kommt erhebliche Bedeutung zu.

Die patientennahe Messung von Gaskonzentrationen in einem nahezu geschlossenen Narkosebeatmungssystem und die Einschätzung von dynamischen Zusammenhängen werden von den Variablen »Gasfluss«, »Volumen« und »Druck« determiniert. Zu berücksichtigen ist, dass bei der Anwendung kompletter Anästhesiegasmonitore im Seitenstromverfahren ein zusätzliches Kreissystem aktiv ist, welches mit dem des Narkosebeatmungsgeräts interagiert. Auch hier sind Variablen für die korrekte Messung von Bedeutung:

- Die Variablen »Gasfluss«, »Volumen« und »Druck« im Kreissystem des Narkosebeatmungsgeräts determinieren Zeitkonstanten, kompressibles Volumen und Gasflussmessung.
- Die Variablen »Gasfluss«, »Druck« und »Temperatur« im Kreissystem des Atemgasmonitors determinieren die Zeitkonstante und die Messgenauigkeit.

16.4.1 Narkosebeatmungsgerät

Zeitkonstanten. Die Zeitkonstante ist ein Maß für die Zeit, in der Veränderungen der Frischgaszusammensetzung zu entsprechenden Veränderungen der Gaszusammensetzung im Narkosebeatmungssystem führen [5]:

$$T = \frac{V_{SL}}{\dot{V}_{FG} - \dot{V}_U}$$

Dabei ist T die Zeitkonstante, V_{SL} das Volumen im System und in der Lunge, $\dot{V}_U$ die Gasaufnahme und $\dot{V}_{FG}$ der Frischgasfluss.

Für T gilt:
- $1 \times T$: Konzentrationsänderung von 63 %
- $2 \times T$: Konzentrationsänderung von 86,5 %
- $3 \times T$: Konzentrationsänderung von 95 %

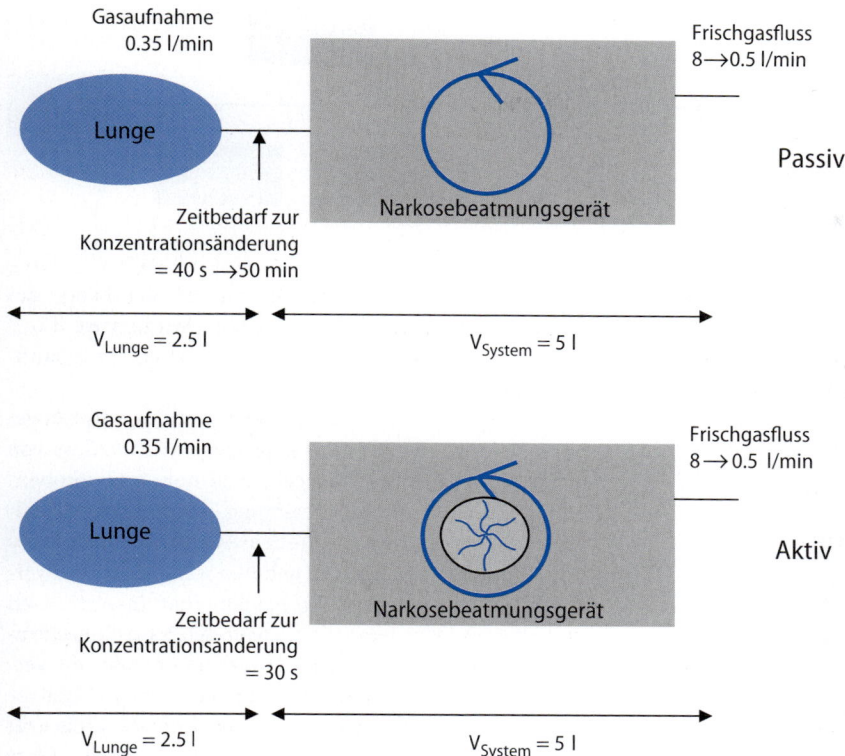

Passiv

Gasaufnahme
0.35 l/min

Lunge

Frischgasfluss
8 →0.5 l/min

Narkosebeatmungsgerät

Zeitbedarf zur
Konzentrationsänderung
= 40 s →50 min

V_{Lunge} = 2.5 l

V_{System} = 5 l

Aktiv

Gasaufnahme
0.35 l/min

Lunge

Frischgasfluss
8 →0.5 l/min

Narkosebeatmungsgerät

Zeitbedarf zur
Konzentrationsänderung
= 30 s

V_{Lunge} = 2.5 l

V_{System} = 5 l

◻ **Abb. 16.14.** Zeitbedarf bis zur Änderung der Gaskonzentrationen in Abhängigkeit vom eingestellten Frischgasfluss bei passiver oder aktiver Durchmischung des Gerätevolumens. Prinzip ZEUS mit Turbine (10 l/min). V_{Lunge} Volumen der Lunge; V_{System} Volumen des Narkosesystems. Mit frdl. Genehmigung der Fa. Dräger Medical, Lübeck

Dies gilt für ein System, in dem die Durchmischung des Systemvolumens V_S allein passiv durch den Gasfluss $\dot{V}_{FG}$ und die Gasaufnahmen $\dot{V}_U$ erzielt wird.

◻ Abbildung 16.14 demonstriert die Anwendung der aktiven Durchmischung des Systemvolumens V_S durch eine Turbine mit einem Gasfluss im Kreissystem von 10 l/min, wie es im Narkosearbeitsplatz ZEUS der Fa. Dräger Medical (Lübeck) zum Einsatz kommt.

Kompressibles Volumen. Beim Zusammenspiel von Gasfluss, Volumen und Druck in einem geschlossenen System ist eine wenig beachtete Variable existent: das kompressible Volumen. Moderne Beatmungsgeräte messen bei luftdichtem Verschluss des Systems die Geräte-Compliance einschließlich der Beatmungsschläuche bei einem Druck von 30 mbar. Ein Wert von 5 ml/mbar resultiert somit in einem Volumen von 150 ml zur Kompensation der Compliance. Wird das System nun über die Verbindungen aus Maske oder Tubus am Patienten angewendet, erhöht sich die Compliance durch den Pati-

entenanteil. Bei insuffizienter Maskenbeatmung wird Luft in einer Menge von etwa 150 + X ml (resultierend aus der Geräte-Compliance plus der Patienten-Compliance) bei einem Plateaudruck von 30 mbar komprimiert. Im Moment der Dekompression (ΔP) wird das Gasflussmessgerät durch das ΔV von 150 + X ml irritiert, und es zeigt einen Messwert an, der bei kritischer Beatmungssituation fehlerhaft als Ventilation interpretiert wird.

❗ **Von einer suffizienten Ventilation der Alveole kann nur dann ausgegangen werden, wenn ein adäquates Kapnogramm dies beweist (▶ Kap. 15).**

Gasflussmessung. Das an den Patienten abgegebene Volumen ist eine sekundäre Größe, die aus dem Gasfluss $\dot{V}$ über die Zeit abgeleitet wird. Die Viskosität der Gase wird wesentlich von der Gaszusammensetzung (O_2, N_2O, N_2 und Desfluran) und dem Druck der Atmosphäre geprägt und kann die Gasflussmessung deutlich verfälschen. Desfluran als volatiles Anästhetikum verursacht

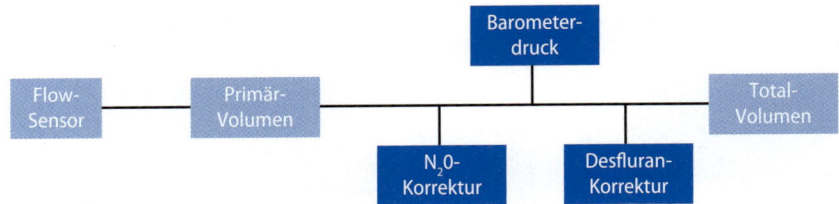

Abb. 16.15. Korrekturen der Volumenmessung durch Messung der Gaskonzentrationen

diesen Fehler durch die deutlich höhere Konzentration im Atemgas zur Narkosewirkung mehr als die anderen volatilen Anästhetika. Durch die Messgrößen für diese Konzentrationen auf dem Anästhesiegasmonitor werden Korrekturfaktoren ermittelt und das tatsächliche Volumen berechnet (■ Abb. 16.15).

16.4.2 Anästhesiegasmonitor

Gasfluss, Druck und Temperatur

Die in der klinischen Anwendung am Patienten befindlichen Verfahren zur Messung von Gaskonzentrationen sind die Infrarotspektroskopie (CO_2, N_2O, volatile Anästhetika) und schnelle O_2-Sensoren (elektrochemisch, paramagnetisch). Allen gemeinsam ist, dass geringe Veränderungen der Temperatur, eine mangelhafte Konstanz des Gasflusses sowie Druck innerhalb der Sensoren zu erheblichen Messfehlern führen. ■ Abbildung 16.16 zeigt einen modifizierten Kreislauf eines modernen Anästhesiegasmonitors.

Wesentliche Ziele sind:
- Vermeidung von Wassereintritt durch eine Wasserfalle, unterstützt durch einen geringen Bypass-Flow, der Wasser vor Eintritt in die Messsensorik abführt
- Aufrechterhaltung einer konstanten Temperatur durch Kompensationstechnologien im Sensorbereich
- Kontrolle des Pumpenflusses bei möglichst geringem Druck innerhalb des Kreislaufs

Zeitkonstanten

Der für die Messung während der Beatmung von Erwachsenen eingestellte Fluss zur Gasprobenentnahme im Seitenstromverfahren variiert je nach Gerätehersteller zwischen 150 und 200 ml/min. Durch die Gasprobenrückführung werden substanzielle Gasverluste im Narkosebeatmungssystem vermieden. Die Verzögerungszeit der Messeinheit gegenüber dem Entnahmeort nahe am

Patienten liegt bei 1–2 s, abhängig von der Länge des Gasprobenentnahmeschlauches. Die Anstiegszeit T_{10-90} beträgt etwa 0,3 s und liegt somit im Bereich der genannten Sensoren.

Für die Messung während der Beatmung von Neugeborenen wurde bisher ein Gasprobenentnahmefluss von 60 ml/min zur Vermeidung einer zu hohen Gasprobenentnahme während der Beatmung mit geringen Tidalvolumina (10–30 ml) und hohen Atemfrequenzen (>30/min) empfohlen. In Kauf zu nehmen war die deutlich verzögerte Anzeige (etwa 5–7 s) bei fehlerhaft inspiratorisch und zu niedrig exspiratorisch angezeigten Gaskonzentrationen (■ Abb. 16.17). Narkosebeatmungsgeräte mit verfeinerter Sensorik bieten bei der Einstellung von Tidalvolumen und Atemfrequenz für diesen Patientenkreis jetzt die notwendige Genauigkeit und je nach eingestelltem Beatmungsmodus auch Kompensationsverfahren, sodass die grundsätzliche Einstellung eines Gasprobenentnahmeflusses von 200 ml/min auch für die Anwendung bei den jüngsten Patienten möglich ist.

Gasmessungen können an folgenden Orten vorgenommen werden:
- im Inspirationsschenkel des Narkosebeatmungsgeräts:
  - warnt vor O_2-Mangel und fehlerhafter Funktion oder falscher Einstellung des Narkosemittelverdunsters (Vapor)
  - kann nur bei hohem Frischgasfluss (>4 l/min) angewendet werden
- patientennah im in- und exspiratorischen Atemgasstrom zwischen Y-Stück und Tubusansatz
  - Kontrolle von Gerätefunktion, inspiratorischer O_2-Zufuhr, sicherer Vaporeinstellung und Verschiebungen der Gaskonzentrationen durch die Durchführung von Narkosen mit reduziertem Frischgasfluss möglich
  - zusätzliche Informationen durch exspiratorische Darstellung der CO_2-Konzentration (Kapnographie) als Beleg einer regelmäßigen alveolären Ventilation

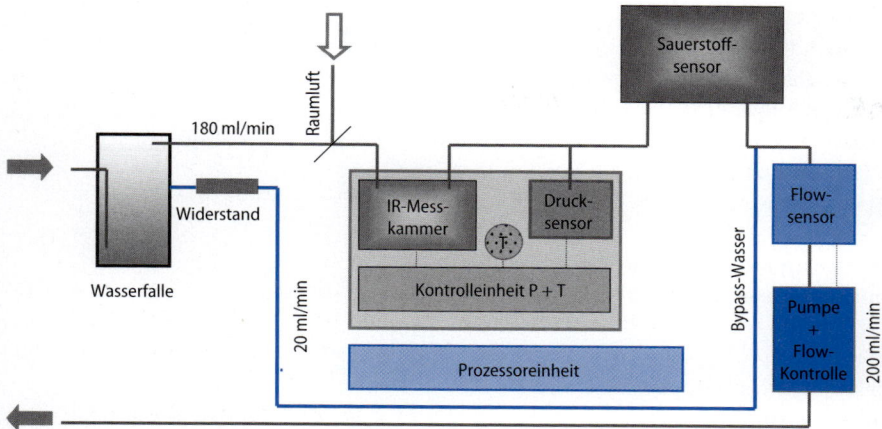

Abb. 16.16. Kreislauf eines multisensorischen Atemgasmonitors. *P* Druck; *T* Temperatur

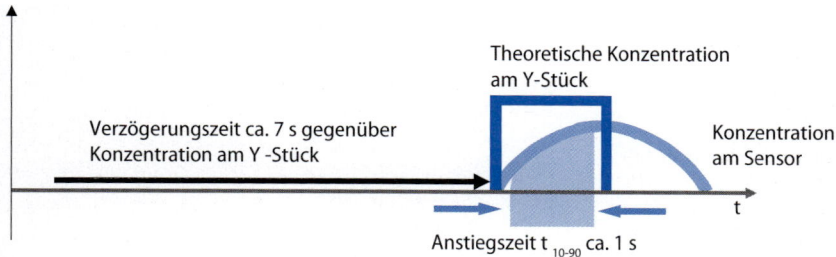

Abb. 16.17. Verzögerung und Verformung des Messsignals gegenüber dem Messwert direkt am Patienten (y-Stück) durch eine reduzierte Absaugrate von 60 ml/min

❗ Die Deutsche Gesellschaft für Anästhesiologie und Intensivmedizin fordert in den ständig aktualisierten Richtlinien über die Ausstattung des anästhesiologischen Arbeitsplatzes die patientennahe Messung im in- und exspiratorischen Atemgasstrom [6, 7].

Die Einschätzung der Zeitkonstanten durch die patientennahe Messung im in- und exspiratorischen Atemgasstrom bei Beatmung mit reduziertem Frischgasfluss sowie die Detektion einer Gefährdung des Patienten durch eine zu geringe Gaskonzentration – führt zum O_2-Mangel oder zur mangelnden Narkosetiefe – oder durch eine zu hohe Gaskonzentration – führt zu einer tiefen Narkose mit begleitender Kreislaufdepression – sind wesentliche Elemente zur Steuerung der Narkose am anästhesiologischen Arbeitsplatz. Bei der Beatmung mit reduziertem Frischgasfluss geht die direkte Beziehung zwischen den Konzentrationen in der Frischgaszufuhr, im Inspirationsschenkel und im patientennahen Tubus verloren.

16.5 Arbeitsplatzbelastung

Die Bestimmung von Spurenkonzentrationen der Anästhetika in der Raumluft im Arbeitsplatzbereich ist gesetzlich vorgegeben (max. Arbeitsplatzkonzentration, MAK) und durch entsprechende Grenzwerte abgesichert. Prinzipiell ist N_2O hierbei die führende Komponente – ein Grund mehr, die Anwendung von N_2O im Bereich der Anästhesie zu reduzieren. Wird allein N_2O als Indikator für die Arbeitsplatzbelastung eingesetzt, finden empfindliche Infrarotspektrometer Verwendung. Als alternative Systeme werden photoakustische Systeme oder Massenspektrometer eingesetzt.

16.6 Punktuelle Atemgasmessungen

Neben den hauptsächlichen Anwendungen der Atemgasmessung während der Narkose und/oder der Beatmung werden auch punktuell entnommene Atemproben im medizinischen Umfeld analysiert, da Atemgas sowohl bei beatmeten als auch bei spontanatmenden Patienten zur Diagnostik nichtinvasiv und in ausreichender Menge zur Verfügung steht. Beispielhaft seien hier aufgeführt:

- Atemalkoholtest: elektrochemischer Sensor
- ^{13}C-Test zum Nachweis von Helicobacter pylori : Infrarotspektroskopie, Massenspektroskopie
- Propofolmessung:
  - Gaschromatographie-Massenspektrometrie mit kumulativer Adsorption an mit Tenax beladenen Röhrchen [8]
  - elektrochemischer Sensor
  - kontinuierliche Massenspektrometrie auf der Basis von Softionisierungstechniken [9, 10]

Literatur und Links

1. Schmucker P (1995) Qualitätssicherung in der Anästhesie. Anästh Intensivmed 36: 250–254
2. Bützer P (2006) Sauerstoff – Ein besonderes Molekül. www.buetzer.info
3. Meriläinnen PT (1990) A differential paramagnetic sensor for breath-by-breath oximetry. J Clin Monit 6: 65–73
4. Bouche MP, Van Bocxlaer JF, Rolly G et al. (2001) Quantitative determination of vapor-phase compound A in sevoflurane anesthesia using gas chromatography-mass spectrometry. Clin Chem 47: 281–291
5. Baum J (1993) Die Narkose mit niedrigem Frischgasfluss. Bibliomed – Medizinische Verlagsgesellschaft, Melsungen
6. Feigenwinter P, Wallroth CF, Gilly H, Zbinden AM (1996) Normen für Anästhesie, Intensivmedizin und medizinische Versorgungssysteme – Teil 1. Anästh Intensivmed 11: 587–595
7. Feigenwinter P, Wallroth CF, Gilly H, Zbinden AM (1996) Normen für Anästhesie, Intensivmedizin und medizinische Versorgungssysteme – Teil 2. Anästh Intensivmed 12: 644–653
8. Großherr M, Hengstenberg A, Meier T, Dibbelt L, Gerlach K, Gehring H (2006) Discontinuous monitoring of propofol concentrations in expired alveolar gas and in arterial and venous plasma during artificial ventilation. Anesthesiology 104: 786–790
9. Hornuss C, Praun S, Villinger J et al. (2007) Real-time monitoring of propofol in expired air in humans undergoing total intravenous anesthesia. Anesthesiology 106: 665–674
10. Takita A, Masui K, Kazama T (2007) On-line monitoring of end-tidal propofol concentration in anesthetized patients. Anesthesiology 106: 659–664

16

Teil IV Neurologisches System

Narkosetiefe

J. Bruhn

Es sollte die Kernkompetenz des Anästhesisten darstellen, eine definierte Narkosetiefe anzusteuern und über beliebig lange Zeit aufrechtzuhalten. Dennoch spielt das Monitoring der Narkosetiefe bislang im klinischen Alltag eher eine untergeordnete Rolle.

Eine klinisch adäquate Narkosetiefe umfasst folgende Kriterien:
- Bewusstlosigkeit
- Amnesie
- Analgesie
- vegetative Dämpfung
- Immobilisation

Von Nichtanästhesisten werden allerdings häufig nur Teilaspekte wahrgenommen. Für den Patienten steht v. a. die zuverlässige Ausschaltung des Bewusstseins während des operativen Eingriffs als besorgt geäußertes Anliegen im Vordergrund. Für den operierenden Partner sind die Immobilisation und ausbleibende motorische Äußerungen wie Husten, Pressen oder Bewegung auf den operativen Stimulus Hauptkriterien für seine Einschätzung einer »adäquaten« Narkosetiefe.

In der Anfangszeit der Anästhesie wurde bereits früh eine Einteilung der Narkosetiefe in verschiedene Narkosestadien vorgenommen. Eine der klassischen und bekanntesten Beschreibungen der Narkosestadien stammt von A.E. Guedel (Abb. 17.1).

Solange die Narkosen als Monoanästhesien, z. B. mit Äther oder Chloroform, durchgeführt wurden, bot dieses Konzept der Einteilung in Narkosestadien eine sehr praktikable Möglichkeit zur Abschätzung der Narkosetiefe. Mit der Einführung von Muskelrelaxanzien in die klinische Praxis und der zunehmenden Verwendung von Kombinationsnarkosen mit Opiaten waren jedoch wesentliche bisherige klinische Kriterien wie Atemfrequenz und Atemzugvolumen zur Evaluierung eines adäquaten Anästhesiestadiums nicht mehr gegeben.

Auch wenn einige Autoren die Muskelrelaxation als Komponente der Narkosetiefe ansehen, erscheint es sinnvoll, die Muskelrelaxation als vollständig getrennt von der Narkosetiefe zu betrachten. Dies erfolgt in einem gesonderten Kapitel (► Kap. 21).

> ❗ Es ist wichtig zu verstehen, dass die Narkosetiefe kein einheitlicher Begriff ist, sondern sich in eine hypnotische und eine analgetische Komponente teilt. Beide Komponenten können durch die getrennte Dosierung von Hypnotika bzw. An-

algetika differenziert beeinflusst werden. Ebenso bezieht sich auch das Monitoring weniger auf einen generellen Begriff einer Narkosetiefe als auf entweder die hypnotische oder die analgetische Komponente.

17.1 Hypnotische Komponente der Narkosetiefe

17.1.1 Intraoperative Wachheit

Definition

Intraoperative Wachheit liegt vor, wenn ein Patient während einer vermeintlichen Narkose seine Umwelt teilweise oder vollständig wahrnimmt oder sogar (einfache) Aufforderungen befolgt [1]. Im klinischen Alltag lässt sich eine intraoperative Wachheit erkennen, wenn der Patient auf Ansprache reagiert oder z. B. auf Aufforderung die Hand des Untersuchers drückt.

Dieses ist allerdings nur beim nichtrelaxierten Patienten möglich. Für den Patienten, bei dem eine Muskelrelaxation erforderlich ist, entwickelte Tunstall die »isolierte Unterarmtechnik«: Eine am Arm angelegte Blutdruckmanschette wird bis oberhalb des systolischen Blutdrucks aufgepumpt. Wird nun das Muskelrelaxans injiziert, erreicht es den entsprechenden Arm nicht. Der Patient behält so – trotz Relaxierung der restlichen Körpermuskulatur – die Möglichkeit, seine Hand zu bewegen. Wenn der Patient nun auf Aufforderung die Hand des Untersuchers drückt, zeigt dies seine Wachheit an. Dieses Verfahren ist allerdings insbesondere wegen der Gefahr druckinduzierter Läsionen nicht für den Dauergebrauch im klinischen Alltag geeignet.

17.1.2 Postoperative Erinnerung

Viele Patienten, die auf Ansprache reagieren oder auf Aufforderung Bewegungen ausführen, können sich postoperativ nicht mehr daran erinnern. Dies hängt damit zusammen, dass Wahrnehmungen während intraoperativer Wachheit primär im nur wenige Sekunden umfassenden Kurzzeitgedächtnis gespeichert werden. Für eine Speicherung von Informationen im Langzeitgedächtnis ist es allerdings erforderlich, dass diese Informationen über eine gewisse Zeitdauer einwirken. Dies wird sehr anschaulich in der Studie von Dutton et al. [2] nachgewiesen: Auf

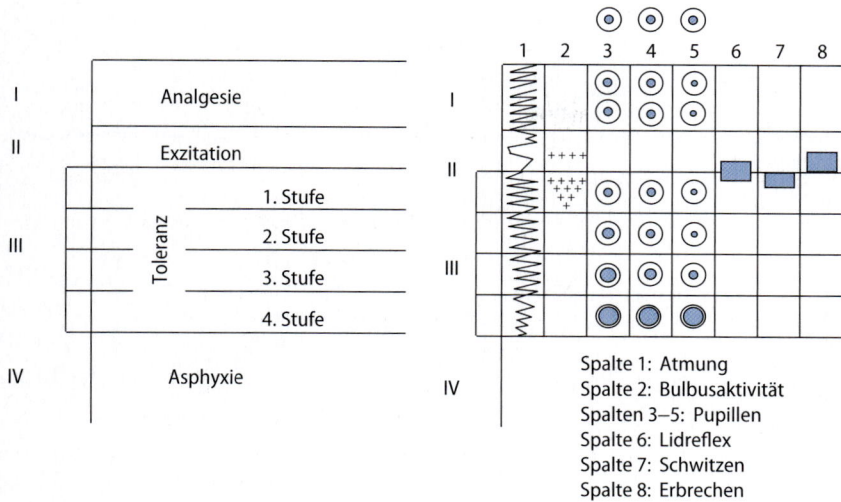

Spalte 1: Atmung
Spalte 2: Bulbusaktivität
Spalten 3–5: Pupillen
Spalte 6: Lidreflex
Spalte 7: Schwitzen
Spalte 8: Erbrechen

Abb. 17.1. Einteilung der Narkosestadien nach Guedel

Aufforderung erfolgtes Handdrücken wurde postoperativ nur dann erinnert, wenn dieses mindestens 4-mal hintereinander erfolgte. Sollte intraoperativ der klinische oder monitorgestützte Verdacht auf intraoperative Wachheit entstehen, kann einer möglichen postoperativen Erinnerung und Wiedergabe durch eine sofortige Vertiefung der Narkose begegnet werden.

Neben dem deklarativen Gedächtnis, in dem direkt abrufbare, bewusste (»explizite«) Erinnerungen gespeichert werden, besteht wahrscheinlich als eigenständige Form das implizite oder nichtdeklarative Gedächtnis. In diesem können Informationen gespeichert werden, die nicht bewusst abrufbar sind, aber dennoch Handeln und Fühlen beeinflussen.

Somit können folgende Stufen intraoperativer Wachheit und postoperativer Erinnerung unterschieden werden:

- keine Wachheit
- Wachheit ohne Erinnerung
- Wachheit mit unbewusster (impliziter) Erinnerung
- Wachheit mit bewusster (expliziter) Erinnerung

Es ist naheliegend, dass nur die Wachheit mit bewusster (expliziter) Erinnerung medikolegale Bedeutung hat. Für die Entwicklung einer posttraumatischen Belastungsstörung in Assoziation mit intraoperativer Wachheit hat neben dem Vorliegen von Wachheit mit bewusster (expliziter) Erinnerung die neuromuskuläre Blockade eine wesentliche Bedeutung. Bei Patienten ohne Muskelrelaxierung wurden trotz expliziter Erinnerung primär keine schwerwiegenden Langzeitschäden festgestellt [3]. Welche Bedeutung eine Wachheit ohne Erinnerung oder eine Wachheit mit unbewusster (impliziter) Erinnerung hat, ist dagegen weitgehend ungeklärt.

17.1.3 Monitoring

Zwei apparative Monitoringverfahren finden für die Überwachung der hypnotischen Komponente der Narkosetiefe Verwendung: das Elektroenzephalogramm (EEG) und akustisch evozierte Potenziale (AEP).

Elektroenzephalogramm (EEG)

Da Anästhetika bekanntermaßen die elektrische Aktivität des Gehirns beeinflussen, liegt es nahe, das EEG als Überwachungsverfahren für die »Dämpfung der Hirnaktivität« während Allgemeinanästhesien einzusetzen. Trotzdem galt die Überwachung des Narkose-EEG bis Mitte der 1990er Jahre als schwierig und zudem als wenig praktikabel. Ein Vergleich zwischen einer EKG- und einer EEG-Ableitung (**Abb. 17.2**) soll einen Grund dafür veranschaulichen: Während sich wesentliche Informationen des EKG (z. B. hier regelmäßiger Sinusrhythmus, regelrechte P-Welle und normaler QRS-Komplex) dem Anästhesisten problemlos auf einen Blick erschließen,

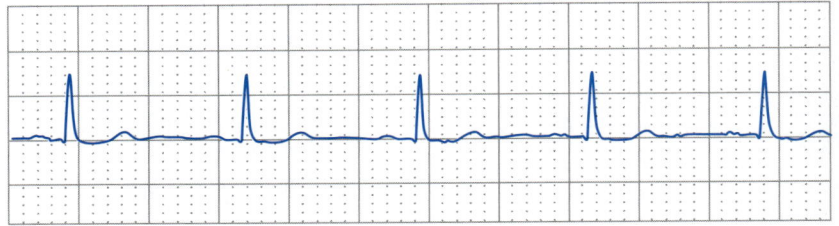

■ **Abb. 17.2.** Vergleich zwischen EKG-Signal (*oben*) und EEG-Signal (*unten*). Um eine vergleichbare Größe zu erhalten, wurde das EEG-Signal 20fach vergrößert.

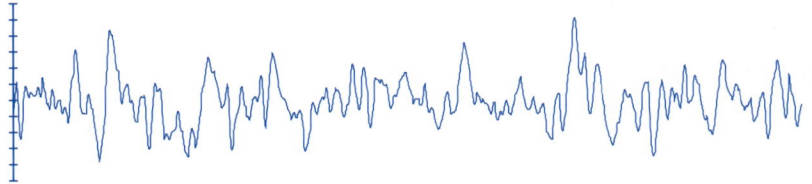

sind die Informationen des EEG aus der komplexen Wellenform schwerer ablesbar.

Durch Zufuhr der meisten Anästhetika (volatile Anästhetika, Barbiturate, Etomidat, Propofol) kommt es dosisabhängig zu vergleichbaren Änderungen des Roh-EEG-Signals, die sich qualitativ folgendermaßen beschreiben lassen (■ Abb. 17.3) [4]:

— Geringe Anästhetikadosen führen zu einer kurzen Desynchronisation mit einem überwiegend hochfrequenten Rhythmus.

— Mit zunehmendem Anästhesieeffekt treten dann vermehrt langsamere Frequenzen auf. Es kommt wieder zu einer Synchronisation mit zunehmend langsameren Wellenanteilen mit gleichzeitiger Amplitudenzunahme.

— Eine weitere Steigerung der Anästhetikadosierung führt zu einer zunehmenden Minderung der elektrischen Aktivität bis hin zum Nulllinien-EEG. Wird das isoelektrische EEG (»suppression«) noch von kurzen Aktivitätsphasen (»bursts«) durchbrochen, so bezeichnet man dies als »Burst-suppression«-Muster. Schließlich liegt nur noch ein Nulllinien-EEG vor, man spricht von »kortikaler Stille« (»cortical silence«).

— Nach Beendigung der Anästhetikazufuhr können die EEG-Veränderungen bis zum Erwachen in umgekehrter Reihenfolge beobachtet werden.

❗ **In der dynamischen Arbeitsumgebung des Anästhesisten ist eine kontinuierliche visuelle, quantitative Beurteilung des Roh-EEG-Signals nicht möglich.**

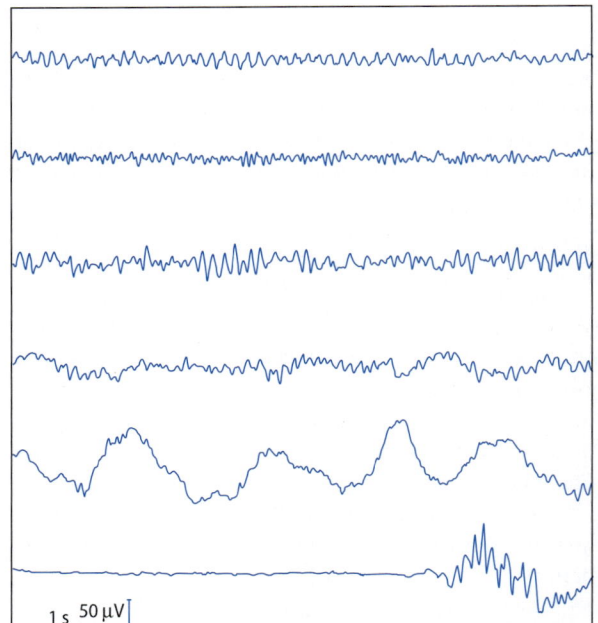

■ **Abb. 17.3.** EEG-Signal bei von oben nach unten zunehmender Anästhetikakonzentration. Mod. nach [9]

Dies führte zur Entwicklung verschiedener Parameter und Indizes, die unmittelbar am Narkosearbeitsplatz automatisch und Software-gestützt mittels komplexer Rechenalgorithmen aus dem Roh-EEG-Signal berechnet und sofort dargestellt werden können. Erst die Fortschritte der Computer- und Monitortechnologie ermöglichten die Einführung neuer EEG-Monitorsysteme in den vergangenen Jahren. Jede Parametrisierung des EEG ist verglichen mit dem Roh-EEG-Signal allerdings auch zwangsläufig mit einem Informationsverlust verbunden.

Klassische spektrale EEG-Parameter

Eine Möglichkeit, den Übergang von vorwiegend hochfrequenten Wellenanteilen im Wachzustand zu vorwiegend niedrigfrequenten Wellenanteilen in Narkose zu quantifizieren, bietet die Fourier-Transformation.

> ❗ Die Fourier-Transformation basiert auf dem Fourier-Theorem, das besagt, dass sich jede beliebige Schwingungsform als Überlagerung verschiedener Sinuskurven mit unterschiedlichen Frequenzen, Amplituden und Phasenwinkeln beschreiben lässt.

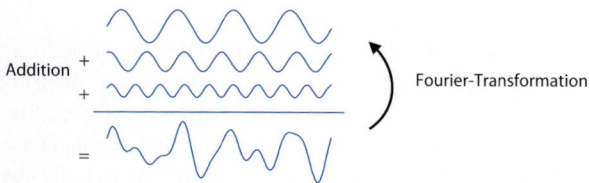

◘ **Abb. 17.4.** Die Addition von bereits 3 Sinusschwingungen unterschiedlicher Aplitude, Phase und Frequenz (*links*) ergibt ein komplexes Signal. *Rechts* Zurückzerlegung des komplexen Signals in die 3 Sinusschwingungen

Zur Veranschaulichung des Fourier-Theorems lässt sich bereits durch die Addition von 3 Sinusschwingungen mit unterschiedlichen Frequenzen, Amplituden und Phasenwinkeln eine komplexe Kurve erzeugen, die bereits einem EEG-Rohsignal ähnelt (◘ Abb. 17.4).

Die Fourier-Transformation geht den umgekehrten Weg und zerlegt eine komplexe Kurve in verschiedene Sinusschwingungen.

Das mathematische Ergebnis der Fourier-Transformation eines EEG-Rohsignals ist das Power-Spektrum, bei dem die »power« (Amplitudenquadrat) auf der y-Achse gegen die zugehörigen Frequenzen auf der x-Achse aufgetragen wird, und das Phasenspektrum, bei dem die Phasenwinkel auf der y-Achse gegen die zugehörigen Frequenzen auf der x-Achse aufgetragen werden.

Im Wachzustand liegen vornehmlich kurzwellige, hochfrequente EEG-Anteile vor. Diese führen im Power-Spektrum zu einem Gipfel im Bereich der hohen Frequenzen. In Narkose liegen vornehmlich langwellige, niedrigfrequente Anteile vor. Diese führen im Power-Spektrum zu einem Gipfel im Bereich der niedrigen Frequenzen (◘ Abb. 17.5).

Aus dem Phasenspektrum lassen sich hingegen prima vista keine Informationen zur Narkosetiefe ableiten, weshalb das Phasenspektrum lange Zeit als »uninteressant« angesehen und für die weitere Analyse ignoriert wurde.

Verschiedene gebräuchliche EEG-Monoparameter lassen sich aus dem Power-Spektrum errechnen (◘ Abb. 17.6).

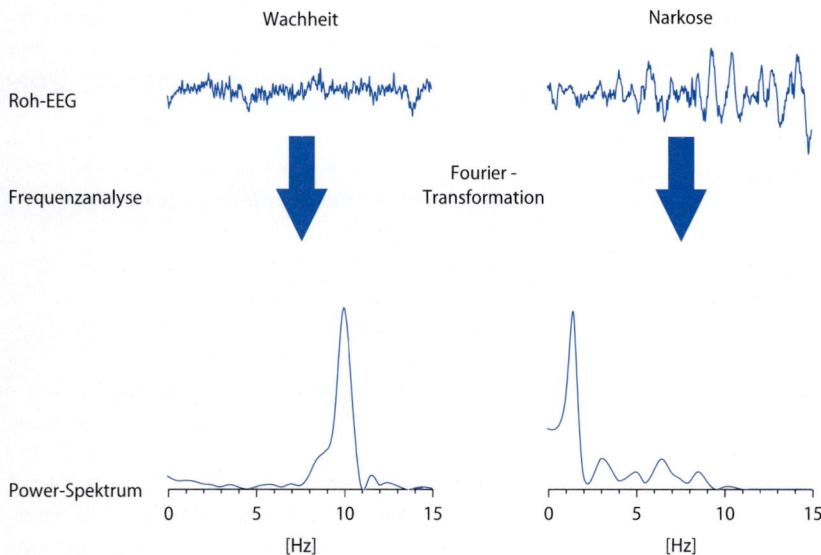

◘ **Abb. 17.5.** Frequenzanalyse eines Wach-EEG (*links*) und eines Narkose-EEG (*rechts*) mittels Fourier-Transformation

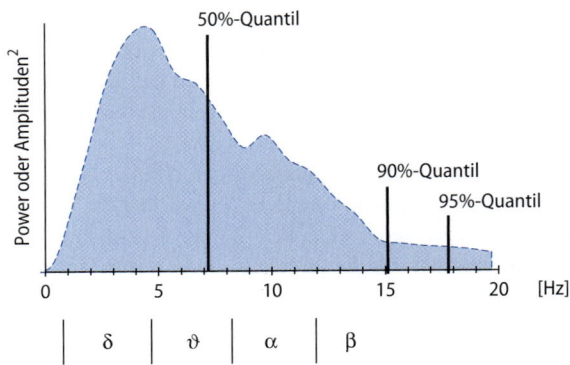

◻ **Abb. 17.6.** Zur Quantifizierung des Power-Spektrums werden Quantile und die relative Bandleistung der einzelnen Frequenzbereiche berechnet.

Dabei entspricht die Gesamtaktivität der Fläche unter der Kurve des Power-Spektrums. Die Begriffe »Medianfrequenz« (50%-Quantil) und »spektrale Eckfrequenz« (90%- bzw. 95%-Quantil) werden verwendet, um die Verteilung des Power-Spektrums zu beschreiben: Die Medianfrequenz teilt das Power-Spektrum in der Mitte; die spektrale Eckfrequenz 95 % (SEF 95) ist diejenige Frequenz, unterhalb derer 95 % der EEG-Aktivität liegen.

Zudem werden die Frequenzen in 4 willkürliche festgelegte Bereiche unterteilt und mit griechischen Buchstaben bezeichnet (◻ Abb. 17.6):

— alpha: 8–13 Hz
— beta: >13 Hz
— gamma: 4–8 Hz
— delta: 0,5–4 Hz

Daraus kann dann die relative Bandleistung der einzelnen Frequenzbereiche am Gesamtleistungsspektrum angegeben werden. So beschreibt die relative delta-Power den Anteil der im delta-Frequenzbereich (0,5–4 Hz) gelegenen Power am Gesamt-Power-Spektrum.

Die genannten EEG-Monoparameter aus dem Power-Spektrum werden heute kaum noch zur Steuerung der Narkose verwendet. Zum einen sind sie sehr artefaktanfällig, zum anderen erfüllen sie eine wesentliche Anforderung an das Narkose-EEG-Monitoring nicht, und zwar die des monophasischen Verlaufs, d. h. des kontinuierlichen Abfalls oder Anstiegs im Verlauf von Wachzustand–Anästhesie–Nulllinien-EEG. Dadurch, dass es sowohl bei sehr geringen als auch bei sehr hohen Anästhetikakonzentrationen zu einem paradoxen Anstieg kommt, lässt

sich ein bestimmter EEG-Parameterwert nicht sicher einer bestimmten Narkosetiefe zuordnen.

Die genannten EEG-Monoparameter aus dem Power-Spektrum sind allerdings weiterhin als Subparameter moderner EEG-Multiparameter-Indizes von Wert.

Bispektralindex

Die klassischen spektralen EEG-Parameter wurden nur aus dem Power-Spektrum errechnet, und das Phasenspektrum wurde traditionell als »uninteressant« ignoriert. Die Bispektralanalyse hingegen nutzt auch das Phasenspektrum und quantifiziert, inwieweit eine Kopplung der Phasenwinkel verschiedener Frequenzen besteht. Der Multiparameter-Index Bispektralindex verwendet neben einem Subparameter aus der Bispektralanalyse (»Sync-FastSlow«) eine »relative β-Ratio« aus dem Power-Spektrum im Bereich niedriger Anästhetikakonzentration und eine »burst suppression ratio« im Bereich sehr hoher Anästhetikakonzentration [5].

Es bleibt allerdings bislang ungeklärt, inwieweit tatsächlich der Parameter der namensgebenden Bispektralanalyse einen dominierenden Einfluss auf den Bispektralindex nimmt und inwiefern die Bispektralanalyse Informationen über den Anästhetikaeffekt liefert, die aus dem Power-Spektrum allein nicht erhältlich sind [6].

Die EEG-Signalaufnahme erfolgt über eine spezielle Einmalklebeelektrode (»BIS-Sensor«), die auf der Stirn des Patienten – vorzugsweise über der dominanten Hemisphäre – befestigt wird und eine Referenz- sowie 2 Messelektroden enthält. Nach Umwandlung des EEG-Signals in einem Analog-Digital-Konverter wird geräteintern der sog. BIS-Wert ermittelt. Der BIS-Wert ist eine dimensionslose Zahl zwischen 100 (wach) und 0 (keine EEG-Aktivität).

Empfehlungen für die Zuordnung der BIS-Werte für die neueren Software-Versionen (ab BIS-Version 3.0)

— Wachheit/Erinnerung intakt: 100–85
— Sedierung: 85–65
— Allgemeinanästhesie: 60–40
— Zunehmend »Burst-suppression«-EEG: 30–0

Narcotrend

Der Narcotrend ist ein neues automatisches EEG-Messsystem, das von einer interdisziplinären Arbeitsgruppe der Medizinischen Hochschule Hannover entwickelt wurde. Die Grundlage für die automatische Narcotrend-Klassifikation des Narkose-EEG stellt eine Einteilung zur visuellen Beurteilung des Roh-EEG-Signals dar, die sich in ihren Ursprüngen aus einer Klassifikation des Schlaf-EEG herleitet [7]. Hierbei werden die physiologischen EEG-Veränderungen vom Wach- bzw. Ermüdungszustand bis zum Tiefschlaf in 5 Stadien (A–E) unterteilt. Diese Einteilung wurde später sowohl um das Stadium F zur Charakterisierung von »Burst-suppression«-Mustern erweitert als auch durch die Definition von Unterstadien verfeinert und dann zur Klassifikation des Narkose-EEG verwendet [8].

Die Ableitung des Roh-EEG-Signals erfolgt unter Standardbedingungen mit handelsüblichen Klebeelektroden, wie sie für EKG-Ableitungen üblich sind, wobei sowohl 1- als auch 2-Kanal-Ableitungen möglich sind. Bei der zur Überwachung des Narkose-EEG üblichen 1-Kanal-Ableitung werden 2 Messelektroden im Mindestabstand von 8 cm sowie eine Referenzelektrode auf der Stirn des Patienten befestigt. Nach automatischer Artefakterkennung wird das Roh-EEG-Signal im Narcotrend prozessiert und dann mittels einer multivariaten Analyse einem Unterstadium im Bereich A–F bzw. einem Indexwert von 100–0 zugeordnet.

> **Narcotrend-EEG-Stadieneinteilung und zugehörige Indexbereiche [9]**
>
> - Wachheit: A: 100–95
> - Müdigkeit/Sedierung: B_0–B_2: 94–80
> - Sedierung/oberflächliche Anästhesie: C_0–C_2: 79–65
> - Allgemeinanästhesie: D_0–D_2: 64–37
> - Tiefe Allgemeinanästhesie: E_0–E_2: 36–13
> - »Burst-suppression«-EEG bis Nulllinie: F_0–F_1: 12–0

Datex-Ohmeda Entropie-Modul

Da neuronale Systeme verschiedene Eigenschaften aufweisen, die einem nichtlinearen Verhalten entsprechen, können die EEG-Signale nicht nur wie bei der Fourier-Transformation als Summe von Sinusschwingungen, sondern auch als »chaotische« Muster angesehen werden. Hieraus folgt, dass mathematische Methoden der nichtlinearen Dynamik wie z. B. die Berechnung der Entropie in einzelnen EEG-Epochen grundsätzlich bei der EEG-Analyse anwendbar sein müssen.

Definition

Die Entropie ist hierbei ein Konzept, bei dem das »Maß der Ordnung bzw. Unordnung« und somit zufälliges Verhalten bzw. Vorhersagbarkeit eines Systems quantifiziert wird.

Nachdem für einen Entropiealgorithmus – die approximate Entropie – die Verwendbarkeit als Messparameter für Anästhetikaeffekte auf das EEG nachgewiesen werden konnte [10], entwickelte eine Arbeitsgruppe der Firma Datex-Ohmeda ein neues, automatisches EEG-Messsystem, das Datex-Ohmeda Entropie-Modul, basierend auf der spektralen Entropie [11].

Über einen Einmalsensor auf der Stirn wird neben dem Roh-EEG-Signal (1 Kanal) auch das Elektromyogramm (EMG) der Frontalismuskulatur erfasst und analysiert. Die EMG-Aktivität der Gesichtsmuskulatur gibt Auskunft über die spontane Muskelaktivität, also z. B. vertikale Augenbewegung oder Lidschlag, kann aber auch aufgrund einer schmerzhaften Stimulation bei nicht ausreichender Hypnosetiefe beobachtet werden. Diese subkortikalen Ereignisse können möglicherweise über die Analyse des EMG der Frontalismuskulatur schneller erfasst werden. Daher werden im Entropiemonitor die subkortikalen Veränderungen mit der Response-Entropie und die kortikalen Veränderungen mit der State-Entropie getrennt berechnet und angezeigt.

Die **Response-Entropie** wird in einem Frequenzbereich von 0,8–47 Hz ermittelt und ist ein normierter, dimensionsloser Wert zwischen 100 (wach) und 0 (keine Aktivität in EEG und EMG der Frontalismuskulatur). Die Response-Entropie ist aufgrund der hochfrequenten Anteile der Gesichtsmuskulatur ein schnell reagierender Parameter mit einer Reaktionszeit von etwa 2 s.

Die **State-Entropie** wird in einem Frequenzbereich von 0,8–32 Hz ermittelt. Insofern kann dieser Wert nie größer sein als die Response-Entropie; die Werte reichen von 0–91. Die State-Entropie spiegelt recht gut die Wirkung der Anästhetika auf den Kortex wider und ist daher ein langsam reagierender Parameter mit einer Reaktionszeit von 15–30 s (◘ Abb. 17.7).

Folgende Zuordnung, die zurzeit weiter validiert wird, wurde vom Hersteller angegeben:
- Patient wach und ansprechbar:
    - RE: 100
    - SE: 90

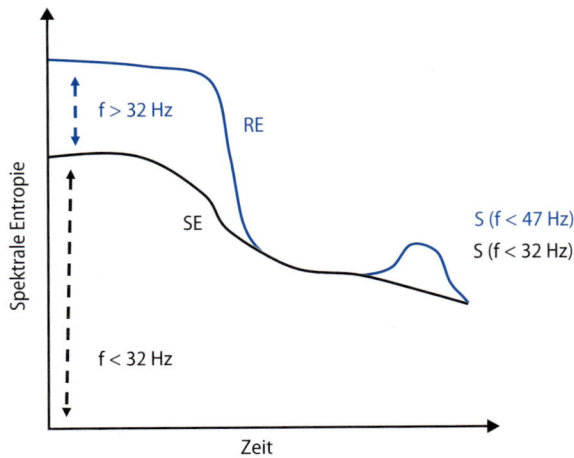

Abb. 17.7. Im Entropiemonitor werden die subkortikalen Veränderungen mit der Response-Entropie (RE) und die kortikalen Veränderungen mit der State-Entropie (SE) getrennt berechnet und angezeigt. *f* Frequenz

- Allgemeinanästhesie:
  - RE: 60–40
  - SE: 60–40
- Suppression der kortikalen elektrischen Aktivität:
  - RE: 0
  - SE: 0

Bei adäquater Anästhesie beobachtet man gleiche Werte für Response-Entropie und State-Entropie, da keine Aktivität der Frontalismuskulatur vorhanden ist. Sollte jedoch bei unzureichender Anästhesie ein schmerzhafter Reiz auftreten, kann beobachtet werden, wie die Response-Entropie ansteigt, während sich die State-Entropie kaum verändert. Sollte der Zahlenunterschied zwischen Response-Entropie und State-Entropie mehr als 10 betragen, ist es nach Angaben des Herstellers sehr wahrscheinlich, dass sich der Patient bewegen wird.

Zusammenfassung

Mit Einführung der neuen EEG-Monitore wie Bispektralindex, Narcotrend und Entropiemodul mit implementierter automatischer Artefaktanalyse und mathematischer Transformation des Roh-EEG-Signals werden nunmehr wesentliche Voraussetzungen zur Überwachung des Narkose-EEG erfüllt:

- Die EEG-Monitore sind am Narkosearbeitsplatz ohne großen Zusatzaufwand verfügbar.
- Der angezeigte EEG-Parameterwert ist einfach verständlich und interpretierbar.
- Der EEG-Parameterwert weist einen monophasischen Verlauf auf, d. h. einen kontinuierlichen Abfall im Verlauf von Wachzustand–Anästhesie–Nulllinien-EEG.

Eine klare Überlegenheit eines dieser Monitore gegenüber den anderen konnte bisher nicht nachgewiesen werden, wobei – wegen der früheren Markteinführung – bislang weitaus mehr Daten über den Bispektralindex als über die anderen EEG-Monitore publiziert wurden.

Akustisch evozierte Potenziale (AEP)
Definition

Evozierte Potenziale sind auf sensorische Reize hin abgeleitete Veränderungen der elektrischen Hirnaktivität. Sie repräsentieren die Transmission und die Verarbeitung verschiedener sensorischer Reizmodalitäten durch die peripheren sensorischen Organe und die einzelnen beteiligten Hirnstrukturen.

Nach der Modalität kann nach olfaktorischen, somatosensiblen, visuellen und akustisch evozierten Potenzialen unterschieden werden. Insbesondere die akustisch evozierten Potenziale (AEP) erscheinen prinzipiell geeignet, die Narkosetiefe widerzuspiegeln. Die Umschaltprozesse der Nervenzellen erzeugen im EEG nach akustischer Stimulation eine Welle mit typischen positiven und negativen Potenzialschwankungen, deren »peaks« nach Latenzen und Amplituden charakterisiert werden. Die positiven »peaks« werden dabei mit P0, Pa, P1 und P2, die negativen mit N0, Na, Nb und Nc bezeichnet. Traditionell werden die AEP anhand des Zeitpunkts ihres Auftretens nach dem akustischen Stimulus in frühe (0–10 ms), mittellatente (10–50 ms) und späte (50 bis >1000 ms) Potenziale unterteilt.

Die frühen AEP haben ihre Generatoren in der peripheren Hörbahn und im Hirnstamm, weshalb sie auch als »brainstem auditory evoked potentials« (BAEP) bezeichnet werden. Sie beweisen die Reiztransduktion und die primäre Transmission auf Hirnstammebene.

Verschiedene, sich zeitlich z. T. überlagernde Strukturen im Corpus geniculatum mediale und im primären auditiven Kortex des Temporallapens erzeugen die Potenziale mittlerer Latenz (»middle latency acoustically evoked potentials«, MLAEP). Sie reflektieren die primäre kortikale Reizverarbeitung.

Die späten AEP (»late latency acustically evoked potentials«, LLAEP) bilden die neuronale Aktivität der Projektions- und Assoziationsfelder des frontalen Kortex ab. Für die LLAEP konnte gezeigt werden, dass sie eine extreme interindividuelle Variabilität besitzen und bereits bei leichter Sedierung nicht mehr registrierbar sind. Im Vergleich dazu sind die BAEP außerordentlich stabil gegenüber verschiedenen Anästhetika und selbst in tiefer Narkose noch ableitbar. Sie eignen sich deshalb besonders zur Verifizierung der korrekten Reizaufnahme bzw. auf der Intensivstation zur Beurteilung der Hirnstammfunktion bei möglicher zentraler Schädigung. Dagegen sind die MLAEP einer dosisabhängigen Modulation unterworfen. Intravenöse und Inhalationsanästhetika führen hier mit steigender Dosierung unspezifisch zur Abnahme der Amplituden und zur Zunahme der Peak-Latenzen (Abb. 17.8).

Es wurden Beziehungen zwischen MLAEP-Parametern und intraoperativen Wachzuständen sowie expliziten und impliziten Gedächtnisfunktionen beschrieben. Die Verknüpfung von MLAEP mit Wahrnehmungs-, Gedächtnis- und Bewusstseinsfunktionen im Verlauf von Anästhesieverfahren konnte mittlerweile durch zahlreiche Untersuchungen belegt werden. Die Arbeitsgruppe von Kenny et al. wies nach, dass lediglich die AEP während der Narkoseausleitung zwischen Zuständen vor und nach dem Augenöffnen unterscheiden können. Die Autoren schreiben den AEP zur Erkennung von Wachzuständen (Augen öffnen) derzeit die größte Sensitivität und Spezifität zu [12].

Zusätzlich zu den auf der Stirn und am Mastoid aufzuklebenden Elektroden wird dem Patienten ein Kopfhörer aufgesetzt. Hierüber werden kurze bilaterale Klicks mit beispielsweise einer Lautstärke von 70 dB und einer Dauer von 2 ms appliziert. Da evozierte Potenziale, verglichen mit dem gleichzeitig abgeleiteten Hintergrund-EEG, eine wesentlich geringere Amplitude aufweisen, müssen diese Signale gemittelt und gesondert vom Hintergrund-EEG dargestellt werden.

Analog zur quantitativen Analyse des EEG lässt sich auch die herausgefilterte AEP-Welle nur aufwändig und zeitintensiv nach ihren Latenzen und Amplituden interpretieren. Daher sind auch für die EEG-Signale Methoden zur automatischen mathematischen Prozessierung entwickelt worden.

Die Arbeitsgruppe von Mantzaridis und Kenny [12] hat im Jahre 1997 aus dem AEP eine numerische Variable

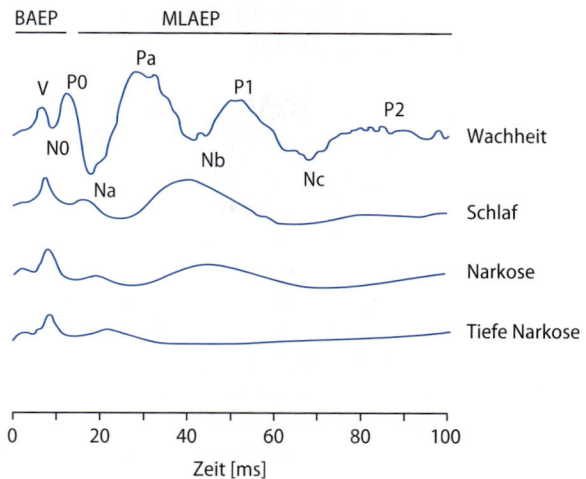

 Abb. 17.8. Intravenöse und Inhalationsanästhetika führen mit steigender Dosierung unspezifisch zur Abnahme der Amplituden und zur Zunahme der Peak-Latenzen. *BAEP* »brainstem auditory evoked potentials«; *MLAEP* »middle latency acustically evoked potentials«

berechnet, den »AEP-Index«. Dieser Index reduzierte die Latenzveränderungen der MLAEP-Peaks auf eine Zahl. Als Berechnungsgrundlage diente die Quadratwurzel der absoluten Differenz zwischen 2 aufeinander folgenden AEP-Peaks einer Welle.

Basierend auf den Arbeiten von Jensen et al. [13] wurde der erste kommerzielle Monitor, der die Informationen aus AEP automatisch in einen Zahlenwert (AAI-Index) von 100–0 überführte, im Frühjahr 2001 in Deutschland eingeführt. Die Besonderheit dieses AEP-Monitors liegt in der Nutzung eines besonderen statistischen Verfahrens, dem autoregressiven Modell mit exogenem Input. Dieses Verfahren ermöglicht eine schnellstmögliche Trennung des AEP-Signals vom EEG-Hintergrundrauschen und so die zeitnahe Erfassung von Signalveränderungen. Wegen technischer Probleme, einer hohen intra- und interindividuellen Streuung des AAI-Wertes und einer mangelnden Sensitivität bei höheren Anästhetikakonzentrationen sollte dieser Monitor allerdings nur unter strenger Kontrolle der klinischen Situation zum Einsatz kommen [14]. Wegen der vielversprechenden Untersuchungen zur Abbildung von unterschiedlichen Bewusstseinsstufen durch die AEP ist jedoch mit der Einführung weiterentwickelter automatischer AEP-Monitore zu rechnen, die auch den Informationsgehalt des zeitgleich abgeleiteten EEG-Signals zusätzlich nutzen könnten.

17.2 Analgetische Komponente der Narkosetiefe

Ein Monitoring der analgetischen Komponente der Narkosetiefe würde im optimalen Fall eine Aussage darüber ermöglichen, ob die derzeitige analgetische Narkosetiefe ausreicht, um den derzeitigen operativen Schmerzreiz abzudecken, und außerdem eine Vorhersage darüber zulassen, ob die derzeitige analgetische Komponente ausreicht, um einen zukünftigen operativen Schmerzreiz definierter Intensität abzudecken.

Das Monitoring der hypnotischen Komponente der Narkosetiefe ist eingeschränkt zu der ersten Aussage in der Lage, da eine unzureichende Abdeckung des derzeitigen operativen Schmerzreizes zu einer Aufweckreaktion führt. Sowohl für EEG-Parameter als auch für die AEP ist allerdings nachgewiesen, dass eine Vorhersage der Reaktion auf Schmerzreize nicht suffizient möglich ist. Die niedrige Vorhersagewahrscheinlichkeit für analgetische Endpunkte im Vergleich zu hypnotischen Endpunkten überrascht allerdings nicht, weil sich die anatomischen Orte für Analgesie und Hypnose unterscheiden. Rampil et al. [15] und Antognini et al. [16] konnten anhand von Versuchen an Ratten und Ziegen zeigen, dass sich das neuronale Substrat für eine Bewegungsantwort auf einen schmerzhaften Reiz von den kortikalen Generatoren des EEG unterscheidet.

Ein eigentliches apparatives Monitoring der analgetischen Komponente der Narkosetiefe ist zurzeit nicht verfügbar. Erste Ansätze haben bislang noch nicht die experimentelle Phase überschritten bzw. sind wieder verlassen worden.

Weit verbreitet in der klinischen Praxis ist die Steuerung der individuellen Analgetikagabe nach dem Verhalten der vegetativen Parameter »Blutdruck«, »Herzfrequenz«, »Schwitzen« und »Tränenfluss«. Der wohl bekannteste Score ist der von Evans entwickelte PRST-Score (»pressure«, »heart rate«, »sweating«, »tear production«), bei dem Veränderungen von Herzfrequenz, Blutdruck, Schweißsekretion und Tränenfluss gegenüber dem präoperativen Ausgangswert herangezogen werden. Dabei werden die Veränderungen der einzelnen Parameter mit 0–2 Score-Punkten bewertet. Liegt die Summe der Score-Punkte einer Beurteilung über 2, so wird i. A. eine zu flache Narkosetiefe angenommen, sodass die Analgetikazufuhr erhöht werden sollte. Allerdings werden Blutdruckverhalten und Herzfrequenz während einer Allgemeinanästhesie durch eine Reihe von Begleitmedikationen und Vorerkrankungen der Patienten moduliert. Zudem ist auch mit diesen Parametern letztlich nur eine Einschätzung der Adäquatheit der Analgetikazufuhr bezogen auf den derzeitigen Schmerzreiz möglich, jedoch keine Vorhersage der Reaktion auf zukünftige Schmerzreize.

Der einzige derzeitige praktikable Ansatz einer Vorhersage der Reaktion auf einen definierten Schmerzreiz liegt in den (errechneten) Plasma- bzw. Effektkompartmentkonzentration der verwendeten Anästhetika. Bouillon et al. konnten nachweisen, dass mittels Kenntnis der errechneten Plasma- bzw. Effektkompartmentkonzentrationen von Propofol und Remifentanil eine Vorhersage der Reaktion auf einen Schmerzreiz wie Laryngoskopie oder Intubation möglich ist [17]. Ein Versuch, diese Kenntnis in ein Monitoringkonzept zu integrieren, besteht in dem Entwurf eines Anästhesie-Displays, auf dem anhand der errechneten Anästhetikakonzentrationen eine Skalierung der analgetischen Komponente von 0–100 erfolgt [18].

Letztlich haben die meisten Kliniker, bewusst oder unbewusst, die beiden oben genannten Konzepte zur Abschätzung der analgetischen Komponente der Narkosetiefe bereits in ihr klinisches Handeln integriert – einen modifizierten, vereinfachten eigenen »PRST-Score« zur Abschätzung, ob die Analgesietiefe momentan ausreicht, und eine grobe eigene Abschätzung, ob die zugeführte Menge an Analgetika ausreicht, um einen vorhergesehenen zukünftigen operativen Stimulus ausreichend abzudecken.

17.3 Klinischer Nutzen

Zusammenfassend ist zurzeit kein eigentliches apparatives Monitoring der analgetischen Komponente der Narkosetiefe möglich, sondern nur ein Monitoring der hypnotischen Komponente. Das automatisch prozessierte EEG, z. B. mittels Bispektralindex, Narcotrend oder Datex-Ohmeda Entropie-Modul, hat sich zum Monitoring der hypnotischen Komponente der Narkosetiefe etablieren können. Die automatisch prozessierten AEP sind noch auf dem Weg dorthin. Im Folgenden wird daher nur auf den praktischen Nutzen des EEG-Monitorings eingegangen.

Für den praktischen Nutzen des EEG-Monitorings sind folgende Punkte relevant:

- Vermeidung intraoperativer Wachheit
- Einsparung von Anästhetika
- Optimierung der Aufwachzeiten
- Narkose-»Feintuning«

17.3.1 Vermeidung intraoperativer Wachheit

Zahlreiche Studien ergaben, dass der Bispektralindex eng mit dem Grad der Sedierung sowie mit dem Vorhandensein bzw. Verlust des Bewusstseins korreliert. Insofern lag es nahe zu vermuten, den Bispektralindex zur Vermeidung intraoperativer Wachheit nutzen zu können. Es besteht jedoch kein scharfer Schwellenwert für den BIS-Wert, der zuverlässig Vorhandensein von Verlust des Bewusstseins trennt. Vielmehr liegt ein Bereich der Überlappung vor. Die empfohlene obere Grenze des intraoperativen BIS-Wertes von 60 ergibt sich insbesondere aus der Multicenterstudie von Glass et al. [19], in der bei keinem Patienten bei BIS-Werten unterhalb von 60 ein Erinnerungsvermögen auftrat (◘ Abb. 17.9).

Ekman et al. [20] konnten bei 4945 Patienten unter Monitoring mit dem Bispektralindex (Zielbereich: 40–60) im Vergleich mit einer historischen Kontrollgruppe eine Reduktion des Auftretens intraoperativer Wachheit um 77 % nachweisen. In Übereinstimmung damit fanden Myles et al. [21] in einer prospektiven, randomisierten Multicenterstudie (»The B-Aware Trial«) bei über 2500 Patienten, die sich einem Eingriff mit hohem Risiko für das Auftreten intraoperativer Wachheit unterzogen (einschließlich Kaiserschnitt, Kardiochirurgie, Traumachirurgie und starre Bronchoskopie), eine Reduktion des Auftretens intraoperativer Wachheit um 82 % durch ein EEG-Monitoring mit dem Bispektralindex. Für Narcotrend und

das Datex-Ohmeda Entropie-Modul liegen bislang keine Studien zur Reduktion intraoperativer Wachheit vor.

17.3.2 Anästhetikaverbrauch und Aufwachzeiten

Der intraoperative BIS-Wert sollte oberhalb von 40 gehalten werden. Auf diese Weise lässt sich das Auftreten von »Burst-suppression«-Mustern vermeiden, und die Narkosesteuerung erfolgt oberhalb des pharmakodynamischen Plateaus, das bei BIS-Werten von etwas unterhalb von 40 liegt. Zahlreiche Studien weisen eine Reduktion von Anästhetikaverbrauch und Aufwachzeiten mittels EEG-Monitoring nach.

Prinzipiell ist es naheliegend, dass die Reduktion von Anästhetikaverbrauch und Aufwachzeiten umso größer ist, je näher der angestrebte BIS-Zielwert innerhalb des Zielkorridors von 40–60 an einen Wert von 60 heranreicht. Zudem ist die Reduktion von Anästhetikaverbrauch und Aufwachzeiten vom Anästhesieverfahren abhängig: Bei propofolbasierten Anästhesien konnte der Anästhetikaverbrauch um bis zu 30 % und konnten die Aufwachzeiten um bis zu 60 % reduziert werden. Dagegen ließ sich bei einem Anästhesieregime mit einer relativ geringen hypnotischen Komponente (etwa 0,5 MAC Desfluran) und einer relativ hohen analgetischen Komponente mit Remifentanil keine signifikante Reduktion von Anästhetikaverbrauch oder Aufwachzeiten nachweisen [22].

In einigen Studien wird zur weiteren Optimierung der Aufwachzeiten in den letzten 15 min ein BIS-Zielwert von bis zu 75 empfohlen.

> ⓘ Hierbei gilt es jedoch zu bedenken, dass das Aufwachverhalten nicht immer einem kontinuierlichen Anstieg des EEG-Parameterwertes entspricht. Häufig tritt eine plötzliche Aufwachreaktion im Sinne eines »On-off«-Phänomens auf, mit einem abrupten steilen Anstieg des EEG-Parameterwertes, der infolge der monitoreigenen Mittelungszeit dem klinischen Bild um 30–60 s nachfolgen kann.

17.3.3 Narkose-»Feintuning«

Es ist naheliegend, das EEG-Monitoring bevorzugt bei Patienten einzusetzen, bei denen die Narkosesteuerung nach herkömmlichen klinischen Kriterien erschwert ist,

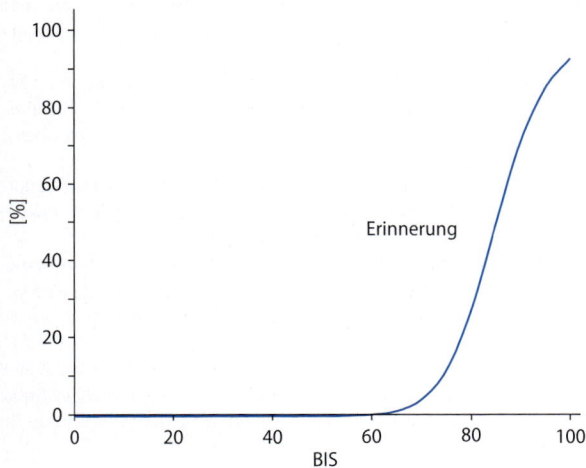

◘ **Abb. 17.9.** Abnehmende BIS-Werte korrelieren mit einem abnehmenden Prozentsatz an Patienten mit Erinnerungsvermögen. Mod. nach [19]

z. B. bei Patienten mit endokrinen Erkrankungen, hämodynamisch wirksamer Vormedikation oder Adipositas, oder bei Patienten, bei denen eine besonders fein abgestimmte Narkosesteuerung wünschenswert ist, z. B. bei Patienten mit reduzierter linksventrikulärer Funktion oder in höherem Lebensalter. Hierzu gibt es allerdings bislang nur positive Fallberichte, aber keine kontrollierten Studien.

> **Fazit**
>
> Die Tiefe einer Narkose lässt sich v. a. in den Qualitäten »Hypnose« und »Analgesie« ausdrücken. Für die Hypnose steht mit dem EEG ein einfach und nichtinvasiv abzuleitendes Signal zur Verfügung. Das Roh-EEG-Signal ist jedoch ein komplexes Signal, sodass erst durch Prozessierung anhand unterschiedlicher Algorithmen einfach zu interpretierende Indizes angegeben werden können. Durch eine routinemäßige Anwendung lassen sich in bestimmten Situationen Narkosemittel einsparen, Aufwachzeiten verkürzen und das Risiko intraoperativer Wachheit vermindern.
>
> Eine entsprechend einfach fassbare Quantifizierung der Analgesiekomponente ist derzeit nicht in Sicht. Hier ist der Anästhesist auf seine klinische Erfahrung angewiesen.

Literatur

1. Schraag S, Schneider G (2005) Awareness. In: Wilhelm W, Bruhn J, Kreuer S (Hrsg) Überwachung der Narkosetiefe. Deutscher Ärzte-Verlag, Köln, S 199–220
2. Dutton RC, Smith WD, Smith NT (1995) Wakeful response to command indicates memory potential during emergence from general anesthesia. J Clin Monit 11: 35–40
3. Sandin RH, Enlund G, Samuelsson P, Lennmarken C (2000) Awareness during anesthesia: a prospective case study. Lancet 355: 707–711
4. Wilhelm W, Kreuer S (2002) Grundlagen der Überwachung des Narkose-EEG. In: Baum J, Wilhelm W (Hrsg) Sonderheft DAK 2002 »Narkosetiefe« und metabolischer Flow. ANESTH CONSULT Verlag, Oberursel, S 13–16
5. Rampil IJ (1998) A primer for EEG signal processing in anesthesia. Anesthesiology 98: 980–1002
6. Schwilden H, Jeleazcov C (2002) Does the EEG during isoflurane/alfentanil anesthesia differ from linear random data? J Clin Monit Comput 17: 449–457
7. Loomis AL, Harvey EN, Hobart CA (1937) Cerebral states during sleep as studied by human brain potentials. J Exp Psychol 21: 127–144
8. Schultz B, Kreuer S, Wilhelm W, Grouven U, Schultz A (2003) Der Narcotrend-Monitor: Entwicklung und Interpretationsalgorithmus. Anaesthesist 52: 1143–1148
9. Kreuer S, Wilhelm W (2005) Der Narcotrend-Monitor. In: Wilhelm W, Bruhn J, Kreuer S (Hrsg) Überwachung der Narkosetiefe. Deutscher Ärzte-Verlag, Köln, S 108–127
10. Bruhn J, Röpcke H, Hoeft A (2000) Approximate entropy as an EEG measure of anesthetic drug effect during desflurane anesthesia. Anesthesiology 92: 715–726
11. Viertio-Oja H, Maja V, Sarkela M et al. (2004) Description of the entropy algorithm as applied in the Datex-Ohmeda S/5 Entropy Module. Acta Anaesthesiol Scand 48: 154–161
12. Doi M, Gajraj RJ, Mantzaridis H, Kenny GN (1997) Relationship between calculated blood concentration of propofol and electrophysiological variables during emergence from anaesthesia: comparison of bispectral index, spectral edge frequency, median frequency and auditory evoked potential index. Br J Anaesth 78: 180–184
13. Jensen EW, Lindholm P, Henneberg SW (1996) Autoregressive modelling with exogenous input of middle-latency auditory-evoked potentials to measure rapid changes in depth of anesthesia. Methods Inf Med 35: 256–262
14. Schmidt GN, Bischoff P (2005) AEP-Monitor. In: Wilhelm W, Bruhn J, Kreuer S (Hrsg) Überwachung der Narkosetiefe. Deutscher Ärzte-Verlag, Köln, S 139–149
15. Rampil IJ, Mason P, Singh H (1993) Anesthetic potency (MAC) is independent of forebrain structures in rat. Anesthesiology 78: 707–712
16. Antognini JF, Schwartz K (1993) Exaggerated anesthetic requirements in the preferentially anesthetized brain. Anesthesiology 79: 1244–1249
17. Bouillon TW, Bruhn J, Radulescu L et al. (2004) Pharmacodynamic interaction between propofol and remifentanil regarding hypnosis, tolerance of laryngoscopy, bispectral index, and electroencephalographic approximate entropy. Anesthesiology 100: 1353–1372
18. Syroid ND, Agutter J, Drews FA et al. (2002) Development and evaluation of a graphical anesthesia drug display. Anesthesiology 96: 565–574
19. Glass PS, Bloom M, Kearse L, Rosow C, Sebel P, Manberg P (1997) Bispectral analysis measures sedation and memory effects of propofol, midazolam, isoflurane, and alfentanil in healthy volunteers. Anesthesiology 86: 836–847
20. Ekman A, Lindholm ML, Lennmarken C, Sandin R (2004) Reduction in the incidence of awareness using BIS monitoring. Acta Anaesthesiol Scand 48: 20–26
21. Myles PS, Leslie K, McNeil J, Forbes A, Chan MTV for the B-Aware trial group (2004) Bispectral index monitoring to prevent awareness during anaesthesia: the B-Aware randomised Controlled trial. Lancet 363: 1757–1763
22. Bruhn J, Kreuer S, Bischoff P et al. (2005) Bispectral index and A-line AAI index as guidance for desflurane-remifentanil anaesthesia compared with a standard practice group: a multicentre study. Br J Anaesth 94: 63–69

Intraoperatives Neuromonitoring

R. Noppens, C. Werner

Das zentrale Nervensystem ist im Vergleich zu anderen Organsystemen (z. B. Herz-Kreislauf-System) für eine intraoperative Überwachung relativ schwer zugänglich. Obwohl das Nervensystem ein Zielorgan der Anästhesiologie darstellt, ist das neurologische System apparativ nur selten bzw. lückenhaft überwacht. Die funktionelle Beurteilung des wachen Patienten stellt das objektivste Neuromonitoring dar. Im Gehirn sind nur wenige Schmerzrezeptoren vorhanden. Daher ist es möglich, ausgedehnte neurochirurgische Eingriffe beim wachen Patienten durchzuführen. Die gezielte Stimulation bestimmter Hirnareale (z. B. motorische Zentren) beim wachen Patienten nach Kraniotomie erlaubt dem Chirurgen beispielsweise eine aggressivere bzw. gezielte Tumorresektion, da neurologische Auswirkungen des Eingriffs direkt beurteilt werden können. Effekte eines temporären Hirngefäßverschlusses lassen sich am besten am wachen Patienten objektivieren. Die meisten chirurgischen Eingriffe müssen allerdings aus offensichtlichen Gründen unter Allgemeinanästhesie erfolgen. Eine objektive Messung zerebraler Parameter, welche die Funktion des Gehirns möglichst real abbildet, ist daher notwendig.

Es existieren viele unterschiedliche Gründe, weshalb ein intraoperatives neurologisches Monitoring bisher keine weite Verbreitung gefunden hat. Ein wichtiger Punkt ist die aufwändige technische Durchführung, außerdem die teilweise anspruchsvolle Interpretation von Messergebnissen. Der technische Aufwand ist in bestimmten Situationen durchaus gerechtfertigt, um eine drohende Hirnschädigung frühzeitig zu detektieren und so schwere neurologische Schäden vom Patienten abzuwenden. Änderungen physiologischer zerebraler oder spinaler Variablen sind nicht immer gleichbedeutend mit einer irreversiblen Hirnschädigung. Häufig treten messbare Veränderungen bereits auf, wenn noch reversible neuronale Funktionseinschränkungen vorliegen. Eine frühzeitige Korrektur der zugrunde liegenden Ursache solcher Beeinträchtigungen bietet die Chance, bleibende neurologische Schäden zu verhindern.

Neben dem üblichen Basismonitoring umfasst ein zusätzliches intraoperatives Neuromonitoring u. a. die Kontrolle und Beurteilung der zerebralen Hämodynamik, des intrakraniellen Drucks, der zerebralen Oxygenierung, der elektrischen Hirnaktivität und der Konzentration zentraler Neurotransmitter.

18.1 Basismonitoring

Das Standardmonitoring für Eingriffe mit potenzieller Schädigung zerebraler Strukturen umfasst die invasive Blutdruckmessung (mittlerer arterieller Druck), die Messung der Körperkerntemperatur sowie die Flüssigkeitsbilanzierung mittels Blasenkatheterisierung und Überwachung der Diurese.

Aufgrund der direkten Abhängigkeit zwischen Herz-Kreislauf-System und zerebraler Durchblutung stellt eine engmaschige Kreislaufüberwachung mittels EKG und invasiver arterieller Druckmessung die Basis des Neuromonitorings dar. Die Pulsoxymetrie zur nichtinvasiven Überwachung der Oxygenierung sowie die Kapnometrie als Trendmonitoring des arteriellen Kohlendioxidpartialdrucks sowie zur Detektion einer Luftembolie sind bei Eingriffen mit dem Risiko einer zerebralen Schädigung anästhesiologischer Standard (▶ Kap. 14 und 15). Darüber hinaus wird der Blutzuckerspiegel regelmäßig kontrolliert und in einem engen normoglykämen Bereich (80–120 mg/dl) eingestellt, da eine Hyperglykämie neuronale Schäden verstärkt [1].

Temperaturmessung. Die intraoperative Messung der Körpertemperatur ist neuroanästhesiologischer Standard. Die Temperatur des Gehirns ist ein wichtiger Faktor bei der Entstehung sekundärer Hirnschäden. So existieren zahlreiche klinische und experimentelle Studien, nach denen eine (zerebrale) Hyperthermie zu einer Stimulation der exzitatorischen Neurotransmission und zur Zunahme zerebraler Läsionen führt. Das Temperaturmonitoring wird ausführlich in ▶ Kap. 22 besprochen. Eine Besonderheit ist die direkte Messung der Hirntemperatur. Die Sonde sollte dafür in eine Tiefe von 2 cm in das Hirnparenchym eingebracht werden, da ein Temperaturgradient zwischen Hirnoberfläche und subkortikalem Gewebe besteht. Bei Messungen der Temperatur im Rektum, im Ösophagus, im Tympanon oder im Bulbus der Vena jugularis muss berücksichtigt werden, dass die Körperkerntemperatur die Hirntemperatur um bis zu 2°C unterschreiten kann [2].

18.2 Zerebrale Hämodynamik

Das Monitoring der zerebralen Hämodynamik umfasst die Messung von intrakraniellem Druck (»intracranial pressure«, ICP), zerebralem Perfusionsdruck (»cerebral perfusion pressure«, CPP) und zerebralem Blutfluss (»cerebral blood flow«, CBF). Die Überwachung der zerebralen Hämodynamik zeigt eine Störung der zerebralen Perfusion an und gibt somit indirekt Hinweise auf eine Unterbrechung der Sauerstoffzufuhr zum Gehirn.

18.2.1 Messung des Hirndrucks und des zerebralen Perfusionsdrucks

Das Verhalten des ICP wird durch Veränderungen der Komponenten des intrakraniellen Volumens bestimmt:
- Parenchym (Ödem)
- Blut (Hyperkapnie, Dysregulation, venöse Stauung)
- Liquor cerebrospinalis (Hydrozephalus)

Die zerebrale Elastance (reziproker Wert ist die »Compliance«) beschreibt Veränderungen des ICP als Funktion von Veränderungen des intrakraniellen Volumens V ($\Delta P/\Delta V$). Die zusätzliche Messung des mittleren arteriellen Blutdrucks (»mean arterial pressure«, MAP) gestattet die Kalkulation des CPP nach folgender Formel:

$$CPP = MAP - ICP$$

ICP-Werte und deren Interpretation
- 7–15 mmHg beim liegenden Erwachsenen: Normalwert eines Gesunden
- 20–25 mmHg bei Schädel-Hirn-Trauma: erhöhter Hirndruck – engmaschige Überwachung und ggf. therapeutische Intervention notwendig
- > 25 mmHg: erhöhter Hirndruck, der unbehandelt mit einem schlechteren neurologischen Langzeitergebnis assoziiert ist – aggressive therapeutische Intervention i. A. empfohlen

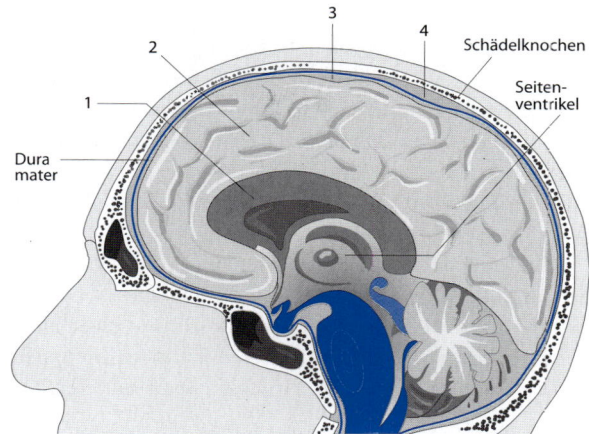

Abb. 18.1. Mögliche Lokalisationen für Sonden zur Messung des intrakraniellen Drucks: *1* intraventrikulär, *2* intraparenchymatös, *3* epidural, *4* subdural (mod. aus Larsen [2004] Anästhesie und Intensivmedizin, Springer Heidelberg)

Tab. 18.1. Intrakranielle Druckmessung. Nach [20]

Lokalisation	Systembeispiele
Ventrikel	Ventrikelkathetersysteme, Camino[1]
Epidural	Gaeltec, Braun, Ladd, Spiegelberg-Sonde
Subdural (subarachnoidal)	Richmond, Camino
Intraparenchymatös	Camino
Epikutan (Fontanellenapplanation)	Ladd

[1] fiberoptischer Tip-Katheter

Verfahren zur Messung des ICP lassen sich als supratentoriell, infratentoriell und lumbal klassifizieren (Abb. 18.1). Der supratentorielle Zugang ist dabei der bei Weitem populärste Weg. Dieser Zugang kann epidural, subdural, subarachnoidal, intraventrikulär oder intraparenchymatös erfolgen. Die Anlage einer Ventrikeldrainage in ein Vorderhorn der Seitenventrikel gilt nach wie vor als Goldstandard zur Hirndruckmessung.

Die intraparenchymatöse Ableitung des ICP mittels fiberoptischer Sensoren wird als ebenso exakte Methode eingeschätzt. Wegen der hohen Präzision und Reproduzierbarkeit des ICP-Monitorings mittels Ventrikeldrainage oder Parenchymsensor sind diese Techniken zu bevorzugen, sofern keine Kontraindikationen bestehen. Epidurale Messverfahren sind per se zwar weniger invasiv (keine Parenchympassage), weisen jedoch eine geringe Messgenauigkeit (bis zu 50 % Fehlmessungen) auf und sollten nur dann zum Einsatz kommen, wenn die Anlage einer Ventrikeldrainage oder einer Parenchymsonde nicht möglich ist (Tab. 18.1).

In den letzten Jahren wurden vermehrt multilokulär applizierbare fiberoptische Tip-Katheter verwendet.

Das Messprinzip beruht darauf, dass die Veränderungen des an der Katheterspitze reflektierten Lichts mit einer drucksensitiven Membran registriert werden, was auch intrazerebrale Parenchymdruckmessungen erlaubt. Das System weist einen kumulativen Drift von etwa 6 mmHg über 5 Tage auf und sollte demnach wegen der fehlenden Möglichkeit einer Nachkalibrierung nach Ablauf dieser Zeitspanne entfernt werden.

Ein kostengünstiges Einmalsystem für die Hirndruckmessung ist die Spiegelberg-Sonde. Da dieses System jedoch mittels Luftübertragung und nicht mit einer Flüssigkeitstransmission arbeitet, können Systemdämpfungen und demzufolge abgeflachte Druckkurven resultieren.

> ❗ **Ein ICP-Monitoring ist unter folgenden Bedingungen indiziert:**
> ▬ **schweres Schädel-Hirn-Trauma und pathologisches kraniales Computertomogramm**
> ▬ **schweres Schädel-Hirn-Trauma und unauffälliges kraniales Computertomogramm, aber systolischer arterieller Blutdruck von <90 mmHg, uni- oder bilaterale Streckkrämpfe sowie Patientenalter von >40 Jahren**
> ▬ **intrakranielle Blutung bei vaskulärer Pathologie (z. B. arterielle Aneurysmen, arteriovenöse Malformationen)**
> ▬ **Hydrozephalus unterschiedlicher Genese (z. B. Tumor).**

Die Überwachung des ICP ist bei Patienten mit mildem Schädel-Hirn-Trauma oder nur diskreten neurologischen Auffälligkeiten als Routineverfahren nicht indiziert.

Das Monitoring des ICP ermöglicht:
▬ Interpretation des ICP als Trendparameter
▬ Kalkulation des CPP

▬ Bestimmung der intrakraniellen Elastance durch Veränderung der Lagerung oder Entnahme von Liquor
▬ Drainage von Liquor cerebrospinalis zur akuten Minderung des ICP
▬ Entnahme von Liquor cerebrospinalis zur Labordiagnostik
▬ Kontrolle therapeutischer Interventionen zur Reduktion des ICP (z. B. Hyperventilation, Gabe von Diuretika oder Hypnotika)

Etliche pathologische und therapeutische Faktoren können den ICP sowohl positiv als auch negativ beeinflussen (◻ Tab. 18.2).

> ❗ **Wird der ICP kontinuierlich überwacht, können bestimmte Wellenmuster beobachtet und analysiert werden [3]. Der Begriff »Welle« beschreibt dabei nicht die online gemessene Druckkurve, sondern auftretende Schwankungen des ICP-Trends, der über einen bestimmten Zeitraum gemessen wurde.**

Plötzlich einsetzende ICP-Erhöhungen von 5–50 mmHg, die über mehr als 20 min anhalten, werden als Plateau- oder A-Wellen klassifiziert. Plateauwellen sind immer pathologisch und wahrscheinlich durch eine gestörte intrakranielle Compliance (geringe Kompensationsöglichkeit des Gehirns bei intrakraniellem Druckanstieg) bei noch erhaltener Autoregulation bedingt. Ursächlich kann eine zerebralvenöse Stauung bzw. eine Brückenvenenkompression vorliegen.

B-Wellen entsprechen kurzzeitigen ICP-Schwankungen von etwa 20 mmHg, die alle 0,5–2 min auftreten und wahrscheinlich durch Änderungen des intrakraniellen Gefäßtonus verursacht sind. Untersuchungen mittels transkranieller Dopplersonographie zeigten parallel

---

◻ Tab. 18.2. Einflüsse auf den intrakraniellen Druck. Nach [20]

Drucksenkung	Druckerhöhung
– Chirurgische Dekompression	– Hirnödem
– Hyperventilation (Mittel der letzten Wahl)	– Hypoventilation oder Analgesie (z. B. mit Ketamin oder Opiaten) mit insuffizienter Ventilation
– Oberkörperhochlagerung	– Hypoxie
– I. v. Gabe von Anästhetika (z. B. Barbiturate, Propofol, Etomidat)	– Erhöhter intrathorakaler Druck (Beatmung mit positivem endexspiratorischen Druck, Husten, Intubationsreiz)
– Blutdrucksenkung	– Blutdruckanstieg
– Gabe von Osmotherapeutika	
– Verabreichung von Schleifendiuretika	
– Hypothermie	
– Zerebrotrope Pharmakotherapie (z. B. mit Steroiden)	

zu den ICP-Spitzen einen gesteigerten Blutfluss in der A. cerebri media. B-Wellen werden als primär harmlos eingestuft, können allerdings ein Frühzeichen für das Auftreten von A-Wellen sein.

Als C-Wellen werden ICP-Schwankungen bezeichnet, die mit einer Amplitude von max. 20 mmHg und 4- bis 8-mal pro Minute auftreten. Ursächlich können Blutdruckschwankungen oder CBF-Veränderungen bei eingeschränkter intrakranieller Compliance sein.

Ein erhöhter ICP (>20 mmHg) reduziert den CPP und kann somit direkt eine Hirnischämie auslösen. Verschiedene Untersuchungen zeigten jedoch, dass ein erhöhter ICP nicht immer automatisch mit einem verringerten zerebralen Blutfluss einhergeht. Bei Patienten mit schwerem Schädel-Hirn-Trauma und erhaltener zerebrovaskulärer Autoregulation konnte der ICP mittels Mannitolgabe um 27 % gesenkt werden, ohne dass Veränderungen des CBF auftraten. Bei gestörter Autoregulation ließ sich der ICP um 5 % senken, gleichzeitig konnte ein um 18 % erhöhter CBF gemessen werden [4]. Der maximale Effekt von Mannitol auf ICP und Oxygenierung kann etwa 40 min nach Infusionsbeginn erwartet werden [5].

Der gemessene ICP sollte immer in Abhängigkeit von der zugrunde liegenden pathologischen Veränderung beurteilt werden. Beispielsweise sind bei tumorbedingten, langsamen ICP-Steigerungen durch Liquoraufstau erstaunlich hohe Werte ohne klinische Symptome tolerierbar.

18.2.2 Transkranielle Dopplersonographie (TCD)

Die TCD ist eine nichtinvasive sowie kontinuierlich und am Patientenbett durchführbare Methode zur Messung der zerebralen Blutflussgeschwindigkeiten in den basalen Hirnarterien. Mit dem Signal können außerdem zerebrale Luft- und Mirkoembolien detektiert werden.

Die Aa. cerebri anterior, media et posterior werden durch einen transtemporalen Zugang oberhalb des Processus zygomaticus angeschallt.

Zum Monitoring wird am häufigsten die Messung an der A. cerebri media durchgeführt. Infratentorielle Gefäßabschnitte sind durch einen transokzipitalen Zugang darstellbar. Werden parallele TCD-Untersuchungen auf beiden Seiten des Schädels durchgeführt, kann eine unilaterale Störung relativ sicher frühzeitig diagnostiziert werden.

Typischerweise hat das TCD-Signal die Form bzw. den Verlauf einer arteriellen Druckkurve. Ungewöhnlich hohe Spitzen weisen auf einen Vasospasmus oder eine Hyperämie hin. Bei einem Vasospasmus kommt es durch das verkleinerte Gefäßlumen zu einer Verringerung des CBF bei gleichzeitiger Zunahme der Blutflussgeschwindigkeit. Während der Systole detektiert die TCD den Blutfluss zum Gehirn. Die Reduktion bzw. der Verlust des diastolischen Flussgeschwindigkeitsprofils im Rahmen eines niedrigen CPP gilt als sensibler Indikator einer zerebralen Ischämie. Kommt es zum Bild einer oszillierenden Kurvenform, ist ein baldiger kompletter zeberovaskulärer Blutflussstillstand wahrscheinlich.

Das TCD-Monitoring erlaubt unter Einbeziehung des mittleren arteriellen Blutdrucks sowie des diastolischen und des mittleren Dopplerflusses eine nichtinvasive, orientierende Bestimmung des CPP [6]. In 71 % der untersuchten Fälle konnte der CPP nichtinvasiv mittels TCD mit einer Varianz von etwa 10 mmHg gegenüber dem invasiv gemessenen CPP ermittelt werden. Zudem lassen sich CPP-Änderungen mittels TCD verfolgen. Dieses

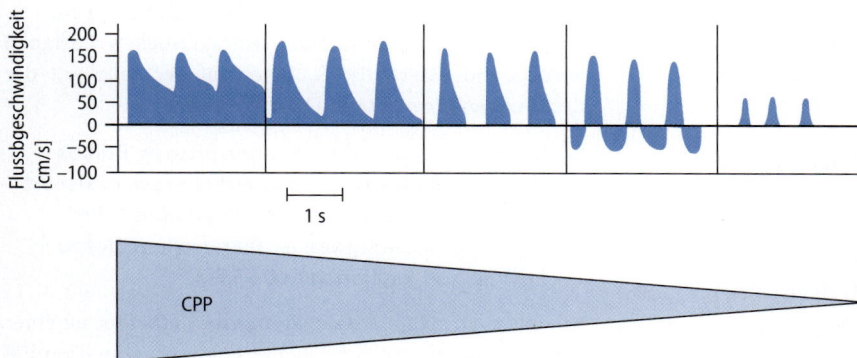

◻ Abb. 18.2. Transkranielle Dopplersonographie: Flussgeschwindigkeit bei vermindertem zerebralen Perfusionsdruck (CPP)

nichtinvasive Vorgehen kann bei Patienten mit verminderter zerebraler Elastance zur Anwendung kommen, bei denen die Anlage einer ICP-Sonde klinisch nicht zwingend indiziert ist.

Die Kombination aus Elektroenzephalographie und TCD kann Hirndurchblutungsstörungen und deren Mechanismen frühzeitig detektieren. Man kann frühzeitig eine Therapie einleiten, um ein neurologisches Defizit einzugrenzen oder gar zu vermeiden.

> ❶ **Die TCD kommt nicht ausschließlich bei neurochirurgischen Eingriffen zur Anwendung. Auch Effekte von Manipulationen an hirnversorgenden Gefäßen (z. B. »cross clamping« oder Thrombendarteriektomie an der A. carotis) auf den CBF sowie Mikroembolien können in der Herz-Thorax-Gefäß-Chirurgie mittels TCD überwacht werden [7].**

Folgende Limitierungen des TCD-Monitorings sind klinisch relevant:

- Dopplermessungen sind gegenüber dem Winkel zwischen Schallstrahl und angeschalltem Gefäß sensibel. Daher ist es unerlässlich, diesen Winkel sowohl bei kontinuierlicher als auch bei diskontinuierlicher Überwachung konstant zu halten.
- Veränderungen der zerebralen Blutflussgeschwindigkeit verhalten sich nur dann proportional zum CBF, wenn der Durchmesser des beschallten Arteriensegments konstant bleibt.
- Eine Einsatzlimitierung als intraoperatives Neuromonitoring stellt die Lokalisation des Messfeldes dar, die sich bei neurochirurgischen Eingriffen häufig im Operationsfeld befindet.
- Die kontinuierliche TCD-Messung ist aufgrund der komplexen Fixierung der Dopplersonde am Kopf des Patienten relativ aufwändig. Obwohl das Verfahren leicht zu erlernen ist, zeigt sich eine Variabilität der Messergebnisse zwischen einzelnen Untersuchern, sodass Messungen an einem Patienten möglichst durch den gleichen Untersucher erfolgen sollten.

18.2.3 Laser-Dopplerflowmetrie (LDF)

Die LDF ist ein invasives und kontinuierliches Verfahren zur Messung relativer Veränderungen der lokalen Hirndurchblutung (Messeinheit: willkürliche Perfusionseinheiten). Typische Sonden erfassen allerdings nur ein relativ kleines Volumen von wenigen Kubikmillimetern.

Die Sonde kann nach Kraniotomie sowohl direkt auf dem Kortex als auch intraparenchymatös plaziert werden. Bei gleichzeitiger Indikation zur ICP-Messung kann man das gleiche Bohrloch nutzen. Das Perfusionsmonitoring mittels LDF erfordert ähnlich wie die TCD eine konstante Sondenposition, um störungsfreie Signale ohne Bewegungsartefakte über die Zeit zu erhalten. Klinische Studien zeigten, dass die LDF eine praktikable und klinisch relevante Überwachung des lokalen CBF in der perioperativen Phase gestattet. Bei Patienten mit Schädel-Hirn-Trauma kann das Ausmaß einer lokal gestörten zerebralen Autoregulation durch minimale Veränderungen des mittleren arteriellen Blutdrucks identifiziert werden. Hierdurch lässt sich das für den individuellen Patienten ideale Management zur Beeinflussung des CPP erarbeiten, da sowohl eine Reduktion als auch eine Zunahme der CBF bei defekter Autoregulation erkennbar wird.

Mittlerweile sind Geräte erhältlich, die laut Hersteller einen absoluten Blutfluss messen können (in ml/100 g/min), allerdings sind relative Perfusionsänderungen im Verlauf eher geeignet, um eine Hypo- bzw. Hyperperfusion zu erkennen.

18.3 Zerebrale Oxygenierung

18.3.1 Sauerstoffsättigung im Bulbus der V. jugularis (S_jO_2)

Die oxymetrische Bestimmung der S_jO_2 ist ein invasives und kontinuierliches Verfahren, welches im Gegensatz zur Messung des ICP oder der neuronalen Funktion mittels Elektroenzephalographie oder evozierten Potenzialen eine unmittelbare Überwachung der Balance zwischen Sauerstoffangebot und -bedarf gestattet. Die Messung der S_jO_2 sollte daher immer dann erwogen werden, wenn Interventionen mit potenzieller zerebraler Belastung erfolgen.

Bei fokalen und diffusen intrakraniellen Läsionen wird der jugularvenöse Katheter auf der Seite mit der dominanten hirnvenösen Drainage platziert.

> ❶ **Die korrekte Lage der Katheterspitze im Bulbus der V. jugularis sollte immer radiologisch gesichert werden. Eine Lage unterhalb des Bulbus führt durch Beimischung von extrakraniellem Blut zu Fehlmessungen (falsch-hohe S_jO_2).**

Radiologisch sollte sich die Spitze des Katheters auf einer anterior-posterioren Schädelübersichtsaufnahme kranial

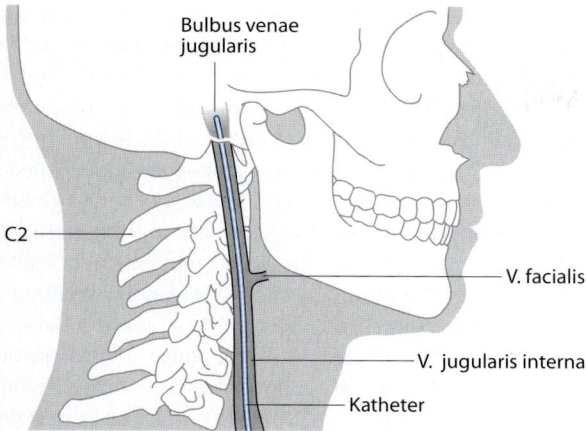

Abb. 18.3. Optimale Lage des jugularvenösen Katheters

Tab. 18.3. Interpretation der Sauerstoffsättigung im Blubus der V. jugularis (S_jO_2)

Interpretation	S_jO_2 [%]
Normwert	60–70
Ischämie	<50 über mindestens 15 min
Hyperämie	>75

einer gedachten Linie zwischen den beiden Mastoidspitzen projizieren (■ Abb. 18.3).

Die S_jO_2 wird kontinuierlich mittels eines fiberoptischen Katheters oxymetrisch bestimmt. In dem Katheter befinden sich bis zu 3 Lichtleiter: Durch einen Leiter wird ein Lichtstrahl in den Blutstrom abgegeben, und durch den zweiten Leiter wird das reflektiere Licht auf einen Photosensor geleitet, der die Intensität des reflektierten Lichts bei verschiedenen Wellenlängen misst. Aus den ermittelten Messwerten wird die Sauerstoffsättigung des Hämoglobins im Bulbus der V. jugularis ermittelt. Durch einen dritten Lichtleiter lässt sich die aktuelle Hämoglobinkonzentration ermitteln, sodass eine laborchemische Messung entfallen kann.

Die Messung der S_jO_2 beschreibt das Verhältnis zwischen globalem CBF und globalem zerebralen Sauerstoffverbrauch ($CMRO_2$), basierend auf der Kalkulation der arterio-jugularvenösen Differenz des Sauerstoffgehalts ($ajDO_2$) nach dem Fick-Prinzip:

$$ajDO_2 = \frac{CMRO_2}{CBF}$$

Unter der Annahme einer konstanten arteriellen Sauerstoffsättigung, einer konstanten arteriellen Sauerstoffspannung und einer konstanten Hämoglobinkonzentration ist das Verhältnis zwischen CBF und $CMRO_2$ proportional zur S_jO_2. Hieraus resultieren $ajDO_2$-Werte von 5–9 ml % und S_jO_2-Werte von 55–75 %. Bei gesunden Individuen sind CBF und $CMRO_2$ miteinander gekoppelt, d. h. der CBF wird dem metabolischen Bedarf angepasst.

! **Eine Zunahme der S_jO_2 auf Werte von >75 % weist auf eine relative oder absolute Hyperämie hin, während eine Reduktion auf Werte von <50 % die Folge einer gesteigerten Sauerstoffextraktion bei zerebraler Hypoperfusion sein kann. Werden S_jO_2-Werte von <40 % gemessen, treten parallel dazu häufig elektroenzephalographische Veränderungen auf. Eine zerebrale Ischämie ist dann sehr wahrscheinlich.**

Beweisend für eine globale zerebrale Ischämie ist jedoch erst die Kalkulation des Laktat-Sauerstoff-Index, der aus dem Quotienten von arterio-bulbärvenöser Laktatdifferenz und $AJDO_2$ gebildet wird. So ist ein Anstieg der jugularvenösen Laktatkonzentration (bzw. des Laktat-Sauerstoff-Index) in Kombination mit S_jO_2-Werten von <40 % ein sicherer Hinweis auf eine globale zerebrale Ischämie. Veränderungen des arteriellen Sauerstoff- und Kohlendioxidpartialdrucks sowie des pH-Wertes, der Körpertemperatur, der Hämoglobinkonzentration, des ICP und der neuronalen Funktion (z. B. Krämpfe) wie auch die Gabe zentral wirksamer Pharmaka (z. B. Barbiturate oder zerebrale Vasodilatatoren) beeinflussen jedoch die Beziehung zwischen CBF, $CMRO_2$ und S_jO_2, was bei der Interpretation der S_jO_2-Werte berücksichtigt werden muss (■ Tab. 18.3).

Bei komatösen Patienten mit Schädel-Hirn-Trauma kann eine kritische Reduktion der S_jO_2 durch ICP-Krisen, arterielle Hypotension, Hypokapnie oder aber Hypoxie ausgelöst werden. Diese Faktoren stehen ihrerseits in engem Zusammenhang mit der Manifestation eines sekundären Hirnschadens und einer ungünstigen Prognose.

! **Der enge Zusammenhang zwischen dem Verhalten der S_jO_2-Werte und der neurologischen Prognose ist in einer Vielzahl von Studien gezeigt worden.**

Der neurologische Zustand verschlechtert sich mit zunehmender Häufigkeit und Dauer der jugularvenösen Desaturierung. Ebenso steigt die Mortalität [8]. Die kontinuierliche Messung der S_jO_2 sichert bei Patienten mit Schädel-Hirn-Trauma die Diagnose einer erschöpften Perfusion und Sauerstoffextraktion und ermöglicht außerdem eine präzise Steuerung der neurotraumatologischen Therapiekonzepte (z. B. Konsequenz der prolongierten forcierten Hyperventilation, Einstellen des optimalen CPP zur Aufrechterhaltung eines physiologischen CBF oberhalb der individuellen Ischämieschwelle).

Allerdings ist das Monitoring der S_jO_2 eine aufwendige und arbeitsintensive Technologie. Selbst in den Händen von Spezialisten ist diese Methode mit einer hohen Rate von Messungenauigkeiten infolge von Artefakten behaftet (»good data quality«: etwa 50 %) [9].

> ❗ **Die Messung der SjO₂ stellt ein globales Verfahren dar – eine regional umschriebene zerebrale Ischämie kann damit häufig nicht erfasst werden.**

Änderungen der S_jO_2 können zudem durch eine Anämie (aktive Blutung) beeinflusst sein. Mit Abfall der Hämoglobinkonzentration bleibt die S_jO_2 zunächst relativ konstant, bis der CBF den abnehmenden Sauerstoffgehalt im arteriellen Blut nicht mehr kompensieren kann. Die S_jO_2 fällt in diesem Fall linear zur abnehmenden Hämoglobinkonzentration. Klinisch werden daher bei einem Absinken der S_jO_2 immer die Hämoglobinkonzentration und der arterielle Sauerstoffpartialdruck bestimmt, z. B. durch eine arterielle Blutgasanalyse, um eine extrakranielle Ursache für Veränderungen auszuschließen. Bei bestehenden arteriovenösen Malformationen ist die Aussagekraft dieser Messmethode eingeschränkt, da der hohe Anteil von beigemischtem oxygenierten Blut die Identifikation einer Ischämie aufgrund einer fehlenden Desaturierung erschwert. Nach chirurgischer oder radiologisch-interventioneller Versorgung der Malformationen kommt es zu einer Normalisierung der S_jO_2, sodass ein intraoperatives Monitoring hilfreich sein kann, um den Erfolg der Intervention mit zu beurteilen.

18.3.2 Nahinfrarotspektroskopie (NIRS)

Die NIRS ist ein nichtinvasives und kontinuierliches Verfahren zur Messung der regionalen zerebralen Gewebeoxygenierung. Die Technologie basiert auf der Fähigkeit von Licht, im nahinfraroten Bereich (700–1000 nm) Gewebe und den Schädelknochen zu penetrieren. Es können Absorptionsspektren von Oxyhämoglobin, Desoxyhämoglobin und Zytochrom aa3 (das terminale Zytochrom der mitochondrialen Atmungskette) in einer Tiefe von bis zu 8 cm gemessen werden. NIRS-Geräte nutzen eine Lichtquelle, die unterschiedliche Frequenzen mit unterschiedlicher Intensität aussendet. Die Messung der Oxygenierung erfolgt in einem Gewebekegel, der sowohl arterielle, kapilläre als auch venöse Provinzen repräsentiert. Dabei ist zu beachten, dass das erfasste Parenchymvolumen nicht standardisiert und einer großen interindividuellen Varianz unterworfen ist. Über einen Lichtdetektor wird das reflektierte Licht aufgenommen und von einem Rechner ausgewertet. Im Gegensatz zur Pulsoxymetrie ist die Messung nicht pulsabhängig, vielmehr liegt eine kontinuierliche Messung vor. Da das Verhältnis zwischen arteriellem und venösem Blut im Schädel etwa 16 : 84 beträgt, wird im Wesentlichen die zerebralvenöse Sättigung bestimmt.

NIRS-Geräte könne in 2 Gerätegruppen eingeteilt werden:
- Monitore zur Messung der Sauerstoffsättigung
- Monitore zur Messung der Sauerstoffkonzentration

Sättigungsmonitore bestimmen das Verhältnis zwischen Oxy- und Desoxyhämoglobin. Bei diesen Geräten wird die jeweilige Eindringtiefe zur Berechnung der Messwerte nicht beachtet. Sogenannte Konzentrationsmonitore bestimmen sowohl Oxy- und Desoxyhämoglobin als auch Zytochrom aa3.

Experimentelle und klinische Untersuchungen haben gezeigt, dass sich eine Reduktion der mittels NIRS ermittelten zerebralen Sauerstoffsättigung auf Werte von <55 % zeitgleich mit dem Auftreten eines »Burst-suppression«-Musters im Elektroenzephalogramm als Zeichen einer zerebralen Funktionseinschränkung entwickelt. Werte unter 35 % sind häufig mit einem schlechten neurologischen Ergebnis vergesellschaftet. Diese Beobachtungen stimmen mit den Korrelationen zwischen NIRS-Befunden und S_jO_2-Werten überein. Während einer systemischen Hypoxie tritt eine zeitgleiche Reduktion der Gewebeoxygenierung und der S_jO_2 ein. Im Gegensatz hierzu scheint jedoch eine fokale zerebrale Ischämie bzw. Hypoxie nicht immer sicher durch die NIRS darstellbar zu sein. So ergaben Untersuchungen von Patienten mit passageren Hirndruckkrisen nach Schädel-Hirn-Trauma, dass ein Abfall der S_jO_2 nicht immer gleichzeitig mit einer Reduktion des NIRS-Signals einherging [10].

❗ **Die schlechte Korrelation zwischen NIRS-Signal und S$_j$O$_2$-Wert ist unter diesen Bedingungen vermutlich durch Kontamination des NIRS-Signals durch nichtzerebrales Gewebe (Skalp, Spongiosa) bedingt.**

Haut, Muskulatur und Knochen werden bei isolierten zerebralen Belastungen normal perfundiert und täuschen so falsch-hohe Oxygenierungswerte vor. Zudem misst die NIRS in einem räumlich begrenzten Areal, während die S$_j$O$_2$ einen globalen Parameter darstellt. In einer anderen Untersuchung wurde jedoch bei 97 % der Patienten mit geschlossenem Schädel-Hirn-Trauma erfolgreich eine Hypoperfusion nachgewiesen. In dieser Studie registrierte man bei lediglich 53 % der Patienten ein Absinken der S$_j$O$_2$ [11]. Im Rahmen von Thrombendarteriektomien an der A. carotis konnten intraoperativ Änderungen der zerebralen Oxygenierung durch »cross clamping« und Einlage eines Shunts gemessen werden, ohne dass es zu einer Beeinflussung der Messung durch extrakranielles Blut kam [11].

Die NIRS ist ein Monitoringsystem, das bisher noch nicht als voll technisch ausgereift gilt. Es existieren nur wenige verlässliche Daten, die einen Einfluss der Messwerte auf das neurologische Langzeitergebnis belegen. Das System wurde für einen standardisierten Schädel des Erwachsenen ausgelegt; bei Patienten außerhalb der Norm (z. B. kleine Erwachsene) sowie bei Kopfschwartenhämatomen ist eine Messung nicht mehr verlässlich. Die NIRS kann am ehesten als individueller Trend- bzw. Verlaufsmonitor angesehen werden, bei dem jeder Patient als seine eigene Kontrolle fungiert. Eine weitere Limitierung stellt das Vorhandensein eines massiven Ikterus dar. Durch den erhöhten Bilirubingehalt im Blut kann es zu Fehlmessungen kommen. Wird die NIRS als kontinuierliches Monitoring eingesetzt, sind die Messungen relativ störanfällig; nur 42 % der erfassten Daten sind verwertbar [11].

18.3.3 Zerebrale Gewebeoxygenierung

Das Monitoring der zerebralen Gewebeoxygenierung ist ein invasives und kontinuierliches Verfahren. Nach Kraniotomie und Implantation eines Katheters mit polarographischer Elektrode (Licox-System) kann der lokale Sauerstoffpartialdruck im kortikalen oder subkortikalen Gewebe, aber auch im Liquor cerebrospinalis gemessen werden. Die Messelektrode an der Katheterspitze ist durch eine sauerstoffdurchlässige Membran vom umliegenden Gewebe geschützt. Der Sauerstoffpartialdruck im Gehirngewebe wird in einem räumlich relativ begrenzten Areal von etwa 8 mm^2 gemessen. Die Sonde wird für gewöhnlich im frontalen Kortex platziert und mittels einer Knochenschraube fixiert. Mit zunehmender Liegedauer verringert sich die Messabweichung; 7 Tage nach Einbringen der Sonde tritt eine Messabweichung von etwa 10±17 % auf.

Validierende experimentelle und klinische Studien haben gezeigt, dass die Messung des Gewebesauerstoffpartialdrucks eine inadäquate Sauerstoffversorgung infolge von zerebraler Ischämie oder Hypoxie präzise erfasst, wobei ein Wert von <19–23 mmHg ischämische Werte repräsentiert (Tab. 18.4). Diese Aussage gilt sowohl für eine systemische Hypoxie (z. B. globale respiratorische Insuffizienz) als auch für eine isolierte zerebrale Minderperfusion (z. B. Hirnödem, Hirninfarkt, forcierte Hyperventilation). Bei einer CBF-Messung mittels Xenon-Computertomographie und paralleler Messung des Sauerstoffpartialdrucks im Gehirngewebe konnte ein ischämischer CBF von 18 ml/100 g/min mit einem Sauerstoffpartialdruck im Gehirngewebe von 22 mmHg korreliert werden. In einer Untersuchung war ein Sauerstoffpartialdruck im Gehirngewebe von <10 mmHg über mindestens 5 Stunden mit einer vermehrten Mortalität (56 %) und einem schlechten neurologsichen Endergebnis (22 %) assoziiert [12]. Die zerebrale Oxygenierung ist bei einem CPP von 60 mmHg optimal. Eine Erhöhung des CPP über diesen Wert hinaus hat keine Verbesserung der Oxygenierung zur Folge. Wird ein ausreichender CPP bei erhöhtem ICP mittels Hyperventilation oder Mannitolgabe hergestellt, hat dies eine Verschlechterung des Sauerstoffpartialdrucks im Gehirngewebe zur Folge. Wird der CPP bei erhöhtem ICP mittels Katecholaminen optimiert, hat dies nur geringe Auswirkungen auf die Gewebeoxygenierung.

Der Hauptnachteil dieser Messmethode besteht in ihrer Invasivität mit Einbringen der Sonde in das Hirnparenchym. Sie sollte deshalb nur bei Patienten mit schwe-

 Tab. 18.4. Interpretation der zerebralen Gewebeoxygenierung

Interpretation	Sauerstoffpartialdruck im Gehirngewebe [mmHg]
Normwert	25–30
Ischämie	<20 – therapeutische Intervention erforderlich
Schwere Ischämie	<10 – therapeutische Intervention erforderlich

rem Schädel-Hirn-Trauma oder intraoperativ bei neurochirurgischen Eingriffen zur Anwendung kommen.

Intraoperatives elektrophysiologisches Monitoring

Von den verschiedenen elektrophysiologischen Messverfahren haben in erster Linie die Elektroenzephalographie, die evozierten Potenziale und die Elektromyographie Eingang in die intraoperative Überwachung neurochirurgischer Patienten gefunden (Abb. 18.4) [10, 13].

Zielsetzung für die Ableitung spontaner und evozierter hirnelektrischer Aktivitäten ist aus neuroanästhesiologischer Sicht das frühzeitige Erfassen regionaler und globaler Mangelzustände des Gehirns als eventuelle Folge einer Hypoxämie oder zerebraler Perfusionsstörungen. Die Indikationen können darüber hinaus, speziell für die Elektroenzephalographie, auf die Quantifizierung pharmakodynamischer Effekte (z. B. Objektivierung zerebro-

protektiver Maßnahmen durch Barbituratapplikationen) oder die Bewertung der Narkosetiefe ausgedehnt werden (▶ Kap. 17; Abb. 18.5).

18.3.4 Elektroenzephalogramm (EEG)

Dem theoretischen Bestreben nach größtmöglicher Information über die neuronale Funktion (Realisierung durch Mehrkanalableitungen) steht die tägliche Praxis mit der Forderung nach zügiger Durchführbarkeit im Operationssaal gegenüber. Dahingehend orientierte Minimalprogramme mit eingeplantem Informationsverlust bei Anwendung einer geringen Elektrodenzahl sollten dann Mindestanforderungen entsprechen, beispielsweise standardisierte Platzierungen der Elektroden nach dem internationalen 10-20-System in vorwiegend paariger Formation (Abb. 18.6).

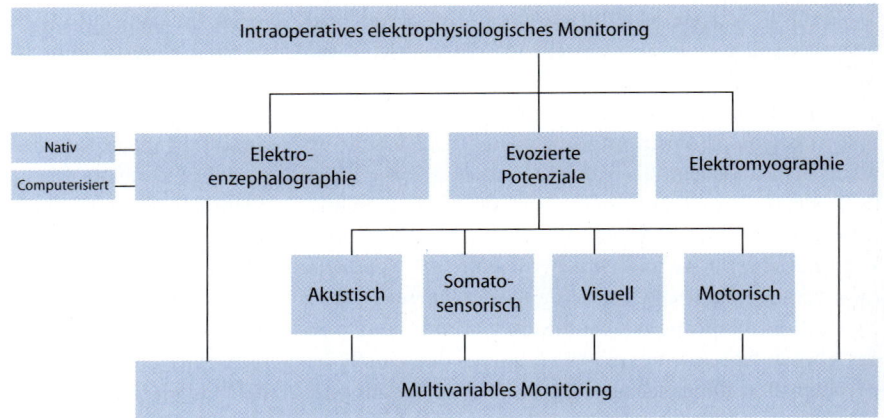

 Abb. 18.4. Intraoperatives elektrophysiologisches Monitoring. Nach [20]

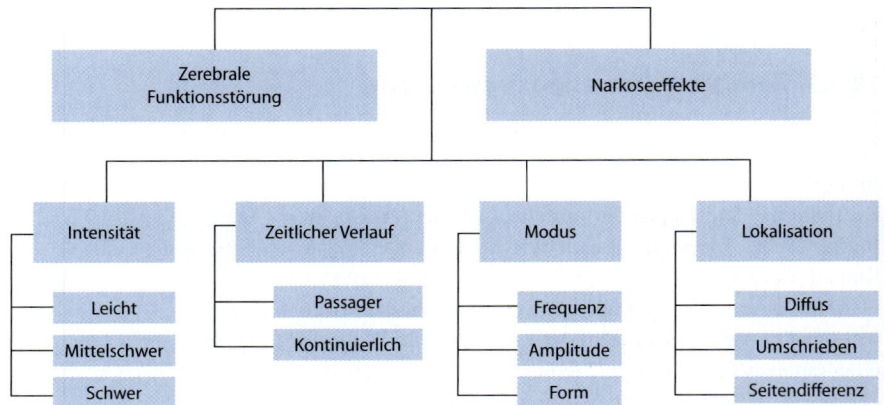

 Abb. 18.5. Fragestellung an das intraoperativ abgeleitete Elektroenzephalogramm. Nach [20]

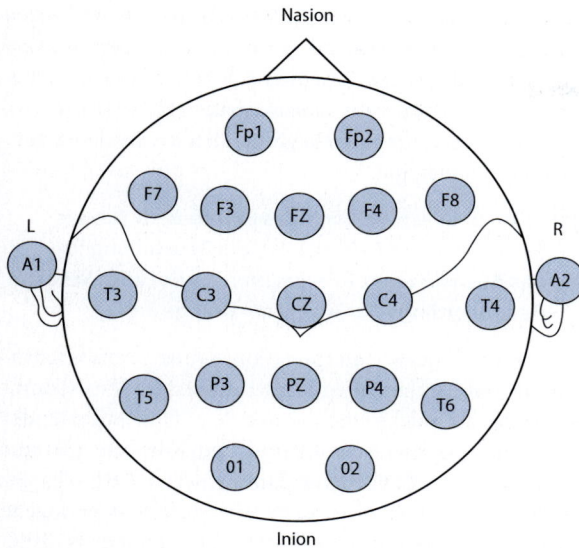

Abb. 18.6. Elektrodenpositionierung für die Elektroenzephalographie (mod. aus Berlit [2007] Basiswissen Neurologie, 5. Aufl., Springer Heidelberg)

Für die Bewertung von Narkoseeffekten kann man ggf. auch mit unpaarigen Elektrodenanordnungen auskommen (■ Tab. 18.5).

Für den intraoperativen Einsatz wird das native EEG aufgrund der Komplexität und der notwendigen Erfahrung des Untersuchers zugunsten computerisierter Techniken zurückgedrängt; zur Qualitätssicherung ist aber auch dann der synchrone Vergleich mit dem nativen EEG anzustreben (■ Abb. 18.7). Klinisch wird allerdings nur

■ Tab. 18.5. Unpaarige Elektrodenanordnungen

Elektrodenposition	Fragestellung
Fp1–O1, Fp2–O2	Diffuse hypotensive Alterationen
Fp1–T3, T3–C3 bzw. Fp2–T4, T4–C4	Fokale Ischämie
C3–P3 bzw. CZ–A1	Narkoseeffekte
Fp1–A1, Fp2–A2 (jeweils Mastoid)	Narkosetiefe (»processed« EEG, Dräger)

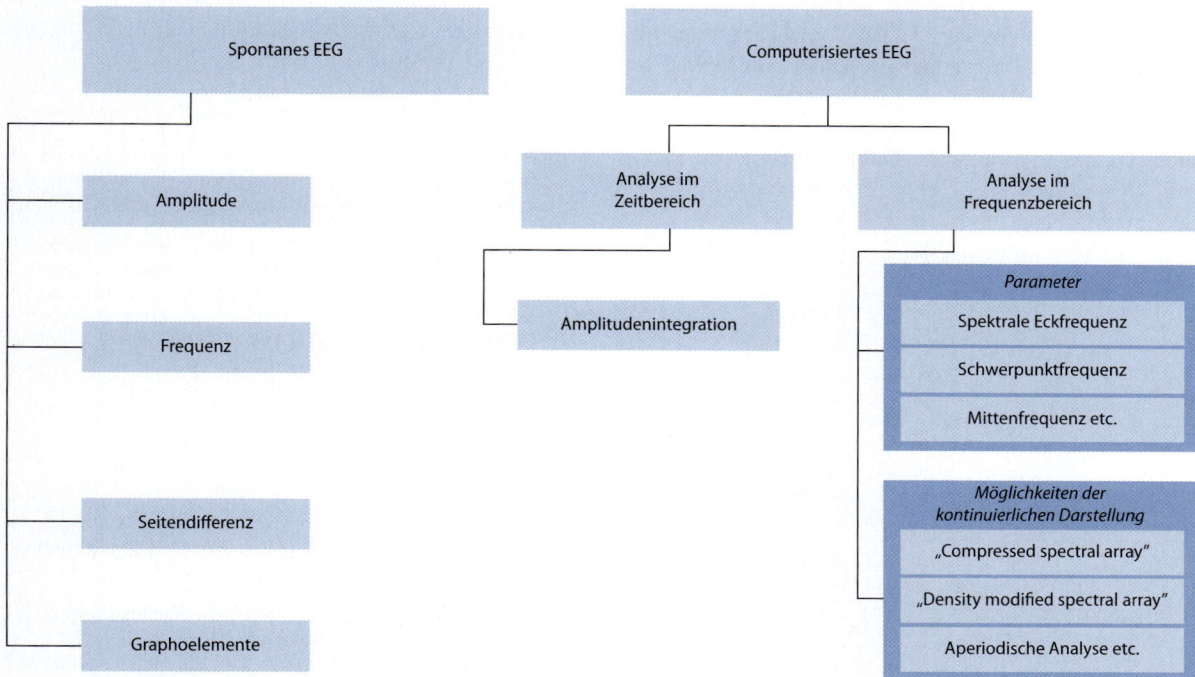

■ Abb. 18.7. Intraoperatives elektroenzephalographisches Monitoring. *EEG* Elektroenzephalogramm. Nach [20]

selten eine 16-Kanal-Ableitung durchgeführt, da diese Untersuchung technisch aufwändig ist. Zudem befinden sich die Ableitungselektroden bei neurochirurgischen Eingriffen im entsprechenden Operationsgebiet. Am häufigsten wird eine 2- oder 4-Kanal-Ableitung durchgeführt, die man computergestützt interpretiert. Üblicherweise verwenden Elektroenzephalographiegeräte einen Filter, der höherfrequente Aktivitäten ausschließt (>30 Hz). Hohe Frequenzen repräsentieren oft Störfrequenzen, die eine Auswertung zusätzlich erschweren. Die computergestützte Auswertung erfolgt meist mittels graphischer Darstellung der jeweiligen Leistung bzw. Amplituden der gemessenen Frequenzbänder (Power-Spektrum-Analyse).

Die elektroenzephalographische Aktivität ist von der Stoffwechselaktivität des Gehirns (z. B. Effekte von Anästhetika) und dem jeweiligen Erregungszustand des erfassten Hirnabschnitts abhängig. Das Entstehen einer messbaren elektrischen Aktivität im Gehirn ist ein energieverbrauchender Prozess und somit vom Angebot an Sauerstoff und Glukose abhängig. Daher führt ein reduzierter zerebraler Blutfluss, eine Hypoxie oder ein Glukosemangel zu einer eingeschränkten Aktivität (◘ Tab. 18.6).

Beim wachen Patienten sind hauptsächlich β-Wellen ableitbar. Mit Einsetzen einer Perfusionsstörung bzw. einer Hypoxie kommt es Initial zu einer Verstärkung der Amplitude der β-Wellen, gefolgt von niedrigfrequenten Wellen (ϑ und δ) mit hoher Amplitude. Im Verlauf verschwinden die β-Wellen, und es herrschen δ-Wellen mit niedriger Amplitude vor. Bei weiter bestehender Ischämie kommt es zum weitgehenden Verlust der elektri-schen Aktivität mit gelegentlichem Auftreten von Wellen (»bursts«). Dieser Zustand wird als »burst suppression« bezeichnet (◘ Abb. 18.8). Schließlich kommt es bei fortbestehender Ischämie zur Isoelektrizität (Nulllinien-EEG), was als Zeichen für einen beginnenden irreversiblen neuronalen Schaden gilt.

❗ **Es ist zu beachten, dass das EEG sensitiv für das Einsetzen einer Ischämie ist, die Beurteilung für das Ausmaß eines irreversiblen neuronalen Schadens allerdings nur eingeschränkt gestattet.**

Für eine adäquate Interpretation sollten darüber hinaus die zahlreichen möglichen Einflussgrößen bekannt sein und als solche erkannt werden. Das Ausmaß der Oxygenierung sowie Ventilation und Körpertemperatur nehmen auf das EEG ebenso Einfluss wie Anästhetika per se. Des Weiteren sind sowohl exogene als auch endogene Artefakte keineswegs eine Rarität. Sie können das EEG so sehr kontaminieren, dass es nicht mehr beurteilbar ist (◘ Tab. 18.7).

◘ Tab. 18.6. Elektroenzephalogramm: typische Aktivitäten

Aktivität	Frequenz [Hz]	Interpretation
β	13–30	Hochfrequent, niedrige Amplitude; typisch für den Wachzustand
α	9–12	Mittelfrequent, höhere Amplituden im okkzipitalen Kortex bei geschlossenen Augen messbar; Wachheitszustand
ϑ	4–8	Niederfrequent, nur selten ubiquitär messbar
δ	0–4	Sehr niederfrequent, niedrige bis hohe Amplitude; typisch für eingeschränkte Hirnfunktion (z. B. tiefe Narkose, Hypoxie)

◘ Tab. 18.7. Artefakte während des elektrophysiologischen intraoperativen Monitorings. Nach [20]

Monitoring	Artefakte
Exogen	
Wechselstrom (50 Hz)	Einstreuung durch Monitore, Perfusoren, Narkosegeräte etc.
Chirurgisches Instrumentarium	Elektrokoagulatoren, Diathermie, »cavitron ultrasound aspirator«
Inadäquate Methodik	Ungleiche Elektrodenwiderstände, asymmetrische Elektrodenplatzierung, instabile Elektrodenfixierung
Respiration	2- bis 40-Hz-Einstreuungen, evtl. Vortäuschen von »Burstsuppression«-Mustern
Endogen	
Elektrokardiogramm	Tiefe Narkosestadien, Adipositas
Muskelaktivität	Hochfrequente Entladungen
Wechselstrom (50 Hz)	Einstreuung durch Monitore, Perfusoren, Narkosegeräte etc.
Transpiration	Langsame Schwankungen im Sub-δ-Bereich
Gefäßpulsation	Lageänderung der Elektroden über arteriellen Gefäßen

Als Indikationen für das intraoperative EEG-Monitoring kommen zerebrovaskuläre Eingriffe – Operationen bei Dissektionen zerebraler Aneurysmen (□ Abb. 18.9), Karotisendarteriektomie [14] etc. –, Steuerung und Dokumentation medikamentöser Zerebroprotektion, kontrollierte Hypotension, Epilepsiechirurgie und eine evtl. nachgewiesene oder suspekte zerebrovaskuläre Insuffizienz infrage.

18.3.5 Somatosensorisch evozierte Potenziale (SEP)

Bei evozierten Potenzialen werden kortikale und subkortikale Antworten auf die Reizung eines peripheren Nervs ausgewertet. Die Messung eines evozierten Potenzials erfolgt über die Mittelung oder Summierung vieler Einzelstimulationen (teilweise >100). Die gemessenen Signale werden hinsichtlich Amplitude und Latenz analysiert. Im zeitlichen Verlauf wird analog zur Latenzzeit nach Stimulation zwischen frühen (<30 ms), mittleren (<100 ms) und späten (>100 ms) Komponenten unterschieden. Frühe Komponenten entstehen durch die Stimulation von primär neuronalen Strukturen (z. B. primärer sensorischer Kortex), spätere Komponenten werden zunehmend durch Assozationsfelder generiert. Positive Ausschläge werden mit einem P, negative mit einem N markiert. Die nachfolgende Zahl beschreibt die Latenz der entsprechenden Welle. Die typische kortikale, negative Welle (20 ms) nach Stimulation des N. medianus wird z. B. als N20 bezeichnet.

Eine einsetzende Ischämie bzw. Hypoxie führt zu einer Verkleinerung der gemessenen Amplitude sowie zu einer verlängerten Latenzzeit. Eine Verminderung der SEP-Amplitude um 50% von der Ausgangsmessung gilt üblicherweise als Warnzeichen für eine Ischämie. Gleiches gilt für eine Verlängerung der Latenzzeit um 10 % (□ Abb. 18.9).

> ❗ Im Rahmen von Thrombendarteriektomien der A. carotis konnte der besondere Wert der SEP für die Früherkennung zerebraler Ischämien mit dem Nachweis einer Sensitivität von 100 % und einer Spezifität von 99,6 % eindrucksvoll beleget werden [15].

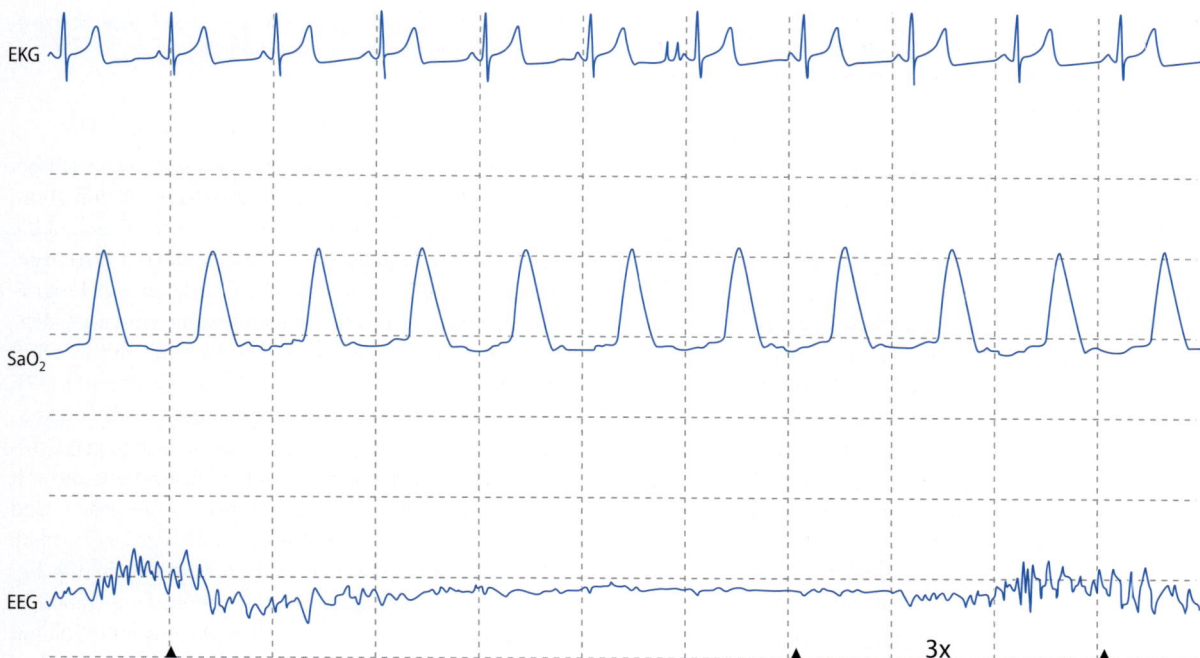

□ **Abb. 18.8.** Typisches Bild von »burst suppression« im Elektroenzephalogramm (*EEG*). *EKG* Elektrokardiogramm; *SaO₂* arterielle Pulsoximetriekurve. Nach [20]

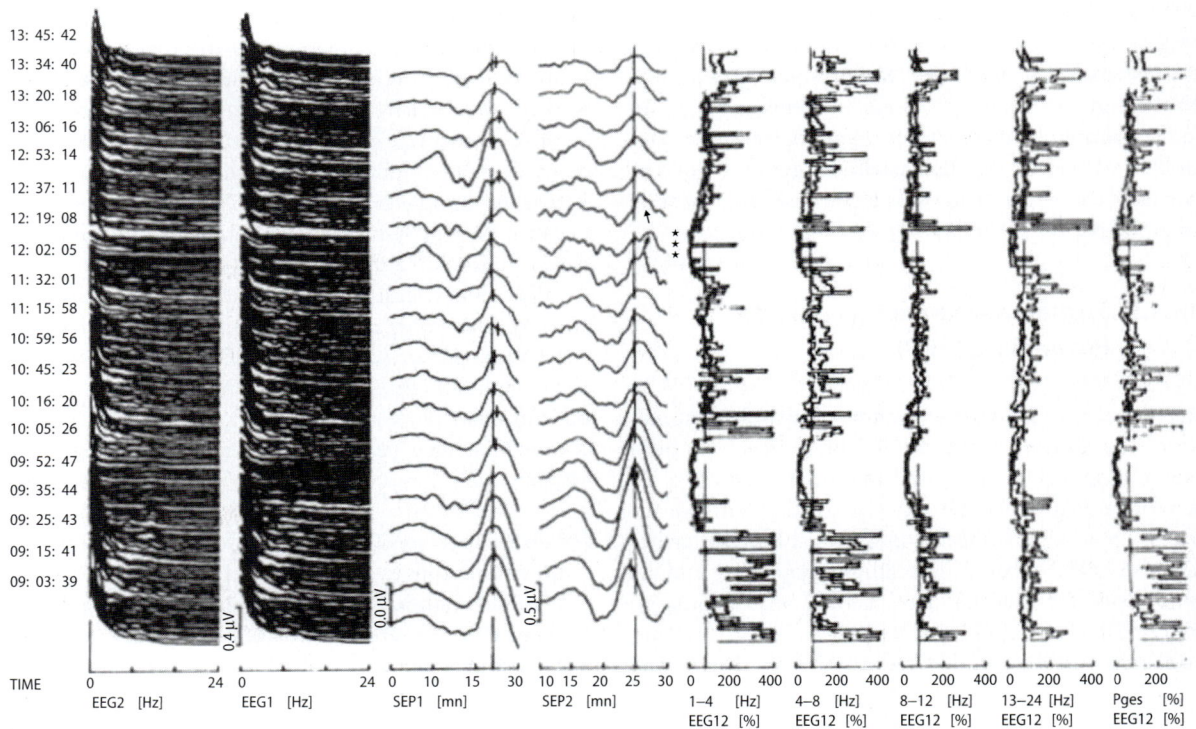

◻ Abb. 18.9. Monitoring mittels Elektroenzephalogramm (*EEG*) und somatosensibel evozierten Potenzialen (*SEP*) im Rahmen der Aneurysmachirurgie. Latenzverzögerung und Amplitudendämpfung des kortikalen SEP und EEG-Leistungsminderung in allen Frequenzbändern während temporärer Karotisokklusion. Nach [20]

In dieser Untersuchung wurde der Verlust der kortikalen somatosensorischen Antwort als Kriterium für das Vorliegen einer insuffizienten Kollateralisation im Versorgungsbereich der A. carotis gewertet. Andere Autoren versuchen, bei einer 50%igen Amplitudenreduktion des kortikalen SEP analoge Rückschlüsse abzuleiten [16].

In der Aneurysmachirurgie zeigt sich während des SEP-Monitorings nach temporärem Clipping eines größeren arteriellen zerebralen Gefäßes nach 2–10 min eine SEP-Änderung. Begleitet von einem Anstieg der Latenz der kortikalen Antwort bzw. der zentralen Überleitungszeit kann diese SEP-Änderung in einen langsamen Potenzialverlust münden; ebenso ist ein abrupter Verlust des Potenzials möglich. Dieses uneinheitliche Verhalten wird durch eine unterschiedliche Kollateralversorgung erklärt, welche ihrerseits durch ein entsprechendes anästhesiologisches Management mit Erhöhung des systemischen Blutdrucks beeinflussbar ist oder auch die Abänderung der operativ-technischen Maßnahmen einleitet bzw. auslöst.

Neben der Anwendung des SEP-Monitorings auch bei infratentoriellen Prozessen (arteriovenöse Malfomation, passagerer Basilarisverschluss) soll noch besonders auf die Möglichkeit der Erlangung von Informationen über lagerungsbedingte SEP-Änderungen im Rahmen von Eingriffen am zervikomedullären Übergang hingewiesen werden.

Das elektrophysiologische Monitoring mittels SEP bleibt nicht nur auf Eingriffe am Gehirn beschränkt [17], sondern wird auch in der Wirbelsäulen- und Rückenmarkchirurgie eingesetzt. Dabei muss zwischen gefäßchirurgischen und kardiochirurgischen Eingriffen, die mit Alterationen der Rückenmarkfunktion einhergehen, und Operationen intraspinaler Prozesse differenziert werden. Bei intraspinalen Krankheitsbildern bestehen häufig bereits präoperativ pathologische SEP-Befunde. Intraoperativ können oftmals nur Potenziale mit schlechter Qualität abgeleitet werden, sodass die SEP in dieser speziellen Situation nur eine beschränkte Aussage über Ischämien erlauben.

> ❗ Da SEP nur sensorische Rückenmarkbahnen über-
> wachen, können motorische Defizite selbst bei
> normalen SEP nicht ausgeschlossen werden.

Ein gezieltes Monitoring könnte durch Aktivierung mo-
torisch evozierter Potenziale erfolgen. Die Stimulierung
ist dann entweder transkraniell magnetisch oder direkt
vom Motorkortex aus möglich. Die Potenzialableitung erfolgt von den Extremitätenmuskeln bzw. den peripheren
Nervenstämmen.

Die transkraniell magnetisch evozierten Potenziale
werden durch Anästhetika stark supprimiert, was ihre
Verwendung in tiefer Anästhesie limitiert. Zur direkten
kortikalen Stimulation, die durch starke Schmerzsensa-
tionen belastet ist, stehen breite Erfahrungen zu Auswirkungen von Anästhetika noch aus.

18.3.6 Akustisch evozierte
Hirnstammpotenziale (AEHP)

Die Ableitung der AEHP unterstützt v. a. das chirurgische Vorgehen bei Eingriffen im Bereich der hinteren
Schädelgrube, z. B. bei Kleinhirnbrückenwinkeltumoren,
neurovaskulärer Kompression im Brückenwinkel oder
vertebrobasilären Aneurysmen. Kritisch muss auf die
Problematik bei a priori bestehenden Potenzialverlusten
hingewiesen werden sowie auf das Fehlen umfassender
Vergleiche intraoperativer AEHP-Muster mit funktionellen oder morphologischen Veränderungen.

18.3.7 Andere Verfahren

Vom theoretischen Ansatz her würden sich visuell evozierte Potenziale (ausgelöst durch Lichtblitze) für Eingriffe im Bereich der Sehbahn anbieten. Dieses Verfahren
ist jedoch sehr stark durch eine interpersonelle, aber auch
intrapersonelle Variabilität des abgeleiteten Parameters
belastet, die weder auf Narkoseeffekte noch auf das Ope-
rationsgeschehen zurückführbar ist.

> ❗ Für die Qualität des intraoperativen elektrophy-
> siologischen Neuromonitorings (EEG, evozierte
> Potenziale) ist die Narkoseführung von entschei-
> dender Bedeutung.

Hohe inspiratorische Konzentrationen von halogenierten
volatilen Anästhetika und von N_2O führen zu einer gene-

rellen Amplitudendämpfung hirnelektrischer Aktivitäten.
Vorzuziehen ist eine totale i. v. Anästhesie (z. B. Kombination von Propofol oder Benzodiazepinen mit syntheti-
schen Opioidanalgetika) oder eine sog. balancierte Anästhesie. Zur Verhinderung myogener Kontaminationen ist
eine adäquate Muskelrelaxation erforderlich.

18.4   Mikrodialyse

Die zerebrale Mikrodialyse ist ein invasives, nahezu
kontinuierliches Verfahren, um die interstitielle Konzentration von Neurotransmittern oder Stoffwechsel-
produkten (z. B. Glutamat, Noradrenalin oder Laktat)
lokal zu messen. Die Mikrodialysesonde, deren Spitze
mit einer semipermeablen Membran umgeben ist, wird
in das Gehirn implantiert und langsam durch eine
Pumpe mit einer isotonischen Lösung perfundiert. Entlang der Dialysemembran kommt es entsprechend des
Konzentrationsgradienten zwischen Perfusat und Extrazellulärraum zu einem gegenseitigen Substanzaustausch
(◘ Abb. 18.10).

In Abhängigkeit von Perfusionsgeschwindigkeit und
Membranoberfläche korreliert die Substanzkonzentration
im Dialysat mit der Gesamtkonzentration der untersuchten Substanz im Extrazellulärraum. Das Dialysat wird
über einen Zeitraum von üblicherweise einer halben bis
zu einer Stunde in Auffanggefäßen gesammelt. In der so
gewonnenen Flüssigkeit können eine Vielzahl von Substanzen (z. B. Neurotransmitter) mittels konventioneller
Analysetechniken (z. B. Hochdruckflüssigkeitschromato-
graphie) untersucht werden.

Wenn Ergebnisse unterschiedlicher Messungen miteinander verglichen werden, ist darauf zu achten, welche Sammelmethode und welche Filtermembranen zum
Einsatz kamen. Häufig werden Katheter mit einer Länge
von 10 mm mit einem 20- oder 100-kDa-Membranfilter
verwendet. Die übliche Perfusatgeschwindigkeit beträgt
0,3 μl/min. Der 100-kDa-Filter erlaubt die Gewinnung
höhermolekularer Biomarker, die 20-kDa-Membran die
Untersuchung klinisch relevanter Parameter wie Pyruvat,
Glutamat, Laktat und Glukose.

Da die Analyse mittels beispielsweise Hochdruck-
flüssigkeitschromatographie materiell und zeitlich aufwändig ist, wurde ein Analysegerät entwickelt, das direkt
am Patientenbett einige für den zerebralen Stoffwechsel wichtige Substanzen innerhalb kurzer Zeit analysieren kann. Die Anwendung der Mikrodialyse erlaubt die

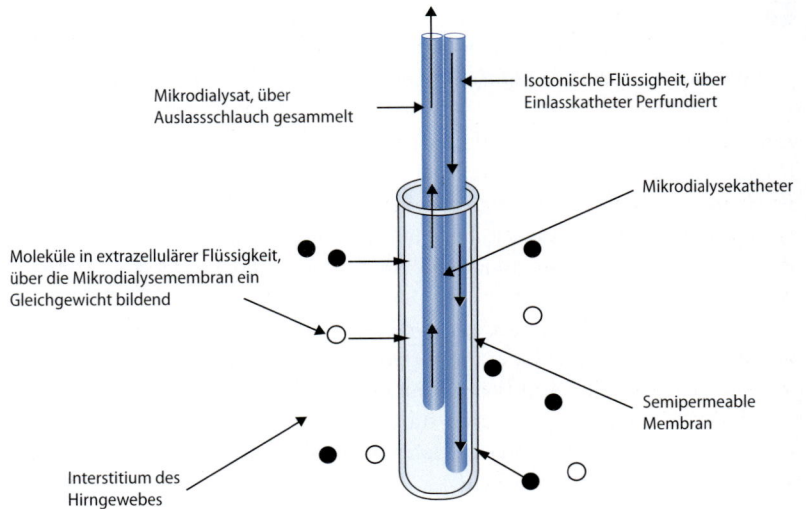

Mikrodialysat, über
Auslassschlauch gesammelt

Isotonische Flüssigheit, über
Einlasskatheter Perfundiert

Mikrodialysekatheter

Moleküle in extrazellulärer Flüssigheit,
über die Mikrodialysemembran ein
Gleichgewicht bildend

Semipermeable
Membran

Interstitium des
Hirngewebes

Abb. 18.10. Prinzip der Mikrodialyse

frühzeitige Identifizierung einer sekundären neuronalen Schädigung und somit den zeitnahen Einsatz neuroprotektiver Strategien. Eine Verlaufs- und Erfolgskontrolle der angewandten Therapie ist im Verlauf mit diesem Verfahren ebenfalls möglich. Die Methode wird aufgrund ihrer Invasivität (Eröffnung der Dura) hauptsächlich bei Patienten mit schwerem Schädel-Hirn-Trauma oder Subarachnoidalblutung eingesetzt

Die Mikrodialyse erlaubt die direkte Bestimmung von Substanzen des Energiestoffwechsels wie Glukose, Pyruvat und Laktat (Tab. 18.8). Bei Patienten mit schwerem Schädel-Hirn-Trauma sind im Vergleich zu gesunden Patienten geringere Glukosekonzentrationen im Dialysat festgestellt worden. Dabei sind Konzentrationen von <0,66 mmol/l in den ersten 50 Stunden nach dem Trauma mit einem schlechten neurologischen Endergebnis assoziiert [18].

Die Bestimmung von Pyruvat und Laktat erlaubt eine Abschätzung über das Ausmaß einer anaeroben Glykolyse. Von besonderem Interesse ist hier der Quotient aus Laktat- und Pyruvatkonzentration zur Bewertung des intrazellulären Redoxsystems. Dieser Quotient ist ein verlässlicherer Parameter zur Beurteilung des zellulären Stoffwechsels als die alleinige Bestimmung der Laktatkonzentration [19]. Ein Laktat-Pyruvat-Quotient von >20–25 ist ein Zeichen für das Vorliegen einer Ischämie mit anaerobem Stoffwechsel.

Werte oberhalb dieses Bereichs sind bei Schädel-Hirn-Verletzten sowie bei Patienten mit Subarachnoidalblutung mit einem schlechten neurologischen Ergebnis assoziiert.

Weiterhin erlaubt die Mikrodialyse die Messung des exzitatorischen Neurotransmitters Glutamat. Exzitotoxizität ist ein wichtiger Mechanismus der sekundären Hirnschädigung nach Trauma und Hypoxie. Der Grad des Anstiegs der Glutamatkonzentration ist ein Hinweis auf das Ausmaß einer Hirnschädigung.

Glyzerol entsteht bei der Zerstörung von Zellmembranen durch den Abbau von Phospholipiden. Glyzerol ist demnach ein Marker für eine direkte Zellschädigung durch Trauma oder Ischämie. Zu einem Anstieg der Glyzerolkonzentration kommt es unmittelbar nach einer primären Hirnschädigung. Die gemessene Konzentration ist im weiteren Verlauf spontan rückläufig. Das Ausmaß des Anstiegs ist häufig ein Marker für das neurologische Ergebnis.

Die Mikrodialyse ist ein regional begrenztes Verfahren und erlaubt demnach nur eine Aussage über das untersuchte Areal. Daher ist eine sorgfältige Auswahl des Implantationsortes notwendig; eine Lagekontrolle sollte mittels kranialer Computertomographie erfolgen. Gemessene Absolutwerte besitzen nur eine eingeschränkte Aussagekraft, deshalb sollte zur Beurteilung immer der Gesamttrend herangezogen werden.

◼ **Tab. 18.8.** Mikrodialyse: wichtige biochemische Marker der zerebralen Schädigung und deren Interpretation

Marker	Befund der Mikrodialyse	Interpretation
Glukose (Energielieferant der Hirnzellen; Normwert: etwa 1,7–2,1 mmol/l)	Konzentrationsverminderung	– Zerebrale Hypoxie/Ischämie – Eingeschränkte Versorgung des Gehirns mit Glukose – Zerebrale Hyperglykolyse
Pyruvat (Metabolit der aeroben Glykolyse; Normwert: etwa 151–166 μmol/l)	(Zur Errechnung des Laktat-Pyruvat-Quotienten)	
Laktat (Metabolit der anaeroben Glykolyse; Normwert: etwa 2,9–3,1 mmol/l)		
Laktat-Pyruvat-Quotient (verlässlicher Marker einer Ischämie)	>20–25	– Zerebrale Hypoxie/Ischämie – Gestörte Glykolyse – Gestörte Versorgung des Gehirns mit Glukose – Mitochondrale Dysfunktion
Glutamat (exzitatorischer Neurotransmitter, Marker des sekundären Hirnschadens; Normwert: etwa 14–16 μmol/l)	Konzentrationsverminderung (ausgeprägte interindividuelle Varianz)	– Zerebrale Hypoxie/Ischämie – Zytotoxizität – Sekundärer Hirnschäden
Glyzerol (Freisetzung aus Phospholipiden bei Zellmembranschädigung, direkter Marker des Zellschadens; Normwert: etwa 82 μmol/l)	Konzentrationsverminderung	– Zerebrale Hypoxie/Ischämie

Zu beachten ist die hohe interindividuelle Varianz der gemessenen Parameter.

Literatur

1. Gentile NT, Seftchick MW, Huynh T, Kruus LK, Gaughan J (2006) Decreased mortality by normalizing blood glucose after acute ischemic stroke. Acad Emerg Med 13: 174–1780

2. Stone JG, Young WL, Smith CR et al. (1995) Do standard monitoring sites reflect true brain temperature when profound hypothermia is rapidly induced and reversed? Anesthesiology 82: 344–351

3. Steiner LA, Andrews PJ (2006) Monitoring the injured brain: ICP and CBF. Br J Anaesth 97: 26–38

4. Muizelaar JP, Lutz HA, Becker DP (1984) Effect of mannitol on ICP and CBF and correlation with pressure autoregulation in severely head-injured patients. J Neurosurg 61: 700–706

5. Sakowitz OW, Stover JF, Sarrafzadeh AS, Unterberg AW, Kiening KL (2007) Effects of mannitol bolus administration on intracranial pressure, cerebral extracellular metabolites, and tissue oxygenation in severely head-injured patients. J Trauma 62: 292–298

6. Czosnyka M, Smielewski P, Piechnik S, Steiner LA, Pickard JD (2001) Cerebral autoregulation following head injury. J Neurosurg 95: 756–763

7. Dunne VG, Besser M, Ma WJ (2001) Transcranial Doppler in carotid endarterectomy. J Clin Neurosci 8: 140–145

8. Feldman Z, Robertson CS (1997) Monitoring of cerebral hemodynamics with jugular bulb catheters. Crit Care Clin 13: 51–77

9. Meixensberger J, Jäger A, Dings J, Baunach S, Roosen K (1998) Multimodal hemodynamic neuromonitoring – quality and consequences for therapy of severely head injured patients. Acta Neurochir 71 (Suppl): 260–262

10. Brown RW (1993) Continuous monitoring of cerebral hemoglobin oxygen saturation. Int Anesthesiol Clin 31: 141–158

11. Kirkpatrick PJ, Smielewski P, Czosnyka M, Menon DK, Pickard JD.(1995) Near-infrared spectroscopy use in patients with head injury. J Neurosurg 83: 963–670

12. Mazzeo AT, Bullock R (2007) Monitoring brain tissue oxymetry: Will it change management of critically ill neurologic patients? J Neurol Sci 261: 1–9

13. Kochs E (1991) [Cerebral monitoring]. Anasthesiol Intensivmed Notfallmed Schmerzther 26: 363–374

14. Ward R, Flynn T, Kelley JT, Reilly E, Handel S (1981) Electroencephalogram monitoring during carotid endarterectomy. J Cardiovasc Surg (Torino) 22: 127–134

15. Dinkel M, Kamp HD, Schweiger H (1991) [Somatosensory evoked potentials in carotid surgery] Anaesthesist 40: 72–78

16. Lam AM, Manninen PH, Ferguson GG, Nantau W (1991) Monitoring electrophysiologic function during carotid endarterectomy: a comparison of somatosensory evoked potentials and conventional electroencephalogram. Anesthesiology 75: 15–21

17. Grundy BL (1983) Intraoperative monitoring of sensory-evoked potentials. Anesthesiology 58: 72–87

18. Vespa P, Boonyaputthikul R, McArthur DL et al. (2006) Intensive insulin therapy reduces microdialysis glucose values without altering glucose utilization or improving the lactate/pyruvate ratio after traumatic brain injury. Crit Care Med 34: 850–856

19. Enblad P, Valtysson J, Andersson J et al. (1996) Simultaneous intracerebral microdialysis and positron emission tomography in the detection of ischemia in patients with subarachnoid hemorrhage. J Cereb Blood Flow Metab 16: 637–644

20. Litscher G, Schwarz G (1998) Zentralnervensystem – Elektrophysiologisches Neuromonitoring. In: List WF, Metzler H, Pasch T (Hrsg) Monitoring in Anästhesie und Intensivmedizin, 2. Aufl. Springer, Berlin Heidelberg New York, S 475–508

18

Neuromonitoring in der Intensivmedizin

G. Schwarz, G. Litscher, G. Fuchs

Die Inzidenz von Bewusstseinsstörungen auf einer Intensivstation ist außerordentlich hoch. Dies gilt nicht nur für spezialisierte neurologische und neurochirurgische Intensivstationen und Stroke Units, sondern auch für internistische und operative Intensivstationen. Dabei liegen häufig morphologisch oder funktionell fassbare Pathologien vor, deren frühzeitige Erkennung für den Behandlungserfolg im Sinne einer möglichst vollständigen Rehabilitation von herausragender Bedeutung ist. Eine Sonderstellung nimmt die Hirntoddiagnostik ein.

19.1   Elektroenzephalogramm (EEG)

Das Elektroenzephalogramm (EEG) ist Ausdruck der spontanen elektrischen Aktivität der Hirnrinde. Als nichtinvasive, bettseitige Methode liefert die Elektroenzephalographie Informationen zum aktuellen Funktionszustand des Gehirns; dies ist in Form von (wiederholbaren) Einzeluntersuchungen oder mittels kontinuierlichem Langzeitmonitoring möglich.

19.1.1   Physiologische Grundlagen

Dem EEG liegt die Summation von exzitatorischen und inhibatorischen postsynaptischen Potenzialen der kortikalen Pyramidenzellen zugrunde. Voraussetzung ist offensichtlich die senkrechte und parallele Ausrichtung der großen Pyramidenzellen des Kortex. Die elektrischen Dipole, die sich zwischen den apikalen Dendriten und dem Soma (sowie basalen Dentriten) der Pyramidenzellen ausbilden, gelten als die unmittelbaren Potenzialquellen für das EEG.

> ❗ **Voraussetzung für die Ableitung von der Schädeloberfläche ist die Synchronisation (zeitgleiche Aktivierung zahlreicher Pyramidenzellen) im Kortex unter dem Einfluss thalamokortikaler Projektionen.**

Für die Rhythmisierung der Potenzialschwankungen sind somit spezielle Kernstrukturen des Thalamus (»Rhythmusgenerator«) verantwortlich; das aufsteigende retikuläre System der Formatio reticularis des Mesenzephalons stellt die wichtigste modulierende Verbindung dar.

19.1.2   Bewertungskriterien

Zu den wesentlichen Bewertungskriterien des nativen EEG von Intensivpatienten zählen:
- Frequenzgehalt
- Vorhandensein spezieller Wellenformen bzw. Formationen
- Seitendifferenzen
- Nachweis der EEG-Reaktivität
- Amplituden

Die Frequenz ist der grundlegende Parameter des EEG und wird in Hz angegeben. Das Frequenzspektrum reicht von 0 bis etwa 30 Hz (⬛ Tab. 19.1) [18].

Die Amplituden haben im Gegensatz zur Frequenz einen geringeren Stellenwert, da ihre Ausprägung von den Ableitebedingungen, aber auch vom Lebensalter ganz erheblich mit beeinflusst wird. Sie betragen für gewöhnlich 10–50 µV, seltener bis 100 µV. In aller Regel stehen die Amplituden in Bezug zu bestimmten Frequenzen bzw. Potenzialformen (⬛ Tab. 19.2).

Normvarianten äußern sich darin, dass der Grundrhythmus auch durch Wellen im β-Band repräsentiert werden kann (etwa 7 %). Seltener ist der Grundrhythmus auch durch Wellen im Frequenzbereich zwischen 5 und 6 Hz, aber auch im Bereich von 3–4 Hz markiert.

In einem ähnlichen Ausmaß (7–9 %) kann ein sog. Niederspannungs-EEG (Amplitude von <10–20 µV) ohne pathologischen Hintergrund ableitbar sein.

⬛ **Tab. 19.1.** EEG-Frequenzbänder

Bänder	Frequenzen [Hz]
β	>13
α[1]	8–13
ϑ	4–8
δ	0,5–
Sub-δ	<0,5

[1] physiologischer Grundrhythmus

⬛ **Tab. 19.2.** Amplituden in Bezug zur α-Grundaktivität

Amplituden [µV]	Relation zur α-Grundaktivität
< 20	Niedrige Amplitude
20–60	Mittlere Amplitude
>60	Hohe Amplitude

Einfache Formelemente ähneln Sinusschwingungen und können unregelmäßig auftreten oder durch Überlagerung mehrerer Komponenten zustande kommen.

> **!** Unterschiedliche Änderungen in Steilheit und/ oder Größe im an- oder absteigenden Schenkel der Wellen führen zu EEG-Formen, die als besondere Graphoelemente bezeichnet werden und sowohl physiologische als auch pathologische hirnelektrische Äquivalente darstellen:
> - Spitzen[1]
> - steile Wellen
> - Spindeln
> - SW-Komplex[1] (Spitze mit nachfolgender langsamer Welle)
> - Polyspikes (Gruppen von mehreren Spitzen)
> - K-Komplex
> - Polyspikes (Schlafmuster; langsame Wellen mit steiler Form, deren absteigender Schenkel von raschen Wellen überlagert sein kann)
> [1] epilepsietypische Potenziale

19.1.3 Technische Komponenten

Elektroden

Die Ableitung des EEG erfolgt mittels Elektroden aus Silber, Gold, Stahl, Platin oder Silber/Silberchlorid, welche sich durch eine besondere elektrische Leitfähigkeit auszeichnen. Prinzipiell kann es sich dabei um Becherklebelektroden oder Nadelelektroden handeln. Für Anwendungen an der unbehaarten Kopfhaut kommen aus Praktikabilitätsgründen bevorzugt spezifische selbstklebende Elektroden zur Anwendung.

> **!** Für eine adäquate Signalqualität gilt die Wahl eines einheitlichen Elektrodentypus als Voraussetzung. Darüber hinaus ist der Elektroden-Haut-Widerstand ein entscheidendes Signalqualitätskriterium. Dieser sollte möglichst niedrig sein und zwischen den einzelnen Elektroden nur wenig differieren. Die Zielwerte liegen unter 5 kΩ [18]. Diese Werte sind bereits zu Ableitebeginn zu überprüfen.

Die Anzahl der Kanäle ist für neurologische Fragestellungen auf 12–24 ausgerichtet; die Positionierung der Ableiteelektroden erfolgt nach dem »Internationalen 10-20-System«. Für das kontinuierliche Neuromonitoring bei Intensivpatienten wird der Einsatz von 2-Kanal-Systemen als ausreichend angesehen.

Differenzverstärker

Bei der Registrierung des EEG werden elektrische Spannungsdifferenzen zwischen 2 Ableitepositionen aufgezeichnet. Im Differenzverstärker wird die Spannungsdifferenz zwischen den beiden Verstärkereingängen registriert, verstärkt und weitergeleitet. Das Prinzip dient dazu, Störungssignale, die beide Eingänge des Verstärkers in gleicher Weise betreffen, durch Subtraktionen weitgehend zu eliminieren [18].

Filter

Die Filter dienen dazu, störende oder nicht erforderliche Frequenzanteile aus dem Signal zu entfernen. Dazu lassen Hochpassfilter hohe Frequenzen passieren und dämpfen niedrige; umgekehrt lässt der Tiefpassfilter die tiefen Frequenzen passieren und dämpft die hohen.

19.1.4 Digitale Technik

Die digitale Weiterverarbeitung des Roh-EEG-Signals ermöglicht einerseits die papierlose Darstellung des EEG auf Monitorschirmen und die Signalspeicherung auf digitalen Speichermedien. Darüber hinaus ist andererseits eine zielgerechte Reduktion der Informationen und der Komplexität des spontanen EEG für ein kontinuierliches Monitoring realisierbar.

Die häufigsten graphischen Darstellungen erfolgen in Form von aufeinander folgenden Leistungsspektren (»compressed spectral array«) oder Leistungsdichteänderungen (»densitiy modulated spectral array«), welche die visuelle Einschätzung der Frequenzverteilung des EEG erleichtern.

Darüber hinaus ist auch eine numerische Wiedergabe des Frequenzgehalts des EEG in Form von sog. monoparametrischen Deskriptoren möglich (► Kap. 17).

> **!** Grundprinzip ist die Überführung des EEG-Signals aus dem Zeitbereich in den Frequenzbereich, basierend auf der Fast-Fourier-Transformation (► Kap. 17).

Das Roh-EEG-Signal wird periodisch über eine bestimmte Zeitdauer (Epoche) mit einer definierten Frequenz (Datenpunke pro Sekunde) abgetastet und in digitale Werte umgewandelt (Analog-digital-Wandlung).

Anschließend erfolgt eine Zuordnung zu Wellen unterschiedlicher Frequenz. Durch Glättung und Übereinanderlagerung der Epochen wird eine Verlaufsbeurteilung möglich. Die Ermittlung des Power-Spektrums ermöglicht darüber hinaus die Berechnung von Monoparametern.

Das native (Roh-)EEG kann automatisiert nicht nur über die oben genannte Spektralanalyse zur Umwandlung gebracht werden. Analyseverfahren, die sich in unterschiedlichen Algorithmen für das Monitoring der Narkosetiefe wiederfinden, sind beispielsweise:

- »Time-frequency«-Analyse
- Wavelet-Analyse
- Chaosanalyse (approximate Kolmogorov-Sinai-Entropie)
- Shannon-Entropie/Spektralentropie
- Lempel-Ziv-Complexity

Aus den unterschiedlichen EEG-Analyseverfahren resultieren einerseits numerisch kalkulierte Parameter, denen ausschließlich die registrierten Biosignale zugrunde liegen, wie etwa die Peak-, die Median- oder die spektrale Eckfrequenz (SEF). Andererseits können »konstruierte« Parameter noch mit empirischen Daten korreliert werden.

Die so gewonnenen Monoparameter werden von kommerziellen Geräten zum Monitoring der Narkosetiefe angegeben (▶ Kap. 17):

- Bispektralindex (BIS)
- »Patient-state«-Index
- Narkotrend-Index
- Snap-Index

❗ **Monoparametrische Indizes lassen derzeit keine neurologische Diagnostik zu, sondern sind einzig zur Messung der Narkosetiefe validiert.**

19.1.5 Pathologische Veränderungen

Zu den wesentlichsten pathologischen EEG-Bildern, die bei Intensivpatienten besondere Wertigkeit aufweisen, zählen die »Allgemeinveränderungen«, epileptische Erregungssteigerungen, das »Burst-suppression«-Muster sowie das Nulllinien-EEG (»isoelektrisches« EEG). Zusätzlich weist auch die EEG-Reaktivität eine relevante Aussagekraft auf.

Allgemeinveränderungen

Dieser Begriff ist jenen Fällen vorbehalten, bei denen ursächlich eine Hemisphärenfunktionsstörung vorliegt. Damit wird ein EEG-Bild beschrieben, das eine ver-

langsamte (dominierende Frequenz von <8 Hz), diffuse, generalisierte, unregelmäßige Hirnrindenaktivität widerspiegelt (◘ Tab. 19.3) [18].

»Burst suppression«

Das »Burst-suppression«-Muster ist gekennzeichnet durch kurzzeitige Aktivitäten des Kortex, die von weitgehender bis totaler Unterdrückung der Hirnrindenaktivität durchbrochen werden. Es handelt sich stets um einen Ausdruck einer tiefgreifenden Hirnfunktionsstörung, welche entweder durch eine ausgeprägte Hirnschädigung oder aber durch Sedierung bzw. Intoxikation bedingt sein kann. Es lassen sich 3 verschiedene Typen unterscheiden (◘ Abb. 19.1).

❗ **Während der Typ 1 Ausdruck einer schweren globalen Hirnläsion (z. B. Hypoxie) ist, findet sich der Typ 3 bei Intensivpatienten unter dem Einfluss von Sedativa oder bei Intoxikationen. Der Typ 2 weist mit zunehmenden Suppressionsphasen häufig auf ein finales Stadium mit nachfolgendem »Zusammenbruch« der Hirntätigkeit hin [18].**

Graphoelemente intensivtherapiepflichtiger Patienten

Prinzipiell weist das EEG eine vergleichsweise geringe Spezifität auf. Nichtsdestoweniger finden sich gewisse Graphoelemente gehäuft unter einzelnen pathologischen Bedingungen (◘ Tab. 19.4).

»α-Koma«

Trotz des klinischen Bildes im Sinne eines komatösen Zustandes kann ein α-Grundrhythmus das EEG bestimmen. Im Gegensatz zur physiologischen α-Aktivität fehlt die Frequenzvariabilität. Pathoätiologisch liegt vorwiegend eine globale hypoxische, seltener eine toxisch-metabolische Hirnschädigung vor. Treten bei Schmerzstimulation kaum reaktive EEG-Änderungen auf, kann dies ein Hinweis für einen ungünstigen Verlauf sein.

»Locked-in«-Syndrom

Beim »Locked-in«-Syndrom erscheint der Patient aufgrund von spontaner Regungslosigkeit und des Ausbleibens motorischer Reaktivität auf Schmerzstimuli (Ausnahme: ver-

▪ Tab. 19.3. Schweregrade der Allgemeinveränderung

Grad	Vorherrschende Frequenzen	EEG-Reaktivität
Leicht	Untere α-Grenze (6–8 Hz)	Im Normbereich; α-Blocking nach Augenöffnung
Mittelgradig (mäßig)	Vorwiegend ϑ-Aktivität mit bereits auch δ-Wellen	Hirnrindenaktivierung kaum bzw. nur noch inkonstant nach Augenöffnung
Schwer[1]	Vorwiegend/ausschließlich diffuse, polymorphe δ-Aktivität	Keine EEG-Beschleunigung (auch nicht nach Schmerzreizen)

[1] Die schwere Allgemeinveränderung ist klinisch mit einer deutlichen Bewusstseinsstörung verbunden.

▪ Tab. 19.4. Graphoelemente

Elemente	Vorkommen
Triphasische Wellen	Metabolische Enzephalopathie
Frontale intermittierende rhythmische δ-Aktivität	Terminale Niereninsuffizienz
Synchronisierte β-Aktivität	Benzodiazepinintoxikation
δ-Aktivität	Komata unterschiedlicher Genese
Spindelaktivität	– α, β: prognostisch günstig – δ: prognostisch ungünstig

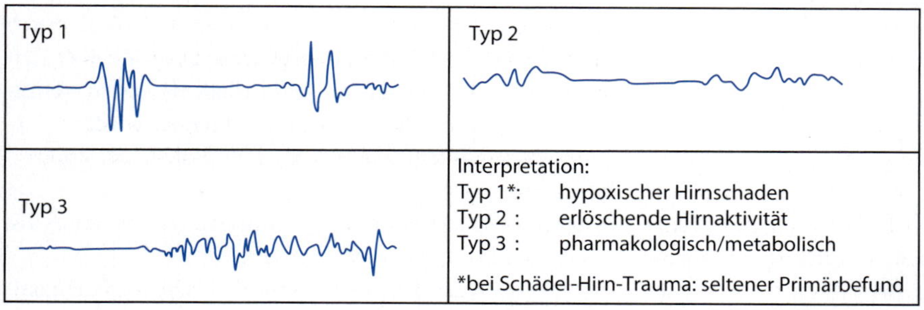

Typ 1

Typ 2

Typ 3

Interpretation:
Typ 1*:   hypoxischer Hirnschaden
Typ 2 :   erlöschende Hirnaktivität
Typ 3 :   pharmakologisch/metabolisch

*bei Schädel-Hirn-Trauma: seltener Primärbefund

▪ Abb. 19.1. »Burst-suppression«-Muster, Typen 1–3 (mod. nach [18])

tikale Bulbusbewegungen) komatös. Im Gegensatz dazu weist eine normale α-Aktivität, eine β-Aktivierung auf Weckreize oder eine Frequenzvarietät auf eine weitgehend erhaltene kortikale Aktivität hin. Pathogenetisch liegt häufig eine Läsion pontiner Strukturen zugrunde.

Status epilepticus

Der Status epilepticus ist trotz der intensivtherapeutisch erweiterten Behandlungsmöglichkeiten eine kritische Situation, die gerade bei neurologischen und neurochirurgischen Intensivpatienten auftreten kann. Problematisch ist, dass der Status epilepticus bei sedierten und ggf. relaxierten Intensivpatienten nicht immer klinisch feststellbar ist. Eine weitere Problematik stellt der nonkonvulsive Status epilepticus dar.

🛇 **Bei ungeklärten Bewusstseinsstörungen stellt der nichtkonvulsive Status epilepticus eine wichtige Differenzialdiagnose dar und kann nur mittels EEG nachgewiesen werden.**

Hinweisend sind dabei epilepsietypische Potenziale. Die frühzeitige Erkennung und Behandlung von klinisch nicht fassbaren Krampfanfällen sind extrem wichtig, da die Prognose davon abhängig ist.

Hirntod

Eine besondere Bedeutung hat das EEG im Rahmen der intensivmedizinischen Versorgung bei der Feststellung des Hirntodes.

> ❗ Dabei sind standardisierte methodische Vorgaben hinsichtlich Mindestanzahl von Ableiteelektroden, Grenzfrequenzen, Signalverstärkung, Elektrodenübergangswiderstand, Ableitedauer sowie Ko-Registrierung des EKG verbindlich einzuhalten.

Bei Vorliegen des Hirntodes muss das EEG eine bioelektrische Nullaktivität (»Nulllinie«) aufweisen und darf nur eindeutig identifizierbare Artefakte enthalten.

19.1.6 EEG-basierte Therapiesteuerung

Die Optimierung der Sedierung mit Vermeidung von zu oberflächlichen oder zu tiefen Sedierungsstadien kann mittels kontinuierlicher Roh-EEG-Langzeitableitung, aber auch durch EEG-Monoparameter (▶ Kap. 17) unterstützt werden.

Auch im Rahmen der sog. Neuroprotektion nach Reanimation oder bei Hirndrucksteigerung ist die kontinuierliche EEG-Überwachung zur Therapiesteuerung mit dem Ziel einer »Burst-suppression«-Aktivität anzustreben.

Für die Therapiesteuerung können auch Einkanalgeräte genutzt werden, allerdings müssen diese über ein Wiedergabefenster für das Roh-EEG-Signal zur Plausibilitätsprüfung der numerischen Indizes verfügen. Während ältere Systeme bei der Erkennung von »Burst-suppression«-Sequenzen erhebliche Probleme boten, geben Systeme der jüngsten Generation z. T. sehr zuverlässig einen »Burst-suppression«-Index oder eine »suppression ratio« (Gesamtzeit im Verhältnis zu Sequenzen mit »burst supression«) an. Drei bis 5 Bursts pro Minute gelten als geeignetes elektrophysiologisches Korrelat für eine adäquate Barbituratdosierung. Erste Hinweise zeigen, dass Serumbarbituratkonzentrationen besser mit BIS und »suppression rate« korrelieren sollen als mit der Anzahl von Burst-Sequenzen.

Zur Orientierungshilfe für das Erreichen einer geeigneten »Burst-suppression«-Aktivität können folgende BIS bzw. »Supression-ratio«-Werte herangezogen werden:

- BIS >40, »suppression rate« <70: subtherapeutischer Bereich
- BIS 10–20, »suppression rate« 60–80: adäquater therapeutischer Bereich
- BIS <10, »suppression rate« >90: toxischer Bereich

19.2 Evozierte Potenziale

Definition

Während das EEG die unspezifische bioelektrische Spontanaktivität des Kortex reflektiert, handelt es sich bei den evozierten Potenzialen um induzierte, elektrophysiologische Antworten spezifischer sensorischer Leitungsbahnen.

Sie dienen somit der Bewertung der funktionellen Integrität peripherer, subkortikaler und kortikaler Anteile des entsprechenden Sinnes- bzw. Leitungssystems.

Da evozierte Potenziale Biosignale sehr geringer Ausprägung sind (Reizantworten mit Amplituden im Millionstel-Volt-Bereich mit einer Auftrittslatenz von Tausendstelsekunden), werden sie in aller Regel im EEG von der Hintergrundaktivität maskiert; somit kommt der Signalverstärkung, der Filtereinstellung und dem »averaging« (Signalmittelungsverfahren) besondere Bedeutung zu. Weil das EEG einen zufallsverteilten Charakter hat, gelingt es, beim periodisch evozierten Potenzial durch elektronische Mittelung einer größeren Anzahl von Reizantworten das Signal-Rausch-Verhältnis so zu verändern, dass ein deutliches Biosignal ableitbar wird.

Bewertungskriterien für evozierte Potenziale sind:
- Latenz
- absolute Latenz: Zeitraum vom Setzen des Reizes bis zum Auftreten der Reizantwort
- Interpeak-Latenz: Zeitabstand zwischen 2 Potenzialgipfeln
- Amplitude und Polarität (Richtung der Potenzialauslenkung: positiv/negativ)
- Form
- Seitenvergleich

In der klinischen Routine haben sich die Ableitung somatosensorisch evozierter Potenziale und akustisch evozierter Hirnstammpotenziale für den Intensivbereich etabliert. Da eine kontinuierliche Ableitung sehr aufwändig ist, belaufen sich die intensivmedizinischen Einsatzbereiche derzeit vornehmlich auf diskontinuierliche Verlaufskontrollen, Komaprognostik und Vorfelddokumentation bei Verdacht auf Entwicklung eines Hirntodsyndroms.

19.2.1 Somatosensorisch evozierte Potenziale (SEP) früher Latenz

Die sog. frühen somatosensorischen Reizantworten werden mehrheitlich bei intensivmedizinischen Fragestellungen durch periphere, perkutan applizierte, kurzzeitige elektrische Stimuli über dem N. medianus (»Medianus-SEP«) ausgelöst. Entsprechend dem somatosensiblen Leitungsweg können Reizantworten über dem Plexus axillaris (Erb-Punkt), in Höhe des zervikalen Rückenmarks und über dem kontralateralen sensorischen Rindenfeld abgeleitet werden. Das Auftreten dieser Reizantwort wird bei Bedarf zur Registrierung der zervikalen Antwort in zeitliche Beziehung gesetzt; man bezeichnet dieses Zeitintervall als zentrale Überleitungszeit (»central conduction time«).

19.2.2 Akustisch evozierte Hirnstammpotenziale (AEHP)

Die AEHP sind sog. frühe akustische Reizantworten, die in Form von 5 »peaks« innerhalb einer Latenz von 10 ms registriert werden können. Die Stimulation erfolgt über Kopfhörer, Schallschläuche oder Miniaturohrhörer mittels »clicks« von ausreichender Schallintensität (z.B. 80 dB). Die einzelnen Wellen werden vom N. acusticus sowie von Hirnstammstrukturen entlang der Hörbahn bis hin zum pontomesenzephalen Übergang generiert. Sie ermöglichen somit eine topographisch assoziierte Funktionsbewertung des Hirnstamms.

> ❗ Bemerkenswert ist die vergleichsweise höhere Stabilität der AEHP gegenüber zentral dämpfenden Pharmaka.

19.2.3 Komaprognose

Die SEP erweisen sich bereits in der Frühphase (erste 3 Tage nach Auftreten der Läsion) als wertvolle Zusatzuntersuchung zur Abschätzung des Verlaufs komatöser Zustandsbilder nach Schädel-Hirn-Trauma, globaler hypoxischer Hirnschädigung oder intrakranieller Blutung.

> ❗ Goodwin et al. [5] beschreiben in einer Metaanalyse von 1023 Patienten, dass der Anteil falsch-pessimistischer Vorhersagen sehr gering ist, während falsch-optimistische Prognosen – wenn auch verglichen mit der Gesamtzahl nur unwesentlich – häufiger auftreten können.

Die Bedeutung der evozierten Potenziale zeigt sich speziell dann, wenn im Gegensatz zum klinischen Bild weitgehend unveränderte kortikale Reizantworten der SEP vorliegen (◘ Abb. 19.2). Dies weist auf einen günstigen Verlauf hin. Umgekehrt lässt der bilaterale Verlust der kortikalen Antwort sowie der im Hirnstamm generierten AEHP-Komponenten ein ungünstiges »outcome« befürchten (◘ Abb. 19.3) [9].

Generell wird die Wertigkeit der SEP für die Komaprognostik höher bewertet als die der AEHP, allerdings liefern letztere eine wertvolle Ergänzung.

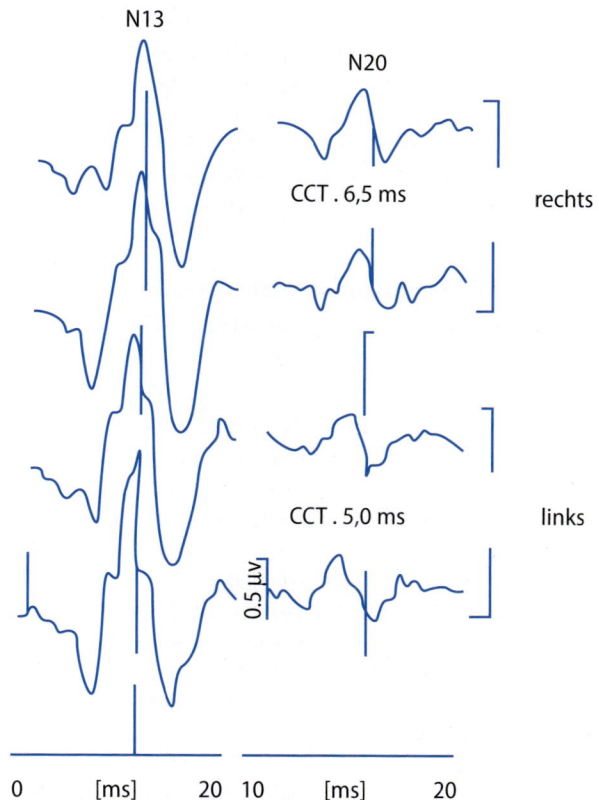

◘ **Abb. 19.2.** Somatosensorisch evozierte Potenziale. Kortikale Antwort N20 und zervikale Antwort N13 bei günstiger Komaprognose. *CCT* »central conduction time«, zentrale Überleitungszeit

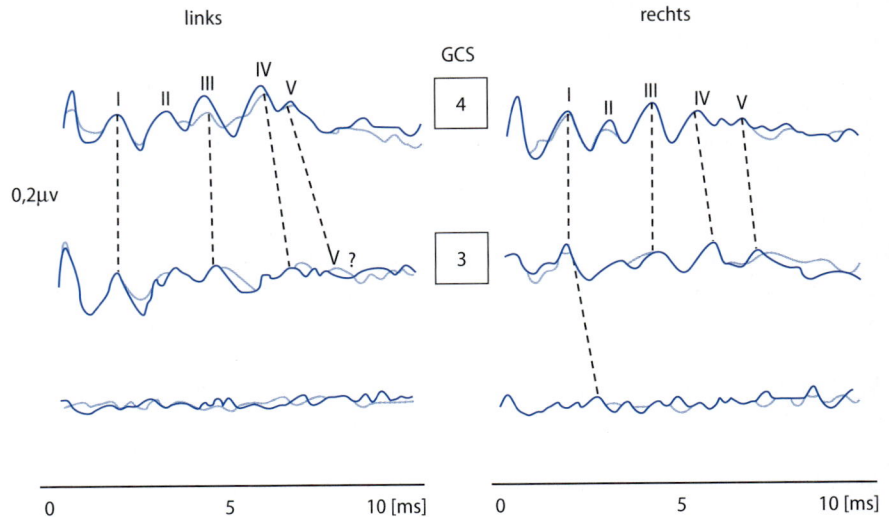

Abb. 19.3. Akustisch evozierte Hirnstammpotenziale. Charakteristische Wellenkonfiguration I–V; Dokumentation des Komponentenverlustes bei Entwicklung eines Hirntodsyndroms. *GCS* Glasgow Coma Scale

> ❗ Die Interpretation der evozierten Potenziale darf jedoch nur in Zusammenschau mit der zugrunde liegenden pathologischen Veränderung, der Bildgebung und dem klinischen Status erfolgen. Für die Komaprognostik sind Kontrolluntersuchungen evozierter Potenziale unbedingt vorzusehen.

19.3 Messung des intrakraniellen Drucks (»intracranial pressure«, ICP)

Definition

Der intrakranielle Druck ist definitionsgemäß jener Druck, der als Flüssigkeitsdruck in Höhe des Foramen Monroi im Seitenventrikel gemessen wird. Er liegt beim Erwachsenen zwischen 0 und 10 mm Hg, im Kindes- und Säuglingsalter etwas niedriger.

Der gemessene Druck ist allerdings nicht in allen Abschnitten des kraniospinalen Raumes identisch. Durch die anatomischen Abgrenzungen (supratentoriell, infratentoriell, Großhirnhemisphären) kommt es zu einer variablen Verteilung des ICP in den einzelnen intrakraniellen Kompartimenten mit entsprechend unterschiedlichen Druckgradienten [4].

Der Inhalt der knöchernen Schädelkapsel besteht aus Hirngewebe, Blut und Liquor. Das gesamte intrakranielle Volumen beläuft sich konstant auf etwa 1500 ml. Das Hirngewebe hat davon einen Anteil von etwa 80 % (1100–1200 ml), das zirkulierende Blutvolumen beträgt etwa 150 ml und damit gleich viel wie der Liquor. Die Blutmenge verteilt sich zu einem Drittel auf den arteriellen und zu zwei Dritteln auf den venösen Anteil [18].

> ❗ Nach der Monro-Kellie-Doktrin bleibt die Summe der Volumina von Hirngewebe, Blut und Liquor konstant:

$$V_{total} = V_{Blut} + V_{Liquor} + V_{Gewebe}$$

Zeigt einer dieser Anteile eine Volumenvermehrung, so kann ein Ausgleich nur durch Ausgleichsbewegungen der flüssigen Rauminhalte erfolgen.

Solche Kompensationsmechanismen als Reaktion auf eine intrakranielle Volumenzunahme sind:
- Verschiebung von Liquor in den spinalen Subarachnoidalraum
- vermehrte Resorption von Liquor in den Villi arachnoidales
- Verschiebung von Hirnvenenblut in die großen intrathorakalen Venen

Im infratentoriellen Bereich sind diese Kompensationsmöglichkeiten durch die engeren Raumverhältnisse um vieles geringer, dort auftretende Hämatome also wesentlich gefährlicher.

Wird die Zunahme des intrakraniellen Volumens zu groß und kann diese durch die Flüssigkeitsverschiebun-

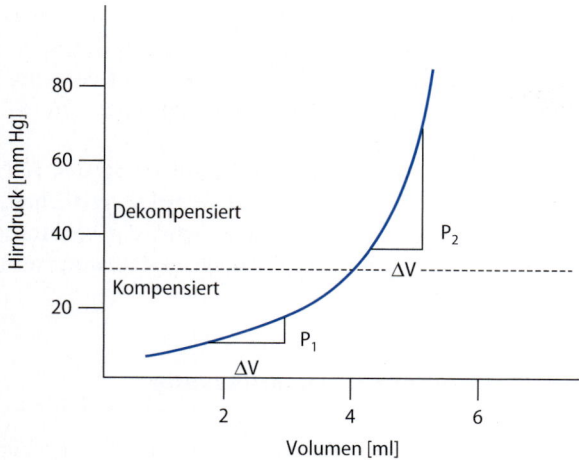

◻ Abb. 19.4. Intrakranielles Druck-Volumen-Verhalten. *P* Druck; *V* Volumen

gen nicht mehr ausgeglichen werden, so kommt es zu einer Zunahme des intrakraniellen Drucks (◻ Abb. 19.4). Diese Druckerhöhungen können lokalisiert (bei intrakraniellen Blutungen, Tumoren oder Abszessen), generalisiert (bei Hydrozephalus oder Hirnödem) oder auch kombiniert auftreten.

> ❗ **Das Reservevolumen beträgt bei chronischen Raumforderungen etwa 120–150 ml, bei akuten dagegen nur etwa 30–50 ml. Volumenveränderungen verschiedener intrakranieller Bestandteile wirken additiv. So kann etwa bei einem Patienten mit geringem traumatisch bedingtem Hirnödem und normalem intrakraniellem Druck eine additive Zunahme des zerebralen Blutvolumens (z. B. bei Hyperkapnie) einen bedrohlichen Anstieg des intrakraniellen Drucks zur Folge haben.**

Das Verhältnis von Druckanstieg (ΔP) pro Volumenzunahme (ΔV) wird als die intrakranielle Elastance (E_{IC}) bezeichnet:

$$E_{ic} = \frac{\Delta P}{\Delta V}$$

Der reziproke Wert ergibt die intrakranielle Compliance:

$$C_{ic} = \frac{\Delta V}{\Delta P}$$

> ❗ **Mit zunehmendem Hirndruck nimmt die Compliance dramatisch ab.**

Im Verlauf der intrakraniell gemessenen Druckkurve kann man regelmäßige Schwankungen feststellen. Beeinflusst durch die Atmung sowie die blutdrucksynchrone Zu- und Abnahme des intrakraniellen Blutvolumens kommt es zu periodischen ICP-Schwankungen. Diese können arterieller, venöser oder kombinierter Natur sein. Diese Amplitudenänderungen betragen etwa 1–4 mm Hg.

Ein Anstieg des intrakraniellen Drucks erfolgt nicht linear, sondern in spezifischen Wellen, denen unterschiedliche intrakranielle Prozesse zugrunde liegen:

- A-Wellen (auch Plateau- oder Lundberg-Wellen): Sie entstehen bei einem raschen ICP-Anstieg aus einem langsam ansteigenden Mitteldruck. Die Dauer dieser A-Wellen beträgt 5–30 min.
- B-Wellen: Ihre Frequenz beträgt bis zu 3/min. Sie treten fast immer in Serien auf und haben sehr unterschiedlich hohe Amplituden. Die Genese dieser Wellen ist letztlich noch nicht geklärt, wahrscheinlich sind aber rhythmische Änderungen des zerebralen Blutvolumens die Ursache.
- C-Wellen: Sie treten mit einer Frequenz von bis zu 8/min auf und sind auf die Undulationen des systemischen Blutdrucks zurückzuführen.
- D-Wellen: Sie sind den A-Wellen sehr ähnlich, zeigen jedoch einen langsameren Anstieg und Abfall.

Diese beschriebenen Wellen sind für die Intensivüberwachung von Patienten mit intrakraniellen Drucksteigerungen aus folgenden Gründen bedeutsam: Zum einen kann man aus der Form und der Höhe der Puls- und Atemwellen Rückschlüsse auf die intrakranielle Raumreserve ziehen, zum anderen hat auch das Aussehen der Wellen (Häufigkeit, Art, Ausmaß) Einfluss auf die Prognose der Patienten.

> ❗ **Ein erhöhter Hirndruck führt zu einer Abnahme des zerebralen Perfusionsdrucks (»cerebral perfusion pressure«, CPP). Dieser errechnet sich aus der Differenz zwischen dem mittleren arteriellen Druck (»mean arterial pressure«, MAP) und dem ICP:**
>
> $$CPP = MAP - ICP$$
>
> **Zur Sicherstellung eines ausreichenden zerebralen Blutflusses sollte beim normotensiven Patienten ein CPP von 50 mmHg keinesfalls unterschritten werden. Zur Verbesserung der Überlebensrate und des funktionellen Ergebnisses sind durch entsprechende Therapiemaßnahmen Werte über 70 mmHg anzustreben.**

Oberhalb und unterhalb der Autoregulationsgrenzen (50–150 mmHg) erfolgt eine druckpassive Angleichung der Hirndurchblutung, d. h. es kann dadurch zur Ischämie bzw. zur Hyperämie mit Ödembildung kommen. Beim chronischen Hypertoniker sind die Autoregulationsgrenzen nach oben verschoben.

Störungen der Autoregulation finden sich häufig bei akuten ischämischen Läsionen, entzündlichen Erkrankungen des Gehirns, Tumoren sowie nach Schädel-Hirn-Trauma. Nicht nur im unmittelbaren Schädigungsgebiet, sondern auch in weiter entfernten Hirnabschnitten kann sich diese Störung der Autoregulation zeigen.

19.3.1 Ventrikeldruckmessung

Ein Katheter wird in klassischer Weise in das Vorderhorn des Seitenventrikels eingebracht und mit einem externen Druckaufnehmer verbunden. Es sind auch Verfahren mit piezoresistiver oder fiberoptischer Messmethodik im Gebrauch; auch Sonden mit getrennter Drainagemöglichkeit werden angeboten.

Vorteile der Methode sind die geringen Kosten und die einfache Handhabung, außerdem die Möglichkeiten der Liquordrainage bei ICP-Anstieg und der Nachkalibrierung des Systems.

Nachteile sind die Infektionsgefahr (die bei zunehmender Liegedauer stark zunimmt), die Artefaktanfälligkeit (Dislokation des Systems, Abknicken, Verstopfen), Fehlmessungen (Dämpfung durch Luftblasen, hydrostatische Fehler, Fehllagen) und das Blutungsrisiko.

> ❗ Bei Ventrikelkompression wird diese Messmethode oft versagen, da einerseits die Punktion des Seitenventrikels aufgrund der Ventrikelkompression nicht gelingt und die Methode andererseits messtechnisch auf vorhandenen Liquor (»Liquordruck«) angewiesen ist.
> Eine Liquordruckmessung über lumbale Messsysteme muss bei Verdacht auf erhöhten ICP wegen der Gefahr der Herniation des Hirnstamms sehr zurückhaltend oder ablehnend beurteilt werden.

19.3.2 Epidurale Druckmessung

Diese Methode der Druckmessung birgt nur ein geringes Infektions- und Blutungsrisiko. Der epidural gemessene Druck entspricht jedoch meist nicht dem intraventrikulären, da auch gewebeelastische Kräfte eine Rolle spielen. Zur Verringerung von Fehlfunktionen ist auf eine korrekte Implantationstechnik mit spannungsfreier epiduraler Einlage zu achten [4].

Mit dieser Messart ist eine Registrierung des ICP auch dann noch möglich, wenn die Ventrikel verstrichen, d. h. ohne Liquor, sind. Allerdings wird die epidurale Druckmessung wegen der Fehlermöglichkeiten mehr und mehr verlassen.

19.3.3 Parenchymdruckmessung

Die Parenchymdruckmessung erfolgt durch flexible Druckwandler, die durch ein frontales Bohrloch eingebracht werden, wobei der Transducer in einer Tiefe von zumindest 2–3 cm liegen soll. Die Druckwandler übertragen den vorhandenen Druck fiberoptisch oder piezoresistiv. Sie sind einfach zu implantieren und schneiden hinsichtlich Infekthäufigkeit und Blutungsneigung sehr günstig ab; sie sind allerdings aufgrund der Direktdruckaufnehmer deutlich teurer. Die Artefaktanfälligkeit von piezoresistiven Systemen scheint geringer zu sein als die der fiberoptischen Systeme.

Die Messung des Parenchymdrucks mit geeigneten Sonden (z. B. Camino- oder Codman-Sonden) hat den Nachteil, dass diese Sensoren nach Implantation nicht nachkalibriert werden können. Die Sonde muss entfernt und neu eingepflanzt werden, wenn die gemessenen ICP-Werte unglaubwürdig erscheinen. Zur Beurteilung der Messparameter muss man auch die physikalischen Einschränkungen und ungleichmäßige Druckverteilungen (intra- und interhemisphärisch) beachten [8].

19.4 Transkranielle Nahinfrarotspektroskopie (NIRS)

Das Verfahren der transkraniellen Nahinfrarotspektroskopie (NIRS), auch als zerebrale Oxymetrie bezeichnet, wurde zur nichtinvasiven Überwachung des zerebralen Sauerstoffmetabolismus entwickelt. Bei den diversen Messsystemen handelt es sich vorrangig um Trendmonitore, welche einen Rückschluss auf die Balance zwischen zerebralem Sauerstoffangebot und -verbrauch ermöglichen. Die Messergebnisse stammen von regional umschriebenen Gehirnarealen.

19

19.4.1 Biophysikalische Voraussetzungen

Im Gehirn liegen mit dem Hämoglobin und der Zytochromoxidase aa3 Chromophoren vor, die vom aktuellen Status der Oxygenierung abhängige Absorptionsänderungen aufweisen. Letztere sind mittels Nahinfrarotlichtverfahren (Spektralbereich: 690–1000 nm) registrierbar.

Die methodische Umsetzung des Verfahrens ist für die klinische Anwendung möglich, weil für Nahinfrarotlicht eine eklatant höhere Transparenz von Skalp, Schädelknochen, Hirnhäuten, Liquor und Gehirngewebe vorliegt als für Licht im sichtbaren Bereich oder für ultraviolette Strahlung.

19.4.2 Anatomisch-physiologische Bedingungen

Die Informationen in Bezug auf das Verhältnis des Oxyhämoglobingehalts zum Desoxyhämoglobingehalt stammen vorwiegend aus dem Blut des venösen Kompartiments, welches im kortikalen Bereich einen Anteil von etwa 75 % der Gesamtvaskularisation ausmacht.

Die Registrierung von optisch generierten Signalen, die der Zytochromoxidase aa3 zugeschrieben werden, liefert vom theoretischen Ansatz her Informationen über die intrazelluläre Sauerstoffverfügbarkeit, da die Zytochromoxidase das letzte an der Atmungskette beteiligte Enzym ist.

19.4.3 Funktionsprinzip

Schematisch vereinfacht bestehen die Messsysteme aus Optoden, die einerseits Nahinfrarotlicht emittieren und andererseits optische Signale in einem geeigneten Interoptodenabstand (Mindestdistanz: 4 cm) detektieren. Nach Umwandlung der optischen Signale in elektrische Impulse erfolgt die computerisierte Berechnung der NIRS-Parameter mittels unterschiedlicher Algorithmen, denen Modifikationen des Lambert-Beer-Gesetzes zugrunde liegen. Die Messwerte werden je nach Hersteller als relative Messwertänderungen oder in Absolutwerten angegeben. Ein Anwendungsbeispiel zeigt ◘ Abb. 19.5. Eine Auswahl an NIRS-Parametern ist in ◘ Tab. 19.5 aufgeführt.

19.4.4 Anwendungen

Für eine adäquate Datenqualität und Messwertinterpretation müssen anwender-, patienten- und methodenkorrelierte Einflussfaktoren berücksichtigt werden. Änderungen von NIRS-Messwerten, die mit Änderungen anderer

◘ **Tab. 19.5.** Parameter der transkraniellen Nahinfrarotspektroskopie (Auswahl)

Parameter	Abkürzung
Oxyhämoglobin	Oxy-Hb
Desoxyhämoglobin	Desoxy-Hb
Gesamthämoglobin	Hb-tot
Oxydiertes Zytochrom aa3	ctO_2
Regionale Sauerstoffsättigung	rSO_2
»Tissue oxygen index«	TOI
»Tissue hemoglobin index«	THI

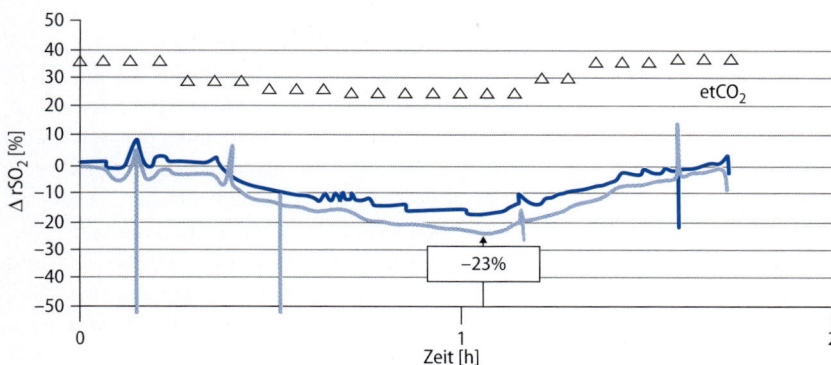

◘ **Abb. 19.5.** Reversibilität der regionalen Sauerstoffsättigung (rSO_2) bilateral nach Korrektur des Beatmungsmusters. $etCO_2$ endexspiratorische CO_2-Konzentration

◨ Tab. 19.6. NIRS-Matrix

COS	Schlüsselvariable	Assoziierte Parameter	Interpretation	Intervention
↓	Hb ↓	MAP, S_aO_2, PCO_2, t: ($\equiv$)	Sauerstofftransportkapazität ↓, Blutverlust, Hämodilution	Blutersatz
↓	MAP ↓	Hb, S_aO_2, PCO_2, t: ($\equiv$)	Exzessive Hypotension, gestörte Autoregulation	Blutdruckkorrektur
↓	S_aO_2 ↓	MAP, Hb, PCO_2, t: ($\equiv$)	Systemische Hypoxämie	F_iO_2 ↑, Optimierung der Ventilation
↓	pCO_2 ↓	MAP, S_aO_2, Hb, t: ($\equiv$)	Reduzierte zerebrale Perfusion	Korrektur der Ventilation (Normoventilation)
↓	Kopfrotation	MAP, Hb, S_aO_2, PCO_2, t: ($\equiv$)	Karotisstenose, inkompletter Circulus arteriosus Willisii	Orthograde Schädelposition
↓[1]	Karotisabklemmung[1]		Karotisverschluss[1]	Shunt-Anlage, Declamping[1]
↓	Fehlposition venöser Kanülen	MAP, Hb, S_aO_2, PCO_2, t: ($\equiv$)	Venöse Gefäßeinengung	Korrektur der Katheterposition
↓↑	V_m ↑, art diam	MAP, Hb, S_aO_2, PCO_2, t: ($\equiv$)	Vasospasmus	Vasodilatation (Nimodipin; Papaverin intraarteriell; Ballonangioplastie)
↓	Inadäquate Anästhesie	– MAP: ($\equiv$)/↑ – S_aO_2, Hb, PCO_2, t: ($\equiv$)	$CMRO_2$ ↑	Narkosevertiefung
↓	Zerebrale Konvulsionen	MAP, S_aO_2, Hb, PCO_2, t: ($\equiv$)	$CMRO_2$ ↑	Antikonvulsives Management

art diam Hirnarteriendurchmesser (zerebrale Angiographie); *CMRO₂* zerebrale Metabolisierungsrate; *COS* »cerebral oxygen saturation«, zerebrale Sauerstoffsättigung; *F_iO₂* inspiratorische Sauerstofffraktion; *Hb* Hämoglobinkonzentration; *MAP* »mean arterial pressure«, mittlerer arterieller Druck; *PCO₂* Kohlendioxidpartialdruck; *S_aO₂* (periphere) arterielle Sauerstoffsättigung; *t* Kerntemperatur; *Vm* mittlere arterielle Blutflussgeschwindigkeit (transkranielle Dopplersonographie)
($\equiv$) im Normbereich; ↓ Abfall; ↑ Anstieg; ↓↑ Fluktuation
[1] interdisziplinäre Information

monitierter Vitaldaten korrelieren, liefern Ansätze für frühestmögliche Korrekturmaßnahmen, um drohenden neuronalen Schädigungen entgegenwirken zu können.

In diesem Zusammenhang wurde eine modular erweiterbare »NIRS-Matrix« entwickelt, in welche pathophysiologische, physikalische und metabolisch-pharmakologische Faktoren implementiert sind (◨ Tab. 19.6) [13].

Berücksichtigungsfaktoren für NIRS-Monitoring

▬ Ausreichende Lichtabschirmung und Optodenfixierung: Unter anderem können Haare durch »light piping« zu Fehlmessungen führen. Neben starkem Umgebungslicht kontaminieren auch infrarotgesteuerte Geräte ggf. die NIRS-Signale.

▬ Korrekte Optodenplatzierung, um Verfälschungen, bedingt durch Stirnhöhle und Sinus sagittalis, zu vermeiden. Eine Interoptodendistanz von ≥4 cm soll eine Eindringtiefe des Nahinfrarotlichtes von etwa 2 cm gewährleisten.

▬ NIRS-Interferenzen: mechanische Irritationen, Elektromesser, Farbstoffe, Dyshämoglobinämie, Bilirubin, Biliverdin. Die Algorithmen der Messsysteme gehen davon aus, dass die Nahinfrarotlichtsignale in direktem Kontext mit intravaskulärem Hämoglobin sowie intaktem Haut-, Unterhaut- und Knochengewebe stehen. Demzufolge können Beimischungen von Signalen aus einem stagnierenden Pool desoxygenierten Blutes (sub-

galeales Hämatom, Epi-/Subduralhämatom, intrazerebrales Hämatom) zu verfälschten Messwerten führen.
- Registrierungen unmittelbar über infarziertem Hirngewebe können sich in scheinbar inadäquat höheren NIRS-Daten äußern, sind aber durch die fehlende/verminderte Sauerstoffaufnahme durch das nichtperfundierte Hirngewebe erklärbar. Während Metallimplantate das NIRS-Monitoring überhaupt unmöglich machen, führen umgekehrt Knochendefekte zu überhöhten Messergebnissen.
- Die methodische Problematik in Bezug auf eine extrakranielle Kontamination der NIRS-Registrierungen bei intakten anatomischen Strukturen wird in der Literatur kontrovers diskutiert.

19.4.5 Klinische Anwendungsbereiche

Die Möglichkeiten des intraoperativen und intrainterventionellen NIRS-Monitorings in der Kardiochirurgie, der Aortenchirurgie und der Karotischirurgie sowie im Rahmen der interventionellen Neuroradiologie werden optimistisch bewertet [6, 7, 13].

Aus der neonatalen und pädiatrischen Intensivmedizin liegen ermutigende Einzelberichte zur Detektion einer zerebralen Mangeloxygenation vor, ebenso von Patienten im Erwachsenenalter mit »low cardiac output«, pulmonalen und vaskulären Erkrankungen, Sepsis und Anämie. Ähnliches gilt für das Management von aneurysmatisch bedingten Subarachnoidalblutungen.

Bei der intensivmedizinischen Versorgung des Schädel-Hirn-Traumas wird der Nutzen des NIRS-Monitorings kontrovers eingeschätzt. Alterationen der NIRS-Messwerte können sensitiv Desaturationsereignisse und intrakranielle hämodynamische Shifts anzeigen. Umgekehrt wurde bereits auf die Messwertverfälschungen durch unterschiedlich lokalisierte Hämatome hingewiesen; ergänzend soll angeführt werden, dass sich tiefe intrazerebrale Hämatome hinsichtlich der NIRS-Messwerte ggf. stumm verhalten.

❗ Darüber hinaus liegen Hinweise darauf vor, dass dramatische intrakranielle Massenverschiebungen (z. B. transtentorielle Herniation) oder ein kompletter zerebraler Funktionsverlust nicht immer mit adäquater Sicherheit durch die NIRS in Absolutwerten wiedergeben werden können bzw. Fehlinterpretationen möglich sind [14].

Ein Problem ist die Festlegung von anerkannten Interventionsgrenzen. Abfälle von NIRS-Werten von 20–27 % werden diskutiert; welche Bedeutung a priori erniedrigte NIRS-Werte bzw. auch der Zeitfaktor haben, ist derzeit ungeklärt.

19.5 Transkranielle Dopplersonographie

❗ Wesentliche Einsatzgebiete der intra- oder transkraniellen Dopplersonographie auf anästhesiologischen, neurologischen und neurochirurgischen Intensivstationen sind Überwachungen bei Patienten mit Subarachnoidalblutung und Schädel-Hirn-Trauma.

Als geeignete Indikationen gelten darüber hinaus bakterielle Meningitiden und ein Hydrozephalus unterschiedlicher Genese. Aufgrund möglicher Rückschlüsse auf den Hirndruck kann es sinnvoll erscheinen, das Verfahren als Monitoring bei Patienten mit intrazerebralen Raumforderungen unter konservativer Therapie (Strahlentherapie bei malignen Hirntumoren, Hirnabszess, intrazerebrale Blutung) anzuwenden [3].

Für den intensivmedizinischen Bereich gibt es kompakte Ultraschallsysteme, die nach dem Dopplerprinzip arbeiten. Dabei wird die Dopplerfrequenzverschiebung nach folgender Gleichung berechnet:

$$\Delta f = f_r - f_0 = \frac{2 f_0 \times v \times \cos \alpha}{c}$$

Dabei ist Δf die Frequenzverschiebung [Hz], f_r die reflektierte Frequenz, f_0 die Sendefrequenz, v die Strömungsgeschwindigkeit des Blutes [m/s], α der Beschallungswinkel [°] und c die Schallgeschwindigkeit im Gewebe [m/s].

Die Sendefrequenzen in der Gefäßdiagnostik bzw. beim Monitoring liegen meist zwischen 1 und 20 MHz [1].

❗ Niedrige Frequenzen haben eine hohe Eindringtiefe, aber eine geringe Schallreflexion von Blutzellen. Hohe Sendefrequenzen haben eine niedrige Eindringtiefe bei besserer Schallreflexion [15].

Aufgrund der sehr oft schwachen rückgestrahlten Dopplersignale ist für das intrakranielle Dopplersonographiegefäßmonitoring in jedem Fall eine Spektrumanalyse erforderlich. Eine oberhalb der Nulllinie verlaufende Pulskurve zeigt bei den Hirnbasisarterien eine zur Sonde hin verlaufende Blutströmung an, während dies bei den extrakraniellen Gefäßen meist umgekehrt ist. Definitionsgemäß wurde dies so festgelegt, weil ein wichtiges intrakranielles Gefäß, nämlich die A. cerebri media, zur temporal aufgesetzten Schallsonde hin verläuft.

> ❗ Einzelne Äste der A. cerebri media sind bereits in einer Tiefe von 3–4 cm darstellbar; der Hauptstamm liegt meist in einer Tiefe von 5,5–6,5 cm. Neben der A. cerebri media können über den transtemporalen Zugang auch die Strömungsgeschwindigkeiten der A. carotis interna (distaler Anteil in einer Tiefe von 6–6,5 cm) und bei weiter zunehmender Tiefe des Messvolumens ein nach unten, also von der Sonde weg verlaufender Anteil, welcher der A. cerebri anterior zuzuordnen ist, erfasst werden. Wird die Schallsonde leicht nach dorsal und kaudal gedreht, erreicht man in einer Tiefe von 6,5–7,5 cm den Anfangsabschnitt der A. cerebri posterior.

Eine wesentliche Limitierung bei der intrakraniellen Dopplersonographie stellt die notwendige Schalltransmission durch den knöchernen Schädel dar. So gibt es in der Literatur Angaben, dass insbesondere bei älteren Frauen damit gerechnet werden muss, dass annähernd die Hälfte nicht suffizient untersuchbar ist [17]. Aber auch bei Männern und jüngeren Frauen sind in 5–10 % der Fälle keine optimalen transtemporalen Ableitungen möglich [17].

Neben den 3 transtemporalen Schallfenstern – dem vorderen, dem mittleren und dem hinteren [17] – gibt es auch noch einen transorbitalen und einen transnuchalen Zugang für das transkranielle Dopplersonographiemonitoring.

Die Registrierung der Blutströmungsprofile in der A. ophthalmica erfolgt mit einer auf den geschlossenen Augenbulbus etwas lateral der Kornea aufgesetzten Schallsonde.

> ❗ Dabei ist es angebracht, die Sendeenergie so weit wie möglich zu reduzieren und die direkte Beschallung der Linse zu vermeiden [17].

Ein Signal der A. ophthalmica wird mit leicht nach medial gewandter Schallsonde in einer Tiefe von 4–5 cm registriert.

Das Foramen magnum bietet einen weiteren Zugangsweg für die Ultraschallmessungen. Die A. basilaris beginnt in Abhängigkeit der anatomischen Varianten in einer Tiefe zwischen 7 und 11 cm [17]. Sowohl die A. vertebralis als auch die A. basilaris weist eine von der Sonde weg gerichtete Blutströmung auf.

> ❗ Seit der Einführung der transkraniellen Dopplersonographie in die klinische Routinediagnostik und des therapiebegleitenden intensivmedizinischen Monitorings stellen die Detektion und die Überwachung von Vasospasmen eine der wichtigsten Indikationen für dieses Verfahren dar.

Unter einem Vasospasmus versteht man eine vorübergehende Einengung einzelner oder mehrerer Hirnarterien, wobei ein prolongierter Vasospasmus v. a. nach Subarachnoidalblutung und Schädel-Hirn-Trauma sowie bei bakterieller Meningoenzephalitis auftreten kann. ◨ Abbildung 19.6 zeigt ein typisches Strömungsprofil bei einem Patienten nach Subarachnoidalblutung und Vasospasmus. Man beachte die erhöhte mittlere Blutflussgeschwindigkeit in der A. cerebri media.

Kontrolluntersuchungen der Blutflussgeschwindigkeiten der A. cerebri media werden mindestens 2-mal täglich ab dem 2. Tag nach einer Subarachnoidalblutung über mindestens 10 Tage empfohlen. Steigt die mittlere Strömungsgeschwindigkeit auf >120 cm/s, so ist ein kontinuierliches bzw. intervallreduziertes Monitoring angebracht. Anstiege der Strömungsgeschwindigkeit um >50 cm/s innerhalb von 24 h oder signifikante Hemisphärenasymmetrien sind oft Indikatoren für spätere ischämische Defizite [3].

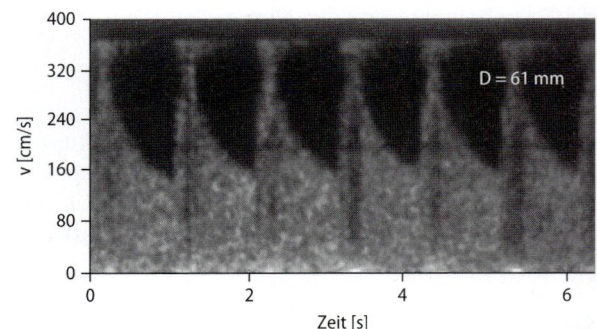

◨ **Abb. 19.6.** Signifikant erhöhte Blutflussgeschwindigkeit (*v*) in der A. cerebri media in einer Tiefe (*D*) von 61 mm durch einen Vasospasmus in Abhängigkeit von der Zeit

Mittels transkranieller Dopplersonographie kann zudem die Intaktheit der zerebralen Autoregulation festgestellt werden. Darunter versteht man die Fähigkeit, einen konstanten zerebralen Blutfluss trotz arterieller Blutdruckschwankungen aufrechtzuerhalten. Der zerebrale Blutfluss beträgt normalerweise 55 ml/100 g/min und ist bei intakter Autoregulation und mittleren arteriellen Blutdruckwerten von 50–100 mmHg konstant.

Bei Blutdruckabfall und kontinuierlicher Messung der Strömungsgeschwindigkeit in der A. cerebri media sieht man bei intakter Autoregulation eine etwa 5 s andauernde Reduktion der Blutflussgeschwindigkeit, die wieder auf das Ausgangsniveau ansteigt. Ist die Autoregulation nicht erhalten, schwankt die zerebrale Blutflussgeschwindigkeit z. B. in der A. cerebri media mit den Blutdruckalterationen mit.

Extreme Blutflussgeschwindigkeitserhöhungen können auch bei Pneumokokkenmeningitis beobachtet werden. Vermehrt treten diese zwischen dem 3. und dem 5. Tag auf (A. cerebri media: >120 cm/s; A. cerebri anterior: >100 cm/s) und weisen auf ein schlechtes »outcome« hin [3].

Im Rahmen der Hirntoddiagnostik und -dokumentation kann die transkranielle Dopplersonographie ergänzende, apparativ erhobene Befunde liefern. Dies ist allerdings nur möglich, wenn Verlaufskontrolluntersuchungen von bilateralen Ableitungen vorliegen.

Abschließend soll noch auf Neuentwicklungen bei den Sondenhalterungskonstruktionen hingewiesen werden, welche beim intensivmedizinischen Monitoring zur Anwendung kommen können.

19.6 Monitoring des zerebralen Blutflusses (»cerebral blood flow«, CBF)

❗ **Das Gehirn, welches nur etwa 2 % des Körpergewichts eines Erwachsenen ausmacht, verbraucht etwa 20 % der Gesamtsauerstoffmenge (35–70 ml Sauerstoff/min) und hat einen Anteil an der Blutversorgung von 15 % des Herzminutenvolumens.**

Der gesamte zerebrale Blutfluss beträgt etwa 50 ml/100 g/min. Durchblutung und Stoffwechsel weisen im Gehirn große regionale Unterschiede auf. Die graue Substanz wird mit etwa 80–140 ml/100 g/min durchblutet, die weiße Substanz jedoch nur mit etwa 23 ml/100 g/min. Die Gesamtdurchblutung bleibt allerdings unabhängig vom Aktivitätszustand relativ konstant.

Der Hauptenergielieferant ist Glukose, wobei der aerobe Stoffwechsel normalerweise ausreichend viele ATP-Moleküle zur Verfügung stellt. Nennenswerte Speicher für Energieträger sind nicht vorhanden; der Bedarf kann damit je nach Funktionszustand des Gehirns nur durch die Anpassung des zerebralen Blutflusses gedeckt werden.

Zur Messung des CBF existieren zahlreiche, z. T. sehr aufwändige Methoden. Die meisten Verfahren sind jedoch aufgrund der Verwendung radioaktiver Substanzen und/oder ihres hohen technischen Aufwands bzw. ihrer Invasivität als intensivmedizinisches Monitoring nicht geeignet.

❗ **Trotzdem stellt der CBF die zentrale Regelgröße des hämodynamischen Managements bei Patienten mit intrakraniellen Erkrankungen dar und ist deshalb von größtem Interesse.**

Die Positronenemissionstomographie, die Computertomographie nach Inhalation von 30%igem Xenon und auch die Protonenmagnetresonanzspektroskopie haben alle gemeinsam, dass sie einen risikoreichen Transport eines Intensivpatienten voraussetzen.

Die Laser-Dopplerflowmetrie zählt zu den kontinuierlichen Verfahren, mit denen es möglich ist, relative Änderungen des Parameters »Flux« (Konzentration mal Geschwindigkeit der Erythrozyten) zu erfassen. Das Signal hängt jedoch von vielen Einflussfaktoren (Hämatokrit, vaskuläre Geometrie etc.) ab. Neue Monitore (Bowman Perfusion Monitor) erlauben im Gegensatz dazu Absolutwertmessungen, wenngleich das Verfahren – wie auch die Laser-Dopplerflowmetrie – invasiv ist.

Neue Methoden wie z. B. die Doppelindikatordilutionsmethode, bei der eisgekühltes Indocyaningrün zentralvenös injiziert wird, könnten bettseitige Messungen des CBF in Minutenabständen auf der Intensivstation erlauben [11] und stellen einen hoffnungsvollen Ansatz dar.

❗ **Wichtig zu erwähnen ist hierbei, dass bei intrakraniellen Prozessen regionale Durchblutungsstörungen eine große Rolle spielen, die bei globaler Messung des CBF nicht zur Darstellung kommen.**

19.7   Messung der jugularvenösen Sauerstoffsättigung (S_jO_2)

Patienten mit einem schweren Schädel-Hirn-Trauma oder einer anderen intrakraniellen Erkrankung haben ein hohes Risiko, eine zerebrale Ischämie zu erleiden. Als Messwerte zur Verlaufsbeurteilung werden der ICP und der zerebrale Perfusionsdruck (»cerebral perfusion pressure«, CPP) – die Differenz zwischen mittlerem arteriellem Blutdruck und ICP – verwendet.

Diese beiden Parameter lassen aber nur indirekt Rückschlüsse auf die zerebrale Hämodynamik, das Sauerstoffangebot und den Sauerstoffmetabolismus (zerebrale Metabolisierungsrate, $CMRO_2$) zu. Erst durch die Entwicklung des kontinuierlichen Monitorings der Sauerstoffsättigung im Bulbus der V. jugularis interna (S_jO_2) mittels fiberoptischer Katheter können diese Aussagen getroffen werden [2].

Die Untersuchung erfasst die globale zerebrale Oxygenierung unter der Voraussetzung, dass das venöse Blut des Bulbus venae jugularis repräsentativ für das gesamte Gehirn ist und nicht mit extrakraniellem Blut kontaminiert wird.

Folgende Parameter können mit dieser Methode erfasst werden:
- S_jO_2:
  - Normwertebereich: 54–75 %
  - Desaturation: ≤50 %
  - Hyperämie: >75 %
- arteriojugularvenöse Sauerstoffdifferenz
- Laktat-Sauerstoff-Index
- Sauerstoffextraktionsrate

Die wichtigsten Aussagen der S_jO_2-Messung betreffen die Erkennung von »Desaturationsperioden«, d. h. S_jO_2-Werte von <50 % für mindestens 15 min [10]. Anders als Gesunde reagieren Patienten mit einem schweren Schädel-Hirn-Trauma bereits auf einen leichten Abfall des zerebralen Perfusionsdrucks mit einem deutlichen Abfall des CBF.

> **Ziel der Überwachung der S_jO_2 ist daher die Vermeidung einer kritisch erniedrigten Sättigung (Ischämiegrenzwert: 50 %). Die meisten Desaturationsperioden treten innerhalb von 24 h nach einem Trauma auf.**

Patienten mit häufigen Desaturationsepisoden haben eine schlechtere klinisch-neurologische Prognose. Auch die Dauer einer S_jO_2 von <50 % korreliert signifikant mit einer neurologischen Verschlechterung. Eine S_jO_2 unter 50 % sollte daher, nach Ausschluss einer arteriellen Hypoxämie, durch Anhebung des CPP therapiert werden.

Eine pathologisch erhöhte S_jO_2 (>75 %) bzw. eine erniedrigte arteriojugularvenöse Sauerstoffdifferenz (<4 ml O_2/100 ml Blut) spricht für einen erhöhten CBF.

Die bei einem Patienten mit schwerem Schädel-Hirn-Trauma möglicherweise auftretende zerebrale Hyperämie ist deswegen von therapeutischer Bedeutung, da die empfohlene Anhebung des CPP bei diesen Patienten das Blutvolumen und damit den intrakraniellen Druck steigern kann.

19.7.1 Arteriojugularvenöse Sauerstoffdifferenz und zerebrale Metabolisierungsrate

Der zerebrale Sauerstoffverbrauch ($CMRO_2$) wird nach der Fick-Formel berechnet, und zwar aus dem Produkt der Hirndurchblutung (CBF) und der arteriojugularvenösen Sauerstoffdifferenz ($ajDO_2$).

$$CMRO_2 = CBF \times ajDO_2$$

Der Sauerstoffverbrauch liegt normalerweise konstant bei etwa 3,2 ml/100 g/min. Die $ajDO_2$ beträgt etwa 6,5 Vol% (ml O_2/100 ml Blut) und wird vom Gehirn unabhängig vom Sauerstoffverbrauch oder der Hirndurchblutung möglichst konstant gehalten. Unter Normalbedingungen ändert sich der Quotient nicht, d. h., die $ajDO_2$ bleibt konstant.

> **Wenn die $ajDO_2$ in der Gleichung konstant ist, folgt die Hirndurchblutung dem Sauerstoffverbrauch (»metabolische Autoregulation« oder »metabolische Kopplung«).**

19.7.2 Laktat-Sauerstoff-Index (LOI) und Sauerstoffextraktionsrate (O_2ER)

Die Messung der arteriojugularvenösen Laktatdifferenz (ajDL) als Maß der Oxygenierung wurde in jüngerer Zeit zunehmend verlassen. Die ajDL steigt zwar bei abnehmender Oxygenierung an, lässt aber Aussagen über die tatsächlichen Veränderungen im Gewebe nur sehr bedingt zu [12]. Es wurde deshalb von Robertson der Laktat-Sauerstoff-Index (LOI) eingeführt.

Definitionen

Der **LOI** ist definiert als ajDL/ajDO$_2$. Der Normbereich liegt bei 0,03. Werte über 0,08 gelten als zuverlässiger Parameter einer zerebralen Ischämie. Die Aussagekraft des LOI für die Entwicklung von Infarkten (regionale Hypoxie/Ischämie) ist jedoch infrage gestellt worden, weil bei Aspiration von jugularvenösem Blut die extrakranielle Blutbeimengung bei erniedrigtem CBF massiv werden kann und damit zu falschen Ergebnissen führt.

Die **O$_2$ER** beschreibt das Verhältnis zwischen zerebraler Sauerstoffzufuhr und Sauerstoffverbrauch. Bei erhaltener metabolischer Kopplung bleibt das Verhältnis konstant.

Wenn der Anteil des gelösten Sauerstoffs am arteriellen und venösen Sauerstoffgehalt vernachlässigt wird, kann die O$_2$ER folgendermaßen vereinfacht dargestellt werden:

$$O_2ER = \frac{S_aO_2 - S_jO_2}{S_aO_2}$$

Dabei ist S_aO_2 die arterielle und S_jO_2 die jugularvenöse Sauerstoffsättigung.

Bei erhaltener metabolischer Kopplung verändert sich der Quotient aus CMRO$_2$ und CBF nicht, und die avDO$_2$ bleibt konstant. Die Kopplung von zerebralem Metabolismus und zerebralem Blutfluss wird durch den Sauerstoff- und den Kohlendioxidpartialdruck sowie durch den pH-Wert, die Adenosinkonzentration und wahrscheinlich auch durch NO- und Kaliumspiegel gesteuert.

❗ **Eine zerebrale Hypoperfusion (erniedrigter CBF) kann anfänglich über eine gesteigerte O$_2$ER kompensiert werden (verbunden mit erhöhter ajDO$_2$, unveränderter CMRO$_2$, normaler Laktatkonzentration und erniedrigter S_jO_2). Die Messung dieser Parameter ermöglicht also die Erkennung einer kritischen Situation, bevor es tatsächlich zu Schädigungen kommt.**

19.7.3 Durchführung

Das Messprinzip basiert auf der reflektiven Spektrophotometrie, die in diesem Band bereits mehrfach beschrieben wurde (▶ Kap. 14).

Einführungstechnik. Um häufige Punktionen und eine mögliche Kontamination mit extrakraniellem Blut zu vermeiden, wird seit 1960 ein Katheter verwendet, der nach der Seldinger-Technik retrograd in der V. jugularis interna platziert wird, sodass die Spitze im Bulbus liegt. Der venöse Abfluss des Gehirns weist anatomisch bedingt Unterschiede zwischen rechter und linker Seite auf, daher ist vor der Punktion die Auswahl der richtigen Seite von Bedeutung. Dazu gibt es 3 verschiedene Überlegungen:

▬ Bei diffusen, beide Hemisphären betreffenden Verletzungen wird die dominant drainierende rechte V. jugularis punktiert, da etwa 85 % des zerebrovenösen Blutes über diese Vene drainiert werden.
▬ Eine andere Möglichkeit ist die Beurteilung der Foramina jugularia durch eine kraniale Computertomographie unter der Annahme, dass sich auf der Seite des größeren Foramen jugulare auch die dominant drainierende Vene befindet.
▬ Bei fokalen Läsionen bevorzugen einige Autoren die Läsionsseite als Punktionsort, andere wiederum die rechte V. jugularis.

Der Patient wird flach gelagert (sofern es der intrakranielle Druck erlaubt) und der Kopf um etwa 5° zur kontralateralen Seite gedreht. Der Einstich erfolgt parallel zur A. carotis in einem Winkel von 45° zur Hautoberfläche auf Höhe der Prominentia laryngea nach kranial in Richtung des ipsilateralen Meatus acusticus externus. Unter vorsichtiger Aspiration wird in einer Tiefe von etwa 1–1,5 cm die V. jugularis punktiert. Nach erfolgreicher Punktion wird ein Einführungsdraht mit weicher Spitze etwa 10 cm weit in die Vene eingeführt, bis ein deutlicher Widerstand das Erreichen der Schädelbasis anzeigt. Danach führt man eine Einführungsschleuse ein. Die Verwendung einer Einführungsschleuse bietet die Möglichkeit der Repositionierung – ähnlich wie bei einem Swan-Ganz-Katheter – und dem sehr flexiblen Katheter während der Einführungsphase eine gewisse Schienung. Als Katheter werden je nach Autor 4,5- bis 5,5-F-Katheter verwendet. Nach der Seldinger-Technik schiebt man den Katheter etwa 13–15 cm vor, bis ein leichter Widerstand den Bulbus venae jugularis anzeigt. Der Katheter sollte nicht weiter vorgeschoben werden, um ein »looping« in der V. jugularis zu vermeiden. Die beste Katheterposition ist erreicht, wenn der Katheter nach Erreichen der Bulbuswand um 0,5–1 cm zurückgezogen wird. Bei der anschließenden Röntgenkontrolle gelten als Orientierungsmarken zur Lokalisierung des Bulbus jugularis der 2. Halswirbel und das Mastoid, an dem sich der Katheter nach medial gerichtet darstellt. Nach der Platzierung muss der Katheter kontinuierlich gespült werden, um eine Okklusion des Katheterlumens zu verhindern.

Empfohlen wird eine Liegedauer von 5–7 Tagen; danach sollte der Katheter gewechselt werden, um das Infektionsrisiko gering zu halten. Falls sich über den Katheter kein Blut mehr aspirieren lässt, ist der Katheter sofort zu entfernen.

> ! Grundsätzlich ist die Anlage des Katheters bei jedem komatösen Patienten mit erhöhtem Risiko einer zerebralen Hypoxämie und Ischämie sinnvoll, d. h. insbesondere bei Patienten mit schwerem Schädel-Hirn-Trauma [12] und zerebralen Gefäßerkrankungen, sowie während operativer Eingriffe, bei denen mit einer Unterbrechung der zerebralen Zirkulation gerechnet werden muss.

Komplikationen:
- Komplikationen durch Fehlpunktion
- Kritischer Anstieg des ICP durch Lageveränderungen bei Patienten mit erhöhtem intrakraniellem Druck (Flachlagerung zur besseren Punktion) und Jugulariskompression, dadurch Behinderung des venösen Rückstroms; bei solchen Patienten sollte der Katheter nur unter Kontrolle des ICP eingeführt werden

Eine Thrombose der V. jugularis, die einen intrakraniellen Druckanstieg zur Folge hätte, wurde bisher nicht beschrieben.

Nachteile:
- Artefaktanfälligkeit: Das Anliegen der Katheterspitze an der Gefäßwand ist die häufigste Ursache, z. B. nach Manipulationen am Patienten. Die Flussrichtung des Blutes orthograd zur Katheterspitze begünstigt das Anliegen an der Gefäßwand.
- Der Anteil von extrakraniellen Blutbeimengungen ist unter physiologischen Bedingungen gering, kann unter pathologischen Verhältnissen jedoch beträchtlich werden. Man findet dabei nach einem anfänglichen S_jO_2-Abfall einen deutlichen Anstieg der Messwerte durch vermehrt retrograd in den Bulbus fließendes Blut aus extrakraniellen Venen.
- Sollte sich der Katheter in der Vene aufrollen, kommt es zu sog. spontanen Wellen der Messwerte. Unter

Röntgenkontrolle lässt sich dann eine Lagekorrektur oder ggf. eine Entfernung des Katheters durchführen.
- Regionale Ischämien, z. B. durch Verschluss einer kleinen Arterie, werden durch Messung der S_jO_2, welche die globale zerebrovenöse Oxygenierung wiedergibt, nicht unbedingt erfasst. Das wahre Ausmaß der Hypoxie kann deutlich unterschätzt werden.
- Ein weiterer wichtiger Nachteil ist die relativ kurze mittlere Anwendungszeit von 2,5–4 Tagen, wenn man wegen der Infektionsgefahr keinen Katheterwechsel über die liegende Schleuse durchführt und auch auf eine Neupunktion verzichtet.

Kontraindikationen:
- hämorrhagische Diathese
- vorbestehende lokale Infektionen des Punktionsortes
- instabile Verletzungen der Halswirbelsäule
- alle Arten von Abflussbehinderungen des zerebrovenösen Blutes (z. B. Sinusvenenthrombose)

Die Anwendung bei Kindern vor dem 14. Lebensjahr ist problematisch, weil keine ausreichend gesicherten Daten bezüglich der Normalwerte vorliegen.

19.8 Mikrodialyse

Die Methode der Mikrodialyse zur Messung der Konzentrationen verschiedener Substanzen im Extrazellulärraum wird schon seit vielen Jahren tierexperimentell eingesetzt. Durch die Einführung der »Bedside«- oder »Online«-Mikrodialyse Mitte der 1990er Jahre wurde die Möglichkeit geschaffen, auf der Intensivstation ein biochemisches Monitoring des zerebralen Metabolismus durchzuführen.

Während einer zerebralen Ischämie oder Hypoxämie werden Substanzen freigesetzt, die auf die Entstehung und den Schweregrad der sekundären Hirnschädigung entscheidenen Einfluss haben (Tab. 19.7):
- exzitatorische Neurotransmitter (Glutamat, Aspartat)
- Produkte des anaeroben Stoffwechsels (Laktat)
- freie Radikale

Die Methode der Mikrodialyse wird in ▶ Kap. 18 und 20 ausführlich beschrieben.

Der Mikrodialysekatheter, der eine Länge von etwa 50 mm aufweist, wird über ein Bohrloch und eine zu-

□ **Tab. 19.7.** Klinische Bedeutung der einzelnen Parameter der Mikrodialyse

Zerebraler Mikrodialyseparameter	Interpretation
Glukose	Substrat, Hyper-/Hypoglykämie
Laktat	Hypoxie/Ischämie, gesteigerte Glykolyse
Pyruvat	Hypoxie, geringere Produktion
Laktat-Pyruvat-Quotient	Differenzierung zwischen gesteigerter Glykolyse und Ischämie/Hypoxie
Glutamat	Freisetzung bei zerebraler Ischämie
Glyzerol	Membrandegradation über Phospholipasen

sätzliche Knochenschraube im Hirnparenchym platziert, oftmals gleichzeitig mit einer intrakraniellen Drucksonde oder einer Sonde zur Sauerstoffmessung im Hirnparenchym.

❗ **Durch das invasive Einführen des Mikrokatheters in das Hirngewebe bestehen grundsätzlich dieselben Risiken wie etwa bei der Einführung einer intraparenchymalen Drucksonde.**

Es kann also zu Blutungen oder Infektionen kommen, wenngleich die zurzeit verwendeten Mikrodialysekatheter wesentlich dünner sind als eine Hirndrucksonde. Nach der Einbringung eines solchen Katheters sollten mittels computertomographischer Kontrolle eine Blutung ausgeschlossen und die genaue Lage im Parenchym verifiziert werden.

19.8.1 Glukose

Innerhalb der ersten 7 Tage nach einem Schädel-Hirn-Trauma wird die Glykolyse gesteigert. Dies ist offenbar durch die erhöhte Aktivität der Natrium-Kalium-Pumpe bedingt, die das nach dem Trauma entstandene Ionenungleichgewicht (K^+ extrazellulär erhöht, Ca^{++} intrazellulär erhöht) ausgleichen soll. Eine massive Steigerung der Glykolyse zeigt sich besonders bei eingeschränkter Hirndurchblutung und ist ein Zeichen für die spezielle Verletzbarkeit der Gehirnzellen in dieser Phase.

19.8.2 Laktat und Pyruvat

Ein erster Laktatspiegelanstieg als Indikator eines anaeroben Metabolismus zeigt sich innerhalb der ersten 24 h nach einem Trauma als Zeichen des Primärschadens des Gehirnparenchyms. Sekundäre Anstiege findet man bei im weiteren Krankheitsverlauf auftretenden posttraumatischen Ischämien.

Eine Laktatspiegelbestimmung im Dialysat ist oft wesentlich aussagekräftiger als die Bestimmung im Liquor, da in einem Hämatom (z. B. bei Subarachnoidalblutung) relevante Mengen Laktat produziert werden.

Bei Patienten mit Schädel-Hirn-Trauma findet man einen sekundären Laktatspiegelanstieg in Phasen einer schlechten jugularvenösen Sauerstoffsättigung sowie bei Hyperventilation, erhöhtem intrakraniellem Druck und beim Hirntod.

Der Laktat-Pyruvat-Quotient wird vorzugsweise zur Beurteilung der metabolischen Situation herangezogen, weil die Redoxsituation in den Mitochondrien damit exakter erfassbar ist. Durch gesteigerte Glykolyse nach einem Schädel-Hirn-Trauma findet sich auch ein Anstieg des Laktat-Pyruvat-Quotienten.

19.8.3 Glutamat

❗ **Bei der Entstehungskaskade des sekundären Hirnschadens gilt das Glutamat als exzitatorischer Neurotransmitter als wesentliche Triggersubstanz.**

Die Glutamatwerte können bis zu 96 h posttraumatisch bis auf das 10- bis 50fache erhöht sein. Zudem kann die Konzentration von Glutamat sekundär im Rahmen eines Vasospasmus bei einer Subarachnoidalblutung erhöht sein.

19.8.4 Glyzerol

Nach einem Trauma kommt es zu einem Kalziumeinstrom in die Zellen. Dies aktiviert Phospholipasen, welche die Membranphospholipide in Glyzerol und freie Fettsäuren spalten. Der extrazelluläre Glyzerolgehalt im Gehirn wird daher als ein Surrogat für die strukturelle Intaktheit von Neuronen angesehen, und ein Anstieg gilt als Hinweis auf einen vermehrten Gehirnzelluntergang.

Fazit

Bei kritisch erkrankten neurologischen oder neurochirurgischen Patienten sind die Erhaltung und die Wiederherstellung der zerebralen Funktion die entscheidenden Therapieziele. Das apparative Monitoring bietet vielfältige Möglichkeiten der Diagnostik, Prognoseeinschätzung und Therapiesteuerung.

Eine etablierte und nichtinvasive Methode ist das EEG, als Rohsignal oder in Form prozessierter Monoparameter. Mithilfe des EEG und evozierter Potenziale können sowohl prognostische Aussagen getroffen als auch Krampfanfälle erkannt und eine neuroprotektive Therapie gesteuert werden.

Die kontinuierliche Aufzeichnung des intrakraniellen Drucks ist das Routineverfahren des neurochirurgischen Intensivmonitorings. Bei allen Erkrankungen, die mit einer Erhöhung des intrakraniellen Drucks verbunden sein können (schweres Schädel-Hirn-Trauma, höhergradige Subarachnoidalblutung, intraventrikuläre und intraparenchymatöse Hirnblutung, Hirninfarkt, schwere Meningitis, Reye-Syndrom) und bei denen die Größenordnung der Drucksteigerung durch bildgebende Verfahren nur unzureichend wiedergegeben werden kann, ist eine Messung des intrakraniellen Drucks angezeigt.

Eine zusätzliche Beurteilung der metabolischen Situation des geschädigten Gehirns ist nur durch die Verknüpfung der intrazerebral gemessenen Hirndruckwerte mit weiteren Monitoringgrößen möglich.

Literatur

1. Bartels E (1999) Color-coded duplex ultrasonography of the cerebral vessels. Atlas and manual. Schattauer, Stuttgart New York
2. Cruz J, Miner ME, Allen SJ et al. (1990) Continuous monitoring of cerebral oxygenation in acute brain injury. J Neurosurg 73: 725
3. Diehl RR, Berlit P (1996) Funktionelle Dopplersonographie in der Neurologie. Springer, Berlin Heidelberg New York
4. Gaab MR (1980) Die Registrierung des intrakraniellen Druckes. Grundlagen, Techniken, Ergebnisse und Möglichkeiten. Habilitationsschrift, Julius-Maximilians-Universität Würzburg
5. Goodwin SR, Friedman WA, Bellefleur M (1991) Is it time to use evoked potentials to predict outcome in comatose children and adults? Crit Care Med 19 (4): 518–524
6. Hernandez G, Dujovny M, Slavin KV et al. (1995) Use of transcranial cerebral oximetry to monitor regional cerebral oxygen saturation during neuroendovascular procedures. Am J Neuroradiobiol 16: 1618–1625
7. Murkin JM, Adams SJ, Quantz M et al. (2007) Monitoring brain oxygen saturation during coronary bypass surgery: a randomized, prospective study. Anesth Analg 104: 51–58
8. Piek J (1999) Intrakranieller Druck – zerebraler Perfusionsdruck. In: Piek J, Unterberg A (Hrsg) Grundlagen neurochirurgischer Intensivmedizin. Zuckschwerdt, München Berlin Wien New York, S 51–65
9. Riffel B, Kroiß H, Stöhr M (1994) Diagnostik und Prognostik mit evozierten Potentialen in der Intensivmedizin. Kohlhammer, Stuttgart Berlin Köln
10. Robertson C (1993) Desaturation episodes after severe head injury: influence on outcome. Acta Neurochir Wien 59 (Suppl): 98–101
11. Sarrafzadeh A, Keller E (1999) Oxygenierung und Metabolismus. In: Schwab S, Krieger D, Müllges W, Hamann G, Hacke W (Hrsg) Neurologische Intensivmedizin. Springer, Berlin Heidelberg New York, S 304–326
12. Schneider GH, Von Helden A, Lanksch WR et al. (1995) Continuous monitoring of jugular bulb oxygen saturation in comatose patients – Therapeutic implications. Acta Neurochir 134: 1–2
13. Schwarz G, Litscher G, Delgado PA, Klein GE (2005) An NIRS matrix for detecting and correcting cerebral oxygen desaturation events during surgery and neuroendovascular procedures. Neurol Res 27: 423–428
14. Schwarz G, Litscher G, Kleinert R, Jobstmann R (1996) Cerebral oximetry in dead subjects. J Neurosurg Anesthesiol 8: 189–193
15. Stöhr M, Riffel B, Pfadenhauer K (1991) Neurophysiologische Untersuchungsmethoden in der Intensivmedizin. Springer, Berlin Heidelberg New York
16. Ungerstedt U (1991) Microdialysis – Principles and applications for studies in animals and man. J Intern Med 230: 365
17. Widder B (1999) Doppler- und Duplexsonographie der hirnversorgenden Arterien, 5. Aufl. Springer, Berlin Heidelberg New York
18. Zschocke S, Hansen HC (2002) Klinische Enzephalographie. Springer, Berlin Heidelberg New York

19

Teil V   Andere

V

Splanchnikusgebiet und Leber

S.G. Sakka, A. Meier-Hellmann

Trotz einer Vielzahl technologischer Entwicklungen, insbesondere bei den Monitoringverfahren, stellen nach wie vor Sepsis und Multiorganversagen die Haupttodesursachen in der Intensivmedizin dar. Die Bemühungen im Rahmen der Patientenüberwachung konzentrieren sich v. a. auf das Monitoring kardiopulmonaler Parameter wie z. B. Blutdruck, Herzfrequenz und Größen des globalen Sauerstofftransports.

> ❗ Eine wesentliche Einschränkung hierbei besteht jedoch darin, dass Veränderungen der regionalen Durchblutung und Funktion nicht oder nur unzureichend erfasst werden [1]. Der deutsche Physiologe E. Pflüger formulierte bereits im Jahre 1872: »Das kardiorespiratorische System erfüllt seine physiologische Aufgabe in der Gewährleistung der zellulären Sauerstoffversorgung.«

Dies bedeutet, dass zur Bewertung der globalen hämodynamischen Funktion regionale Parameter, welche eine adäquate periphere Perfusion und Oxygenierung auf der Ebene der einzelnen Organe anzeigen, unumgänglich sind. Aktuelle Studien zur frühen und zielgerichteten Therapie legen nahe, dass anstelle eines globalen Monitorings vielmehr die Überwachung regionaler Parameter von Bedeutung ist. Dies ist insofern bestätigt, als für das Konzept des »supramaximalen Sauerstoffangebots«, wie es vielfach in der Vergangenheit unter der Vorstellung eines »Luxussauerstoffangebots« Anwendung gefunden hat, nicht nur kein Benefit, sondern sogar eine Steigerung der Sterblichkeit kritisch kranker Patienten nachgewiesen wurde [6]. Gemäß aktuellen Empfehlungen sollte daher die Therapie nicht nur anhand globaler Kreislaufparameter, sondern zudem nach den Bedürfnissen der Gewebezellen ausgerichtet werden.

> ❗ In diesem Rahmen erscheint insbesondere die Überwachung des Hepato-Splanchnikus-Traktes angebracht, da diesem Organsystem aufgrund seiner begrenzten Ischämie- und Hypoxietoleranz (»Kanarienvogel des Organismus«) eine zentrale Rolle in der Pathophysiologie von Schock, Trauma, »systemic inflammatory response syndrome« und Sepsis zugeschrieben wird. Eine engmaschige Überwachung des Hepato-Splanchnikus-Traktes kann dazu beitragen, die Mortalität kritisch kranker Patienten in Zukunft zu senken.

Eine wesentliche Aufgabe v. a. in der Intensivmedizin besteht also darin, eine Hypoxie oder Ischämie des Darmes zu vermeiden bzw. zu erkennen und möglichst rasch zu beseitigen. Nur durch die frühzeitige Erkennung einer Minderperfusion anhand geeigneter organspezifischer Parameter und eine adäquate Therapie kann ein möglicher Circulus vitiosus aus Sepsis und mesenterialer Ischämie unterbrochen werden.

Einfache und zuverlässige klinische Verfahren zur Bewertung dieses Organsystems sind ein noch nicht erreichtes Ziel. Im Folgenden werden, ohne den Anspruch auf Vollständigkeit zu erheben, eine Reihe der derzeit eingesetzten klinischen Verfahren zur Überwachung von Splanchnikusgebiet und Leber vorgestellt und erläutert.

20.1 Physiologische und pathophysiologische Grundlagen

20.1.1 Funktionelle Anatomie des Splanchnikusgebiets

Die Splanchnikustrakt ist ein sehr stoffwechselaktives Organsystem. Die Darmzellen haben einen sehr hohen »turnover«, d. h. dieses Organsystem ist zur Aufrechterhaltung seiner Funktionen auf eine ausreichende Durchblutung und Oxygenierung angewiesen. So beträgt die Lebensdauer der Enterozyten im Dünndarm nur etwa 24 h, und es werden täglich etwa 200 g Epithelgewebe in das Darmlumen abgestoßen. Als Hauptresorptionsort weist speziell der Dünndarm eine Reihe morphologischer Besonderheiten der Mukosa und Submukosa zur Oberflächenvergrößerung auf. Zum Vergleich: Die resorbierende Fläche in den einzelnen Abschnitten des Verdauungstrakts beträgt:

- Mundhöhle: 0,02 m^2
- Magen: 0,1–0,2 m^2
- Dünndarm: 100–200 m^2
- Dickdarm: 0,5–1 m^2

Anatomisch wird die Dünndarmzotte nur von einem einzigen, unverzweigten arteriellen Gefäß versorgt, welches sich an der Spitze der Zotte in ein oberflächliches Netz gegenläufiger Kapillargefäße aufteilt. Der venöse Abfluss erfolgt über eine zentral im Villus verlaufende Vene, wo sich zudem ein zentrales Lymphgefäß befindet. Die Durchblutung der Darmzotten kann generell als sehr heterogen bezeichnet werden, wie an der beträchtlichen Variabilität der intestinalen Oberflächensauerstoffsättigung abzulesen ist.

Der Hepato-Splanchnikus-Trakt verfügt über eine serielle und parallele Blutversorgung. Die arterielle Versorgung erfolgt über die Gefäße des Truncus coeliacus und die Mesenterialarterien (A. mesenterica superior und A. mesenterica inferior). Das portalvenöse System stellt die venöse Drainage dar. Die Leber weist eine einzigartige Gefäßversorgung auf, welche sich aus einem arteriellen (A. hepatica communis) und einem venösen Schenkel (V. portae) zusammensetzt. Das Blut aus beiden Zuströmen wird über 3 Lebervenen in die V. cava inferior nur kurz unterhalb ihrer Einmündung in den rechten Vorhof geleitet.

Die anteilige Durchblutung der Leber beträgt normalerweise etwa 75–80 % über die V. portae und etwa 20–25 % über die A. hepatica. Physiologisch besteht eine gegenseitige Abhängigkeit der Durchblutung über diese beiden Wege im Sinne einer kompensatorischen Blutflussumverteilung zwischen V. portae und A. hepatica (»hepatic arterial buffer response«). Die Durchblutung des Hepato-Splanchnikus-Trakts beträgt physiologisch ungefähr 25–30 % des Herzzeitvolumens, wobei die regionale Sauerstoffextraktion geringfügig höher ist als die systemische.

20.1.2 Pathophysiologische Betrachtungen

Eine Ischämie oder Hypoxie des Darmes führt zu einer Zunahme der Permeabilität und zu einem Verlust der physiologischen Barrierefunktion gegenüber Bakterien und Toxinen, sodass es zur Translokation in das portalvenöse Blut kommt. Die ausgelöste inflammatorische Reaktion hat sodann eine zusätzliche Beeinträchtigung der Klärfunktionen des hepatischen retikuloendothelialen Sytems zur Folge. Umgekehrt kann der Hepato-Splanchnikus-Trakt auch ein »betroffenes Organ« im Rahmen einer systemischen Reaktion sein.

> ❗ Aufgund dieser Schlüsselrolle wird das Splanchnikusgebiet als »Auslöser und Motor von Sepsis und Multiorganversagen« bezeichnet [2].

Die besondere Ischämiegefahr des Darmes hat mehrere Ursachen:
- Aufgrund der genannten anatomischen Verhältnisse der Darmzotte mit dem an der Oberfläche befindlichen gegenläufigen Kapillarsystem kann der Darm im Gegensatz zu anderen Organsystemen seine Sauerstoffextraktion nicht erhöhen.
- Es kommt mitunter zu einem direkten arteriovenösen Austausch von diffusiblen Molekülen (z. B. Sauerstoff), ohne dass das umgebende Gewebe oxygeniert wird.
- Zudem kann es infolge eines Austretens von Plasma aus dem Gefäßsystem (»skimming«) an der Villusbasis aufgrund der anatomischen Verhältnisse (90° Winkelbildung der Gefäße) und Shunt-Phänomenen selbst bei moderater Abnahme der makrozirkulatorischen Durchblutung zu einer Hypoxie an der Zottenspitze kommen.
- Schon unter physiologischen Bedingungen liegt die kritische Durchblutung, bei der der Darm seine maximale Sauerstoffextraktion erreicht, deutlich über der Durchblutung, die zu einem Abfall des systemischen Sauerstoffverbrauchs führt.
- Eine kurzfristige Ischämie im Splanchnikustrakt hat oberflächliche Epithelläsionen zur Folge. Mit zunehmender Dauer dehnt sich dieser Schaden auf die Mukosa und die Submukosa aus, sodass der Schaden durch intraluminale Faktoren (z. B. Verdauungsenzyme, Gallensäuren, Bakterien und deren Toxine) noch vergrößert wird.
- Im Rahmen von Trauma und Schock bzw. systemischer Inflammation kommt es infolge der Sympathikusaktivierung und der Wirkung humoraler Faktoren (u. a. Katecholamine, Vasopressin und Angiotensin) zu einer Umverteilung der Durchblutung von »peripheren« (Darm, Haut, Muskulatur) zu »zentralen« Organen (Gehirn und Herz). So sind bei einer Abnahme des globalen Herzzeitvolumens nicht alle Teilkreisläufe in gleichem Maße betroffen, vielmehr ist die Leber- und Splanchnikusdurchblutung überproportional reduziert.
- Zudem können exogene Katecholamine und andere vasoaktive Substanzen sowie eine Erhöhung des intraabdominellen Drucks zu einer Abnahme der Splanchnikusdurchblutung führen.
- Speziell im Rahmen einer Sepsis, die mit einer hypermetabolen Stoffwechsellage einhergeht, nimmt der Sauerstoffverbrauch im Hepato-Splanchnikus-Trakt – bedingt durch Entzündungsmediatoren – zu. Im Rahmen einer Sepsis steigt der hepatische Sauerstoffbedarf, der bereits unter physiologischen Bedingungen zu 50 % für die Glukoneogenese benötigt wird, infolge einer 2- bis 4fach gesteigerten endogenen Glukoneogenese an, sodass bis zu 80 % des systemischen Sauerstoffverbrauchs auf den Hepato-Splanchnikus-Trakt entfallen. Bei einer Sepsis mit hyperdynamen Kreislaufverhältnissen nehmen die Splanchnikusdurchblutung und das Sauerstoffangebot zwar oft zu, doch resultiert mitunter aufgrund eines überproportionalen Anstiegs des Sauerstoffverbrauchs eine relative Ischämie.

Darmischämien lassen sich so bei einer Vielzahl kritisch Kranker nachweisen, z. B. bei etwa 80 % der Patienten mit Multiorganversagen, in etwa 50 % der Fälle nach einem elektiven herzchirurgischen Eingriff und bei etwa 20 % der Patienten nach Operationen an der abdominellen Aorta. Morphologische Korrelate sind ischämische Kolitis, hämorrhagische Stressulzera des Magens, ischämische Hepatitis, ischämische Pankreatitis und ischämische Cholezystitis.

20.2 Gastrointestinale Tonometrie

Tonometrie beschreibt die Messung des Partialdrucks eines Gases basierend auf dem Ausgleich des Partialdrucks dieses Gases zwischen einer Flüssigkeit bzw. einem Raum (Interstitium o. Ä.) und einem Gasgemisch bekannter Zusammensetzung. Bereits im Jahre 1926 wurde die Diffusion von CO_2 aus Blutgefäßen in das intestinale Lumen als Grundlage der heutigen gastralen Tonometrie beschrieben. Die gastrale Tonometrie wurde 1959 von Boda und Muranyi als Methode zur Berechnung des arteriellen CO_2-Partialdrucks bei langzeitbeatmeten Patienten mit einer Poliomyelitis benutzt. Bergofsky demonstrierte 1969 die Tonometrie auch in der Harn- und Gallenblase, doch fand die Technik zur Beschreibung der regionalen Gewebeoxygenierung erst 25 Jahre später breitere Anwendung.

20.2.1 Messprinzip

Der Partialdruck des hochdiffusiblen CO_2 (PCO_2) steht im Äquilibrium mit demjenigen im umgebenden Gewebe und im Lumen eines Hohlorgans. Die Tonometrie stellt eine Methode zur Messung des regionalen PCO_2 (P_rCO_2) im Splanchnikustrakt (z. B. Magen, Sigmoid) dar (◘ Abb. 20.1).

Sinkt das Sauerstoffangebot in der Mukosa unter einen kritischen Wert, entstehen über eine vermehrte anaerobe Glykolyse erhöhte intrazelluläre Laktatkonzentrationen, die nach klassischer Vorstellung durch Dissoziation zu einem Konzentrationsanstieg von H^+-Ionen in der Mukosa und durch nachfolgende Pufferung mit HCO_3^--Ionen zu einem Anstieg der CO_2-Konzentration führen.

❗ Neuere Untersuchungen haben jedoch gezeigt, dass der Anstieg der H^+-Ionenkonzentration möglicherweise eher auf eine Hydrolyse von

Adenosintriphosphat und eine durch Endotoxine direkt verursachte intrazelluläre Azidose zurückzuführen ist.

In carboanhydrasereichen Geweben wie der Magenschleimhaut kommt es zu einer raschen Äquilibrierung des PCO_2 zwischen den oberen Mukosaschichten und dem instestinalen Lumen. Unter der Annahme eines Konzentrationsausgleichs kann durch Messung des intraluminalen PCO_2 der regionale CO_2-Partialdruck der oberen Mukosaschichten bestimmt werden. Der pH-Wert der Mukosa (intestinaler pH-Wert, pH_i) ergibt sich durch Anwendung einer modifizierten Henderson-Hasselbalch-Gleichung unter der Annahme, dass die intramukosale und die arterielle Bikarbonatkonzentration identisch sind:

$$pH_i = 6{,}1 + \log_{1n} \cdot \frac{\left[HCO_3^- \right]_{art}}{PCO_2 \cdot 0{,}225 \cdot k}$$

Dabei ist pH_i der intestinale pH-Wert, $[HCO_3^-]_{art}$ die arterielle Bikarbonatkonzentration, PCO_2 der CO_2-Partialdruck und k eine Konstante.

Die Messung der intraluminalen Kohlendioxidkonzentration erfolgt mittels spezieller Sonden, deren semipermeabler Silikonballon mit isotonischer NaCl-Lösung gefüllt wird. Als alternative Ballonflüssigkeiten kommen Phosphatpufferlösung, succinylierte Gelatine und antikoaguliertes Blut in Betracht. Nach einer Äquilibrierungszeit von mindestens 30 min erfolgt die Messung des P_{CO_2} mit einem Blutgasanalysegerät. Mehrere prinzipielle Fehlerquellen (Hyperkapnie oder systemische Azidose,

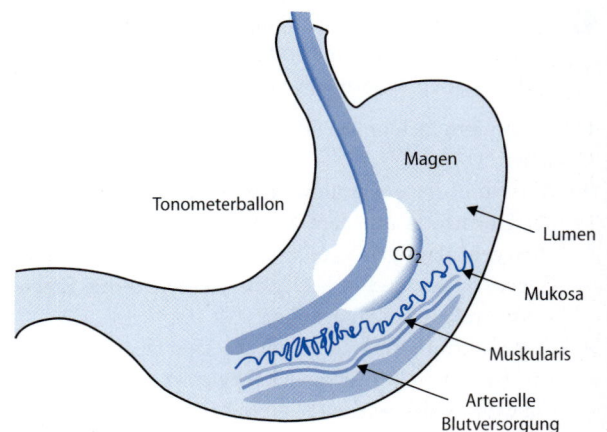

◘ **Abb. 20.1.** Prinzip der Tonometrie (Magenschleimhaut)

Abhängigkeit der Berechnung von der arteriellen HCO_3^--Konzentration, systematische Messfehler bei Verwendung unterschiedlicher Blutgasanalysatoren) haben zu einer Veränderung der Methodik geführt. Zur Einschätzung einer mukosalen Ischämie kann nicht nur der berechnete pH_i-Wert, sondern auch die Differenz zwischen intraluminalem und arteriellem P_{CO_2} (P_{CO_2}-Differenz) herangezogen werden. Moderne Überwachungssysteme arbeiten mit einem luftgefüllten Messballon und einer infrarotphotomerischen CO_2-Messung. Sie sind in der Lage, nach 10- bis 15-minütiger Äquilibrierung in kurzen Intervallen eine Bestimmung der P_{CO_2}-Differenz vorzunehmen und durch Kenntnis der arteriellen Bikarbonatkonzentration den pH_i-Wert zu berechnen [7].

20.2.2 Einschränkungen und Grenzen

❗ Die regionale gastrale Kohlendioxidkonzentration wird bei gastral verabreichter Ernährung durch Erhöhung der H^+-Ionenkonzentration und Verdauungsvorgänge in einem Ausmaß beeinflusst, das eine sinnvolle Interpretation von Tonometriemesswerten nahezu unmöglich macht.

Noch 2 h nach Beendigung einer gastralen Sondenernährung konnte formell eine Zunahme der P_{CO_2}-Differenz im Vergleich zu postpylorisch ernährten Patienten nachgewiesen werden. Ein weiterer Faktor, der die Ergebnisse der Tonometrie beeinflussen kann, ist eine in vielen Fällen vorliegende Parese des oberen Gastrointestinaltrakts mit Zunahme des gastralen Volumens.

Ein Reflux bikarbonathaltiger Duodenalflüssigkeit in den Magen kann durch Pufferung zu einer Erhöhung des regionalen P_{CO_2} führen, ohne dass eine Minderperfusion der Mukosa vorliegt. Die Gabe von H_2-Blockern, die zu einer bis zu 70%igen Reduktion der H^+-Ionensekretion führt, vermindert die Bildung von intraluminalem Kohlendioxid und führt möglicherweise zu einer Verbesserung der tonometrischen Messgenauigkeit.

Folgende Faktoren können zu einer Zunahme bzw. Abnahme des regionalen intestinalen CO_2-Partialdrucks führen und damit den pH_i-Wert beeinflussen:

— Zunahme:
  – Abnahme der Durchblutung
  – Verringerung des Sauerstoffangebots
  – Zunahme von O_2-Verbrauch und CO_2-Produktion
  – enterale Ernährung (s. unten)

– niedriger gastraler pH-Wert, Reflux von Duodenalsaft
  – Störungen im zellulären Energiestatus, z. B. im Rahmen von Sepsis und Organversagen
— Abnahme:
  – Zunahme der Durchblutung
  – Steigerung des Sauerstoffangebots
  – Abnahme von O_2-Verbrauch und CO_2-Produktion
  – Reduktion des O_2-Angebots unter einen kritischen Wert mit nachfolgender Störung der aeroben CO_2-Produktion

Abschließend kann festgehalten werden, dass der regionale P_{CO_2} durch ein komplexes Netzwerk der CO_2-Physiologie beeinflusst wird und dieser Parameter letztlich ein integrativer und relativ unspezifischer Wert ist.

20.2.3 Klinische Bedeutung

Zur Validierung der gastralen Tonometrie liegen eine Reihe von Studien mit teilweise widersprüchlichen Ergebnissen vor. Einige Untersuchungen konnten zeigen, dass der gastrale pH_i-Wert bzw. der intramukosale P_{CO_2} ein geeigneter Parameter zur Prognoseabschätzung kritisch kranker Patienten darstellt.

❗ Als prognostisch ungünstiges Zeichen wird ein pH_i unter 7,32 gewertet, besonders wenn es in den ersten Stunden nach Aufnahme auf die Intensivstation nicht gelingt, durch geeignete therapeutische Maßnahmen eine Steigerung der Splanchnikusdurchblutung mit konsekutivem Anstieg des pH_i-Wertes zu erreichen.

So konnte bei 24 pädiatrischen Patienten im septischen Schock gezeigt werden, dass ein pH_i unter 7,32 die Mortalität mit einer Sensitivität von 57 % und einer Spezifität von 94 % voraussagt. Gelang die Anhebung des pH_i in den ersten 6 h nach Aufnahme nicht, betrug die Mortalität 100 %. Bereits 1992 konnten Gutierrez und Mitarbeiter in einer multizentrischen Studie bei 260 kritisch kranken Patienten zeigen, dass sich das »outcome« verbessern lässt, wenn bei einem pH_i unter 7,35 therapeutische Maßnahmen zur Verbesserung des systemischen Sauerstoffangebots eingeleitet werden [4]. Allerdings konnte dieser Effekt nur in einer Post-hoc-Analyse bei Patienten, die primär bei Aufnahme einen pH_i-Wert im Normbereich hatten, gezeigt werden. Im

Widerspruch dazu konnte in einer Studie bei Patienten nach Eingriffen an der abdominalen Aorta durch eine pH_i-gesteuerte Therapie keine Verbesserung der Überlebensrate erreicht werden [14]. Die methodisch beste Studie ist sicherlich die Untersuchung von Gomersall et al. [3]. In dieser prospektiven, randomisierten Studie bei 210 erwachsenen Intensivpatienten nach notfallmäßiger Aufnahme erhielt die Therapiegruppe bei einem pH_i unter 7,35 Dobutamin und kolloidale Infusionslösungen. Weder die Überlebensraten auf der Intensivstation oder im Krankenhaus noch die 30-Tages-Mortalität war zwischen Therapie- und Kontrollgruppe signifikant unterschiedlich [3]. Creteur und Mitarbeiter konnten bei 36 Patienten mit einer Sepsis im Rahmen einer simultanen Untersuchung mit gastraler Tonometrie und mittels Lebervenenkatheter gemessener Durchblutung (Indocyaningrüninfusionstechnik; s. unten, 20.4.5) keine Korrelation zwischen der P_{CO_2}-Differenz und der Splanchnikusdurchblutung nachweisen.

Trotz einiger vielversprechenden Ergebnisse bleibt es somit weiter unklar, ob und inwieweit die gastrale Tonometrie tatsächlich repräsentative Aussagen über die Durchblutungsverhältnisse des Splanchnikusgebiets zulässt und ob niedrige pH_i-Werte wirklich die Durchblutungsverhältnisse des Gastrointestinaltrakts widerspiegeln oder Ausdruck einer sepsisbedingten intrazellulären oder systemischen Azidose sind, die per se mit einer schlechten Prognose einhergeht.

> ❗ **Ein Vorteil der Tonometrie scheint darin zu bestehen, dass Verschlechterungen des Patientenzustandes durch dieses Verfahren bereits vor Veränderungen globaler Parameter erkennbar sind.**

Eine Steigerung des systemischen Sauerstoffangebots, die sich nicht in einem Anstieg des globalen Sauerstoffverbrauchs widerspiegelt (negativer O_2-Flux-Test), kann trotzdem zu einer Erhöhung des pH_i führen [5]. Die Tonometrie ermöglicht es, Erkenntnisse über die Mikrozirkulation im Splanchnikustrakt zu erhalten, was insbesondere im Rahmen der Steuerung einer Katecholamintherapie von Interesse sein kann. So ließen sich in klinischen Untersuchungen bei kritisch kranken Patienten für Dobutamin und Dopexamin positive Effekte auf den pH_i nachweisen, während eine Dopamingabe mit einer Abnahme der Mikrozirkulation einherzugehen scheint. Klinische Studienergebnisse zeigen Vorteile für die Kombination aus Noradrenalin und Dobutamin gegenüber einer Therapie mit Adrenalin.

20.3   Permeabilität der Darmmukosa

Neben der Spaltung und Absorption der Nahrungsbestandteile hat die intestinale Mukosa eine Barrierefunktion gegenüber im Darmlumen befindlichen Mikroorganismen, Toxinen und proinflammatorischen Substanzen (z. B. Lipopolysaccharide). Es konnte gezeigt werden, dass Substanzen einschließlich Bakterien und deren Toxine das Epithel direkt transzellulär oder parazellulär passieren können. Klinisch lässt sich die intestinale Permeabilität nichtinvasiv anhand der Urinausscheidung enteral verabreichter Testsubstanzen abschätzen. Es können 3 verschiedene Arten von Testsubstanzen unterschieden werden: Oligosaccharide, radioaktive Isotope und Ethylenglykolpolymere. Ein »ideales« Molekül zur Erfassung der Darmpermeabilität sollte ungiftig, wasserlöslich, metabolisch inert und kein natürlicher Bestandteil des Urins sein. Zudem sollte eine solche Substanz das Epithel über einen definierten Mechanismus passieren. Die Ausscheidung in den Urin nach i. v. Gabe sollte vollständig, die Bestimmungsmethoden im Urin sollten sensitiv, genau und einfach sein.

Messprinzip der differenziellen Urinausscheidung. Die renale Ausscheidung der Testsubstanz kann durch eine Reihe von Faktoren beeinflusst werden, die von der Darmpermeabilität unabhängig sind.

> ❗ **Um den Einfluss dieser Faktoren einzubeziehen, wurde das Prinzip der differenziellen Urinausscheidung als ein spezifischer Index der intestinalen Permeabilität vorgeschlagen.**

Die meisten Tests beruhen auf der simultanen Verabreichung zweier Substanzen unterschiedlicher Molekülgröße: eines relativ kleinen Moleküls, welches leicht auch die intakte Mukosa passiert, und eines größeren Moleküls, für welches normalerweise nur eine geringe Permeabilität besteht. Die differenzielle Urinausscheidung stellt das Verhältnis der beiden Substanzen im Urin dar. Die unterschiedliche Permeabilität wird als Ausdruck verschiedener Routen für den Übertritt in den Blutkreislauf betrachtet: transzellulär für kleine Moleküle und parazellulär für größere. Üblicherweise werden ein Disaccharid (z. B. Laktulose, Zellobiose oder EDTA) und ein Monosaccharid (z. B. L-Rhamnose oder Mannitol) kombiniert und das Verhältnis der beiden Substanzen im Urin bestimmt. Zur Bewertung der Dünndarmpermeabilität gilt eine 5-stündige Urinsammelphase als ausreichend. Die

Bestimmung der Zucker, die idealerweise nicht durch Bakterien abgebaut werden, erfolgt vielfach mittels quantitativer Chromatographie.

Jüngere Studien stellen allerdings die Existenz einer transzellulären Route infrage. Stattdessen wird die Oberfläche, die für den Transport durch die Schleimhaut zur Verfügung steht, als entscheidender Unterschied benannt: Kleinere Moleküle vermögen die Mukosa überall zu passieren, während größere lediglich am Boden der Zotte absorbiert werden können.

Es bleibt jedoch zu berücksichtigen, dass es während Ischämie oder Inflammation infolge »Lockerung« der »tight junctions« und konsekutiver Zunahme der Absorptionsoberfläche zwischen den lateralen Zellmembranen zu einer Zunahme der Permeabilität auch für kleinere Moleküle kommen kann, sodass sich das Verhältnis resorbierter Moleküle nicht in dem zu erwartenden Maße ändert.

Bewertung. Derzeit gibt es keinen idealen Test zur Bewertung der Darmpermeabilität. Während die Dualmarker (z. B. L-Rhamnose und Laktulose) eine nichtinvasive Bestimmung bei Dünndarmerkrankungen ermöglichen, kann ^{51}Cr-EDTA zusätzlich Aufschluss über den Dickdarm geben. Die charakteristischen Eigenschaften sowie Vor- und Nachteile der verschiedenen Testverfahren sind in ◘ Tab. 20.1 zusammengefasst. Es liegen eine Reihe klinischer Untersuchungen zu diesen Verfahren vor. Eine gesteigerte gastrointestinale Permeabilität fand sich bei Verbrennungen, nach Polytrauma und auch in einer gemischten Population kritisch kranker Patienten, speziell mit einer Sepsis. Bei Patienten nach Eingriffen unter Einsatz der Herz-Lungen-Maschine liegt eine erhöhte Darmpermeabilität vor, welche mit einer Abnahme der gastralen Schleimhautdurchblutung verbunden ist, wie mittels Laser-Doppler-Flussmessung (s. unten, 20.4.2) nachgewiesen werden konnte. Darüber hinaus besteht bei Patienten mit einem gastralen pH_i unter 7,32 ein höherer Laktulose-L-Rhamnose-Quotient als bei Patienten mit einem normalen pH_i. Auch konnte eine Korrelation zwischen der Zunahme der Darmpermeabilität und der Menge des zirkulierenden Endotoxins gezeigt werden, insbesondere wenn hohe Vasopressordosierungen zur Kreislaufstützung notwendig waren. Klinische Ergebnisse legen einen positiven Einfluss einer frühen enteralen Ernährung auf die Darmpermeabilität nahe [11]. Es gibt allerdings experimentelle und klinische Studien, die diese auf der Urinexkretion basierenden Verfahren zur

◘ **Tab. 20.1.** Klinische Testverfahren zur Beurteilung der intestinalen Permeabilität

Testverfahren	Vorteile	Nachteile
Einsatz radioaktiver Isotope: ^{51}Cr- EDTA, ^{99m}Tc- EDTA	Einfache Messung, keine Beeinträchtigung durch bakteriellen Abbau, Erfassung der Kolonpermeabilität	Einzelmarkerverfahren, große Variation der Messwerte bei Kontrollprobanden, Radioaktivität (HWZ von ^{51}Cr- EDTA: 27 h; HWZ von ^{99m}Tc- EDTA: 6 h)
Polyethylenglykoltest	–	Große Variationsbreite (194–502 kDa) mit unterschiedlicher und nicht eindeutig definierbarer Exkretionsroute
Dualzuckertests mit Mannitol und Zellobiose bzw. Mannitol und L-Rhamnose oder L-Rhamnose und Laktulose	Differenzielle Harnausscheidung: – Laktulose: 100%iges Auffinden im Urin nach i. v. Gabe – Laktulose: »großporiger« Weg – L-Rhamnose: »kleinporiger« Weg	Bakterieller Abbau der Zucker; Mannitol: verschiedene Routen in vivo und in vitro, inkomplettes Auffinden im Urin nach i. v. Gabe, natürliche Ausscheidung im Urin; L-Rhamnose: inkomplettes Auffinden im Urin (75 %) nach i. v. Gabe
Multizuckertests mit D-Xylose oder O-Methyl-D-Glukose	Zusätzliche Bewertung zwischen nichtvermitteltem und vermitteltem Transport durch die Enterozyten: – D-Xylose: nichtvermittelter transzellulärer Transport – O-Methyl-D-Glukose: vermittelter transzellulärer Transport	–

HWZ Halbwertszeit

Erfassung der intestinalen Permeabilität infrage stellen [13]. Bei herzchirurgischen Patienten konnte keinerlei Zusammenhang zwischen der Schwere oder dem Zeitpunkt einer gastralen Schleimhautazidose, der intestinalen Absorption von ^{51}Cr-EDTA und einer systemischen Endotoxinämie festgestellt werden. In experimentellen Untersuchungen wurde eine erhöhte Permeabilität ohne eine gesteigerte mikrobielle Translokation beschrieben. Letztlich konnte in klinischen Studien kein Zusammenhang zwischen der Permeabilität und der Prognose kritisch kranker Patienten aufgezeigt werden. Weitere Studien zur gastrointestinalen Permeabilität mit anderen standardisierten Monitoringverfahren können zukünftig dazu beitragen, das Wissen über die Barierefunktionen des Splanchnikustrakts zu vergößern.

20.4 Leber- und Splanchnikus-durchblutung

Die klinische Messung von absoluter Leber- und Splanchnikusdurchblutung sowie des Sauerstofftransports ist nur mit relativ großem Aufwand möglich. Techniken zur Messung der absoluten Leber- und Splanchnikusdurchblutung oder der Durchblutung eines einzelnen Teils innerhalb des Gastrointestinaltrakts sind aufgrund der methodischen Schwierigkeiten einer quantitativen Messung rar. Eine direkte Erfassung der Durchblutung innerhalb dieses Organsystems ist aufgrund der anatomischen Gegebenheiten ohne eine chirurgische Intervention nicht möglich: Zum einen besteht ein Einstrom bzw. Austrom über unterschiedliche Gefäße, zum anderen mischen sich das portalvenöse und das leberarterielle Blut in der Leber. Daher sind jegliche Verfahren, die diese Gefäße in ihrer Gesamtheit zu erfassen versuchen, ausschließlich auf experimentelle Ansätze beschränkt. Nichtsdestotrotz stehen klinisch eine Reihe von Verfahren zur Bewertung der Leber- und Splanchnikusdurchblutung zur Verfügung.

20.4.1 Dopplerflussmessung

Dopplertechniken ermöglichen die Messung von Blutflussgeschwindigkeiten innerhalb eines Gefäßes. Schall wird, wenn er durch ein sich bewegendes Objekt (v. a. Erythrozyten) remittiert wird, in seiner Frequenz verändert. Dieser sog. Doppler-Shift in der Schallfrequenz (Δf) kann wie folgt beschrieben werden:

$$\Delta f = 2 \cdot f_t \cdot v \cdot \frac{\cos \alpha}{s}$$

Dabei ist f_t die eingestrahlte Frequenz, v die Blutflussgeschwindigkeit innerhalb des Gefäßes, α der Winkel zwischen dem Ultraschallstrahl und der Richtung des sich bewegenden Objekts und s die Geschwindigkeit von Ultraschall im untersuchten Gewebe (etwa 1540 m/s).

Die Blutflussgeschwindigkeit lässt sich anhand der Doppler-Shift (Δf) gemäß folgender Gleichung berechnen:

$$v = 2 \cdot \frac{\Delta f}{f_t} \cdot \cos \alpha$$

Da die Durchströmung innerhalb eines Gefäßes nicht uniform ist (z. B. laminares Flussprofil), muss mit Hilfe der sog. mittleren Blutflussgeschwindigkeit (v_{Mittel}) und der Querschnittsfläche des Gefäßes (A) die absolute Durchblutung (Q) errechnet werden:

$$Q = A \cdot v_{Mittel}$$

Mit der Dopplerflussmessung wurden die Effekte verschiedener Hormone sowie der enteralen Ernährung auf den portalen Blutfluss untersucht. Die Dopplerflussmessung (»pulsed Doppler«) ermöglicht die Quantifizierung der portalvenösen und/oder leberarteriellen Blutflussgeschwindigkeiten. Mit Hilfe implantierbarer Mikrosonden können sowohl intra- als auch postoperative Komplikationen erfasst werden. Eine neuere nichtinvasive Methode wurde mit der echokardiographischen Dopplersonographie der Pfortader und der intrahepatischen Äste vorgeschlagen. Bei Gesunden konnte eine gute Übereinstimmung von Änderungen der Perfusion mit der Indocyaningrün-Clearance aufgezeigt werden. In jüngster Vergangenheit wurde die transösophageale Echokardiographie als Instrument zur Messung der Leber- und Splanchnikusdurchblutung untersucht. Bisherige Daten legen nahe, dass die transösophageale Echokardiographie aufgrund der noch zu ungenauen Erfassung von mittlerer Blutflussgeschwindigkeit und Gefäßquerschnittsfläche keine zuverlässige Messung der absoluten Durchblutung erlaubt, vielmehr spiegelt sie Änderungen korrekt wider.

> **!** **Die Berechnung der Durchblutung hängt entscheidend von der korrekten Erfassung der Gefäßquerschnittsfläche ab. Sie bietet vielfach nur ein Maß der Durchblutung und erlaubt keine Aussage zu Transportvariablen.**

Im Gegensatz zur Laser-Dopplerflussmessung haben die Ultraschallverfahren jedoch das Potenzial zur Erfassung absoluter Durchblutungswerte in ml/min.

20.4.2 Mukosale Laser-Doppler-flussmessung

Die mukosale Laser-Dopplerflussmessung basiert ebenso wie die Ultraschlallflussmessung auf dem Prinzip der Frequenzänderung bei Reflexion durch sich bewegende Objekte (in diesem Fall Erythrozyten), dem sog. Doppler-Shift.

> ❶ Die Wellenlänge der ausgesendeten Laserstrahlung ist schmalbandig, d. h. aus nur einer Wellenlänge bestehend. Das remittierte Licht beinhaltet deswegen zum einen die Doppler-Shift-Komponente und zum anderen einen Anteil, der keinen Doppler-Shift aufweist (stationäres Gewebe).

Die Strahlung mit und ohne Dopplerfrequenzänderung wird jeweils mit einem Photodetektor gemessen. Da sich die Erythrozyten mit einer unterschiedlichen Geschwindigkeit innerhalb des Gewebes bewegen und das Licht aus verschiedenen Winkeln zurückgeworfen wird, erzeugt dieses Muster ein Spektrum von Strahlenfrequenzen. Das Ausmaß des Doppler-Shifts in dem bestrahlten Gewebe stellt ein Produkt aus der Zahl der sich bewegenden Zellen und deren Geschwindigkeit dar. Dieses Produkt ist ein Maß für den mukosalen Blutfluss.

Die optische Sonde hat eine räumliche Auflösung von lediglich 1 mm, und daher kann das Verfahren nur Einblick in die obersten Schichten der Schleimhaut ermöglichen. Obwohl das Verfahren keine absolute Gewebedurchblutung darstellt, wird es vielfach zur Bewertung relativer Änderungen der gastralen oder intestinalen Durchblutung als aussagekräftig betrachtet.

In klinischen Studien konnte ein unterschiedlicher Effekt von Dopamin, Dopexamin und Dobutamin auf die jejunale Schleimhautdurchblutung nachgewiesen werden. Diese Ergebnisse sind insofern von klinischer Bedeutung, als sie im Differenzialeinsatz von Katecholaminen von besonderer Hilfe sein können. Bei postoperativen herzchirurgischen Patienten zeigte sich, dass die lokale Schleimhautdurchblutung nicht mit der Gesamt-Splanchnikusdurchblutung korreliert. Die Änderungen in gastraler und jejunaler Schleimhautperfusion erwiesen sich als unterschiedlich. Ein zunehmender Gewebemetabolismus

wird für die beobachtete Diskrepanz zwischen Daten aus Tonometrie, Laser-Dopplerflussmessung und Messung der absoluten Splanchnikusdurchblutung (Lebervenenkathetertechnik) verantwortlich gemacht. Ein Anstieg des mukosal-arteriellen PCO_2-Gradienten und der Splanchnikussauerstoffextraktion kann möglicherweise auf ein Missverhältnis zwischen Splanchnikusdurchblutung und metabolischen Bedürfnissen hinweisen.

20.4.3 Remissionsspektrophotometrie

Im Gegensatz zur Laser-Dopplerflussmessung, die eine Bewertung der mukosalen Durchblutung ermöglicht, bietet die Remissionsspektrophotometrie mit dem Erlanger Micro-lightguide-Photometersystem die Bestimmung der intrakapillären Hämoglobin-O_2-Sättigung (HbO_2) und liefert somit ein Maß für das O_2-Angebot auf der Ebene der Mikrozirkulation.

Bei diesem System wird Licht von einer Xenonlampe in das Gewebe emittiert und das remittierte Licht fiberoptisch zurückgeleitet. Die Messung erfolgt entsprechend der Reflexionspulsoxymetrie (▶ Kap. 14).

Sowohl die Licht austrahlende als auch die Licht sammelnde Glasfaser sind in eine flexible Gummisonde integriert. Klinisch wird diese Sonde zur Erfassung des gastralen oder duodenalen mukosalen intrakapillären HbO_2 gastroskopisch platziert. Unter visueller Kontrolle wird die Sonde vorsichtig auf der Mukosa aufgesetzt, um eine Druckschädigung der Schleimhautzellschicht zu vermeiden. Das remittierte Licht passiert eine rotierende Interferenzfilterscheibe; das Extinktionssignal für eine Wellenlänge zwischen 502 und 628 nm wird aufgezeichnet, sodass über die Hämoglobinabsorptionsspektren der Anteil des oxygenierten Hämoglobins berechnet werden kann.

Da das exakte Gewebevolumen und die absoluten Hämoglobinkonzentrationen nicht erfasst werden, kann der relative Hämoglobingehalt nur in willkürlichen Einheiten abgeleitet und somit eine Abschätzung der kapillären Durchblutung ermöglicht werden. Zur Erfassung der Information über die heterogene Regulation des intrakapillären Blutflusses zeichnet man etwa 1000 Messungen an verschiedenen Stellen der Mukosa auf. Von diesen Daten wird zweierlei abgeleitet: der mittlere intrakapilläre HbO_2 und Histogramme der HbO_2-Häufigkeitsverteilung. Die HbO_2-Verteilung dient als Spiegel der intrakapillären Heterogenität.

Obwohl die Remissionsspektrophotometrie auch bereits klinisch zur Messung der Leberdurchblutung eingesetzt wurde, gibt es keine validen Daten zur Genauigkeit des Verfahrens. Es zeigte sich bislang ein erniedrigter mittlerer gastraler und duodenaler mukosaler intrakapillärer HbO_2 bei Patienten mit schwerer Sepsis (im Mittel HbO_2 von 48 %) und nach Koronarbypasschirurgie (im Mittel HbO_2 von 60 %) im Vergleich zu gesunden Individuen (im Mittel HbO_2 von 76 %). Im Gegensatz zu Patienten mit einer schweren Sepsis konnte bei herzchirurgischen Patienten eine Normalisierung der Werte unter Dopexamingabe (2 µg/kg KG/min) erzielt werden [18]. Trotz der vielversprechenden Ergebnisse bleiben eine Reihe von Limitationen des Systems. Zum einen können biologische Pigmente wie z. B. Melanin oder Bilirubin mit der Messung interferieren. Zudem müssen, wie bereits bei der Laser-Dopplerflussmessung erwähnt, Bewegungsartefakte vermieden werden. Außerdem kann der ausgeübte Druck auf die Messstelle den mikrokapillären Blutfluss und damit die Erfassung des HbO_2 beeinflussen.

20.4.4 Lebervenenkathetertechnik

Im Jahre 1945 führte Bradley die Messung der Leber- und Splanchnikusdurchblutung mit Hilfe eines Lebervenenkatheters ein. Bei diesem Verfahren wird bettseitig unter röntgenologischer Kontrolle ein Katheter, in der Regel von einer zentralen Vene aus (V. jugularis interna, V. femoralis), in der rechten Lebervene platziert. Ein kontinuierliches Druckmonitoring ist obligatorisch, um eine Wedge-Position der Katheterspitze und einen Leberinfarkt zu vermeiden.

❗ **Die Leber- und Splanchnikusdurchblutung wird aus der hepatischen Aufnahme von Substanzen bestimmt, die sich im Plasma verteilen und ausschließlich in der Leber metabolisiert werden. Sowohl das Fick-Prinzip als auch die Plasma-Clearance können herangezogen werden.**

Die kombinierte Erfassung der Leber- und der Splanchnikusdurchblutung mittels arterieller und lebervenöser Blutproben erlaubt zudem die Bestimmung von regionalen Sauerstofftransportvariablen und metabolischer Aktivitäten (Glukose, Laktat). Die Lebervenenkatheterisierung mit Erfassung der lebervenösen Sauerstoffsättigung hat sich als hilfreiches Instrument in der Intensivmedizin

erwiesen, insbesondere wenn eine kontinuierliche Messung mittels Fiberoptikkatheter erfolgt. Bei der Erstbeschreibung wurde die »Steady-state«-Technik verwendet. Hierbei wird Indocyaningrün (ICG) nach einer Initialdosis kontinuierlich mit einer festen Rate verabreicht [19]. Nach Erreichen eines Fließgleichgewichts werden parallel arterielle und lebervenöse Blutproben zur Quantifizierung der ICG-Konzentrationen entnommen. Die Bestimmung erfolgt spektrophotometrisch bei einer Wellenlänge von 805 nm. Im »steady state« der ICG-Konzentrationen lassen sich Leber- und Splanchnikusdurchblutung berechnen:

$$Q_{SPL} = ([ICG]_{art} - [ICG]_{hepven}) \times (1 - HK)$$

Dabei ist Q_{SPL} die Leber- und Splanchnikusdurchblutung, $[ICG]_{art}$ bzw. $[ICG]_{hepven}$ die arterielle bzw. lebervenöse ICG-Konzentration und HK der Hämatokrit.

Es ist zu berücksichtigen, dass die hepatische ICG-Extraktion bei verschiedenen Krankheitsbildern sehr unterschiedlich sein kann (15–95 %). Auch kann die ICG-Extraktion intraindividuell infolge therapeutischer Interventionen (z. B. Dobutamingabe) variieren. Eine Alternative zur relativ aufwändigen »Steady-state«-Methode besteht in der Bolus-ICG-Clearance-Technik. Hier werden nach i. v. Injektion von ICG arterielle und korrespondierende lebervenöse Blutproben in engen Zeitabständen entnommen. Die Leber- und Splanchnikusdurchblutung wird folgendermaßen berechnet:

$$Q_{SPL} = \frac{\Delta \ln[ICG]_{art}}{\Delta t} \times \frac{V_{Blut}}{1 - [ICG]_{hepven}/[ICG]_{art}}$$

Dabei ist V_{Blut} das totale Blutvolumen aus der Extrapolation der arteriellen ICG-Konzentrationskurve zum Zeitpunkt »Null« und t die Zeit.

Bisherige Untersuchungen belegen eine insgesamt gute Übereinstimmung dieser Methode mit der »Steady-state«-Infusionstechnik (◘ Abb. 20.2).

❗ **Die Ergebnisse der Bolustechnik werden jedoch vielfach als weniger valide erachtet.**

Im Gegensatz zum »Steady-state«-Verfahren ist die Extrapolation der arteriellen ICG-Abklingkurve auf den Zeitpunkt »Null« eine zusätzliche Fehlerquelle. Auch muss beim Intervall zwischen korrespondierender arterieller und lebervenöser Blutprobe die Kompensation der hepatischen Transitzeit, die ungenau abzuschätzen ist, berücksichtigt werden. Letztlich wird diskutiert, dass zeitabhängige Änderungen der Clearance und eine ungenaue

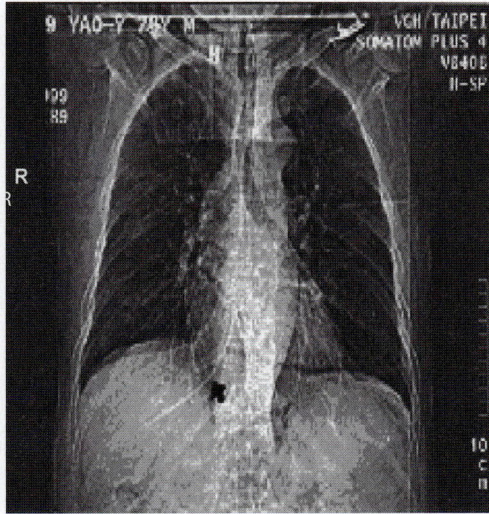

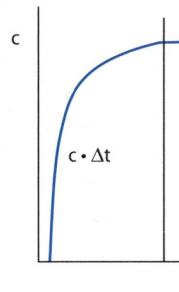

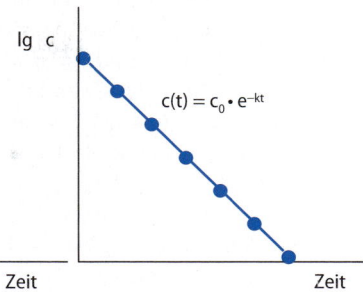

Infusionsmethode   Bolusmethode

c $\lg c$

$c(t) = c_0 \cdot e^{-kt}$

$c \cdot \Delta t$

Zeit   Zeit

$$Cl = \frac{m}{AUC} \qquad Cl = \frac{m}{AUC} = \frac{c_0 \cdot V_D}{c_0 \cdot 1/k} = k \cdot V_D$$

$$k = \frac{\ln 2}{AUC} \qquad V_D = \frac{m}{c_0}$$

a   b

◻ Abb. 20.2a, b. Lebervenenkathetertechnik. **a** Lebervenenkatheter in situ (*Pfeil*). **b** Schematische Darstellung der Grundlagen zur Messung der Leber- und Splanchnikusdurchblutung mittels Bolus- und kontinuierlicher Indocyaningrün-(ICG-)Infusionstechnik. *AUC* »area under the curve«, Fläche unter der Indikatorkonzentrations-Zeit-Kurve; *c* Konzentration; c_0 Indikatorkonzentration zum Zeitpunkt »Null«; *Cl* Clearance; *k* Konstante; *m* Masse des Indikators; *t* Zeit; V_D Verteilungsvolumen

Berechnung der hepatischen ICG-Extraktion in diesem Kontext eine Rolle spielen. Insbesondere Folgendes ist hier von Bedeutung: Die Validität der Bolusmethode ist entscheidend von einer konstanten Clearance und einer gleichmäßigen Extraktionsrate über die gesamte Leber in der Gegenwart sich rasch ändernder ICG-Blutkonzentrationen abhängig. Daher birgt die Bolusmethode im Vergleich zur »Steady-state«-Infusionstechnik zusätzliche Fehlerquellen.

Wie oben ausgeführt, ist die Durchblutungsmessung mittels Lebervenenkathetertechnik relativ aufwändig und somit unter klinischen Bedingungen nicht anwendbar.

❗ Nach Anlage eines Lebervenenkatheters kann die lebervenöse Sauerstoffsättigung jedoch unproblematisch gemessen werden und stellt somit einen klinisch attraktiven Parameter des regionalen Sauerstofftransports dar. Die lebervenöse Sauerstoffsättigung kann bereits für sich allein einen wichtigen Aufschluss im Rahmen des Monitorings des Leber- und Splanchnikusgebiets bei kritisch kranken Patienten geben.

Da die Leber- und Splanchnikussauerstoffextraktion physiologisch geringgradig höher ist als die systemische, liegt die lebervenöse Sauerstoffsättigung in der Regel unter der gemischtvenösen. Es gibt jedoch eine Reihe von Hinweisen darauf, dass sich die Differenz zwischen leber- und gemischtvenöser Sauerstoffsättigung im Rahmen von Leberchirurgie, Trauma und Sepsis ausgeprägt verändert. Festzuhalten bleibt daher, dass eine zuverlässige Vorhersage der lebervenösen Sauerstoffsättigung anhand der gemischtvenösen nicht möglich ist. Neben den prognostischen Eigenschaften der lebervenösen Sauerstoffsättigung kann ein kontinuierliches Monitoring anhand geeigeneter Fiberoptikkatheter hilfreiche Online-Informationen zur Überprüfung der Effekte unterschiedlichster therapeutischer Maßnahmen liefern [9].

Die Aussagekraft der lebervenösen Sauerstoffsättigung ist allerdings insofern begrenzt, als dass aufgrund der besonderen Rolle der Leber anhand des Sauerstoffaufnahme- und -angebotsverhältnisses keine genauen Rückschlüsse auf die metabolische Aktivität gezogen werden können. Trotz der Vorteile im Sinne eines Frühwarnsystems stellt die alleinige kontinuierliche Überwachung der lebervenösen Sauerstoffsättigung daher kein geeignetes Instrument zur Erfassung jeglicher Änderung der metabolischen Situation und des Energiehaushalts dar.

Es gibt mittlerweile eine Vielzahl von klinischen Studien zu den Effekten kreislaufwirksamer Medikamente auf die Leber- und Splanchnikusdurchblutung sowie die regionale O_2-Verfügbarkeit bei Patienten mit kardiogenem Schock, mit Sepsis und nach herzchirurgischen Eingriffen. Ein wesentliches Merkmal besteht darin, dass zwar die regionale Hämodynamik oftmals der systemischen folgt, spezifische Effekte von chirurgischem Stress, Trauma und anderem sich jedoch substanziell voneinander unterscheiden. Insbesondere die regionalen Effekte der Katecholamintherapie sind an dieser Stelle zu nennen.

> ❶ Letztlich erbrachten eigene Untersuchungen, dass bei kritisch kranken Patienten per se eine nicht an der globalen Hämodynamik ablesbare Variabilität der Leber- und Splanchnikusdurchblutung vorliegt [15].

Dies ist insofern von besonderem Interesse, als dass diese Variabilität in bisherigen Studien nicht berücksichtigt wurde und etwaige Änderungen jeweils auf die untersuchten Interventionen zurückgeführt wurden.

Zusammengefasst lässt sich festhalten, dass es derzeit nur wenige Verfahren gibt, welche die gesamte Leber- und Splanchnikusdurchblutung oder die Perfusion einzelner Organe im Gastrointestinaltrakt zu messen ermöglichen. Diese Verfahren werden bislang unverändert in der klinischen Forschung eingesetzt, wobei die bisherigen Daten zeigen, dass derartige Messungen für das Verständnis der regionalen Gewebedurchblutung und der Bewertung geeigneter therapeutischer Strategien notwendig sind.

20.4.5 Leberfunktionstests

Zur Beurteilung der Leberfunktion bei akuten oder chronischen Lebererkrankungen sowie bei Leberausfall im Rahmen eines Multiorgandysfunktionssyndroms oder leberchirurgischer Eingriffe werden bislang eine Vielzahl unterschiedlicher Testmethoden herangezogen, deren diagnostische und prognostische Wertigkeit kontrovers diskutiert wird. Traditionelle statische Tests wie die Aktivitätsbestimmung leberspezifischer Enzyme oder von Gerinnungsfaktoren sowie die Quantifizierung von Albumin oder Bilirubin stehen hierbei dynamischen Tests gegenüber, welche die Leberfunktion anhand ihrer Clearance-Leistung (z. B. ICG-Clearance), ihrer Fähigkeit zur Bildung von Metaboliten nach Verabreichung bestimmter Ausgangssubstanzen (z. B. ^{14}C-Aminopyrin- oder MEGX-Test; s. unten), ihrer Syntheseleistung (z. B. Aminosäuren-Clearance-Test) oder der Quantifizierung ihrer Eliminationskapazität (z. B. Galaktosetest) beurteilen [17].

Leberenzyme

Einige der in Leberzellen vorhandenen Enzyme werden im klinischen Alltag zur Beurteilung einer Leberzellschädigung herangezogen, indem ihre Aktivität im Plasma bestimmt wird. Vereinfacht lassen sich 2 Gruppen unterscheiden:

- Enzyme, die das Ausmaß hepatozellulärer Nekrosen widerspiegeln (z. B. Transaminasen)
- Enzyme, die primär eine Cholestase anzeigen:
  - alkalische Phosphatase (AP)
  - γ-Glutamyltranspeptidase (γ-GT)

Die Alaninaminotransferase (ALAT; früher: Glutamat-Pyruvat-Transaminase, GPT) und die Aspartataminotranferase (ASAT; früher: Glutamat-Oxalazetat-Transaminase, GOT) spielen eine wesentliche Rolle im Aminosäurenstoffwechsel, indem sie den reversiblen Transfer der α-Aminogruppe der jeweils entsprechenden Aminosäure zur α-Ketogruppe der Ketoglutarsäure katalysieren. Transaminasen kommen in unterschiedlicher Konzentration in verschiedenen Geweben vor und sind auch unter physiologischen Bedingungen im Serum nachweisbar.

> ❶ Hohe Konzentrationen der ALAT sind lediglich in der Leber anzutreffen. Dagegen weisen Herzmuskel, Niere, Gehirn, Pankreas, Lunge, Leukozyten und Erythrozyten ebenfalls hohe Konzentrationen der ASAT auf; diese hat daher eine geringere Spezifität zur Bewertung einer Leberzellschädigung.

In der Regel sind die Aktivitäten der Serumtransaminasen bei vielen verschiedenen Lebererkrankungen, z. B. akute oder chronische Hepatitiden, Zirrhose und Infektionen, erhöht. Aminotransferasen haben jedoch nur eine geringe Aussagekraft hinsichtlich der Prognose der zugrunde liegenden Lebererkrankung. Des Weiteren reflektiert die Aktivität der Serumtransaminasen nur unzureichend das Ausmaß der bestehenden Leberzellnekrose.

Neben den Transaminasen können auch die Glutamatdehydrogenase (GLDH) und andere Enzyme als Marker für hepatozelluläre Schädigungen herangezogen werden. Die GLDH ist im Besonderen für die Verlaufsbeurteilung einer perizentralen Leberschädigung geeignet. Die AP gehört zu einer Gruppe von Enzymen, welche die Hydrolyse organischer Phosphatester katalysiert; sie wird als Indikator der Cholestase genutzt. Mäßig erhöhte Serumaktivitäten finden sich bei akuten oder chronischen Hepatitiden, Leberzirrhose oder Malignomen der Leber. Die γ-GT katalysiert den Transfer einer γ-Glutamylgruppe von einem Peptid zu einem anderen oder zu einer L-Aminosäure und ist ebenfalls in vielen verschiedenen Geweben vorhanden. Auf zellulärer Ebene ist die γ-GT mit der Mikrosomenfraktion und der Plasmamembran assoziiert. Neben einem Anstieg der Serumaktivität der γ-GT bei Cholestase finden sich auch erhöhte Werte während einer Therapie mit antikonvulsiven Medikamenten oder bei chronischem Alkoholkonsum. Alkalische Phosphatase und γ-GT eignen sich zur Verlaufskontrolle bei Lebererkrankungen, die mit einer Cholestase einhergehen, wie beispielsweise der Verschlussikterus.

Quantifizierung der hepatozellulären Syntheseleistung

Neben der Bilirubinspiegelbestimmung und der Enzymdiagnostik werden im klinischen Alltag zusätzlich Parameter der Blutgerinnung (Prothrombinzeit, Thromboplastinzeit) und die Serumalbuminkonzentration zur Bewertung der hepatozellulären Syntheseleistung herangezogen. Diese Indikatoren charakterisieren das Ausmaß des Verlusts an funktioneller Leberzellmasse; eine verminderte Syntheseleistung äußert sich in einem Konzentrationsabfall der Gerinnungsfaktoren (kurzfristigster Marker: Faktor V) und des Antithrombins III. Bei progredienter Leberinsuffizienz kommt es zusätzlich zu einer Verminderung des Albumingehalts (Halbwertszeit 19 Tage). Ebenso kann die Serumaktivität der Cholinesterase (Halbwertszeit 10 Tage) vermindert sein. Viele Untersuchungen, in denen dynamische Leberfunktionstests mit den verschiedenen hier aufgeführten biochemischen Laborparametern korreliert wurden, ergaben, dass nur wenige der quantifizierten biochemischen Parameter eine prognostische Wertigkeit besitzen. Bei lebertransplantierten Patienten zeigte sich keine Korrelation von laborchemischen Tests und histologischen Abnormalitäten im transplantierten Organ. Hinsichtlich der Prognose vor Transplantation ergab sich eine deutliche Überlegenheit dynamischer Tests (ICG-PDR, MEGX-Test; s. unten) gegenüber statischen Testverfahren. Bei Patienten im septischen Schock erwiesen sich statische verglichen mit dynamischen Verfahren als weniger sensitiv zur Beurteilung einer hepatozellulären Dysfunktion. Dynamische Tests zur Beurteilung der Leberfunktion (Tab. 20.2) beruhen prinzipiell auf der Fähigkeit der Leber, bestimmte Ausgangssubstanzen zu metabolisieren und/oder zu eliminieren. Dynamische Tests besitzen damit gegenüber statischen Tests den Vorteil, direkt den aktuellen funktionellen Status der Leber zum Zeitpunkt der Bestimmung zu quantifizieren. Der Stellenwert der statischen Parameter ergibt sich aus der Einfachheit ihrer Bestimmung und den im Vergleich äußerst geringen Kosten.

 Tab. 20.2. Leberfunktionstests

Testart	Test	Aussage
Statische Tests	Aktivitätsbestimmung von ALAT und ASAT	Hepatozelluläre Integrität
	Aktivitätsbestimmung von γ-GT und AP	Cholestase
	Bestimmung der Bilirubinkonzentration	Exkretionsleistung
	Messung der Spiegel der Gerinnungsfaktoren	Syntheseleistung
	Bestimmung der Albuminkonzentration	Syntheseleistung
Dynamische Tests	ICG-PDR	Clearance-Leistung
	MEGX-Test	Metabolisierungskapazität
	Aminosäuren-Clearance	Syntheseleistung

ALAT Alaninaminotransferase; *AP* alkalische Phosphatase; *ASAT* Aspartataminotranferase; *ICG-PDR* Indocyaningrünplasmaverschwinderate; *MEGX* Monoethylglyzinxylidid

Indocyaningrünplasmaverschwinderate (ICG-PDR)

Indocyaningrün (ICG), nunmehr seit fast 50 Jahren klinisch eingesetzt, ist ein wasserlösliches Tricarbonzyanin, das in Blut und Plasma stabil ist. Nach i. v. Injektion bindet ICG unmittelbar und komplett an Plasmaproteine, d. h. insbesondere an Albumin und α_1-Lipoproteine. ICG wird nicht metabolisiert und nahezu ausschließlich durch die Leber in die Galle ausgeschieden, wobei ein enterohepatischer Kreislauf nicht vorhanden ist. Die Elimination der Substanz erfolgt in Abhängigkeit von Leberdurchblutung, leberzellulärer Aufnahme und biliärer Exkretion. Physiologisch werden mehr als 50 % des ICG im Rahmen der ersten Leberpassage eliminiert. Nach i. v. Gabe von 0,1–0,3 mg/kg KG erscheint ICG bei gesunden Probanden nach ungefähr 8 min in der Galle und erreicht die maximale Konzentration nach 90–120 min. ICG verfügt über fluoreszierende Eigenschaften und ist ein streng im Infrarotbereich lichtabsorbierendes Agens mit einem Absorptionsmaximum bei 805 nm, an dem die ICG-Konzentration photometrisch quantifiziert werden kann. Nebenwirkungen nach i. v. Verabreichung sind sehr selten. Allergische Reaktionen werden mit einer Inzidenz von etwa 1 : 40.000 angegeben.

> ❗ **Die Messung der Verschwinderate (»plasma disappearance rate«, PDR) von ICG (ICG-PDR; Einheit: %/min) benötigt keinen lebervenösen Zugang und kann heutzutage nichtinvasiv mit Hilfe eines auf der Pulsoxymetrie beruhenden Systems transkutan erfasst werden.**

Beruhend auf dem monoexponentiellen Abfall der ICG-Konzentration beschreibt die ICG-PDR, welcher Anteil des initialen ICG pro Zeiteinheit aus dem zirkulierenden Blut verschwindet:

$$ICG\text{-}PDR = 100 \cdot \frac{\ln 2}{t_{1/2}}$$

Dabei ist $t_{1/2}$ die Halbwertszeit.

Allerdings ist die ICG-PDR vom totalen Blutvolumen (TBV) abhängig und kann auch bei konstanter hepatischer Extraktion variabel sein, sodass vielfach die ICG-Clearance (in ml/min) als überlegen angesehen wird:

$$ICG\text{--}Clearance = TBV \cdot ICG\text{-}PDR$$

Die ICG-PDR ist nicht identisch mit der ICG-Clearance, da sie nicht das Verteilungsvolumen berücksichtigt, doch belegen eigene Daten eine sehr enge Korrelation zwischen beiden Variablen [20].

Seit vielen Jahren ist bekannt, dass die ICG-PDR bei kritisch kranken Patienten ein prognostischer Marker ist. Für Überlebende wurde eine signifikant höhere ICG-PDR (im Mittel 11,1 %/min) als für Nichtüberlebende (4,8 %/min) beschrieben. Zudem gibt es Daten darüber, dass die ICG-PDR der Serumbilirubinkonzentration, welche unverändert als Bestandteil in intensivmedizinischen Scoring-Systemen zur Beschreibung der Leberfunktion zugrunde gelegt wird, in der Abschätzung der Prognose überlegen ist. Eigene Ergebnisse zeigen, dass die ICG-PDR innerhalb der ersten 24 h nach Aufnahme auf der Intensivstation im Vergleich zu komplexen intensivmedizinischen Scoring-Systemen (APACHE-II- und SAPS-II-Score) gleich gut bzw. sogar besser zur Prognoseabschätzung geeignet ist [16]. Jüngst konnte gezeigt werden, dass eine ICG-PDR von <5 %/min nach 120-stündiger Intensivbehandlung mit einer infausten Prognose in Verbindung zu bringen ist [10]. Demnach ist die ICG-PDR ein früher und sensitiver Marker zur Erkennung einer Leberfunktionsstörung bei Patienten mit Trauma oder Schock.

Ein wesentlicher Nachteil der ICG-PDR besteht darin, dass die hepatische ICG-Extraktion nicht erfasst wird und daher eine Bestimmung der Durchblutung als solche nicht möglich ist. Der große Vorteil der ICG-PDR, den diesen Parameter für die klinische Nutzung so attraktiv macht, beruht auf der Möglichkeit der nichtinvaisven (transkutanen) und bettseitigen Messung.

Monoethylglyzinxylidid-(MEGX-)Test

Dieser Test zur Beschreibung der Leberzellfunktion beruht auf dem Metabolismus des Lokalanästhetikums Lidocain. Wie auch andere Aminoethylamide wird Lidocain durch Zytochrom P_{450} 3A zu Monoethylglyzinxylidid (MEGX) de-ethyliert, d. h. über einen leberspezifischen Umbau, der in den perivenösen Hepatozyten lokalisiert ist. Klinisch wird 1 mg Lidocain/kg KG i. v. verabreicht und die MEGX-Plasmakonzentration unmittelbar vor und genau 15 min nach der Injektion gemessen. Bei gesunden Freiwilligen wurde eine mittlere MEGX-Konzentration von 75–100 mg/l (Bereich: 50–150 mg/l) gefunden; Werte unter 25 mg/l sind ein eindeutiger Hinweis auf eine schwere Leberdysfunktion [12]. Der MEGX-Test im Rahmen therapeutischer Maßnahmen scheint mit gleichgerichteten Veränderungen von pH_i und ICG-PDR einherzugehen. Zusammen mit dem pH_i wurden für den MEGX-Test die höchste Sensitivität und die höchste Spezifität zur Feststellung einer Leberdysfunktion nach Trauma, bei

Sepsis und generell bei kritisch kranken Patienten beobachtet. Im Vergleich zu Überlebenden zeigte sich bei den Nichtüberlebenden ein Abfall der MEGX-Konzentration innerhalb der ersten 3 Tage nach Aufnahme auf die Intensivstation. Eine niedrige MEGX-Konzentration konnte eindeutig mit einer ungünstigen Prognose und einer ausgeprägten inflammatorischen Anrtwort in der frühen Sepsisphase in Verbindung gebracht werden.

Der MEGX-Test zur Bewertung der Leberzellfunktion ist allerdings insofern eingeschränkt zu betrachten, als dass die Extraktion des Lidocains auch von der Leberdurchblutung abhängt. Wie auch für die Durchführung der ICG-PDR von Bedeutung, kann die MEGX-Bildung bei kritisch kranken Patienten sehr variabel sein; Änderungen der Leberdurchblutung oder von Sauerstofftransportvariablen können jedoch nicht zuverlässig anhand der MEGX-Konzentration abgelesen werden. Darüber hinaus können die Ergebnisse aufgrund der Lokalisation des Metabolismus in der perivenösen Region sowie wegen unterschiedlicher intrahepatischer Kompartimente deutlich von anderen Tests differieren.

Intraperitoneale Mikrodialyse

Die Mikrodialyse ist eine Technik, bei der die Konzentrationen niedermolekularer Moleküle als Indikatoren der lokalen Durchblutung und Oxygenierung gemessen werden. Über einen Mikrokatheter fließt ein Trägermedium durch das Gewebe, und über eine diffusible Membran können niedermolekulare Substanzen in die Dialyseflüssigkeit übertreten und darin gemessen werden. Ein wesentlicher Parameter der Durchblutung stellt das Laktat dar, wobei zur Interpretation in der Regel zudem Glukose und Pyruvat miterfasst werden (◘ Abb. 20.3). Experimentell konnte im Modell der Aortenabklemmung ein Zusammenhang zwischen der luminalen Laktatkonzentration und der gesteigerten Darmpermeabilität gefunden werden. Das Verfahren kann zur frühen Erfassung einer intestinalen Ischämie hilfreich sein [8]. Für den klinischen Einsatz ist ein Zugang zum Peritoneum notwendig, um die Sonde entsprechend zu platzieren, was am ehesten im Rahmen einer Laparotomie erfolgen kann.

Weitere Untersuchungen zur Validierung des Verfahrens sind zukünftig notwendig, um den klinischen Stellenwert genau zu definieren. Insgesamt betrachtet wird das Verfahren jedoch unverändert nicht in der klinischen Routine, sondern im Rahmen wissenschaftlicher Untersuchungen eingesetzt.

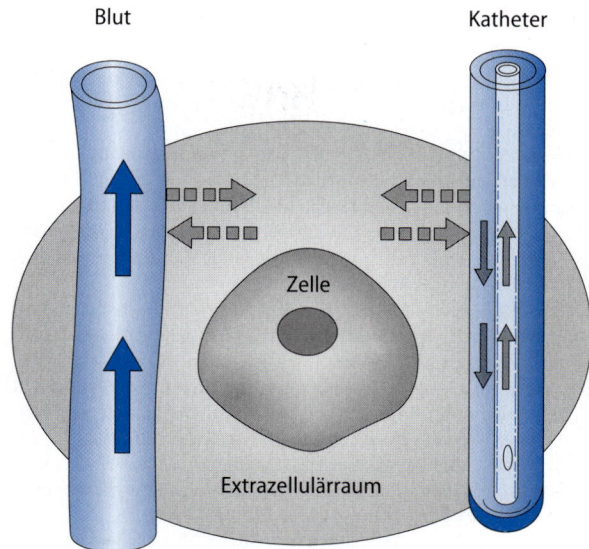

◘ **Abb. 20.3.** Prinzip der Mikrodialyse

Fazit

Aufgrund des Zusammenhangs zwischen Darmischämie und Entstehung von Sepsis und Multiorganversagen besteht eine wesentliche klinische Aufgabe in der Prävention dieser Entwicklung. Neben der Therapie kardiopulmonaler Störungen sollte auch der Hepato-Splanchnikus-Trakt engmaschig überwacht werden, da davon auszugehen ist, dass eine anhaltende Hypoxie bzw. Minderperfusion dieses Organsystems den klinischen Verlauf entscheidend beeinflussen kann. Die derzeitigen klinischen Möglichkeiten zur Überwachung des Hepato-Splanchnikus-Trakts sind allerdings recht begrenzt. Die gastrointestinale Tonometrie weist zwar methodische Schwierigkeiten auf, hat aber die Charakteristiken eines wenig invasiven Online-Überwachungsverfahrens. Trotz bestehender prinzipieller Probleme bei der Interpretation der Messwerte scheint die gastrale Tonometrie ein geeignetes Verfahren zu sein, um Hochrisikopatienten zu identifizieren und plötzliche Verschlechterungen der Splanchnikusdurchblutung frühzeitig zu erkennen. Der Lebervenenkatheter zur Erfassung der lebervenösen Sauerstoffsättigung bzw. Messung der absoluten Leber- und Splanchnikusdurchblutung ist invasiv und stellt kein klinisches Routineinstrument dar. Allenfalls mit der Indocyaningrünplasmaverschwinderate, die heutzutage bettseitig und nichtinvasiv gemessen werden kann, steht zurzeit ein klinisch attraktives Verfahren zur Verfügung.

Literatur

1. Dahn MS, Lange MP, Jacobs LA (1988) Central mixed and splanchnic venous oxygen saturation monitoring. Intensive Care Med 14: 373–378

2. Deitch EA (1992) Multiple organ failure. Pathophysiology and potential future therapy. Ann Surg 216: 117–134

3. Gomersall CD, Joynt GM, Freebairn RC, Hung V, Buckley TA, Oh TE (2000) Resuscitation of critically ill patients based on the results of gastric tonometry: a prospective, randomized, controlled trial. Crit Care Med 28: 607614

4. Gutierrez G, Palizas F, Doglio G et al. (1992) Gastric intramucosal pH as a therapeutic index of tissue oxygenation in critically ill patients. Lancet 339: 195–199

5. Hannemann L, Meier-Hellmann A, Specht M, Spies C, Reinhart K (1993) O_2-Angebot, O_2-Verbrauch und Mucosa pH-Wert des Magens. Indikatoren der Gewebeoxygenierung. Anaesthesist 42: 11–14

6. Hayes MA, Timmins AC, Yau EHS, Palazzo M, Hinds CJ, Watson D (1994) Elevation of systemic oxygen delivery in the treatment of critically ill patients. N Engl J Med 330: 1717–1722

7. Heinonen PO, Jousela IT, Blomqvist KA, Olkkola KT, Takkunen OS (1997) Validation of air tonometric measurement of gastric regional concentrations of CO_2 in critically ill septic patients. Intensive Care Med 23: 524–529

8. Jansson K, Ungerstedt J, Jonsson T et al. (2003) Human intraperitoneal microdialysis: increased lactate/pyruvate ratio suggests early visceral ischaemia. A pilot study. Scand J Gastroenterol 38: 1007–1011

9. Kainuma M, Nakashima K, Sakuma I et al. (1992) Hepatic venous hemoglobin oxygen saturation predicts liver dysfunction after hepatectomy. Anesthesiology 76: 379–386

10. Kimura S, Yoshioka T, Shibuya M, Sakano T, Tanaka R, Matsuyama S (2001) Indocyanine green elimination rate detects hepatocellular dysfunction early in septic shock and correlates with survival. Crit Care Med 129: 1159–1163

11. Kompan L, Kremzar B, Gadzijev E, Prosek M (1999) Effects of early enteral nutrition on intestinal permeability and the development of multiple organ failure after multiple injury. Intensive Care Med 25: 157–161

12. Oellerich M, Burdelski M, Ringe B et al. (1989) Lidocaine metabolite formation as a measure of pre-transplant liver function. Lancet 1: 640–642

13. Oudemans-van Straaten HM, van der Voort PJ, Hoek FJ, Bosman RJ, van der Spoel JI, Zandstra DF (2002) Pitfalls in gastrointestinal permeability measurement in ICU patients with multiple organ failure using differential sugar absorption. Intensive Care Med 28: 130–138

14. Pargger H, Hampl KF, Christen P, Staender S, Scheidegger D (1998) Gastric intramucosal pH-guided therapy in patients after elective repair of infrarenal abdominal aortic aneurysms: Is it beneficial? Intensive Care Med 24: 769–776

15. Sakka SG, Reinhart K, Wegscheider K, Meier-Hellmann A (2001) Variability of splanchnic blood flow in patients with sepsis. Intensive Care Med 27: 1281–1287

16. Sakka SG, Reinhart K, Meier-Hellmann A (2002) Prognostic value of the indocyanine green plasma disappearance rate in critically ill patients. Chest 122: 1715–1720

17. Sakka SG (2007) Assessing liver function. Curr Opin Crit Care 13: 207–214

18. Temmesfeld-Wollbruck B, Szalay A, Mayer K, Olschewski H, Seeger W, Grimminger F (1998) Abnormalities of gastric mucosal oxygenation in septic shock: partial responsiveness to dopamine. Am J Respir Crit Care Med 157: 1586–1592

19. Uusaro A, Ruokonen E, Takala J (1995) Estimation of splanchnic blood flow by the Fick principle in man and problems in the use of indocyanine green. Cardiovasc Res 30: 106–112

20. Sakka SG, van Hont N (2006) Relation between indocyanine free (ICG) plasma disappearance rate and ICG blood clearance in critically ill patients. Intensive Care Med 32: 766–769

Relaxometrie

T. Fuchs-Buder

21.1   Physiologische Voraussetzungen

21.1.1   Nervenstimulation

Die Relaxometrie beurteilt die muskuläre Antwort auf die elektrische Stimulation des entsprechenden motorischen Nervs.

> ❗ **Während die Reaktion einer einzelnen Muskelfaser auf diese Stimulation dem »Alles-oder-Nichts-Prinzip« folgt, hängt das Ausmaß der Reizantwort des Muskels von der Gesamtzahl der aktivierten Muskelfasern ab**

Um intraoperativ unterschiedliche Reizantworten miteinander vergleichen zu können – und so das Ausmaß der neuromuskulären Blockade zu beurteilen –, muss bei jeder Nervenstimulation eine vergleichbare Anzahl von Muskelfasern des entsprechenden Testmuskels stimuliert werden. In der klinischen Praxis wird dies sichergestellt, indem man durch die elektrische Stimulation möglichst alle Muskelfasern aktiviert und so die jeweils maximal mögliche Muskelantwort auslöst. Nach Gabe des Muskelrelaxans nimmt dann die Reizantwort des Muskels parallel zur Zahl der blockierten Muskelfasern ab. Bei gleich bleibender Stimulation des motorischen Nervs spiegelt die Reduktion der Reizantwort des Muskels das Ausmaß der neuromuskulären Blockade wider.

> ❗ **Es gilt jedoch zu beachten, dass intraoperativ verschiedene Faktoren die elektrische Stimulation und somit die Intensität der nachfolgenden Muskelantwort beeinflussen können. So führen anästhetikainduzierte Änderungen des Gefäßtonus sowie Änderungen der Hauttemperatur zu Veränderungen des Hautwiderstandes. Zusätzlich kann sich durch Lageänderungen des Messarms der Abstand der Stimulationselektrode zum stimulierenden Nerv ändern. Um diese Einflüsse zu vermeiden, muss der Nerv supramaximal stimuliert werden.**

Supramaximale Stimulation bedeutet, dass der Reiz mit einer größeren Stromstärke gesetzt wird, als es eigentlich notwendig wäre, um alle Muskelfasern zu aktivieren [1]. Einige wenige Nervenstimulatoren ermitteln während des Kalibrationsvorgangs automatisch die zur supramaximalen Stimulation notwendige Stromstärke. Bei der Mehrzahl der zur Anwendung kommenden Nervenstimulatoren muss die Stromstärke manuell eingestellt werden; üblicherweise werden dazu 60 mA gewählt. Da die supramaximale Nervenstimulation schmerzhaft sein kann, sollte sie nur beim anästhesierten Patienten durchgeführt werden.

21.1.2   Testmuskel

Es gilt bei der Anwendung des neuromuskulären Monitorings zu beachten, dass sich die Wirkung von Muskelrelaxanzien an verschiedenen Muskelgruppen z. T. erheblich unterscheidet [2]. Die Anschlagszeit hängt ganz wesentlich von der Muskeldurchblutung ab; sie ist bei der peripheren Muskulatur länger als beim Zwerchfell, beim Larynx oder bei der Gesichtsmuskulatur. Das Ausmaß der Muskelrelaxation hängt von der Zusammensetzung des Muskels ab, d. h. dem Anteil der langsamen (Typ-1-) und der schnellen (Typ-2-)Muskelfasern, außerdem von der Anzahl der Nervenfasern pro Motoreinheit. Die neuromuskuläre Erholung wiederum hängt im Wesentlichen von der Durchblutung, der Zahl der Nervenfasern pro Motoreinheit und der Rezeptoraffinität ab und erfolgt deshalb in der peripheren Muskulatur langsamer als in der zentralen.

M. adductor pollicis

Dieser Muskel ist intraoperativ leicht zugänglich. Darüber hinaus ist an diesem Muskel die Messung der neuromuskulären Blockade besonders einfach durchzuführen. Im klinischen Alltag hat sich deshalb die Stimulation des N. ulnaris mit nachfolgender Erfassung der Reizantwort am M. adductor pollicis als Goldstandard etabliert.

> ❗ **Dabei gilt zu bedenken, dass die am M. adductor pollicis gemessene neuromuskuläre Blockade nicht die Muskelrelaxation anderer Muskeln widerspiegelt, die beispielsweise die Intubations- oder Operationsbedingungen beeinflussen oder für das Freihalten der oberen Atemwege verantwortlich sind (◻ Abb. 21.1).**

Alternativ zum N. ulnaris kann an der unteren Extremität auch der N. tibialis posterior mit der Großzehenflexion als entsprechende Reizantwort stimuliert werden.

M. orbicularis oculi und Larynxmuskulatur

Diese Muskelgruppen weisen eine geringere Empfindlichkeit gegenüber Muskelrelaxanzien auf als der M. adductor

- Pharyngeale Muskulatur

empfindlich

- M. masseter

- M. genioglossus

- **M. adductor pollicis**

- Abdominalmuskulatur

- Stimmbandmuskulatur

- M. orbicularis oculi

- Diaphragma

unempfindlich

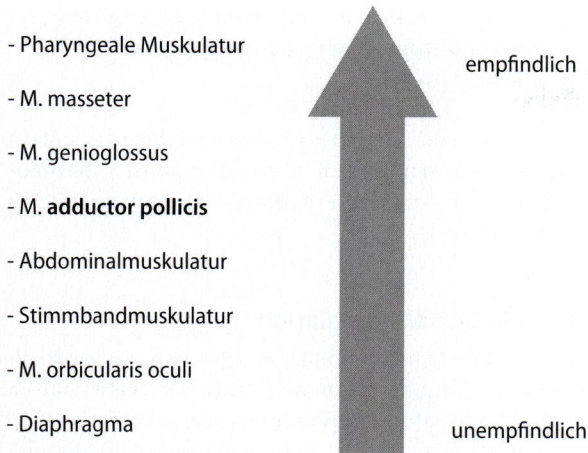

■ **Abb. 21.1.** Verschiedene Muskelgruppen weisen eine unterschiedliche Empfindlichkeit gegenüber Relaxanzien auf.

pollicis. Der Verlauf der neuromuskulären Blockaden entspricht hier weitgehend derjenigen des Zwerchfells. Insbesondere der Stimulation des N. facialis mit nachfolgender Reizantwort des M. orbicularis oculi wurde in der Vergangenheit eine gewisse Bedeutung beigemessen, da der Verlauf der neuromuskulären Blockade an diesem Muskel weitgehend mit dem an Zwerchfell und Stimmbandadduktoren übereinstimmt. Diese Nerv-Muskel-Einheit scheint somit besonders geeignet, um den optimalen Intubationszeitpunkt festzulegen. Im klinischen Alltag erweist sich diese Stimulation jedoch als technisch schwierig und sehr artefaktanfällig.

Zwerchfell

Das Zwerchfell weist die geringste Empfindlichkeit gegenüber Muskelrelaxanzien (depolarisierende und nichtdepolarisierende Relaxanzien) auf. Verglichen mit dem M. adductor pollicis ist zur vollständigen neuromuskulären Blockade des Zwerchfells die 1,5- bis 2fache Dosis des Muskelrelaxans erforderlich. Dabei setzt die Wirkung des Muskelrelaxans am Zwerchfell bis zu 60 s früher ein als am M. adductor pollicis. Wirkdauer und neuromuskuläre Erholung hingegen sind um bis zu 20–30 % kürzer.

M. geniohyoideus und M. masseter

Beiden Muskelgruppen kommt große Bedeutung für das Offenhalten der Atemwege zu. Ihre ausreichende

neuromuskuläre Erholung ist deshalb besonders in der unmittelbar postoperativen Phase von großer klinischer Bedeutung. Beide Muskelgruppen sind empfindlicher gegenüber Relaxanzien als der M. adductor pollicis.

❗ **Entsprechend lässt sich bei ausreichender neuromuskulärer Erholung des M. adductor pollicis nicht selbstverständlich auf eine ausreichende Erholung des M. geniohyoideus und des M. masseter schließen und somit auch nicht auf die überaus bedeutsame Fähigkeit, unmittelbar postoperativ die Atemwege offen halten zu können.**

21.1.3 Nichtdepolarisationsblock und Depolarisationsblock

Die nach Verwendung nichtdepolarisierender Muskelrelaxanzien beobachtete neuromuskuläre Blockade ist durch eine Abschwächung der Reizantwort nach tetanischer Stimulation bzw. nach einer Vierfachreizung (»train of four«) charakterisiert (»fading«). Des Weiteren zeichnet sich der Nichtdepolarisationsblock durch die sog. posttetanische Fazilitation aus – nach einer tetanischen Reizung kann kurzfristig eine deutlichere Reizantwort als zuvor beobachtet werden. Es wird davon ausgegangen, dass eine verstärkte präsynaptische Freisetzung von Acetylcholin mit nachfolgender Zunahme der Acetylcholinkonzentration an der motorischen Endplatte die Ursache für dieses Phänomen ist. Dadurch verändert sich kurzfristig das Verhältnis von Acetylcholin und nichtdepolarisierendem Muskelrelaxans zugunsten des Acetylcholins. Aufgrund des kompetitiven Wirkmechanismus nichtdepolarisierender Muskelrelaxanzien führt dies zu einer vorübergehenden Abschwächung der neuromuskulären Blockade und somit zu einer Verstärkung der Reizantwort.

❗ **Der Umfang dieser posttetanischen Fazilitation hängt von der Dauer und der Intensität der tetanischen Stimulation ab. Nach 5-sekündiger Stimulation mit 50 Hz beträgt sie etwa 3 min. Dies ist bei nachfolgenden Stimulationen zu beachten.**

Beim Depolarisationsblock nach Verwendung von Succinylcholin kommt es zu keinem »fading«. Nach »Train-of-four«-(TOF-)Stimulation sind vielmehr alle 4 Reizantworten im gleichen Umfang abgeschwächt. Die TOF-Ratio beträgt deshalb unabhängig von Ausmaß der Muskelrelaxation immer 1.

21

! **Die TOF-Ratio ist folglich nicht geeignet, die neu-romuskuläre Erholung nach Gabe von Succinyl-cholin zu beurteilen.**

Darüber hinaus tritt beim Depolarisationsblock auch keine posttetanische Fazilitation ein.

21.2 Technische Voraussetzungen

21.2.1 Stimulationsmuster

Einzelreize (»single twitch«)

Im klinischen Alltag kommt diesem Stimulationsmuster lediglich als eine Komponente des TOF bzw. des »post-tetanic count« (s. unten) Bedeutung zu.

»Train of four« (TOF)

Die »Train-of-four«-(TOF-)Stimulation (Vierfachreizung) ist das am häufigsten angewandte Stimulationsmuster. Es handelt es sich dabei um 4 Einzelreize, die im Abstand von 0,5 s appliziert werden [3]. Vom Untersucher wird jede der 4 Reizantworten einzeln wahrgenommen. Die TOF-Stimulation erlaubt sowohl die Beurteilung des Wirkungseintritts und des intraoperativen Verlaufs der Muskelblockade als auch der neuromuskulären Erholung. Beim Wirkungseintritt nichtdepolarisierender Muskelre-laxanzien kommt es – beginnnend mit der 4. Reizantwort (T_4) – zu einer fortschreitenden »Ermüdung« aller 4 Rei-zantworten und schließlich zu deren vollständigem Erlö-schen. Intraoperativ lässt sich das Ausmaß der neuromus-kulären Blockade durch Abzählen der 4 Reizantworten abschätzen. Werden noch 1–2 Antworten der Viererserie wahrgenommen, ist die Relaxation für die Mehrzahl der chirurgischen Eingriffe ausreichend. Sind hingegen alle 4 Reizantworten wieder wahrnehmbar, kann das Ausmaß der neuromuskulären Erholung durch das Verhältnis der vierten zur ersten Antwort abgeschätzt werden (T_4/T_1); dem Verhältnis T_3/T_2 kommt in diesem Zusammenhang keine Bedeutung mehr zu. Man bezeichnet ersteren Quo-tienten auch als TOF-Ratio.

! **Bei taktiler oder visueller Beurteilung der Rei-zantwort werden bereits ab einer TOF-Ratio von 0,4–0,5 alle 4 Reizantworten vom Beobachter als gleich intensiv wahrgenommen [4]. Dies schränkt den Stellenwert der TOF-Stimulation bei taktiler**

oder visueller Beurteilung deutlich ein und führt zu einer Überschätzung der neuromuskulären Er-holung.

Lediglich durch quantitative Messverfahren (s. unten) können auch mit diesem Stimulationsmuster Restblo-ckaden jenseits einer TOF-Ratio von 0,5 noch zuverlässig erkannt werden.

»Double-burst«-Stimulation

Die »Double-burst«-Stimulation setzt sich aus zwei 50-Hz-Salven (»burst«) zusammen. Jede der beiden Salven wird als eine Muskelkontraktion wahrgenommen. Das Ermüdungsphänomen ist nach »Double-burst«-Stimula-tion deutlich ausgeprägter als nach TOF-Stimulation. Da-durch ermöglicht die »Double-burst«-Stimulation auch noch die taktile oder visuelle zuverlässige Erkennung von Restblockaden entsprechend einer TOF-Ratio von 0,6 [4]. Restblockaden jenseits dieses Grenzwertes sind jedoch auch mit der »Double-burst«-Stimulation nicht mehr wahrnehmbar.

Tetanischer Reiz

Beim tetanischen Reiz wird mit einer hohen Frequenz (50–100 Hz) stimuliert; die Stimulationsdauer beträgt üblicherweise 5 s. Dabei verschmelzen die Einzelreizant-worten miteinander, sodass vom Untersucher lediglich eine kontinuierliche Muskelkontraktion wahrgenommen wird. Initial kommt es zur Zunahme der Muskelkraft, daran schließt sich ein deutliches Ermüdungsphänomen an. Mit steigender Frequenz der tetanischen Reizung wird die Muskelermüdung ausgeprägter, sodass auch mi-nimale neuromuskuläre Restblockaden noch erkennbar sind. Wegen der posttetanischen Fazilitation sollte man nach einer tetanischen Reizung 5–10 min warten, bevor erneut stimuliert wird. Diese Stimulationsform erlaubt somit keine kontinuierliche Überwachung der neuromus-kulären Erholung, vielmehr sollte die tetanische Reizung nur punktuell eingesetzt werden. Die geringe Spezifität schränkt die Aussagekraft dieses Tests weiter ein. So zeigt selbst nach vollständiger neuromuskulärer Erholung le-diglich die Hälfte aller Patienten auch tatsächlich kein Ermüdungsphänomen mehr nach tetanischer Reizung [5]. Darüber hinaus ist dieses Stimulationsmuster sehr schmerzhaft und sollte daher nur beim anästhesierten Patienten angewendet werden.

Als neuromuskuläre Sicherheitsreserve bezeichnet man den Anteil derjenigen Acetylcholinrezeptoren an der motorischen Endplatte, der mit Muskelrelaxans besetzt sein muss, bevor erste Zeichen einer neuromuskulären Blockade erkennbar sind. Dieser Anteil beträgt etwa 70–75 %. Daraus ergibt sich, dass bereits bei lediglich 25–30 % freien Rezeptoren (d. h. mindestens 70 % der Rezeptoren sind noch mit Muskelrelaxans besetzt) neuromuskuläre Restblockaden weder mit den üblichen Stimulationsmustern noch mit klinischen Zeichen nachweisbar sind.

> **!** In dieser Situation kann jedoch bereits die geringste Verschiebung des Verhältnisses von Acetylcholin zu Muskelrelaxans an der motorischen Endplatte erneut zu einer klinisch manifesten Muskelblockade führen [11].

Neuromuskuläres Monitoring sollte deshalb nicht nur zuverlässig Restblockaden erkennen, sondern auch eine Aussage über das Ausmaß der neuromuskulären Sicherheitsreserve erlauben. Dies ist derzeit lediglich mit der tetanischen Reizung (100-Hz-Tetanus) möglich. Um die Reizantwort auf einen 100-Hz-Tetanus über 5 s ohne »fading« (Ermüdung) aufrechtzuerhalten, sind mindestens 40 % freie Acetylcholinrezeptoren an der motorischen Endplatte notwendig.

»Post-tetanic count« (PTC)

Der »post-tetanic count« (PTC) dient zur Überwachung tiefer neuromuskulärer Blockaden, die mit dem TOF nicht mehr erfasst werden können. Er setzt sich aus einem 50-Hz-Tetanus (über 5 s appliziert) sowie 10–15 Einzelreizen von je 1 Hz zusammen. Die Einzelreizung beginnt 3 s nach Ende des Tetanus [6]. Beurteilt wird taktil oder visuell die Anzahl der wahrnehmbaren Einzelreize. Ein Aufzeichnungsgerät ist nicht notwendig. Die tetanische Reizung führt kurzfristig zur vermehrten Acetylcholinfreisetzung (posttetanische Fazilitation). An der motorischen Endplatte verschiebt sich dadurch vorübergehend das Verhältnis von Acetylcholin zu Muskelrelaxans zugunsten von Acetylcholin. Auch wenn vorher keine Reizantwort mehr wahrnehmbar war, kommt es jetzt kurzfristig wieder zu wahrnehmbaren Muskelkontrakturen. In Abhängigkeit vom verwendeten Muskelrelaxans ermöglicht es der PTC-Modus, anhand der wahrgenommenen Einzelreize den Zeitraum bis zum erneuten Auftreten der ersten TOF-Antwort vorherzusagen.

> **!** Dieser Stimulationsmosus erlaubt somit die Überwachung ausgeprägter neuromuskulärer Blockaden, bei denen keine Reizantwort auf eine TOF-Stimulation mehr wahrgenommen werden kann.

21.2.2 Nervenstimulatoren

Abhängig von der Art der Beurteilung der Reizantwort können 2 Typen von Nervenstimulatoren unterschieden werden:
- »einfache Nervenstimulatoren«
- Geräte, die eine objektive Messung der neuromuskulären Blockade erlauben, sog. quantitative Nervenstimulatoren

Einfache Nervenstimulatoren

Diese Geräte besitzen keinen Bildschirm und erlauben lediglich eine subjektive taktile bzw. visuelle Beurteilung der Reizantwort. Eine objektive Messung der Reizantwort ist hingegen nicht möglich.

Ein »einfacher Nervenstimulator« sollte folgende Stimulationsmuster bieten:
- TOF-Stimulation
- PTC
- »Double-burst«-Stimulation

Quantitative Nervenstimulatoren

Im Gegensatz zu den einfachen Nervenstimulatoren erlauben es quantitative Nervenstimulatoren, die Reizantwort nach TOF-Stimulation objektiv zu messen. Daraus ergibt sich bei sachgerechter Anwendung eine deutlich verbesserte Aussagekraft, insbesondere für die Beurteilung der neuromuskulären Erholung.

Grundsätzlich erlauben es verschiedene Messverfahren, die neuromuskuläre Blockade zu quantifizieren [7]. Die Mechanomyographie misst dabei als einzige Methode direkt die isometrische Muskelkraft; dies ist jedoch sehr zeitaufwändig und für die Routineanwendung ungeeignet. Vielmehr dienen die mechanomyographisch gewonnenen Daten als Referenzwerte für die zum klinischen Einsatz bestimmten Nervenstimulatoren. Dies sind im Wesentlichen Nervenstimulatoren, die auf dem Prinzip der Akzeleromyographie beruhen. Darüber hinaus kommt auch die Elektro- bzw. Kinemyographie zur Anwendung. Mit der Phonomyographie ist derzeit ein

21

weiteres, neues Verfahren zur Quantifizierung der neuromuskulären Blockade in Entwicklung.

Akzeleromyographie

Die Akzeleromyographie wurde speziell für die quantitative Relaxometrie unter klinischen Bedingungen entwickelt. Aufgrund des 2. Newton-Gesetzes (Kraft = Masse × Beschleunigung) kann – bei konstanter, frei beweglicher Masse – aus der gemessenen Beschleunigung auf die Kraft des stimulierten Muskels geschlossen werden. Neben der Kraftentwicklung des stimulierten Muskels wird die Beschleunigung zudem von der Bewegungsrichtung zur Schwerkraft, der Ausgangslage und den elastischen Komponenten des Bewegungsapparats beeinflusst. Die Akzeleromyographie kann an Muskeln, deren Bewegung nach Stimulation gut messbar ist, durchgeführt werden. Üblicherweise wird der N. ulnaris stimuliert. Mit einem auf dem Daumen fixierten piezoelektrischen Sensor wird die Beschleunigung des Daumens gemessen. Auf diese Weise lässt sich die Kraftentwicklung des M. adductor pollicis beurteilen. Für zuverlässige Messungen muss die Hand in Supinationsstellung fixiert werden, und der Daumen sollte frei beweglich sein.

> ❗ Bei der Messung muss die Bewegung des Daumens streng horizontal erfolgen, um den Einfluss der Schwerkraft konstant zu halten.

Die Akzeleromyographie erlaubt somit eine objektive Messung der Muskelblockade und ist präziser als die zuvor beschriebenen subjektiven Tests. Dennoch wird auch mit dieser Methode das Ausmaß der neuromuskulären Erholung leicht überschätzt.

Es gilt zu beachten, dass vor Gabe des Muskelrelaxans die erste Reizantwort nach TOF-Stimulation häufig deutlich kleiner ausfällt als die nachfolgenden Antworten (TOF-Ratio >1). Zur Erklärung dieses Phänomens wird angeführt, dass der Daumen innerhalb einer TOF-Sequenz nicht in seine Ausgangslage zurückkehrt und so eine andere Ruhedehnung aufweist bzw. sich die elastischen Komponenten ändern. Erst nach Gabe eines nichtdepolarisierenden Muskelrelaxans tritt das typische Ermüdungsphänomen (»fading«) der Reizantwort auf.

Darüber hinaus belegen aktuelle Untersuchungen, dass die Aussagekraft der Akzeleromyographie ganz entscheidend von der Art der Anwendung abhängt. Um auch »minimale« Restblockaden zuverlässig auszuschließen und so diejenigen Patienten zu erkennen, bei denen auf eine Antagonisierung am Ende des operati-

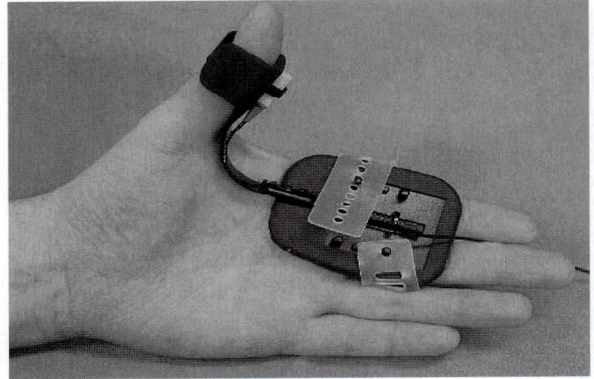

Abb. 21.2. Der TOF Watch Handadapter (Fa. Organon) führt, ähnlich wie bei dem von der Fa. Datex angebotene Modul, den Daumen stets in die gleiche Ausgangslage zurück.

ven Eingriffs verzichtet werden kann, sind besondere Anforderungen an die Akzeleromyographie zu stellen. Dazu gehört die Kalibration des Nervenstimulators vor Injektion des Muskelrelaxans. Bei aktuellen Modellen wie z. B. der TOF Watch dauert dieser Vorgang lediglich einige Sekunden an; die Aussagekraft der TOF-Ratio erhöht sich dadurch jedoch deutlich [8]. Die Verwendung eines Handadapters (TOF Watch Handadapter, Fa. Organon; ❑ Abb. 21.2) verbessert die Qualität der Messergebnisse weiter; dabei wird sichergestellt, dass der Daumen nach jeder Messung in die Ausgangslage zurückkehrt. Schließlich sollte der Verlauf der neuromuskulären Blockade kontinuierlich während des gesamten Eingriffs überwacht werden und nicht nur punktuell an dessen Ende.

Elektromyographie

Bei der Elektromyographie wird das Summenaktionspotenzial einzelner Muskeln bzw. Muskelgruppen im Versorgungsgebiet eines Nervs abgeleitet. Man geht davon aus, dass die Kraftentwicklung eines Muskels der elektrischen Aktivität proportional ist. Demzufolge ist das Verfahren in seiner Aussagekraft eingeschränkt, sobald Muskelveränderungen vorliegen, bei denen die elektromechanische Kopplung beeinträchtigt ist. Daneben konnte auch gezeigt werden, dass die Verlässlichkeit des Verfahrens bei Neuropathien eingeschränkt ist.

Ein Vorteil besteht darin, dass auch von Muskeln, die der Mechano- oder Akzeleromyographie nicht zugänglich sind, ein Elektromyogramm ableitbar ist. Falls klinisch erforderlich kann die Hand auch anders als in der Supinationsstellung gelagert werden. Zur Vermeidung von Bewegungsartefakten im Elektromyogramm sollte die Hand auf einer Unterlage fixiert werden.

❗ Im Gegensatz zur Mechanomyographie führt ein Auskühlen der untersuchten Muskelgruppe zu einer deutlichen Erhöhung der Reizantzwort und verfälscht so das Messergebnis.

Die Temperatur der untersuchten Muskelgruppe sollte deshalb konstant gehalten werden. Insgesamt ist die Elektromyographie zwar aufwändiger als die Akzeleromyographie, jedoch deutlich weniger aufwändig als die Mechanomyographie und ermöglicht so auch unter klinischen Bedingen ein quantitatives neuromuskuläres Monitoring von Muskelgruppen, die sonst nicht zu erfassen wären.

Kinemyographie
Das Datex-NMT-Modul basiert auf der Kinemyographie. Zusammen mit dem AS/3-Monitor-System ermöglicht dies eine integrierte Lösung, d. h. die Informationen über die neuromuskuläre Blockade werden auf dem Monitor zusammen mit den anderen intraoperativ erhobenen Parametern angezeigt. Das NMT-Modul basiert auf einem Mechanosensor, in den ein piezoelektrisches Element integriert ist; gemessen wird die Verformung dieses Elements nach Bewegung des Daumens. Zurzeit liegen nur begrenzte Informationen über die Messgenauigkeit dieser Methode vor. Insbesondere ihre Leistungsfähigkeit zur Erfassung »minimaler« Restblockaden ist bisher nicht ausreichend untersucht.

Phonomyographie
Bei der Muskelkontraktion treten niederfrequente Geräusche auf, die durch geeignete Mikrophone an der Hautoberfläche aufgezeichnet und mit ähnlichen Algorithmen wie das Elektromyogramm ausgewertet werden können. Erste klinische Untersuchungen sind vielversprechend, jedoch bedarf auch diese Methode der weiteren Evaluation. Darüber hinaus gilt es abzuwarten, ob die Industrie geeignete Geräte entwickeln wird.

Stimulationselektroden
Den Stimulationselektroden kommt entscheidende Bedeutung für die Qualität der neuromuskulären Stimulation zu. Nur wenn sie richtig platziert sind, stimulieren sie auch tatsächlich mit der gewählten Stromstärke den entsprechenden Nerv und lösen so in dem dazugehörenden Muskel die typische Reizantwort aus. Werden die Elektroden nicht optimal über dem Nerv platziert, kann dies dazu führen, dass die gewählte Stromstärke nicht zur supramaximalen Stimulation ausreicht, und entsprechend ungenau können dann die erzielten Ergebnisse sein.

Typischerweise werden die beiden Stimulationselektroden im Abstand von 2–5 cm angebracht. Die Polarität scheint eher von untergeordneter Bedeutung zu sein. Es wird denoch empfohlen, die negative Elektrode distal anzubringen.

Darüber hinaus sollte die Stelle, an der die Elektroden aufgeklebt werden, zuvor sorgfältig gereinigt und entfettet werden; stark behaarte Bereiche sind ggf. zu rasieren. Dadurch kann der Hautwiderstand hinreichend reduziert und die Qualität der Nervenstimulation weiter verbessert werden. Die Kontaktflächen der Elektroden sollten nicht größer sein als 7 bis max. 8 mm – nur so wird der Stimulationsstrom optimal weitergeleitet.

❗ Werden die Stimulationselektroden anstatt über dem Nerv direkt über dem Muskelbauch angebracht, können u. U. zwar »Zuckungen« beobachtet, nicht jedoch der Umfang der neuromuskulären Blockade beurteilt werden.

21.3 Klinische Anwendung

Praxistipps
- Die Kontaktfläche der Stimulationselektroden sollte nicht größer sein als 7–8 mm.
- Es ist darauf zu achten, dass das Elektrodengel nicht ausgetrocknet ist.
- Die Elektroden sind optimal über dem Nerv zu platzieren.
- Der Abstand zwischen den beiden Stimulationselektroden beträgt 2–5 cm.
- Negative Elektrode distal platzieren.

21.3.1 Anästhesieeinleitung

Neuromuskuläres Monitoring erlaubt es, den Wirkungseintritt von Muskelrelaxanzien zu überwachen und so den optimalen Zeitpunkt zur Intubation festzulegen. Auf-

grund des vergleichbaren Verlaufs der neuromuskulären Blockade am M. orbicularis oculi und an den für
die Intubation wichtigen Stimmbandadduktoren sowie
an der Zwerchfellmuskulatur wurden der N. facialis und
der M. orbicularis oculi als Testeinheit zur Festlegung des
Intubationszeitpunktes vorgeschlagen. Ein exaktes neuromuskuläres Monitoring dieser Nerv-Muskel-Einheit
ist jedoch unter klinischen Bedingungen kaum möglich.
Ferner können, abhängig von der Einleittechnik und der
Anästhesietiefe, auch bereits bei unvollständiger Muskelblockade gute Intubationsbedingungen erzielt werden.
Dies stellt den Stellenwert des neuromuskulären Monitorings während der Narkoseeinleitung weiter infrage.

> ❗ Im klinischen Alltag hat sich die Überwachung der
> neuromuskulären Blockade zur Festlegung des
> Intubationszeitpunktes bisher nicht durchsetzen
> können [1]. Dennoch sollte das neuromuskuläre
> Monitoring von Beginn der Narkose an verwendet
> werden. Dies gilt insbesondere dann, wenn quan-
> titative Nervenstimulatoren verwendet werden,
> denn aussagekräftige Messungen setzen eine Kali-
> brierung dieser Geräte voraus [8].

Dies muss jedoch vor Injektion des Muskelrelaxans geschehen. Ein Wechsel des Testmuskels während des Eingriffs ist nicht mehr möglich; dies würde zum Verlust der
Kalibrierung führen. In diesem Zusammenhang empfiehlt
sich der M. adductor pollicis als Testmuskel, denn dieser
ist sowohl für die Überwachung des Wirkungseintritts
als auch des intraoperativen Verlaufs und der Erholung
der neuromuskulären Blockade gleichermaßen geeignet.
Auf einen Wechsel des Testmuskels während des Eingriffs
kann somit verzichtet werden.

21.3.2 Intraoperativ

Neuromuskuläres Monitoring erlaubt es, die Muskelblockade dem individuellen Bedarf des Patienten anzupassen.
Dadurch lässt sich intraoperativ eine gleichmäßige neuromuskuläre Blockade aufrechterhalten und dabei gleichzeitig das Risiko eines Relaxansüberhangs am Ende der
Operation vermindern. Typischerweise kommt hierzu der
TOF-Modus am M. adductor pollicis zur Anwendung. Die
Anzahl der wahrnehmbaren Reizantworten ermöglicht es,
das Ausmaß der neuromuskulären Blockade abzuschätzen: Bei 1–2 Antworten nach Vierfachreizung (TOF) ist
die Muskelrelaxation für die Mehrzahl der chirurgischen

Eingriffe ausreichend; das Auftreten der 4. Antwort des
TOF korreliert mit einer etwa 25%igen Erholung von T_1.

Bei Oberbaucheingriffen wie z. B. Gastrektomie oder
laparaskopische Cholezystektomie kann es vorkommen,
dass die Muskelrelaxation im Operationsfeld als unzureichend empfunden wird, obwohl der Anästhesist am M. adductor pollicis keine Reizantwort nach TOF-Stimulation
mehr wahrnehmen kann. Häufig ist dies dadurch zu erklären, dass das Zwerchfell deutlich resistenter gegenüber
Muskelrelaxanzien ist als der M. adductor pollicis. Das
Zwerchfell kann also durchaus noch auf direkte Stimulationen reagieren und die Operationsbedingungen entsprechend verschlechtern, obwohl am M. adductor pollicis
bereits keine TOF-Antwort mehr wahrnehmbar ist. In
dieser Situation empfiehlt sich die Anwendung des PTC.
Mit diesem Stimulationsmuster lassen sich am M. adductor
pollicis auch noch tiefe neuromuskuläre Blockaden erfassen, die mit dem TOF-Modus bereits nicht mehr wahrnehmbar sind. Entsprechend kann bei Bedarf kontrolliert
nachrelaxiert werden. Der PTC gibt somit mehr Sicherheit
bei der Überwachung sehr ausgeprägter Muskelblockaden.

21.3.3 Neuromuskuläre Erholung

Bei einer TOF-Ratio von 0,5 besteht eine Verminderung der forcierten Vitalkapazität um durchschnittlich
20–30 %. Beim Erreichen einer TOF-Ratio von 0,8 kann
in der Regel mit einer Erholung der forcierten Vitalkapazität gerechnet werden, und ein Anstieg der TOF-Ratio
auf 1 schließt eine durch Restwirkung von Relaxanzien
bedingte Beeinträchtigung der forcierten Vitalkapazität
weitgehend aus.

Aktuelle Forschungsergebnisse führten zu einem besseren Verständnis der pathophysiologischen Konsequenzen neuromuskulärer Restblockden. Eine unvollständige
neuromuskuläre Erholung kann Patienten durch Beeinträchtigung der Koordination der Larynx- und Pharynx-
muskulatur sowie durch eine funktionelle Beeinträchtigung der Atemmuskulatur gefährden. Der inspiratorische
Atemgasfluss wird durch eine partielle neuromuskuläre
Blockade besonders stark beeinträchtigt. Bei ausgeprägter Restblockade (TOF-Ratio: 0,5) sinkt der Fluss auf
etwa 50 % des Ausgangswertes. Zudem ist das Verhältnis
aus exspiratorischem und inspiratorischem Fluss bei neuromuskulärer Restblockade signifikant erhöht und beträgt
bei einer TOF-Ratio von 0,5 im Mittel 1,18 gegenüber 0,87
ohne neuromuskuläre Blockade. Werte von >1 weisen ge-

mäß internationalen Empfehlungen auf eine Obstruktion des oberen Atemwegs hin. Selbst bei einer TOF-Ratio von 0,8 persistiert die Dysfunktion des oberen Atemwegs in Form von inspiratorischer Atemgasflussminderung und Schluckstörungen, Verminderung der Volumina der oberen Atemwege sowie beeinträchtigter Funktion des den Atemweg dilatierenden M. genioglossus.

Als physiologische Antwort auf eine Hyperkapnie kommt es zu einer über Chemorezeptoren im Glomus caroticum vermittelten Steigerung des Atemminutenvolumens. Als Tansmitter dient u. a. Acetylcholin. Muskelrelaxanzien hingegen blockieren dosisabhängig die Aktivität dieser Chemorezeptoren; erst ab einer TOF-Ratio von 0,9 erreichen sie wieder ihre Ausgangsaktivität.

Darüber hinaus kommt es bei einer TOF-Ratio von <0,9 zu einer ausgeprägten Beeinträchtigung der Koordination der pharyngealen Muskulatur und zu Schluckstörungen. Daraus ergibt sich selbst für »minimale« Restblockaden in der postoperativen Phase ein signifikant erhöhtes Aspirationsrisiko.

❗ **Neben der Patientengefährdung durch unvollständige neuromuskuläre Erholung wird häufig vergessen, dass selbst »minimale« Restblockaden vom Patienten als unangenehm empfunden werden können. Typischerweise wird über Artikulationsschwierigkeiten, Beschwerden beim Schlucken sowie Sehstörungen (Doppelbilder und Fokussierungsschwächen) bei Restblockaden entsprechend einer TOF-Ratio von <0,9 berichtet.**

Eine visuelle oder taktile Beurteilung der Ermüdung der Reizantwort ist nicht geeignet, Restblockaden jenseits einer TOF-Tatio von 0,6–0,7 zuverlässig zu erkennen. Vor dem Hintergrund der schwerwiegenden pathophysiologischen Konsequenzen, die selbst von »minimalen« Restblockaden (TOF-Ratio von >0,8) ausgehen, ist dies jedoch unabdingbar. Bei taktiler bzw. visueller Beurteilung können diese Stimulationsmuster lediglich Informationen über den möglichen Zeitpunkt einer pharmakologischen Antagonisierung liefern; sie erlauben aber auf keinen Fall, zuverlässig diejenigen Patienten zu erkennen, die keine Antagonisierung benötigen.

Darüber hinaus wird der klinische Stellenwert dieser Stimulationsmuster dadurch weiter relativiert, dass sie nicht in der Lage sind, den Erfolg der Antagonisierung zu überwachen. Fallberichte legen nahe, dass auch eine ausgeprägte, den Patienten gefährdende Restblockade nicht zuverlässig ausgeschlossen werden kann [12].

Ein quantitatives neuromuskuläres Monitoring mittels Akzeleromyographie hingegen vermag sehr wohl auch »minimale« Restblockaden zuverlässig zu erkennen; Kalibrierung, Verwendung eines Handadapters und kontinuierliche Überwachung während der gesamten Dauer der Anästhesie sind dabei jedoch unabdingbare Voraussetzungen [8]. Unter diesen Voraussetzungen, die sich problemlos in den klinischen Ablauf integrieren lassen, erlaubt eine akzeleromyographisch gemessene TOF-Ratio von 1,0 auch einen zuverlässigen Ausschluss »minimaler«, klinisch relevanter Restblockaden. In eigenen Untersuchungen [8] wiesen unter diesen Bedingungen über 95 % der Patienten mit einer akzeleromyographisch gemessenen TOF-Ratio von 1 auch tatsächlich keinerlei neuromuskuläre Restblockade auf. Bei einer akzeleromyographischen TOF-Ratio von 0,95 % bzw. 0,9 % reduziert sich dieser Anteil jedoch bereits auf 70 % respektive sogar 37 % (◻ Tab. 21.1).

❗ **Folglich kann nur bei einer Erholung entsprechend einer akzeleromyographischen TOF-Ratio von 1,0 mit hinreichender Sicherheit auf eine pharmakologische Antagonisierung möglicher Restblockaden verzichtet werden.**

Wird jedoch, wie im klinischen Alltag häufig gesehen, der Nervenstimulator lediglich punktuell am Ende des Eingriffs verwendet und somit auch kein Ausgangswert vor Injektion des Muskelrelaxans bestimmt, reduziert sich der Anteil der Patienten, die selbst bei einer akzeleromyographisch gemessenen TOF-Ratio von 1 tatsächlich keinerlei neuromuskuläre Restblockade aufweisen, auf <50 %, d. h. unter diesen Bedingungen wird bei jedem

◻ **Tab. 21.1.** Negativ-prädiktiver Wert[1] [%] verschiedener akzeleromyographisch gemessener TOF-Werte. Nach [8]

TOF-Ratio	TOF Watch, kalibriert	TOF Watch, unkalibriert
0,9	37 (20–56)	40 (23–59)
0,95	70 (51–85)	69 (41–77)
1,0	97 (83–100)	77 (58–90)

[1] prozentualer Anteil von Patienten ohne neuromuskuläre Restblockade bei akzeleromyographisch gemessener TOF-Ratio von 1,0, 0,9 und 0,95

TOF »train of four«

21

zweiten Patienten trotz quantitativem Monitoring das Ausmaß der neuromuskulären Erholung überschätzt – »minimale« Restblockaden werden nicht mehr zuverlässig erkannt [5].

> ❗ **Aussagekräftige Ergebnisse lassen sich mittels quantitativem neuromuskulären Monitoring folglich nur bei kontinuierlicher Anwendung erzielen.**

Kann am Ende eines chirurgischen Eingriffs eine neuromuskuläre Restblockade nicht zuverlässig ausgeschlossen werden, ist eine Antagonisierung mit Neostigmin/Atropin oder aber eine Nachbeatmung des Patienten (ggf. mit Sedierung) bis zur vollständigen Erholung unabdingbar [9].

21.3.4 Intensivstation

Die Anforderungen an das neuromuskuläre Monitoring auf der Intensivstation unterscheiden sich grundsätzlich von denen in der perioperativen Phase. Wird auf der Intensivstation relaxiert, dann geschieht dies häufig über einen längeren Zeitraum sowie bei Patienten mit eingeschränkter hepatischer und/oder renaler Funktion und veränderten Verteilungsvolumina. Neuromuskuläres Monitoring soll hier hauptsächlich Überdosierung und daraus folgend Kumulation von Muskelrelaxanzien verhindern helfen. Ein »einfacher Nervenstimulator«, mit dem alle 4–6 h eine TOF-Stimulation durchgeführt wird, ist als ausreichend anzusehen. Die Dosis des Muskelrelaxans sollte so angepasst werden, dass noch 1–2 Reizantworten wahrnehmbar sind.

In besonderen Situationen, z. B. bei neurochirurgischen Patienten mit eingeschränkter intrakranieller Compliance, gilt es Husten und Pressen mit anschließendem Anstieg des intrakraniellen Drucks als Reaktion auf pflegerische Maßnahmen wie z. B. tracheales Absaugen zuverlässig zu verhindern. Aktuellen Untersuchungen zufolge scheint hier der PTC ein geeignetes Stimulationsmuster, um eine ausreichend tiefe Muskelblockade des Zwerchfells mit großer Wahrscheinlichkeit vorauszusagen. Werba und Mitarbeiter konnten in diesem Zusammenhang nachweisen, dass der PTC für Atracurium und Vecuronium kleiner als 2 bzw. 5 sein muss, um Husten als Reaktion auf tracheales Absaugen bei analgosedierten Intensivpatienten mit schwerem Schädel-Hirn-Trauma zuverlässig zu vermeiden [13].

> **Fazit**
>
> Die Messung der Relaxierung ist technisch einfach, nicht invasiv und kostengünstig und vermeidet ernsthafte Komplikationen. Grundvoraussetzung für eine korrekte Erfassung des Grades der Relaxierung ist nicht nur die technisch einwandfreie Anwendung (Reizstärke, Anbringung der Elektroden, Ausrichtung der Hand), sondern auch die konsequente Messung vor Beginn der Relaxierung bis zum Ende der Narkose. Unterschiedliche Reizmuster erlauben die differenzierte Beurteilung der Relaxierung: Der TOF und bedingt der PTC sind geeignet, die Relaxierung zur Intubation und für die Operation zu überwachen. Eine Restblockade ist bei einer TOF-Ratio von 1 nahezu sicher auszuschließen. Die neuromuskulären Erholung kann auch mit der »Double-burst«-Stimulation und einem tetanischen Reiz bestimmt werden.
>
> Vor dem Hintergrund der schwerwiegenden klinischen Konsequenzen, mit denen selbst bei »minimaler« Restblockade zu rechnen ist, und der deutlich eingeschränkten Aussagekraft des qualitativen neuromuskulären Monitorings bei der Beurteilung von Restblockaden bedarf es einer grundsätzlichen Neubeurteilung des Stellenwertes der Relaxometrie zur Überwachung der neuromuskulären Erholung.

Literatur

1. Fuchs-Buder T, Mencke T (2001) Neuromuskuläres Monitoring. Anaesthesist 50: 129–138
2. Plaud B, Debaene B, Lequeau F, Meistelman C, Donati F (1996) Mivacurium neuromuscular block at the adductor muscles of the larynx and adductor pollicis in humans. Anesthesiology 85: 77–81
3. Ali HH, Utting JE, Gray TC (1970) Stimulus frequency in detection of neuromuscular block in humans. Br J Anaesth 42: 967–978
4. Drenck NE, Ueda N, Olsen NV et al. (1989) Manual evaluation of residual curarisation using double burst stimulation: a comparison with train-of-four. Anesthesiology 70: 578–581
5. Samet A, Capron F, Alla F, Meistelman C, Fuchs-Buder T (2005) Single acceleromyographic train-of-four, 100-Hertz tetanus or double-burst-stimulation: which test performs better to detect residual paralysis? Anesthesiology 102: 51–56
6. Viby-Mogensen J, Howardy-Hansen P, Chraemmer-Jorgensen B, Ording H, Engbaek J, Nielsen A (1981) Posttetanic count (PTC): a new method of evaluating an intense nondepolarizing neuromuscular blockade. Anesthesiology 55: 458–461
7. Wissing H (2000) Objektives Monitoring im klinischen Alltag. Anaesthesist 49 (Suppl 1): S23–S25

8. Capron F, Alla F, Hottier C, Meistelman C, Fuchs-Buder T (2004). Can acceleromyography detect low levels of residual paralysis: A probability approach to detect a mechanomyographic train-of-four of 0.9. Anesthesiology 100: 1119–1124

9. Fuchs-Buder T, Eikermann M (2006) Neuromuskuläre Restblockaden: Klinische Konsequenzen, Häufigkeit und Vermeidungsstrategien. Anaesthesist 55: 7–16

10. Eikermann M, Groeben H, Hüsing J, Peters J (2003) Accelerometry at adductor pollicis muscle predicts recovery of respiratory function from neuromuscular blockade. Anesthesiology 98: 1333–1337

11. Fuchs-Buder T, Tassonyi E (1996) Magnesium sulphate enhances residual neuromuscular block induced by vecuronium. Br J Anaesth 76: 555–556

12. Kopman AF, Sinha N (2003) Acceleromyography as a guide to anesthetic management: a case report. J Clin Anesth 15: 145–148

13. Werba A, Klezl M, Schramm W et al. (1993) The level of neuromuscular block needed to suppress diaphragmatic movement druring tracheal suction in patients with raised intracranial pressure: a study with vecuronium and atracurium. Anaesthesia 48: 301–303

Temperaturmonitoring

A. Kurz

22

Heutzutage wird der Thermoregulation während Regional- und Allgemeinanästhesie sowie im Bereich der Notfall- und Intensivmedizin große Bedeutung beigemessen. Die Erforschung der pathophysiologischen Grundlagen der perioperativen Hypothermie sowie der damit verbundenen Konsequenzen und Komplikationen, aber auch die zunehmende Bedeutung der therapeutischen Hypothermie haben dazu geführt, dass Temperaturmonitoring zum klinischen Standard wurde.

22.1 Pathophysiologie der Thermoregulation

22.1.1 Allgemeinanästhesie

Die normale Kerntemperatur beträgt etwa 37,0°C und wird durch komplizierte Regelmechanismen in einem Bereich von 0,2–0,3°C konstant gehalten. Jede Änderung der Kerntemperatur triggert autonome thermoregulatorische Reaktionen. So führt ein Anstieg der Körpertemperatur zu Schwitzen und aktiver Vasodilatation in arteriovenösen Shunts (die v. a. in den Extremitäten zu finden sind); ein Kerntemperaturabfall führt zu Vasokonstriktion und Kältezittern. Der Temperaturbereich zwischen Schwitzen und Vasokonstriktion wird als thermoregulatorische Neutralzone (Indifferenzzone) bezeichnet: Kerntemperaturen innerhalb dieses Bereichs triggern keinerlei protektive thermoregulatorische Mechanismen.

Alle i. v. verabreichten und Inhalationsnarkotika sowie Opiate beeinflussen die zentrale Kontrolle der Thermoregulation und führen zu einer Erweiterung der Neutralzone von 0,2°C im nichtnarkotisierten Zustand bis zu etwa 5°C während Anästhesie [16, 17, 23, 24, 36]. Diese Erweiterung der Neutralzone bewirkt zwangsläufig eine dosisabhängige Hypothermie (◻ Abb. 22.1). Der Effekt verstärkt sich mit zunehmendem Alter.

Eine intraoperative Hypothermie entwickelt sich nach einem charakteristischen Muster:

━ Zu Beginn der Anästhesie kommt es zu einem initialen Kerntemperaturabfall, der aus einer Umverteilung von Körperwärme von dem präoperativ wärmeren

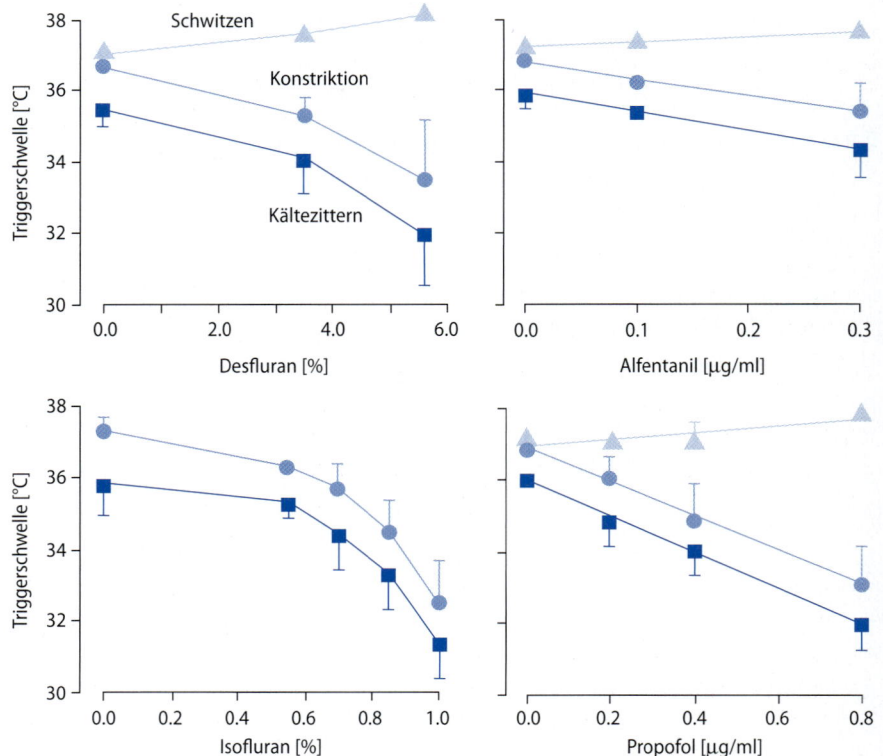

◻ **Abb. 22.1.** Intravenös verabreichte Anästhetika (z. B. Alfentanil, Propofol) reduzieren die Triggerschwellen der Thermoregulation dosisabhängig in linearer, Inhalationsanästhetika (z.B. Desfluran, Isofluran) in exponentieller Weise. Nach [18, 24, 36]

Körperkern zur kälteren Körperperipherie (bedingt durch die vasodilatierende Wirkung der Anästhetika) resultiert. Durch diese Vasodilation wird Körperwärme entlang des bestehenden Temperaturgradienten vom warmen Körperkern in die kältere Körperperipherie umverteilt [25].

- Danach kommt es zu einem langsamen, linearen Abfall der Kerntemperatur, da während Operation und Anästhesie der Wärmeverlust an die Umgebung die metabolische Wärmeproduktion übersteigt.
- Nach 2- bis 4-stündiger Anästhesiedauer erreicht die Kerntemperatur ein Plateau. Typischerweise geht dies Hand in Hand mit dem Wiederauftreten einer protektiven peripheren Vasokonstriktion bei einer Kerntemperatur von etwa 34–35°C (abhängig von Anästhetika und deren Dosierung, Alter der Patienten etc.). Die periphere Vasokonstriktion schützt vor weiterer Hypothermie, indem sie den peripheren Wärmeverlust herabsetzt und die metabolisch produzierte Wärme im Körperkern hält [16].

22.1.2 Regionalanästhesie

Obwohl Spinal- und Regionalanästhesie nur einen Teil des Körpers betreffen, reduzieren sie die Neutraltemperatur um etwa 0,6°C.

❗ Da während Sympathektomie eine periphere Vasokonstriktion in den blockierten Körperteilen verhindert wird, tritt – im Gegensatz zur Allgemeinnarkose – kein Temperaturplateau auf. Dies bedeutet, dass das Ausmaß der intraoperativen Hypothermie speziell bei kombinierten Anästhesieverfahren erheblich verstärkt wird.

Eine Hyperthermie tritt während Regionalanästhesie häufiger auf als während Allgemeinanästhesie. Dies ist ein Phänomen, welches speziell während geburtshilflicher Anästhesie bei etwa 20% der Patientinnen, welche eine neuroaxiale Anästhesie/Analgesie erhalten, beobachtet wird. Hyperthermien bis 39°C können sich negativ auf das Neugeborene auswirken und erhöhen die Häufigkeit von Sepsisabklärungen bei Neugeborenen.

Die Gründe für diese Art der Hyperthermie sind vielfältig, z.B. immunologische Parameter der Mutter und Konsequenz der Regionalanästhesie (Erhöhung der Kerntemperaturschwelle für Schwitzen). Die Gabe von Opiaten schwächt diese Effekte ab.

22.1.3 Maligne Hyperthermie

Die maligne Hyperthermie ist eine seltene, aber lebensbedrohliche anästhesiologische Komplikation. Sie manifestiert sich bei prädisponierten Personen als eine hypermetabolische Reaktion, getriggert durch Inhalationsanästhetika und Succinylcholin. Es kommt zu einer Fehlregulierung der intrazellulären Kalziumhomöostase mit exzessivem Sauerstoffmetbolismus bis hin zu Rhabdomyolyse und Organversagen. Der Ryanodinrezeptor und die Kalziumkanäle des sarkoplasmatischen Retikulums wurden molekulargenetisch mit der malignen Hyperthermie in Verbindung gebracht (»susceptible locus«).

22.1.4 Intensivmedizin

In der Intensivmedizin können sowohl Hypothermie als auch Hyperthermie und Fieber eine Rolle spielen.

Eine **Hypothermie** ist ein mögliches Symptom einer Sepsis bzw. eines »systemic inflammatory response syndrome« sowie eines Leberversagens. Sie entsteht weiterhin durch Einwirkung von Medikamenten, welche zur Sedierung oder Analgesie verwendet werden. So reduziert z. B. Alfentanil die febrile Reaktion auf Interleukin 2. Eine therapeutische/induzierte Hypothermie wird bei Patienten nach kardiopulmonaler Reanimation sowie bei solchen nach Schädel-Hirn-Trauma eingesetzt; zahlreiche Tierversuche weisen darauf hin, dass sie bei Patienten nach zerebralem Insult sowie Myokardinfarkt ebenfalls therapeutisch wirkt.

Eine **Hyperthermie** ist jedoch wesentlich häufiger anzutreffen. Fieber entspricht einer regulierten Erhöhung der Kerntemperatur mit Erhöhung der Temperaturschwellen für Schwitzen, Vasokonstriktion und Kältezittern. Die Sollwerterhöhung wird durch humorale Faktoren getriggert. Die wichtigsten Pyrogene sind Interleukin 1, Tumornekrosefaktor und Prostaglandin F_2. Ein sog. zentrales Fieber entsteht durch Störungen der zentralen Thermoregulation (durch zerebrale Erkrankungen, die das Thermoregulationszentrum – den Hypothalamus – betreffen, sowie durch Tumoren etc.). Weiterhin steigt bei nicht ausreichendem peripheren Temperaturausgleich, z. B. in warmer und feuchter Umgebung oder bei starker Wärmeproduktion wie bei maligner Hyperthermie, die Kerntemperatur ohne eine Verstellung des Sollwertes an.

22.1.5 Konsequenzen perioperativer Hypothermie

> ❗ Eine milde Hypothermie ist eine häufige, wenn auch meist vermeidbare perioperative Komplikation und resultiert aus der Kombination von Anästhesie, Chirurgie und kaltem Operationssaal. Obwohl eine Hypothermie gelegentlich indiziert ist und therapeutisch verlangt wird, kann sie in vielen Fällen zu ernsthaften Komplikationen führen.

Eine Hypothermie beeinflusst Pharmakodynamik und -kinetik vieler in der Anästhesie verwendeter Medikamente. So verringert sich z. B. die minimale Alveolarkonzentration von Halothan und Isofluran um etwa 5% pro °C Reduktion der Körpertemperatur [31]. Ein Abfall der Kerntemperatur um 2°C verdoppelt die Halbwertszeit von Vecuronium [11] und Atracurium. Während kontinuierlicher Propofolinfusion findet man 30% höhere Plasmakonzentrationen bei Patienten, die um 3°C hypotherm sind.

Eine perioperative Hypothermie führt zu einer 3fachen Erhöhung der Rate perioperativer kardialer Komplikationen wie myokardiale Ischämie, ST-Strecken-Veränderungen und ventrikuläre Tachykardien [20]. Dies hängt wahrscheinlich direkt mit einer Erhöhung der Katecholaminausschüttung durch die Hypothermie zusammen. Darüber hinaus beeinflusst eine Hypothermie das Immunsystem und führt über eine periphere Vasokonstriktion zu einer Beeinträchtigung der subkutanen Gewebeoxygenierung, was wiederum eine Verdreifachung der Rate chirurgischer Wundinfektionen nach sich zieht [19]. Über eine Einschränkung der Thrombozytenfunktion führt eine Hypothermie zu einem signifikanten Anstieg des perioperativen Blutverlustes und damit verbunden zu einem erhöhten perioperativen Transfusionsbedarf [25]. Zusätzlich verlängert eine perioperative Hypothermie die Verweildauer der Patienten im Aufwachraum (◘ Tab. 22.1) [21].

22.2 Therapeutische Hypothermie

Eine milde Hypothermie (1–3°C) erhöht die Resistenz gegenüber zerebralen Ischämien [4]. Dieser Nutzen resultiert aus einer Reduktion des Stoffwechsels

◘ **Tab. 22.1.** Folgen milder perioperativer Hypothermie

Komplikation	Literaturangabe	n	ΔT_{core} [°C]	Normothermie	Hypothermie
Wundinfektionsrate [%]	[19]	200	1,9	6	19
Hospitalisationsdauer [d]	[19]	200	1,9	12,1±4,4	14,7±6,5
Intraoperativer Blutverlust [l]	[29]	60	1,6	1,7±0,3	2,2±0,5
Fremdblutbedarf [Einheiten]	[29]	60	1,6	1	8
Häufigkeit kardialer Komplikationen [%]	[9]	300	1,3	1	6
Häufigkeit postoperativer ventrikulärer Tachykardien [%]	[9]	300	1,3	2	8
Wirkdauer von Vecuronium [min]	[11]	20	2,0	28±4	62±8
Wirkdauer von Atracurium [min]	[22]	6	3,0	44±4	68±7
Aufwachdauer nach Anästhesie [min]	[21]	150	1,9	53±36	94±65
Adrenerge Aktivierung [pg/ml]	[10]	74	1,5	330±30	480±70
Thermische Beschwerden [mm VAS]	[15]	74	2,6	50±10	18±9 mm

Nur prospektive, randomisierte Studien sind berücksichtigt. Subjektive Outcomes wurden von geblindeten Beobachtern ermittelt. Verschiedene Outcomes in den ersten 3 Studien sind zeilenweise aufgelistet.
n Gesamtanzahl der Patienten; *ΔT_core* Differenz der Kerntemperatur zwischen den Gruppen. *VAS* visuelle Analogskala mit einer Länge von 100 mm (0 mm: sehr kalt; 100 mm: sehr warm)

bei gleichzeitig verringerter Freisetzung exzitatorischer Amine [7].

> ❗ **Eine Herabsetzung der Gewebetemperatur um 3°C bietet mehr Protektion gegen eine Ischämie als alle bisher getesteten Medikamente oder Anästhetika.**

Die Hypothermietiefe sowie der Zeitraum der Anwendung müssen noch evaluiert werden. Kerntemperaturen um 34°C über mindestens 24 h können ohne größere Nebenwirkungen angewandt werden.

22.2.1 Schädel-Hirn-Trauma

In einer randomisierten, prospektiven Multicenterstudie [5] mit 392 Komapatienten mit Schädel-Hirn-Trauma, in der eine Hypothermiegruppe (33°C) mit einer Normothermiegruppe verglichen wurde, konnte zwar weder in der Mortalität noch im neurologischen Outcome ein signifikanter Unterschied zwischen den beiden Gruppen nachgewiesen werden, allerdings – so die Kritikpunkte an dieser Studie – bestand bei den Ergebnissen eine beträchtliche Varianz zwischen einzelnen Zentren, und es gab auch kein standardisiertes Behandlungsprotokoll bezüglich wesentlicher Parameter (mittlerer arterieller Druck, Perfusionsdruck und Flüssigkeitstherapie).

Eine andere Studie [12] zeigte hingegen deutlich, dass bei entsprechender Methodik und richtiger Indikationsstellung zumindest Patienten mit mittelschwerer Schädigung (Glasgow Coma Score von 5–6) von einer milden Hypothermie (in dieser Studie bis zu 32,8°C) sehr wohl profitieren, sowohl bezüglich der Mortalität als auch bezüglich des neurologischen Outcome. Eine der Voraussetzungen für ein positives Ergebnis ist die konsequente Therapie der Nebenwirkungen der Hypothermie: Elektrolytverluste, Arrhythmien, Hypovolämie und hypotensive Episoden. Ein Wiedererwärmen wurde in dieser Studie erst begonnen, nachdem der intrakranielle Druck über mindestens 24 h unter 20 mmHg lag.

Polderman et al. [27] stellten bei 136 Patienten mit Schädel-Hirn-Trauma und einem Glasgow Coma Score von < 8 fest, dass die Anzahl der Patienten mit gutem neurologischen Outcome bei hypothermen Patienten (15 %) signifikant höher war als bei Patienten, die nicht mittels therapeutischer Hypothermie behandelt wurden (9,7 %; p < 0,02).

22.2.2 Kardiopulmonale Reanimation

Die schlechte Prognose von Patienten nach Herzstillstand wird neben dem unmittelbaren hypoxischen Neuronenuntergang wesentlich durch Schäden in der Reperfusionsphase verursacht. Eine therapeutisch induzierte milde Hypothermie kann die Entstehung vieler Vorgänge, die zu diesen Sekundärschädigungen führen, verhindern bzw. reduzieren. Randomisierte Studien haben gezeigt, dass durch die milde Hypothermie die Prognose von Patienten nach Herzstillstand deutlich verbessert werden kann [3]. Ob nichtinvasive oder invasive Kühlmethoden angewendet werden, ist für die Effektivität der Hypothermie unerheblich: Je schneller die Zieltemperatur (32–34°C) erreicht werden kann, desto größer ist wahrscheinlich der neuroprotektive Effekt.

> ❗ **Die Anwendung der therapeutischen Hypothermie bei komatösen Patienten nach Herzstillstand wird in den neuesten Richtlinien des European Resuscitation Councils ausdrücklich empfohlen.**

22.2.3 Myokardinfarkt

Die therapeutische Hypothermie, ursprünglich im Rahmen kardiochirurgischer Operationen mit Kreislaufstillstand und extrakorporaler Zirkulation verwendet, hat während der letzten Jahre im Bereich myokardialer Ischämien immer mehr an Bedeutung gewonnen. Der exakte Mechanismus ist nicht bekannt, aber man nimmt an, dass die Hypothermie den Sauerstoffverbrauch des Myokards herabsetzt.

Ein milde Hypothermie in diesem Kollektiv ist sicher und wird gut toleriert [6]. In einer Pilotstudie mit Hypothermie innerhalb von 6 h nach akutem Myokardinfarkt und endovaskulärer Kühlung auf 33°C bis 3 h nach Reperfusion zeigten sich eine reduzierte Infarktgröße, eine verbesserte hämodynamische Stabilität sowie eine verringerte Arrhythmieinzidenz [8].

22.2.4 Schlaganfall

Auch bei Schlaganfallpatienten konnte in Beobachtungs- und Pilotstudien ein besseres Ergebnis unter Hypothermie als unter Normothermie festgestellt werden. Sowohl die Größe des Infarktareals als auch der klinische Schwe-

22

regrad und die Mortalität wurden durch die Hypothermie positiv beeinflusst [31]. Große randomisierte, kontrollierte Studien fehlen hier allerdings noch.

22.2.5 Aneurysmachirurgie und Reanimation

Obwohl tierexperimentelle Daten darauf hinweisen, dass eine therapeutische Hypothermie das Outcome bei zerebralen Eingriffen verbessern könnte, hat ein Abkühlen der Patienten in einer etwa 1000 Patienten umfassenden Studie bei Aneurysmaoperationen keine Verbesserung des neurologischen Outcomes bewirkt [33].

22.3 Diagnostik und Messmethoden

Gravierende Änderungen der Körpertemperatur (Hypothermie und Fieber) können im perioperativen Bereich und in der Intensivmedizin auftreten. Daher ist es essenziell, die Kerntemperatur so exakt wie möglich zu erfassen.

Die derzeit gültigen Empfehlungen zum perioperativen Temperaturmonitoring geben folgende Indikationen an:
- jeder Eingriff in Narkose, der voraussichtlich länger als 30 min dauern wird
- Anästhesie bei Kindern und geriatrischen Patienten
- Eingriffe mit erhöhtem Wärmeverlust
- Risikopatienten für maligne Hyperthermie

Anforderungen an die Technik der Temperaturmessung sind:
- Die Kerntemperatur soll erfasst werden.
- Die Messung soll wenig invasiv und gut praktikabel sein.
- Die Messung soll möglichst unbeeinflusst von der Gewebeperfusion und der Umgebungstemperatur funktionieren.
- Eine möglichst verzögerungsfreie Anzeige von evtl. auftretenden raschen Änderungen der Kerntemperatur sollte möglich sein.

Dabei versteht man unter »Kerntemperatur« im Prinzip die Temperatur von homogenen und gut perfundierten Körperkernarealen, die den vom Hypothalamus vorgegebenen Regulationswert der Temperatur aufweisen. In der Praxis misst man die Kerntemperatur in gut perfundiertem Gewebe mit arterieller Versorgung unmittelbar in zentralen Gefäßen wie dem Aortenbogen oder der Pulmonalarterie. Als Messorte kommen primär die Pulmonalarterie, der distale Ösophagus, der Nasopharynx und das Trommelfell infrage.

22.3.1 Messmethoden

Grundsätzlich kann die Temperaturmessung anhand der Temperaturänderung einer Substanz selbst oder anhand von Änderungen ihrer physikalischen Eigenschaften im Rahmen der Temperaturänderung (Volumen, Widerstand, Leitfähigkeit, Lichtabsorption) erfolgen. Man unterscheidet nichtelektrische Systeme (Quecksilber- oder Alkoholthermometer, Flüssigkeitskristallthermometer oder Infrarotthermometer) von elektrischen Systemen mit Thermoelementen (etwa aus Kupfer oder Konstantan) oder Thermistoren (Halbleiterelemente; klein und kostengünstig in der Herstellung, haben jedoch eine kurze Lebensdauer und müssen häufig kalibriert werden). Intrarottemperaturmessungen werden perioperativ im äußeren Gehörgang und am Trommelfell durchgeführt. Bei Infrarotthermometern hängt die Genauigkeit der Messung von der exakten Handhabung des verwendeten Gerätes ab.

22.3.2 Messorte

Distaler Ösophagus. Gemessen wird aortennah im kaudalen Ösophagusdrittel, kaudal der maximalen Auskultation der Herzaktion.
- Vorteile: kostengünstig, einfach, komplikationslos – Standardverfahren zur Messung der Kerntemperatur
- Nachteil: Möglichkeit der Kühlung durch Atemluft bzw. Ungenauigkeit durch Abkühlung bei Operationen am offenen Thorax

Nasopharynx. Gemessen wird nahe der A. carotis interna in einer Tiefe, die etwa dem Abstand vom Naseneingang bis zum äußeren Gehörgang entspricht.
- Vorteile: kostengünstig, einfach, komplikationslos, folgt auch raschen Änderungen der Kerntemperatur
- Nachteile: Messfehler durch Spontanatmung durch die Nase, Cuff kann undicht sein, Werte liegen ungefähr 0,2°C unter denen der Ösophagusmessung

Trommelfell. Gemessen wird nahe der A. carotis externa im äußeren Gehörgang.
- Vorteile: auch am wachen Patienten mit geringer Beeinträchtigung möglich, gute Korrelation mit der hypothalamischen Temperatur
- Nachteil: Verfälschung durch Trommelfellläsionen, hochgradige Karotisstenosen und hohe Umgebungstemperatur

Pulmonalarterie. Gemessen wird mittels Pulmonaliskatheter intravasal.
- Vorteile: exakt, sensitiv, rasche Wiedergabe von Temperaturänderungen
- Nachteile: invasiv, teuer, Komplikationen des zentralen Zugangs und des Pulmonaliskatheters

Neben diesen 4 Messorten kommen für Routineeingriffe und auf der Intensivstation auch andere Messorte infrage, nämlich das Rektum, die Harnblase und evtl. die Haut.

Rektum. Gemessen wird in einer Tiefe von 6–15 cm.
- Vorteile: wenig invasiv, gut praktikabel, weit verbreitet, weitgehend unabhängig von der Umgebungstemperatur
- Nachteile: Messfehler durch Blutbeimengung aus glutealen und femoralen Regionen, örtliche Distanz zum Kernareal, zeitliche Latenz bei Temperaturänderung, bakterielle Aktivität und Isolation des Thermometers durch Stuhl, wenig praktikabel bei Operationen im Urogenital- und Rektalbereich

Harnblase. Gemessen wird in der Harnblase mittels eines Katheters.
- Vorteile: keine zusätziche invasive Methode, falls ohnehin ein Blasenkatheter benötigt wird, gut praktikabel, komplikationsarm auch bei Langzeitmonitoring
- Nachteile: Differenz zur Kerntemperatur abhängig vom Harnfluss, Latenz bei rascher Änderung der Kerntemperatur; wenig praktikabel bei Oligoanurie sowie bei Eingriffen am Unterbauch und im Urogenitalbereich

Haut. Gemessen werden kann in der Axilla, an der Stirn oder im Nacken.
- Vorteile: nichtinvasiv, frei von Komplikationen; neuere Geräte kalkulieren einen Offset mit ein

- Nachteile: variable Differenz zur Kerntemperatur, Beeinflussung durch Umgebungstemperatur, Hautperfusion und thermoregulatorische Shunts (◘ Abb. 22.2)

◘ Abbildung 22.3 zeigt, dass mittels eines Infrarot-Scanners in der Region der Temporalarterie gemessene Hauttemperaturwerte schlecht mit simultan registrierten Blasentemperaturwerten übereinstimmen.

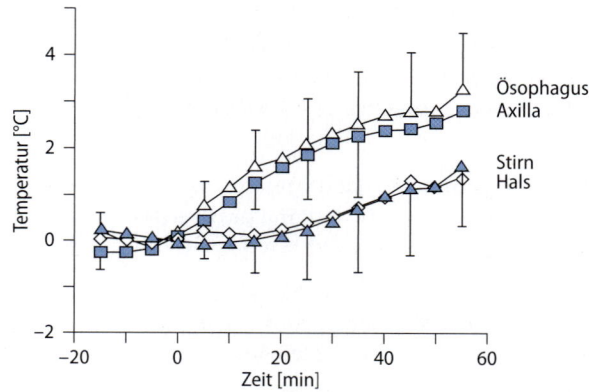

◘ **Abb. 22.2.** Vergleich verschiedener Messungen der Körpertemperatur. Die Messung im Ösophagus spiegelt den Kerntemperaturverlauf am besten wider. Aber auch Werte von Messorten wie z.B. der Axilla zeigen eine gute Korrelation. Nach [33]

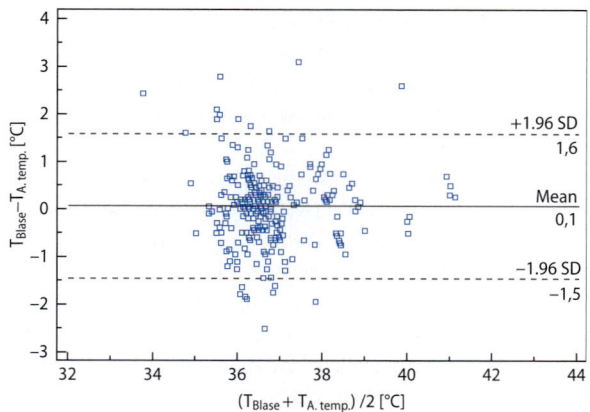

◘ **Abb. 22.3.** Bland-Altman-Diagramm von Simultanmessungen der Blasen- und der Temporalarterientemperatur. Die ösophageale Messung ist mit Sicherheit die exakteste. Hauttemperaturen (gemessen mit Temperatursensoren) sind zur Messung der Kerntemperatur nicht geeignet. *Mean* Mittelwert; *SD* »standard deviation«, Standardabweichung. Nach [15]

22

22.4 Temperaturmanagement

22.4.1 Wärmemethoden

Für die Erhaltung der Normothermie vor, während und nach einem Eingriff in Regional- oder Allgemeinanästhesie stehen heute eine Vielzahl von Methoden zur Verfügung.

Der Großteil des intraoperativen Wärmeverlustes erfolgt über die Haut (etwa 90 %). Daher ist Wärmen über die Haut die effektivste Methode. Grundsätzlich kann zwischen passiven und aktiven Wärmemethoden unterschieden werden. Passives Wärmen besteht v. a. im Abdecken des Patienten mit Tüchern, Decken oder Aluminiumfolien.

> ❗ Untersuchungen haben gezeigt, dass sich der Wärmeverlust über die Haut mit passiven Wärmemethoden um nur etwa 30 % reduzieren lässt [32].

Konvektives Wärmen (Applikation gewärmter Luft über den Körper des Patienten mit eigens dafür entwickelten Wärmegeräten und Patientenabdeckungen) findet derzeit weite Verbreitung. Es ist ein effektives System zur Erhöhung der Gesamtkörperwärme und der Kerntemperatur unter fast allen operativen Bedingungen und transferiert aktiv etwa 50 Watt über die Hautoberfläche zum Patienten.

Wassermatratzen zum **konduktiven Wärmen** wurden bereits vor vielen Jahren verwendet. Ältere Wassermatratzen haben den Nachteil, dass sie während der Operation unter dem Patienten platziert werden und nur wenig Wärme über die Aufliegefläche des Patienten transferiert werden kann. Deshalb sind die Effizienz dieser Geräte sowie der Wärmetransfer über die Aufliegefläche minimal. Neuere wassergefüllte Systeme, die es ermöglichen, den Patienten »einzupacken«, also einzelne Extremitäten oder auch große Teile des Körpers zu umhüllen, sind hingegen sehr effektiv. Der Nachteil besteht in den höheren Kosten – es handelt sich derzeit um Wegwerfmaterialien. Einen Vergleich zwischen Systemen mit Wassermatratze (unter dem Patienten platziert), »forced air warming« und »resistive heating« zeigt ❑ Abb. 22.4.

Wärmelampen kommen v. a. in der Neonatologie und der Kinderanästhesie zum Einsatz. Hier erfolgt die Wärmung ohne direkten Körperkontakt. In der Erwachsenenanästhesie sind solche Systeme wenig brauchbar.

Gewärmte Infusionsflüssigkeiten – Blut oder kristalloide bzw. kolloide Lösungen – stellen keine Möglich-

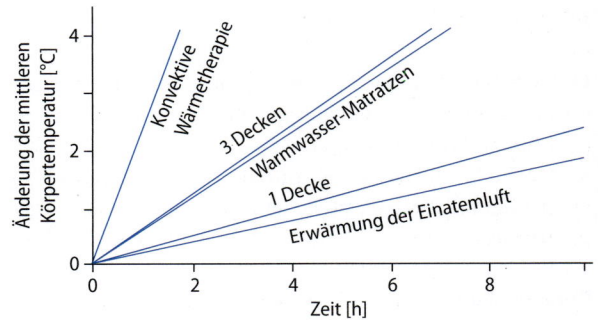

❑ **Abb. 22.4.** Relative Effekte verschiedener Wärmemethoden auf die mittlere Körpertemperatur (*ΔMBT*) als Funktion von Zeit (*oben*) und Flüssigkeitsgabe (*unten*). Die mittlere Körpertemperatur ist eine Durchschnittstemperatur verschiedener Körpergewebe und etwas geringer als die Kerntemperatur. Die Berechnungen sind ausgelegt für einen 70 kg schweren Patienten mit einem Energieumsatz von 80 kcal/h in thermischem Gleichgewicht in einem Operationssaal mit etwa 21°C Raumtemperatur. Nach [32]

keit der aktiven Wärmung dar. Wenn die Notwendigkeit eines Flüssigkeitsersatzes in größerem Umfang besteht, kann man jedoch mittels vorgewärmter Infusionen dem Patienten zumindest einen zusätzlichen Wärmeverlust (minus 0,25°C bei Zufuhr von 1 l nicht gewärmter Lösung) ersparen. Die Erwärmung von Atemgasen ist evtl. bei Kindern zu überlegen. Bei Erwachsenen erbringt diese Methode kaum einen Vorteil – es gehen nur 10 % der produzierten Wärme über die Atmung verloren.

Bereits 1993 wurden die ersten Arbeiten über das »pre-warming« publiziert, dessen Bedeutung v. a. in der Verhinderung einer Hypothermie in den ersten 60–90 min eines operativen Eingriffs besteht. Das Prinzip des Vorwärmens vor Anästhesieeinleitung beruht auf der Überlegung, dass es von Vorteil ist, den Gradienten zwischen Kern- und peripherer Temperatur so gering wie möglich zu halten [10].

> ❗ Grundsätzlich ist es zweitrangig, welches Wärmeverfahren oder welche Kombination anwendet wird, solange eine Kerntemperatur >36°C erreicht wird. Es gilt folgender Grundsatz: Je früher gewärmt wird, desto besser. Es ist leichter und schonender, die Patienten prä- und intraoperativ zu wärmen, als postoperative Komplikationen der Wiederaufwärmphase sowie Zittern und thermale Unbehaglichkeit zu behandeln.

22.4.2 Kühlmethoden

Das Kühlen von Patienten zum Zweck der therapeutischen Hypothermie kann durch konduktives oder konvektives Kühlen erfolgen [2]. Neuerdings gewinnen auch invasive Methoden immer mehr an Bedeutung. Das Kühlen mit kalten Flüssigkeiten durch gastroenterale Lavage ist eine der infrage kommenden Möglichkeiten, jedoch als alleinige Therapie nicht potent genug [5]. Auch die i. v. Verabreichung kalter Flüssigkeiten in größeren Mengen von etwa 40 ml/kg KG kann innerhalb von etwa 30 min die Kerntemperatur um etwa 2–3°C herabsetzen [28]. Neuere Verfahren wie z. B. endovaskuläres Kühlen mit einem Katheter, der entweder über die V. jugularis interna oder die V. femoralis eingeführt wird, erreichen Kühlraten von 3–4°C pro Stunde [8, 27]. Mit diesen Kathetern kann die Kerntemperatur exakt reguliert werden und auch das Aufwärmen des Patienten kontrolliert erfolgen.

Das Kühlen von Patienten, die narkotisiert sind, ist relativ einfach, da durch die verwendeten Anästhetika die Thermoregulationsschwelle für Vasokonstriktion und Kältezittern herabgesetzt ist. Bei wachen Patienten werden sehr bald thermoregulatorische Gegenregulationsmechanismen ausgelöst (Vasokonstriktion und Kältezittern), die das Kühlen erheblich erschweren. Daher

werden Medikamente eingesetzt (Nefopam, Meperidin/Pethidin, Dexmedetomidin, Kombinationen von Meperidin oder Dexmedetomidin und Buspiron) [26], die ein Kühlen der Patienten erlauben, ohne sedierend oder atemdepressiv zu wirken (◘ Abb. 22.5). Nefopam setzt die Schwelle für Vasokonstriktion und Kältezittern ebenfalls erheblich herab [1]. Eine Kombination von niedrig dosierten Medikamenten und konvektivem Wärmen der Haut führt ebenfalls zu guten Ergebnissen.

> **Fazit**
>
> Die perioperative Hypothermie ist nach wie vor ein häufig auftretendes Problem. Da sie mit zahlreichen schwerwiegenden Komplikationen wie kardialen Ereignissen, Gerinnungsstörungen und Wundinfektionen verbunden ist, muss sie in jedem Fall vermieden werden.
> Es gibt zahlreiche Wärmeverfahren, die es ermöglichen, Patienten nahe der Normothermie zu halten. Konvektives und konduktives Wärmen sind leicht anwendbar und transferieren ausreichend Energie, um dies zu erreichen. Andererseits gibt es, v. a. in der Intensivmedizin, Indikationen für therapeutisches Kühlen. Das Kühlen von Patienten nach kardiopulmonaler Reanimation und akutem Myokardinfarkt verbessert das Outcome. Kerntemperaturen um 34°C über mindestens 24 h können ohne größere Nebenwirkungen angewandt werden. Kühlen kann durch konvektive, konduktive und – am effektivsten – endovaskuläre Methoden erfolgen. Hier gilt, dass die Kühlung so schnell wie möglich begonnen und die Zieltemperatur so schnell wie möglich erreicht werden sollte.
> Effektives Temperatrumanagement ist ohne Kerntemperaturmonitoring nicht möglich. Die exakteste Messung der Kerntemperatur erfolgt in der Pulmonalarterie. Aber auch Messungen im Ösophagus beim intubierten Patienten oder am Trommelfell bei Patienten mit Regionalanästhesie spiegeln die Kerntemperatur wieder. Sollten diese Verfahren nicht möglich sein, kann auch oral, axillär sowie in Blase oder Rektum gemessen werden. Selbst Hauttemperaturmessungen an der Stirn haben sich als nützlich erwiesen. Hauttemperaturmessungen an Extremitäten sind zur Erfassung der Kerntemperatur ungeeignet.
> Patienten sollten bei Eingriffen, welche länger dauern als 30 min, gewärmt werden. Konvektives und konduktives Wärmen transferieren ausreichend Wärme, sodass ein Großteil der Patienten perioperativ normotherm gehalten werden kann. Grundsätzlich ist es unerheblich, welches Wärmeverfahren anwendet wird, solange eine Kerntemperatur von >36°C besteht.

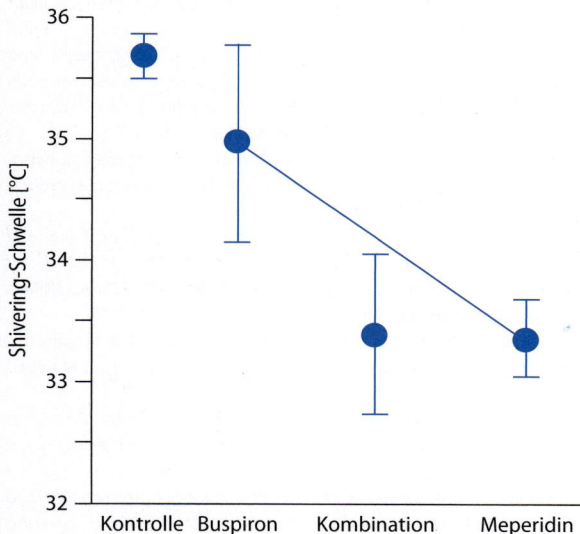

◘ **Abb. 22.5.** Die anxiolytische Substanz Buspiron und Meperidin (Pethidin) in Kombination senken die Triggerschwelle für Kältezittern um etwa 3°C. Nach [26]

Literatur

1. Alfonsi P, Adam F, Passard A et al. (2004) Nefopam, a non-sedative benzoxazocine analgesic, selectively reduces the shivering threshold. Anesthesiology 100: 37–43
2. Baker KZ, Young WL, Stone JG et al. (1994) Deliberate mild intraoperative hypothermia for craniotomy. Anesthesiology 81: 361–367
3. Bernard SA, Gray TW, Buist MD et al. (2002) Treatment of comatose survivors of out-of-hospital cardiac arrest with induced hypothermia. N Engl J Med 346: 557–563
4. Busto R, Dietrich WD, Globus MY et al. (1987) Small differences in intraischemic brain temperature critically determine the extent of ischemic neuronal injury. J Cereb Blood Flow Metab 7: 729–738
5. Clifton GL, Miller ER, Choi SC et al. (2001) Lack of effect of induction of hypothermia after acute brain injury. N Engl J Med 344: 556–563
6. Dae MW, Gao DW, Ursell PC, Stillson CA, Sessler DI (2003) Safety and efficacy of endovascular cooling and rewarming for induction and reversal of hypothermia in human-sized pigs. Stroke 34: 734–738
7. Dietrich WD, Busto R, Globus MY, Ginsberg MD (1996) Brain damage and temperature: cellular and molecular mechanisms. Adv Neurol 71: 177–194
8. Dixon SR, Whitbourn RJ, Dae MW et al. (2002) Induction of mild systemic hypothermia with endovascular cooling during primary percutaneous coronary intervention for acute myocardial infarction. J Am Coll Cardiol 40: 1928–1934
9. Frank SM, Fleisher LA, Breslow MJ et al. (1997) Perioperative maintenance of normothermia reduces the incidence of morbid cardiac events: A randomized clinical trial. JAMA 277: 1127–1134
10. Frank S, Higgins M, Breslow M et al (1995) The catecholamine, cortisol, and hemodynamic responses to mild perioperative hypothermia. Anesthesiology 82: 83–93
11. Glosten B, Hynson J, Sessler DI, McGuire J (1993) Preanesthetic skin-surface warming reduces redistribution hypothermia caused by epidural block. Anesth Analg 77: 488–493
12. Heier T, Caldwell JE, Sessler DI, Miller RD (1991) Mild intraoperative hypothermia increases duration of action and spontaneous recovery of vecuronium blockade during nitrous oxide-isoflurane anesthesia in humans. Anesthesiology 74: 815–819
13. Henker RA, Brown SD, Marion DW (1998) Comparison of brain temperature with bladder and rectal temperatures in adults with severe head injury. Neurosurgery 42: 1071–1075
14. Hynson J, Sessler D (1992) Intraoperative warming therapies: A comparison of three devices. J Clin Anesth 4: 194–199
15. Kimberger O, Cohen D, Illievich U et al. (2007) Temporal artery versus bladder thermometry during perioperative and intensive care unit monitoring. Anesth Analg 105 (4): 1042–1047
16. Kurz A, Ikeda T, Sessler DI et al. (1997) Meperidine decreases the shivering threshold twice as much as the vasoconstriction threshold. Anesthesiology 86: 1046–1054
17. Kurz A, Plattner O, Sessler DI et al. (1993) The threshold for thermoregulatory vasoconstriction during nitrous oxide/isoflurane anesthesia is lower in elderly than young patients. Anesthesiology 79: 465–469
18. Kurz A, Sessler DI, Christensen R, Dechert M (1995) Heat balance and distribution during the core-temperature plateau in anesthetized humans. Anesthesiology 83: 491–499
19. Kurz A, Sessler DI, Lenhardt R (1996) Perioperative normothermia to reduce the incidence of surgical-wound infection and shorten hospitalization. N Engl J Med 334: 1209–1215
20. Kurz A, Sessler DI, Schroeder M, Kurz M (1993) Thermoregulatory response thresholds during spinal anesthesia. Anesth Analg 77: 721–726
21. Lenhardt R, Marker E, Goll V et al. (1997) Mild intraoperative hypothermia prolongs postoperative recovery. Anesthesiology 87: 1318–1323
22. Leslie K, Sessler D, Bjorksten A et al. (1995) Mild hypothermia alters propofol pharmacokinetics and increases the duration of action of atracurium. Anesth Analg 80: 1007–1014
23. Lopez M, Sessler DI, Walter K, Emerick T, Ayyalapu A (1994) Rate and gender dependence of the sweating, vasoconstriction, and shivering thresholds in humans. Anesthesiology 80: 780–788
24. Matsukawa T, Kurz A, Sessler DI et al. (1995) Propofol linearly reduces the vasoconstriction and shivering thresholds. Anesthesiology 82: 1169–1180
25. Matsukawa T, Sessler DI, Sessler AM et al. (1995) Heat flow and distribution during induction of general anesthesia. Anesthesiology 82: 662–673
26. Mokhtarani M, Mahgoub AN, Morioka N et al. (2001) Buspirone and meperidine synergistically reduce the shivering threshold. Anesth Analg 93: 1233–1239
27. Polderman KH, Tjong Tjin Joe R, Peerdeman SM, Vandertop WP, Girbes AR (2002) Effects of therapeutic hypothermia on intracranial pressure and outcome in patients with severe head injury. Intensive Care Med 28: 1563–1573
28. Rajek A, Greif R, Sessler DI et al. (2000) Core cooling by central-venous infusion of 4°C and 20°C fluid: isolation of core and peripheral thermal compartments. Anesthesiology 93: 629–637
29. Schmied H, Kurz A, Sessler DI, Krozek S, Reiter A (1996) Mild intraoperative hypothermia increases blood loss and allogeneic transfusion requirements during total hip arthroplasty. Lancet 347: 289–292
30. Schmutzhard E, Engelhardt K, Beer R et al. (2002) Safety and efficacy of a novel intravascular cooling device to control body temperature in neurologic intensive care patients: a prospective pilot study. Crit Care Med 30: 2481–2488
31. Schwab S, Schwarz S, Spranger M et al. (1998) Moderate hypothermia in the treatment of patients with severe middle cerebral artery infarction. Stroke 29: 2461–2466
32. Sessler DI, Moayeri A (1990) Skin-surface warming: heat flux and central temperature. Anesthesiology 73: 218–224
33. Sessler DI (1995) Temperature monitoring. In: Miller RD (ed) Miller's anesthesia, 6th ed. Elsevier, Philadelphia, pp 1571–1597
34. Todd MM, Hindman BJ, Clarke WR et al. (2005) Mild intraoperative hypothermia during surgery for intracranial aneurysm. N Engl J Med 352: 135–145
35. Vitez TS, White PF, Eger EI (1974) Effects of hypothermia on halothane MAC and isoflurane MAC in the rat. Anesthesiology 41: 80–81
36. Xiong J, Kurz A, Sessler DI et al. (1996) Isoflurane produces marked and non-linear decreases in the vasoconstriction and shivering thresholds. Anesthesiology 85: 240–245

Diagnostische und interventionelle Eingriffe

M. Weiss

Diagnostische und interventionelle Eingriffe haben in der vergangenen Dekade eine explosionsartige Häufigkeitszunahme verzeichnet und nehmen heute einen sehr großen Stellenwert im Tätigkeitsspektrum des Anästhesisten ein [17]. Zunehmend invasivere und komplexere Eingriffe werden außerhalb des Operationssaals durchgeführt, was zu einer steigenden Nachfrage nach Anästhesien in der sog. weißen Zone geführt hat. Die anästhesiologische Betreuung erstreckt sich in Abhängigkeit vom Eingriff und den Besonderheiten des Patients von einer anästhesiologischen Überwachung (»monitored anaesthesia care«) über eine leichte bis tiefe Sedierung bzw. Analgosedierung bis hin zu einer Allgemeinanästhesie mit Intubation und Muskelrelaxation. Wo bei gesunden Erwachsenen eine Lokalanästhesie mit oder ohne leichte Sedierung ausreichend sein kann, benötigen Neugeborene, Säuglinge, Kleinkinder und z. T. auch Schulkinder, aber auch ängstliche, klaustrophobe, unkooperative und verwirrte Erwachsene oder solche mit Rückenschmerzen eine tiefe Sedierung oder gar eine Allgemeinanästhesie. Ebenso benötigen Patienten von der Intensivstation meist eine Allgemeinanästhesie mit Beatmung und invasiver Überwachung der Vitalparameter.

Diagnostische und interventionelle Eingriffe

- Herzkatheterisierung
- Radiologische Eingriffe:
  - Angiographie
  - Computertomographie
  - Magnetresonanztomographie
- Nuklearmedizinische Eingriffe:
  - Bestrahlung
  - Szintigraphie
  - Brachytherapie
- Endoskopie:
  - Bronchoskopie (flexibel, starr, diagnostisch, interventionell)
  - gastroenterologische Eingriffe: Ösophago-gastroduodenoskopie, Koloskopie
- Urologische Eingriffe:
  - Zystoskopie
  - Endosonographie
  - extrakorporale Stoßwellenlithotrypsie
- Eingriffe in der Pädiatrie:
  - Punktionen/Biopsien (an der Pleura, eines Aszites sowie Nieren-, Leber-, Lumbal-, Knochenmark-

und Knochenpunktionen und/oder -biopsien, außerdem Knochenstanzen)
  - intrathekale, intraventrikuläre und intraartikuläre Medikamentenapplikationen, Botulinumtoxininjektionen
  - zahnärztliche Untersuchung und Behandlung
  - Blutentnahmen bei schwierigen Venenverhältnissen, Anlegen von peripher- und zentralvenösen Leitungen
  - augenärztliche Untersuchungen
  - Verbandwechsel (Verbrennungs- und Epidermolysepatienten)
  - Hörabklärungen (»brainstem-evoked response audiometry«)
- Sonstiges: Elektrokrampftherapie (Psychiatrie)

23.1   Anästhesiologische Besonderheiten

❗ **Diagnostische und interventionelle Eingriffe außerhalb des Operationstrakts finden oft in engen, nicht für den Operationsbetrieb ausgelegten und bei der Planung nicht in Absprache mit der Anästhesie konzeptionierten Räumen statt [1, 11].**

Die Untersuchungs- bzw. Interventionsräume befinden sich oft weit entfernt vom Operationstrakt oder gar außerhalb des Klinikgeländes (Psychiatrie, Protonentherapie). Daraus ergeben sich für die anästhesiologische Betreuung eine Vielzahl infrastruktureller, logistischer und personeller Probleme, welche in der folgenden Übersicht zusammengefasst sind. Je nach Räumlichkeit und Eingriff ist der Anästhesist durch Strahlen, elektromagnetische Felder, Lärm, Verletzungen durch bewegliche Teile (Computertomograph, Bildwandlerbogen, Bestrahlungsanlagen) oder Stürze (Kabel, Leitungen) mehr gefährdet als im Operationssaal. Eingriffsabhängig kommen erschwerende Bedingungen wie eingeschränkter Zugang zum Patienten, räumliche Trennung des Anästhesisten vom Patienten (Radiotherapie, Brachytherapie, Magnetresonanztomographie) sowie nicht unerhebliche spezifische Komplikationsmöglichkeiten (Kontrastmittelallergien, Hypothermie, schwierige Atemwege, Ruptur von Gefäßen, Blutungen aus Organen, Pneumothorax, Mediastinalemphysem) hinzu.

Probleme bei der Anästhesie für diagnostische und interventionelle Eingriffe außerhalb des Operationssaals

- Bauliche Defizite:
  - Fehlen von Gasversorgung, Vakuum, Narkosegasabsaugung, Sicherheitssteckdosen, adäquater Beleuchtung und Möglichkeit zur Regulation der Raumtemperatur
  - fehlender Raum für einen modernen Anästhesiearbeitsplatz
  - eingeschränkte Platzverhältnisse mit räumlich und zeitlich erschwertem Zugang zum Patienten (verzögerte und insuffiziente Reanimation)
- Personelle Defizite:
  - Verzögerungen beim zusätzlichen Bedarf von Anästhesiepersonal
  - vorhandenes Personal mit der anästhesiologischen Versorgung der Patienten nicht vertraut und damit bei Komplikationen kaum eine wirkliche Hilfe für den Anästhesisten
- Infrastrukturelle Defizite:
  - Material sowie Analytik und Blutprodukte
  - kein eigener Aufwachsaal (lange Patiententransportwege)
  - Einleitungs- und Ausleitungsraum fehlen meist
  - älteste, unbekannte und anfällige Anästhesiegeräte und Monitore

Eine besondere Gefahr bei sog. langweiligen Anästhesien oder kleinen Eingriffen in der weißen Zone besteht darin, dass mangelnde Aufmerksamkeit des Anästhesiepersonals und Vernachlässigung eines adäquaten Monitorings zu Komplikationen führen. Gemäß einer neuesten Übersicht über abgeschlossene Anästhesiehaftpflichtfälle sind diagnostische und interventionelle Eingriffe außerhalb des Operationstrakts mit schwerwiegenderen Komplikationen behaftet als Eingriffe im Operationstrakt [5, 21]. Inadäquate Oxygenation und unzureichende Ventilation waren die häufigsten Ursachen für anästhesiebedingte Komplikationen. Oft waren die Räumlichkeiten nicht adäquat eingerichtet, und ein Großteil der Komplikationen wäre durch bessere Überwachung, akustische und optische Alarme und/oder erhöhte Aufmerksamkeit des Anästhesisten vermeidbar gewesen.

! Analgosedierungen und Anästhesien von Patienten für diagnostische und interventionelle Eingriffe außerhalb des Operationstrakts führen zu schwerwiegenderen anästhesiebedingten Komplikationen als solche für Eingriffe im Operationssaal. Die meisten davon sind respiratorisch bedingt und lassen sich durch eine adäquate Überwachung vermeiden.

23.2 Standardanästhesieüberwachung

Für die anästhesiologische Betreuung diagnostischer und interventioneller Eingriffe außerhalb des Operationstrakts sind Mindestanforderungen an die Einrichtung der Räume einzuhalten und das gleiche Standardanästhesiemonitoring wie im Operationssaal einzusetzen. Entsprechende verbindliche Richtlinien für die Minimalausrüstung von Räumen [2] und Minimalanforderungen an das Anästhesiemonitoring [3] sind im Jahre 1994 von der American Society of Anesthesiologists publiziert worden.

Mindestanforderungen an einen Anästhesiearbeitsplatz für diagnostische und interventionelle Eingriffe außerhalb des Operationssaals [2]

- Sauerstoffversorgung (primäre und sekundäre Sauerstoffquelle)
- Absaugmöglichkeit
- Medikamente und Material für die geplante Überwachung, Sedierung oder Allgemeinanästhesie inklusive Beatmungsmöglichkeit (inspiratorische Sauerstofffraktion von mindestens 90 %) und Narkosegasabsaugung
- Standardanästhesiemonitoring
- Ausreichende Anzahl an Sicherheitssteckdosen inklusive Notstromanschlüsse und elektrische Sicherheitsvorkehrungen in Nassräumen
- Ausreichende Möglichkeiten zur Beleuchtung des Patienten, der Monitoringausrüstung und des Anästhesierespirators inklusive einer batteriebetriebenen Beleuchtungsquelle nebst dem Laryngoskop
- Ausreichend Raum für die benötigte Anästhesieausrüstung und das Anästhesiepersonal sowie für den Zugang zum Patienten – insbesondere dessen Kopf – zum Anästhesierespirator und zur Monitoringausrüstung

- Unmittelbare Verfügbarkeit eines Notfallwagens mit Defibrillator, Notfallmedikamenten und Ausrüstung für die Reanimation
- Geschultes Personal, um den Anästhesisten zu unterstützten
- Telefon und/oder Gegensprechanlage zur Hilfeanforderung
- Transportmöglichkeiten auch unter Notfallbedingungen, insbesondere unter laufender Reanimation

Um trotz der erschwerten Bedingungen eine sichere Anästhesie in der weißen Zone zu gewährleisten, ist der anästhesiologische Aufwand bei einem »kleinen« Eingriff gelegentlich sogar erhöht.

Die kontinuierliche Anwesenheit von qualifiziertem Anästhesiepersonal während der Gesamtdauer der Betreuung – unabhängig davon, ob es sich um »monitored anaesthesia care«, eine Sedierung oder eine Allgemeinanästhesie handelt – stellt den ersten wichtigen »Monitor« dar [1, 3, 4].

> ❗ Das beste Monitoring bei Anästhesien in der weißen Zone ist der engagierte und wachsame Anästhesist, um schnelle Veränderungen des Patientenzustandes zu erfassen und adäquat zu reagieren.

Schwangere Anästhesistinnen, welche bei Strahlung intermittierend den Raum verlassen müssen, sollten nicht für die anästhesiologische Betreuung in diesen Zonen eingesetzt werden.

Aufgrund der erhöhten Komplikationsrate bei diagnostischen und interventionellen Eingriffen außerhalb des Operationstrakts muss die anästhesiologische Betreuung – auch wenn aus anästhesiologischer Sicht nicht immer attraktiv – durch sehr erfahrene Anästhesisten und Anästhesiepflegepersonal durchgeführt werden.

Während allen Überwachungen mittels »monitored anaesthesia care«, Sedierungen und Anästhesien für diagnostische und interventionelle Eingriffe müssen Oxygenation, Ventilation, Zirkulation und Temperatur des Patienten regelmäßig überwacht werden [1, 3, 4]. Die entsprechenden Parameter bzw. Überwachungsgeräte sind in der nachfolgenden Übersicht aufgelistet. Details zu einzelnen Verfahren sind in den jeweiligen Kapiteln zu den speziellen Verfahren dargelegt. Im Folgenden wird auf einige spezielle Punkte der Überwachung bei diag-

nostischen und interventionellen Eingriffen außerhalb des Operationssaals eingegangen.

Standardanästhesieüberwachung für diagnostische und interventionelle Eingriffe außerhalb des Operationssaals [1, 3, 4]

- Überwachung der Oxygenierung:
  - inspiratorische Sauerstoffmessung inklusive akustischem unteren Grenzwertalarm (immer bei Verwendung eines Anästhesiegeräts)
  - kontinuierliche Pulsoxymetrie inklusive hörbarem und sichtbarem Signal sowie akustischem unteren Grenzwertalarm bei allen Patienten
  - Kolorit (adäquate Beleuchtung und Zugang zum Patienten vorausgesetzt)
- Überwachung der Ventilation:
  - Kapnographie inklusive akustischem oberen Grenzwertalarm bei jedem anästhesierten Patienten mit künstlichem Atemweg (Trachealtubus, Larynxmaske etc.)
  - Kapnographie bei jedem zu überwachenden oder sedierten Patienten mit ungenügendem Zugang und eingeschränkter klinischer Beobachtung
  - Diskonnektionsüberwachung mit akustischem Alarm, Überwachung der exspiratorischen Atemvolumina, Beobachtung der Thoraxbewegung und des Beatmungsbeutels sowie Auskultation der Atemgeräusche bei jedem Einsatz von Respiratoren für die kontrollierte Beatmung
  - elektrisches Impedanzmonitoring der Atemfrequenz mittels Elektrokardiographiekabel, falls verfügbar
- Überwachung der Zirkulation:
  - Elektrokardiogramm (EKG) bei jedem Patienten von Anfang bis Schluss der anästhesiologischen Betreuung, kontinuierlich abgeleitet und überwacht
  - nichtinvasive Blutdruckbestimmung bei jedem Patienten, mindestens alle 5 min
  - Herzfrequenzbestimmung (EKG oder Pulsoxymetrie) bei jedem Patienten, mindestens alle 5 min
  - zusätzliche Überwachung der Kreislauffunktion bei jeder Allgemeinanästhesie mittels mindestens einer weiteren Maßnahme: Pulspalpation, Auskultation der Herztöne, invasive Blutdruckmessung sowie Monitoring der peripheren Pulse

mittels Sonographie, Pulsplethysmographie oder Pulsoxymetrie
- Überwachung der Körpertemperatur: Temperatur-messung (kutan, tympanometrisch, ösophageal, rektal) bei jedem Patienten mit beabsichtigten, erwarteten oder vermuteten signifikanten Veränderungen der Körpertemperatur

Bei älteren Pulsoxymetriegeräten sind beim wachen oder nur leicht sedierten Patienten gelegentlich Bewegungsartefakte erschwerend, sodass, wenn immer möglich, bei der Überwachung dieser Patienten neuere Geräte mit Massimo-Technologie eingesetzt werden sollten.

Apnoephasen sind bei spontan atmenden Patienten mit der Pulsoxymetrie erst nach der Erschöpfung der Sauerstoffreserven zu erkennen. Die Kapnometrie mittels einer Sauerstoff-Kapnometrie-Nasensonde (Abb. 23.1) oder mittels eines Katheters in der Venturi-Maske erlaubt beim spontan atmenden Patienten ohne künstlichen Atemweg (Trachealtubus, Larynxmaske etc.) die Messung des endtidalen CO_2-Wertes im Seitenstromprinzip. Dies ist besonders bei der Bestimmung der Atemfrequenz und für die frühzeitige Erkennung von zentralen oder obstruktiven Hypo- oder gar Apnoen hilfreich [10, 24].

! **Gelegentlich ist das Kapnographiesignal bei Mundatmern nicht zuverlässig. Für diese Situationen stehen spezielle Katheter für Nasen-Mund-Atmer zur Verfügung (Abb. 23.1a, b). Seit neuestem erlauben Beißblocksysteme für die gastroenterologische Endoskopie mit integrierten nasalen CO_2-Kathetern eine kontinuierliche Überwachung der Ventilation mittels Kapnographie.**

Grundsätzlich stehen nasale/orale CO_2-Überwachungs-sonden isoliert oder in Kombination mit einer Sauerstoffzufuhrzuleitung zur Verfügung. Die gleichzeitige Sauerstoffapplikation über die CO_2-Nasensonde bei spontan atmenden und/oder sedierten Patienten sollte aus Sicherheitsgründen generell bevorzugt werden.

! **Die Ventilationsüberwachung mittels nasaler/oraler Seitenstromkapnometrie wird heute bei der anästhesiologischen Betreuung spontan atmender Patienten empfohlen, insbesondere wenn die klinische Überwachung durch einen erschwerten Zugang zum Patienten, Dunkelheit, Abdecktücher oder Lärm behindert wird.**

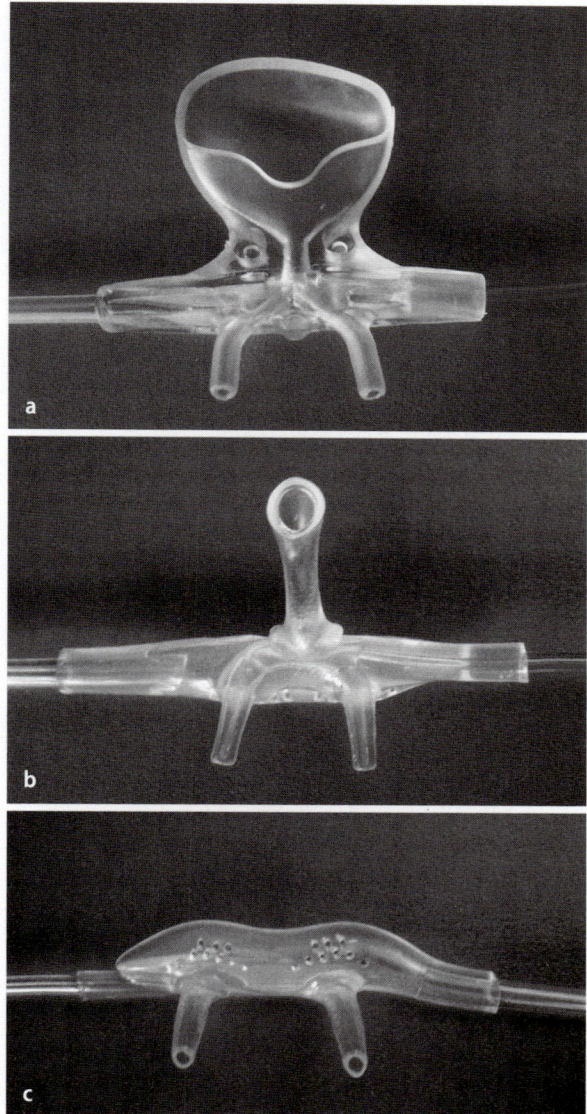

 Abb. 23.1a–c. Sauerstoff-Kapnometrie-Nasensonden zur kapnographischen Überwachung der Spontanatmung während Analgosedierung. **a, b** Sonden für Nasen-Mund-Atmer; **c** Sonde für Nasenatmer

Das präkordiale Stethoskop erlaubt nebst der kontinuierlichen Beurteilung der Atemfrequenz und der Erkennung pathologischer Atemgeräusche (durch Sekret oder bronchiale Obstruktion) auch die Beurteilung der Herzfrequenz. Beides ist sehr hilfreich, wenn der direkte Zugang bzw. die Sicht zum Patienten erschwert ist. Bei tracheal intubierten Patienten kann das Ösophagusstethoskop eingesetzt werden, welches bei der Durchleuchtung kaum stört, aber gelegentlich als zu tief liegender Trachealtubus fehlinterpretiert wird.

Im Gegensatz zu den Operationssälen kann die Temperatur in den meisten Räumen der weißen Zone nicht reguliert werden. Empfindliche Computertomographie-, Magnetresonanztomographie- und Herzkatheterlaborgeräte müssen aktiv gekühlt werden, was per se zu einer tiefen Raumtemperatur und zu einer schnellen Auskühlung der Patienten führen kann, v. a. bei Kindern und älteren Patienten. Daher ist die Kontrolle der Körpertemperatur bei erwarteten oder vermuteten Veränderungen (lange Eingriffe, v.a. im Herzkatheterlabor und im Magnetresonanztomograph, außerdem kleine und alte Patienten) obligatorisch.

Das Standardanästhesiemonitoring ist für die Mehrheit der anästhesiologisch betreuten diagnostischen und interventionellen Eingriffe ausreichend. Dieser Minimalstandard (insbesondere das hämodynamische Monitoring) muss jedoch entsprechend den Vorerkrankungen des Patienten und den besonderen Umständen des Eingriffs angepasst werden. Auf Besonderheiten der Überwachung bei speziellen diagnostischen oder interventionellen Eingriffen bzw. in besonderen Umgebungen wird im folgenden Abschnitt eingegangen.

23.3 Überwachung bei speziellen diagnostischen und interventionellen Eingriffen

23.3.1 Bronchoskopie

Für die Durchführung der flexiblen oder starren Bronchoskopie kommen verschiedene Anästhesiemethoden zur Anwendung:

- flexible Bronchoskopie in Lokalanästhesie mit oder ohne Sedierung
- flexible Bronchoskopie in Allgemeinnarkose über eine Endoskopiemaske, eine Larynxmaske oder einen Endotrachealtubus
- starre Bronchoskopie mit konventioneller Beatmung oder Spontanatmung
- starre Bronchoskopie mit Jetventilation

Die Durchführung von Bronchoskopien in Sedierung oder Anästhesie verlangt eine gemeinsame Planung und eine kontinuierliche Kommunikation zwischen Operateur und Anästhesist. Die Aufrecherhaltung eines offenen Luftwegs hat immer oberste Priorität. Da alle sedierenden Medikamente wie auch die Manipulationen an und die Instrumente in den Atemwegen Ventilation und Oxygenation beeinträchtigen, kommt es sehr schnell zu einer Hyperkapnie und/oder einer Hypoxämie. Beides, zusammen mit einer oberflächlichen Anästhesie und vagalen Reizen bei der starren Bronchoskopie, kann zu Herzrhythmusstörungen führen. Ein erhöhter Atemwegsdruck, die Ausbildung von »air trapping« sowie Verletzungen der Atemwege können zu Mediastinalemphysem, Pneumothorax bzw. Blutungen und Pneumomediastinum führen und verlangen die ständige Aufmerksamkeit des Anästhesisten [15].

Dementsprechend ist bei den Bronchoskopien nebst einem ausreichenden hämodynamischen insbesondere ein intensives respiratorisches Monitoring erforderlich, um Komplikationen rechtzeitig erkennen und therapieren zu können. Während bei der flexiblen Bronchoskopie über Endoskopiemaske, Larynxmaske oder Endotrachealtubus einfach die Kapnographie installiert werden kann, so ist eine adäquate Überwachung einer ausreichenden CO_2-Elimination beim spontan atmenden Patienten mit nasalflexibler Bronchoskopie sowie bei den offenen Systemen (starres Ventilationsbronchoskop und Jetventilation) nicht möglich. Als alternative Methode für diese Situationen steht die transkutane Registrierung des CO_2-Partialdrucks ($P_{tc}CO_2$) zur Verfügung, welche zuverlässig mit dem arteriellen CO_2-Partialdruck korreliert. Neuere Geräte weisen einen sog. Ohrsensor zur kombinierten Messung des $P_{tc}CO_2$ und der pulsoxymetrisch bestimmten arteriellen Sauerstoffsättigung auf [22]. Diese modernen Geräte sind einfach zu kalibrieren und am Patienten anzubringen. Bei lange andauernden bronchoskopischen Interventionen empfiehlt es sich jedoch, kapilläre oder arterielle Blutgasanalysen zur Kontrolle der $P_{tc}CO_2$-Werte durchzuführen.

> ❶ Für die flexible Bronchoskopie bietet sich zusätzlich die intermittierende intratracheale CO_2-Messung mittels Kapnographie über den Arbeitskanal des Fiberbronchoskops an, welche eine ausreichend genaue Abschätzung des arteriellen Kohlendioxidpartialdrucks erlaubt [8].

Starre Bronchoskopien gehen mit einem erhöhten Risiko für intraoperative Wachheit einher. Daher wird in der neusten Literatur der Einsatz eines Monitorings der Narkosetiefe (bispektraler Index) zur Überwachung der Sedierungs-/Anästhesietiefe favorisiert [6]. Die Bedeutung dieses Monitorings für die starre Bronchoskopie muss in Zukunft noch weiter untersucht werden.

23.3.2 Magnetresonanztomographie (MRT)

Die Magnetresonanztomographie (MRT) als nichtinvasive Diagnostik wird aufgrund der hervorragenden Bildqualität sowie der fehlenden Strahlenbelastung immer häufiger als bildgebendes Verfahren sowohl zur Diagnostik als auch zunehmend bei interventionellen Maßnahmen an inneren Organen und Weichteilen eingesetzt [1, 13, 19]. Weiter erlaubt die MRT die Darstellung von Stoffwechselprozessen (Spektroskopie) sowie von Funktionen von Organen und Geweben (funktionelle MRT).

> ❗ MRT-Untersuchungen dauern oft sehr lange (bis 120 min) und verlangen für eine gute Bildqualität eine zuverlässige Ruhigstellung des Patienten während der jeweiligen Einzelabschnitte (2–10 min).

Daneben sind auch die in Intensität und Art wechselnden Klopf- und Hammergeräusche sowie die Enge der Röhre eine Belastung für den Patienten. Dies erfordert insbesondere bei Kindern unter 6 Jahren sowie ängstlichen, unkooperativen, verwirrten oder klaustrophoben Erwachsenen eine Sedierung und bei sehr kleinen Kindern, bei Kindern mit erhöhtem Hirndruck oder Bewusstseinsstörungen wie auch bei Kindern mit der Notwendigkeit eines Atemstopps für eine Herz-MRT eine Intubationsnarkose mit kontrollierter Beatmung und Muskelrelaxation. Die Lagerung und der eingeschränkte Zugang zum Patienten in der MRT-Röhre erfordern eine lückenlose Überwachung der Vitalparameter. Nicht selten werden auch schwerstkranke Intensivpatienten mittels MRT untersucht und benötigen eine entsprechende invasive Überwachung der Hämodynamik und des intrakraniellen Drucks.

Die Hauptschwierigkeit bei der anästhesiologischen Betreuung während der MRT ist der stark eingeschränkte oder unmögliche Zugang zum Patienten in der Magnetröhre während der Untersuchung. Zumeist wird der Patient mit dem Kopf voran in der Röhre platziert, was zu Problemen beim Luftwegsmanagement und bei der Überwachung der Ventilation führen kann. Vor allem bei Kindern befindet sich der gesamte Körper, oft noch bedeckt von Spulen und Kissen, in der Röhre und ist damit nicht mehr zugänglich bzw. sichtbar (❏ Abb. 23.2). Dementsprechend muss das respiratorische Monitoring zuverlässig eingerichtet sowie mit akustischen und visuellen Alarmen abgesichert werden [1, 19].

Apparative Ausstattung

Magnetfeldstärken von 0,5 bis zu 7 Tesla, Radiofrequenzemissionen sowie elektromagnetische Interferenzen des MRT-Geräts limitieren den Einsatz üblicher Anästhesieüberwachungsgeräte und Anästhesierespiratoren [18, 20]. Signalinterferenzen oder Verbrennung durch Kabelschlaufen und unter Pulsoxymetriefingersensoren können bei Verwendung herkömmlicher Geräte resultieren. Während früher noch einige Sensoren mit Verlängerungen zu den Monitoren außerhalb des MRT-Raums geführt werden mussten, stehen heute MRT-kompatible Monitorausrüstungen und Anästhesierespiratoren verschiedener Hersteller zur Verfügung (❏ Abb. 23.2) [1, 11, 12]. Sie verfügen über alle wichtigen Überwachungsmodalitäten (Messung des Sauerstoffpartialdrucks, Elektrokardiographie, nichtinvasive und invasive Blutdruckmessung, Spirometrie, Anästhesie- und Atemgasanalyse) und sind speziell abgeschirmt und so gebaut, dass sie praktisch weder die Bildqualität der MRT beeinflussen noch durch die Untersuchung in ihrer Funktion (Bildausfall, falsche Werte) gestört werden. Die maximal zulässige Magnetfeldstärke muss vom Hersteller angegeben sein.

> ❗ Generell sollte ein Abstand der Anästhesieausrüstung vom Magneten von 1,5 m eingehalten werden. Entsprechend lange Kabel und Beatmungsschläuche sind zu installieren.

Pulsoxymetrie

Bisherige Probleme mit der elektrischen Signalumsetzung im Pulsoxymeter sowie Verbrennungen unter dem Sensor sind heute weitgehend durch Sensoren mit fiberoptischer Übertragung gelöst. Für eine gute Funktion der Pulsoxymetrie ist auf eine Bedeckung des Sensors bzw. auf einen Schutz vor einfallendem Licht zu achten.

Ventilation

Für die Überwachung der Ventilation, insbesondere der Atemfrequenz, steht heute die Kapnometrie (Seitenstromverfahren) zur Verfügung, entweder am Trachealtubus, an der Larynxmaske oder – dann mittels einer nasalen Sonde – an einer O_2-CO_2-Nasensonde. Letzteres stellt heute bei spontan atmenden, sedierten Patienten die

23

Methode der Wahl zur Überwachung der Ventilation dar. Die an der Nase, über dem Mund oder am Guedel- bzw. Wendl-Tubus abgeleiteten kapnographischen CO_2-Werte sind meist erniedrigt und sollen daher als qualitatives Monitoring verwendet werden. Bei Verlängerung der Kapnographiezuleitung in einen Raum außerhalb des MRT-Geräts werden Veränderungen der Atmung erst verzögert angezeigt bzw. detektiert.

Die Beobachtung des Thorax in der MRT-Röhre direkt durch den Anästhesisten im MRT-Raum oder mittels Videoübertragung nach außen erlaubt es, Atemmuster und Atemfrequenz zu überwachen.

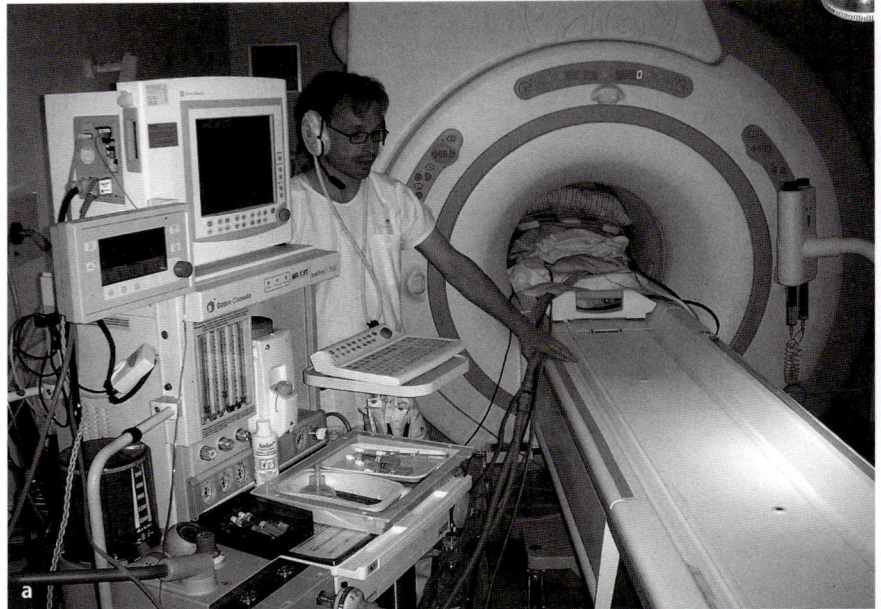

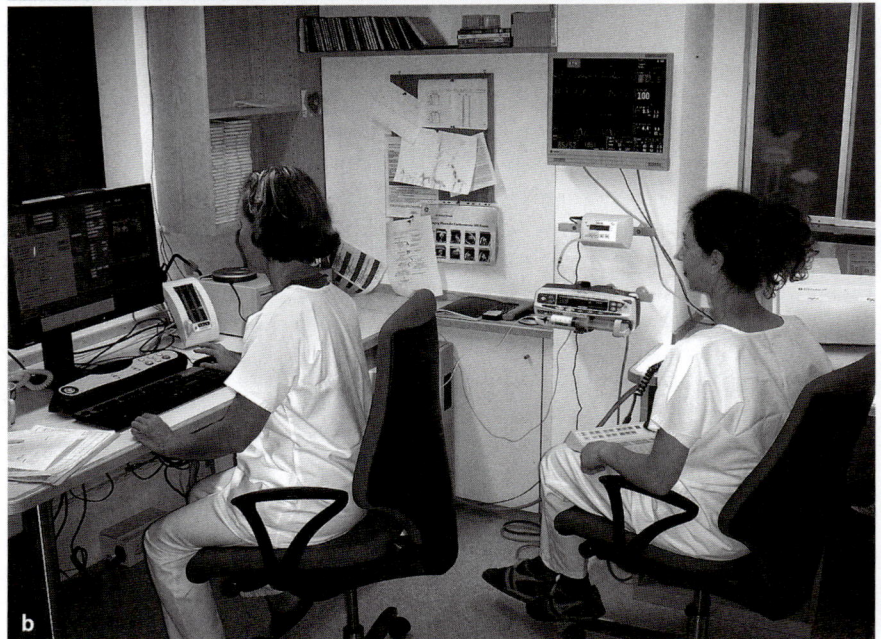

◘ **Abb. 23.2a, b. a** Magnetresonanztomograph mit modernem, magnetresonanztomographietauglichem Anästhesiearbeitsplatz inklusive Patientendatamanagementsystem. Ein Kopfhörer mit Sprechgarnitur schützt den Anästhesisten vor dem Lärm des Geräts und erlaubt es ihm, mit der medizin-technischen Assistentin im Vorraum zu kommunizieren. **b** Magnetresonanztomographievorraum mit Anästhesiemonitoringplatz inklusive Patientendatamanagementsystem. Eine Spritzenpumpe zur kontinuierlichen Propofolapplikation sowie ein automatisches Cuff-Druckregelgerät sind ebenfalls im Vorraum angebracht und mit speziellen, 8 m langen Leitungen mit dem Patienten verbunden.

Die Auskultation mittels Ösophagus- oder gar präkordialem Stehoskop ohne ferromagnetische Materialen ist durch die Lärmemissionen der MRT (bis zu 100 dB) erschwert oder unmöglich.

Bei der Verwendung langer Beatmungsschläuche ist auf die erhöhte Compliance der Schlauchverbindungen zu achten, mit hierdurch bedingter Ungenauigkeit der Spirometrie im Anästhesierespirator. Eine verlässliche Spirometrie kann mit einer Seitenstromspirometrie, in Tubusnähe angebracht, erreicht werden.

Elektrokardiogramm (EKG)

Für die Ableitung des EKG werden metallfreie Elektroden sowie Karbonkabel benutzt, um Verbrennungen durch Induktion sowie Störungen zu vermeiden. Generell steht eine 3-Kanal-Ableitung zur Verfügung, deren Qualität stark von der Lage der Ableitungspunkte im Magnetfeld abhängig ist. Das EKG-Signal wird mit zunehmender Feldstärke im Magnetfeld schlechter.

> ❗ Störungsfreie Elektrokardiographiegeräte werden zurzeit von den Herstellern der Magnetresonanztomographen selbst angeboten. Sie dienen v. a. zur Triggerung von MRT-Sequenzen bei Herzuntersuchungen.

Blutdruckmessung

Der Blutdruck wird automatisch oszillometrisch mit verlängerten Blutdruckmessschläuchen gemessen.

> ❗ Dabei ist auf die Verwendung von Kunststoffkonnektoren zu achten.

Eine invasive Druckmessung ist mit verlängerten Messleitungen aus dem MRT-Raum möglich. Moderne Geräte erlauben jedoch bei Verwendung nichtmetallischer Transducer oder fiberoptischer Systeme die Druckübertragung und die Druckmessung bereits im MRT-Raum. Dies reduziert die Dämpfung in langen Druckleitungen erheblich.

Temperaturmessung

Die Messung der Temperatur mit konventionellen Temperatursonden ist nicht möglich. Modernste Anlagen verfügen über eine kostspielige Möglichkeit der Temperaturmessung mittels fiberoptischer Sensoren. Die punktuelle Temperaturmessung vor und nach der MRT-Untersuchung, beispielsweise tympanometrisch, ist in der Regel ausreichend, insbesondere vor dem Hintergrund der meist fehlenden Interventionsmöglichkeiten.

Räumlich getrennte Kommunikation und Überwachung

Bei beatmeten Patienten hält sich eine Anästhesieperson meist im MRT-Scannerraum auf. Zur Kommunikation zwischen Steuer- und Scannerraum stehen in modernen Anlagen Kopfhörer mit Sprechgarnitur zur gegenseitigen Kommunikation zur Verfügung (◘ Abb. 23.2a). Ebenso kann mit wachen Patienten über eine Gegensprechanlage kommuniziert werden. Bei Sedierungen befindet sich der Anästhesist meist im MRT-Steuerraum (wegen Langzeiteffekten der MRT und der Lärmbelastung empfohlen [7]) und beobachtet den Patienten durch eine Scheibe oder eine spezielle MRT-taugliche Videokamera. Moderne MRT-Anästhesieausrüstungen verfügen über »Remote«-Überwachungsstationen mit akustischen und visuellen Alarmen, um die Vitalparameter zu verfolgen und allenfalls Einstellungen der Monitorfunktionen vorzunehmen (◘ Abb. 23.2b). Die Signale werden via Funk oder fiberoptischer Übertragung aus dem Scannerraum in den MRT-Steuerraum und umgekehrt übermittelt.

Spritzen- und Infusionspumpen

Spritzen- und Infusionspumpen werden am besten außerhalb des MRT-Raums betrieben und mit langen, druckfesten Infusionsleitungen durch eine Kupferröhre zum Patienten geleitet. Bei Intensivpatienten mit einer Vielzahl von z. T. lebensnotwendigen Medikamenten muss im Voraus abgeklärt werden, ob die Infusions- und Spritzenpumpen weit weg vom Magneten positioniert technisch einwandfrei funktionieren und/oder ob sie die Bildqualität der MRT beeinträchtigen. MRT-kompatible Infusomaten sind heute verfügbar, jedoch selten vorhanden und in diesen Fällen umständlich zu handhaben.

> ❗ Möglich ist auch der Einsatz einer Kupferabschirmung, um die Infusomaten und Spritzenpumpen herum um die Bildqualität nicht zu beeinträchtigen.

Defibrillator

Für Defibrillatoren muss der Hersteller angeben, ob diese MRT-tauglich sind. Können Sie im MRT-Raum nicht eingesetzt werden, so müssen Patienten, welche einer akuten elektrischen Kreislauftherapie (Konversion, Defibrillation, Schrittmachereinsatz) bedürfen, zuerst aus dem MRT-Raum evakuiert werden, was aufgrund der räumlichen Gegebenheiten oft ohnehin erforderlich ist. Deswegen ist eine entsprechende Reanimationsausrüstung inklusive Monitoring, Absaugung, Sauerstoffzufuhr etc. für die Versorgung von Patienten auch außerhalb des MRT-Raums bereitzuhalten.

23.3.3 Herzkatheterlabor

Die anästhesiologische Betreuung von Patienten im Herzkatheterlabor für diagnostische wie auch interventionelle Eingriffe hat in den letzten Jahren mit den technischen Fortschritten der invasiven Kardiologie stark zugenommen [9, 16, 23].

> ❗ **Die zu versorgenden Patienten sind oft schwer krank und hämodynamisch instabil und stellen den Anästhesisten abseits der Infrastruktur des Operationstraktes vor eine Herausforderung.**

Der Zugang zum Patienten ist durch die Bildwandlereinrichtungen, die Monitore und die engen Platzverhältnisse meist stark eingeschränkt. Ganzkörpersterilabdeckungen verhindern den Zugang zu Extremitäten und Thorax (◻ Abb. 23.3). Die während der Untersuchungen benötigte Dunkelheit erschwert die klinische Beurteilung des Patienten zusätzlich. Eine besondere Herausforderung stellen interventionelle Eingriffe im Herzkatheterlabor mit Katheterisierung von großen Gefäßen durch den offenen Thorax dar (sog. Hybrideingriffe).

Eingriffe im Herzkatheterlabor

- Diagnostische Herzkatheteruntersuchungen
- Koronarangiographie (Dilatation, Lyse) und Einlage von Stents
- Medikamententestung bei pulmonal-arterieller Hypertension
- Elektrophysiologische Untersuchungen sowie Radiofrequenzablation
- Verschluss von offenem Ductus arteriosus, Vorhof- oder Ventrikelseptumdefekten sowie Kollateralgefäßen
- Dilatation von Klappen, stenosierten Grafts, Stents und Stenosen in den zentralen Gefäßen
- Perkutaner Klappenersatz
- Testung von automatischen implantierten Herzdefibrillatoren
- Entfernung von Kathetern und Drähten aus dem Herz oder aus Gefäßen
- Hybridoperationen (Herzkatheterinterventionen am offenen Thorax)

Von besonderer Wichtigkeit ist im Herzkatheterlabor die Kommunikation zwischen Anästhesisten und Kardiologen, um auf schmerzhafte und kritische Interventionen sowie auf Medikamentengaben aufmerksam zu machen.

> ❗ **Die ständige Beobachtung des Operateurs und seiner Interventionen auf den Bildwandlermonitoren sowie das Mitverfolgen der transösophagealen Echokardiographie gehören ebenfalls zur anästhesiologischen Überwachung im Herzkatheterlabor.**

Nebst dem Standardanästhesiemonitoring wird je nach Eingriff, zugrunde liegender kardialer Erkrankung sowie Zustand des Patienten eine invasive arterielle Blutdruckmessung eingerichtet. Bei instabilen Patienten und Risikopatienten sowie bei rechtsventrikulären Katheterisierungen mit Ballondilatation einer kritischen Pulmonalklappe wird eine radiale Arterienkanülierung zur kontinuierlichen, uneingeschränkten invasiven Blutdruckmessung vorgenommen. Die Verfügbarkeit eines Defibrillators sowie von Schrittmachergeräten versteht sich im Herzkatheterlabor von selbst.

> ❗ **Ist bei einem Patienten die invasive Blutddruckmessung nicht indiziert oder aufgrund des Gefäßstatus nicht möglich, kann trotzdem über die arterielle Gefäßschleuse des Kardiologen mittels eines Druckwandlers das arterielle Drucksignal auf dem Anästhesiemonitor überwacht werden. Die Werte sind während der Katheterisierungen zwar gedämpft, erlauben aber in kritischen Situationen sofort eine genaue invasive Blutdrucküberwachung.**

Die kontinuierliche Überwachung der Körpertemperatur empfiehlt sich v. a. bei Kindern und bei älteren Patienten. Insbesondere bei lange andauernden Eingriffen besteht die Gefahr einer kritischen Auskühlung. Wärmematten, Wärmelampen und ein Warmluftgebläse sollen zur Prophylaxe einer Hypothermie eingesetzt werden. Die Ver-

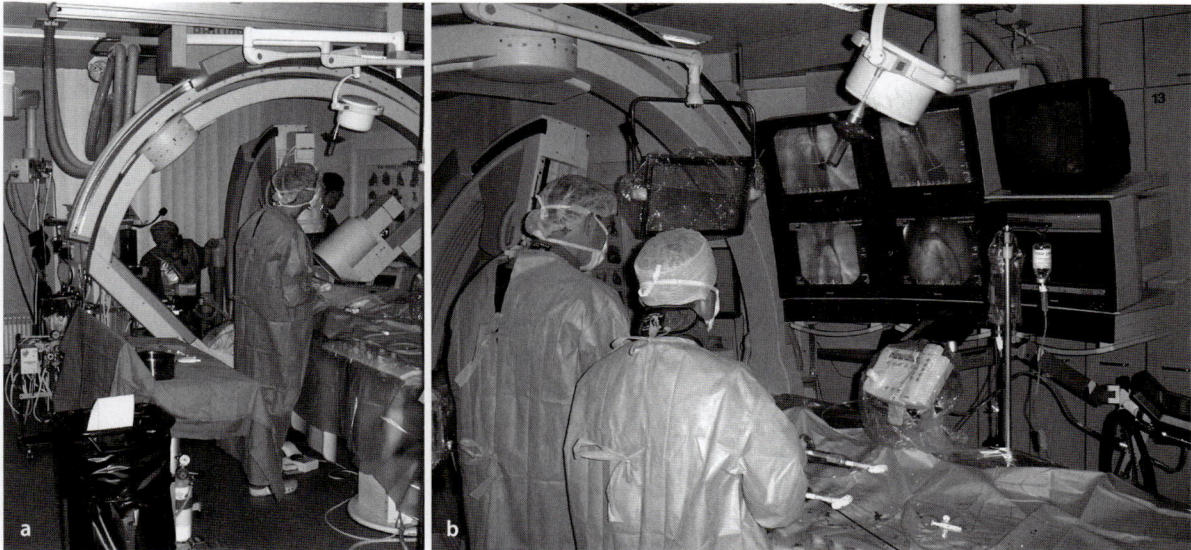

◼ **Abb. 23.3a, b. a** Herzkatheterlabor mit Anästhesiearbeitsplatz hinter dem Bildverstärkerbogen. **b** Bildverstärkermonitor, Bildwandlerbogen sowie Operateure erschweren den Zugang zum Patienten.

träglichkeit dieser Geräte mit den jeweiligen Laboreinrichtungen muss geprüft werden, um Verletzungen des Patienten und des Personals zu vermeiden.

Bei Kindern mit schweren kongenitalen Fehlbildungen, hämodynamischer Instabilität oder langen Interventionen soll in regelmäßigen Abständen der Säure-Basen-Haushalt überwacht werden. Befindet sich der Herzkatheterraum weit entfernt vom zentralen Operationstrakt, eignen sich im Herzkatheterlabor auch »Point-of-care-testing«-Geräte zur Bestimmung von Blutgaswerten und der Parameter des Säure-Basen-Haushalts.

> ❶ **Nicht selten kommt es bei der Katheterisierung sowie beim Wechseln und Entfernen von Gefäßschleusen zu Blutungen, welche gerade bei Kindern nicht unerheblich sein können. Eine Überwachung des Hämoglobinwertes ist daher zu empfehlen, was in den meisten Herzkatheterlabors mittels des vorhandenen CO-Oximetergeräts durchführbar ist.**

Nebst motorisierten, beweglichen Bildwandlerbogen, welche Infusionsständer und Monitore umstürzen lassen und das Personal direkt verletzen können, stellt die Strahlenbelastung im Herzkatheterlabor im Gegensatz zum Arbeiten im Operationstrakt für das Anästhesiepersonal

eine relevante Gefährdung dar. Neben den erforderlichen Schutzmaßnahmen (Strahlenschutzkleidung und Distanz von der Strahlenquelle) ist eine dosimetrische Überwachung von Anästhesisten, welche oft im Herzkatheterlabor arbeiten, zwingend erforderlich [14].

23.3.4 Radioonkologie

Die anästhesiologische Versorgung in Strahlentherapie und Nuklearmedizin betrifft v. a. Kinder unter 4 Jahren. Oft benötigen diese Kinder während 6–7 Wochen täglich eine Bestrahlung bzw. eine entsprechende Sedierung oder Allgemeinanästhesie. Die absolute Ruhigstellung für eine gleichbleibende Körperposition erfordert eine tiefe Sedierung oder gar eine Allgemeinanästhesie mit Intubation und Relaxation. Die speziellen Lagerungen und Fixierungen des Kopfes (Bauchlage, Gesichtsmaske, Kopfmaske, Beißblock) erschweren dabei den Zugang zum Atemweg oder machen ihn sogar unmöglich (◼ Abb. 23.4) [25].

Nebst dem Standardanästhesiemonitoring kommt der nasalen/oralen Kapnographie – wie im MRT-Raum oder im Herzkatheterlabor – für die respiratorische Überwachung der meist sedierten und eher selten intubierten Patienten eine besonders wichtige Rolle zu.

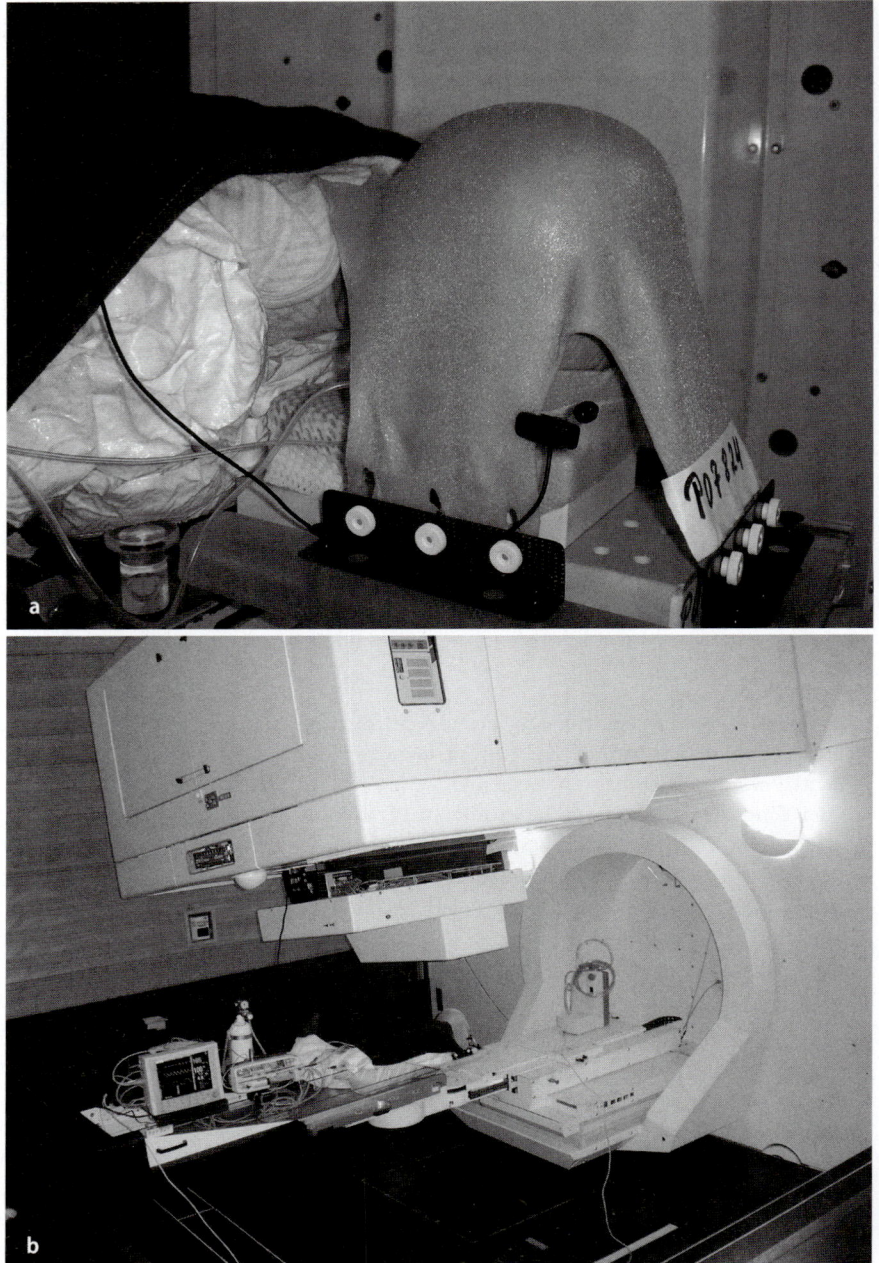

Abb. 23.4a, b. Kleinkind in Propofolsedierung mit Spontanatmung in Bauchlage zur Protonenbestrahlung der hinteren Schädelgrube. Ein Mikrofon an der Kopfmaske erlaubt mittels Funkübertragung die akustische Übertragung der Atemgeräusche und der Monitoralarme in die Überwachungszentrale. Mit frdl. Genehmigung des Paul-Scherrer-Instituts, Zentrum für Protonen-Strahlentherapie, Villigen, Schweiz

❗ Eine besondere Herausforderung bei der anästhesiologischen Versorgung von Patienten während Bestrahlungen besteht darin, dass sich der Anästhesist während der Bestrahlungsphasen nicht beim Patienten aufhalten darf.

Gelegentlich befindet sich der Patient bis zu 15 m vom Anästhesisten entfernt hinter Schutzmauern [25]. Der Patient wird mittels Videokameras vom Steuerraum aus beobachtet (❏ Abb. 23.5.) Eine Videokamera kann dabei zur Übertragung des Anästhesiemonitors eingesetzt werden.

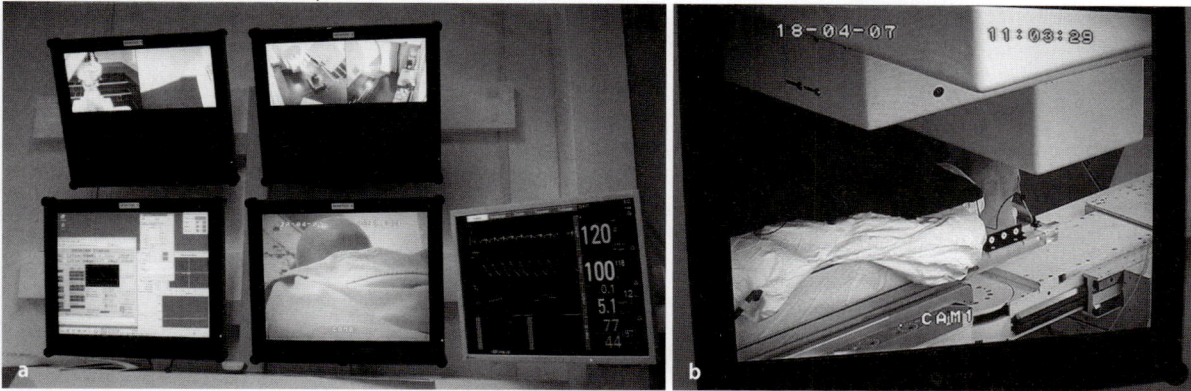

Abb. 23.5a, b. Videovisuelle und akustische Überwachungzentrale während einer Protonenbestrahlung eines Kleinkindes in Propofolsedierung mit Spontanatmung, in Bauchlage und mit Maskenfixierung des Kopfes in der Protonen-Gantry (15 m von der Zentrale entfernt). Die Bewegungen der Gantry-Anlage werden mit fest eingestellten Kameras beobachtet, der Patient und insbesondere die Thoraxbewegungen werden mit 2 steuerbaren, zoombaren Kameras überwacht. Das Monitorbild des Überwachungsgeräts wird via hausinterner LAN-Verbindung ebenfalls in die Zentrale übertragen Mit frdl. Genehmigung des Paul-Scherrer-Instituts, Zentrum für Protonen-Strahlentherapie, Villigen, Schweiz

Modernere Anlagen erlauben es, mittels eines separaten Zweitmonitors im Steuerraum die Vitaldaten zu verfolgen. Für die Videoüberwachung des Bestrahlungsraums sollten mehrere Kameras zur Verfügung stehen, um die Bewegung der Bestrahlungsapparate und den Patienten zu beobachten. Für ersteres reichen fest installierte Kameras aus, für letzteres haben sich steuerbare, zoombare Kameras bewährt, um den Thorax und den Kopf verlässlich zu beobachten.

> ❗ Zusätzlich empfiehlt sich wegen der räumlichen Trennung von Anästhesist einerseits und Patient mit Monitoring andererseits eine akustische Übertragung der Atemgeräusche, des Pulstons sowie der akustischen Alarme aus dem Behandlungsraum. Dies kann sehr einfach mittels eines drahtlosen Rednermikrophons, in der Nähe des Patientenkopfes angebracht, bewerkstelligt werden (◻ Abb. 25.4).

Fazit
Die Anforderungen an den Anästhesisten während diagnostischer oder interventioneller Maßnahmen außerhalb des Operationstraktes oder der Intensivstation in der sog. weißen Zone sind sehr variabel und von der Art der Maßnahme geprägt. So steht bei

▼

einer Bronchoskopie das Atemwegsmanagement im Vordergrund, während bei einer MRT der Zugang zum Patienten und die MRT-Tauglichkeit der Geräte sowie im Herzkatheterlabor die Morbidität des Patienten Besonderheiten darstellen. In jedem Fall entscheidend sind die Erfahrung des Anästhesieteams, die Aufmerksamkeit gegenüber dem Patienten und der Prozedur sowie die gründliche Organisation und Ausstattung des Arbeitsplatzes im Vorfeld, um im Notfall schnell und effizient reagieren zu können.

Literatur

1. Alspach D, Falleroni M (2004) Monitoring patients during procedures conducted outside the operating room. Int Anesthesiol Clin 42: 95–111
2. American Society of Anesthesiologists (2003) Guidelines for non-operating room anesthetizing locations. American Society of Anesthesiologists, Park Ridge/IL; www.asahq.org/publicationsAndServices/standards/14.pdf
3. American Society of Anesthesiologists (2005) Standards for basic anesthesia monitoring. American Society of Anesthesiologists, Park Ridge/IL www.asahq.org/publicationsAndServices/standards/02.pdf
4. American Academy of Pediatrics, American Academy of Pediatric Dentistry, Cote CJ, Wilson S; Work Group on Sedation (2006) Guidelines for monitoring and management of pediatric patients

23

during and after sedation for diagnostic and therapeutic procedures: an update. Pediatrics 118: 2587–2602

5. Bhananker SM, Posner KL, Cheney FW, Caplan RA, Lee LA, Domino KB (2006) Injury and liability associated with monitored anesthesia care: a closed claims analysis. Anesthesiology 104: 228–234

6. Bould MD, Mahtani DG, Davies R, Roughton M, Hunter DN, Kelleher A (2007) Bispectral index values during elective rigid bronchoscopy: a prospective observational pilot study. Anaesthesia 62: 438–445

7. Brummett RE, Talbot JM, Charuhas P (1988) Potential hearing loss resulting from MR imaging. Radiology 169: 539–540

8. Chang AB, Moloney GE, Harms PJ, Masters IB (2004) Endoscopic intratracheal carbon dioxide measurements during pediatric flexible bronchoscopy. Paediatr Anaesth 14: 650–655

9. Conlay LA (2003) Special concerns in the cardiac catheterization lab. Int Anesthesiol Clin 41: 63–67

10. Cote CJ, Wax DF, Jennings MA, Gorski CL, Kurczak-Klippstein K (2007) Endtidal carbon dioxide monitoring in children with congenital heart disease during sedation for cardiac catheterization by nonanesthesiologists. Pediatr Anesth 17: 661–666

11. Feldman JM, Kalli I (2006) Equipment and environmental issues for nonoperating room anesthesia. Curr Opin Anaesthesiol 19: 450–452

12. Funk W, Hörauf K, Held P, Taeger K (1997) Anästhesie zur Magnetresonanztomographie bei Neonaten, Säuglingen und Kleinkindern. Radiologe 37: 159–164

13. Gooden CK (2004) Anesthesia for magnetic resonance imaging. Curr Opin Anaesthesiol 17: 339–342

14. Henderson KH, Lu JK, Strauss KJ, Treves ST, Rockoff MA (1994) Radiation exposure of anesthesiologists. J Clin Anesth 6: 37–41

15. Jaggar SI, Haxby E (2002) Sedation, anaesthesia and monitoring for bronchoscopy. Paediatr Respir Rev 3: 321–327

16. Joe RR, Chen LQ (2004) Anesthesia in the cardiac catheterization lab. Anesthesiol Clin North America 2: 639–651

17. Lalwani K (2006) Demographics and trends in nonoperating-room anesthesia. Curr Opin Anaesthesiol 19: 430–435

18. Menon DK, Peden CJ, Hall AS, Sargentoni J, Whitwam JG (1992) Magnetic resonance for the anaesthetist. Part I: Physical principles, applications, safety aspects. Anaesthesia 47: 240–255

19. Osborn IP (2002) Magnetic resonance imaging anesthesia: new challenges and techniques. Curr Opin Anaesthesiol 15: 443–448

20. Peden CJ, Menon DK, Hall AS, Sargentoni J, Whitwam JG (1992) Magnetic resonance for the anaesthetist. Part II: Anaesthesia and monitoring in MR units. Anaesthesia 47: 508–517

21. Robbertze R, Posner KL, Domino KB (2006) Closed claims review of anesthesia for procedures outside the operating room. Curr Opin Anaesthesiol 19: 436–442

22. Rohling R, Biro P (1999) Clinical investigation of a new combined pulse oximetry and carbon dioxide tension sensor in adult anaesthesia. J Clin Monit Comput 15: 23–27

23. Shook DC, Gross W (2007) Offsite anesthesiology in the cardiac catheterization lab. Curr Opin Anaesthesiol 20: 352–358

24. Soto RG, Fu ES, Vila H Jr, Miguel RV (2004) Capnography accurately detects apnea during monitored anesthesia care. Anesth Analg 99: 379–382

25. Weiss M, Frei M, Buehrer S, Feurer R, Goitein G, Timmermann B (2007) Deep propofol sedation for vacuum-assisted bite-block immobilization in children undergoing proton radiation therapy of cranial tumors. Pediatr Anesth 17: 867–873

Pädiatrie

O. Baenziger, K. Waldvogel

24

Die intensivmedizinische wie auch die perioperative Betreuung von neonatologischen und pädiatrischen Patienten setzt Kenntnisse über wichtige anatomische und auch physiologische Unterschiede zwischen Kind und Erwachsenem voraus. Diese Unterschiede erklären, warum ein aggressives invasives Monitoring besonders bei kleinen Kindern und Neugeborenen immer kritisch hinterfragt werden muss. So ist die Installation eines invasiven Monitorings wegen der kleinen anatomischen Verhältnisse technisch schwieriger und komplikationsreicher. Folglich werden v. a. in der neonatologischen Intensivmedizin klinische und nichtinvasive Methoden bevorzugt. Bei zwingender invasiver Überwachung sind die Installationen baldmöglichst wieder zu entfernen.

Ferner muss die klinische Wertigkeit gemessener pathologischer Befunde hinterfragt werden. Einige Parameter, welche man heute kontinuierlich messen kann, müssen nicht durch eine intensivmedizinische Intervention in den Normbereich korrigiert werden. Gerade in der Neonatologie hat sich schon seit langem gezeigt, dass durch ein aggressives medizinisches Management erhebliche iatrogene Folgen ausgelöst werden können, welche die kindliche Entwicklung nachhaltig negativ beeinflussen. Beispielsweise können bei Frühgeborenen durch eine Beatmung mit einem hohen positiven Druck die Entwicklung einer bronchopulmonalen Dysplasie sowie das Auftreten einer Hirnblutung akzentuiert werden.

> **❗** **Aus dieser Erfahrung heraus ist in der Neonatologie ein möglichst nichtinvasives therapeutisches Vorgehen wichtig, welches wiederum Auswirkungen auf die Wahl des Monitorings hat.**

24.1 Physiologische Besonderheiten

Kardiozirkulatorisches System. Der kindliche Körper reagiert bei Hypovolämie mit einer ausgeprägten sympathikotonen Reaktion (Tachykardie und Vasokonstriktion), sodass der pädiatrische Patient über längere Zeit hämodynamisch kompensiert bleibt. Ein Blutdruckabfall tritt im Gegensatz zu Erwachsenen bei Hypovolämie erst sehr spät auf.

> **❗** **Ist ein Patient hämodynamisch dekompensiert, ist eine Stabilisierung äußerst schwierig und die Mortalität hoch.**

Aus diesem Grund ist die klinische Überwachung solcher Patienten von größter Wichtigkeit. So können die Verlängerung der Rekapillarisationszeit, ein schwacher, schneller Puls, ein Abfall der peripheren Temperatur mit kühler, blasser oder zyanotischer Haut sowie neurologische Auffälligkeiten (Bewusstseinseintrübung) ein sehr frühes Erkennen der sich verschlechternden, lebensbedrohlichen Kreislaufsituation ermöglichen.

Respiratorisches System. Die deutlich verminderte funktionelle Residualkapazität führt infolge verminderter respiratorischer Reserven sehr schnell zu Hypoxie und Bradykardie. Der Durchmesser der kindlichen Luftwege ist klein, und schon eine geringfügige Schleimhautschwellung kann zu einer signifikanten Atemwegsobstruktion führen. Speziell bei Neugeborenen und jungen Säuglingen muss eine Zyanose nicht immer pulmonaler Ursache sein. Bei fehlender respiratorischer Pathologie kann es sich auch um einen kongenitalen zyanotischen Herzfehler handeln.

Thermoregulation. Kinder haben bei einem geringeren Körpergewicht im Vergleich zum Erwachsenen eine relativ größere Körperoberfläche. Sie verlieren aus diesem Grund schnell Wärme und kühlen rasch aus. Insbesondere bei Neugeborenen kann dieser Wärmeverlust sehr schnell kritisch werden.

Als problematisch erweisen sich auch immer wieder die altersspezifischen Normwerte, welche erheblich von den Erwachsenenwerten abweichen können und oft messtechnisch schwierig zu ermitteln sind. So befinden sich z. B. die Blutdruckwerte beim Frühgeborenen in einem so tiefen Bereich, dass die Messgenauigkeit der normalen elektronischen Geräte nicht mehr gewährleistet ist.

24.2 Kardiovaskuläre Funktionen

24.2.1 Stethoskop

Das präkordiale oder besser ösophageale Stethoskop ist in der Kinderanästhesie für die Beurteilung hämodynamischer Parameter von grundlegender Bedeutung. Das Stethoskop gibt nicht nur Auskunft über Atem- und Herzfrequenz, sondern über die Lautstärke der Herztöne kann zudem der Blutdruck kontinuierlich nichtinvasiv abgeschätzt werden.

24.2.2 Elektrokardiogramm (EKG)

❗ **Da in der Pädiatrie der Anstieg der Herzfrequenz ein wichtiges Frühzeichen einer sich anbahnenden Kreislaufinstabilität sein kann, ist das EKG oft von größerer Bedeutung als die Blutdruckmessung.**

Eine synchrone Vorhof- und Ventrikelkontraktion ist bei myokardialer Insuffizienz wichtig, um eine optimale enddiastolische Füllung der Ventrikel zu ermöglichen und das Herzzeitvolumen zu verbessern. Da Rhythmusstörungen bei Kindern seltener als bei Erwachsenen und meist supraventrikulären Ursprungs sind, werden sie oft verkannt. Mit Ausnahme der ventrikulären Arrhythmien oder bei hämodynamisch instabilen Patienten sind die meisten Arrhythmien stabil genug, um eine sorgfältige Evaluation vor einer etwaigen Therapie durchzuführen. Die Beurteilung eines 12-Kanal-EKG setzt Kenntnisse über die altersspezifischen Normwerte voraus, die sich vom ersten Lebenstag bis zur Adoleszenz stetig ändern. Folgende Veränderungen sind von größter Bedeutung:
- abnehmende Herzfrequenz
- Zunahme der P-Welle und der QRS-Zeit
- Zunahme der QRS-Amplitude und des PQ-Intervalls
- Wechsel der QRS-Achse (von rechtsventrikulärer zu linksventrikulärer Dominanz) und der ST-T-Achse

24.2.3 Arterieller Blutdruck

Der arterielle Blutdruck, ein integrativer Wert aus myokardialer Kontraktilität, Füllungsdruck des linken Ventrikels und systemisch-vaskulärem Widerstand, ist einer der wichtigsten invasiv gemessenen Parameter bei der Überwachung von Kindern und Neugeborenen. Bei der Beurteilung der Blutdruckwerte sind aber immer noch weitere Parameter wie klinisches Bild und Herzfrequenz beizuziehen. Gerade bei Kindern kann bei noch normalen Blutdruckwerten eine Hypoperfusion lebenswichtiger Organe eintreten.

Die nichtinvasive Messung mit der Manschette nach Riva Rocci ist bei Kindern wie auch bei Erwachsenen von der richtigen Manschettengröße abhängig. Gemäß American Heart Association soll die Manschettenbreite 40 % des Umfangs der gemessenen Extremität betragen. Ist die Manschette zu groß, wird ein zu tiefer, ist sie zu klein, ein zu hoher Wert gemessen. Da die klassische Messung mit der Auskultation der Korotkoff-Töne beim unkooperativen Säugling sehr schwierig ist, wird v. a. im Neugeborenen- und Säuglingsalter die nichtinvasive Blutdruckmessung mehrheitlich mit einem auf der Oszillometrie basierenden automatischen Gerät durchgeführt. Das Messprinzip beruht darauf, dass der intermittierende Blutfluss in der Arterie Oszillationen in deren Wand hervorruft, die sich auf eine aufblasbare Blutdruckmanschette übertragen. Die Veränderungen der Oszillationen bei abnehmendem Maschettendruck werden registriert. Der systolische Blutdruck wird bei einem schnellen Anstieg der Oszillationsamplitude, der mittlere Druck bei maximaler Amplitude definiert; der diastolische Druck entspricht dem plötzlichen Abfall der Amplitude. Diese Messmethoden sind bei einem vermindertem Herzzeitvolumen, Hypotonie sowie Dysrhythmien insuffizient. Eine Alterantive bietet die Dopplertechnik, die auch bei dekompensierter Kreislaufsituation validiert ist. Bei dieser Technik kann mittels einer distal der Druckmanschette über einer Arterie platzierten Ultraschalldopplersonde der systolische Blutdruck durch die Strömungsdetektion bei Ablassen des Manschettendrucks gemessen werden. Diese Messmethode erlaubt aber keine diastolische Blutdruckmessung. Sie wird besonders in der Neonatologie eingesetzt. Andere Methoden der nichtinvasiven Blutdruckmessung haben sich bisher in der pädiatrischen und neonatologischen Intensivmedizin noch nicht durchgesetzt.

Die direkte Messung des arteriellen Blutdrucks mit einem mechanoelektrischen Druckwandler ist bei großen Operationen und kritisch kranken Patienten zwingend erforderlich. Neben der kontinuierlichen Monitorisierung des arteriellen Drucks können auch wechselnde Veränderungen der Blutdruckamplitude registriert werden und auf den Volumenstatus oder Rhythmusstörungen hinweisen. Grundsätzlich können dieselben Arterien wie beim Erwachsenen kanüliert werden. Nicht selten werden neben den Radial- die Fußarterien (A. dorsalis pedis, A. tibialis posterior) verwendet. Vor allem bei Neugeborenen stellt die Kanülierung der Femoralarterie ein großes Risiko für eine Thrombosierung dar, was sich später auf das Wachstum der entsprechenden Extremität auswirken oder auch Claudicatioschmerzen verursachen kann.

Technisch ist die Einlage wegen der kleinen anatomischen Verhältnissen sowie der fehlenden Kooperativität der Patienten nicht einfach. Bei schwierigen Voraussetzungen muss eine operative Freilegung durchgeführt werden.

Bei Neugeborenen und speziell Frühgeborenen ist die Einlage eines Nabelarterienkatheters oft die einfachste und schnellste Methode. Die Spitze des Katheters wird von den meisten Zentren auf Höhe des Zwerchfelles in der Aorta platziert. Thrombosierungen und Vasospasmen sowie periphere Embolien (Beinischämie, Mesenterialinfarkt) sind bekannt und verlangen einen vorsichtigen Umgang mit diesen Kathetern. So kann die Komplikationsrate gering gehalten werden, wenn der Katheter nur für das Druckmonitoring und gelegentliche Blutentnahmen genutzt wird.

> ❶ Katecholamine sowie hyperosmolare Lösungen sollten nie über einen Nabelarterienkatheter verabreicht werden.

Bei Neugeborenen ist bei der intermittierenden Spülung von peripheren arteriellen Kathetern die retrograde Embolisation der Hirnarterien mit entsprechenden Komplikationen beschrieben. Aus diesem Grund wird die heparinhaltige Spüllösung in vielen Zentren bei Neugeborenen mit einer Infusionspumpe und nicht mit einem Druckbeutel verabreicht.

Bei der Interpretation der Befunde der Druckmessung und der Blutgasanalyse ist besonders bei Neugeborenen oder Patienten mit operierten Herzvitien die Lage des arteriellen Katheters zu berücksichtigen:

- Bei Patienten mit noch persisistierendem Ductus arteriosus werden meist tiefe diastolische Drücke gemessen.
- Bei Neugeborenen mit persistierender pulmonaler Hypertonie und offenem Ductus arteriosus kann es je nach prä- oder postduktaler Lage des Katheters zu erheblichen Unterschieden von Sauerstoffsättigung und Sauerstoffpartialdruck kommen (Rechts-links-Shunt über den Ductus arteriosus).
- Bei einer Aortenisthmusstenose (Ductus arteriosus verschlossen) findet man meist eine signifikante Blutdruckdifferenz entweder zwischen oberen und unteren Extremitäten oder zwischen rechter oberer Extremität und den restlichen Extremitäten.

Das Verständnis der Physiologie und Pathophysiologie des Neugeborenen ist auch hier bei der Interpretation der Resultate und etwaiger therapeutischer Intervention notwendig.

24.2.4 Pulmonalarterienkatheter

Die Messung des pulmonalvaskulären Drucks und des Herzminutenvolumens mittels eines perkutan eingelegten Pulmonalarterienkatheters (Pulmonaliskatheter, Swan-Ganz-Katheter) ist bei Kindern von geringerer Bedeutung als bei Erwachsenen.

> ❶ Da rechts- und linksatriale Drücke bei Kindern ohne Herzfehler annähernd gleich sind, ist die Indikation zur Einlage eines Pulmonaliskatheters sehr beschränkt.

Die Tatsache, dass die Messung des Herzzeitvolumens mit der Thermodilutionsmethode bei Patienten mit Shunt-Vitien nicht verwertbare Werte ergibt, stellt die Nützlichkeit solcher komplikationsreicher Installationen zusätzlich infrage. Von großer Bedeutung aber ist ein Monitoring des pulmonalarteriellen Drucks im Rahmen der perioperativen Betreuung von Patienten mit Operationen am offenen Herz bei bekannter pulmonaler Hypertonie oder bei einem hohen Risiko für die Entwicklung einer pulmonalhypertensiven Krise im postoperativen Verlauf. Da wegen der kleineren anatomischen Verhältnissen die Einlage eines Pulmonaliskatheters schwieriger ist sowie die Vorteile der Überwachung des pulmonalarteriellen Drucks und der hämodynamischen Situation mittels eines eingeschwemmten Pulmonaliskatheters bei Kindern nicht belegt sind, ist die Indikation für die Einlage eines solchen Katheters in der pädiatrischen Intensivmedizin selten gegeben.

In der pädiatrischen herzchirurgischen Intensivmedizin wird der pulmonalarterielle Druck durch das chirurgische Einlegen eines Katheters via rechten Ventrikel in die Pulmonalarterie bei oben genannten Risiken regelmäßig überwacht.

24.2.5 Zentralvenöser Druck (ZVD)

Der zentralvenöse Druck (ZVD) reflektiert den rechtsatrialen Füllungsdruck, welcher bei suffizienter Trikuspidalklappe die Resultante des Blutvolumens, der rechtsventrikulären Funktion und der venösen Kapazität ist. Er wird im klinischen Alltag zur Beurteilung des zirkulierenden Blutvolumens verwendet.

Neben der Verabreichung gewisser Medikamente und hyperosmolarer Lösungen ist die Einlage eines zentralvenösen Katheters in Situationen, bei denen die Beurteilung des Volumenstatus notwendig (Blutverluste, Schock) oder eine myokardiale Insuffizienz vorhanden ist oder eintreten kann, indiziert.

Bei der Mehrheit der pädiatrischen Patienten muss die Einlage zentraler Katheter in Narkose erfolgen. Bei

Patienten mit zyanotischen Herzfehlern und gleichzeitig bestehender pulmonaler Hypertonie ist es bei der Katheterisierung herznaher Gefäße gelegentlich schwierig, zwischen arterieller und venöser Punktion zu unterscheiden (Sättigungen arteriell um 70 %, hoher Druck im venösen System). Hier empfiehlt es sich, vor der Dilatation des Gefäßes anhand der Druckkurve oder mittels Bildverstärker die richtige venöse Lage zu verifizieren.

Die Interpretation des ZVD bei Kindern setzt folgende Kenntnisse voraus:

- genaue Lage der Katheterspitze (Cave: Position im linken Vorhof oder im Sinus coronarius bei persistierender V. cava superior sinistra)
- kardiale Fehlbildungen
- Status nach Herzoperationen

So spiegelt bei Patienten mit Status nach Glenn- oder Fontan-Operation (Einkammerkorrekturen) der Druck in der V. cava superior den pulmonalarteriellen Druck wider.

> **!** **Die Thrombosierung der V. cava superior bei diesen Patienten kann lebensbedrohliche Folgen haben, und deshalb sollte dieses Gefäß nicht kanüliert werden.**

Bei Patienten mit einer Einkammerphysiologie und einer adäquaten Vorhofseptektomie reflektiert der gemessene Druck den Füllungsdruck des Systemventrikels. Bei diesen Patienten besteht beim Flushen oder bei Bolusinjektionen ein relativ hohes Risiko für paradoxe systemische Luft- oder Thromboembolien, sodass immer Luftfilter in das Infusionssystem eingebaut werden sollten.

Der ZVD wird auch durch die aktuelle Atemsituation bzw. durch die intrathorakale Drucksteigerung bei mechanischer Beatmung beeinflusst. Trotzdem eignet sich der ZVD-Wert bei stabilem Zustand zur Abschätzung des Füllungszustandes des rechten Herzens.

Neben dem rechtsatrialen Druck kann die zentralvenöse Sättigung gemessen werden. Die zentralvenöse Sättigung liefert Informationen über das Verhältnis von Sauerstoffangebot zu Sauerstoffverbrauch und somit indirekt auch über das Herzzeitvolumen. Obwohl diese Messung nie genau über die globale Oxygenierung des Körpers Auskunft geben kann, eignen sich der Verlauf und die Änderung des Wertes im klinischen Alltag sehr gut zur Abschätzung der Oxygenierung beim kritisch kranken Patienten. Bei der Beurteilung der zentralvenösen Sättigung müssen die Katheterlage sowie das Vorhandensein intrakardialer Shunts bekannt sein. Bei Lage des

Katheters im rechten Vorhof können zu tiefe Sättigungen (Blutfluss vom Sinus coronarius) und bei Lage in der V. cava inferior zu hohe Sättigungen (Blutfluss von den Nierenvenen) gemessen werden. Die Lage in der V. cava superior reflektiert v. a. bei Patienten mit intrakardialen Shunts am besten die gemischtvenöse Sättigung (Sättigung in der Pulmonalarterie).

> **!** **Zusätzlich, aber leider oft vernachlässigt, kann das ZVD-Monitoring Auskunft über atriale Arrhythmien sowie die atrioventrikuläre Synchronisation während des Pacings geben.**

24.2.6 Herzzeitvolumen

Die Aufrechterhaltung eines adäquaten Herzzeitvolumens entscheidet auch bei kritisch kranken Patienten der Neonatologie und Pädiatrie über ein erfolgreiches Management. Die Beurteilung des Herzzeitvolumens erfolgt durch die klinische Untersuchung (Pulsqualität, Herzfrequenz, Rekapillarisationszeit, periphere Temperatur, Ausschöpfungszyanose, Ödeme, Lebergröße, Bewusstseinslage, Diurese), anhand des apparativen Monitorings, des Thoraxröntgenbildes, des Herzechokardiogramms und/oder der Thermodilutionsmethode.

Das Herzzeitvolumen ist eine Funktion der Patientengröße, daher variiert es stark mit dem Alter und wird in der Pädiatrie immer auf die Körperoberfläche bezogen und als Cardiac Index oder Herzindex (in $l/min/m^2$) angegeben. So beträgt dieser Wert bei Kleinkindern 4--5 $l/min/m^2$ im Vergleich zu einem 70-jährigen Patienten mit 2,5 $l/min/m^2$.

Die Messung des Herzzeitvolumens bei Kindern mit der Thermodilutions- oder einer anderen Indikatorverdünnungsmethode ist, nach Ausschluss einer erheblichen Rezirkulation bei kongenitalen Shunt-Vitien, wie bei Erwachsenen möglich. Da die Einlage solcher Katheter wiederum technisch schwieriger ist als bei Erwachsenen, Thrombosen als Komplikation in der pädiatrischen Intensivmedizin ein großes Problem darstellen und zudem ein nicht unbedeutender Anteil der kritisch kranken Patienten ein Shunt-Vitium aufweisen, hat sich die Indikatorverdünnungsmethode v. a. aus diagnostischen Gründen im Herzkatheterlabor durchgesetzt und wird nur selten als längerfristiges Monitoringsystem eingesetzt.

Echokardiographie. Die Überwachung der kardialen Funktion mittels Echokardiographie erlaubt die Beurtei-

24

lung der Kontraktilität des Myokards und im Verlauf die Beurteilung der Beeinflussung dieser Messgröße durch die erfolgte Therapie. Mit der Dopplerechokardiographie kann der Fluss über der gemessenen Klappe (Aorten- oder Pulmonalklappe) berechnet und damit das Herzzeitvolumen evaluiert werden. Alle modernen Echokardiographiegeräte und die neueren, einfachen Bedside-Geräte verwenden die Dopplertechnik zur kontinuierlichen Überwachung der Herzfunktion. Die Beurteilung der Kontraktilität anhand der Verkürzungs- (»shortening fraction«) und Auswurffraktion (»ejection fraction«) hat sich in der postoperativen pädiatrischen Intensivmedizin in den letzten Jahren etabliert. Die Echokardiographie lässt sich einfach und nichtinvasiv einsetzen. Es bestehen jedoch erhebliche untersucherabhängige Unterschiede, und die klinische Wertigkeit des ermittelten Herzzeitvolumens muss immer im Zusammenhang mit anderen Parametern beurteilt werden. Ob sich die Dopplertechniken, speziell die nicht mit einem B-Mode-Echo gekoppelten einfachen transthorakalen oder transösophagealen Geräte, durchsetzen werden, ist noch unklar.

24.3 Oxygenation und Ventilation

24.3.1 Blutgasanalyse

Das Monitoring der Blutgaswerte erfolgt weitgehend durch intermittierende Blutentnahmen, entweder kapillär aus einer gut arterialisierten Fingerkuppe oder der Ferse, aus einem liegenden Arterienkatheter und seltener aus einem Zentralvenenkatheter.

Die kapilläre Blutentnahme wird v. a. bei Neugeborenen durchgeführt, da die Kanülierung einer peripheren Arterie oft schwierig ist. Zudem verleiten vorhandene arterielle Katheter zu häufigen Blutentnahmen.

> ❗ Gerade bei kleinen Frühgeborenen ist die Transfusionsbedürftigkeit sehr stark von der Anzahl der Blutentnahmen abhängig.

So können durch die verbesserte nichtinvasive Überwachung mittels transkutanen Messsystemen in der modernen Neonatologie iatrogene Komplikationen minimiert werden.

In der Neonatologie können fluoreszenzoptische Katheter zur kontinuierlichen Messung von Sauerstoff- und Kohlendioxidpartialdruck sowie von pH-Wert und Temperatur in die Nabelarterie eingelegt werden. Speziell

bei kleinen Frühgeborenen ist ein kontinuierliches Monitoring des Sauerstoffpartialdrucks von großer Bedeutung, da die Gefahr der Sauerstofftoxizität und der damit verbundenen Retinopathie des Frühgeborenen hoch ist. Wegen der Größe dieser Sonden, die durch einen 3F-Katheter eingeführt werden müssen, ist jedoch leider eine gleichzeitige Messung des Blutdrucks nicht zuverlässig möglich. Damit ist die Bedeutung der kontinuierlichen Messung der Blutgaswerte im klinischen Alltag noch nicht klar.

24.3.2 Pulsoxymetrie

Die Pulsoxymetrie spielt im pädiatrischen und neonatologischen Monitoring eine zentrale Rolle. Sie ermöglicht die genaue Überwachung der arteriellen Sauerstoffsättigung über weite Teile der Sauerstoffdiffusionskurve. In den tiefen Sättigungsbereichen unter 80 % kann es aber zu Abweichungen von den tatsächlichen, arteriell gemessenen Werten kommen. Da die Sättigungen bei Neugeborenen und älteren Kindern mit einem zyanotischen Herzfehler zwischen 60 % und 88 % schwanken, sollte der Wert mittels Blutgasanalyse bestätigt werden. Die Pulsoxymetrie ist aber bei diesen Patienten als Verlaufsparameter sehr hilfreich. In der Neonatologie und speziell bei Frühgeborenen muss eine Hyperoxie wegen der Gefahr der Sauerstofftoxiztät für die Retina und die sich entwickelnde Lunge unbedingt verhindert werden. Da die Sauerstoffdissoziationskurve oberhalb von 90–95 % sehr flach ist, sind in diesem Bereich geringe Änderungen der Sättigung mit großen Änderungen des Sauerstoffpartialdrucks verbunden. So muss bei Neugeborenen zwecks Verhinderung einer Hyperoxie unbedingt auch eine obere Sauerstoffsättigungsgrenze festgelegt werden. Mit der Einführung neuerer Geräte (▶ Kap. 14) sind Bewegungsartefakte weitgehend eliminiert worden. Da v. a. bei kleinen Kindern durch die Befestigung der Sensoren die gemessenen Gewebe nicht mehr optimal perfundiert und damit falsche Messresultate geliefert wurden, sind für die Pädiatrie spezielle Sensoren entwickelt worden.

24.3.3 Transkutane Messung von O_2- und CO_2-Partialdrücken

Bei hämodynamisch stabilen Patienten sind die transkutan gemessenen Partialdrücke von Sauerstoff und Kohlendioxid sehr gut verwertbare Parameter. Die Kalibration des Gerätes und die Applikation der Sonden sind technisch aber nicht immer einfach, und es kann v. a. bei der CO_2-Messung zu Unterschieden gegenüber den arteriell gemessenen Werten kommen. Durch eine einmalige Blutgasanalyse kann ein Korrekturfaktor festgelegt werden. Die transkutane CO_2-Messung ist v. a. für die Beurteilung der Trenddaten hilfreich. Die meisten Geräte erlauben eine manuelle Korrektur der gemessenen Werte gegenüber den gemessenen arteriellen Werten und geben im klinischen Alltag ausreichend exakte Werte wieder. Schnelle Änderungen in Oxygenation und Ventilation können mit dieser transkutanen Messung nicht erfasst werden, dauert es doch mindestens eine Minute, bis der neue »steady state« erreicht ist.

24.3.4 Endexspiratorische CO_2-Messung

Die endexspiratorische CO_2-Messung ist bei Neugeborenen und kleinen Kindern infolge kleiner Lungenvolumina, oft undichten Tuben (ohne Cuff) und den folgenden technischen Schwierigkeiten problematisch. Die sehr genaue Messung im Hauptstrom ist durch das Gewicht des tubusnahen Sensors sowie die Gefahr von thermischen Schäden infolge der Sensorheizung von bedeutendem Nachteil. Die Nebenstromsensoren sind infolge der kleinen Atemzugvolumina und der hohen Atemfrequenz bei Neugeborenen ungenau. Die endexspiratorische CO_2-Messung kann aber zum Ausschluss einer ösophagealen Tubuslage verwendet werden.

24.4   Lungenfunktionsmessungen

Die exakte Messung der Tidalvolumina und der Beatmungsdrücke ist für die Steuerung der mechanischen Beatmung auch bei gesunden Lungen von großer Bedeutung. Sie ist bei kleinen Kindern aber wesentlich komplexer als bei Erwachsenen und noch nicht bei allen gebräuchlichen Beatmungsformen für den klinischen Einsatz befriedigend durchführbar.

Ein wesentliches Problem sind die bei kleinen Kindern bewusst gewählten dünnen Tuben, welche ein erhebliches Leck aufweisen und zu entsprechend ungenauen Tidalvolumenwerten führen. Die Messungen müssen beim kleinen Kind tubusnah stattfinden, um Veränderungen durch die elastischen Beatmungsschläuche zu verhin-

dern. Ein weiteres Problem ist bei kleinen Frühgeborenen der zusätzliche Totraum bei tubusnahen Flow-Sensoren. Aus diesen Gründen wurde die Lungenfunktionsmessung über längere Zeit nur wenig in das klinische Management integriert. Mit der neuen Generation von Beatmungsgeräten und dem vermehrten Einsatz gecuffter Tuben auch bei Neugeborenen und kleinen Kindern basiert die Steuerung der mechanischen Beatmung vermehrt auf Lungenfunktionsmessungen wie den Tidalvolumina, dem Flow-Muster und der Compliance-Kurve. Insbesondere ist die optimale Rekrutierung von Alveolen, welche eine Ventilation im steilen Bereich der Compliance-Kurve zwischen unterem und oberen »inflection point« garantieren soll, von Bedeutung.

Bei den in der neonatologischen Intensivmedizin häufig eingesetzten Hochfrequenzoszillationsgeräten ist die Messung der Lungenfunktion noch nicht optimal durchführbar und im klinischen Alltag noch wenig erprobt. Insbesondere ist es bei dieser Beatmungsform schwieriger, den optimalen Rekrutierungszustand der Lunge aus den Lungenfunktionsdaten zu evaluieren.

24.5   Metabolischer Status

24.5.1 Nierenfunktion

Die Diurese ist ein wichtiger Indikator für ein adäquates Herzzeitvolumen und einen ausreichenden Perfusionsdruck der Niere. Bei Kindern wird eine Diurese von 1–4 ml/kg KG/h angestrebt.

24.5.2 Flüssigkeits- und Elektrolythaushalt

Im Gegensatz zum Erwachsenen beeinflussen das Körpergewicht und das Alter des Patienten den Flüssigkeitshaushalt entscheidend. Insbesondere kleine Frühgeborene verlieren enorme Mengen an Flüssigkeit über die Haut, die ersetzt werden muss. So kann es bei diesen Patienten bis zu einem täglichen Bedarf von 200 ml/kg KG kommen. Ein optimale Bilanzierung von Einfuhr und Ausfuhr oder als Alternative bei hämodynamisch stabilen Patienten die tägliche Messung des Gewichts ist entscheidend für ein optimales Management kritisch kranker neonatologischer und pädiatrischer Patienten.

> ❗ **Bei kleinen instabilen Patienten kann schon ein Bilanzfehler von 30–50 ml zu einer gefährlichen Volumenüberladung oder zur Hypovolämie führen.**

So müssen speziell in der Neonatologie die Flüssigkeitsmenge der verabreichten Medikamente sowie Nachspülungen in der Bilanzierung berücksichtigt werden. In manchen Fällen kann die durch Medikamente verabreichte Flüssigkeit annähernd dem Tagesbedarf entsprechen.

Die Überwachung des metabolischen Status erfolgt wie in der Erwachsenenmedizin mittels Blutgasanalyse. Bei einer metabolischen Azidose müssen besonders bei Neugeborenen und kleinen Säuglingen neben den gängigen Ursachen auch angeborene Stoffwechselstörungen in Erwägung gezogen werden. Bei postoperativen Patienten im Neugeborenen-, Säuglings- oder Kleinkindalter ist nicht selten eine Ketose Ursache der Azidose.

24.6   Neurologische Funktionen

Bei Kindern mit traumatischen oder ischämischen Hirnläsionen sind Krampfereignisse häufig und oft klinisch nicht erfassbar. Aus diesem Grund ist eine kontinuierliche Überwachung der hirnelektrischen Aktivität bei verschiedenen Krampfanfällen, nach ischämischen und traumatischen Hirnverletzungen sowie wahrscheinlich auch während und nach Operationen mit Einsatz der Herz-Lungen-Maschine sinnvoll.

Im klinischen Einsatz stehen die klassischen, schwierig zu interpretierenden Elektroenzephalographie-(EEG-)Ableitungen mit bis zu 20 Kanälen und das etwas einfachere amplitudenintegrierte Elektroenzephalogramm, welches meist nur mit 2 Kanälen abgeleitet wird und nach der computerisierten Amplitudenintegration einfach zu interpretieren ist, zur Verfügung.

Wesentliche Indikationen für ein neurologisches Monitoring sind:

- Funktionsüberwachung des Gehirns von bewusstseinsveränderten Patienten zur Erfassung von pathologischen Prozessen des Gehirns oder des Rückenmarks
- Verbesserung der Steuerung der Sedierung bei Patienten mit eingeschränkter Kommunikationsmöglichkeit
- Prognostik bei Hirnverletzungen

24.6.1   Evozierte Potenziale

Die nichtinvasive Ableitung von akustisch, optisch und somatosensorisch evozierten Potenzialen ist zur Beurteilung von zerebral geschädigten Patienten von großer Bedeutung. Diese Untersuchungsmethoden werden auch zur Diagnostik von Schädigungen des peripheren Nervensystems und in der perioperativen Überwachung bei rückenmarknahen orthopädischen Operationen eingesetzt. Die Untersuchungen liefern hilfreiche Resultate, die bei bestimmten zerebralen und peripheren neurologischen Erkrankungen gute prognostische Aussagen erlauben. Zudem werden die evozierten Potenziale weniger als die klassische EEG-Ableitung von zentral dämpfenden Medikamenten beeinflusst.

24.6.2   »Cerebral function monitoring« (CFM)

Dieses amplitudenintegrierte Elektroenzephalogramm erlaubt v. a. in der Neonatologie eine gute prognostische Aussage für Kinder nach perinataler Asphyxie. Eine Aktivität beim »cerebral function monitoring«, welche im oberen Limit 10 µV und im unteren Limit 5 µV unterschreitet, lässt mit hoher Spezifität und hoher Sensitivität eine Aussage über die Mortalität oder die spätere Entwicklung einer Zerebralparese bei diesen Patienten zu. Ebenfalls lassen sich Krampfanfälle oder ein Status epilepticus auch durch nicht speziell hierfür ausgebildetes Personal zuverlässig erkennen. Die Bedeutung dieser Überwachungsmethode für Patienten mit traumatischen Hirnläsionen oder im Rahmen des perioperativen Managements ist zurzeit noch unklar.

24.6.3   Nahinfrarotspektroskopie

Die Nahinfrarotspektroskopie erlaubt es, die Änderungen der Konzentrationen von oxygeniertem und desoxygeniertem Hämoglobin zu messen. Aufgrund dieser Werte lässt sich ein Gewebeoxygenationsfaktor berechnen. Dieser Faktor repräsentiert eine Mischung der arteriellen und der venösen Sauerstoffsättigung in einem gemessenen Areal. Die Bedeutung dieses Wertes wird zurzeit noch sehr kontrovers diskutiert und noch selten zur Routineüberwachung der zerebralen Oxygenierung beim Kind eingesetzt.

24.6.4 Intrakranielle Druckmessung

Die Messung des intrakraniellen Drucks kann für das Management eines Patienten nach Schädel-Hirn-Trauma oder nach neurochirurgischen Eingriffen von großer Bedeutung sein. Unklar ist die Bedeutung der intrakraniellen Druckmessung bei Zuständen nach schwerer Hypoxie mit konsekutivem Hirnödem sowie bei metabolischen oder hepatischen Ursachen eines Hirnödems. Auch für Kinder stehen unterschiedliche Verfahren und Techniken zur Verfügung.

> ❗ Bei Neugeborenen mit nicht verschlossener Fontanelle und offenen Schädelnähten ist die Entwicklung eines zu hohen Hirndrucks seltener und wird außer bei akuter intrakranieller Volumenvermehrung durch eine Zunahme des Kopfumfangs kompensiert. Aus diesen Gründen ist bei Neugeborenen die Durchführung eines intrakraniellen Druckmonitorings nur in seltenen Fällen indiziert.

Die Messung des Hirndrucks im Ventrikel ist bei Kindern wegen der geringen Größe der Ventrikel etwas schwieriger als beim erwachsenen Patienten, und darum werden oft die intraparenchymatösen Messungen vorgezogen. Der Vorteil der ventrikulären Messung besteht in der therapeutischen Möglichkeit der Minderung des Drucks durch das Ablassen von Liquor. Die Vorteile der epiduralen Messung bestehen in der Einfachheit der Implantation und darin, dass die Dura nicht eröffnet werden muss, womit das Infektionsrisiko leicht abnimmt. Dagegen ist die Kalibrierung schwieriger, und eine therapeutische Liquordrainage ist nicht möglich. Die Interpretation der Hirndruckschwankungen und das Erkennen der unterschiedlichen Wellenformen ist von Bedeutung und kann durch die Darstellung sowie die geeignete zeitliche Auflösung der registrierten Messwerte erleichtert werden (Trenddarstellungen).

> ### Fazit
> Prinzipiell können und sollen bei pädiatrischen Patienten dieselben Parameter überwacht werden wie bei Erwachsenen. Wenn sich aus den erhobenen Daten jedoch keine therapeutische Konsequenz ergibt, ist zu bedenken, dass die Komplikationen durch das invasive Monitoring bei pädiatrischen Patienten häufiger und schwerwiegender sind. Vor diesem Hintergrund hat in
> ▼
>
> der Pädiatrie die klinische Untersuchung einen noch größeren Stellenwert. Hinzu kommt, dass bei pädiatrischen Patienten die apparativ erhobenen Werte noch im Normbereich liegen können, wenn klinische Zeichen bereits eine drohende Dekompensation anzeigen. Die gemessenen Werte müssen zudem stets in Kenntnis der altersabhängigen Normwerte interpretiert werden.

Literatur

1. al Naqeeb N, Edwards AD, Cowan FM, Azzopardi D (1999) Assessment of neonatal encephalopathy by amplitude-integrated electroencephalography. Pediatrics 103: 1263–1271
2. Dannevig I, Dale HC, Liestol K, Lindemann R (2005) Blood pressure in the neonate: three non-invasive oscillometric pressure monitors compared with invasively measured blood pressure. Acta Paediatr 94: 191–196
3. Gunn SR, Fink MP, Wallace B (2005) Equipment review: the success of early goal-directed therapy for septic shock prompts evaluation of current approaches for monitoring the adequacy of resuscitation. Crit Care 9: 349–359
4. Knobloch K, Lichtenberg A, Winterhalter M, Rossner D, Pichlmaier M, Phillips R (2005) Non-invasive cardiac output determination by two-dimensional independent Doppler during and after cardiac surgery. Ann Thorac Surg 80: 1479–1483
5. Litmanovitch M, Hon H, Luyt DK, Dance M, Mathivha LR (1995) Comparison of central venous pressure measurements in the intrathoracic and the intra-abdominal vena cava in critically ill children. Anaesthesia 50: 407–410
6. Murdoch-Eaton D, Darowski M, Livingston J (2001) Cerebral function monitoring in paediatric intensive care: useful features for predicting outcome. Dev Med Child Neurol 43: 91–96
7. Papadopoulos G, Mieke S, Elisaf M (1999) Assessment of the performances of three oscillometric blood pressure monitors for neonates using a simulator. Blood Press Monit 4: 27–33
8. Taylor MJ, Saliba E, Laugier J (1996) Use of evoked potentials in preterm neonates. Arch Dis Child Fetal Neonatal Ed 74: F70–F76
9. Tibby SM, Hatherill M, Durward A, Murdoch IA (2001) Are transoesophageal Doppler parameters a reliable guide to paediatric haemodynamic status and fluid management? Intensive Care Med 27: 201–205
10. Torgay A, Pirat A, Akpek E, Zeyneloglu P, Arslan G, Haberal M (2005) Pulse contour cardiac output system use in pediatric orthotopic liver transplantation: preliminary report of nine patients. Transplant Proc 37: 3168–3170
11. Weiss M, Schulz G, Teller I et al. (2004) Tissue oxygenation monitoring during major pediatric surgery using transcutaneous liver near infrared spectroscopy. Paediatr Anaesth 14: 989–995

Perinatale Periode

R. Zimmermann

25.1   Einleitung und historischer Überblick

Das Ziel des fetalen Monitorings unter der Geburt besteht darin, Probleme, die zu Tod oder Kurz- und Langzeitmorbidität des Feten führen können, so früh zu erkennen, dass rechtzeitig Gegenmaßnahmen ergriffen werden können. Die Modalitäten sind denen ähnlich, die bei Erwachsenen zum Einsatz gelangen:

- Messung der fetalen Herzfrequenz
- fetale Elektrokardiographie
- fetale Blutgasevaluation (intermittierend und kontinuierlich)

Daneben gelangen auch schwangerschaftsspezifische Methoden zur Anwendung wie die Registrierung des Wehendrucks oder die Beurteilung des Fruchtwassers.

Die Auskultation der fetalen Herztöne, erstmals in der Mitte des 18. Jahrhunderts durchgeführt, wurde durch das von Alphonse Pinard (1844–1934) entwickelte Hörrohr zum Standard der fetalen Überwachung unter der Geburt, bis in die 2. Hälfte des 20. Jahrhunderts hinein.

Sämtliche heute gebräuchlichen Überwachungsmethoden wurden innerhalb der vergangenen 35 Jahre entwickelt und haben zur Wandlung der Geburtshilfe in die Geburtsmedizin beigetragen.

Die Messung der uterinen Wehentätigkeit zeichnet in der Form der externen Tokographie zwar keine Absolutdrücke auf, ermöglicht jedoch auch die Aufzeichnung von Kindsbewegungen.

Die Entwicklung der fetalen Elektrotokokardiographie durch Hon und Mitarbeiter sowie der Phonotokokardiographie durch Hammacher ermöglichte es, die Herzfrequenz des Feten und die Wehen während der Geburt kontinuierlich zu registrieren und das kardiotokographisch ermittelte Muster zur Zustandsdiagnostik zu verwenden. Im Jahre 1964 wurde erstmals das Prinzip der Dopplersonographie zur Ableitung fetaler Herzwandbewegungen (Doppler-Ultraschall-Kardiographie) beschrieben, das zur Entwicklung der modernen nichtinvasiven Kardiotokographiegeräte führte. In denselben Zeitraum fällt die Beschreibung der Skalpblutentnahme durch Saling, die jedoch gesprungene Eihäute voraussetzt. Anfang der 1970er Jahre hat die Kardiotokographie in fast allen Gebärsälen der Welt ihren Platz eingenommen.

Weitere Verfahren zur Überwachung des Feten sub partu wurden mit der kontinuierlichen Überwachung des Sauerstoffpartialdrucks, der kontinuierlichen pH-Wert-Messung und der kontinuierlichen Messung des Kohlendioxidpartialdrucks entwickelt, die sich aus verschiedenen Gründen jedoch in der Praxis nicht etabliert haben. Die Anwendung der fetalen Elektrokardiographie zur Zustandsbeurteilung des Feten scheint zwar einige Zusatzinformationen zur Sauerstoffversorgung zu beinhalten, die Anwendung in der Praxis ist jedoch nicht verbreitet.

25.2   Modalitäten, Indikationen, Anwendung und Grenzen

25.2.1 Amnioskopie

Die Beurteilung des Fruchtwassers wurde schon vor mehr als 150 Jahren durch Evory Kennedy beschrieben. Dabei wird bei intakter Fruchtblase ein konisches Rohr (Amnioskopierohr) transvaginal an den vorangehenden Teil herangeführt und die Farbe des Fruchtwassers beurteilt sowie auf das Vorhandensein von Vernixflocken geachtet. Eine Grünverfärbung zeigt einen stattgefundenen Mekoniumabgang an. Speziell bei reduzierter Fruchtwassermenge resultiert nach Mekoniumabgang ein hoher Mekoniumkrit, der das Risiko einer Mekoniumaspiration um ein Mehrfaches erhöht. Die Amnioskopie gelangt vorwiegend bei Übertragung, bei der die Wahrscheinlichkeit von vorzeitigem Mekoniumabgang steigt, zur Anwendung. Leider kommuniziert das am inneren Muttermund liegende Fruchtwasser – bedingt durch den vorangehenden Kopf – nicht immer mit dem oben liegenden Fruchtwasser, sodass falsch-negative Befunde vorkommen. Zudem liegt der positive prädiktive Wert von grünem Fruchtwasser hinsichtlich einer fetalen Gefährdung unter 1 %. Die Amnioskopie hat deshalb in der Praxis nur noch einen geringen Stellenwert.

25.2.2 Externe und interne Kardiotokographie (»cardiotokography«, CTG)

Die moderne CTG vereint die externe Aufzeichnung der Wehentätigkeit mit der wahlweise externen (Dopplersonographie) und internen (Elektrokardiographie) Kardiographie. Die »Beat-to-beat«-Signalverarbeitung der fetalen Herzfrequenz geht auf Mosler zurück.

Die externe Tokographie zeichnet mit einem Piezo-Kristall Hubänderungen des mütterlichen Abdomens auf. Damit werden uterine Kontraktionen und fetale

Bewegungen, aber auch mütterliche Atemexkursionen und Lageveränderungen registriert. Aufgrund der unterschiedlichen Lageveränderung des Uterus gegenüber der mütterlichen Bauchdecke und deren unterschiedlicher Beschaffenheit sind mit diesem System keine Absolutwerte messbar. Die Registrierung erlaubt jedoch die Erfassung des zeitlichen Verlaufs einer Wehe und die Korrelation von fetalen Herzfrequenzveränderungen mit fetaler und uteriner Aktivität.

Die externe CTG erfolgt mit einem Dopplerultraschallkopf, der mit einem elastischen Gurt am mütterlichen Abdomen über dem fetalen Herz befestigt wird. Damit können Herzwandbewegungen, aber auch Strömungen in den benachbarten großen Gefäßen registriert werden.

Die interne CTG erfolgt durch direkte Ableitung des fetalen Elektrokardiogramms nach erfolgtem Blasensprung mittels einer Silber-Silberchlorid-Elektrode, die in der Haut des vorangehenden kindlichen Teils befestigt wird.

Sowohl das Rohsignal der externen wie auch dasjenige der internen Kardiographie wird durch eine Logik auf ihre Wahrscheinlichkeit hin geprüft, um so Artefakte zu eliminieren.

Die Kardiotokographie wird heute in den meisten Gebärsälen routinemäßig bei allen Schwangeren zur Überwachung des Feten unter der Geburt angewendet.

Da die Herzfrequenz durch das sympathische und parasympathische Nervensytem moduliert wird, verändert sich bei der »Beat-to-beat«-Aufzeichnung die Herzfrequenz ständig. Die Beurteilungskriterien des Kardiotokogramms sind in den »FIGO Guidelines« zusammengefasst [9].

Die basale Herzfrequenz liegt zwischen 110 und 150 (160) Schlägen pro Minute. Durch die vegetative Modulation fluktuiert die Herzfrequenz mit einer Bandbreite von 10–30 Schlägen pro Minute. Häufig werden auch einige Minuten andauernde Herzfrequenzakzelerationen beobachtet, meist begleitet von Phasen vermehrter fetaler Aktivität. Das fetale Kardiogramm ändert sich mit zunehmendem Alter des Kindes: Mit etwa 30 Wochen ist die Bandbreite noch geringer, und Akzelerationen sind selten (◻ Abb. 25.1; vgl. dazu Kardiotokogramm in der 40. Schwangerschaftswoche: ◻ Abb. 25.2).

Bei verschiedenen Ereignissen ändert sich das fetale Herzfrequenzmuster in typischer Weise (◻ Abb. 25.3 bis 25.5). Die häufigsten CTG-Befunde und ihre möglichen Ursachen sind in ◻ Tab. 25.1 zusammengefasst.

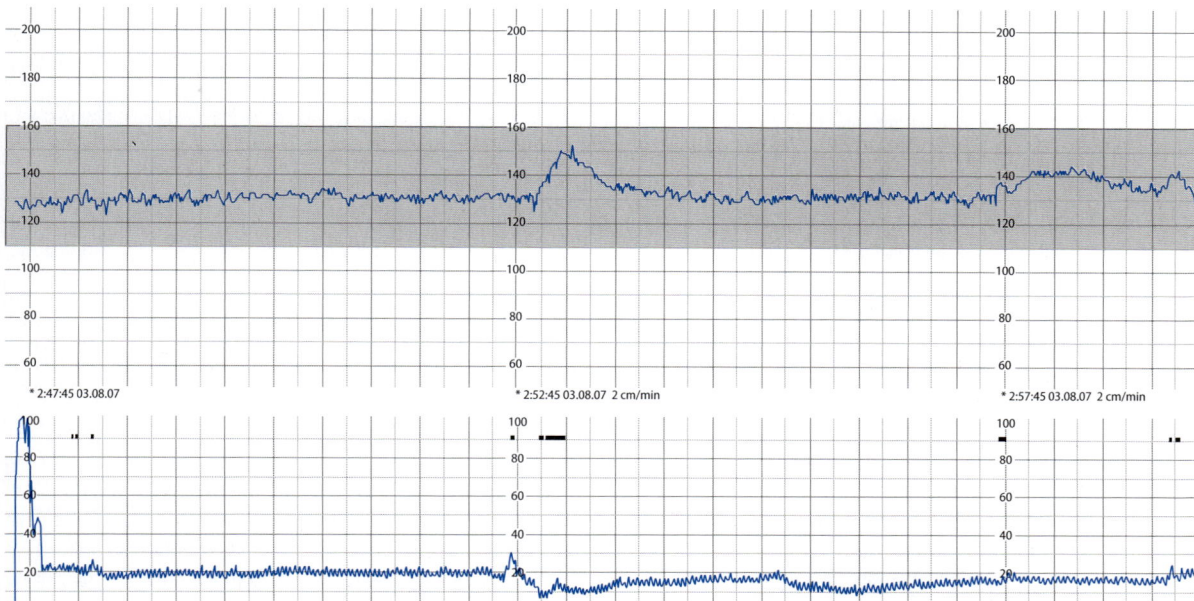

◻ **Abb. 25.1.** Normales Kardiotokogramm in der 28. Schwangerschaftswoche (Registrierdauer: 20 min)

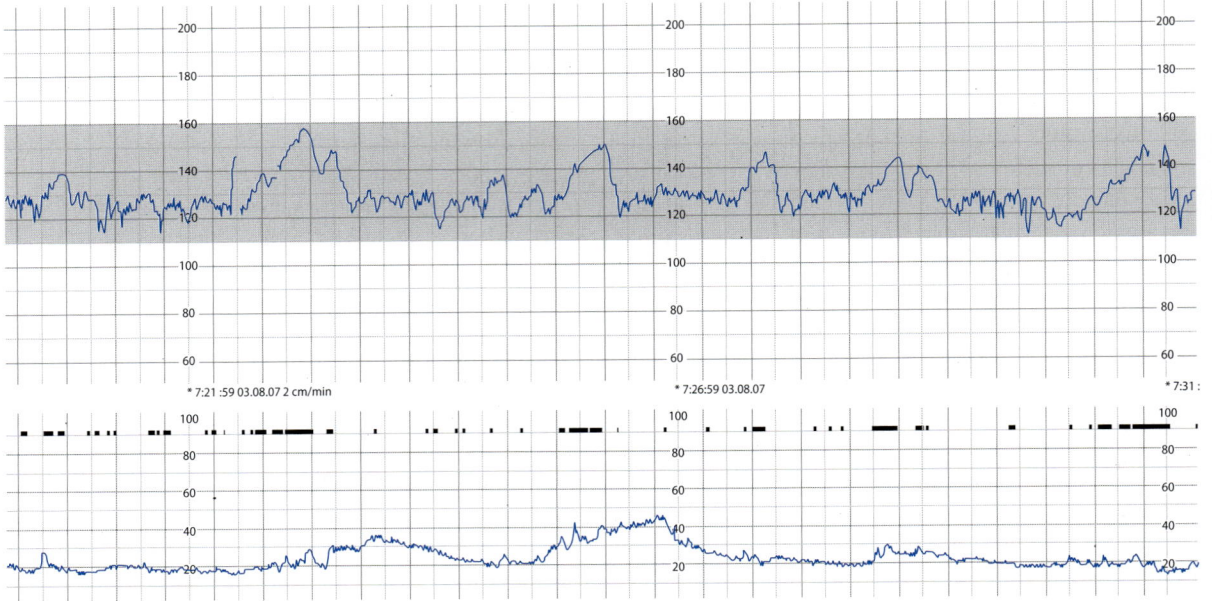

Abb. 25.2. Normales Kardiotokogramm am Termin (Registrierdauer: 20 min)

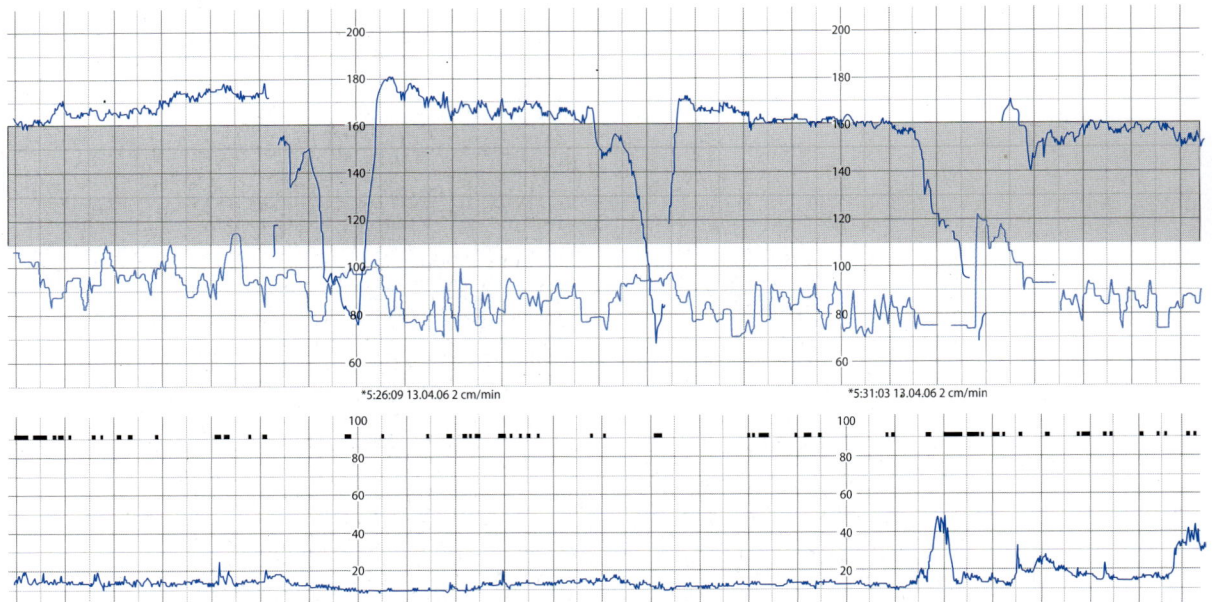

Abb. 25.3. Kardiotokogramm unter der Geburt mit variablen Dezelerationen. Das Tokogramm im unteren Teil der Kurve zeichnet die Wehen nur schlecht auf. Die mittlere Linie zeigt die mütterliche Herzfrequenz (Registrierdauer: 20 min).

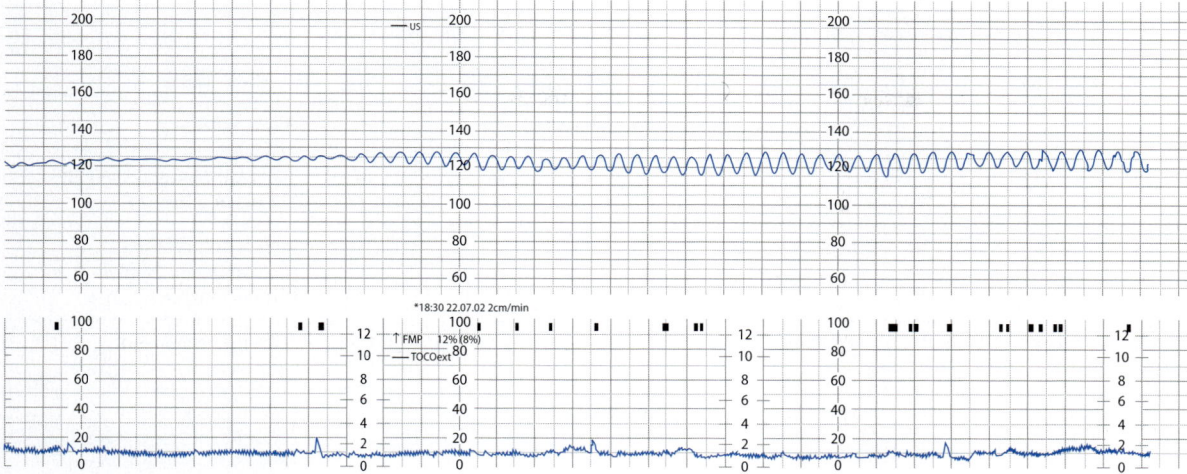

Abb. 25.4. Sinusoidales Kardiotokogramm bei fetaler Anämie (Hämoglobinwert bei der Geburt: 5,2 g %)

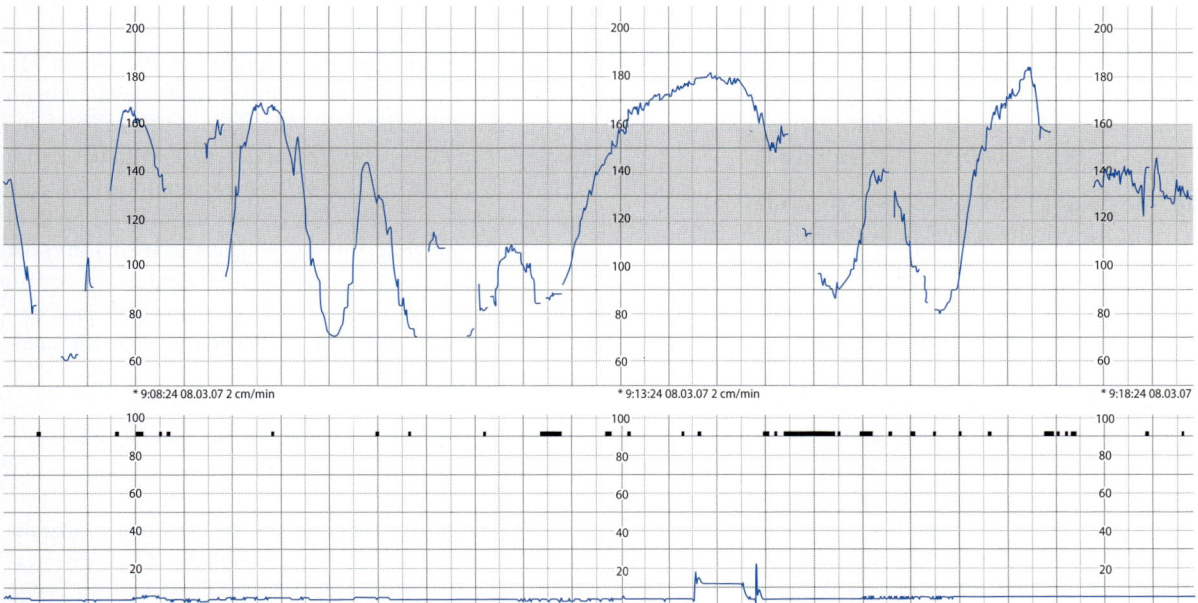

Abb. 25.5. Silentes Kardiotokogramm (Mikrofluktuation nahezu vollständig aufgehoben) mit Spontandezelerationen bei fetaler Hypoxie

Tab. 25.1. Typische Veränderungen der fetalen Herzfrequenz und ihre möglichen Ursachen

Art der Veränderung	Definition	Mögliche Ursachen
Tachykardie	Herzfrequenz von >160/min über >10 min	– Fetale Aktivität – Anämie – Infekt (bei Mutter oder Kind) – Beginnende Hypoxie
Bradykardie	Herzfrequenz von <110/min über >3 min	– V.-cava-Kompression – Uterusdauerkontraktion – Fortgeschrittene Hypoxie
Eingeschränkte bis silente Bandbreite	Bandbreite von <10/min	– Fetaler Schlafzustand – Hypoxie
Sinusoidales Muster	Sinusförmiges Bild der mittleren Herzfrequenz	– Anämie – Fetale Atembewegungen – Fetale Schluckbewegungen
Frühdezeleration (Dip I)	Wehenabhängige, zum Wehenverlauf symmetrische Herzfrequenzdezeleration für <3 min	– Kopfkompression – Andere?
Spätdezeleration (Dip II)	Wehenabhängige, am Ende der Kontraktion auftretende Herzfrequenzdezeleration für <3 min	– Hypoxie
Variable Dezeleration	Wehenabhängige, in Form und zeitlichem Verlauf variable Herzfrequenzdezeleration, häufig in Kombination mit intitialer und terminaler Akzeleration	– Nabelschnurkompression – Andere?

Leider ist eine eindeutige Zuordnung von CTG-Veränderungen zum fetalen Zustand in den seltensten Fällen möglich, und bei der Beurteilung treten zudem große Inter- und Intra-Observer-Differenzen auf.

> **!** **Trotz dieser Probleme ist die Sensitivität des Kardiotokogramms gut, d. h. fast jede fetale Gefährdung äußert sich in Veränderungen des Kardiotokogramms.**

Die Spezifität ist jedoch deutlich geringer, sodass ohne Zusatzabklärungen im klinischen Alltag oftmals falsche Schlüsse aus einem veränderten Kardiotokogramm gezogen werden. Dies hat Ende der 1970er Jahre zu einer umfangreichen Diskussion unter Fachleuten geführt, insbesondere weil praktisch parallel mit der elektronischen Überwachung des Feten die Sektiofrequenz weltweit zunahm. In einer ausführlichen Metaanalyse der verschiedenen randomisierten Studien zur Evaluation des Kardiotokogramms kommen Alfirevic u. Gyte zu dem Schluss, dass der subpartal eintretende fetale Tod mit praktisch jeder Methode zur Überwachung der Herzfrequenz, also auch mittels intermittierender Auskultation mit dem Pi-

nard-Hörrohr, weitgehend verhindert werden kann [2]. Die Pinard-Überwachung erfordert jedoch einen hohen personellen Aufwand. Der Vorteil einer generellen, kontinuierlichen CTG-Überwachung besteht überdies darin, dass Fälle mit neonatalen Krämpfen signifikant weniger häufig auftreten. Die Hoffnung, dass damit auch die Zahl an späteren Zerebralparesen reduziert werden kann, hat sich aber leider nicht bestätigt. Ein Editorial im British Medical Journal von Neilson aus dem Jahre 1993 fasst den auch heute noch aktuellen Stellenwert des Kardiotokogramms treffend zusammen:

> »CTG during labour: an unsatisfactory technique but nothing better yet.«

Eine engmaschige Auskultation mit dem Pinard-Hörrohr als Alternative für die kontinuierliche CTG-Überwachung bei »Low-risk«-Fällen ist zwar denkbar, in vielen Fällen jedoch aus personellen Gründen ausgeschlossen. Bis zur Einführung einer gleichwohl sensitiven wie auch spezifischen Methode wird die CTG das Überwachungsinstrument der ersten Wahl bleiben. Zur Verbesserung der Spezifität sollten jedoch zusätzliche Verfahren angewendet werden, um die sonst vermeidbaren vaginal- und abdominaloperativen Entbindungen auszuschließen.

In den letzten Jahren wurde versucht, durch eine computerisierte Analyse des Kardiotokogramms den subjektiven Effekt des Geburtshelfers auszuschalten. Zurzeit ist es aber noch zu früh, um daraus Guidelines abzuleiten. Das System eignet sich zudem nicht für die Anwendung unter der Geburt [1].

25.2.3 Fetalblutanalyse

In den 1970er Jahren empfahl Erich Saling zur Verbesserung der Spezifität des Kardiotokogramms die Durchführung einer Fetalblutanalyse am vorangegehenen Teil. Dabei wird bei gesprungener Fruchtblase ein Amnioskopierohr transvaginal an den vorangehenden Teil herangeführt, mit einem Chloräthylspray das fetale Hautareal durch Kältewirkung hyperämisiert, mit einer Lanzette eine Stichinzision durchgeführt und der Bluttropfen mit einer heparinisierten Glaskapillare aufgefangen. Das Blut kann anschließend in einem modernen Blutgasanalysegerät untersucht werden. Dabei haben weniger der Sauerstoffpartialdruck und die Sauerstoffsättigung, die großen Schwankungen unterworfen sind, Bedeutung, sondern vielmehr der pH-Wert, der Kohlendioxidpartialdruck, das Basendefizit sowie die Laktatkonzentration. Gelegentlich führen Verunreinigungen mit Fruchtwasser zu falschen Werten. Nach eigenen Erfahrungen kann mit einer Kombination aus CTG und Fetalblutanalyse die Spezifizität bezüglich des fetalen Gefährdungszustandes unter der Geburt von <30 % auf 70–90 % heraufgesetzt werden (nicht publiziert). Die Fetalblutanalyse ist jedoch zeitaufwändig, zeigt nur eine Momentaufnahme und kann nur bei fixiertem Kopf und leicht eröffnetem Muttermund durchgeführt werden. Aus diesem Grund wird sie an vielen Zentren nur mit Zurückhaltung durchgeführt.

Alternativ zur Blutanalyse am vorangehenden Teil kann auch mittels Nabelschnurpunktion Fetalblut gewonnen werden. Die Methode ist sehr zeitaufwändig, setzt einen ruhigen Feten und eine ruhige Mutter voraus und birgt ein Risiko von etwa 2–3 % einer ernsthaften Komplikation. Dadurch ist eine repetitive oder gar kontinuierliche Überwachung unter der Geburt von vornherein ausgeschlossen.

25.2.4 Dopplersonographie

Dopplersonographische Messungen, die während der Schwangerschaft hilfreiche Informationen über die Kreislaufverhältnisse des fetoplazentaren Systems liefern, können unter der Geburt nicht eingesetzt werden, da eine reproduzierbare Messung einen ruhigen Feten und eine ruhige Mutter voraussetzt. Beides aber ist unter der Geburt nicht gegeben.

25.2.5 Fetales Elektrokardiogramm (EKG)

Im Jahre 1987 konnte erstmals gezeigt werden, dass im EKG von Tierfeten typische hypoxiebedingte Veränderungen auftreten. Beobachtet wurden charakteristische Veränderungen des PR-Intervalls, des ST-Segments und der T-Welle. Es stellte sich deshalb die Frage, ob mittels computerisierter EKG-Analyse auffällige Kardiotokogramme je nach fetaler Gefährdung weiter differenziert werden können [8]. In einer größeren randomisierten klinischen Studie am Menschen beobachteten die Autoren tatsächlich signifikant weniger operative Entbindungen in der Gruppe, bei der zusätzlich das EKG ausgewertet wurde [4]. Leider war jedoch die Verminderung der Häufigkeit operativer Eingriffe nur in der Gruppe mit normalem oder suspektem CTG-Befund deutlich, hingegen zeigte die Gruppe mit pathologischem Kardiotokogramm keine Unterschiede. Diese Resultate lassen an der Nützlichkeit des fetalen EKG zweifeln, das ja zur Diskriminierung bei pathologischem Kardiotokogramm dienen sollte.

In einer kürzlich erschienenen Metaanalyse, die mehrere randomisierte Studien zusammenfasst, kommt Neilson zu dem Schluss, dass bei Verwendung der ST-Veränderungen etwas weniger Kinder eine schwere Azidose (pH-Wert von <7,05) aufweisen (relatives Risiko: 0,44; Konfidenzintervall: 0,26–0,75). Ansonsten konnte bei den 7400 untersuchten Schwangerschaften kein zusätzlicher Benefit beobachet werden [7]. Da die Methode deutlich invasiver ist, könnte sie ggf. als Zusatzmethode bei suspektem CTG-Befund zur Anwendung gelangen.

25.2.6 Kontinuierliche Messung der Sauerstoffsättigung am vorangehenden Teil

Fortschritte in der Technik der Pulsoxymetrie, speziell die Entwicklung der Reflexions- und der Transmissionspulsoxymetrie (▶ Kap. 14), könnten zu einer kontinuierlichen Überwachung der Sauerstoffversorgung des Feten unter der Geburt beitragen. Ein Problem besteht jedoch darin, dass das Hautareal des vorangehenden Teils, das durch den Muttermund hindurch einer Messung zugänglich ist, durch denselben gestaut wird (Caput succedaneum). Es stellt sich deshalb die Frage, inwiefern die Kapillardurchblutung in der Geburtsgeschwulst beeinträchtigt ist bzw. inwiefern die lokale Sauerstoffsättigung repräsentativ für die zentrale Versorgung ist.

Eine Reihe von Untersuchungen haben zusätzlich gezeigt, dass die Sensitivität der Pulsoxymetrie gegenüber der reinen CTG-Überwachung wohl eine bessere Spezifität aufweist, hingegen in der Sensitivität deutlich unter 100 % liegt [3, 6].

Damit eignet sich die Methode als alleinige Überwachungsmethode nicht [5]. Aber auch die Kombination der CTG mit der Pulsoxymetrie löst dieses Problem nicht.

In einfacher Weise können 2 Tests auf 2 verschiedene Arten miteinander kombiniert werden: Bei der **disjunktiven Anwendung** muss entweder der eine oder der andere Test positiv sein, damit die Gesamtbeurteilung positiv ausfällt. Mit dieser Methode erhält man eine maximale Sensitivität, allerdings gleichzeitig maximal viele falschpositive Ergebnisse. Bei der **konjunktiven Anwendung** muss sowohl der eine wie auch der andere Test für eine positive Gesamtbeurteilung positiv ausfallen. Das Resultat ist dann eine minimale Anzahl falsch-positiver Fälle, gleichzeitig aber auch eine Abnahme der Sensitivität. Mit mathematisch wesentlich anspruchsvolleren Diskriminierungsfunktionen kann dieses Problem zwar differenzierter angegangen werden; es ist jedoch einerseits in der Praxis schwierig, ohne elektronische Hilfsmittel Diskrimiationsanalysen kontinuierlich verfügbar zu haben, andererseits leidet bei einer solchen Methode immer die Sensitivität. Da die Gesundheit des Kindes immer im Vordergrund steht, muss aber die Überwachungsmethode auf Kosten falsch-positiv eingeschätzter Fälle alle gefährdeten Kinder erkennen. Es liegt wohl an diesem Umstand, dass die Pulsoxymetrie bislang keine breite Anwendung in der Geburtsübewachung gefunden hat.

> **Fazit**
>
> Die heute zur Verfügung stehenden Methoden zur Überwachung des Feten unter der Geburt erlauben in der Regel das rechtzeitige Erkennen von Gefahrenzuständen. Dem Kardiotokogramm kommt dabei eine zentrale Bedeutung zu. Aufgrund der geringen Spezifität sollten jedoch kardiotokographische Veränderungen durch eine Fetalblutanalyse ergänzt werden, um ein unnötiges Eingreifen im Sinne einer operativen Geburtsbeendigung zu vermeiden. In ausgewählten Fällen kann das fetale EKG zusätzliche nützliche Hinweise liefern, erfordert allerdings dann eine invasivere Überwachung. Bedingt durch den eingeschränkten Zugang zum Feten sind die Überwachungsmethoden im Vergleich mit denen einer modernen Intensivstation archaisch. Niemand würde von einem Internisten erwarten, dass er seine Patienten lediglich durch eine Pulskurve, evtl. ergänzt durch eine Blutgasanalyse, überwacht. Die anatomischen Gegebenheiten beim Feten lassen jedoch zum kritischen Zeitpunkt der Geburt eine bessere Überwachung zurzeit nicht zu.

Literatur

1. Agrawal SK, Doucette F, Gratton R, Richardson B, Gagnon R (2003) Intrapartum computerized fetal heart rate parameters and metabolic acidosis at birth. Obstet Gynecol 102: 731–738
2. Alfirevic Z, Gyte GML (2006) Continuous cardiotocography (CTG) as a form of electronic fetal monitoring (EFM) for fetal assessment during labour. Cochrane database of systematic reviews 3: 1–85
3. Bloom SL, Spong CY, Thom E et al. (2006) Fetal pulse oximetry and cesarean delivery. New Engl J Med 355: 195–202
4. Devoe LD, Ross M, Wilde C et al. (2006) United States multicenter clinical usage study of the STAN 21 electronic fetal monitoring system. Am J Obstet Gynecol 195: 729–734
5. East CE, Colditz PB (2004) Fetal pulse oximetry for fetal assessment in labour. Cochrane database of systematic reviews 4: 1–28
6. Kuhnert M, Schmidt S (2004) Intrapartum management of nonreassuring fetal heart rate patterns: A randomized controlled trial of fetal pulse oximetry. Am J Obstet Gynecol 191: 1989–1995
7. Neilson JP (2006) Fetal electrocardiogram (ECG) for fetal monitoring during labour. Cochrane database of systematic reviews 2006 (3): 1–24
8. Rosen KG (2005) Fetal electrocardiogram waveform analysis in labour. Curr Opin Obstet Gynecol 17: 147–150
9. Rooth G, Huch A, Huch R (1987) FIGO News: Guidelines for the use of fetal monitoring. Int J Gynaecol Obstet 25: 159–167

Postoperative Phase

C.K. Hofer, A. Zollinger

Zahlreiche Untersuchungen belegen die Bedeutung der unmittelbar postoperativen Phase für jeden operierten Patienten: Je nach Definition ereignen sich 6 % bis über 40 % aller perioperativen Komplikationen in diesem Behandlungsabschnitt. Die Rate mit ungünstigem Ausgang ist dabei mit 56 % mehr als doppelt so hoch wie bei intraoperativen Zwischenfällen mit 24 % [8, 11].

> ❗ **In Hinblick auf Morbidität und Mortalität gilt deshalb gerade die frühe postoperative Phase innerhalb des gesamten perioperativen Verlaufs als besonders gefährlich.**

Als Folge des präoperativen Zustandes des Patienten, der pathophysiologischen Veränderungen während der Anästhesie, der pharmakologischen Einflüsse intra- und postoperativ eingesetzter Medikamente und des operativen Eingriffs selbst entsteht ein individuelles Risikoprofil für Komplikationen.

> **Spektrum postoperativer Komplikationen**
> - Chirurgische Komplikationen
> - Eingeschränkte Vitalfunktionen mit reduzierten Kompensationsmöglichkeiten:
>   - kardiovaskuläres System
>   - Respiration
>   - Gerinnung
>   - neurologische Funktionen
> - Postoperative Schmerzen
> - Postoperative Übelkeit und postoperatives Erbrechen

Die »typische« postoperative Komplikation konnte bisher nicht klar definiert werden: Zwar dürften die respiratorischen Komplikationen bezüglich ihrer Häufigkeit und möglicher fatalen Folgen im Vordergrund stehen [3, 8, 11], in gewissen Untersuchungen wurden jedoch auch kardiovaskuläre oder zerebrovaskuläre Komplikationen als Hauptprobleme identifiziert [2, 5].

26.1 Ort der postoperativen Überwachung

In Abhängigkeit vom durchgeführten Eingriff und dem durch vorbestehende Begleiterkrankungen beeinflussten funktionellen Zustand des Patienten wird die Überwa-

chung im Aufwachraum oder in einer »intermediate care unit« bzw. auf einer Intensivstation durchgeführt.

> ❗ **Die Anforderungen an die postoperative Überwachung steigen: Mit zunehmender Dauer einer Operation, steigendem Blutverlust, Durchführung von Eingriffen am Schädel, am Thorax, am offenen Herz oder Durchführung sog. 2-Höhlen-Eingriffe, beispielsweise Ösophagusresektionen, auf der einen Seite und mit zunehmendem Schweregrad vorwiegend kardiovaskulärer und respiratorischer Grunderkrankungen auf der anderen Seite wird eine intensivere Überwachung notwendig.**

26.2 Grundsätzliche Anforderungen

Eine in Australien durchgeführte Studie konnte zeigen, dass im Aufwachraum 77 % aller postoperativen Zwischenfälle und sogar 88 % der respiratorischen Komplikationen **klinisch** entdeckt wurden, während ein **Monitor** nur die verbleibenden 23 % bzw. 12 % anzeigte [11]. Darauf gestützt wird für die frühe postoperative Phase ein Eins-zu-Eins-Verhältnis von Personal zu Patient gefordert. Ebenso wichtig dürften dabei aber auch die Qualität der Ausbildung und eine regelmäßige Fortbildung des Personals sein.

> ❗ **Um den Anforderungen gerecht zu werden, müssen die zur postoperativen Überwachung vorgesehenen Stationen nicht nur apparativ, sondern v. a. auch personell adäquat ausgerüstet sein.**

Dieselbe Untersuchung [11] errechnete aber auch, dass mit Hilfe der Pulsoxymetrie 95 % der respiratorischen Ereignisse – einmal entstanden – theoretisch früh genug entdeckt worden wären, um Organschäden verhindern zu können.

26.3 Klinische Überwachung

26.3.1 Operationsende

> ❗ **Nach dem Ende einer Anästhesie für einen komplikationslosen Routineeingriff wird der Patient solange vom Anästhesiepersonal betreut und überwacht, bis er ansprechbar ist, die notwendigen Schutzreflexe aufweist und stabile Kreislaufverhältnisse mit suffizienter Spontanatmung vorhanden sind.**

Für den weiterhin sedierten und intubierten Patienten sind eine ausreichende Sedation, ein adäquater Kreislaufsupport sowie eine suffiziente mechanische Ventilation mit entsprechender Überwachung zu fordern. Der Transport zur Überwachungsstation und die Übergabe an das nachbetreuende Personal sollten erst in stabilem Zustand erfolgen. Die klinische und apparative Überwachung während Transport und Übergabe müssen lückenlos gewährleistet sein (▶ Kap. 27).

26.3.2 Überwachungsstation

Bei allen Patienten wird in regelmäßigen Abständen eine systematische klinische Überwachung durchgeführt.

> ❗ Dabei werden (beim wachen Patienten) die Vigilanz und das adäquate Ausführen von Befehlen, die Haut (Farbe, Temperatur, Feuchtigkeit), die Atmung (Frequenz, Tiefe, Atemmuster) und der Puls (Frequenz, Rhythmus, Pulsqualität) überprüft. Zusätzlich werden das Operationsgebiet (Verbände, Redon- und andere Drainagen, Spülungen) und die anästhesiologischen Maßnahmen (Gefäßkatheter, Katheter für die Regionalanästhesie, Blasenkatheter, Magensonde, Sauerstoffzufuhr, Monitoringsysteme, Perfusoren) kontrolliert.

Dieses Vorgehen liefert in kurzer Zeit eine Fülle von Informationen. Es vermittelt überdies dem wachen Patienten ein Gefühl der Sicherheit, indem er sich kontinuierlich – auch menschlich – betreut weiß.

Einen besonderen Stellenwert beim wachen Patienten nehmen die Überwachung von Nausea und Erbrechen, Schmerzen, Pruritus und Angst sowie speziell die peripher-neurologische Beurteilung nach Regional- und Lokalanästhesien ein. Dies kann nur klinisch durch das betreuende Personal geschehen.

Die erhobenen Befunde müssen detailliert dokumentiert werden. Um die Befunde der Überwachung standardisiert zu erfassen, wurden verschiedene »postanesthesia scoring systems« entwickelt, wobei sich keines der Systeme in der Praxis durchzusetzen vermochte.

> ❗ Die Verwendung einer sog. visuellen Analogskala zur Dokumentation von Schmerz oder Nausea und Erbrechen eignet sich hingegen gut zur Qualitätsprüfung und -überwachung der in der Überwachungsstation eingesetzten Maßnahmen.

26.4 Basismonitoring

> »In order to detect the unexpected, a certain level of monitoring and recording should be routine« [1].

Die klinische Überwachung allein ist demnach nicht ausreichend – insbesondere sekundäre Schädigungen sollen durch ein adäquates Monitoring verhindert werden, indem man ein Problem frühzeitig erkennt. Leider finden sich in der Literatur keine einheitlichen Angaben über den Umfang des erforderlichen Basismonitorings, sodass ein Standard, wie er für jeden Patienten während der Anästhesie gilt, für die frühe postoperative Phase bislang nicht definiert ist.

Immerhin werden die kontinuierliche elektrokardiographische Überwachung, die repetitive Blutdruckmessung und die Pulsoxymetrie grundsätzlich empfohlen [10].

26.4.1 Elektrokardiogramm (EKG)

Das kontinuierliche EKG-Monitoring wird auch postoperativ als Standardmonitoring zur Herz-Kreislauf-Überwachung empfohlen (▶ Kap. 5).

> ❗ In der Regel genügt zwar eine Extremitätenableitung (typischerweise Ableitung II), doch nur die zusätzliche Brustwandableitung V_5 ermöglicht ein ausreichendes Monitoring hinsichtlich einer myokardialen Ischämie.

Um auch geringfügige EKG-Veränderungen – beispielsweise im Rahmen elektrophysiologischer Störungen wie Elektrolyt-, Reizleitungs- und Überleitungsstörungen – im Verlauf richtig erfassen und beurteilen zu können, ist die (automatische) Speicherung der jeweiligen Episoden empfehlenswert. Zudem bieten alle modernen Monitoringsysteme die Möglichkeit der automatischen ST-Strecken-Analyse.

Die Herzfrequenz wird typischerweise aus den R-Zacken des EKG bestimmt. Das Signal der Pulsoxymetrie dient als Alternativmethode. Bei Auftreten eines Vorhofflimmerns kann durch die Verwendung beider Methoden ein Pulsdefizit ermittelt werden.

26.4.2 Blutdruckmessung

Es ist unbestritten, dass die regelmäßige Blutdruckmessung in der postoperativen Phase unabdingbar ist. Untersuchungen konnten aufzeigen, dass **Hypotensionsepi-soden** bei bis zu 5 % aller Patienten nach Anästhesie auftreten. Sie zählen somit zu den häufigsten postoperativen Komplikationen [10]. Eine Hypovolämie als mögliche Ursache muss in jedem Fall durch die klinische Burteilung der Venenfüllung – vorzugsweise am Hals –, die Bestimmung der Diuresemenge und ggf. zusätzlich durch die Messung des zentralen Venendrucks erkannt werden. Eine arterielle Hypertension, die zweithäufigste kardiovaskuläre Komplikation, tritt typischerweise bei Patienten mit vorbestehender Hypertonie auf [8].

> ❗ Nicht selten jedoch ist die postoperative arterielle Hypertension Ausdruck eines gesteigerten Sympathikotonus als Folge eines bislang nicht erkannten postoperativen Problems (beispielsweise Schmerzen im Operationsgebiet, Hyperkapnie oder volle Harnblase).

26.4.3 Respiratorische Überwachung

Pulsoxymetrie

Ventilation und Oxygenierung sind, bedingt durch eine Vielzahl möglicher Ursachen (Anästhetika- und Relaxanzienüberhang, Analgetikanebenwirkung, Schmerzen, Atemwegsobstruktion, Bronchospasmus, Atelektasen, ungenügende Schutzreflexe, Aspiration etc.), postoperativ besonders häufig beeinträchtigt. Eine dänische Arbeitsgruppe fand bei 55 % der Patienten im Aufwachraum eine oder mehrere Hypoxämieepisoden (Sauerstoffsättigung von ≤90 %), wobei 13 % der Patienten sogar eine pulsoxymetrisch gemessene Sauerstoffsättigung unter 81 % aufwiesen [9]. In 95 % der Fälle war die Hypoxämie klinisch nicht bemerkt worden. Eine weitere Studie der gleichen Arbeitsgruppe an mehr als 20.000 Patienten ergab respiratorische Komplikationen bei Verwendung eines Pulsoxymeters im Aufwachraum bei 14,3 % aller Patienten, während in der Vergleichsgruppe ohne Pulsoxymetrie die rein klinische Beurteilung nur in 1,7 % der Fälle die Diagnose einer respiratorischen Komplikation erbrachte [8]. Zudem wurde bei immerhin 12,8 % aller Patienten in der Pulsoxymetriegruppe eine Hypoxämie entdeckt (Sauerstoffsättigung von ≤90 %), während in der Vergleichsgruppe mit Hilfe der klinischen Beurteilung nur 0,7 % aller Patienten hypoxämisch erschienen. Gleichzeitig wurden myokardiale Ischämien (Angina pectoris oder ST-Strecken-Senkung) signifikant häufiger in der Vergleichsgruppe ohne Pulsoxy-

metrieüberwachung beobachtet. Das Monitoring mittels Pulsoxymetrie führte aber auch zu Unterschieden in der Behandlung der beiden Gruppen: Die Patienten in der Pulsoxymetriegruppe blieben signifikant länger im Aufwachraum, erhielten Sauerstoff mit einem höheren Fluss und wurden häufiger unter Weiterführung der Sauerstoffgabe auf die Station verlegt. Es konnte hingegen keine Reduktion der Komplikationsrate insgesamt nachgewiesen werden. Obwohl in der bereits zitierten Untersuchung [11] von 2000 gemeldeten Zwischenfällen in Australien 88 % der respiratorischen Zwischenfälle klinisch entdeckt worden waren, kamen die Autoren zu dem Schluss, dass in der frühen postoperativen Phase beides – genügend qualifiziertes Personal und ein Pulsoxymeter für jeden Patienten – in Kombination vorhanden sein sollte.

> ❗ Der Pulsoxymetrie kommt in der postoperativen Phase eine besondere Rolle zu: Anders als im Operationssaal, wo auch Ateminutenvolumen und endtidale CO_2-Konzentration gemessen werden, ist die Pulsoxymetrie im Aufwachraum oft das einzige apparative Standardmonitoring der Atmung.
> Cave: Eine Hyperkapnie – als häufige und typische Komplikation im Aufwachraum [8] – kann die Pulsoxymetrie nicht erfassen. Besondere Vorsicht ist geboten bei der Anwendung hoher inspiratorischer Sauerstoffkonzentrationen (z. B. über eine Gesichtsmaske), da die Oxygenierung normal bleiben kann, obwohl sich der Patient bereits im CO_2-Koma befindet.

Atemfrequenz

Aufgrund der oben genannten Probleme im Zusammenhang mit der rein klinischen Überwachung der Respiration selbst bei Einsatz der Pulsoxymetrie wird das gleichzeitige Monitoring der Atemfrequenz empfohlen. Dies ist aber kaum als Standard verbreitet. Atmungsbedingte Impedanzänderungen im EKG-Signal – über das normale EKG-Kabel abgeleitet – erlauben kostengünstig, zuverlässig und nichtinvasiv die Bestimmung und Überwachung der Atemfrequenz.

> ❗ Die Atemfrequenz lässt zwar kaum Rückschlüsse auf des Atemzeitvolumen zu, aber aufgrund der Realisierbarkeit mit geringem Aufwand sollte die Messung der Atemfrequenz nach Meinung der Autoren zum Standard gehören.

26.5 Erweitertes Monitoring

26.5.1 Erweiterte Kreislaufüberwachung

Oft wird bereits für die Anästhesie ein erweitertes, zumeist invasives Monitoring eingesetzt. Dies betrifft vornehmlich, aber nicht ausschließlich, die Kreislaufüberwachung. Dazu zählt die invasive arterielle und zentralvenöse Druckmessung, aber auch der Pulmonalarterienkatheter, der die Überwachung der pulmonalarteriellen Drücke und die Messung des Herzzeitvolumens ermöglicht.

Als Alternative zum Pulmonalarterienkatheter haben sich in den letzten Jahren Monitoringverfahren etabliert, mit denen die entsprechende Messung wenig invasiv durchgeführt werden kann, wie zum Beispiel die Pulskonturanalyse. Mit diesen Verfahren kann man zudem weitere Parameter zur Beurteilung der Vorlast erheben [6] (▶ Kap. 7).

> ❗ Ein bestehendes erweitertes Monitoring wird in der postoperativen Phase selbstverständlich fortgeführt. Die Indikation zur Entfernung solcher Katheter und Monitoringverfahren ist erst dann gegeben, wenn kontinuierlich stabile Vitalfunktionen vorliegen und auch die Verhältnisse im Operationsbereich keine Revision erwarten lassen, also frühestens wenn der Patient den Aufwachraum verlassen kann.

In seltenen Fällen, beispielsweise bei schwerer kardiopulmonaler Dekompensation oder bei dramatischen chirurgischen Komplikationen, kann die Installation eines erweiterten Monitorings erst postoperativ im Aufwachraum indiziert sein. In der Regel erfordern dann die Verhältnisse im Anschluss an eine erste Stabilisierung eine Verlegung in die »intermediate care unit« oder auf die Intensivstation zur weiteren Behandlung, falls nicht eine operative Revision angezeigt ist. Eine Verlegung aus dem Aufwachraum in die eben genannten Stationen ist auch immer dann zwingend erforderlich, wenn Stunden nach dem Operationsende noch keine stabilen Vitalfunktionen vorliegen.

> ❗ Grundsätzlich müssen Katheter und invasives Monitoring rechtzeitig vor Verlegung des Patienten auf die Bettenstation entfernt werden. Es ist darauf zu achten, dass nicht ausgerechnet auf dem

> Transport oder bei Eintreffen auf der Station eine Blutung aus einer Punktionsstelle den Patienten gefährdet. Nicht entfernte Katheter (zentraler Venenkatheter, Periduralkatheter) müssen sachgerecht weiter betreut werden.

26.5.2 Respiratorische Überwachung

Plethysmographische Verfahren liefern zusätzliche Informationen zur spontanen oder mechanischen Ventilation (Atemzug- und Atemminutenvolumina, Inspirations-Exspirations-Zeitverhältnisse etc.). Diese Messungen sind aber deutlich aufwändiger durchzuführen als das Basismonitoring und daher kaum für die Routine geeignet. Die Kapnometrie bei spontan atmenden, nicht intubierten Patienten ist umständlich und wenig zuverlässig, weswegen sie ebenfalls nicht als Routineverfahren zum Einsatz kommt.

> ❗ Beim intubierten, mechanisch beatmeten Patienten hingegen gehört die Kapnometrie zum Basismonitoring (▶ Kap. 15).

Die transkutane Messung des Sauerstoffpartialdrucks (P_{O2}) hat sich in der klinischen Anwendung nicht durchsetzen können, da sie außer bei Neugeborenen nicht die arteriellen P_{O2}-Werte widerzuspiegeln vermag. Die transkutane Messung des Kohlendioxidpartialdrucks (P_{CO2}) ist zwar zuverlässiger, aber relativ aufwändig (▶ Kap. 15). Sie kann in Spezialfällen, z. B. bei Kindern, sehr hilfreich sein.

26.5.3 Temperaturmessung

In den letzten Jahren hat sich die Erkenntnis durchgesetzt, dass die perioperative Aufrechterhaltung einer Normothermie und deren Überwachung das »outcome« der Patienten deutlich verbessern. So ließ sich u. a. zeigen, dass der Blutverlust und die entsprechend notwendigen Fremdbluttransfusionen reduziert werden konnten und die postoperative Wundheilung verbessert war [7]. Aufgrund dessen werden heute vielerorts alle Patienten während des gesamten Anästhesieverlaufs aktiv mittels verschiedener Verfahren gewärmt. Trotz dieser Maßnahmen können die Patienten postoperativ hypotherm auf der Überwachungsstation eintreffen.

26

❗ **Eine Wiedererwärmung durch vermehrten Metabolismus und Muskelzittern des Patienten geht mit einer erheblichen metabolischen und kardiopulmonalen Belastung einher. Der Sympathikotonus ist gesteigert (erhöhter Katecholaminspiegel), was zu einem erhöhten Sauerstoffverbrauch und einer gesteigerten Kohlendioxidproduktion mit konsekutiv vermehrtem Ventilationsbedarf führt. Bei kardial oder pulmonal kompromittierten Patienten können dadurch die Vitalfunktionen zusätzlich beeinträchtigt werden.**

Die kontinuierliche Überwachung der Körperkerntemperatur, am besten mittels rektaler Temperatursonde, sollte daher bei allen Patienten mit intraoperativer Hypothermie im Aufwachraum weitergeführt werden, um den Erfolg von aktiven oder passiven Wiedererwärmungsmaßnahmen beurteilen zu können.

26.5.4 Neuromuskuläres Monitoring

Eine Verlegung des Patienten nach Anästhesieende auf die Überwachungsstation darf erst nach vollständiger Erholung der neuromuskulären Übertragung erfolgen. Zwar zeichnet sich in den letzten Jahren ein Trend zur Verwendung kurzwirksamer Muskelrelaxanzien ab, dennoch muss bei Zeichen der respiratorischen Insuffizienz die Möglichkeit zur neuromuskulären Überwachung im Aufwachraum und auf den anderen postoperativen Überwachungsstationen bestehen (▶ Kap. 21).

❗ **Ein einfacher Nervenstimulator oder ein Relaxograph sollte verfügbar sein.**

26.5.5 Gerinnungsmonitoring

Bedingt durch eine zunehmende Verschreibung gerinnungshemmender Substanzen (beispielsweise Acetylsalicylsäure oder GP-IIb-/-IIIa-Rezeptor-Inhibitoren) bei kardialen Risikopatienten einerseits und durch die Risiken sowie die steigenden Kosten der Transfusion von Fremdblutprodukten andererseits gewinnt das perioperative Gerinnungsmonitoring v. a. bei Operationen, bei denen mit einem erhöhtem Blutverlust zu rechnen ist, zunehmend an Bedeutung. Standardgerinnungsparameter (Quick-Wert, Fibrinogenspiegel, Thrombozytenzahl) stehen jedoch nur mit zeitlicher Verzögerung zur Verfügung. Sie sind somit bei postoperativ anhaltender Blutung zur Indikationsstellung der Gabe spezifischer, teurer Gerinnungs- oder Fremdblutprodukte meist nicht verfügbar.

❗ **Neuere »Point-of-care«-Geräte zum Gerinnungsmonitoring wie beispielsweise die Thrombelastographie (ROTEM-System) oder Sonoclot-Messungen erlauben hingegen eine sofortige Gerinnungsanalyse [12]. Zudem ist eine funktionelle Gerinnungsüberwachung anhand der graphischen Darstellung der Thrombusbildung möglich. Vor allem die Thrombelastographie ist jedoch arbeits- und personalintensiv.**

26.5.6 Spezielle Diagnostik

Laboruntersuchungen

Laboruntersuchungen sind postoperativ nicht grundsätzlich bei jedem Patienten indiziert, sondern sollen gezielt zur Therapiesteuerung veranlasst werden. Die arterielle Blutgasanalyse, die Hämatokrit- und/oder Hämoglobinwertbestimmung, die Messung der Elektrolytkonzentrationen (Kalium, Natrium und ionisiertes Kalzium) und des Serumglukosespiegels sowie, wie bereits oben erwähnt, das Gerinnungsmonitoring sind die häufigsten Untersuchungen. Weitere Laborbestimmungen und Abklärungen können aus chirurgischer Sicht oder bei besonderen Vor- und Begleiterkrankungen indiziert sein.

Bei Verdacht auf eine intra- oder postoperative myokardiale Ischämie müssen die Aktivitäten der entsprechenden Enzyme (CK, CK-MB, Troponin, Myoglobin) bestimmt werden. Zudem soll ein EKG mit 12 Standardableitungen geschrieben werden.

Röntgenuntersuchungen

Einige Eingriffe lassen eine radiologische Kontrolle aus chirurgischer Sicht schon früh postoperativ notwendig erscheinen. Nach jedem Thoraxeingriff, auch nach thorakoskopischen Operationen, muss ein Thoraxröntgenbild zur Kontrolle des Operationsgebietes und der Thoraxdrainagen nach Ankunft im Aufwachraum angefertigt werden.

Aus anästhesiologischer Sicht ist ein Thoraxröntgenbild nach Einlage eines zentralvenösen Katheters durch

Punktion der V. jugularis interna oder der V. subclavia ebenfalls im Aufwachraum indiziert, damit die Katheterlage überprüft und Komplikationen durch die Punktion (Pneumo-, Hämatothorax etc.) sicher ausgeschlossen werden können. Dies erfolgt am besten mit einigem zeitlichen Abstand. Im Fall einer unklaren postoperativen Ateminsuffizienz o. ä. ist ebenfalls eine radiologische Kontrolle zu veranlassen.

Ultraschalluntersuchungen

Ultraschalluntersuchungen von Abdomen oder Thorax (Pleura) und Dopplersonographieuntersuchungen nach Gefäßoperationen erfolgen in der Regel auf Veranlassung des Chirurgen zur Klärung von Problemen im Operationsgebiet. Zudem kann bei unzureichender Diurese eine Blasenultraschalluntersuchung bei der differenzialdiagnostischen Beurteilung hilfreich sein.

Eine Echokardiographie kann bei Patienten mit vorbestehenden Vitien, bekannter myokardialer Insuffizienz oder pulmonaler Hypertonie sowie in unklaren hämodynamischen Situationen, beispielsweise bei Verdacht auf eine Perikardtamponade, indiziert sein.

Fazit

Die frühe postoperatve Phase ist einer der risikoreichsten Abschnitte der perioperativen Phase. Deshalb sollten alle Patienten nach Allgemein- oder Regionalanästhesie und in der Regel auch alle Patienten nach Lokalanästhesie mit zusätzlicher i. v. Sedierung unmittelbar postoperativ betreut werden [10]. Die frühe postoperative Phase erscheint besonders prädestiniert für eine enge Verbindung von klinischer und apparativ-technischer Patientenüberwachung:

»The challenge must be to apply in a well organized and sensible way a combination of human skills and monitoring equipment. It is a question of 'sensors and senses' working together« [4].

Dabei muss die Überwachung ein möglichst breites Spektrum von Risiken erfassen. Ein bindender Standard ist nicht festgelegt. Neben Blutdruck und EKG gehört die Pulsoxymetrie heute zum dringend empfohlenen minimalen Standardmonitoring – nicht nur während der Anästhesieeinleitung und intraoperativ, sondern auch und gerade in der Aufwachphase. Ein bereits intraoperativ verwendetes erweitertes Monitoring sollte weitergeführt werden.

Literatur

1. Cooper GM (1994) Monitoring the recovery from anaesthesia. In: Hutton P, Prys-Roberts C (eds) Monitoring in anaesthesia and intensive care. Saunders, London Philadelphia Toronto, pp 350–364
2. Devereaux PJ, Goldman L, Cook DJ, Gilbert K, Leslie K, Guyatt G H (2005) Perioperative cardiac events in patients undergoing noncardiac surgery: a review of the magnitude of the problem, the pathophysiology of the events and methods to estimate and communicate risk. CMAJ 173: 627–634
3. Duggan M, Kavanagh B P (2005) Pulmonary atelectasis: a pathogenic perioperative entity. Anesthesiology 102: 838–854
4. Gisvold SE (1993) Monitoring during transport and in the recovery room. Acta Anaesthesiol Scand 37: 44–45
5. Hanning CD (2005) Postoperative cognitive dysfunction. Br J Anaesth 95: 82–87
6. Hofer CK, Furrer L, Matter-Ensner S et al. (2005) Volumetric preload measurement by thermodilution: a comparison with transoesophageal echocardiography. Br J Anaesth 94: 748–755
7. Kurz A, Sessler DI, Lenhardt R (1996) Perioperative normothermia to reduce the incidence of surgical-wound infection and shorten hospitalization. Study of Wound Infection and Temperature Group. N Engl J Med 334: 1209–1215
8. Moller JT, Johannessen NW, Espersen K et al. (1993) Randomized evaluation of pulse oximetry in 20,802 patients: II. Perioperative events and postoperative complications. Anesthesiology 78: 445–453
9. Moller JT, Wittrup M, Johansen SH (1990) Hypoxemia in the postanesthesia care unit: an observer study. Anesthesiology 73: 890–895
10. American Society of Anesthesiologists Task Force on Postanesthetic Care (2002) Practice guidelines for postanesthetic care: a report by the American Society of Anesthesiologists Task Force on Postanesthetic Care. Anesthesiology 96: 742–752
11. Van der Walt JH, Webb RK, Osborne GA, Morgan C, Mackay P (1993) The Australian Incident Monitoring Study. Recovery room incidents in the first 2000 incident reports. Anaesth Intensive Care 21: 650–652
12. Whitten CW, Greilich PE (2000) Thromboelastography: past, present, and future. Anesthesiology 92: 1223–1225

Überwachung während des Transports

C.K. Hofer, A. Zollinger

27.1   Medizinisch überwachte Patiententransporte

Mit der fortschreitenden Entwicklung diagnostischer Möglichkeiten (z. B. Computer- oder Magnetresonanztomographie, Katheterverfahren) und spezialisierter Therapievefahren sind Transporte von kritisch erkrankten Patienten mit instabilen Vitalfunktionen innerhalb desselben Krankenhauses sowie von einem Krankenhaus zum anderen ein fester Bestandteil der täglichen anästhesiologischen Routine geworden [10]. Zudem müssen Überwachung und Versorgung des Patienten während der Diagnostik oder der Intervention gewährleistet werden.

Jeder Transport ist aus patientenbezogener Sicht und aufgrund technisch-apparativer Probleme nachweislich mit einem gewissen Risiko verbunden. In den Empfehlungen und Richtlinien zum Transport instabiler Patienten nimmt das Monitoring eine Schlüsselstellung ein, wenngleich andere Aspekte, z. B. die Indikation zum Transport, die vorbereitenden therapeutischen Maßnahmen und die Qualifikation des begleitenden Personals, ebenfalls von großer Bedeutung sind [4]. Es liegen nur wenige Daten kontrollierter klinischer Studien über das »outcome« von Patienten nach einem Transport vor [2, 6], sodass wirklich fundierte Aussagen über die Auswirkungen von Transporten und v. a. über die Bedeutung einzelner Faktoren, z. B. des Monitorings, nicht möglich sind. Vieles bleibt deshalb weiterhin empirisch; neben den in Konsensuskonferenzen erarbeiteten Richtlinien [4, 7] ist im Einzelfall v. a. die klinische Erfahrung ausschlaggebend.

27.2   Monitoring während des Transports

Jeder Transport eines Patienten mit instabilen Vitalfunktionen (d. h. Notfallpatienten, Patienten einer Intensivstation und solche unmittelbar nach einer Operation) muss zumindest unter Weiterführung desjenigen Monitorings, welches schon vor dem Transport indiziert erschien, erfolgen.

> ❶ **Für einige Fälle kann eine Erweiterung des Monitorings, insbesondere das Anlegen einer intraarteriellen Blutdruckmessung, notwendig werden.**

27.2.1   Basismonitoring

Das minimal notwendige Monitoring für alle Patienten mit instabilen Vitalfunktionen entspricht dem sonst auch üblichen Standard.

27.2.2   Erweitertes Monitoring

Die Indikation für weitergehende Überwachungsmethoden ist von Fall zu Fall großzügig zu stellen, wobei derselbe Standard, der intraoperativ oder für die Intensivstation gilt, angestrebt werden soll. Dies bedingt u. U. die simultane Messung von bis zu 4 invasiv erhobenen Druckwerten (arterieller und pulmonalarterieller Blutdruck, zentraler Venendruck, intrakranieller Druck) sowie die repetitive Bestimmung des pulmonalkapillären Verschlussdrucks und des Herzminutenvolumens [4].

Bei beatmeten Patienten müssen in jedem Fall die wichtigsten Parameter der Beatmung (Atemwegsdruck, Atemminutenvolumen, inspiratorische Sauerstofffraktion – F_iO_2) überwacht werden, und die zugehörigen Alarme (Druck-, Volumen-, Dekonnektions-, F_iO_2-Alarme) müssen vorhanden und sinnvoll eingestellt sein [3].

> ❶ **Als besonders problematisch werden die Lücken im Monitoring beurteilt, die während der Umlagerungsphase des Patienten entstehen. Sie sollen möglichst kurz gehalten werden, und die klinische Beurteilung des Patienten ist besonders sorgfältig weiterzuführen.**

27.3   Innerklinische Transporte

27.3.1   Kreislaufinstabilität

> ❶ **Eine Kreislaufinstabilität (Hypertension, Hypotension, Tachykardie, Arrhythmie) ist die häufigste Komplikation während eines Transports.**

In einer Untersuchung von Insel et al. konnte gezeigt werden, dass oft nicht der Transport selbst die Ursache hämodynamischer Schwierigkeiten ist, sondern die kurz vorher erfolgte, unkontrollierte Beendigung einer (Inhalations-)Anästhesie [5]. Sedierte Patienten im »steady state« müssten demnach weniger gefährdet sein als solche, bei denen gerade neu eine Sedierung begonnen oder die Anästhetikazufuhr beendet wurde – eine einleuchtende These, die aber bislang nicht wirklich untersucht und bewiesen wurde.

27.3.2 Hypothermie

Ein ebenfalls relevantes Problem ist die Hypothermie, die postoperativ sehr häufig beobachtet wird. Sie kann während Umlagerung und Transport des Patienten weiter verstärkt werden und die Ursache schwerer kardialer Ereignisse sein.

> ❗ **Die Überwachung der Körperkerntemperatur sollte daher routinemäßig erfolgen.**

27.3.3 Intrakranieller Druck bei Schädel-Hirn-Trauma

Bei Patienten mit schwerem Schädel-Hirn-Trauma wurde eine erhöhte zerebrale Gefährdung durch den Transport nachgewiesen, auch wenn keine bedrohlichen Kreislaufinstabilitäten auftreten; der Anstieg des intrakraniellen Drucks konnte als Hauptgefahr identifiziert werden [1].

> ❗ **Der intrakranielle Druck muss daher kontinuierlich auch auf dem Transport, während einer Untersuchung (Computertomographie) oder im Operationssaal überwacht werden.**

27.3.4 Geräte

Die zur Überwachung und Behandlung des Patienten notwendigen Geräte, Monitore, Kabel, Leitungen und Schläuche selbst bergen ein nicht geringes Gefahren- und Komplikationspotenzial.

> ❗ **Auch routinierte Teams sehen sich manchmal – besonders nach mehrmaligem Umlagern des Patienten – unvermittelt mit einem Chaos konfrontiert. Das Wiederherstellen der Ordnung braucht nicht nur Zeit, es lenkt v. a. vom Patienten ab. Die unweigerlich ständig alarmierenden Monitore und Geräte erfahren ebenfalls weniger Aufmerksamkeit, wenn nicht gar entnervt der »Alarme-aus«-Knopf gedrückt wird.**

Noch immer gibt es keine elegante Lösung für das als »christmas tree of spaghetti« treffend umschriebene Kabel- und Schlauchgewirr, auch wenn in den letzten Jahren verschiedentlich Anstrengungen unternommen wurden, zumindest die Kabel geordnet vom Patientenbett zum Monitor zu führen. Kabellose Systeme könnten in dieser Hinsicht Abhilfe schaffen, dürften jedoch aufgrund technischer Probleme (beispielsweise Frequenzinterferenzen auf der Intensivstation oder während bildgebender Untersuchungen wie Computer- oder Magnetresonanztomographie) und medikolegaler Schwierigkeiten (Datensicherheit bei drahtlosen Systemen) in naher Zukunft kaum breit zur klinischen Anwendung kommen.

In Bezug auf das Monitoring und dessen Anforderungen für innerklinische Transporte besteht der grundlegende Konflikt von großzügigen, übersichtlichen Displays des Monitorings auf der einen und dessen Handlichkeit – verbunden mit der Kontinuität der Überwachung – auf der anderen Seite: Die zurzeit wahrscheinlich beste Variante zur Lösung dieses Problems besteht in großen stationären und kleinen transportablen Monitoren, bei denen für den Patiententransport eine sog. Modulbox, in die die Überwachungskabel eingesteckt und von der die Patientendaten gespeichert werden, an den entsprechenden Monitor »angedockt« wird. Nach wie vor müssen aber Akkumulatoren, Respiratoren und Sauerstoffflaschen mitgeführt werden, was den Transport nicht gerade vereinfacht, auch wenn vielerorts ein eigens konstruierter Begleitwagen mitgeführt wird.

27.4 Transporte zwischen Kliniken

Das Monitoring unterscheidet sich zwischen dem Transport eines Patienten direkt vom Ereignisort in die Klinik (Primärtransport) und dem Transport von einer Klinik zur anderen (Sekundärtransport) nicht grundsätzlich, und es ist auch nicht primär vom eingesetzten Transportmittel (Fahrzeug oder Helikopter) abhängig.

Die Transportdringlichkeit, welche v. a. bei Sekundärtransporten z. T. sehr unterschiedlich sein kann, muss jedoch bedacht werden, wenn man im Einzelfall die Indikation zu einem zusätzlichen, invasiven Monitoring stellt.

> ❗ **Dringende Transporte schwerkranker oder schwerverletzter Patienten, deren einzige Chance die rasche Behandlung in einer Zentrumsklinik ist,**

27

sind möglichst ohne zeitlichen Verzug durchzuführen. Entsprechend darf verzichtbares Monitoring den Transport und damit die Therapie nicht verzögern.

Nicht dringliche Sekundäreinsätze hingegen dürfen den Patienten keinesfalls in Gefahr bringen, sodass ein ausgedehntes, in der Regel invasives Monitoring angezeigt ist. Zwingend notwendig sind in jedem Fall die kontinuierliche elektrokardiographische Überwachung, die intermittierende Blutdruckmessung, die Pulsoxymetrie und die Bestimmung der Atemfrequenz.

27.4.1 Pulsoxymetrie

Der Einsatz eines Pulsoxymeters wird dringend empfohlen oder sogar als obligat angesehen [4].

❗ Die Pulsoxymetrie funktioniert allerdings bei Hypotension und Hypothermie mit Vasokonstriktion – gerade im außerklinischen Einsatz bei Notfallpatienten ein häufiges Problem – nicht immer zuverlässig.

27.4.2 Blutdrucküberwachung

Aus akustischen Gründen ist die Blutdruckmessung mittels Manschette und Stethoskop weder in einem Fahrzeug noch im Helikopter zuverlässig möglich. In der Regel wird deshalb die automatische oszillometrische Blutdruckmessung eingesetzt, die allerdings bei starken Vibrationen (Helikopter) störanfällig ist. Zudem vermag die Messgenauigkeit nicht zu überzeugen: Eine Untersuchung während Transporten ergab für 4 verschiedene Geräte im Vergleich zur invasiven Messung eine falsch-niedrige Bestimmung des systolischen Blutdrucks (Abweichung von 13–21 %) und eine falsch-hohe Bestimmung des diastolischen Blutdrucks (Abweichung von 5–27 %). Zudem zeigte sich eine große Variabilität der gemessenen Werte und Abweichungen am selben Patienten und zwischen verschiedenen Patienten [8].

❗ Die direkte invasive Druckmessung gilt deswegen als Goldstandard, obwohl auch Zweifel an der Verlässlichkeit dieser Methode während Transporten angebracht sind.

Als wichtige Voraussetzung für die Zuverlässigkeit der invasiven Messmethoden muss der Referenzpunkt für die Eichung der Systeme exakt eingehalten werden. Nach der Umlagerung des Patienten und nach Manipulationen an der Messanordnung während des Transports ist darauf besonders zu achten.

Als Alternative zur automatischen, oszillometrischen Druckmessung kann zur Bestimmung des systolischen Blutdrucks die auf Vibrationen weniger empfindlich reagierende Pulsoxymetrie herangezogen werden.

27.4.3 Kapnographie

Die Kapnographie – zur Überwachung beatmeter Patienten im Operationssaal praktisch selbstverständlich – wird während Transporten immer noch nicht überall routinemäßig eingesetzt, obwohl verschiedene geeignete Geräte zur Verfügung stehen. Dies dürfte darauf zurückzuführen sein, dass der Umstand, ein zusätzliches Gerät oder – bei Integration der Kapnographie in ein umfassendes System – ein entsprechend größeres Monitoringsystem mitzuführen, die Begeisterung der Anwender dämpft. Der potenzielle Nutzen der Kapnographie während Sekundärtransporten ist, v. a. für Patienten mit Schädel-Hirn-Trauma, indessen schon lange unbestritten.

❗ Es gilt allerdings zu berücksichtigen, dass bei tiefen Außentemperaturen, denen Rettungswagen und Helikopter in unseren Breitengraden im Winterhalbjahr ausgesetzt sind, kapnographische Fehlfunktionen und -bestimmungen gehäuft auftreten können.

27.4.4 Geräte

Die Anforderungen an den Bau und die Bedienbarkeit der im außerklinischen Bereich eingesetzten Geräte übersteigt noch diejenigen an das Monitoring für innerklinische Transporte. Möglichst geringe Abmessungen bei minimalem Gewicht, eine lange netzunabhängige Betriebsdauer, weitgehende Unempfindlichkeit gegenüber Umwelteinflüssen, Erschütterungen und Stößen, die einfache und logische Bedienung der Gerätefunktionen sowie die gute Ablesbarkeit der Anzeigen bei jeder Beleuchtung sind die wichtigsten Punkte.

> ❶ Dabei dürfen diese Punkte nicht auf Kosten der Überwachungsmöglichkeiten realisiert werden. Das gleichzeitige Monitoring verschiedener invasiver Drücke sowie das Basismonitoring müssen aller Handlichkeit zum Trotz gewährleistet sein

In den letzten Jahren profitierten die Überwachungsgeräte für Transporte zwischen Kliniken von deutlichen technischen Fortschritten. Sie werden nun auch von deutlich mehr Herstellern angeboten. Nicht gelöst oder gar verstärkt als Folge der Vielzahl verschiedener Geräte ist indessen das Problem der Kontinuität der Überwachung. Gerade die beim innerklinischen Transport an vielen Orten verwendeten Systeme mit Modulboxen, die sich rein theoretisch auch für einen Transport zwischen Kliniken eignen würden, scheitern hier in der Anwendung an der fehlenden Systemkompatibilität zwischen den Herstellern. Eine Optimierung bei der Entwicklung zukünftiger Systeme ist in diesem Bereich dringend notwendig.

Literatur

1. Andrews PJ, Piper IR, Dearden NM, Miller JD (1990) Secondary insults during intrahospital transport of head-injured patients. Lancet 335: 327–330
2. Fan E, Macdonald RD, Adhikari NK et al. (2006) Outcomes of interfacility critical care adult patient transport: a systematic review. Crit Care 10: R6
3. Felleiter P, Breschinski W, Lampl L, Bock KH (1994) Massnahmen zur Qualitätssicherung bei Sekundärtransporten. Teil II: Eigene Untersuchungsergebnisse an 204 Patienten. Anästh Intensivmed 35: 106–109
4. Guidelines Committee, American College of Critical Care Medicine, Society of Critical Care Medicine and the Transfer Guidelines Task Force (1993) Guidelines for the transfer of critically ill patients. Am J Crit Care 2: 189–195
5. Insel J, Weissman C, Kemper M, Askanazi J, Hyman A I (1986) Cardiovascular changes during transport of critically ill and postoperative patients. Crit Care Med 14: 539–542
6. Ligtenberg JJ, Arnold LG, Stienstra Y et al. (2005) Quality of interhospital transport of critically ill patients: a prospective audit. Crit Care 9: R446–R451
7. Australasian College for Emergency Medicine, Australian and New Zealand College of Anaesthesists, Joint Faculty of Intensive Care Medicine (2003) Minimum standards for intrahospital transport of critically ill patients. Australasian College for Emergency Medicine policy document. Emerg Med 15: 202–204
8. Runcie CJ, Reeve WG, Reidy J, Dougall J R (1990) Blood pressure measurement during transport. A comparison of direct and oscillotonometric readings in critically ill patients. Anaesthesia 45: 659–665
9. Smith I, Fleming S, Cernaianu A (1990) Mishaps during transport from the intensive care unit. Crit Care Med 18: 278–281
10. Warren J, Fromm RE, Jr, Orr RA, Rotello LC, Horst HM (2004) Guidelines for the inter- and intrahospital transport of critically ill patients. Crit Care Med 32: 256–262

Stichwortverzeichnis

W

Z